근육 치료 핵심 요약

초음파로 보는

알짜 근육학

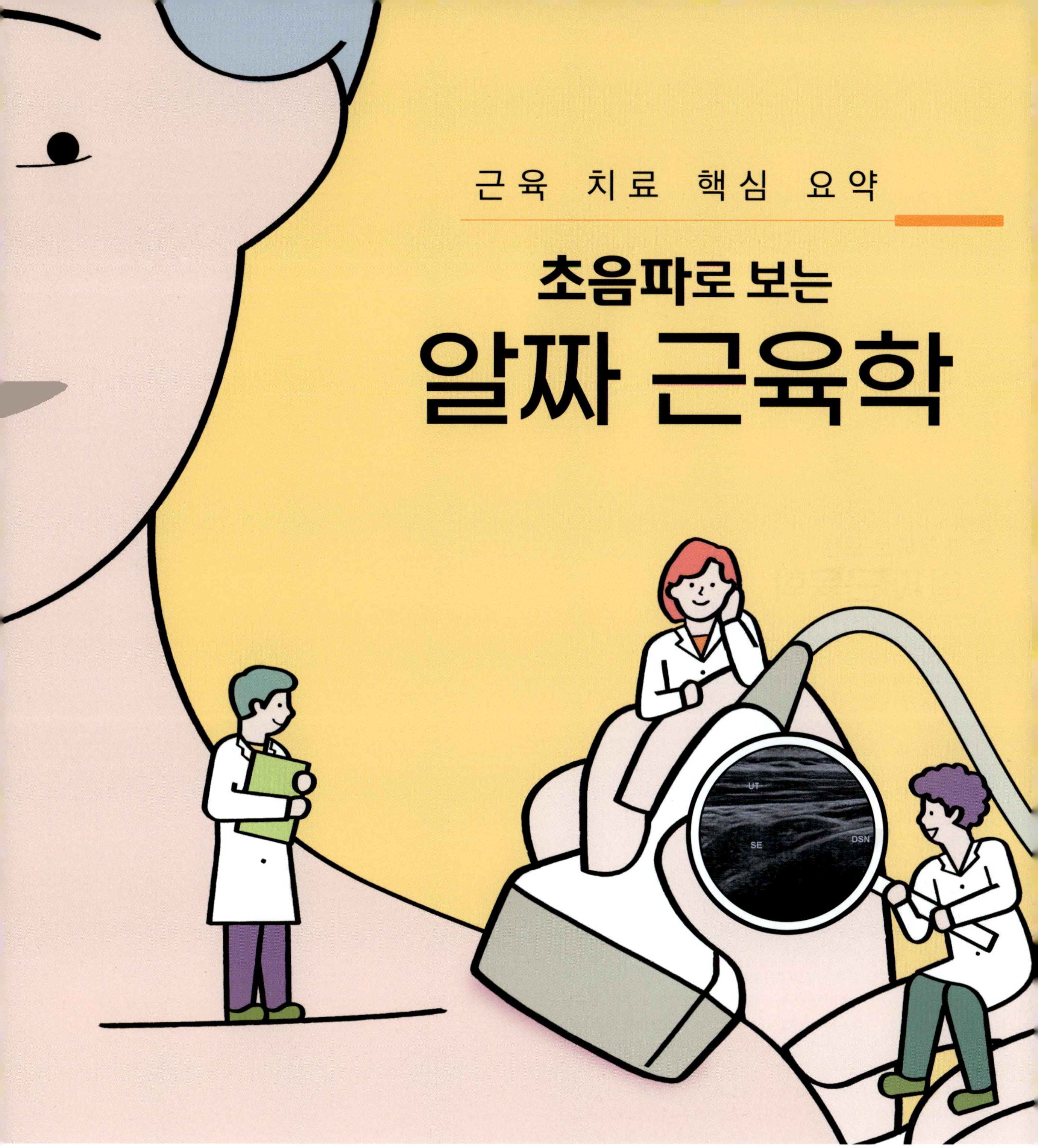

Essential Myology

초음파로 보는

알짜 근육학

첫째판 1쇄 인쇄 | 2023년 10월 10일
첫째판 1쇄 발행 | 2023년 10월 25일
첫째판 2쇄 발행 | 2024년 05월 20일

지 은 이 윤상훈, 권병조, 문지현, 안태석
감 수 오명진
발 행 인 장주연
출판기획 김도성
출판편집 이민지, 김형준
편집디자인 양은정
표지디자인 김재욱
일러스트 이호현
제작담당 황인우
발 행 처 군자출판사(주)
등록 제4-139호(1991. 6. 24)
본사 (10881) 파주출판단지 경기도 파주시 회동길 338(서패동 474-1)
전화 (031) 943-1888 팩스 (031) 955-9545
홈페이지 | www.koonja.co.kr

ISBN 979-11-7068-065-9
정가 62,000원

추천사

한의학 이론의 근간인 경혈은 진단과 치료의 포인트로서 중요한 역할을 합니다. 경혈은 체표면에 위치를 표현하고 있지만, 그 위치를 정확히 규정하기 위해 인체 심부의 각 구조를 기준으로 정의하고 있습니다. 따라서 한의학에서 경혈은 해부학을 기초로 하고 있습니다.

초음파 강의를 10년 정도 해오면서 매번 새롭게 느끼는 점은 오래전에 정의된 경혈이 신체 구조의 이해를 통해 만들어졌다는 것입니다. 한의학에서 경혈을 설명할 때 자침의 주의점 등을 기술하면서 그 아래에 위치한 위험구조물에 대한 설명과 함께 자침의 깊이를 제시해서 안전한 자극을 유도한 부분은 과거에도 해부학을 기준으로 정의한 예라고 할 수 있겠습니다. 따라서 경혈을 초음파로 탐색하는 과정은 경혈 심부를 확인하여 치료의 목표점을 정확히 확인하고 효과적인 시술을 시행할 수 있는 더욱 좋은 방법이 됩니다.

근골격계의 통증이나 기능이상에 대해 한의학에서 경근에 해당하는 근육을 자극하여 치료하는 방법은 한의학의 기본적인 치료 중 하나입니다. 체표면에서 촉지되는 비교적 크기가 큰 근육의 경우 촉진만으로도 정확한 시술이 가능하지만, 심부의 근육이나 크기가 작은 근육이 군집된 부위의 경우 촉진만으로는 목표하는 근육에 도달하지 못하는 경우도 있습니다. 이런 문제점을 해결하기 위해서는 영상기기의 도움을 통해 시술의 정확도를 높일 수 있습니다. 초음파를 이용해 근육의 정확한 위치를 확인하면 치료의 효율도 더 높아지게 됩니다. 한의 임상에서 영상진단은 이제 필수가 될 것입니다. 해부학 구조뿐만 아니라 한의학적 치료를 위한 영상진단과의 융합은 한의학의 위상을 획기적으로 높여줄 것이며, 초음파가 그 역할을 앞장서서 해줄 것이라 믿습니다.

개원의와 연구자로서 윤상훈, 권병조 원장님의 추진력과 노고에 감사드리며, 10년 동안 저와 초음파를 믿고 따라오신 안태석, 문지현 원장님께 감사의 말씀을 드립니다. 현재까지 출간된 근육초음파 관련 서적 중에 가장 정성스럽게 만들어진 영상을 담은 책이라 자부합니다.
현대한의학의 중대한 발전의 한 축을 위해 훌륭한 책을 저술해 주신 분들께 감사의 말씀을 전합니다.

오명진

금강한의원 원장
부산대학교 한의학전문대학원 겸임교수
대한한의영상학회 교육부회장
초음파 동영상강의 소노하니 대표강사
RDMS(AB), RMSK, RMSKS, RVT

근육학을 시작하며

알짜 근육학 개정판, 최고의 초음파 영상을 담았습니다.

'우리가 침을 놓는 근육의 아시혈, 압통점의 단면은 어떻게 될까? 여기를 누르거나 자입하면 정확히 어떤 구조물들을 지나게 될까?' 라는 질문은 학부생 때 침을 배우며 가장 먼저 떠오른 질문이었습니다. 이 질문에 가장 정확한 답을 주는 도구는 초음파라고 생각합니다. 이번 알짜 근육학 개정판에서는 각 근육의 압통점, 아시혈마다 생생한 영상을 담기 위해 가장 심혈을 기울였습니다. 23년 국내에 최초로 도입된 GE초음파의 최상위 기종인 Fortis를 사용하여 촬영하였습니다. 그리고 대한한의영상학회의 주축이신 오명진, 안태석, 문지현 원장님들이 직접 초음파 영상을 촬영해 주셨고 꼼꼼히 감수해 주셨습니다. 개정판의 초음파 사진만큼은, 국내외 출판된 서적 중 최고라고 자부합니다. 마지막으로 개정판에는 임상중요도가 높지만 놓치기 쉬웠던 견갑하근, 오구완근, 척측수근굴근, 봉공근, 후경골근, 장지굴근, 단지굴근 7가지 근육 또한 추가하였습니다. 근육학을 처음 시작하는 분들에게 많은 도움이 되길 바랍니다. 감사합니다.

근육학, 가장 필요한 정보부터 빠르게 익히는 것이 무엇보다 중요합니다.

처음 이 책을 쓰게 된 계기는 통증치료를 주로 하는 저희 한의원에 새로 오시는 원장님들을 교육하는 목적이였습니다. 빠르고 정확한 학습을 위해, 최대한 단기간에 중요한 임상포인트를 익힐 수 있도록 알짜 중의 알짜로 만들었습니다. 그 중 가장 먼저 강조한 파트가 근육학이였습니다. 사실 근육학은 학부 시절에 많이 공부하고 오시는 파트입니다. 하지만 이론적인 내용만 알고 있지, 임상에 정말 필요한 내용은 모르고 있는 경우가 많았습니다. 정말 필요한 내용보다는 근육의 기시부, 종지부, 신경지배 작용, 위치 등 이론적인 내용만 알고 계시거나, 그마저도 지루해 하시다 포기하는 분들을 많이 보았습니다. 근육에 대한 자세한 정보도 중요하지만, 근육학에서 가장 중요한 포인트는 따로 있습니다.

한의사에게 근육학은 통증치료를 위해 가장 먼저 공부하는 실전학문입니다.

기시, 종지, 신경지배에 대한 단순한 암기만 하신다면, 그런 공부는 크게 임상에 도움이 되기 어렵습니다. 무엇보다 근육학은 해당 근육의 병증이나 긴장이 나타날 때 발생하는 주요 임상 양상을 암기하고, 문제가 생긴 그 근육을 실제로 촉진하고 풀어줄 수 있는가 하는 실전학문입니다. 그렇기 때문에 가장 잘 배워야 하지만, 오히려 잘못 접하여 배우는 경우가 많습니다. 근육학을 잘못 배우게 되면 다음과 같이 잘못된 두 가지 길 중 하나로 빠지게 됩니다. 첫째, 근육학에 너무 심취해 모든 통증을 근육으로 해석하려는 경우와 반대로 둘째는 근육으로 인한 통증의 발생 가능성을 지나치게 무시하는 경우입니다.

모든 통증을 근육으로 해석하려 하면 안 됩니다.

처음 접하기에 가장 중요한 실전학문 근육학, 하지만 잘못 만나면 몇 년을 고생합니다. 너무 심취해서 근육학만을 공부하면, 모든 통증을 근육으로만 해석하려 하는 문제에 빠질 수 있습니다. 대표적으로 과거 MPS (myofascial pain syndrome) 유행이 그러하였습니다.[1] MPS의 핵심이론은 근육의 트리거 포인트(tigger point, TP)와 그로 인한 연관 통증(referred pain)입니다. 그 당시 문제점은 대부분의 통증을 오직 TP만으로 바라보고 해결하려 했다는 것입니다. 통증치료의 기본인 정형외과적인 진단을 무시하고, TP만 잘 찾아서 치료하면 대부분의 통증을 잡을 수 있을 것 같았습니다. 하지만 정석적인 공부없이, 통증 방사지도만 외워서 아무리 TP를 치료해도 통증은 잘 낫지 않습니다. 통증치료는 제대로 된 진단을 먼저 내린 후, 거기에 따른 예후 안내와 생활 티칭을 하고 나서, 그 이후에 해당 근육이나 관절 등 원인에 대한 치료가 함께 들어가줘야 호전을 이룰 수 있는 종합 경기입니다.[2] 근육만 치료한다고 절대 낫지 않습니다.

근육이 정말 통증의 원인일까?

반면 기존의 대형 병원출신 교수나 유명 저널은 통증질환에서 근육을 부차적인 것으로만 취급하고, 척추와 관절에 대한 진단과 치료만 지나치게 강조하기도 합니다.[3,4] 이것은 대부분의 논문이 큰 규모의 대학병원에서 쓰여지기 때문에 나타나는 일종의 편향(bias)입니다. 병원에 올 정도의 심각한 환자는 근육만 풀어서 낫는 경우가 거의 없습니다. 1차 진료 의원에서 근육 쪽의 치료를 하다 낫지 않아 3차 병원에 가게되고, 거기서 근육 이외에 다른 원인들을 발견하게 되는 경우가 많습니다. 1차 진료에서 잘 해결이 되면 3차 병원을 가지 않습니다. 병원에 있는 의료진은 1차 진료에서 실패한 환자들만 평생 보아왔기 때문에 편향에 빠지게 됩니다. 일부 환자들이 근육에 주사나 침치료, 도수치료 해봤는데 안 나아서 대형병원을 가게 되고, 대형병원 의료진은 몇 십년을 그런 환자를 보다보니 '근육치료는 효과가 없다. 원인은 관절과 디스크다'라고 결론 내려버리는 것입니다. 그리고 대다수의 논문이 대형병원을 중심으로 작성되다 보니 근육치료의 중요성은 퇴색될 수 있습니다. 그렇다면 근육치료는 정말 의미가 없는 것일까요?

한의사도 환자군에 따라 임상경험과 치료에 대한 관점이 크게 다를 수 있습니다.

제가 처음에 도침을 배운 은사님은 바로 이건목원리한방병원의 병원장님이신 이건목 원장님이었습니다. 이건목 원장님은 도침보다 훨씬 강한 시술인 원리침을 이용해 요추관 협착증을 비롯한 각종 난치성 척추관절질환을 보셨는데, 은사님 밑에서 배우고 환자들을 보다 보니, 당연히 심각한 환자 위주로 볼 수밖에 없었습니다. 퇴행성 척추관절질환을 많이 보다 보니, 그 당시에는 근육을 대상으로 치료하지 않았고, 병동 침치료를 통해 근육을 치료해줘도 환자들이 호전되는 것을 크게 느낄 수 없었습니다. 그러면서 저의 머릿속에는 고정관념이 자리 잡았습니다. '아 근육치료는 효과가 없구나, 근본치료가 아니구나' 하구요. 난치성 질환이나 퇴행성 관절 질환에서 근육치료만으로는 한계가 분명합니다. 그래서 근육학 쪽만 공부하고 주로 노인환자를 치료할 경우, "이거 뭐야? 아무 효과도 없잖아?" 하고 실망하게 되죠. 하지만 젊은 사람은 긴장된 근육을 적절히 풀어만 줘도 좋아지는 경우가 많습니다.

근육은 명확한 임상치료 대상입니다.

저는 이후 여러 지역에서 진료를 하며, 시골한의원에서 노인분들의 퇴행성 질환 위주로도 치료해보고, 광역시 시내 한방병원에서 젊은 분들의 근육통도 정말 많이 보았습니다. 연세가 있는 분들과 반대로, 젊은 분들은 근육통이 정말 많고 근육만 풀어줘도 쉽게 통증과 불편감이 호전되었습니다. 그때 저는 느꼈습니다. '아 이럴 때 근육학이 필요하구나. 근육에 대한 치료가 이런 경우에 효과적이구나' 하구요. 퇴행성 질환들은 거기에 대한 해법으로 다가가야 하고, 근육의 긴장으로 나타난 질환들은 근육을 치료하면 정말 효과적으로 호전되었습니다.

짧은 시간, 근육에 대한 가장 중요한 정보를 전달하기 위해 노력했습니다.

이 책에는 근육에 대한 자세한 모든 정보를 담지 않았습니다. 정보가 너무 많으면 정작 가장 중요한 것을 놓칠 수 있기 때문입니다. 근육에 대한 자세한 정보를 담은 좋은 책들은 이미 많습니다. 하지만 통증을 치료하는 한의사에게 가장 중요한 정보를 압축해서 전달하는 책은 없었습니다. 알짜만 모으고 필요 없는 내용을 없애기 위해 정말 노력했습니다. 근육학을 처음 시작하는 분들에게 많은 도움이 되길 바랍니다.

2023년 10월 강남 청연한의원 대표원장 윤상훈 올림

1. Travell JG, Simons DG. Myofascial pain and dysfunction: the trigger point manual. 2nd ed. Philadelphia: Lippincott Williams & Wilkins; 1983.
2. Quintner JL, Bove GM, Cohen ML. A critical evaluation of the trigger point phenomenon. Rheumatology (Oxford). 2015;54(3):392-9.
3. Ropper AH, Zafonte RD. Sciatica. N Engl J Med. 2015;372(13):1240-8.
4. Carette S, Fehlings MG. Clinical practice. Cervical radiculopathy. N Engl J Med. 2005;353(4):392-9.

저자 소개

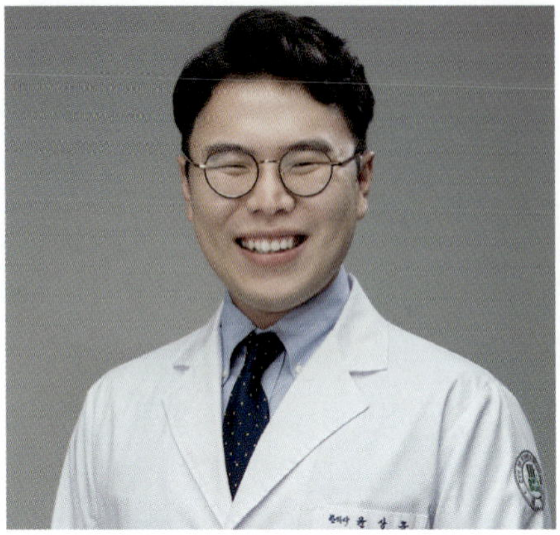

윤상훈

원광대학교 한의학 학사 및 경희대학교 한의학 박사를 수료했다.
도침치료와 각종 한의학 치료에 관한 24편의 국제연구(SCIE) 및 18편의 국내연구(KCI)를 발표했으며, BMJ Open, Plos One 등 국제 저널에서 리뷰어 활동을 하고 있다.
연구뿐만 아니라 임상의로서 서울 이건목원리한방병원, 광주 청연한방병원 등에서 통증진료를 해왔으며 현재 강남 청연한의원의 대표로 운영 중이다.
기존 저서로는 『최소침습도침치료』 『상지 질환의 한의학적 진단과 치료 ARM? 앎!』이 있으며, '메디스트림(medistream.co.kr)'을 통해 온라인 강의를 하고 있다.

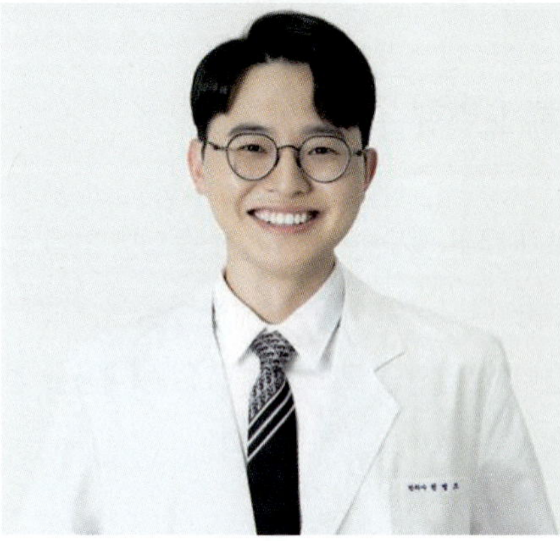

권병조

현재 신길 경희한의원에서 진료원장으로 재직 중이다.
부산대학교 한의학전문대학원을 한의학 석사로 졸업하고 강남 청연한의원, 서울 VIP요양병원에서 근무했다.
서울특별시한의사회 학술이사로 활동했고 현재는 서울특별시한의사회에서 학술위원을 맡고 있다.
또한 SBS <골 때리는 그녀들> 의무팀 팀닥터이기도 하다.
한의학을 처음 시작하며 품었던 인술제세(仁術濟世)의 정신을 실천하기 위해 부단히 노력하고 있다. 누구보다 한의학을 사랑하고, 한의학의 가치를 알리기 위해 오늘도 열정적으로 진료에 임하고 있다.
인스타그램 @changjokbj

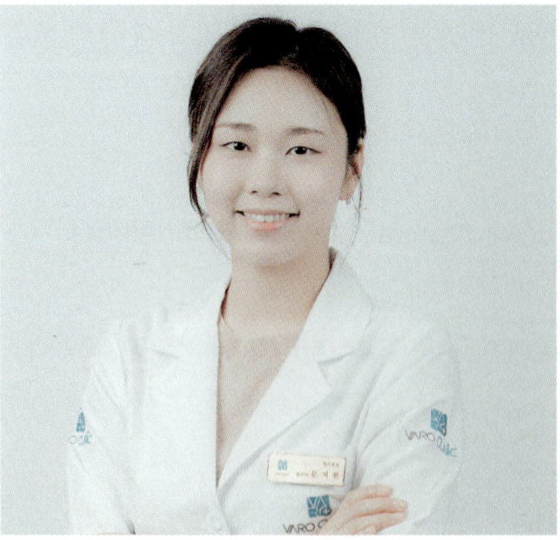

문지현

상지대학교 한의학 학사 및 대전대학교 한방병원 일반수련의 과정을 수료하고, 다수의 한의 초음파 연구(KCI)에 참여했으며, 한국한의학연구원 및 한의약진흥원 연구과제의 자문위원으로 활동하고 있다.
서울 바로한의원에서 임상 초음파를 활용하며 미국진단초음파협회의 근골격계·복부·산부인과 진단 자격을 취득하였고,
현재 대한한의영상학회 교육위원 및 한의초음파연구회 학술이사를 맡아 한의과대학 특강 및 영상학회 강좌에서 초음파 전문 강사로 활동하고 있다.

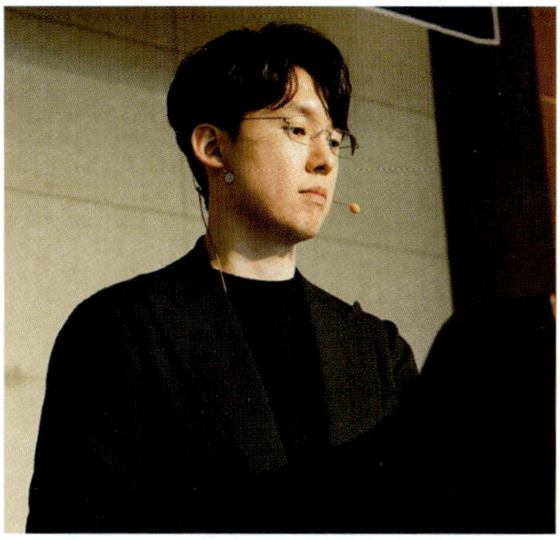

안태석

상지대학교 한의학 학사 및 경희대학교 한방부인과 석사를 취득하고,
초음파를 활용한 증례보고 연구(KCI)를 발표했으며,
한의학 브랜딩을 위해 한의 초음파와 관련된 보도자료를 배포하고 있다.
서울 바로한의원을 운영하면서 미국진단초음파협회의 근골격계·복부·
산부인과 진단 자격을 취득하였고, 현재 대한한의영상학회 교육이사와
한의초음파연구회 부회장을 맡아 전국한의학학술대회 및 보수교육 강사로
활동하고 있다.

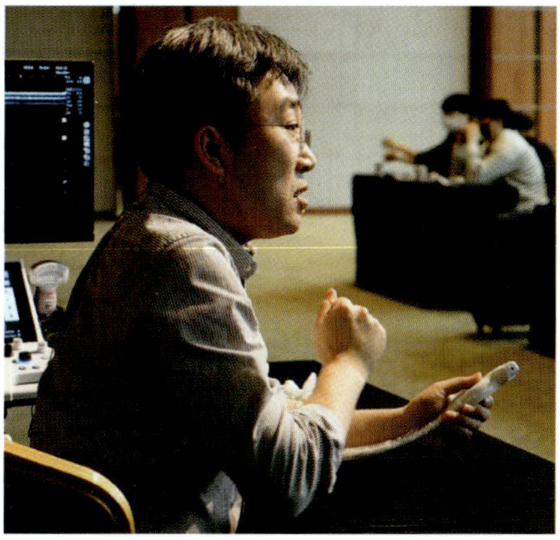

감수 오명진

원광대학교 한의학 학사 및 신계내과 석·박사를 마치고, SCI(E) 학술지
'Journal of Ultrasound in Medicine'에 제1저자로 초음파 논문을
발표했으며, 현재 부산대학교 한의학전문대학원 겸임교수로 재직 중이다.
청주 금강한의원을 운영하면서 27년간 초음파를 활용해왔고,
대한한의영상학회 교육부회장을 맡아 각종 학술대회 및 보수교육에서
임상 술기를 교육해 온 명실상부 초음파계의 선구자이다.
또한 한의사 최초로 미국진단초음파협회의 근골격계·복부·혈관 진단
자격을 취득한 뒤 자격자 모임인 한의초음파연구회를 창립하고
온라인 강의 '소노하니(sonohani.com)'를 통해 미국초음파사 자격자
배출에 앞장서고 있다.

초음파 사진 보는 법

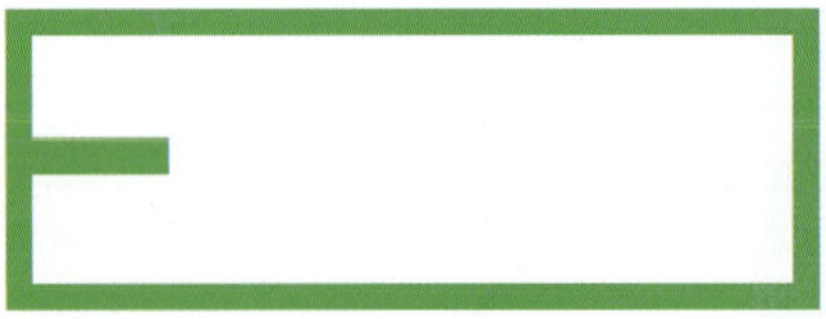

초록색 박스의 모양

초록색 박스는 초음파 프로브를 뜻합니다.
특히 좌측 "–" 표시는 초음파 프로브의 Marker로 화면의 방향을 나타냅니다.
초음파 영상에서 프로브 마커인 "–" 표시가 있는 쪽이 화면의 좌측에 보이게 됩니다.

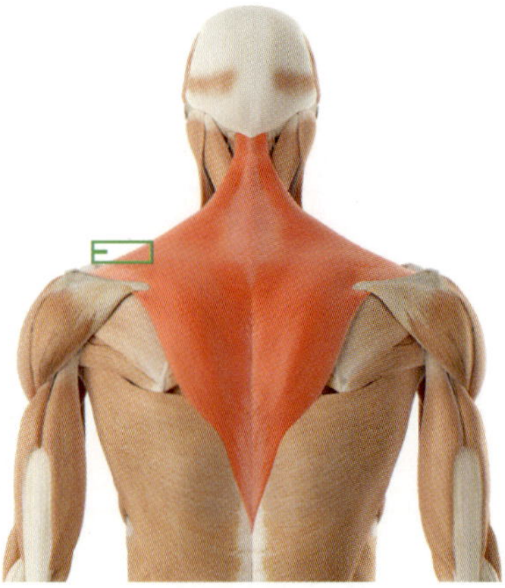

초록색 박스의 위치

초음파 프로브의 위치를 나타냅니다. 근육의 주행과 평행하게 촬영하면 장축 스캔, 근육의 주행과 90도로 촬영하면 단축 스캔이라고 합니다.
위 그림은 상부승모근의 쇄골-견갑골 부착부를 장축으로 촬영하였다는 표시입니다.
마커가 바깥쪽에 있으므로, 화면 좌측에 승모근이 쇄골-견갑골에 부착하는 부위가 나타나게 됩니다.

상부승모근-장축

거골(巨骨, LI-16)

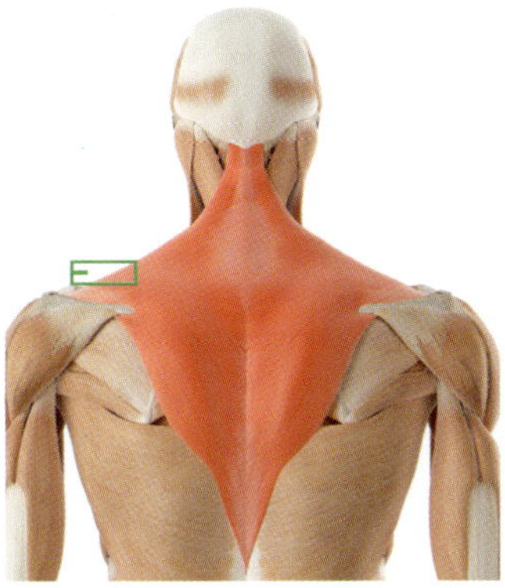

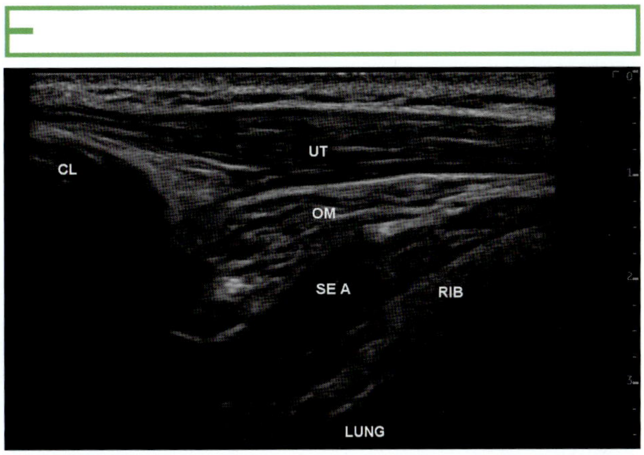

개괄

해당 영상은 상부승모근(UT)이 쇄골에 부착되는 부위를 관찰한 영상입니다.
초록색 박스의 "–"표시가 좌측에 있으므로, 화면상 좌측이 상부승모근의 쇄골 부착부가 되고, 근섬유의 주행방향과 평행하게 촬영하여 장축 영상이 됩니다. 또한 차팅 편의를 위해 스캔 위치와 가까운 경혈이나 경근을 기재했습니다.

뼈

가장 좌측에 쇄골(CL), 우측 가장 하단에 늑골(RIB)이 보입니다. 쇄골이나 늑골 같은 뼈는 초음파가 투과하지 못하고 반사되어, 영상과 같이 뼈의 아래쪽은 어둡게 보이게 됩니다.

근육

근육을 장축으로 촬영할 경우, 영상의 상부승모근이나 전거근(SE A)과 같이 근섬유와 근막이 선형으로 주행하는 것이 관찰됩니다. 상부승모근 아래 쪽 견갑설골근(OM)처럼 근육이 단축으로 보일 경우, 대리석 무늬처럼 불규칙한 마블링 패턴으로 나타납니다.

깊이

마지막으로 가장 우측의 숫자는 조직의 깊이를 나타내며, cm 단위입니다.
저희 책에 촬영된 모든 초음파 사진은 161 cm, 45 kg인 날씬한 여성을 모델로 촬영하여, 남자에 비해 깊이가 얕게 나올 수 있습니다.

차례

총론

경추부

흉부, 견갑대

어깨, 상지부

요추, 골반

차례

하지부

알짜 근육학은 가장 단시간에, 꼭 필요한 내용만을 추려 단계적으로 제시하였습니다.
누구보다 빠르게 습득할 수 있도록 구성되었습니다.

이 책은 몸의 모든 근육을 다루지 않았습니다. 여러분의 학습의욕을 저해하는 아래팔과 아래다리의 모든 근육을 세세히 담지 않았습니다. 하지만 한의사로 살면서 치료하는 근육의 90%를 담았기 때문에 이것만 공부하셔도 대부분의 근육질환을 무리 없이 치료할 수 있습니다.

1 근육 친숙해지기 (40분)

책 전체를 훑어보듯이 봅니다. 근육의 이름과 근육의 그림, 촉진위치를 보며 근육의 이름을 암기합니다. 이미 대부분 알고 계시기 때문에 빠르게 보실 수 있습니다. 다만 근육학을 정말 처음 접하는 분이라면, 여기서 30분 정도 공을 들여 근육 이름과 위치를 알아둡니다.

2 임상 포인트 외우기 (80분)

근육 제목 하단에 적힌 임상 포인트가 가장 중요합니다. 이러한 증상이 있다면 이 근육이 바로 떠올라야 합니다. 임상 포인트만을 외우면서, 근육명칭과 근육의 촉진 위치, 임상 포인트가 잘 연계되게 암기하며 읽어줍니다.

3 핵심내용 파악하기 (90분)

친숙해진 근육명과 핵심 포인트를 기억하면서, 노란색으로 강조된 부분을 읽어봅니다. 해당 근육의 임상 포인트를 기억하면서, 어떤 부위가 아프고 어떤 증상이 있을 때 이 근육을 떠올려야 하는지 기억합니다. 그 부분이 치료에서 가장 중요합니다.

4 전체 내용 파악하기 (90분)

기억해둔 근육의 위치를 상기하면서, 내용 전체를 천천히 읽어봅니다. 근육은 결국 수축을 통해 뼈와 뼈를 당겨 운동을 시키는 역할이니, 위치만 알면 작용과 기능장애를 쉽게 알 수 있습니다. 또한 자침 사진과 초음파 영상 MRI 단면 등을 반복해 보면서 촉진 위치와 자입 위치를 머리에 완전히 익혀둡니다.

근육학,

며칠씩 공부하지 마십시오.
5시간 만에 끝내는, 알짜 근육학 공부법!

총론

1. 근육 압통점과 아시혈
2. 압통점(아시혈)의 발생 기전
3. 침의 아시혈 치료 효과

01

근육 압통점과 아시혈

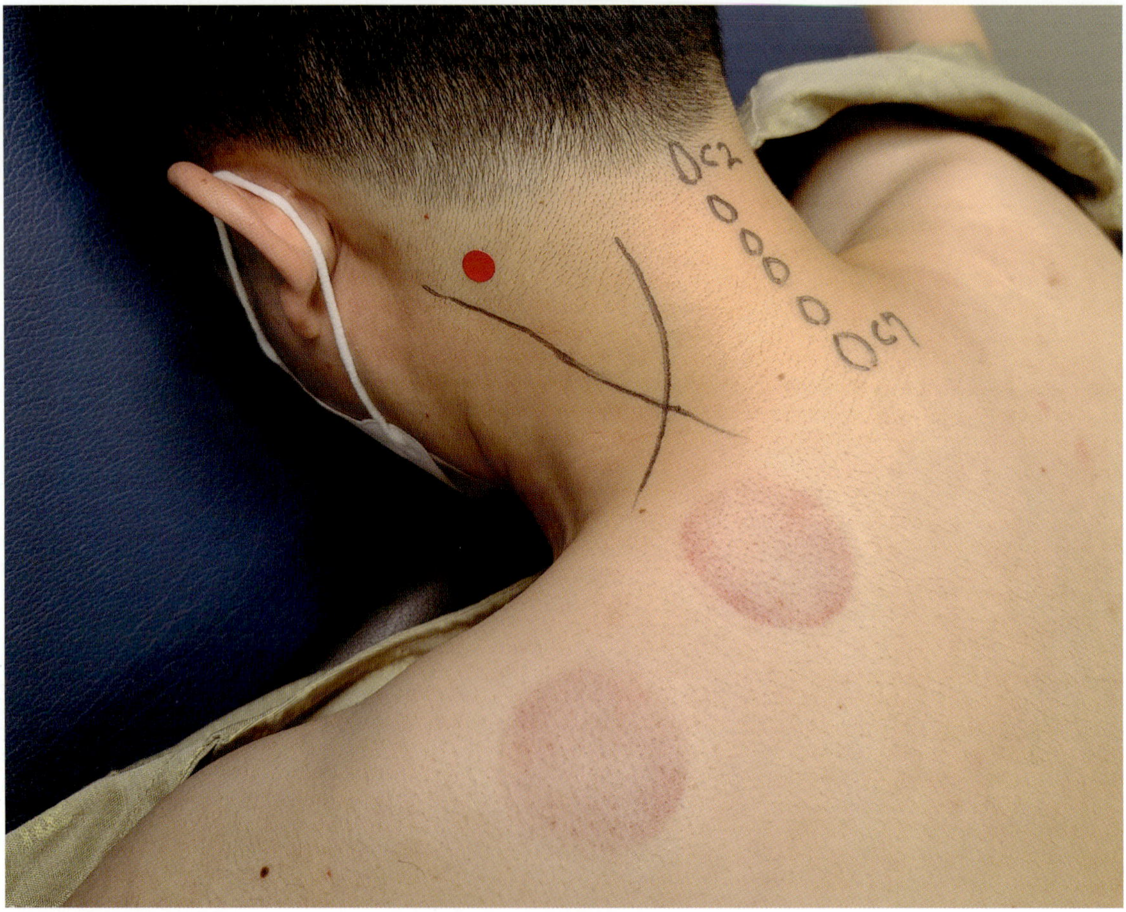

● 그림 1. 두판상근 아시혈

아시혈(ah shi point)은 해당 근육이나 연조직을 눌렀을 때, 환자가 자기도 모르게 '아시'라고 소리치게 되는 것에서 유래했습니다. 여기서 '아시'는 아 맞다('거기가 통증 부위이다' 혹은 '거기가 이상하게 아프다')라는 뜻입니다.

과거 고대인들은 폄석과 같이 예리한 도구를 이용하여 신체의 아픈 부위를 찾아 누르거나 두드리는 등 자극을 한 후, 각종 증상이 완화되는 것을 발견하였고, 이러한 자극 부위들이 바로 아시혈이 되었습니다. 이러한 아시혈이 발전해가며 경혈(經穴) 이론을 이루었고, 경혈들은 아시혈에서 시작하여 경혈 혹은 기혈로 발전되었습니다. 결국 대부분의 경혈은 아시혈에서 기원하였다고 볼 수 있고, 경혈은 아시혈의 특성을 포함한다고 여겨집니다.

한편 Travell과 Simons는 근막유발점(trigger point)을 서양의학적으로 그 정의가 아시혈의 범주에 포함된다고 보았습니다. 일반적인 유발점은 주로 기존의 경혈에 위치하며, Melzack 등은 근막유발점과 경혈 사이에 100%의 연관성이 있다고 하였습니다.

02

압통점(아시혈)의 발생 기전

1. 말초 감작에 의한 압통점(아시혈) 발생

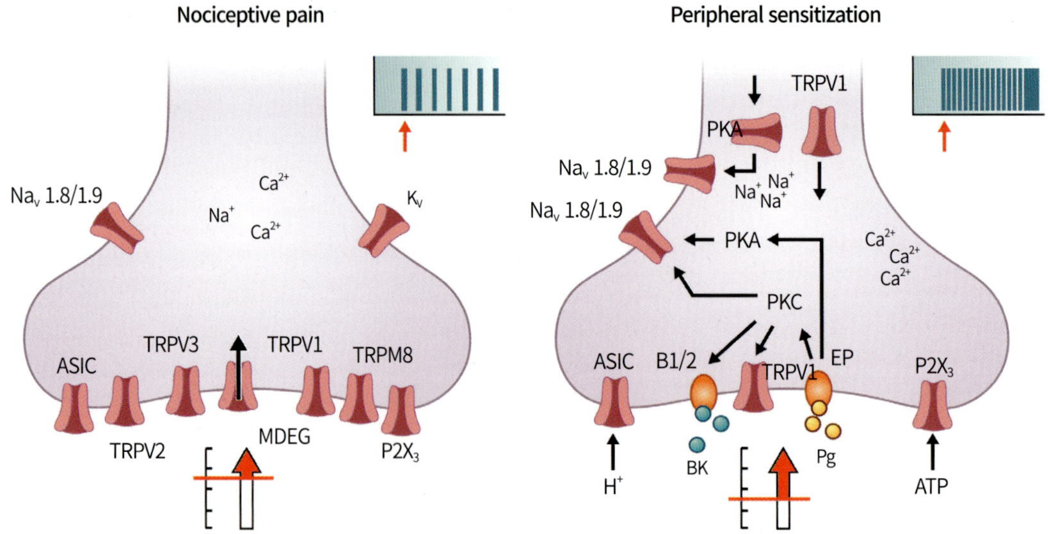

● **그림 1.** 좌측은 정상적인 신경 말단에서의 통증 인식 과정, 우측은 염증상태로 민감해진 신경 말단에서 통증 인식 과정. 정상적인 조직에서는 역치가 높고 자극 발생 시 빈도수가 낮은 것을 확인할 수 있습니다. 우측처럼 BK (bradykinin)이나 PG (prostaglandin)으로 신경 말단이 민감해지면 역치가 낮아지고 통증신호의 빈도가 증가하는 것을 알 수 있습니다.

조직의 염증이 발생하면, 환자는 처음엔 **압통을 경험**하다가 다음엔 **자발적인 통증**을 호소합니다. 즉 통증 초기엔 눌러야 아픈 아시혈의 형태로 존재하다가, 염증이 심해지거나 염증이 사라지지 않고 지속되면 누르지 않아도 아픈 상태로 변하게 됩니다.

조직 염증 발생

↓

신경말단을 흥분시키는 내분비물질이 축적

↓

병리조직 근처의 신경말단 민감(말초 감작 형성)

↓

압박, 정상적 근육운동, 약간의 허혈에 의해서도 신경말단이 자극되어 통증을 느낌

1차적으로 압통을 느끼는 아시혈은 '조직이 염증상태에 있다'고 생각할 수 있습니다. 세부 질환마다 다르겠지만, 근골격계 문제인 경우 침이나 도침, 부항의 자극을 통해 조직의 염증환경을 개선할 수 있습니다.

2. 중추 감작에 의한 아시혈의 발생 기전

쥐의 비복근과 가자미근에 염증을 유발 → 염증이 생긴 근육에서 자극이 전달되는 신경절(L4, L5)과 주변 신경절(L3)이 비대해짐 → 중추성 감작 (Central sensitization) 발생 → 압통형성

1984년 Wall PD와 Woolf CJ가 발표한 흥미로운 연구를 발표합니다. 쥐의 비복근과 가자미근에 지속적인 염증 자극(C afferent input)을 가하니, 쥐의 굴곡 반사가 강화되고 척추신경절이 비대해진 것을 발견한 것입니다. 이전에는 중추신경계는 잘 변하지 않는다고 알려졌지만, 이를 통해 신경 가소성과 중추 감작이 밝혀진 것입니다.

즉 지속적인 통증자극은 말초신경뿐만 아니라 중추신경계를 변화시켜, 해당 조직이나 분절자체가 통증에 예민하게 변하게 됩니다. 이럴 경우 손상된 조직뿐만 아니라 그 주변도 함께 통증을 느끼고 압통이 발생할 수 있습니다.

03

침의 아시혈 치료 효과

아시혈(압통점) 자체에 침치료를 하는 것의 효과는 많은 연구를 통해 밝혀졌습니다. 1차적으로 급-만성 염증으로 인해 말초 감작이 활성화되어 조직의 압통이 증가한 경우, 해당 포인트에 침치료를 하면 조직의 혈류 순환이 개선되고 치유반응이 촉진되면서 압통을 개선합니다. 예를 들어 근육이나 인대의 염좌 부위에 침치료를 통해 증상이 빠르게 소실되는 이치입니다.

또한 이미 급성염증기는 끝났으나, 조직의 회복이 제대로 되지 않아 흉터조직이 있다면 도침 등 보다 강한 자극으로 조직의 염증상태를 다시 일으켜 치유를 촉진할 수도 있습니다. 이를 통해 최종적으로 조직의 염증환경이 개선되고, 역치가 낮아진 것을 관찰할 수 있었습니다.

이러한 국소조직의 회복효과는 아시혈, 즉 통증이 발생한 압통점에 직접 치료해야만 얻을 수 있습니다.

이외에 침치료는 전신적으로 진통 물질(endogenous opioid-like substances: enkephalin, β-endorphin, and endomorphin)의 분비를 통해 통증 자체를 억제하고, 해당 척수 분절을 자극해 통증을 억제하는 효과가 있습니다.

1. 대한침구의학회 교재편찬위원회. 침구의학. 서울: 한미의학; 2016. pp. 198-9.

2. Adrian W, Jacqueline F, Mike C. Medical Acupuncture: A Western Scientific Approach. Amsterdam: Elsevier; 2016. p49.

3. Li X, Wang R, Xing X, et al. Acupuncture for myofascial pain syndrome: A network meta-analysis of 33 randomized Controlled Trials. Pain Physician. 2017;20(6):E883-902.

4. Melzack R, Stillwell DM, Fox EJ. Trigger points and acupuncture points for pain: correlations and implications. Pain. 1977;3(1):3-23.

5. Sandberg M, Lundeberg T, Lindberg L-G, et al. Effects of acupuncture on skin and muscle blood flow in healthy subjects. Eur J Appl Physiol. 2003;90(1-2):114-9.

6. Scholz J, Woolf CJ. Can we conquer pain? Nature neuroscience. 2002;5:1062-7.

7. Sharma P, Maffulli N. Tendon injury and tendinopathy: healing and repair: Healing and repair. J Bone Joint Surg Am. 2005;87(1):187-202.

8. Siegfried M. The pathogenesis of muscle pain. Curr Pain Headache Rep. 2003;7(6):419-25.

9. SY Lee, YH Ryu, IS Lee, et al. Understanding the Meaning and Features of Ashi Points. Korean Journal of Acupuncture. 2022;39(3):84-90.

10. Wall PD, Woolf CJ. Muscle but not cutaneous C-afferent input produces prolonged increases in the excitability of the flexion reflex in the rat. J Physiol. 1984;356:443-58.

11. Wang S-M, Kain ZN, White P. Acupuncture analgesia: I. The scientific basis. Anesth Analg. 2008;106(2):602-10.

12. Yu JN, Guo CQ, Hu B, et al. Effects of acupuncture knife on inflammatory factors and pain in third lumbar vertebrae transverse process syndrome model rats. Evid Based Complement Alternat Med. 2014;2014:892406.

경추부

1. 상부승모근
2. 흉쇄유돌근
3. 두판상근
4. 중사각근 & 전사각근
5. 두반극근
6. 견갑거근

01 상부승모근
(Upper trapezius, 등세모근 위섬유)

핵심포인트

각종 목통증에 기본으로 치료하는 근육

기시	후두골 상항선(superior nuchal line)의 내측 1/3, 후두융기(occipital protuberance), 항인대(nuchal ligament), 경추 7번(C7) 극돌기
종지	쇄골(clavicle)의 외측 1/3

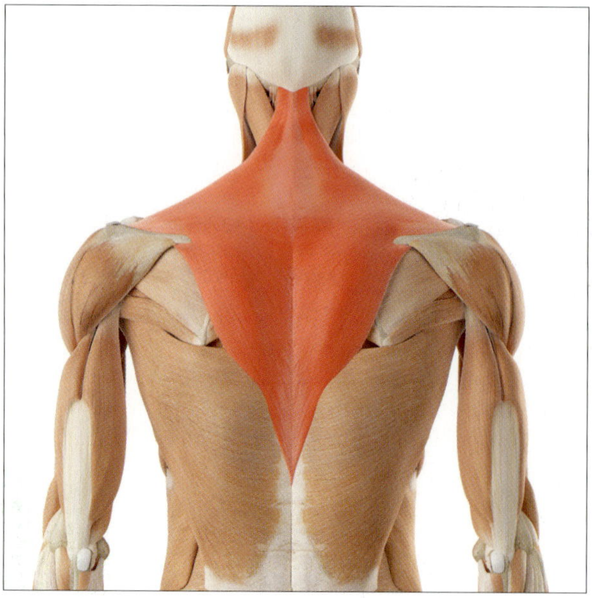

승모근

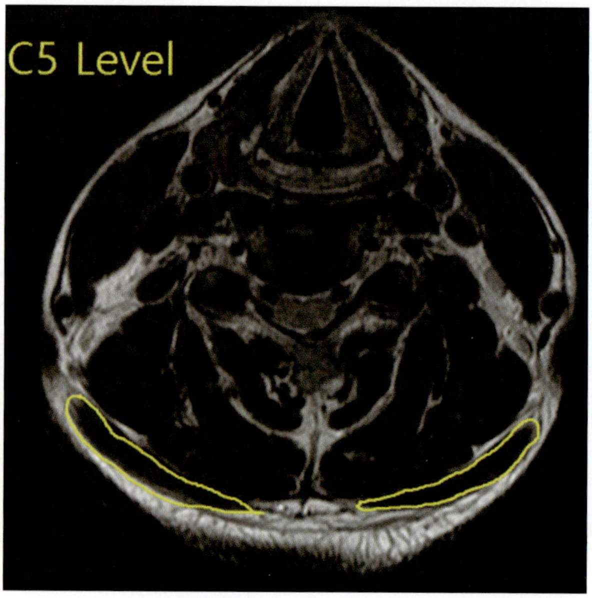

C5 레벨에서 상부승모근의 단면

개괄

승모근은 후두골과 경추와 흉추 극돌기에서 시작하여 쇄골 및 견갑골 극에 부착하는 근육으로, 목의 신전, 측굴, 견갑골 거상에 작용합니다. 목과 등 뒤쪽을 크게 감싸기 때문에, 목과 등에서 발생하는 통증을 승모근의 통증이라며 환자가 호소하는 경우가 많습니다. 하지만 모든 원인 자체가 승모근에 있지 않고, 경추에서 발생한 다양한 문제가 승모근 부위의 통증으로 나타났다고 보는 것이 합리적입니다. 승모근에 통증을 일으킨 원인을 잘 고려해서 치료해야 합니다.

하지만 승모근 치료를 소홀히 해서는 안됩니다. 승모근은 많은 목통증에서 함께 긴장되는 경우가 많으므로 기본적으로 풀어줘야 하는 근육입니다. 자세가 좋지 않거나 스트레스를 받는 경우 등에서 승모근이 긴장되는 경우가 많아 임상에서는 전체 승모근 부위에서의 통증을 호소하시는 분들을 많이 만날 수 있습니다. 승모근 위치에 통증을 유발할 수 있는 원인은 대표적으로 경추의 후관절통, 흉쇄유돌근에 의한 척수부신경의 포착, 사각근에 의한 견갑배신경의 포착이 있습니다. 하지만 진짜 승모근의 문제로 통증이 발생한다면, 승모근에 힘을 주는 동작을 할 때 통증을 호소하거나 통증으로 인해 잘 동작하지 못하게 됩니다.

윤상훈 원장의 임상꿀팁

승모근에 침치료 했는데, 승모근 통증이 풀리지 않는다면?

승모근의 직접적인 치료만으로 승모근이 풀리지 않는 경우가 많습니다. 1차적으로 승모근은 흉쇄유돌근과 함께 척수부신경(spinal accessory nerve)의 지배를 받는데요. 척수부신경에 포착증상이 있는 경우 승모근의 긴장이나 근력저하가 나타나기도 합니다. 따라서 승모근 치료로 잘 풀리지 않는 경우에는, 척수부신경이 지나가는 흉쇄유돌근 상부에 침치료하면 통증이 풀리기도 합니다. 그래도 안 낫고, 경과가 만성이라면 경추 후관절까지 깊게 자입하여 치료해 주세요.

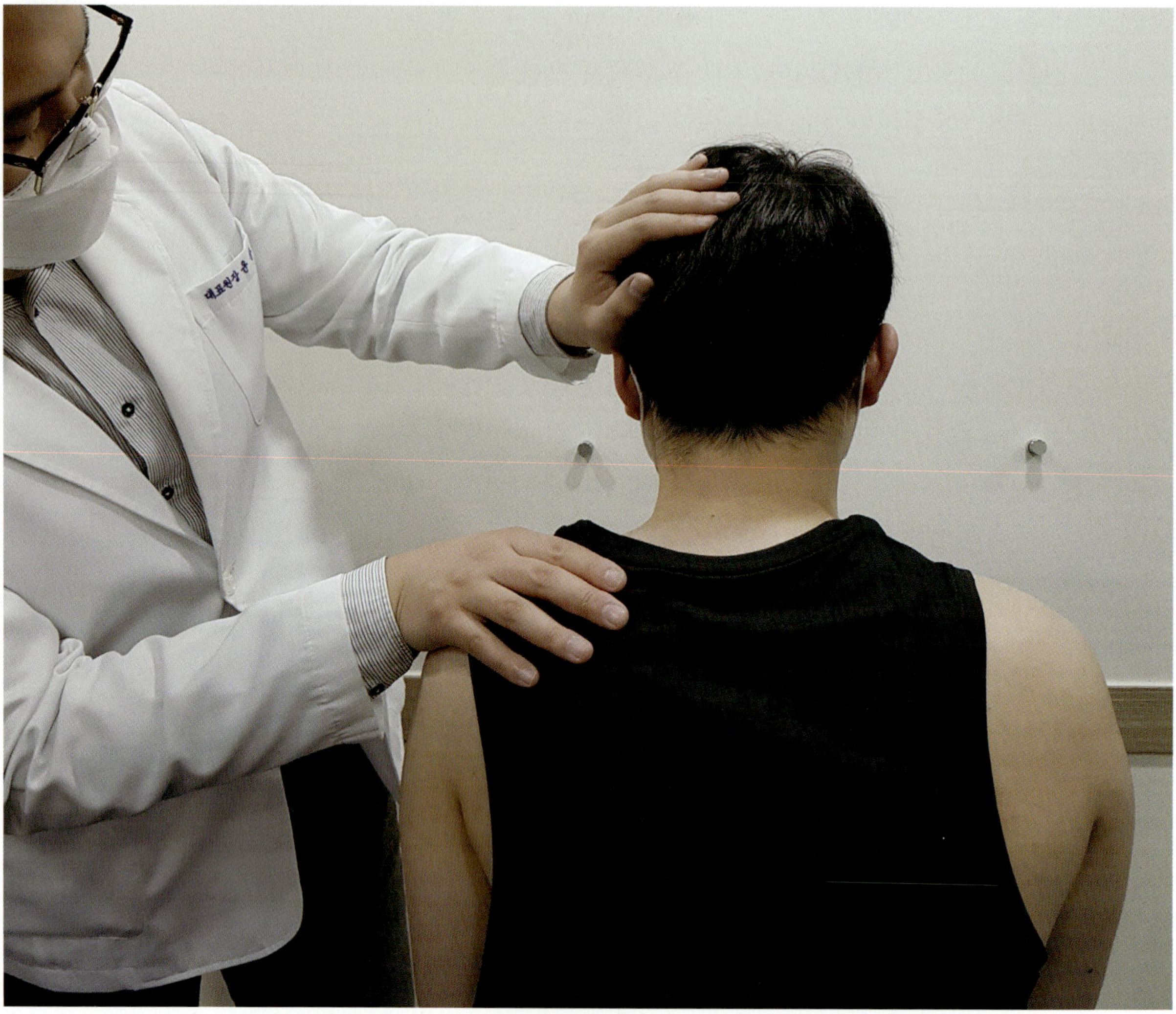

● 그림 1. 상부승모근의 기능검사, 술자가 환자의 측굴에 저항하는 힘을 줍니다.

상부승모근은 그림 1과 같이, 환자의 측굴에 시술자가 저항하는 힘을 주는 저항검사를 통해 근육의 문제 여부를 판가름해 볼 수 있습니다. 이때 환자가 통증을 호소하거나 힘을 잘 주지 못하면 상부승모근의 문제라고 볼 수 있습니다. 단 승모근에 힘이 떨어지는 경우는 보톡스 주사를 맞은 경우 이외에 별로 없습니다.

상부승모근-장축

거골(巨骨, LI16)

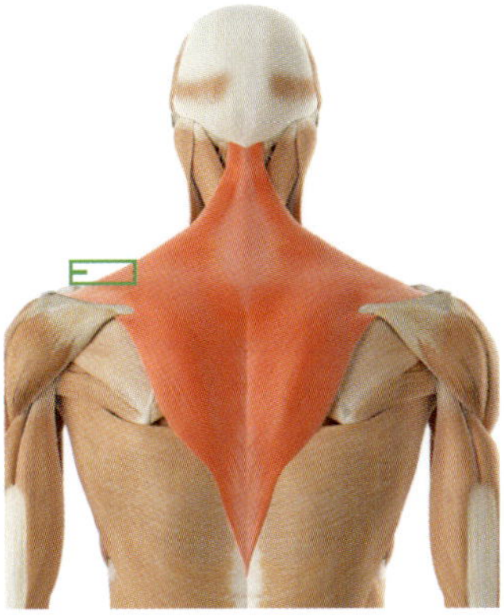

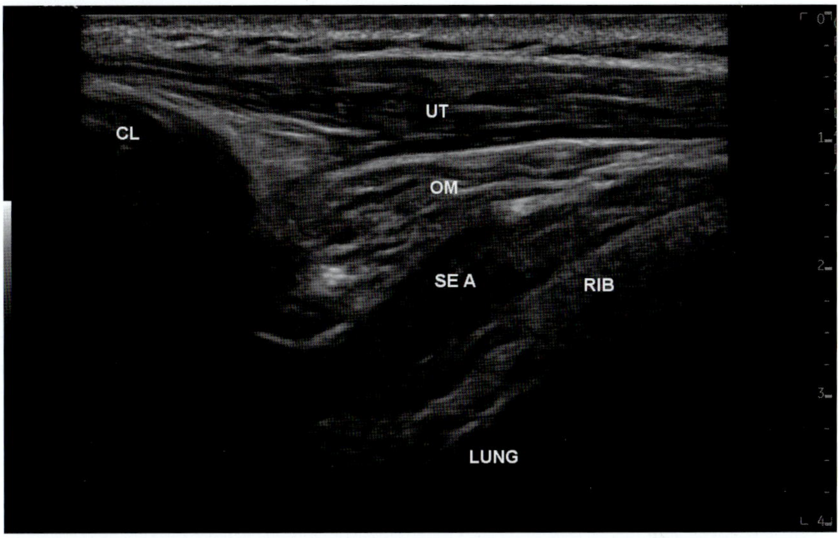

상부승모근 바깥쪽 장축 영상. 상부승모근(UT)은 약 0.5–1 cm 깊이에 위치합니다. 상부승모근 아래로 견갑설골근(OM)과 전거근(SE A)이 층을 이루고 있으며, 가장 아래엔 늑골(RIB)과 폐(LUNG)가 관찰됩니다. 3 cm 이상 깊이에서는 흉막(PL)을 뚫을 수 있으니 폐를 향해 침을 직자하지 않게 주의합니다.

UT, Upper trapezius(상부승모근); **OM**, Omohyoid(견갑설골근); **SE A**, Serratus anterior(전거근); **RIB**, 늑골; **LUNG**, 폐; **CL**, Clavicle (쇄골).

상부승모근-장축

견정(肩井, GB21)

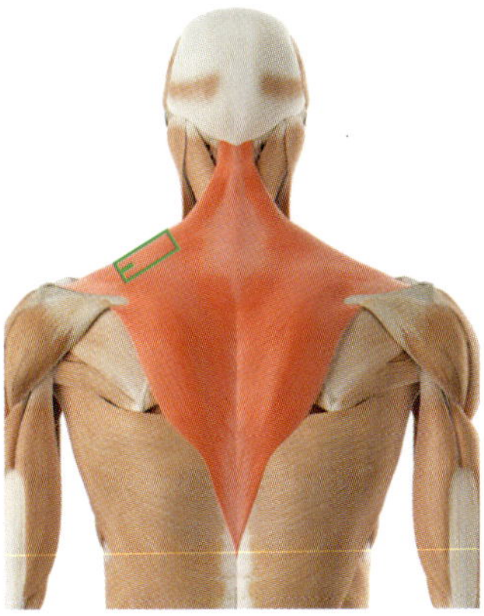

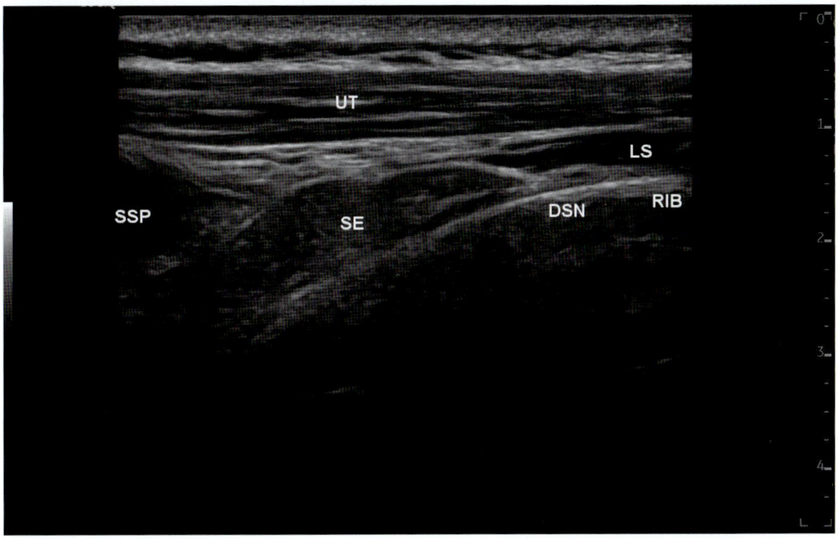

상부승모근 중간 부위 장축 영상. 0.5–1 cm 깊이에 상부승모근(UT)이 위치한 것을 볼 수 있습니다. 상부승모근 하단에 전거근(SE)과 견갑거근(LS)이 위치하며, 견갑거근 아래로 견갑배신경(DSN)이 지나는 것이 보입니다.

UT, Upper trapezius(상부승모근); **SSP**, Supraspinatus(극상근); **SE**, Serratus(전거근); **LS**, Levator scapulae(견갑거근); **RIB**, 늑골; **DSN**, Dorsal scapular nerve(견갑배신경).

상부승모근-단축

거골(巨骨, LI16)

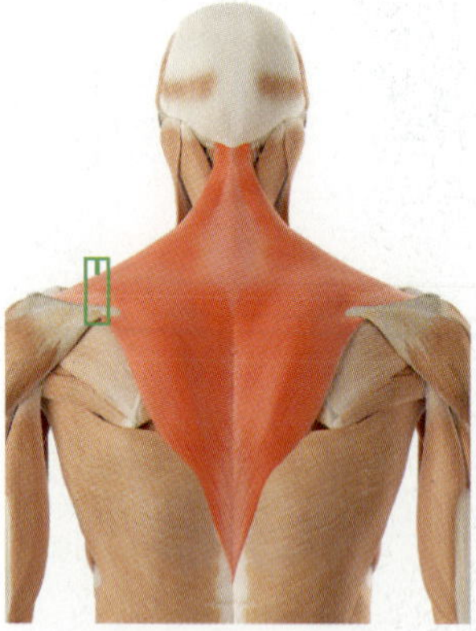

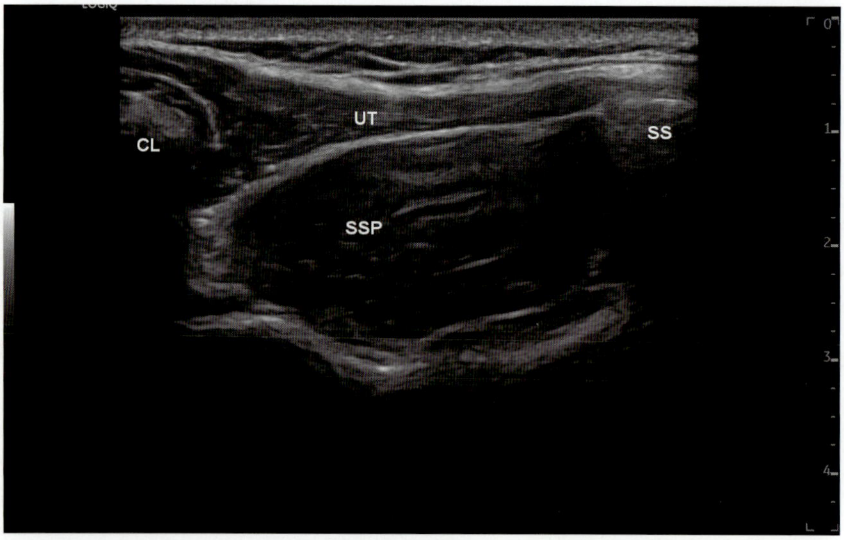

상부승모근 바깥쪽 단축 영상. 상부승모근이 0.4-1 cm 깊이에 위치한 것이 보입니다. 승모근 아래쪽으로 극상근(SSP)과 견갑골의 가시(SS)가 관찰됩니다.

CL, Clavicle(쇄골); **UT**, Upper trapezius(상부승모근); **SS**, Spine of scapula(견갑골 가시); **SSP**, Supraspinatus(극상근).

상부승모근-단축

견정(肩井, GB21)

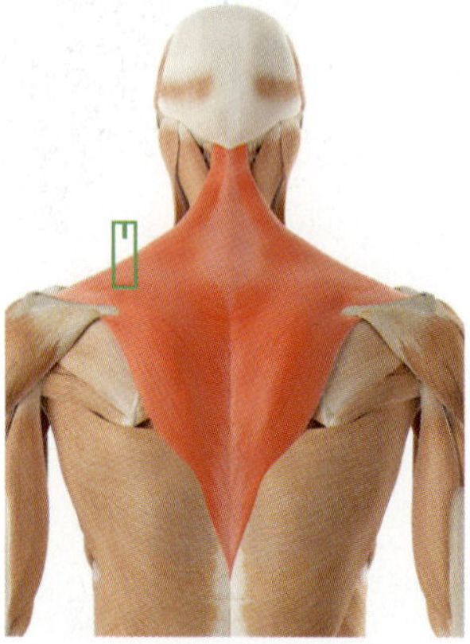

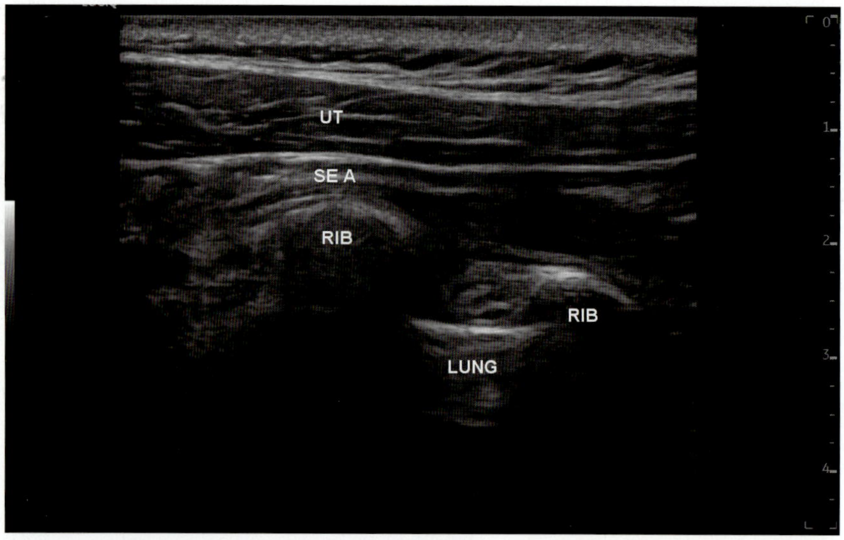

상부승모근 중간부위 단축 영상. 0.5-1.2 cm 정도에 상부승모근(UT)이 위치하며, 승모근 아래쪽에 전거근(SE A)과 늑골(RIB)이 보이고, 늑골과 늑골 사이 폐(LUNG)가 관찰됩니다. 폐를 향해 3 cm 이상 수직으로 자입하면 기흉을 일으킬 수 있으니 꼭 어깨를 쥐어잡고 앞에서 뒤로 자입하는 것이 좋습니다.

UT, Upper trapezius(상부승모근); **SE A**, Serratus anterior(전거근); **RIB**, 늑골; **LUNG**, 폐.

상부승모근-단축

견정(肩井, GB21)

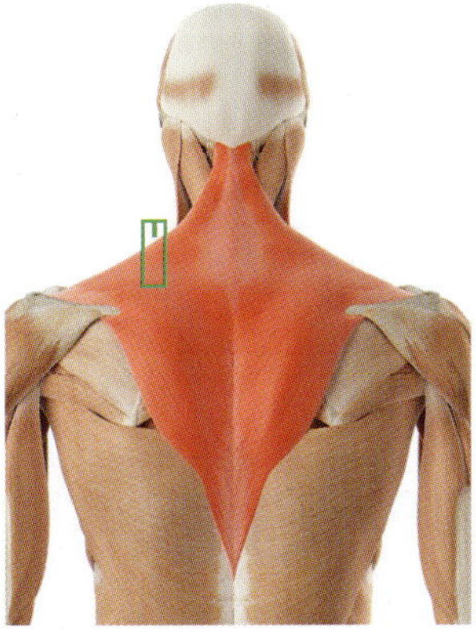

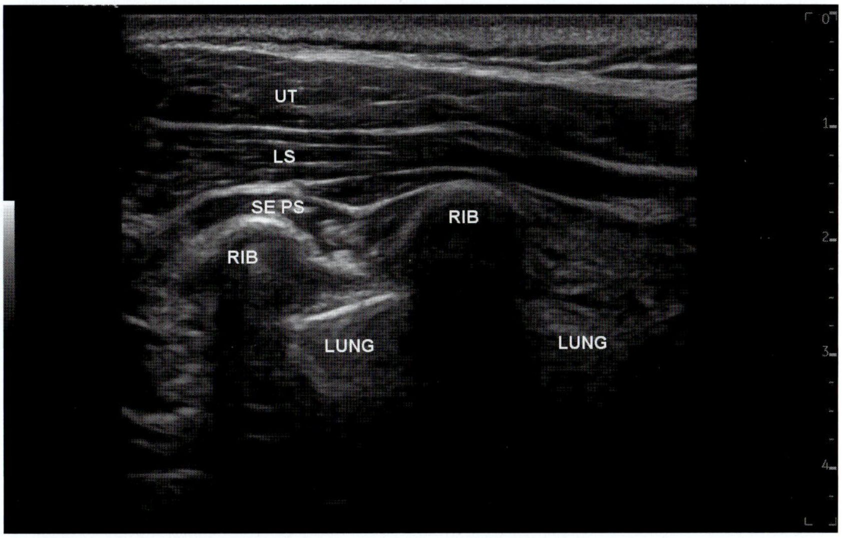

상부승모근 내측부위 단축 영상. 0.5-1.5 cm 깊이에 상부승모근(UT)이 보입니다. 상부승모근 아래쪽으로 견갑거근(LS)과 상후거근(SE PS)이 보이며, 상후거근 아래로 늑골(RIB)이 관찰됩니다. 역시 2.5 cm 이상 직자하면 기흉의 위험이 있으므로 근복을 쥐어잡고 자침하는 것이 좋습니다.

UT, Upper trapezius(상부승모근); **LS**, Levator scapulae(견갑거근); **SE PS**, Serratus posterior superior(상후거근); **RIB**, 늑골; **LUNG**, 폐.

중부승모근-장축

견외수(肩外兪, SI14)

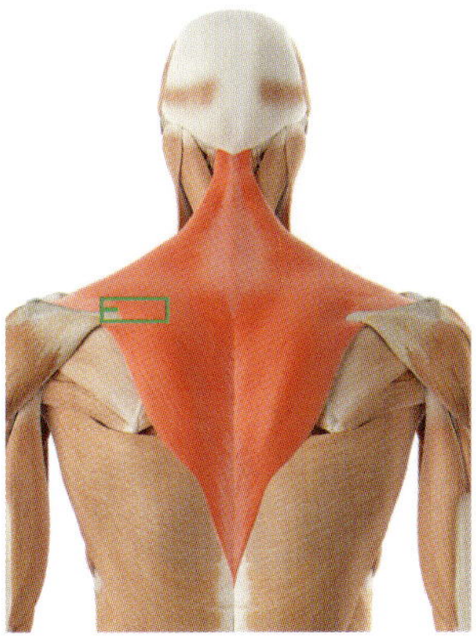

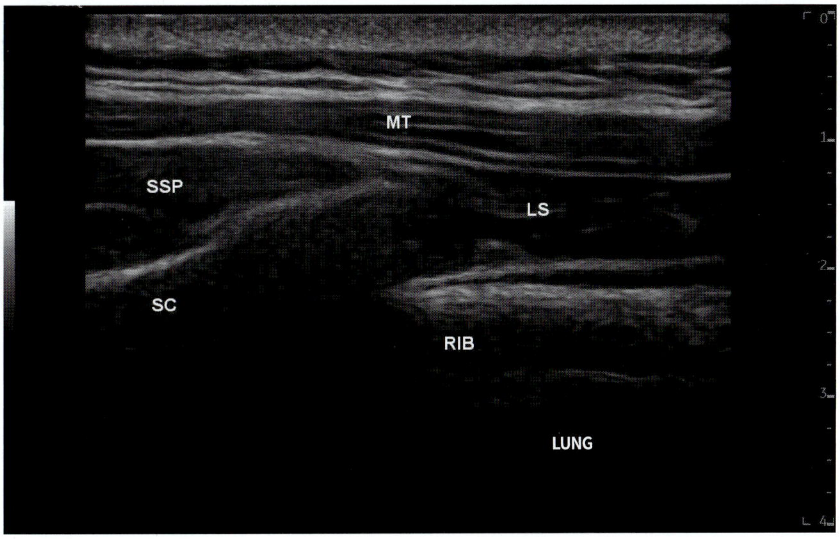

중부승모근 장축 영상. 중부승모근(MT)이 0.8-1.2 cm 깊이에 위치하며, 아래로 극상근(SSP)과 견갑골(SC), 그리고 견갑골(SC)에 종지하는 견갑거근을 관찰할 수 있습니다. 견갑거근 아래에 RIB이 위치하며, 폐가 3 cm 깊이에 위치하므로 이 부위 역시 3 cm 이상 심자하지 않는 것이 좋습니다.

MT, Middle trapezius(중부승모근); **SSP**, Supraspinatus(극상근); **LS**, Levator scapulae(견갑거근); **SC**, Scapula(견갑골); **RIB**, 늑골.

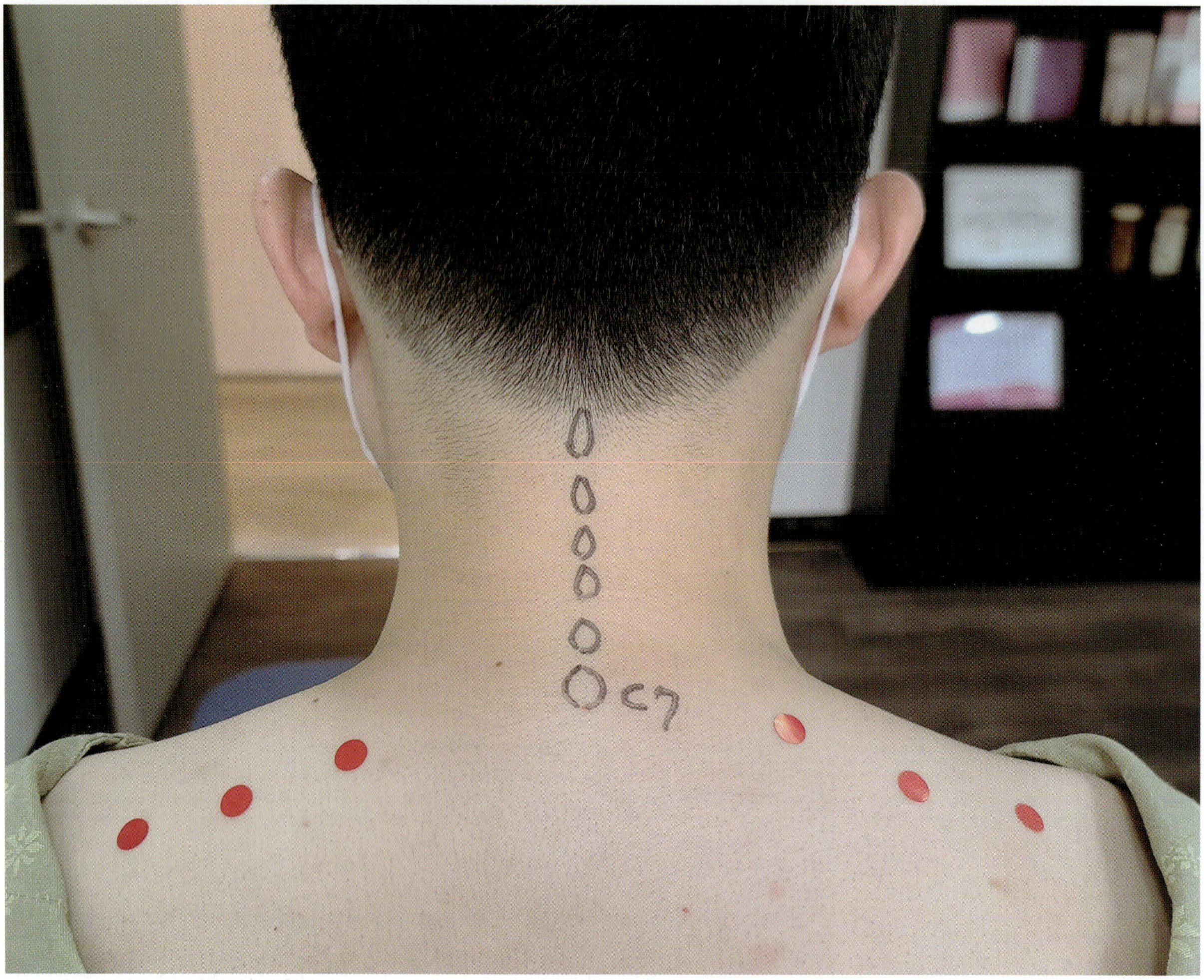

● 그림 2. 상부승모근 압통점

압통점 촉진 : 승모근의 압통점은 주로 견정혈 근처에 나타납니다. 근복부를 크게 3파트로 나눠 촉진합니다.

상부승모근은 침치료, 부항치료, 약침치료 모두 많이 시술하는 근육입니다. 다만, 기흉에 주의하여 자입방향과 자입깊이를 조절해야 합니다. 상부승모근을 쥐어잡은 후 뒤에서 앞으로 혹은 앞에서 뒤로 투자하듯이 자입해야 기흉을 일으키지 않습니다(그림 4).

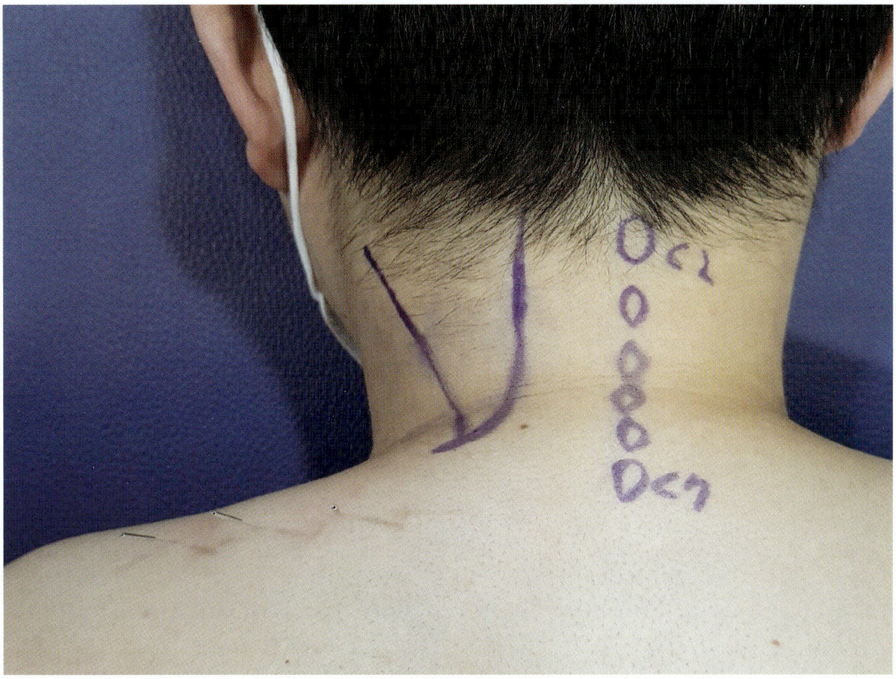

● **그림 3.** 상부승모근의 침치료

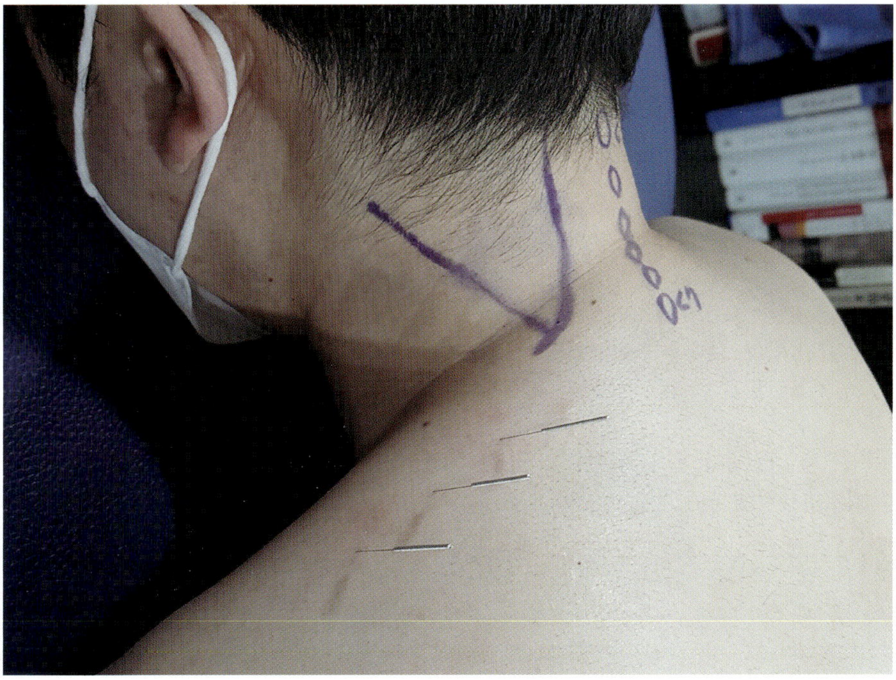

● **그림 4.** 상부승모근 침치료. 기흉을 예방하기 위해 뒤에서 앞으로 투자하듯 자입하는 것이 좋습니다.

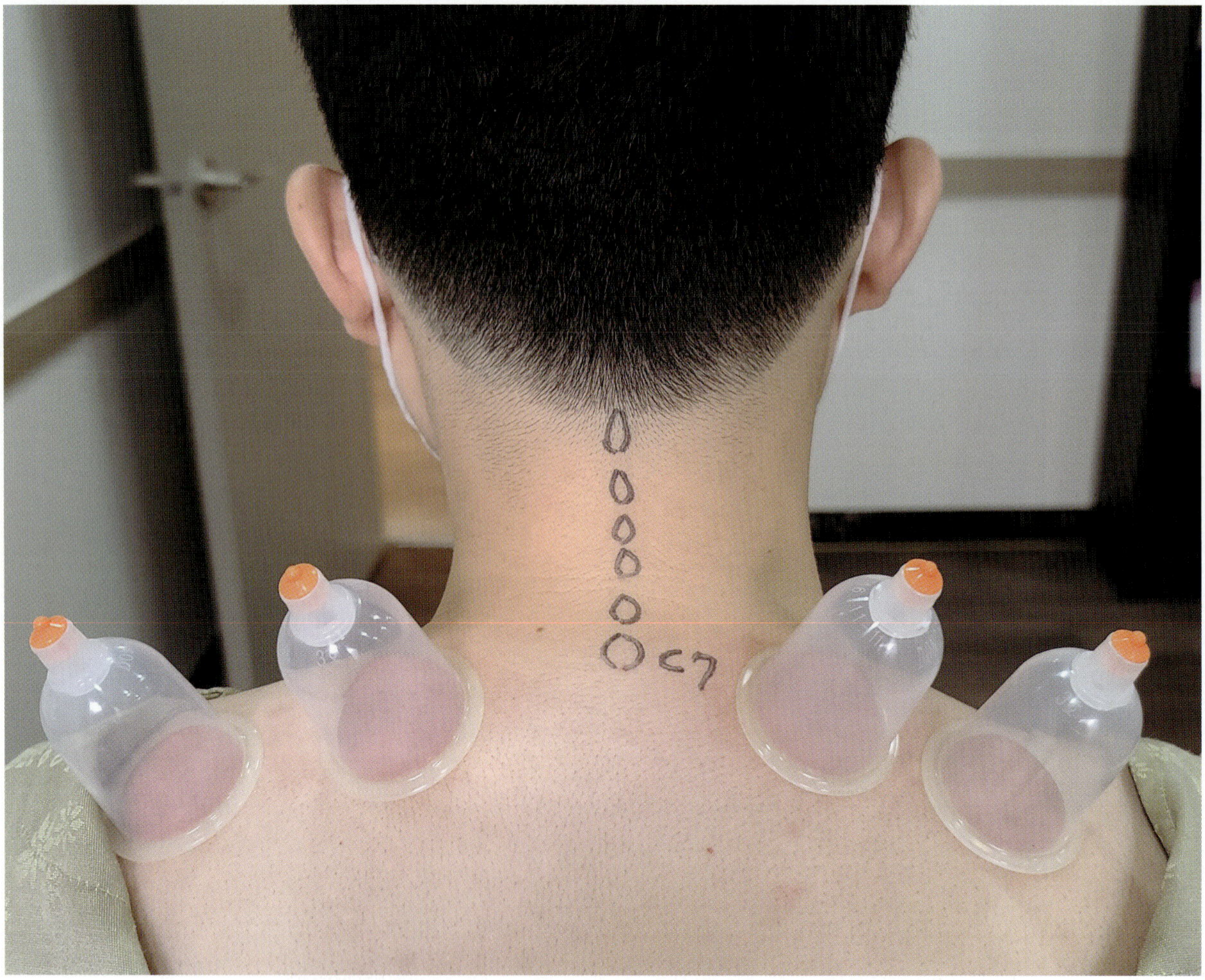

● **그림 5.** 상부승모근의 부항치료 예시. 승모근 부위면 어디나 가능

주의 **승모근 자침, 기흉을 주의하자!**

승모근과 등 부위는 특히 기흉을 잘 일으킬 수 있습니다. 마른 여성분의 경우는 더욱 주의해야 합니다. 승모근의 상부는 항상 손으로 쥐어잡고 몸 뒤에서 앞을 향해 투자하듯이 자입하며, 승모근 중부와 하부에 자침할 때는 피부를 통과하여 표면 근막층만 뚫는다는 느낌으로 아주 얕게 자입합니다.

02 흉쇄유돌근

(SternoCleidoMastoid, SCM; 목빗근)

핵심포인트

목이 돌아가지 않거나 얼굴에 통증을 호소할 경우 꼭 체크해봐야 할 근육

기시	흉골지 : 흉골병(manubrium) 쇄골지 : 쇄골(clavicle)의 내측 1/3
종지	유양돌기(mastoid process)와 상항선(superior nuchal line) 외측 1/2

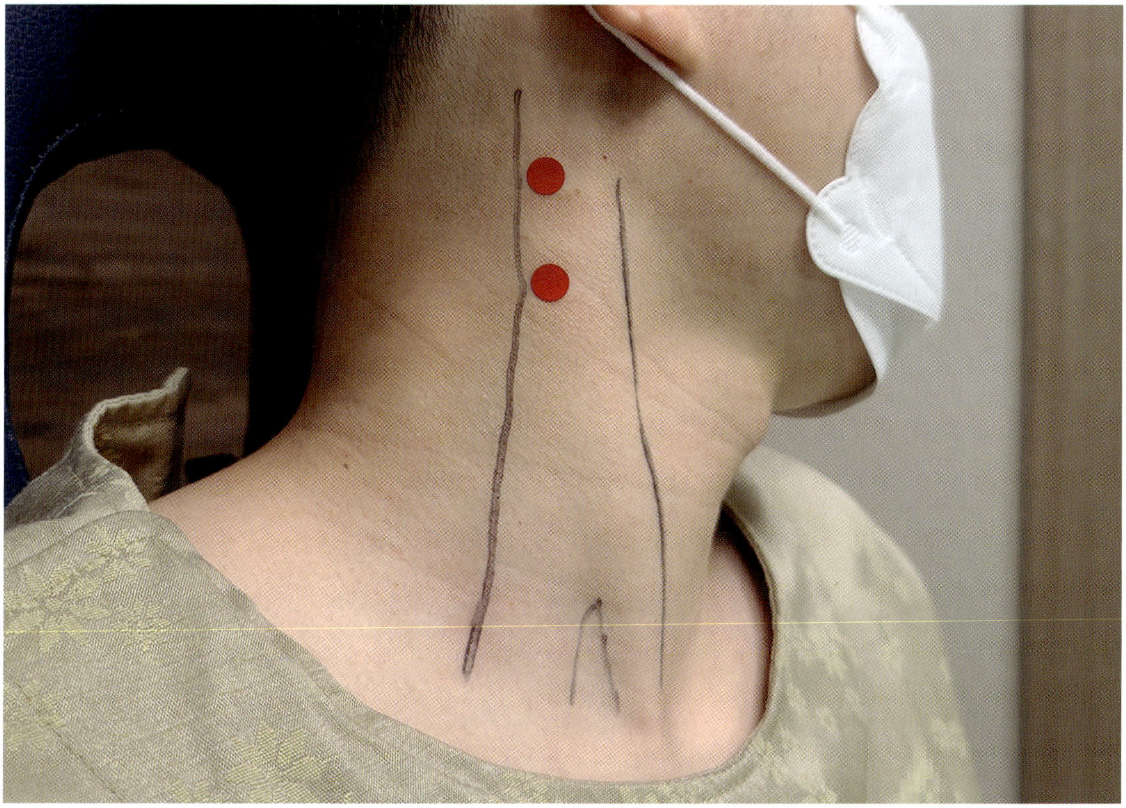

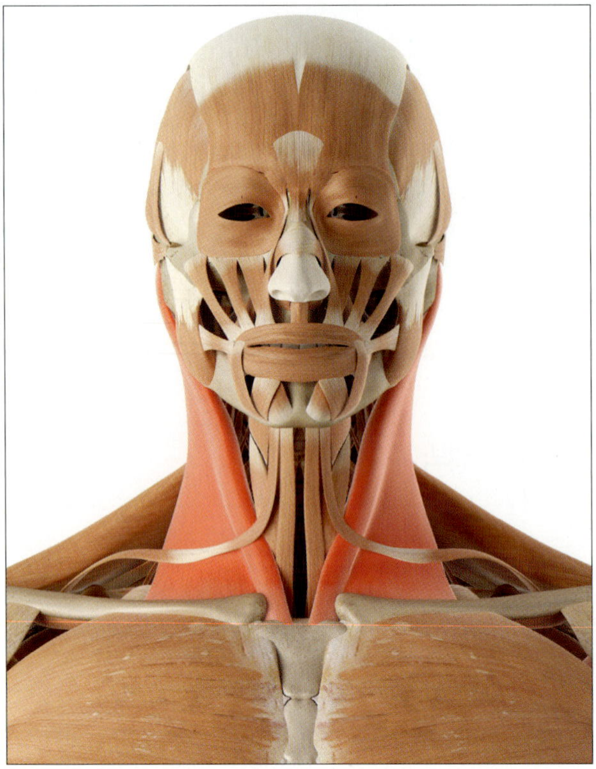

● **그림 1.** 흉쇄유돌근, 전면

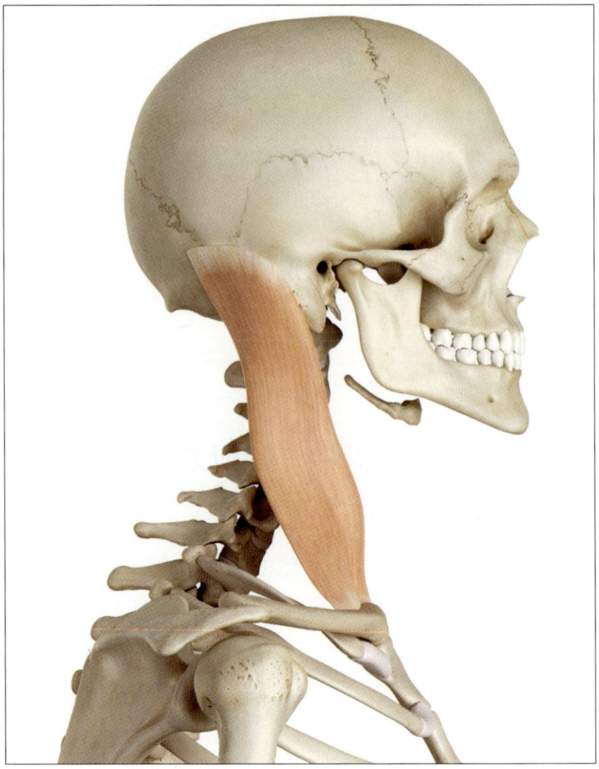

● **그림 2.** 흉쇄유돌근, 측면

개괄

흉쇄유돌근은 각각 흉골과 쇄골에서 기시해 목의 측면으로 따라올라 귀 뒤 유양돌기에 붙는 근육입니다. 경추의 신전 및 굴곡, 특히 측굴, 회전의 작용을 하는데요. 이와 같이 경추의 **모든 움직임에 관여**하며, 목 측면부터 안면부까지 통증을 일으킬 수 있는 근육입니다. 1차적으로 흉쇄유돌근에 문제가 생기면 유양돌기에 통증이 나타날 수 있으며, 또한 긴장이 심해지면 천경신경총(superficial cervical plexus)을 압박하여 목 측면의 통증과 이상감각을 일으킬 수 있습니다. 심한 경우에는 얼굴에도 통증을 일으키는 경우가 있습니다. 개인적인 경험으로는 스트레스를 많이 받고 예민한 분들은 흉쇄유돌근이 도드라져 보이며 촉진 시 긴장되어 있는 것을 많이 관찰하였습니다. 추나를 통해 부드럽게 풀어주도록 합시다.

윤상훈 원장의 임상꿀팁

놓치기 쉬운 흉쇄유돌근, 한번 더 챙겨주자

흉쇄유돌근은 목이 잘 돌아가지 않는 낙침 증상뿐만 아니라, 안면부 통증, 편두통, 승모근 통증을 일으킬 수 있는 근육입니다. 엎드린 상태에서는 치료하기 힘들기 때문에, 똑바로 누워있는 상태에서 따로 침치료해 주시면 좋습니다.

근육촉진과 기능검사

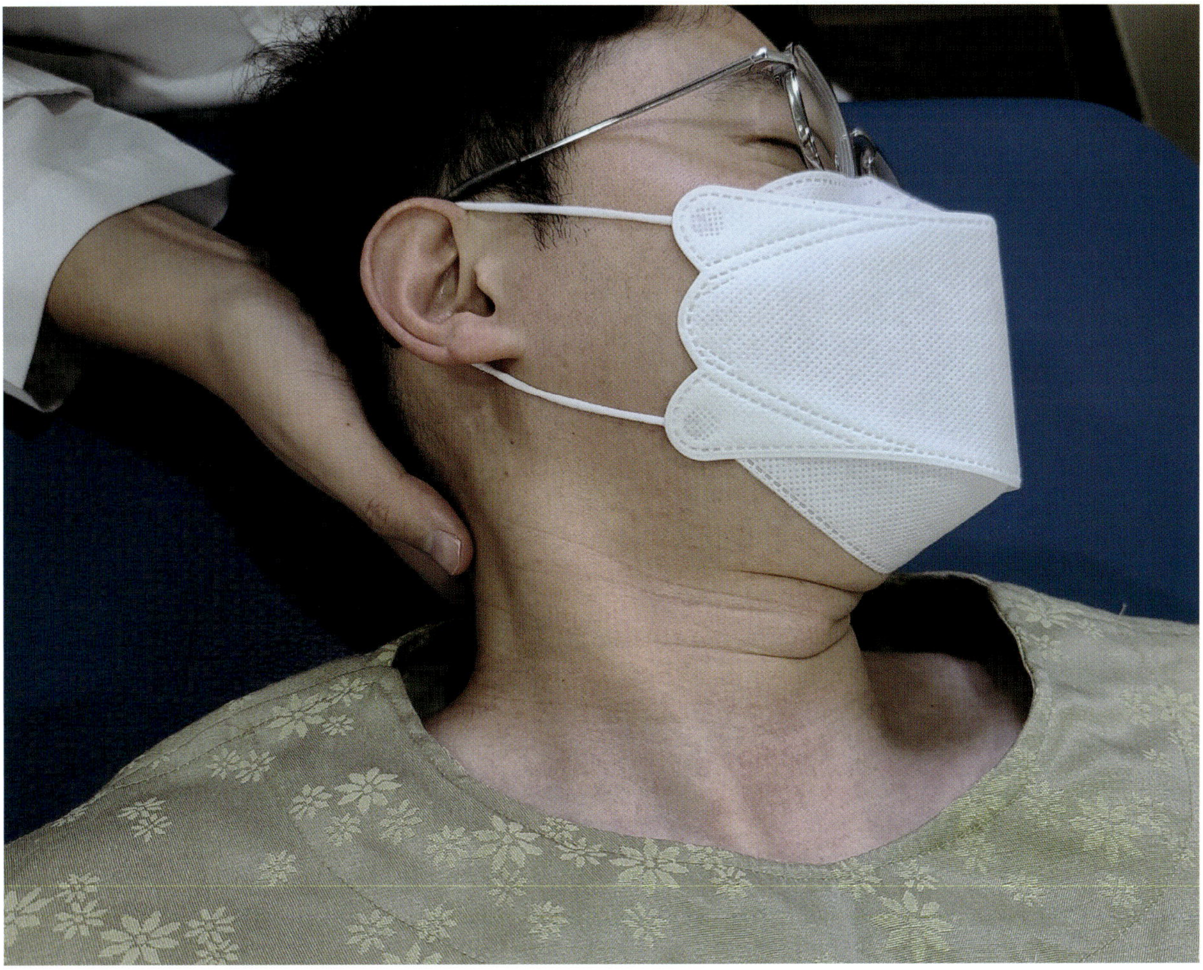

● 그림 3. 흉쇄유돌근

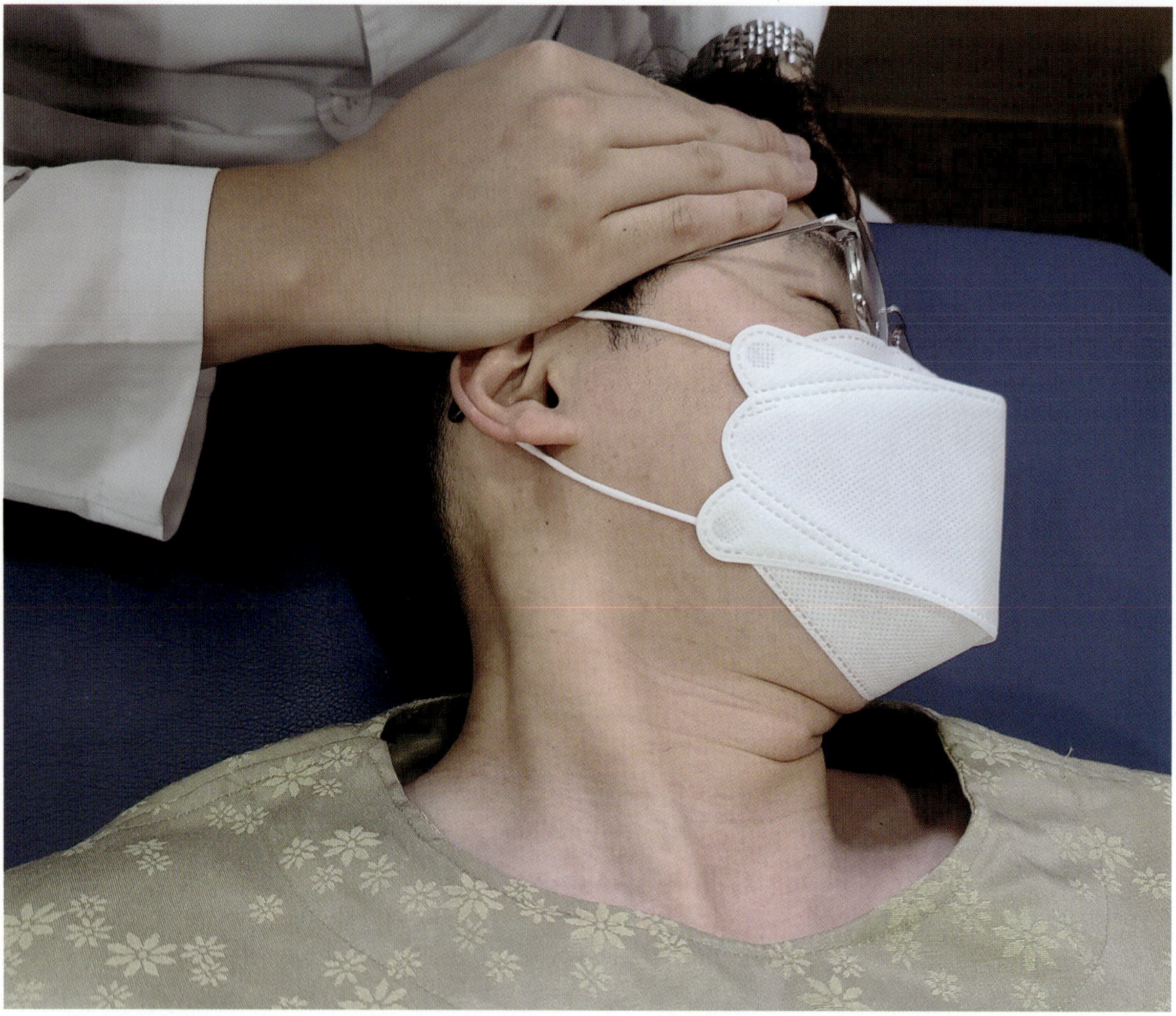

● 그림 4. 흉쇄유돌근, 환자가 고개를 들 때 저항하는 힘을 주면 목 부위에 흉쇄유돌근이 선명히 드러나는 것이 보입니다.

그림 3과 같이 환자가 누운 자세에서 머리를 들어 올리라고 하면, 흉쇄유돌근이 도드라져 보이는 것을 볼 수 있습니다. 환자가 고개를 들 때 시술자가 저항하는 힘을 줘 기능검사를 시행합니다(그림 4). 그때 통증이 나타나거나 통증으로 힘을 주지 못하면 흉쇄유돌근 문제를 의심해볼 수 있습니다.

흉쇄유돌근-장축

부돌(扶突, LI18), 수돌(水突, ST10)

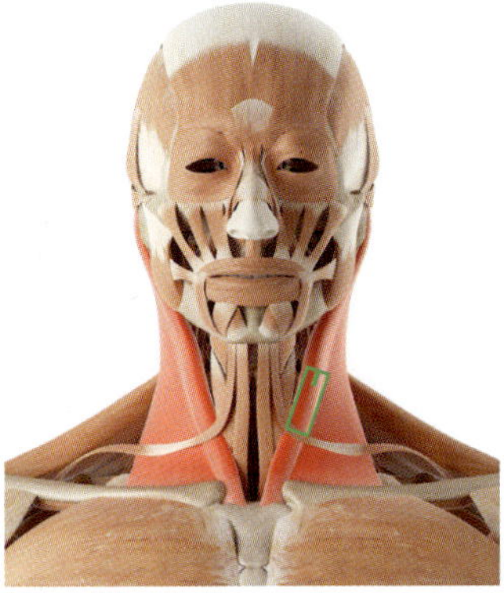

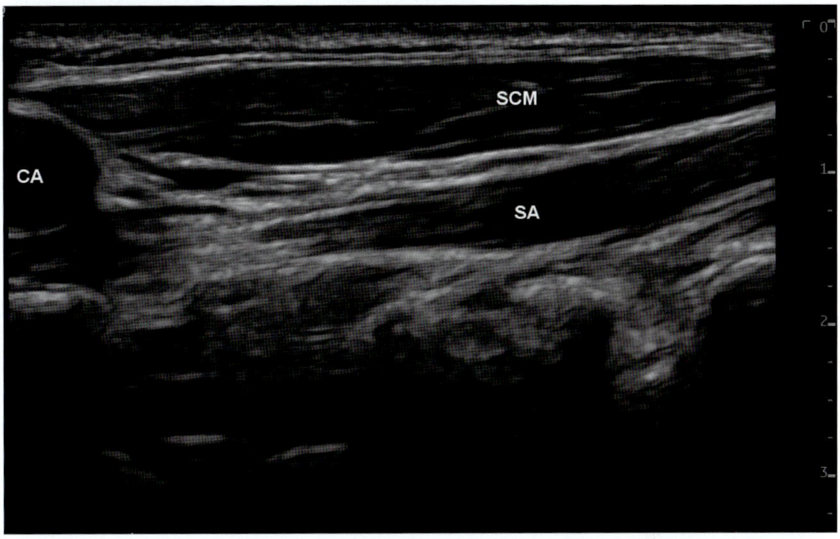

흉쇄유돌근 장축 영상. 흉쇄유돌근(SCM)이 피부로부터 0.2–0.8 cm 이내의 깊이에 위치하는 것을 알 수 있습니다. 흉쇄유돌근 하단에 전사각근(SA)이 0.4–1.4 cm 깊이에 위치하여 있습니다. 화면 좌측에 경동맥(CA)이 아주 얕은 위치에 있는 만큼 자입 시 경동맥에 닿지 않게 매우 주의 해야 합니다.

SCM, Sternocleidomastoid(흉쇄유돌근); **CA**, Carotid artery(경동맥); **SA**, Scalene anterior(전사각근).

흉쇄유돌근 상부-단축

부돌(扶突, LI18)

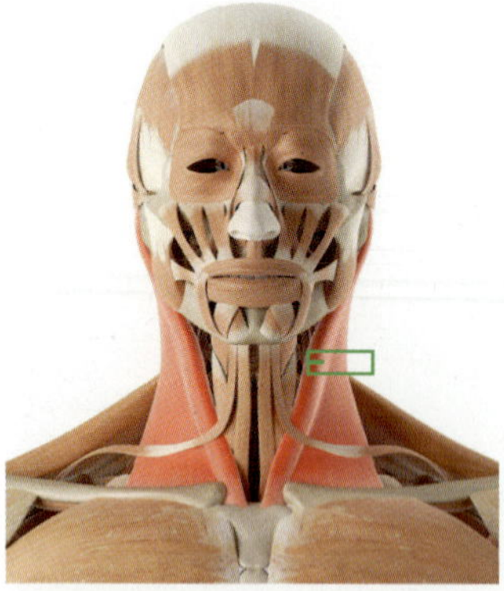

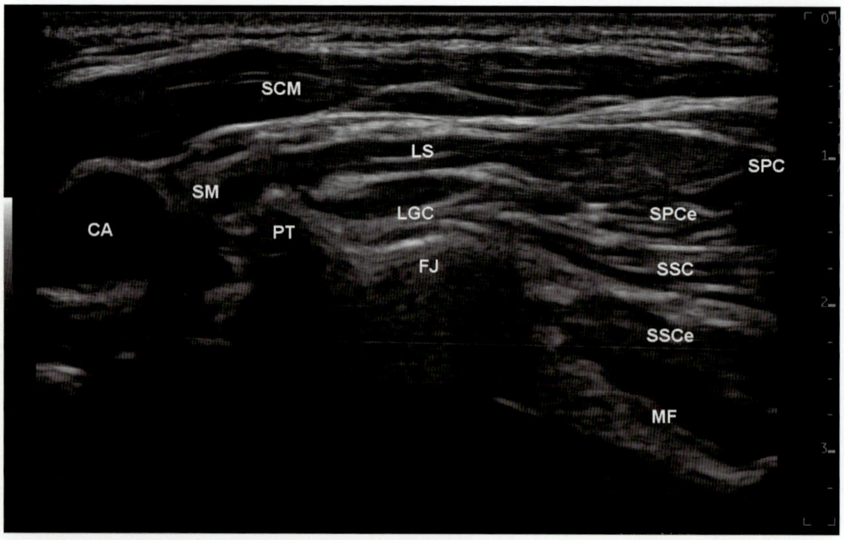

흉쇄유돌근 중간부위 단축 영상. 가장 표면에 0.2-0.8 cm 깊이에 흉쇄유돌근(SCM)이 위치한 것을 볼 수 있습니다. 가장 좌측에 경동맥(CA) 관찰되므로, 해당 위치는 절대 0.5 cm 이상 자입하지 않게 주의합니다. 경동맥(CA) 외측으로 중사각근(SM)이 관찰되며, 그 옆으로 견갑거근(LS)과 최장근(LGC), 두반극근(SSC), 후관절(FJ)이 층을 이룬 구조를 관찰할 수 있습니다. 가장 우측에는 두판상근(SPC)과 경판상근(SPCe), 반극근(SSC&SSCe), 다열근(MF)이 차례로 위치한 것이 보입니다.

SCM, Sternocleidomastoid(흉쇄유돌근); **CA**, Carotid artery(경동맥); **SM**, Scalene medius(중사각근); **LS**, Levator scapulae(견갑거근); **LGC**, Longissimus capitis&cervicis(두최장근&경최장근); **PT**, Posterior tubercle of transverse process(횡돌기 후결절); **FJ**, Facet joint(후관절); **SPC**, Splenius capitis(두판상근); **SPCe**, Splenius cervicis(경판상근); **SSC**, Semispinalis capitis(두반극근); **SSCe**, Semispinalis cervicis(경반극근); **MF**, Multifidus(다열근).

흉쇄유돌근 중부-단축

수돌(水突, ST10)

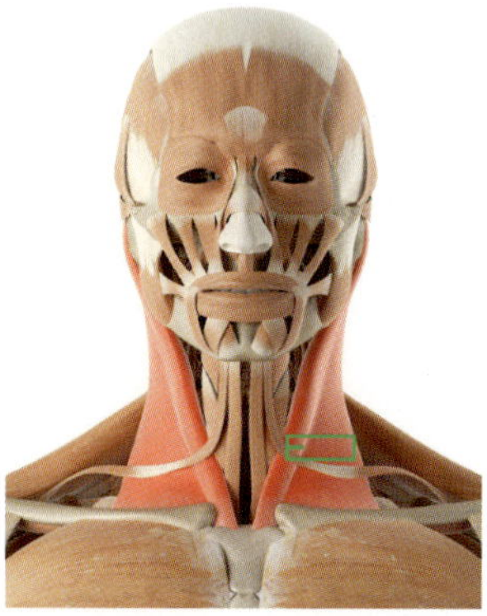

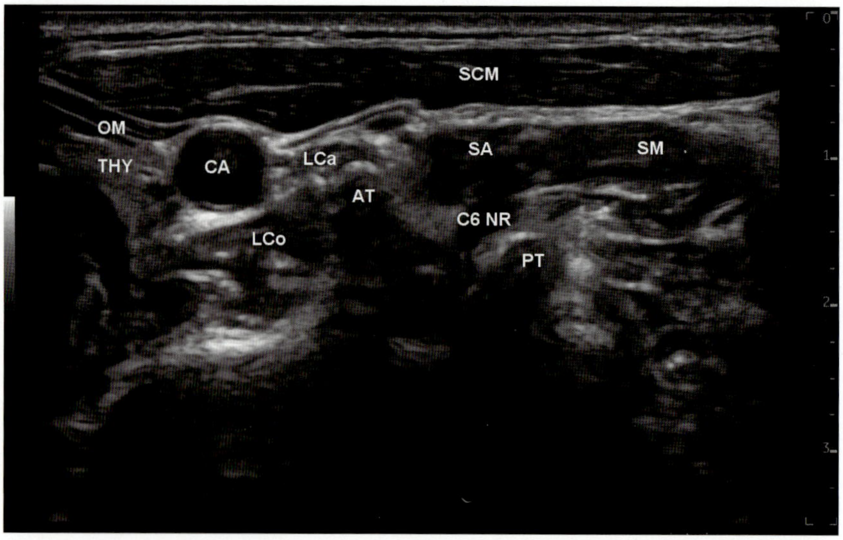

흉쇄유돌근 하단 단축 영상. 가장 표면에 흉쇄유돌근이 0.2-0.8 cm 깊이에 위치합니다. 화면 가운데 촉진이 가능한 구조물인 횡돌기 전결절(AT)과 후결절(PT)이 있습니다. 두 결절 사이로 C6 신경근(C6 NR)이 나오고, 그 위에 전사각근(SA)과 중사각근(SM)이 위치합니다.

SCM, Sternocleidomastoid(흉쇄유돌근); **OM**, Omohyoid(견갑설골근); **THY**, Thyroid(갑상선); **CA**, Carotid artery(경동맥); **Lca**, Longus capitis(두장근); **Lco**, Longus colli(경장근); **AT**, Anterior tubercle of transverse process(횡돌기 전결절); **PT**, Posterior tubercle of transverse process(횡돌기 후결절); **C6 NR**, C6 nerve root(경추 6번 신경근); **SA**, Scalene anterior(전사각근); **SM**, Scalene medius(중사각근).

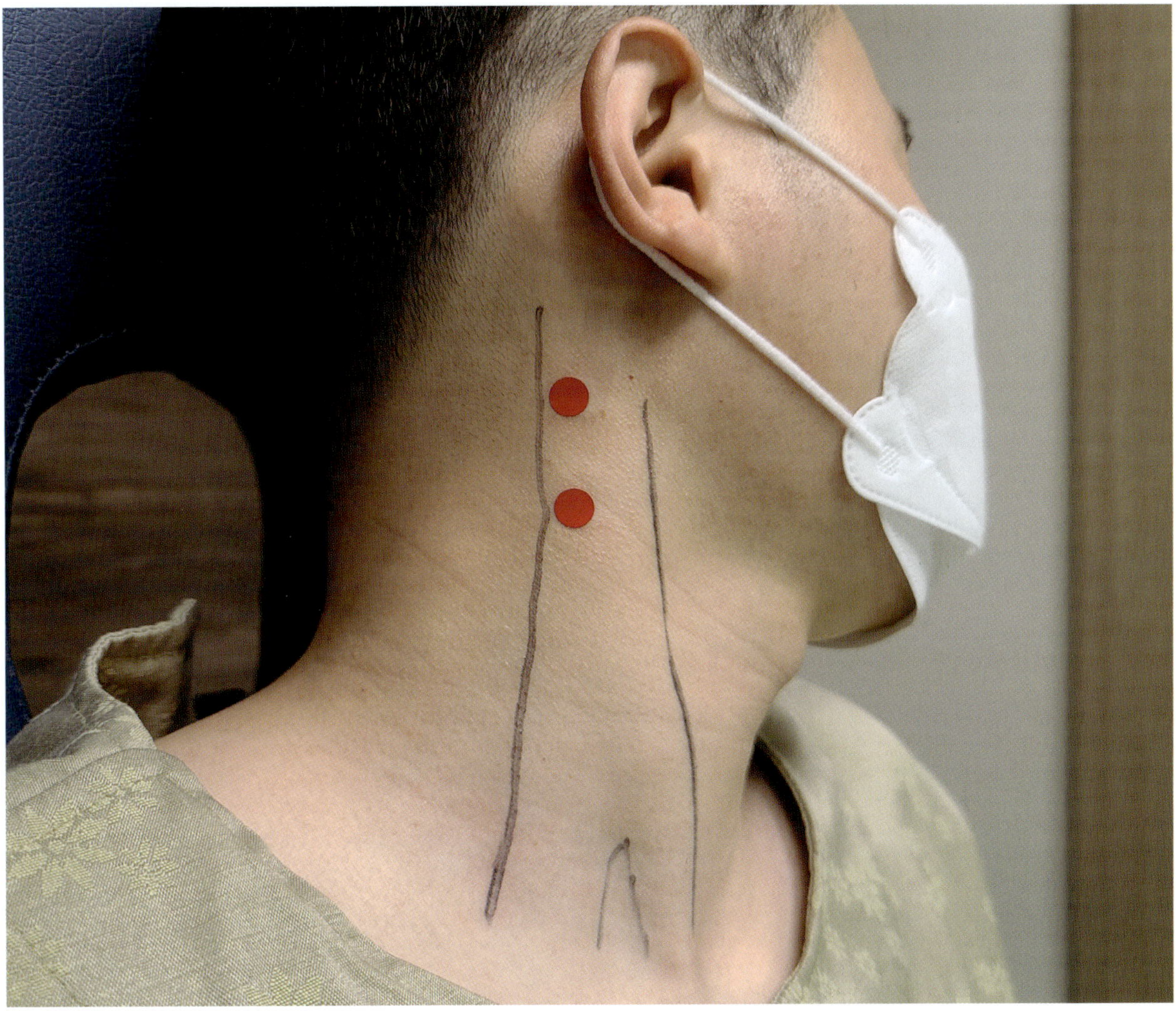

● 그림 5. 흉쇄유돌근의 상부 압통점

압통점 촉진 : 주로 그림 5와 같이 흉쇄유돌근 상부에 압통점이 많이 형성됩니다. 흉쇄유돌근이 수축과 이완을 반복하는 근육이기 때문에 근복부보다는 유양돌기 등 부착부 쪽에 압통점이 더 많이 생기는 편입니다.

침치료 : 주로 그림 5와 같이 상부에 압통점이 많이 형성됩니다. 다만 심자할 경우 신경과 혈관을 손상할 수 있으니, 0.5 cm 이내로 얕게 자침하거나 흉쇄유돌근을 쥐어잡고 투자하듯이 옆으로 자입하는 것이 좋습니다(그림 6). 엎드린 상태에서는 흉쇄유돌근이 잘 드러나지 않기 때문에 옆으로 눕거나 똑바로 누워 자침하는 것이 좋습니다.

약침치료는 표면 근막층만 살짝 뚫고 근복 내로 주입해줍니다.

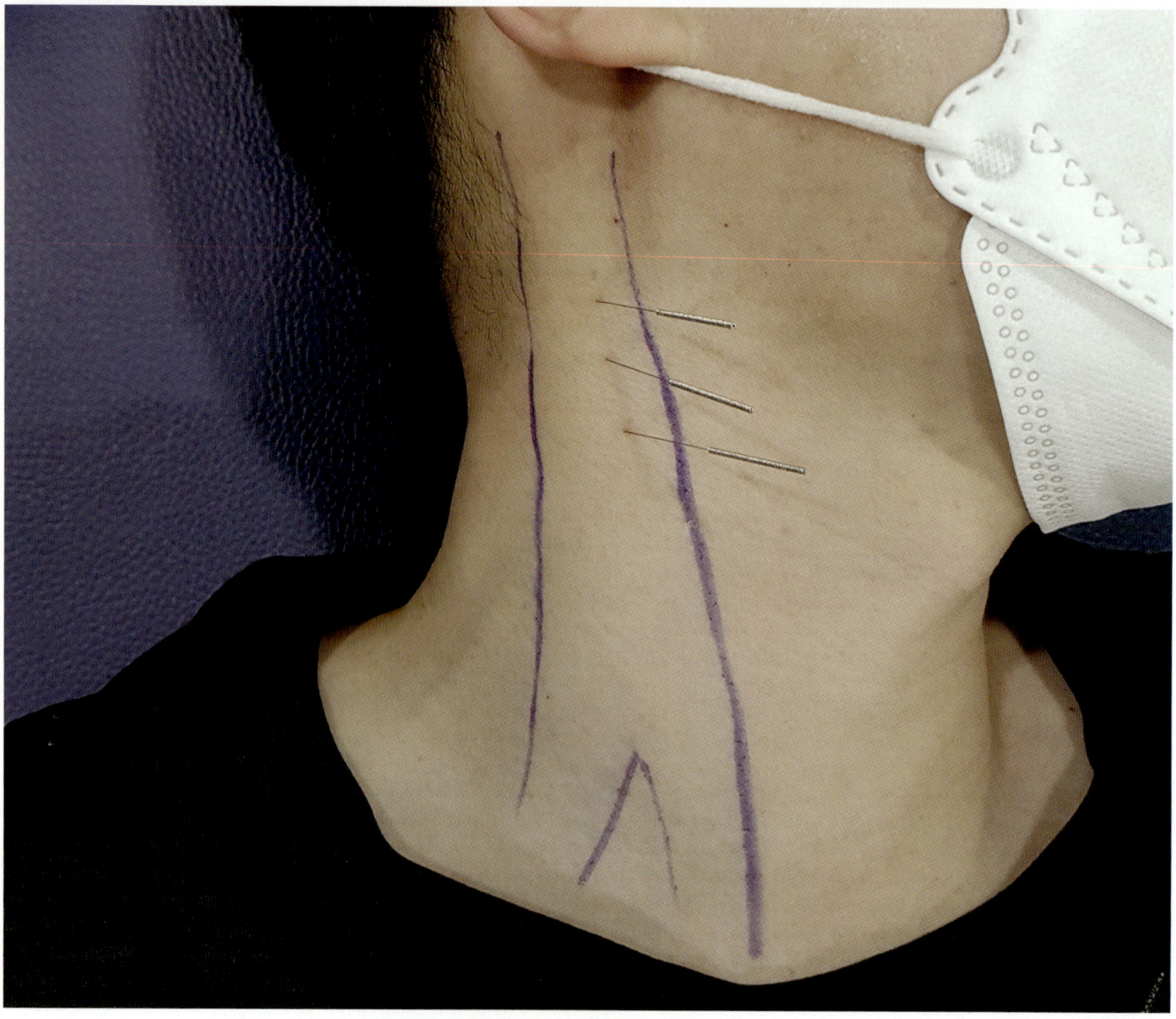

● **그림 6.** 흉쇄유돌근 침치료, 주로 횡자합니다.

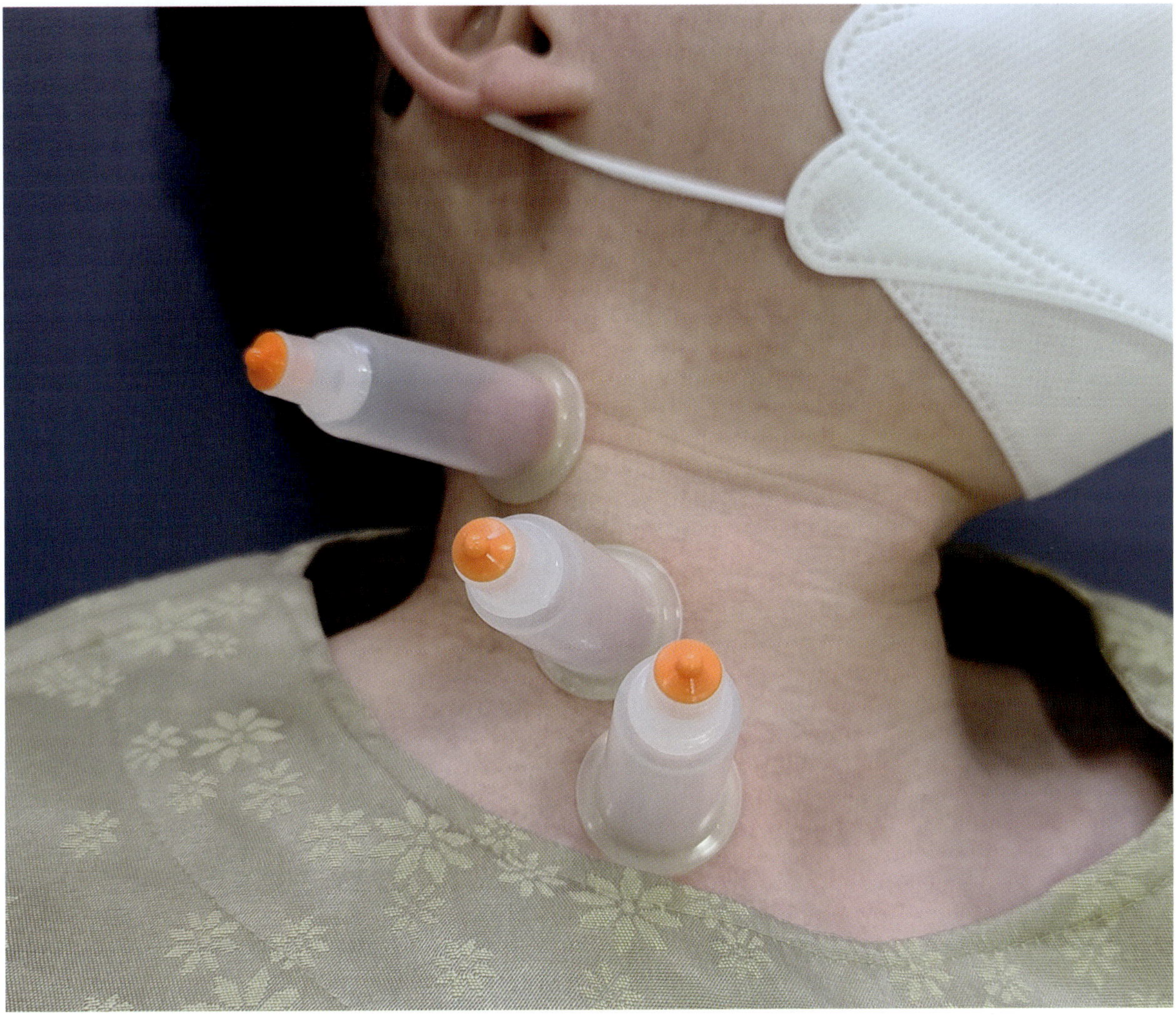

● 그림 7. 흉쇄유돌근 부항치료

주의

흉쇄유돌근 침치료 후 어지럽다고?

흉쇄유돌근에 약침이나 침치료 시, 너무 강자극을 주면 근육의 긴장과 그로 인한 혈관의 혈류 장애를 유발할 수 있습니다. 이로 인해 어지러운 증상이 발생할 수 있으니, 누운 자세에서 치료하고 강자극은 피하는 것이 좋습니다. 또한 깊게 직자할 경우 경동맥을 자극할 수 있으니 얕게 자침하거나 옆으로 횡자하시길 추천합니다.

03 두판상근
(Splenius capitis, 머리널판근)

핵심포인트

후두통이 있을 때 가장 먼저 봐야 할 근육

기시	경추 7번(C7)부터 흉추 4번(T4)까지의 극돌기
종지	유양돌기(mastoid process)와 후두골의 상항선(superior nuchal line) 외측 2/3

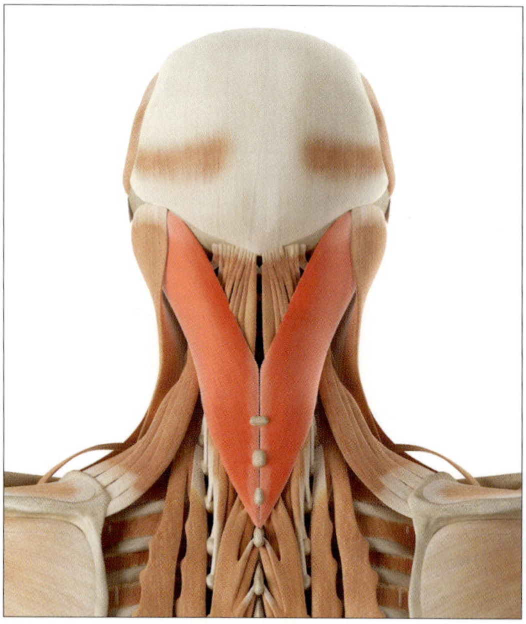

두판상근

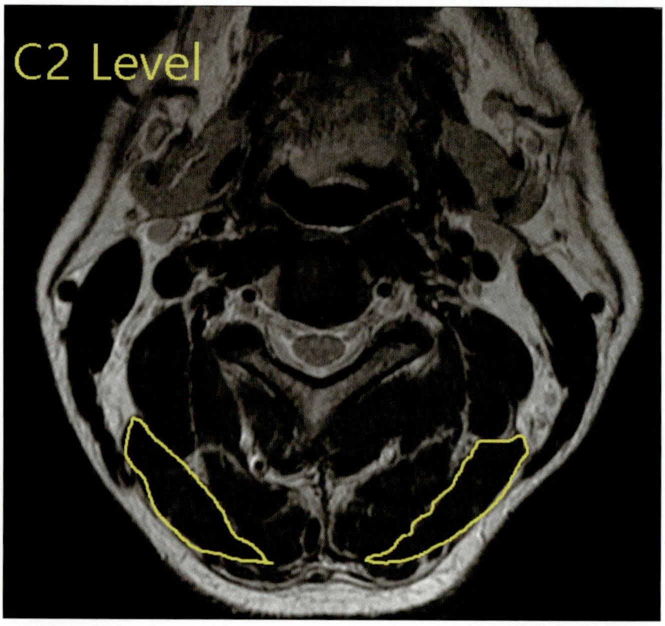

두판상근의 MRI 단면

개괄

두판상근은 C7-T4의 극돌기에서 유양돌기에 붙는 근육입니다. 목을 신전시키거나 회전시키며, 목 뒷면과 후두부 쪽에 통증을 일으키는 근육입니다. 두판상근이 긴장하면 경추 2, 3번 척수신경 뒷가지 신경(Dorsal ramus of C2,3 spinal nerve)을 압박하여 후두부나 두정부에 통증을 일으킬 수 있습니다.

윤상훈 원장의 임상꿀팁

두통이 있다면, 특히 머리 뒤쪽에서 시작하는 두통이라면

두판상근은 두통에서 꼭 치료해줘야 하는 근육이며, 특히 목 뒤쪽부터 뒤통수까지 타고 올라가는 두통에 효과적입니다. 이러한 증상이 있다면 두판상근 상부의 압통점을 꼭 촉진해서 침치료해 주세요.

근육촉진과 기능검사

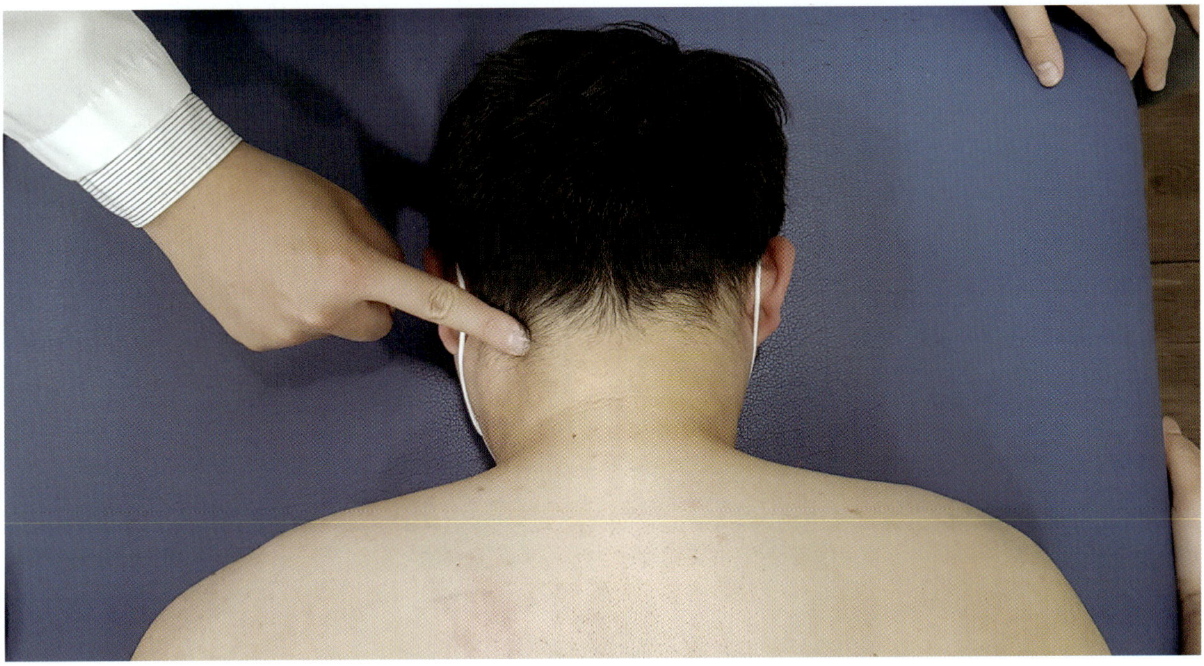

● **그림 1.** 두판상근 촉진, 2지 끝으로 두판상근을 누르고 있습니다.

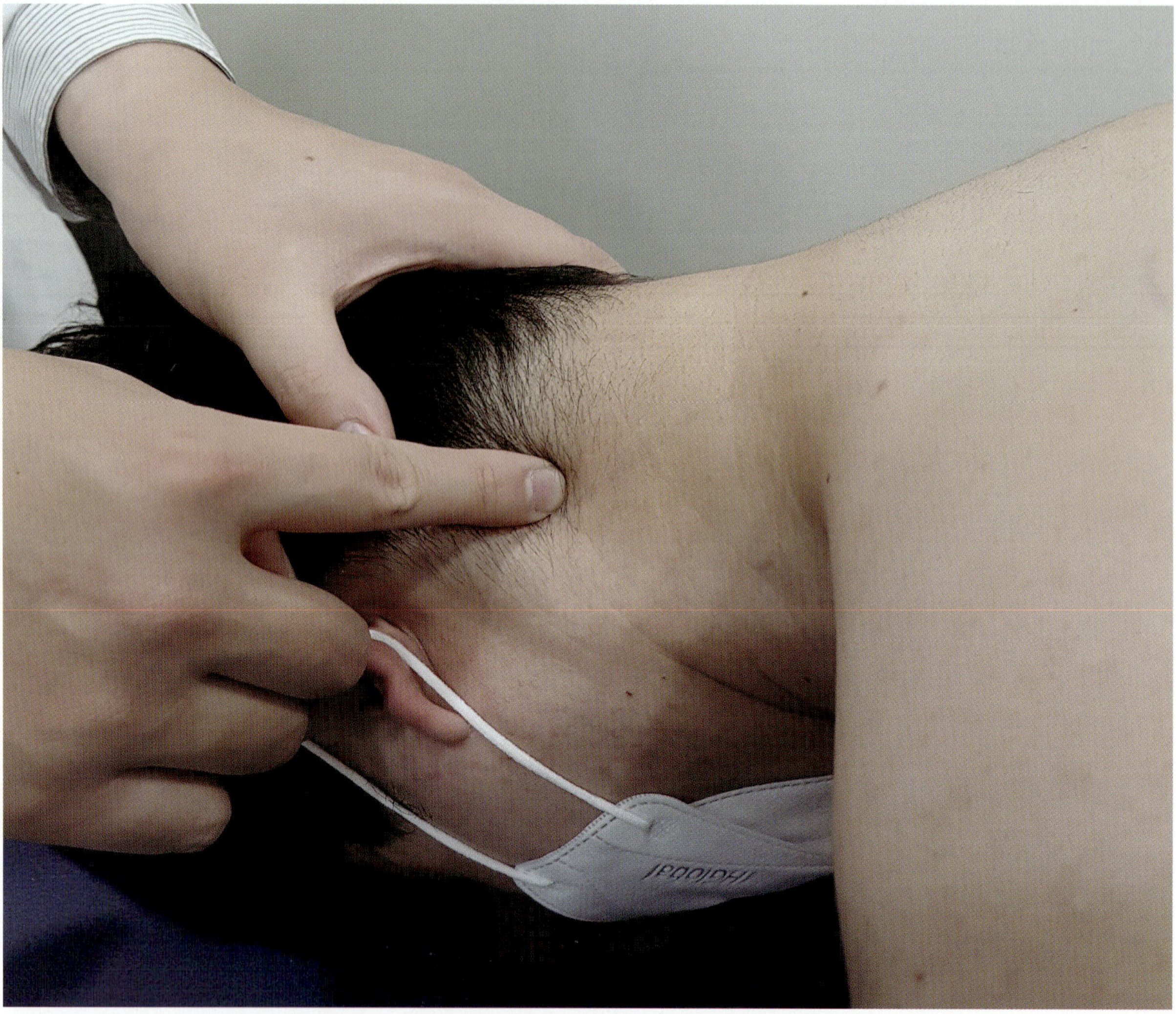

● 그림 2. 대상자가 고개를 들 때, 두판상근 근육이 긴장하는 것을 관찰할 수 있습니다.

상부승모근의 바깥쪽과 흉쇄유돌근의 안쪽에 위치한 두판상근을 촉진합니다(그림 1). 환자는 목을 뒤로 신전하려고 하고 시술자는 거기에 저항하면 도드라지는 근육이 두판상근입니다(그림 2).

두판상근-단축 상부

완골(完骨, GB12), 풍지(風池, GB20)

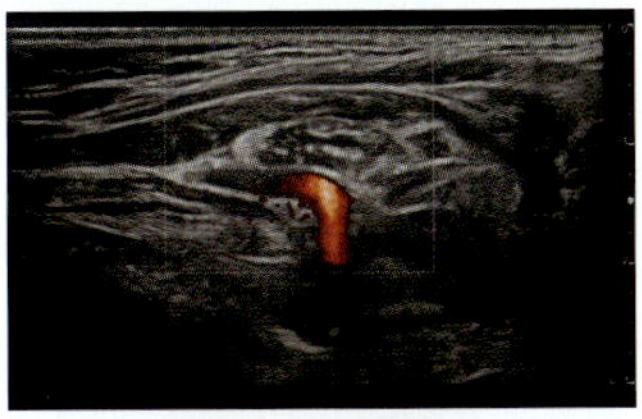

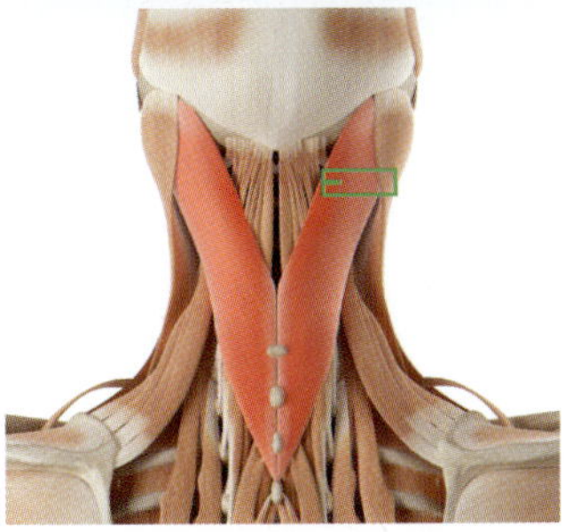

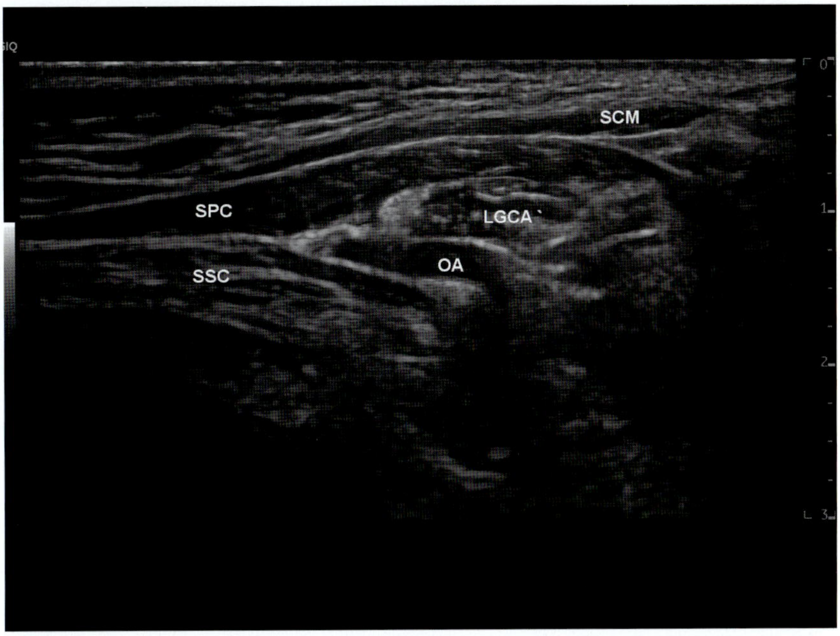

두판상근 상부 단축 영상. 두판상근은 피부 아래에 위치하여 비교적 표층에서 관찰할 수 있는데 부착부 쪽에서는 흉쇄유돌근(SCM)과 만나며 0.5-1.2 cm 깊이로 비교적 표층에 위치함을 알 수 있습니다. 두판상근의 심부에는 경판상근(SSC), 두최장근(LGCA)을 관찰할 수 있습니다. 또한 두판상근과 두최장근(LGCA) 아래로 후두동맥(OA)이 지나가므로, 두판상근 치료 시 유양돌기 근처에서는 1 cm 이상 자입하지 않도록 매우 주의하고 매우 천천히 자입합니다. 좌측 영상은 후두동맥에 대한 도플러 영상으로 후두동맥의 위치를 보다 명확히 알려줍니다.

SCM, Sternocleidomastoid(흉쇄유돌근); **SPC**, Splenius capitis(두판상근); **SSC**, Splenius cervicis(경판상근); **LGCA**, Longissimus capitis(두최장근); **OA**, Occipital artery(후두동맥).

두판상근-단축 중부

족태양경근

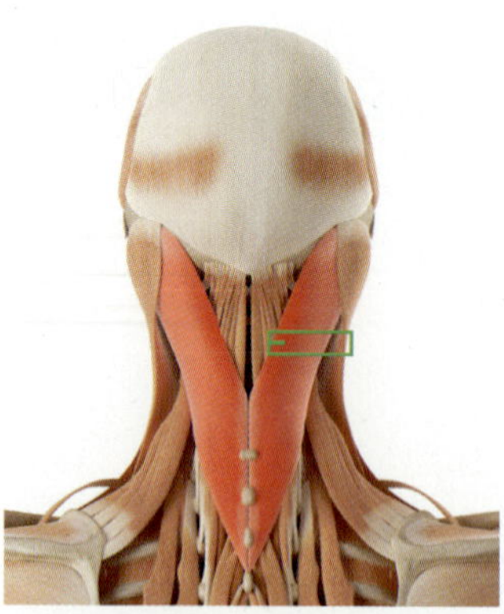

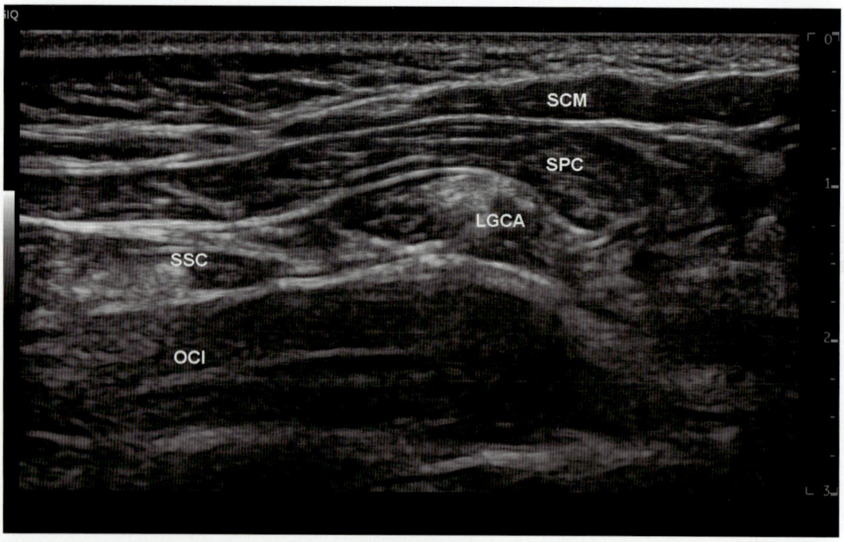

두판상근 중부(C2 레벨) 단축 영상. 표피에서 0.7-1.2 cm 깊이에 두판상근(SPC)이 위치합니다. 두판상근 아래에 두반극근(SSC)과 두최장근(LGCA)이 위치하고, 외측은 흉쇄유돌근(SCM)이 두판상근을 덮고 있습니다. 가장 심부엔 하두사근(OCI)이 보입니다. 하두사근은 경추 제2극돌기(SP)에서 경추 제1횡돌기(TP)로 주행합니다.

SCM, Sternocleidomastoid(흉쇄유돌근); **SPC**, Splenius capitis(두판상근); **LGCA**, Longissimus capitis(두최장근); **SSC**, Semispinalis capitis(두반극근); **OCI**, Obliquus capitis inferior(하두사근).

두판상근-장축

완골(完骨, GB12), 풍지(風池, GB20)

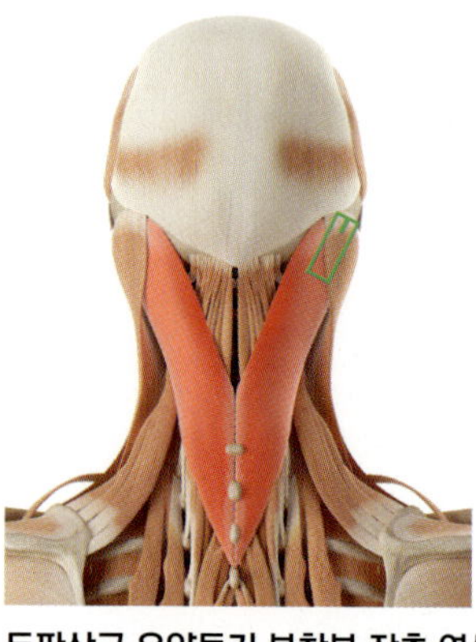

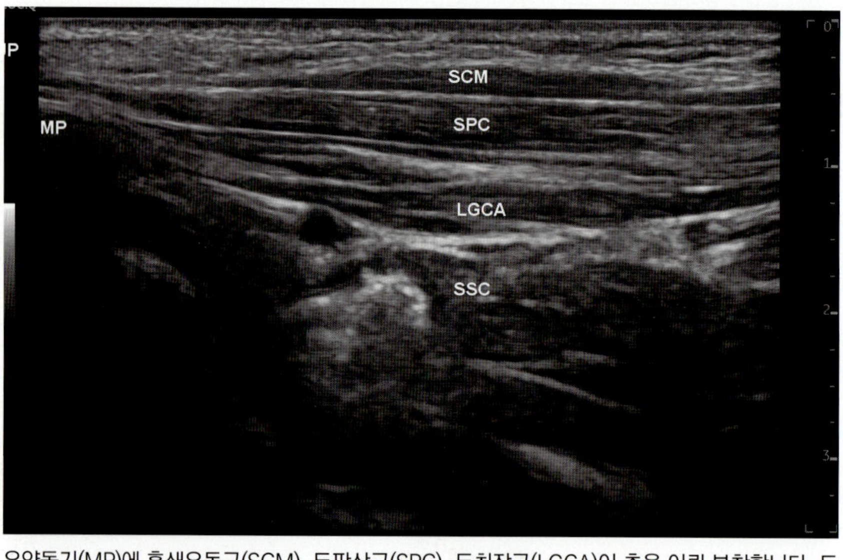

두판상근 유양돌기 부착부 장축 영상. 좌측 유양돌기(MP)에 흉쇄유돌근(SCM), 두판상근(SPC), 두최장근(LGCA)이 층을 이뤄 부착합니다. 두최장근 아래에 두반극근(SSC)이 위치합니다. 두반극근 좌측 원형 구조물은 후두동맥이니 자입 시 주의합니다.

SCM, Sternocleidomastoid(흉쇄유돌근); **SPC**, Splenius capitis(두판상근); **LGCA**, Longissimus capitis(두최장근); **SSC**, Semispinalis capitis(두반극근); **MP**, Mastoid process(유양돌기).

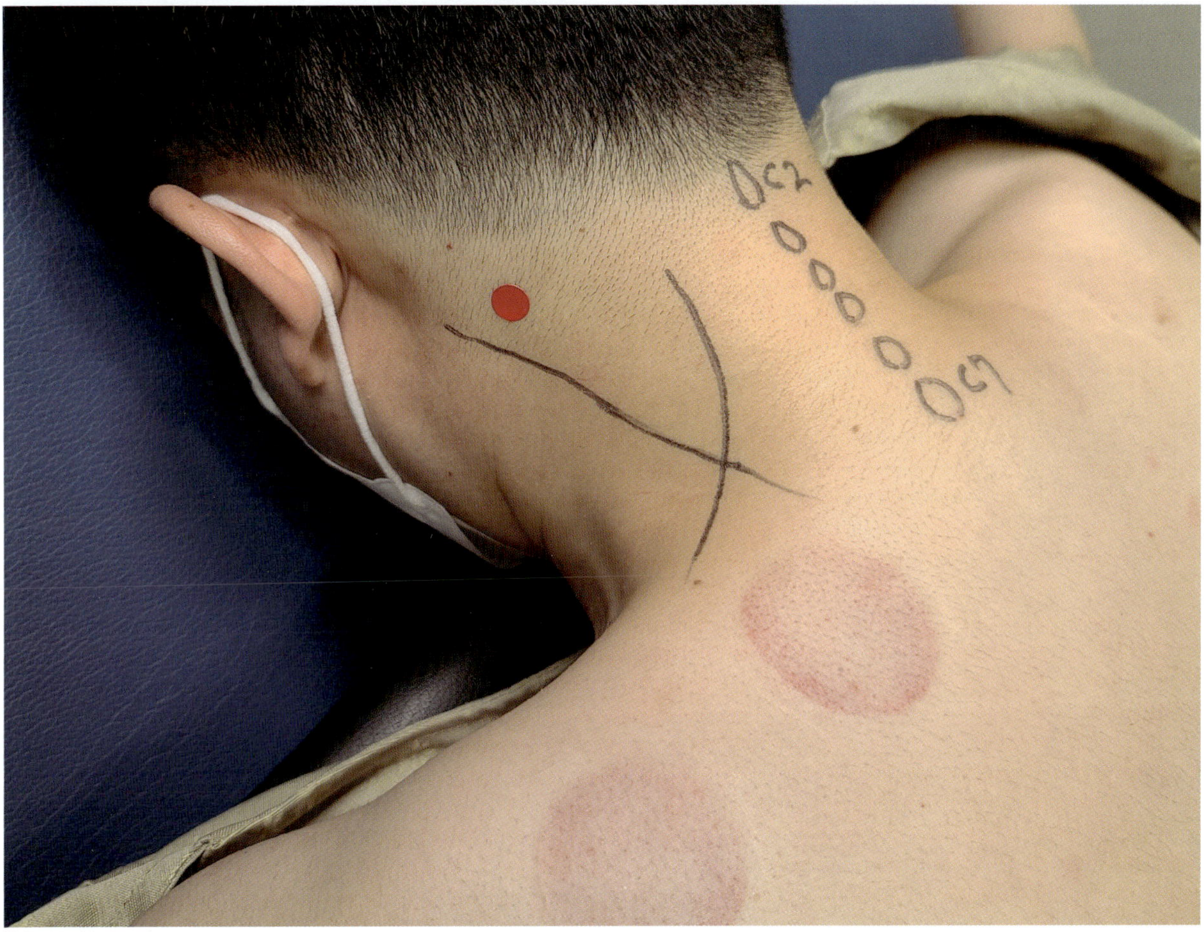

● **그림 3.** 두판상근의 다빈도 압통점

압통점 촉진 : 두판상근의 압통점은 그림 3과 같이 유양돌기에서 약 2-3 cm 하방, 거기서 2-3 cm 후방에 있습니다. 한의학에서는 완골혈 정도라고 보시면 됩니다. 이 근처에서 환자가 가장 압통이 심한 포인트를 찾습니다.

두판상근은 표층에 있는 근육으로 1 cm 정도 자입하면 닿을 수 있습니다. 심자하면 신경 및 혈관손상이 있으므로 1.5 cm 이상 심자하지 않습니다. 그림 4와 같이 침치료를 많이 사용하며, 반응하지 않을 경우 약침이나 도침치료도 많이 시행합니다.

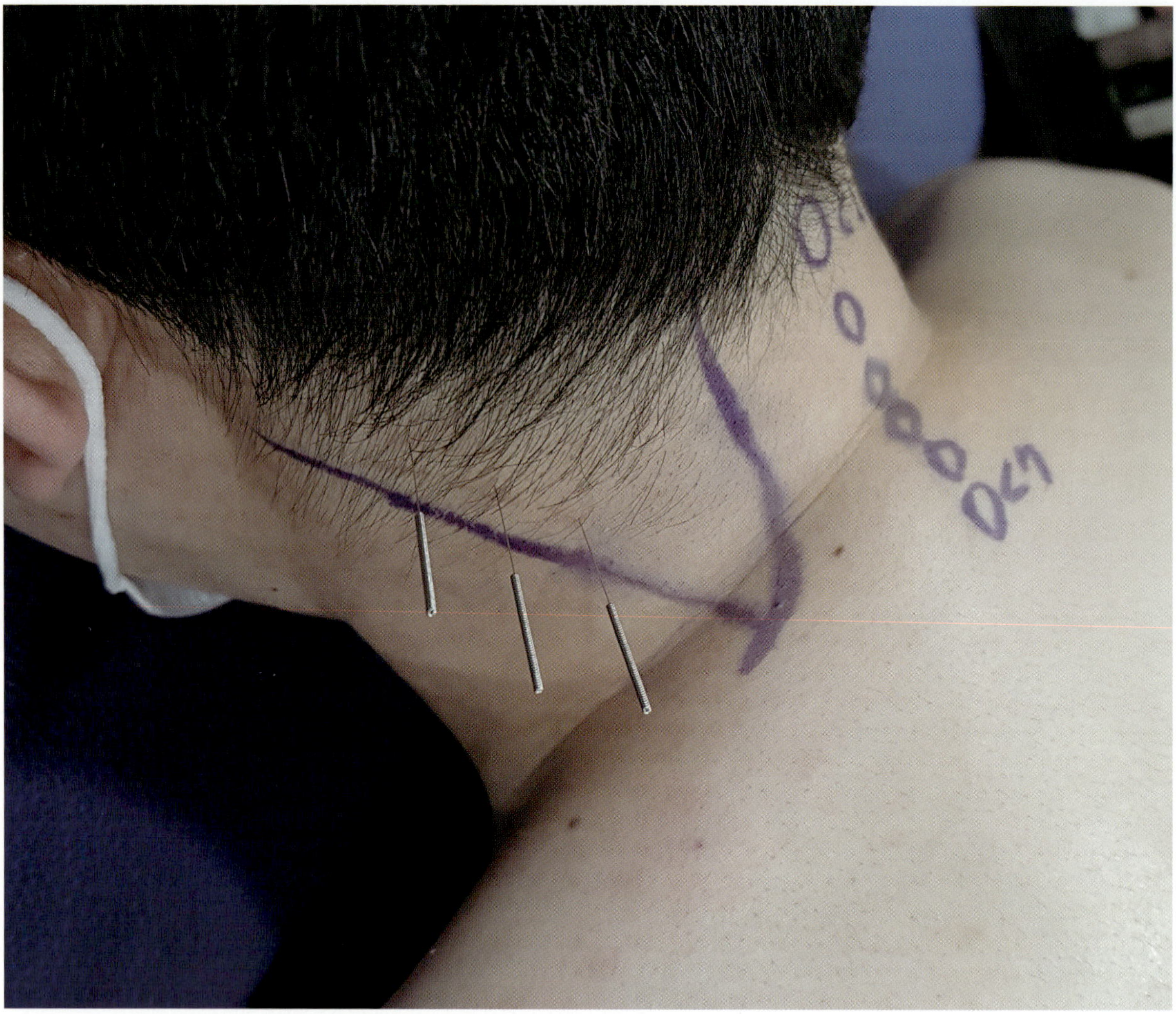

● **그림 4.** 두판상근의 침치료

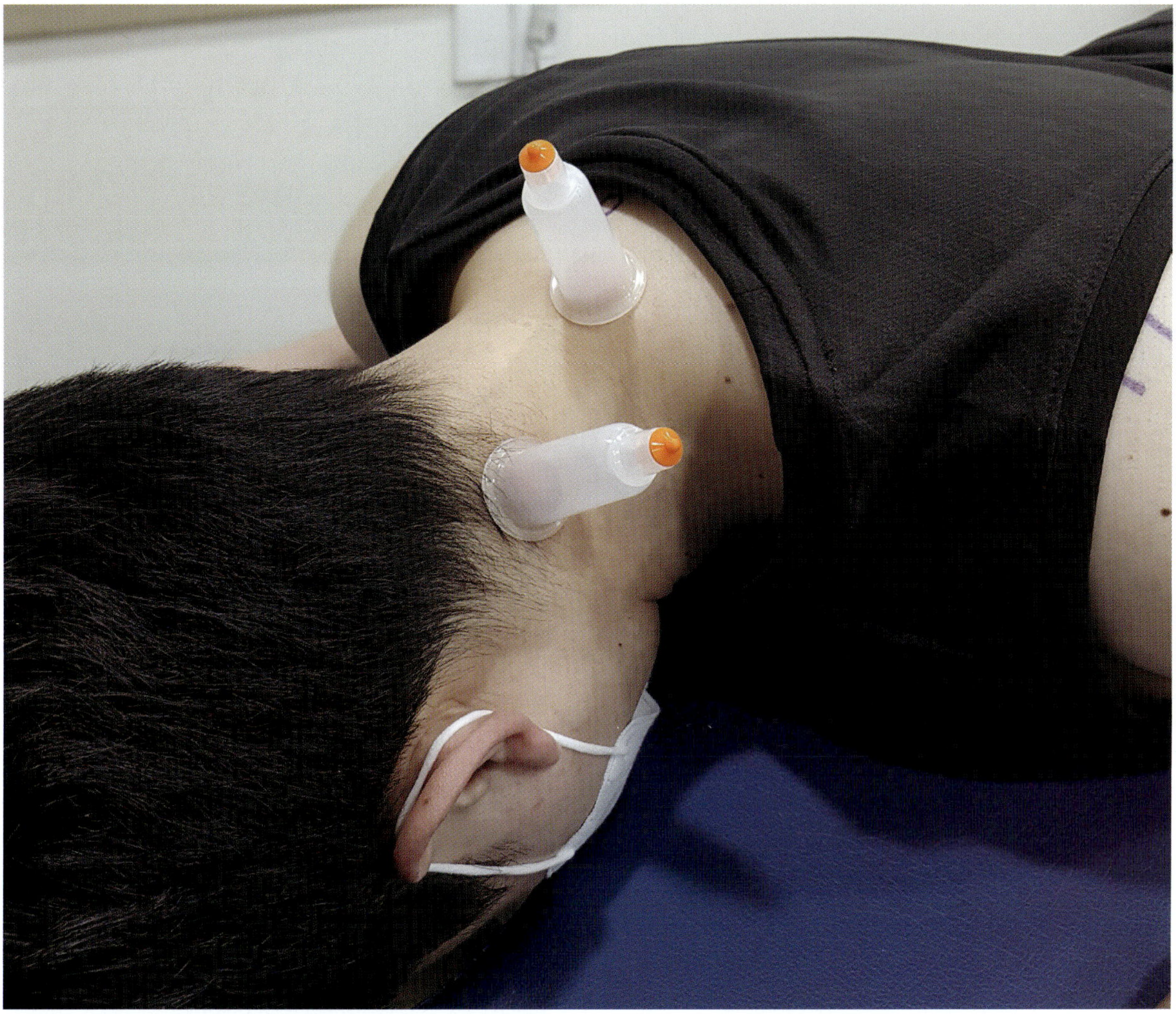

● **그림 5.** 두판상근의 부항치료. 모발이 자란 부위는 부항이 잘 떨어지니 주의하시길 바랍니다.

주의 **두판상근 역시 너무 심자하면 안 됩니다**

두판상근의 압통점이 잘 형성되는 부위는 후두골과 경추 1번 사이의 공간입니다. 그곳에서 척수 방향을 향해 직자할 경우, 3-5 cm 정도면 연수에 닿을 수 있습니다. 연수 이외에 1.5-2 cm 깊이에 후두동맥이 있기 때문에 주의해야 합니다. 두판상근 치료를 위해 심자하는 경우는 없지만, 두판상근 심층에 위치한 후두하 삼각(후두직근, 상두사근, 하두사근)을 치료하기 위해 심자하는 분들이 있을 수 있습니다. 여러분, 치료에서 중요한 것은 낫는 것도 중요하지만 사고나지 않는 것이 더욱 중요합니다. 그 부위는 득보다 실이 큰 부위이니, 침이나 약침같은 치료보다는 추나를 통해 치료하는 것이 좋습니다.

04 중사각근 & 전사각근
(Scalene medius & Scalene anterior, 목갈비근)

핵심포인트

각종 목통증과 등통증, 팔저림에서 첫 번째로 치료해야 할 근육

중사각근

기시	경추 2번(C2)에서 7번(C7)까지의 횡돌기의 후결절(posterior tubercle)
종지	첫 번째 갈비뼈(1st rib)

전사각근

기시	경추 3번(C3)에서 6번(C6)까지의 횡돌기의 전결절(anterior tubercle)
종지	첫 번째 갈비뼈(1st rib) 사각근 결절(scalene tubercle)

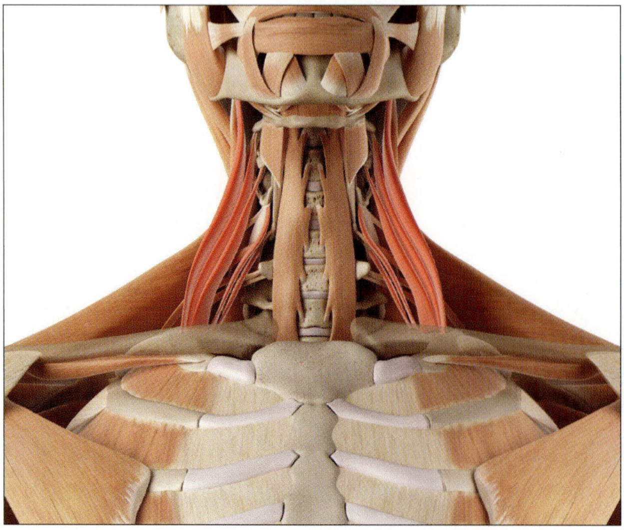

중사각근

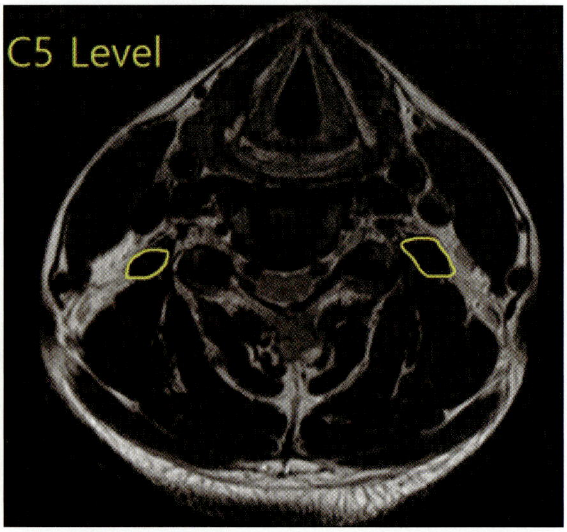

중사각근 중단부의 MRI 단면. 고개를 돌리지 않으면 흉쇄유돌근이 중사각근 부위를 덮고 있음을 알 수 있다.

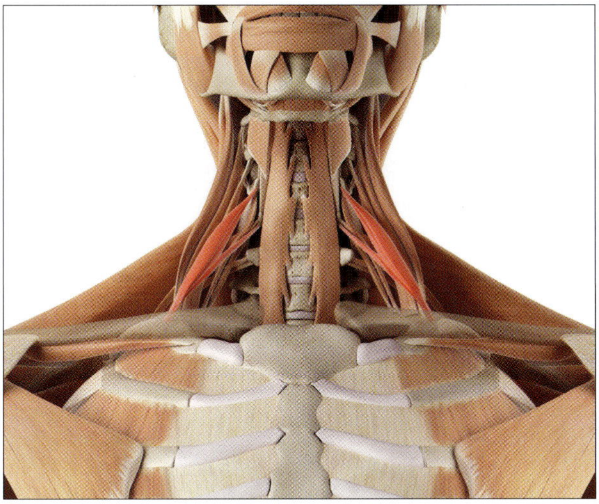

전사각근

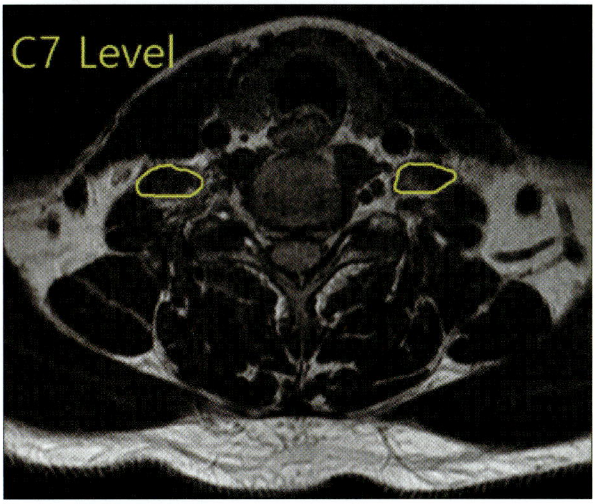

MRI상 경추 7번 레벨에서 전사각근의 위치. 똑바로 누웠을 때는 흉쇄유돌근이 완전히 가리고 있어 촉진이 어렵다.

개괄

중사각근과 전사각근은 경추 횡돌기에서 기시하여 1번 늑골에 부착하는 근육으로 경추의 안정화, 목의 측굴, 늑골을 거상하는 작용을 합니다. **낙침치료**에서도 핵심적인 근육이며, 각종 등통증과 **팔저림, 흉곽출구증후군**의 원인이 되는 근육으로 꼭 촉진과 치료를 완벽히 숙지해야 합니다. 전사각근과 중사각근은 목에 통증과 함께 운동 제한을 일으킬 수 있으며, 또한 아래와 같이 각종 신경을 압박하여 가슴이나 등, 팔에 저림을 유발할 수 있습니다.

권병조 원장의 정리노트

→ **전사각근과 중사각근의 긴장** : 상완신경총(brachial plexus) 압박으로 인한 팔저림
→ **중사각근의 긴장** : 견갑배신경(Dorsal scapular nerve) 압박으로 인한 승모근과 능형근 부위의 통증
→ **전사각근의 긴장** : 외측흉근신경과 내측흉근신경(lateral pectoral nerve & medial pectoral nerve) 압박으로 인한 가슴 부위의 통증

심한 경우, 환자의 사각근을 손으로 촉진하면 환자는 팔이나 등, 어깨 등으로 찌릿한 통증이 방사되는 것을 느끼기도 합니다. 사각근이 긴장되어 있는 경우 경추의 만곡이 소실되는 일자목(C-spine straightening)을 유발할 수 있습니다.

윤상훈 원장의 임상꿀팁

사각근의 긴장도를 파악하려면, 호흡을 시켜봐라?

사각근은 목갈비근이라고도 하는데요. 이는 사각근이 갈비뼈(늑골)에 붙기 때문입니다. 사각근은 호흡 시 늑골을 위로 올려 흉곽을 넓히는 역할을 합니다. 환자가 바로 누운 상태에서 사각근에 여러분의 엄지손가락을 올려 놓은 후, 환자에게 가슴이 커지듯 크게 숨쉬어 보라고 하십시오. 사각근이 정상인 경우엔 그 움직임을 느낄 수 있지만, 사각근 긴장이 심하다면 움직이지 않습니다. 또한 횡격막 하강이 비정상인 경우에는 사각근의 보상작용으로 과도하게 움직이기도 하니 참고바랍니다.

근육촉진과 기능검사

• 촉진-중사각근

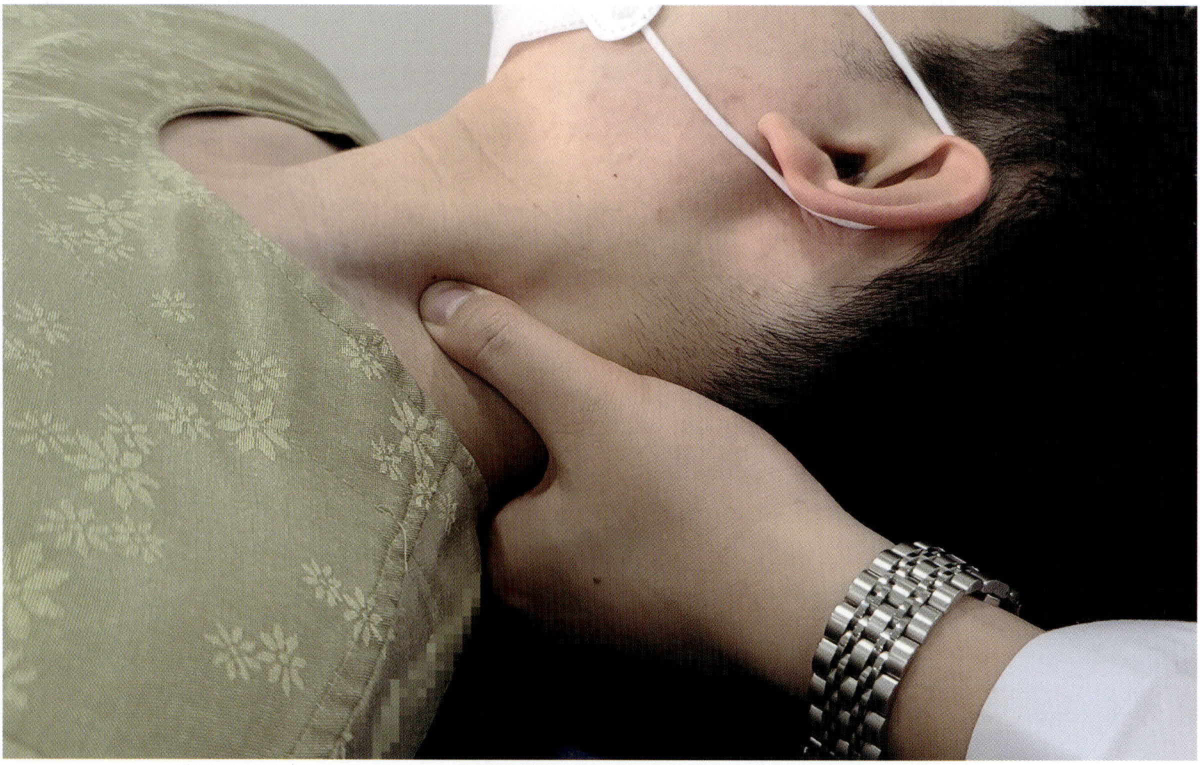

● **그림 3.** 엄지손가락으로 중사각근을 압박하는 모습. 고개를 완전히 돌려야 촉진이 잘 됩니다.

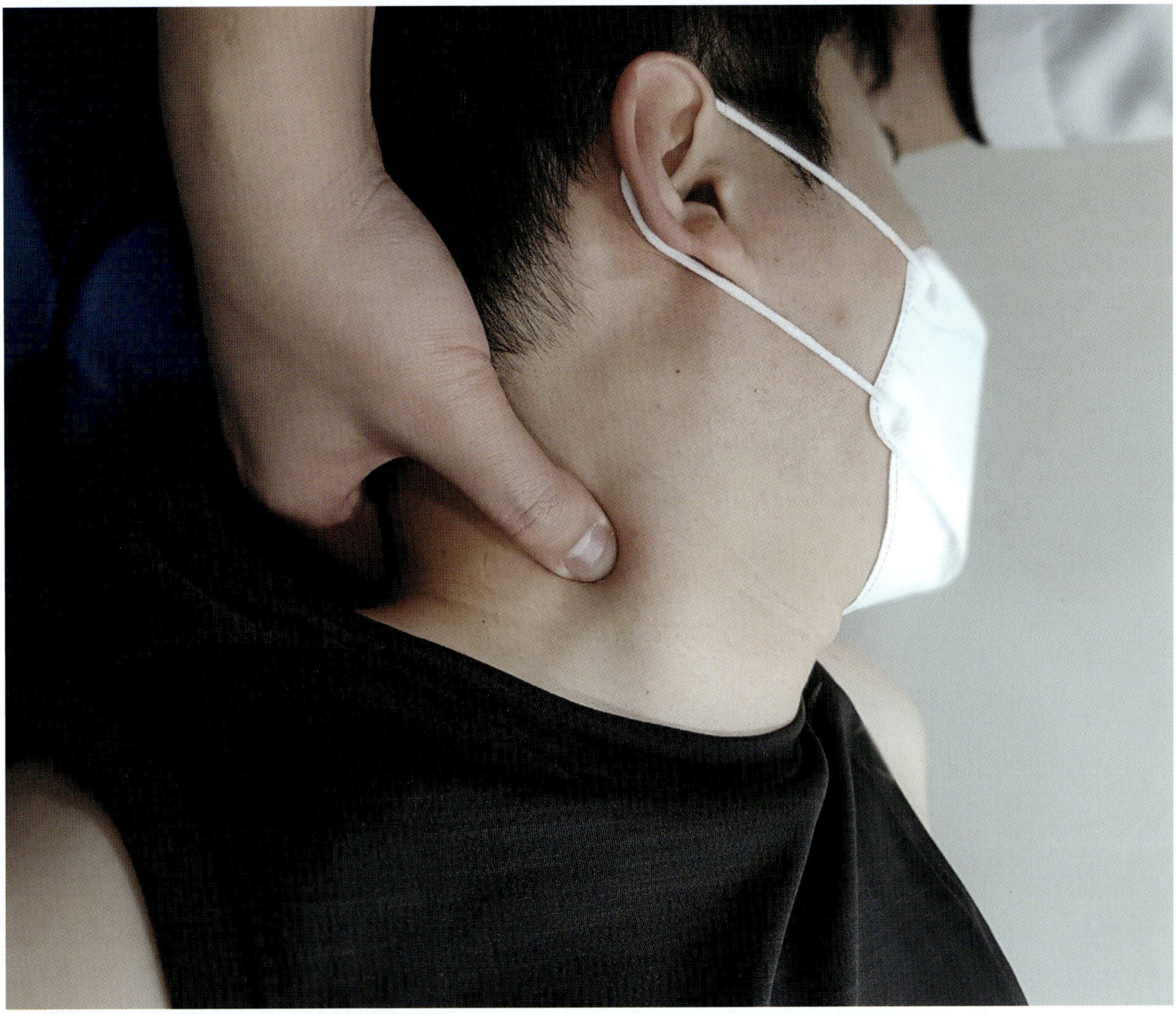

● **그림 4.** 엄지손가락으로 중사각근을 압박하는 모습, 고개를 완전히 돌려야 촉진이 잘 됩니다.

환자는 똑바로 누워서 고개를 반대편으로 돌립니다. 이때 흉쇄유돌근의 **중간 뒤쪽**에서 촉진되는 근육이 중사각근의 중간 부분입니다(그림 3, 4).

● 촉진-전사각근

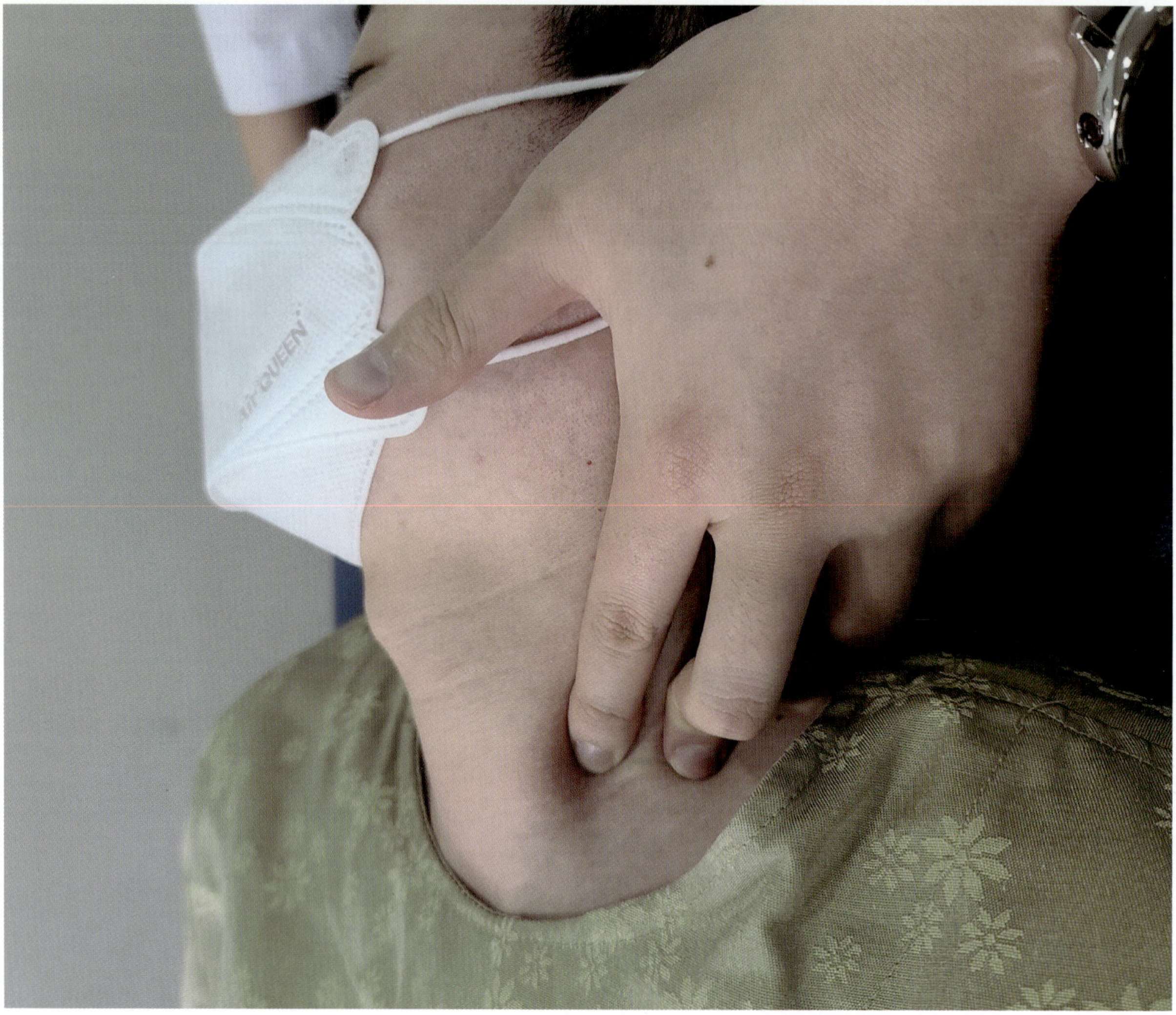

● **그림 5.** 고개를 완전히 돌린 뒤, 전사각근의 근복을 2지와 3지 사이에 고정시킨 모습

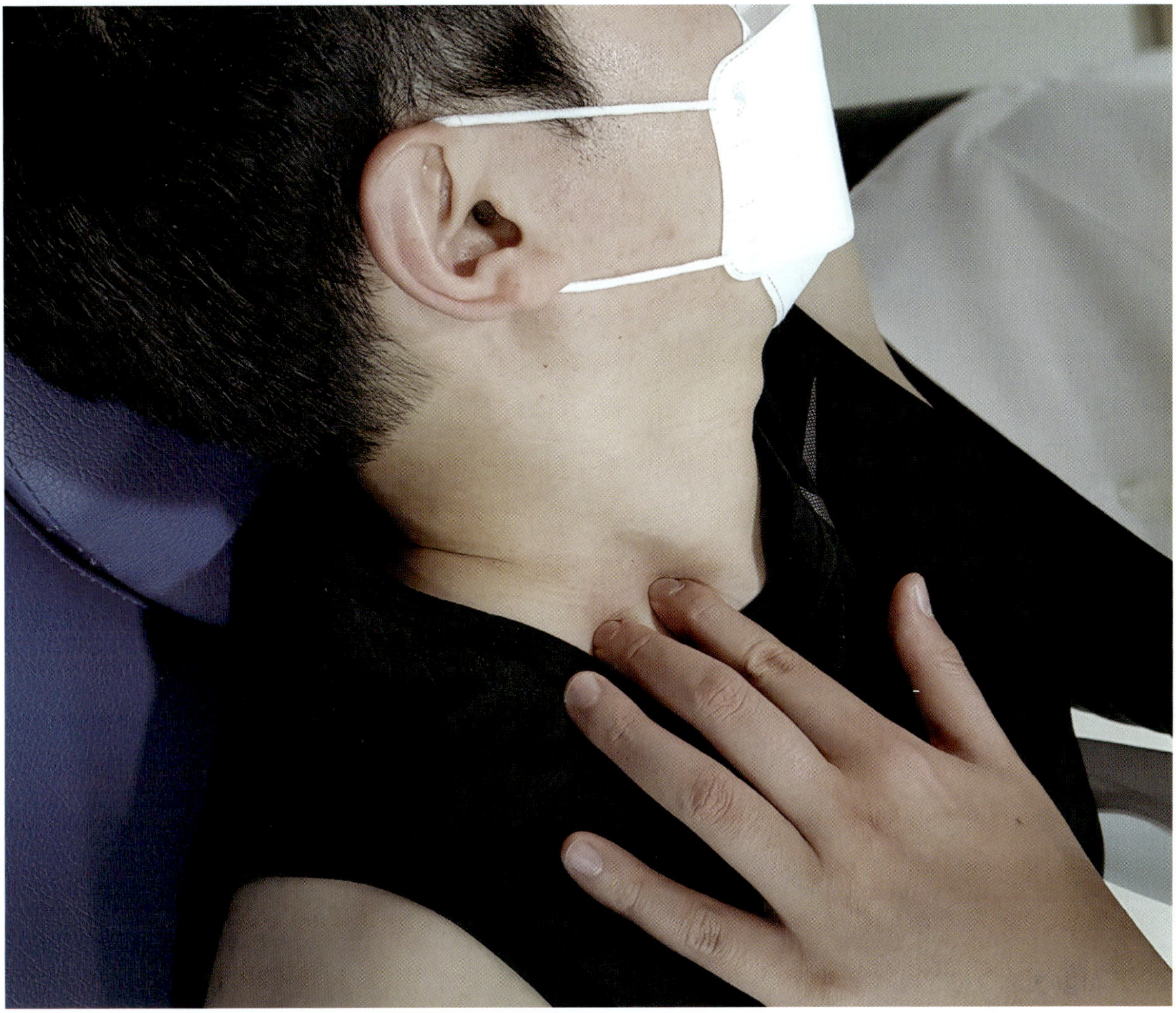

● **그림 6.** 고개를 완전히 돌린 뒤, 전사각근의 근복을 2지와 3지 사이에 고정시킨 모습

중사각근을 아래쪽으로 촉진해서 내려갑니다. 그러다 쇄골 쪽에 다다랐을 때 중사각근과 흉쇄유돌근 사이에 깊은 곳에서 촉진되는 근육이 전사각근입니다.

중사각근과 전사각근은 호흡에 작용하는 근육으로, 사각근 부위를 가볍게 손으로 촉진한 후 환자에게 갈비뼈가 커지게 크게 심호흡하라고 할 때 움직이는 것을 느낄 수 있습니다.

전/중사각근-단축

천정(天鼎, LI17)

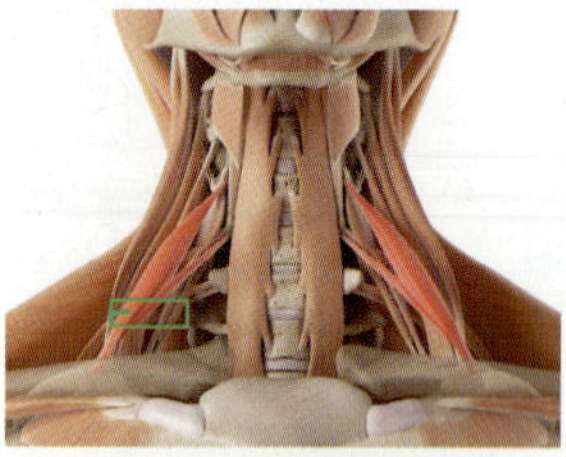

전사각근

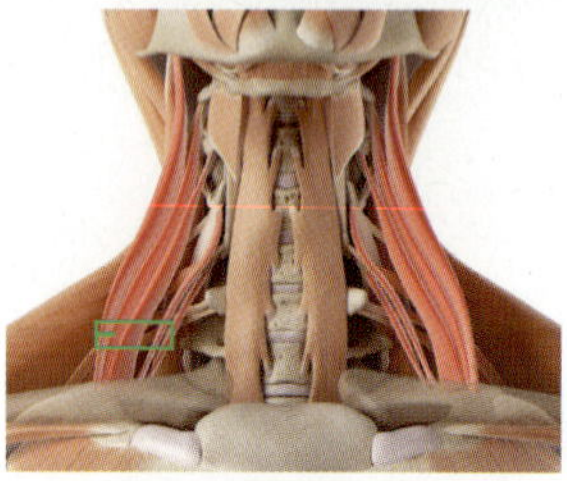

중사각근

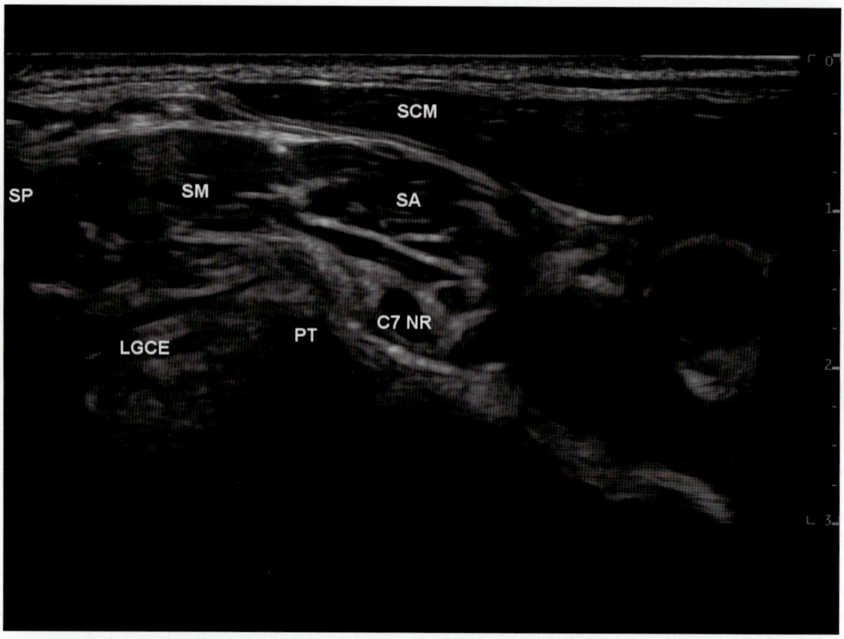

전/중사각근 단축 영상. 화면 가운데부터 좌측으로 순서대로 전사극근(SA)과 중사각근(SM), 후사각근(SP)을 0.5-1.3 cm 정도의 깊이에서 확인할 수 있습니다. 전사각근의 표층에서 흉쇄유돌근(SCM)이 덮고 있습니다. 중사각근의 아래엔 경최장근(LGCE)이 있고 전사각근 아래엔 C7 신경근(C7 NR)이 있습니다. 신경근 뒤에는 횡돌기 후결절이 있어 촉진이 가능합니다.

SCM, Sternocleidomastoid(흉쇄유돌근); **SP**, Scalene posterior(후사각근); **SM**, Scalene medius(중사각근); **SA**, Scalene anterior(전사각근); **PT**, Posterior tubercle of transverse process(횡돌기 후결절); **C7 NR**, C7 Nerve root(C7 신경근); **LGCE**, Longissimus cervicis(경최장근).

전사각근-장축

부돌(扶突, LI18)

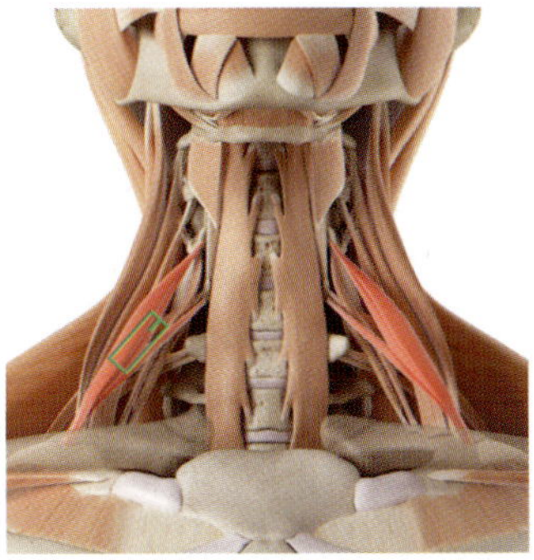

전사각근

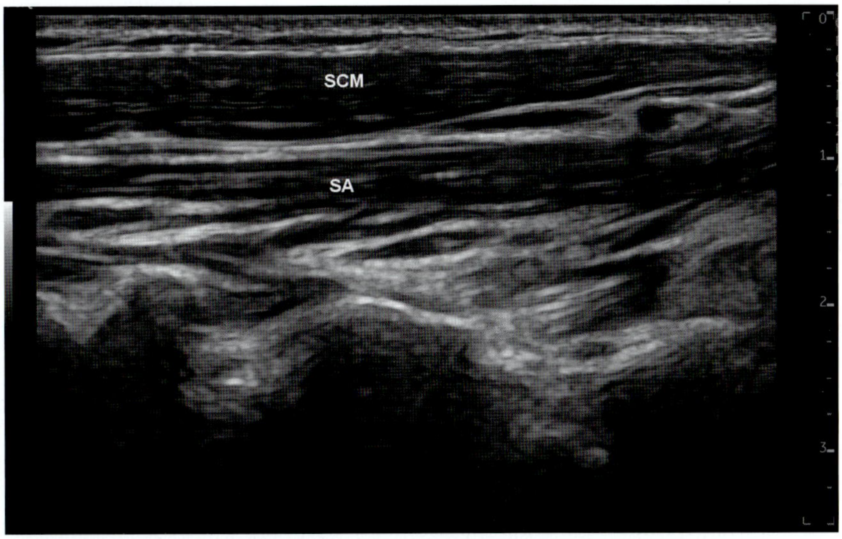

전사각근 장축 영상. 전사각근(SA)을 장축으로 스캔한 영상입니다. 표층의 흉쇄유돌근(SCM) 바로 아래로 전사각근이 위치하는데, 전사각근 역시 0.75-1.6 cm 정도로 표층에 있어 얕게 침을 자입해도 충분히 자극할 수 있습니다.

SCM, Sternocleidomastoid(흉쇄유돌근); SA, Scalene anterior(전사각근).

중사각근-장축

천정(天鼎, LI17)

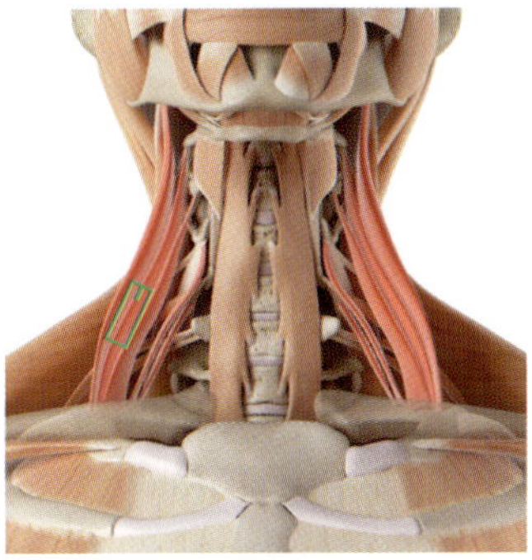

중사각근

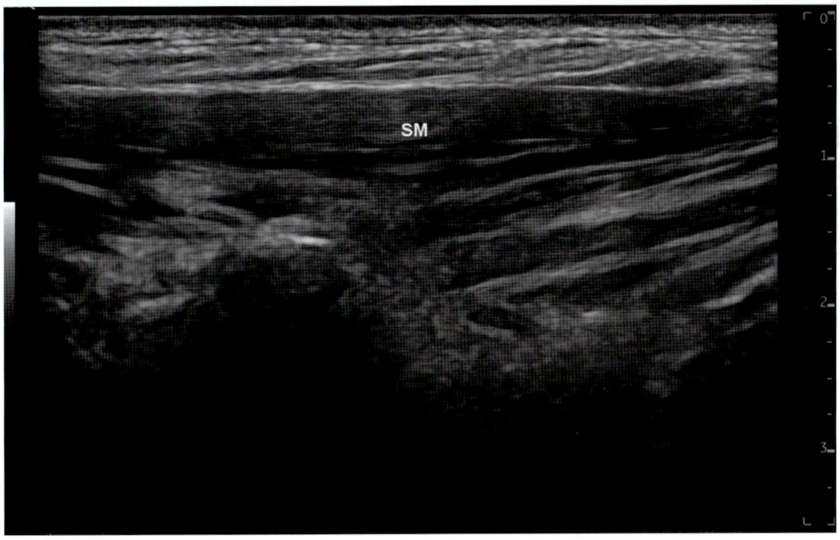

중사각근 장축 영상. 중사각근(SM)을 장축으로 스캔한 영상입니다. 0.3-1 cm 정도로 표층에 있기 때문에 자침 시 참고하도록 합니다 .

SM, Scalene medius(중사각근).

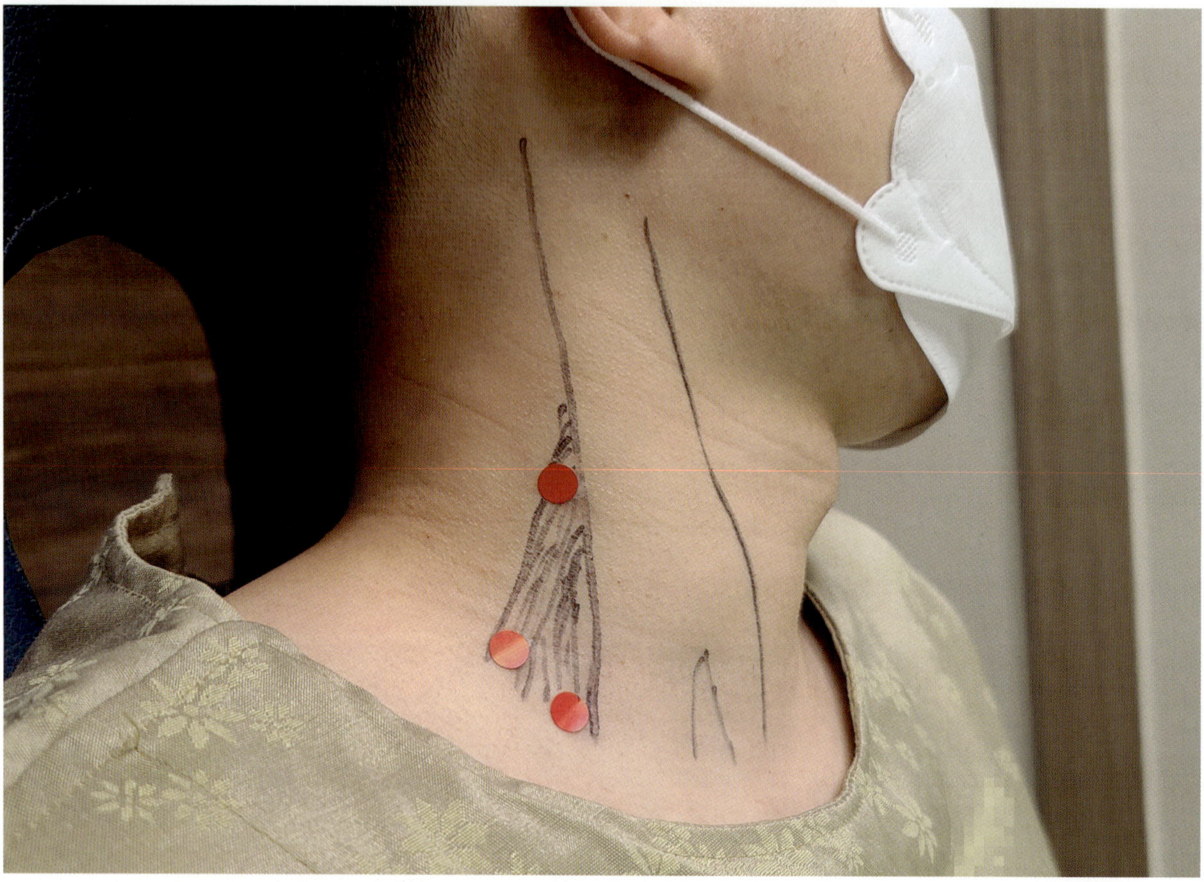

● 그림 7. 중사각근 중간 및 하단의 압통점, 전사각근 하단의 압통점

압통점 촉진 : 중사각근은 근육의 가운데(C5 level)에서 압통점이 많이 생깁니다. 그 위아래를 꼼꼼히 촉진합니다. 그림 7과 같이 고개를 완전히 돌리고, 흉쇄유돌근 중간에서 뒤쪽 경계를 넘으면 바로 중사각근의 중간입니다. 여기는 대부분 누르면 아프기 때문에, 양측을 비교해서 압통점을 찾습니다.

전사각근은 하단부의 압통점을 주로 치료합니다. 중사각근 하단을 촉진 후, 중사각근과 흉쇄유돌근 사이에서 근육의 다발을 촉진합니다. 세게 누르면 누구나 아프기 때문에, 지그시 눌러 압통을 파악합니다. 중사각근과 전사각근 모두, 증상이 심할 경우 촉진 자체만으로 환자는 등이나 팔로 찌릿거리는 신경자극증상을 느낄 수 있습니다.

사각근은 첫 번째로 추나치료와 부항치료를 많이 활용합니다. 다만, 여기에도 반응하지 않을 때에는 단자발침, 약침치료 및 도침치료를 활용하여 해당 근육의 긴장을 정확하게 풀어줍니다. 꼭 환자가 똑바로 누워 고개를 돌린 상태에서 사각근을 정확히 촉진하여 자극해야 합니다.

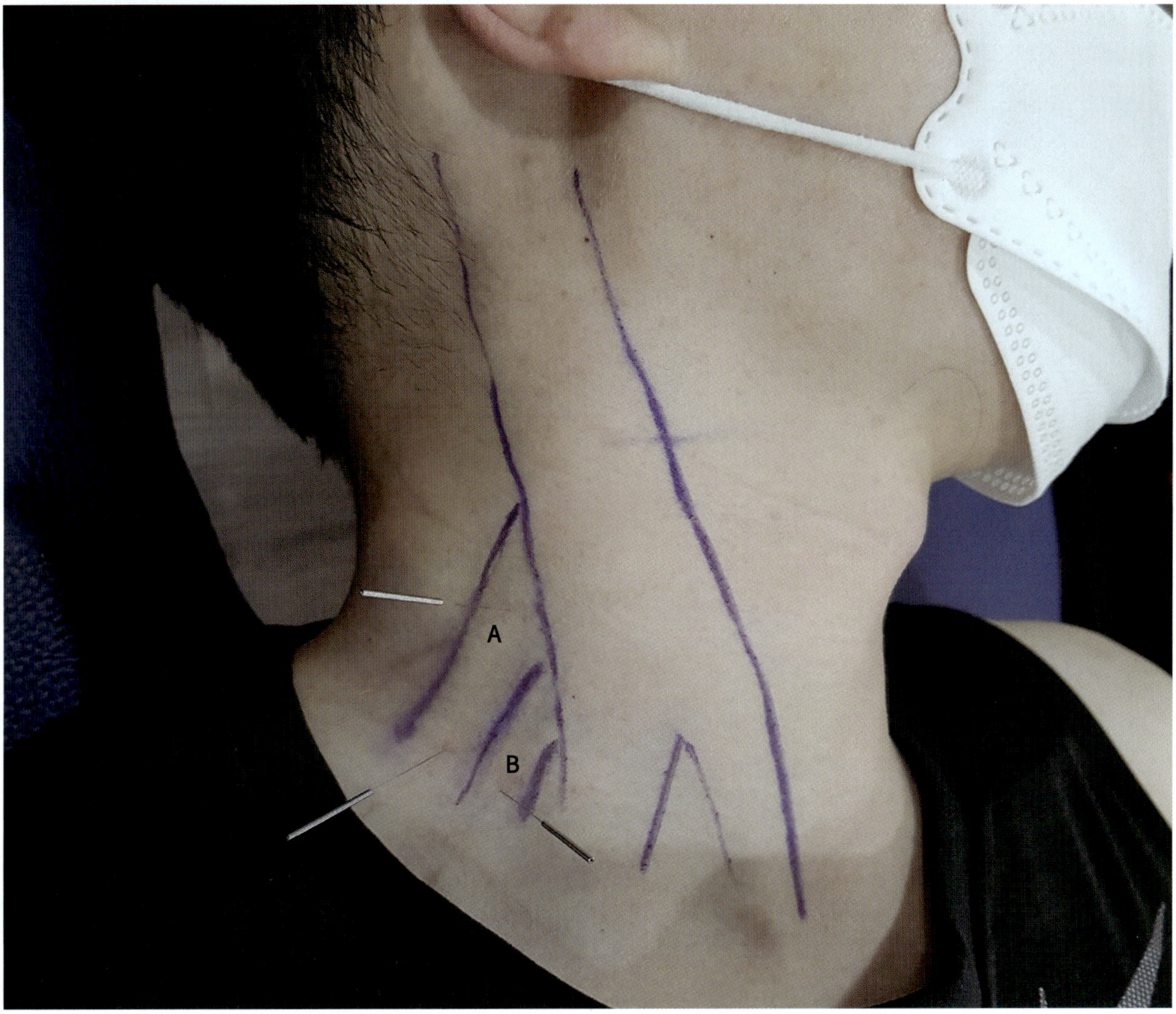

● **그림 8.** 중사각근 및 전사각근 침치료. (A) 중사각근, (B) 전사각근.

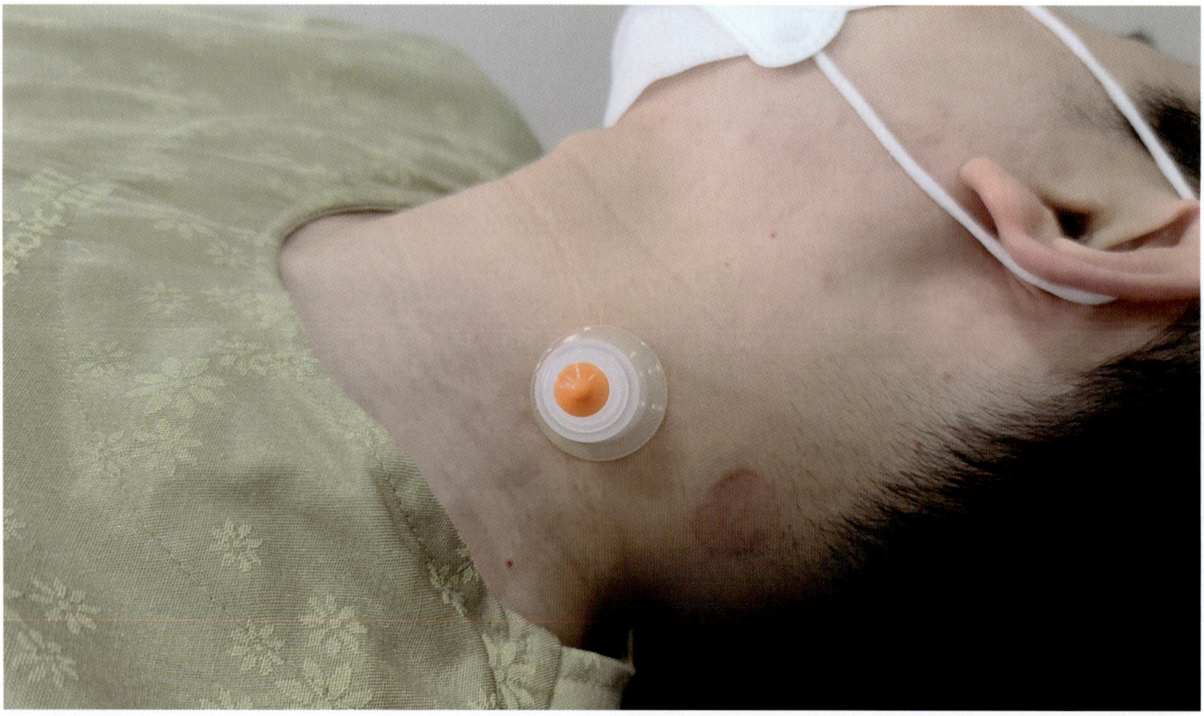

● 그림 9. 중사각근 중간의 부항치료

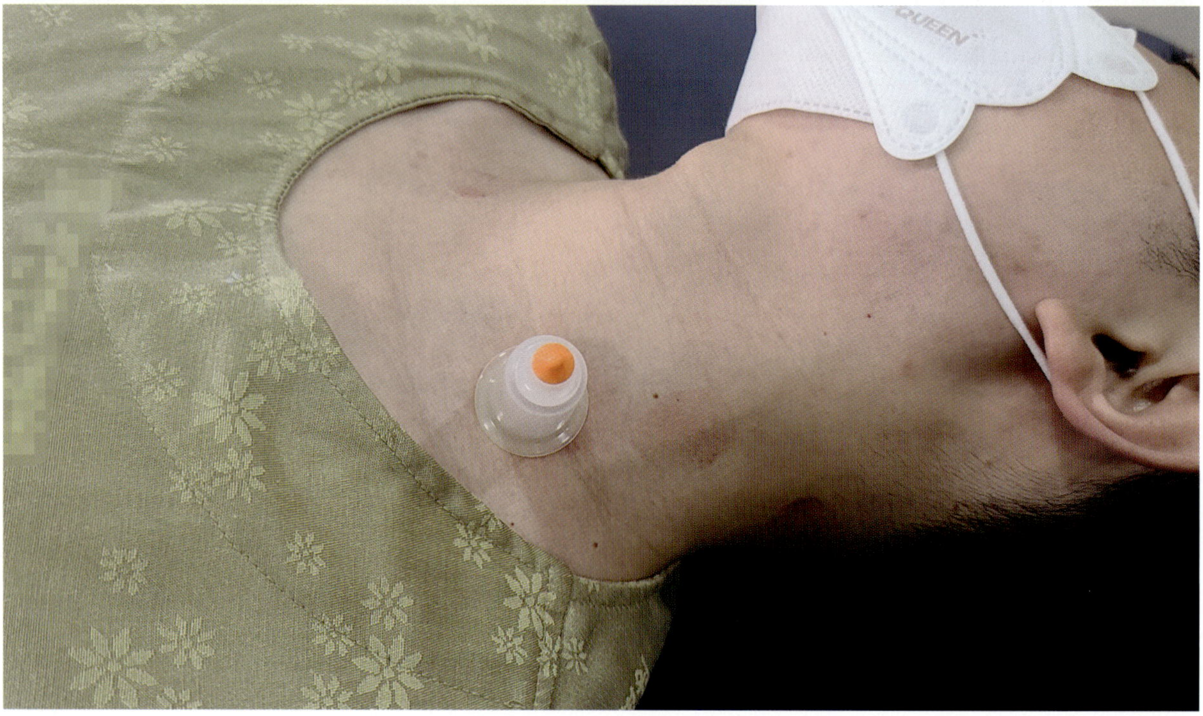

● 그림 10. 전사각근의 부항치료

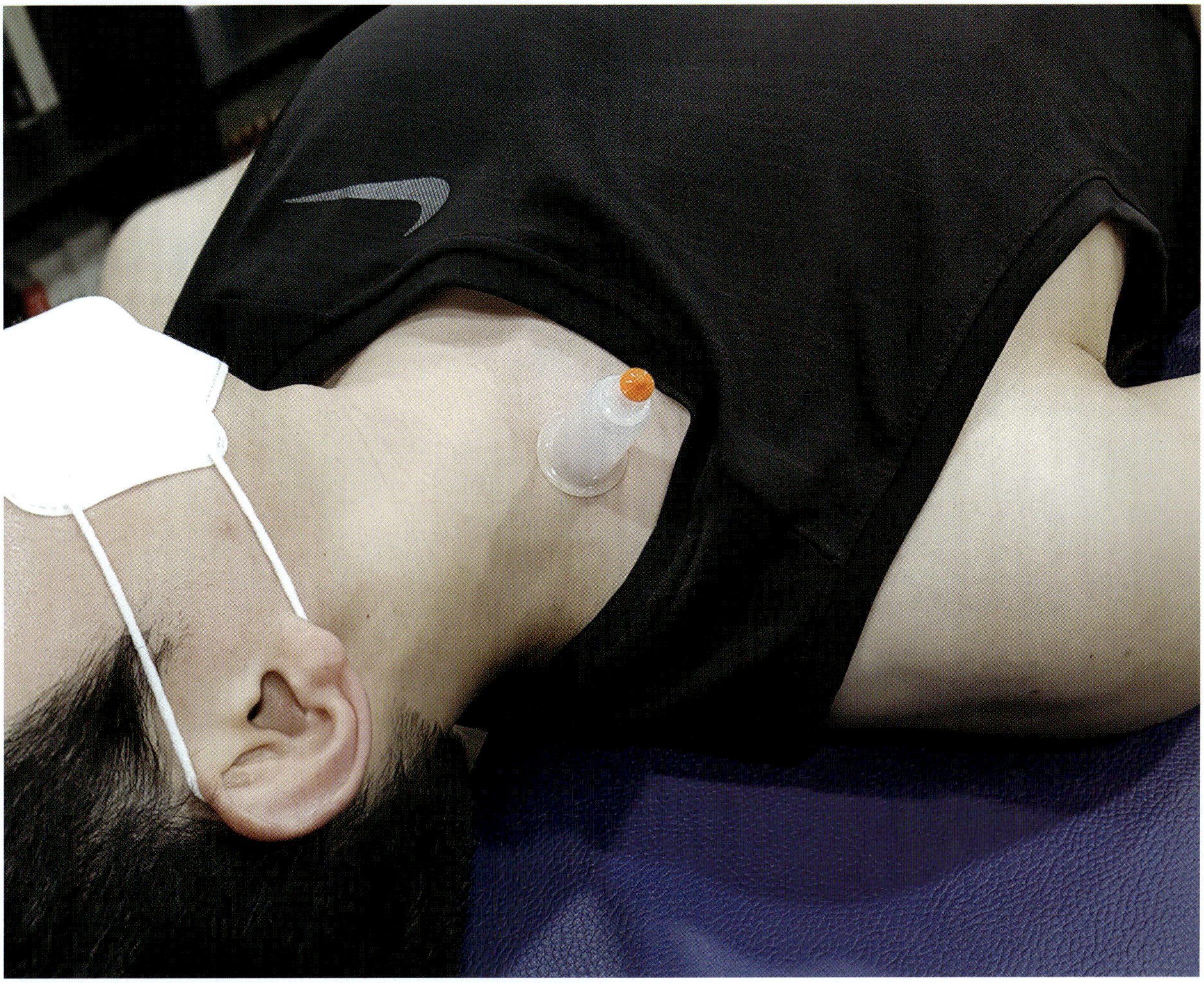

● 그림 11. 전사각근의 부항치료

주의 **사각근 침치료는 얕게!**

사각근의 목의 측면으로, 동정맥과 신경이 많이 지나게 됩니다. 아래처럼 유의해서 얕게 자입합니다.

- 중사각근 자입 시 그림 8과 같이 겉에 보이는 경정맥(jugular vein)을 피해 1 cm 이내로 자입합니다.
- 전사각근은 촉진 후 그림 7과 같이 2지와 3지로 전사각근을 고립시킨 후 1 cm 이내로 자입해야 횡경동맥(transverse cervical artery)이나 경동맥(cervical artery) 등의 손상을 막을 수가 있습니다.

05

두반극근

(Semispinalis capitis, 머리반가시근)

핵심포인트

목을 뒤로 젖히기 힘들 때 꼭 체크해야 하는 근육

기시	흉추 1번(T1)부터 흉추 6번(T6)의 횡돌기와 경추 5번(C5)에서 경추 7번(C7)까지의 관절돌기(articular process)
종지	상항선과 하항선 사이(between superior nuchal line and inferior nuchal line)

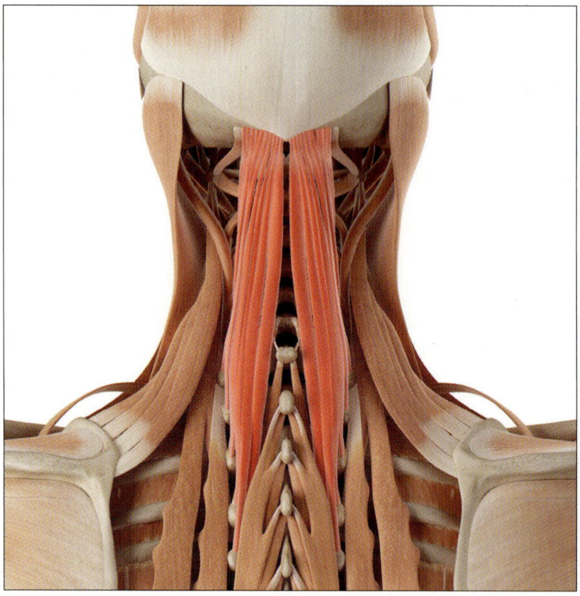

두반극근

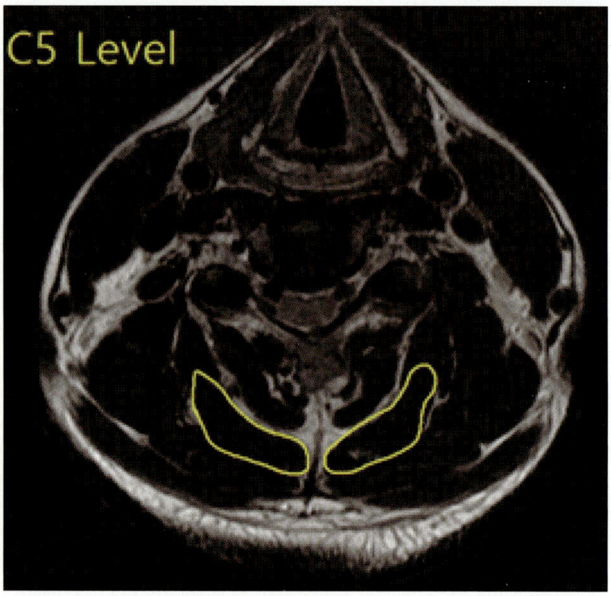

C5 레벨에서 두반극근 MRI 단면

개괄

두반극근은 경추의 후관절과 흉추의 횡돌기에서 시작되어 후두부(superior nuchal line과 inferior nuchal line) 사이에 부착하는 근육으로, 목 부위에서 가장 부피가 큰 근육입니다. 목의 신전과 측굴을 담당합니다. 후두부와 목 뒤에 통증을 일으킬 수 있으며, 주로 목 뒤에 뻐근한 통증을 일으키게 됩니다. 또한, 두반극근이 과하게 긴장되면 대후두신경(Greater occipital nerve)을 압박하여 뒷통수에 저림, 감각이상, 통증 같은 증상을 나타낼 수 있습니다.

근육촉진과 기능검사

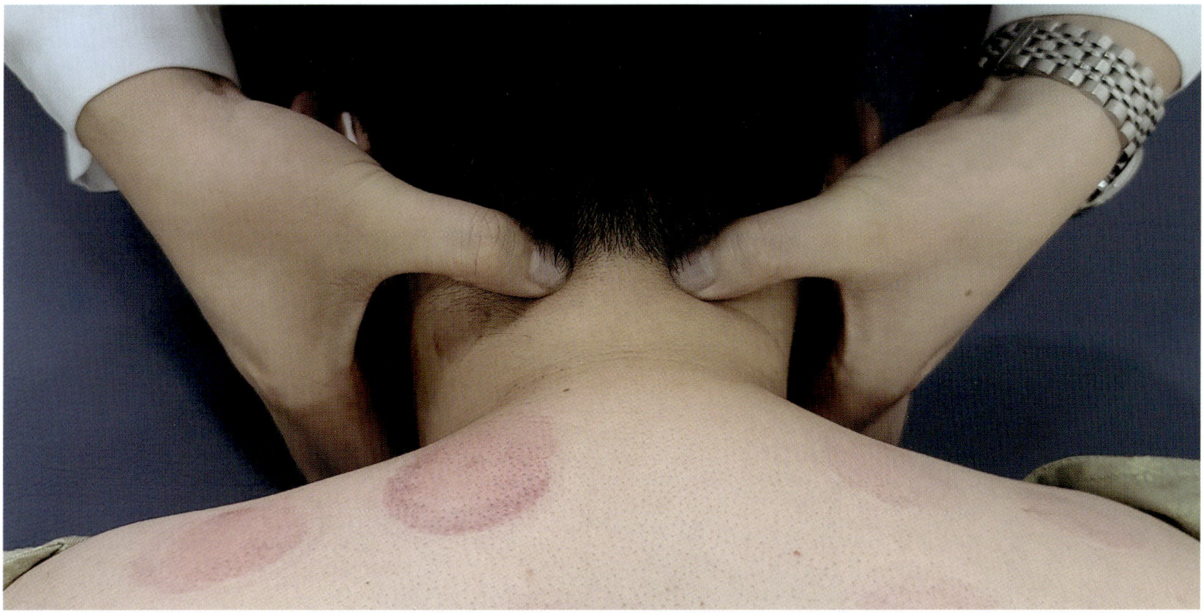

● 그림 1. 두반극근을 엄지손가락으로 촉진하는 모습

환자는 목을 신전시키려고 하고 시술자는 저항하는 힘을 줍니다. 이때, 목 뒤 승모근 아래층에 가장 크게 도드라지는 근육이 두반극근입니다. 이때 환자가 통증을 느끼면 두반극근의 문제를 의심해볼 수 있습니다.

두반극근-단축 측면

족태양경근

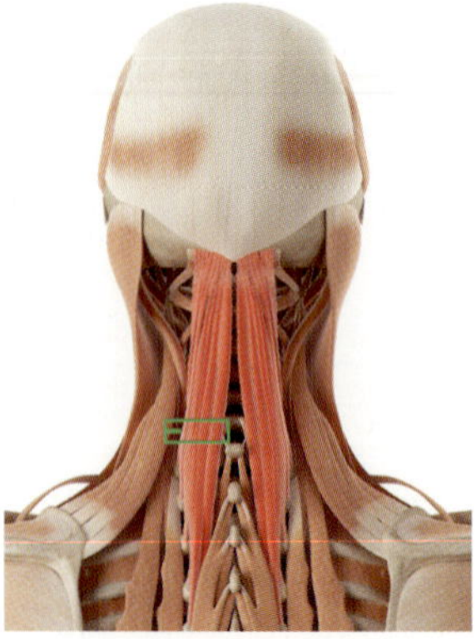

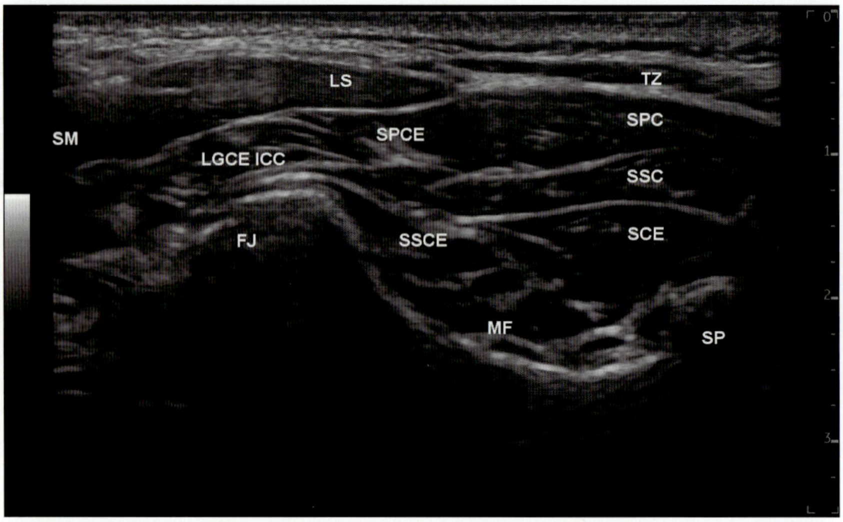

두반극근 단축 영상(측면). 두반극근(SSC)을 측면에서 단축으로 스캔한 영상입니다. 가장 우측 하단에 경추 극돌기(SP)가 보이고, 좌측으로 쭉 이어져 후관절(FJ)이 보입니다. 가장 심부엔 다열근(MF)이 있고 그 위로 경반극근(SSCE), 경극근(SCE)이 위치합니다. 그 위 1-1.5 cm 깊이에 두반극근이 있으며 두판상근(SPC), 승모근(TZ)이 덮고 있습니다. 후관절의 옆 경최장근(LGCE), 경장늑근(ICC), 경판상근(SPCE), 중사각근(SM) 및 견갑거근(LS)의 위치도 참고합니다.

SM, Scalene medius(중사각근); **LS**, Levator scapulae(견갑거근); **TZ**, Trapezius(승모근); **LGCE**, Longissimus cervicis(경최장근); **ICC**, Iliocostalis cervicis(경장늑근); **FJ**, Facet joint(후관절); **SPCE**, Splenius cervicis(경판상근); **SPC**, Splenius capitis(두판상근); **SSCE**, Semispinalis cervicis(경반극근); **SSC**, Semispinalis capitis(두반극근); **SCE**, Spinalis cervicis(경극근); **MF**, Multifidus(다열근); **SP**, Spinous process(극돌기).

두반극근-단축 후면

대추(大椎, GV14)

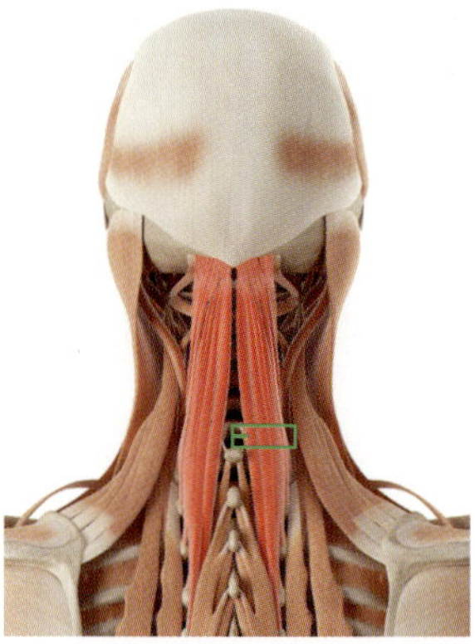

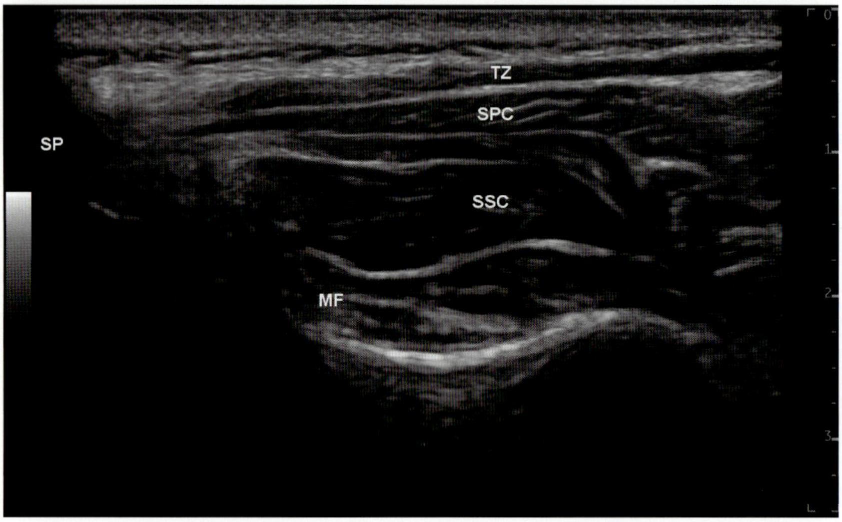

두반극근 단축 영상(후면). 좌측 극돌기(SP)를 시작으로 두반극근(SSC)을 경추 후면부에서 단축으로 스캔한 영상입니다. 가장 심부에 다열근(MF)이 있고, 그 위 1-2 cm 사이에 두반극근이 위치합니다. 두반극근 위로 두판상근(SPC)과 승모근(TZ)이 관찰됩니다.

SP, Spinous process(극돌기); **TZ**, Trapezius(승모근); **SPC**, Splenius capitis(두판상근); **SSC**, Semispinalis capitis(두반극근); **MF**, Multifidus(다열근).

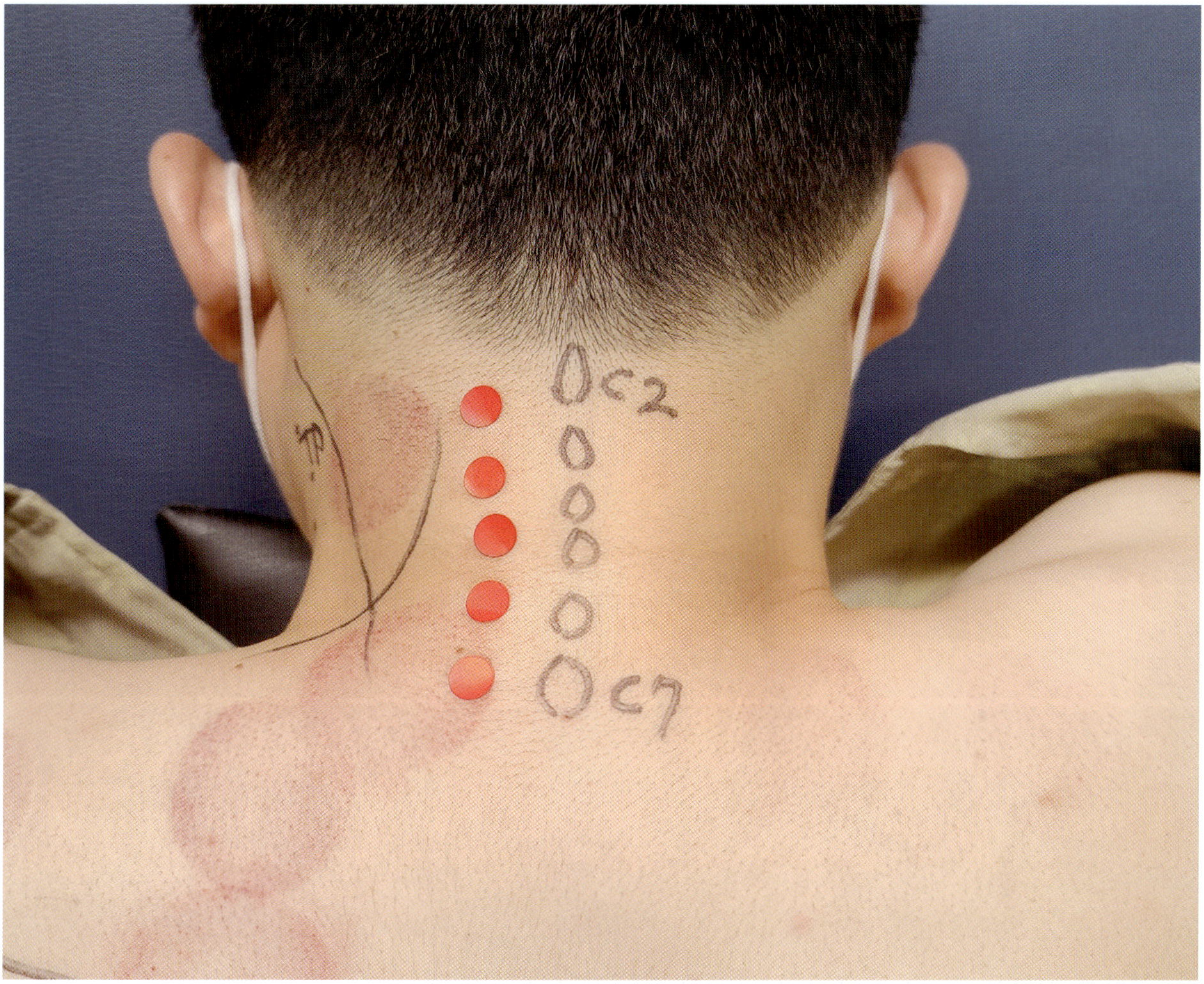

● 그림 2. 두반극근 압통점

압통점 촉진: 두반극근 압통점, 극돌기 외측 2 cm 정도에서 찾습니다. 모든 경추 분절에서 통증을 호소할 수 있기 때문에, 일단 환자에게 어디가 가장 아픈지 물어봐 압통점 위치를 축소한 뒤, 꼼꼼히 촉진합니다. 압통점은 극돌기로부터 lateral로 1.5-2 cm에 체크하고 자입해 들어가는 것이 가장 안전합니다. 너무 극돌기와 가깝게 안쪽으로 넣으면 척수를 자극할 수 있고, 너무 바깥쪽에서 들어가 깊이 자입하면 경추 신경근을 자극할 수 있습니다. 깊이 자입하면 경반극근까지 자극할 수 있습니다.

침치료와 부항치료, 약침치료 모두 가능합니다. 다만, 자입 시 환자가 통증을 크게 호소하면 근육긴장을 일으킬 수 있어 자입 시 통증을 일으키지 않게 주의합니다. 압통점을 잘 찾아 자입하며, 2-3 cm 정도 깊이로 자입합니다.

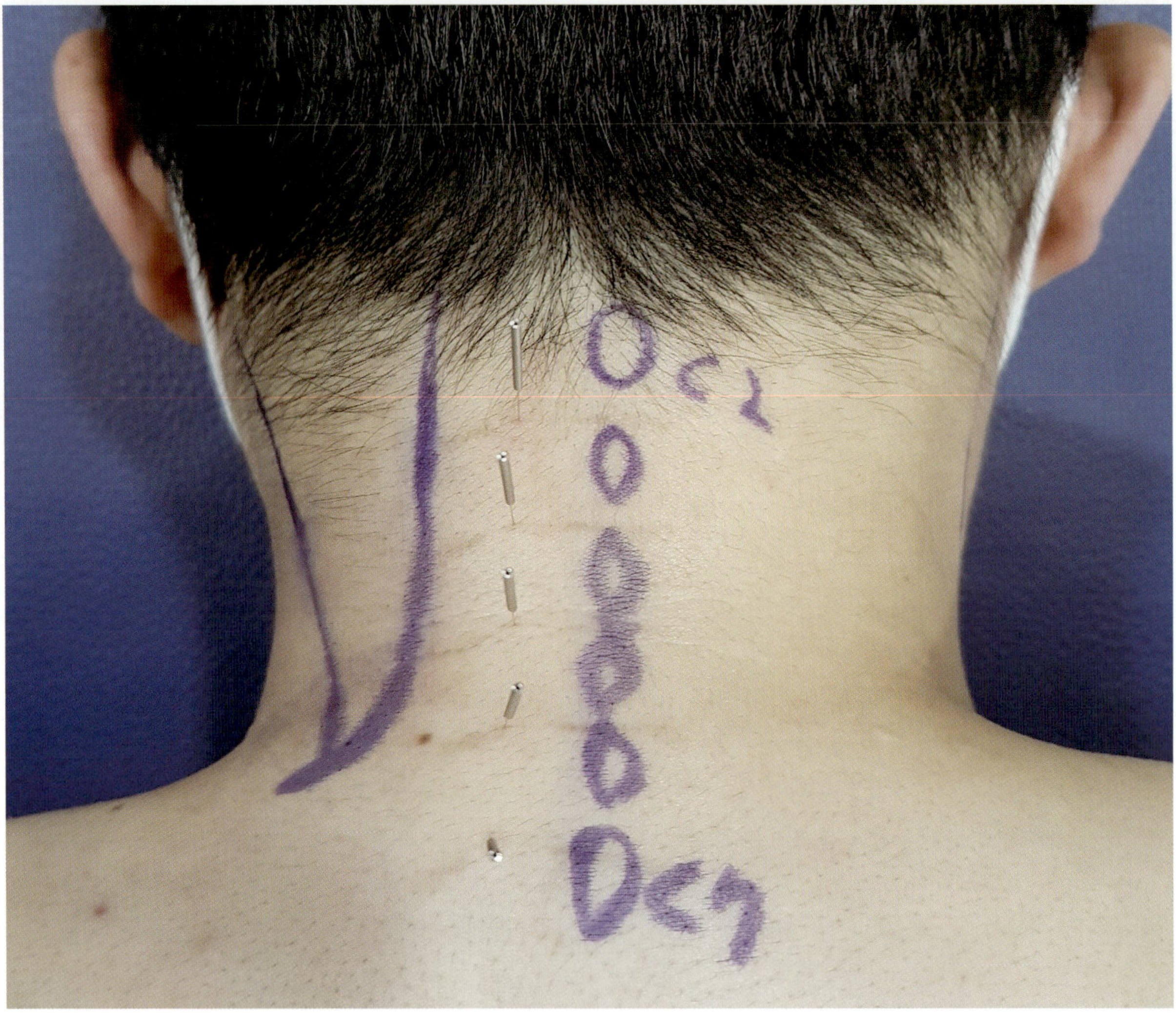

● 그림 3. 두반극근의 침치료

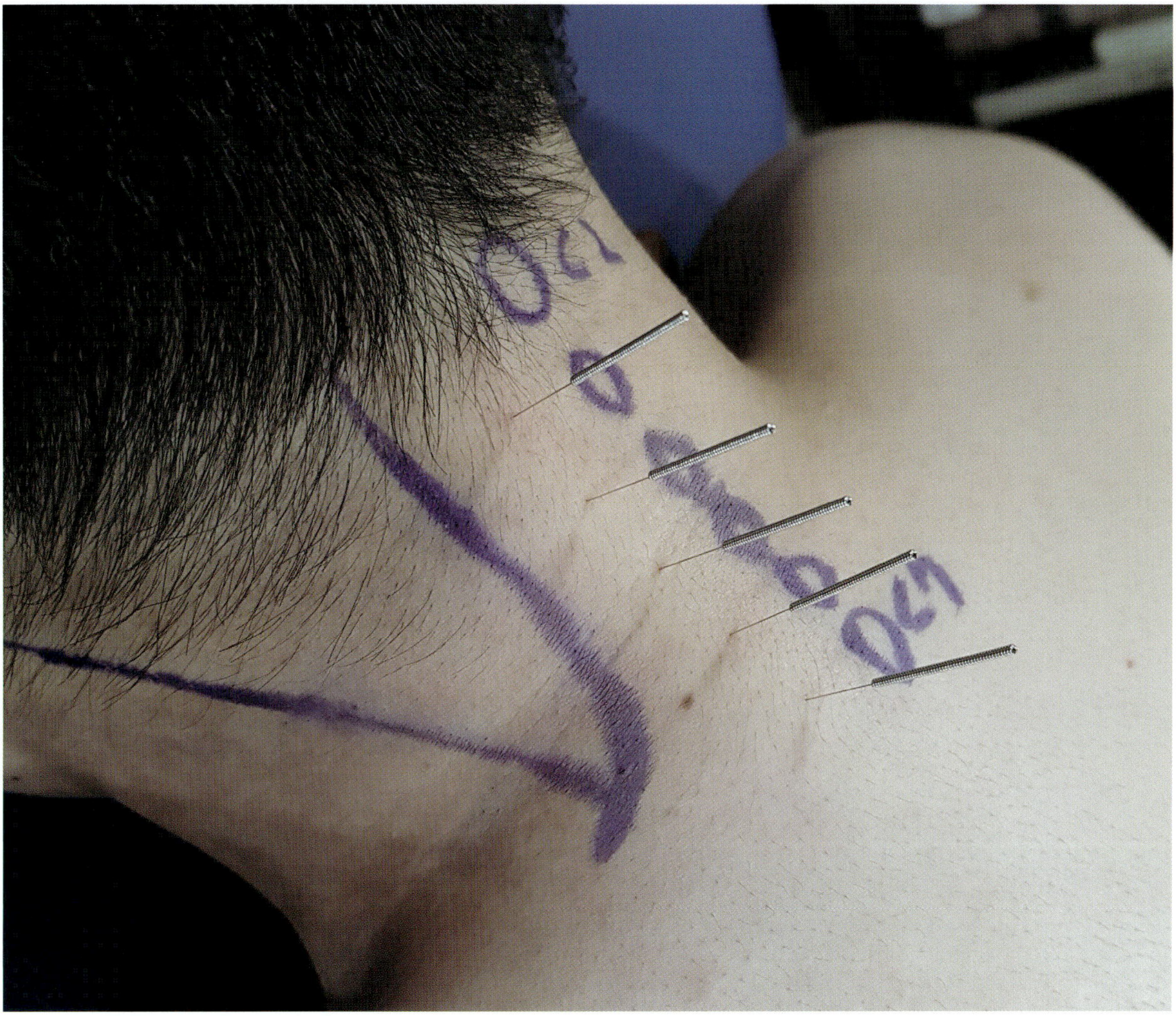

● **그림 4.** 두반극근의 침치료

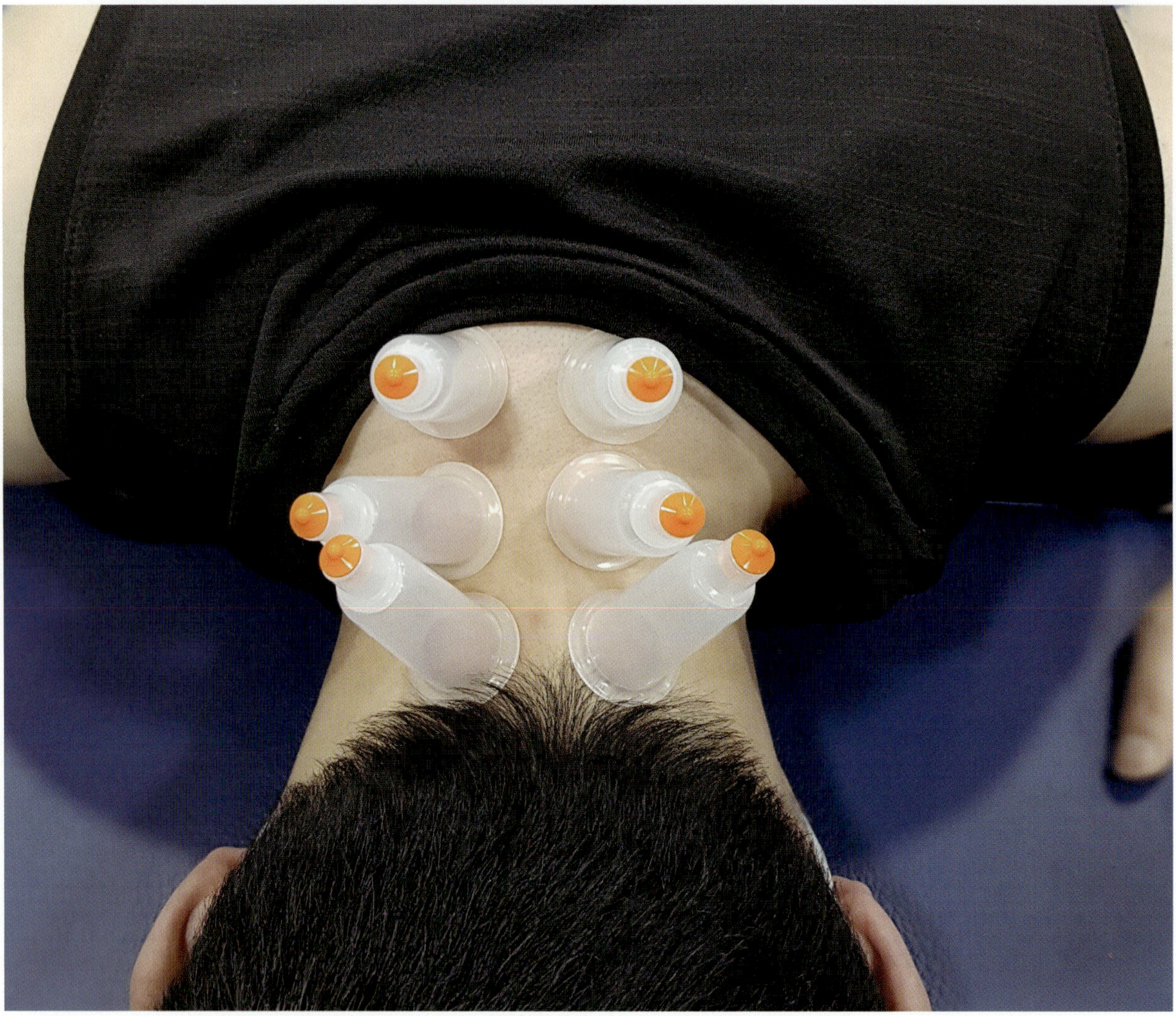

● **그림 5.** 두반극근 부항치료

06

견갑거근

(Levator scapulae, 어깨올림근)

핵심포인트

외래에서 많은 빈도로 통증을 호소하는 근육

기시	경추 1번(C1)에서 4번(C4)까지의 횡돌기의 후결절(posterior tubercle)
종지	견갑골(scapula) 내측 상부

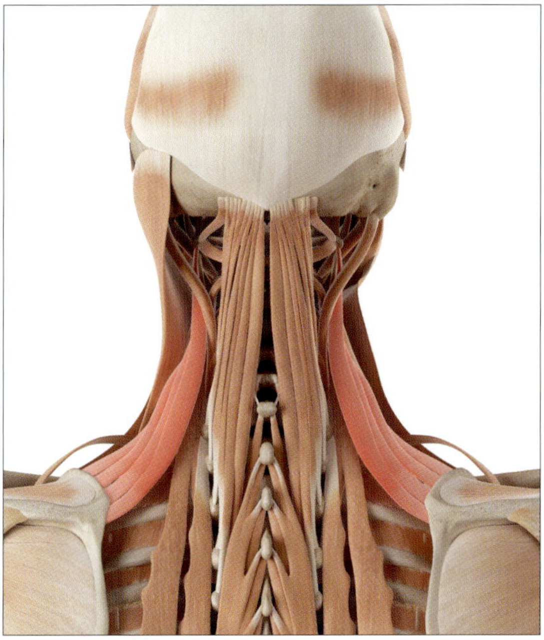

견갑거근

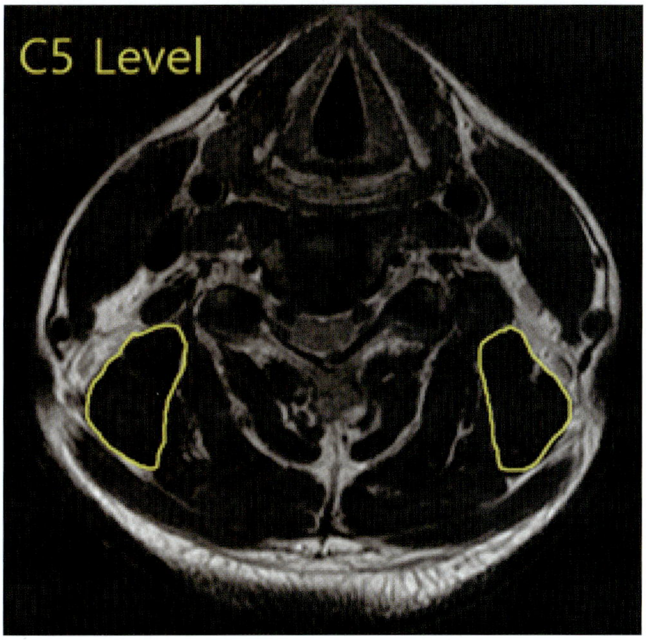

C5 레벨에서 견갑거근 MRI 단면

개괄

견갑거근은 상부 경추의 횡돌기에서 시작하여 견갑골의 내측 상부에 부착되는 근육으로, 견갑골을 안으로 당기면서 위로 올리는, 거상시키는 역할을 합니다. 환자는 목에 후측면이나 견갑골 내측 상부 근처에 통증을 호소하면서 목을 돌리기 힘들어하며 내원하는 경우가 많습니다. 즉 사각근과 함께 낙침치료에서 우선적으로 봐줘야 하는 근육입니다. 목의 후면 및 측면, 견갑골 내측 상부에 통증을 주로 나타냅니다. 특징적으로 목을 신전시키거나 굴곡하는 것은 가능하지만, 회전운동을 심하게 어려워하면 주로 견갑거근의 문제가 있음을 의심합니다. 또한 자세와 관련한 문제가 있는 경우에도 견갑거근을 치료해주면 좋습니다.

윤상훈 원장의 임상꿀팁

견갑거근에 침을 놔도 견갑거근이 안 풀린다면?

견갑거근은 능형근과 함께 견갑배신경(Dorsal scapular nerve)의 지배를 받는 근육으로 견갑배신경에 문제가 있는 경우 두 근육이 영향을 받습니다. 이때 견갑배신경은 견갑거근뿐만 아니라 사각근에 의해서도 눌릴 수 있기 때문에 사각근도 같이 치료를 하면 좋습니다. 즉 견갑거근이 안풀리면, 중사각근 중부 혹은 견갑배신경이 기원하는 C5 신경근에 대한 침치료를 해보시면 좋습니다.

근육촉진과 기능검사

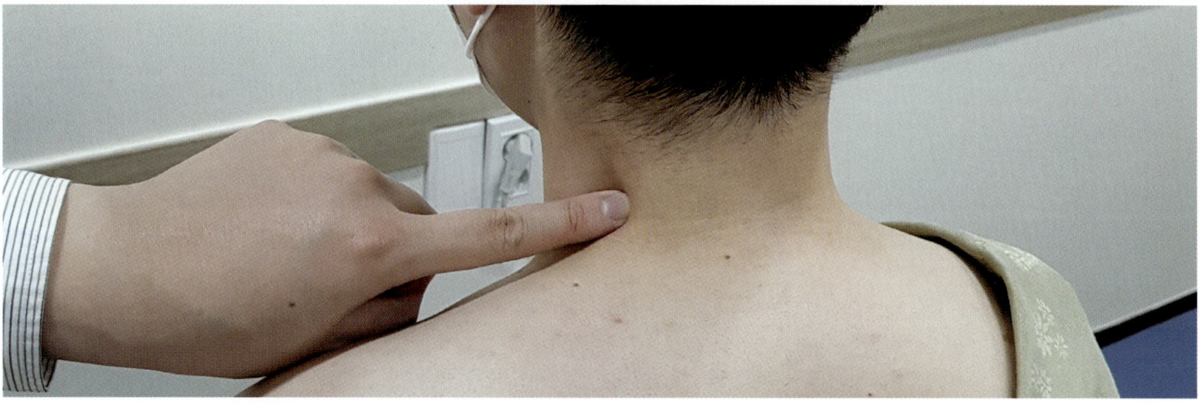

● **그림 1.** 견갑거근(경추 기시부), 견갑거근은 승모근 외측, 흉쇄유돌근 및 사각근 내측에서 촉진합니다.

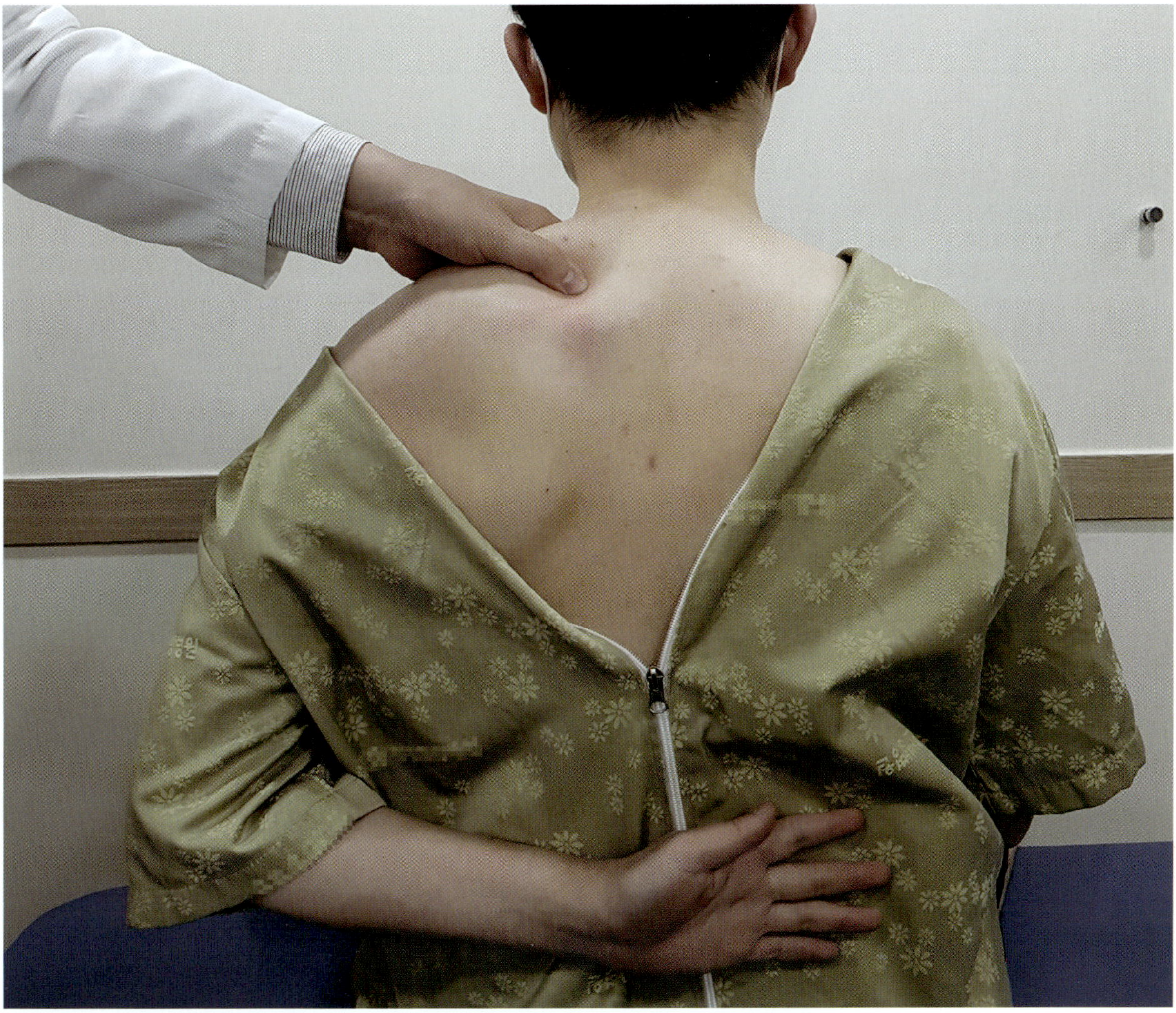

● **그림 2.** 견갑거근(견갑내측 종지부), 견갑골의 내상각을 촉진 후, 내상각보다 내측상방에서 견갑거근을 촉진할 수 있습니다.

환자는 앉은 자세에서 그림 2와 같이 팔을 뒤로 젖힙니다. 시술자는 환자의 견갑골 내측 상부를 촉진합니다. 이때, 환자가 어깨를 거상하면 수축되는 근육을 느낄 수 있습니다.

환자가 엎드려 누워있는 자세에서는 목과 어깨가 만나는 곳(angle of neck)이나 견갑골 내측연 상각에서 촉진할 수 있습니다. 혹은 중사각근의 중간의 후방쪽에서도 촉진할 수 있습니다.

견갑거근-단축(C6)

천유(天牖, TE16)

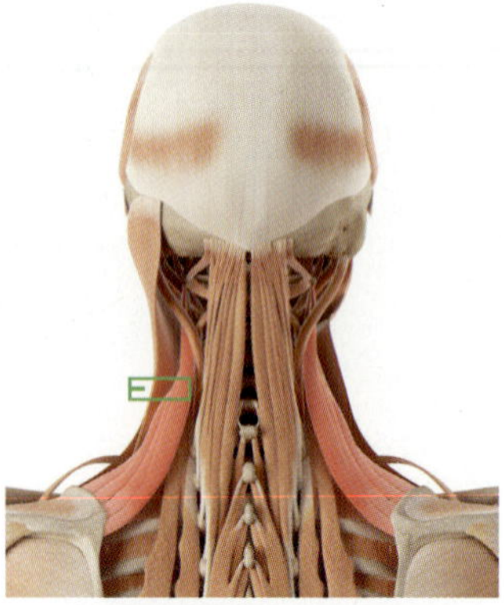

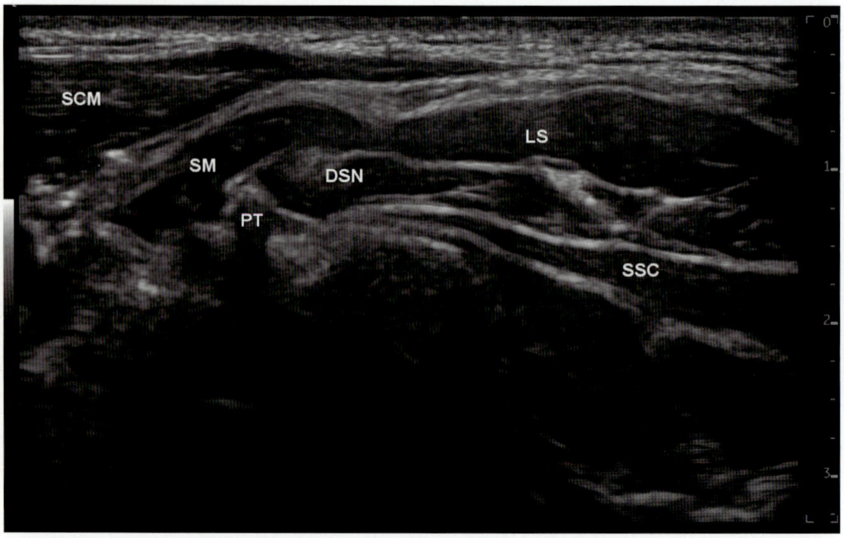

견갑거근 단축 영상. 견갑거근(LS)을 C6 level에서 단축으로 스캔한 영상입니다. 견갑거근은 횡돌기 후결절에서 기시하며, 경추에서는 0.5-1.2 cm 깊이에 있습니다. 앞쪽으로는 중사각근(SM)을 관찰할 수 있고 중사각근과 견갑거근의 아래에 견갑배신경(DSN)이 지나가는 것을 볼 수 있습니다. 신경이 비교적 표면에 위치하므로 목 측면 자입 시에는 특히 주의해야 합니다.

SCM, Sternocleidomastoid(흉쇄유돌근); **SM**, Scalene medius(중사각근); **DSN**, Dorsal scapular nerve(견갑배신경); **LS**, Levator scapulae(견갑거근); **PT**, Posterior tubercle of transverse process(횡돌기 후결절); **SSC**, Semispinalis capitis(두반극근).

견갑거근-단축 하부

견외수(肩外兪, SI14)

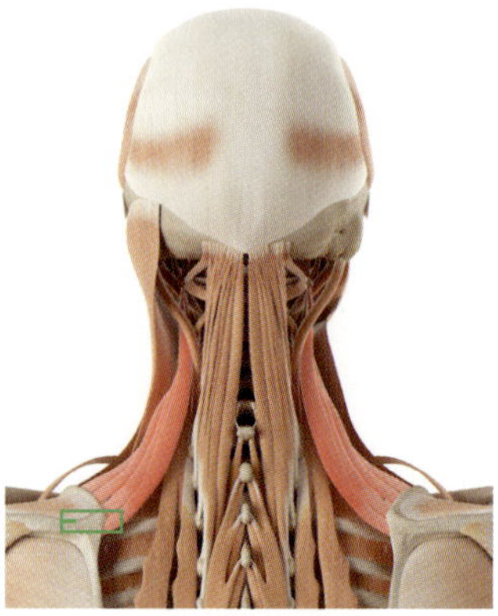

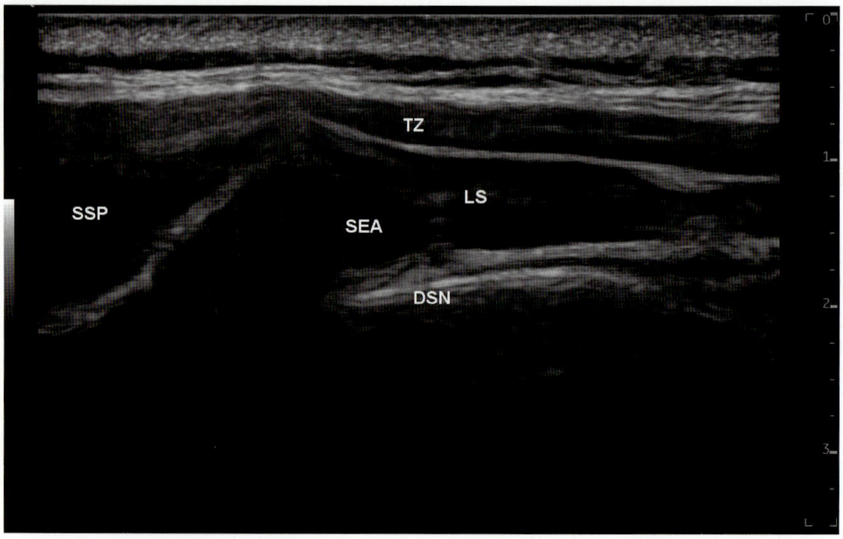

견갑거근 단축 영상(하부). 견갑거근(LS)의 견갑골 내상각 부착부를 스캔한 영상입니다. 견갑거근이 0.8-1.6 cm 깊이에 위치하고 있습니다. 견갑거근 표층엔 상부승모근이 있으며, 견갑골 내상각의 후면에 함께 부착하는 근육인 전거근(SEA)이 관찰됩니다. 견갑거근의 심층부에 견갑배신경(DSN)이 주행하는 것이 보입니다.

SSP, Supraspinatus(극상근); **TZ**, Trapezius(승모근); **LS**, Levator scapulae(견갑거근); **SEA**, Serratus anterior(전거근); **DSN**, Dorsal scapular nerve(견갑배신경).

견갑거근-장축 하부

견외수(肩外兪, SI14),
견중수(肩中兪, SI15)

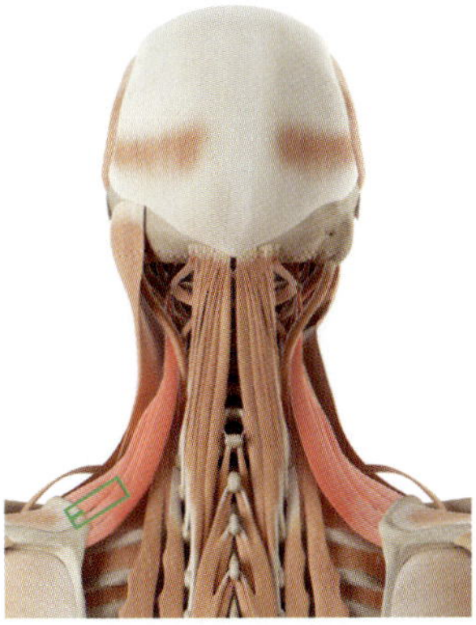

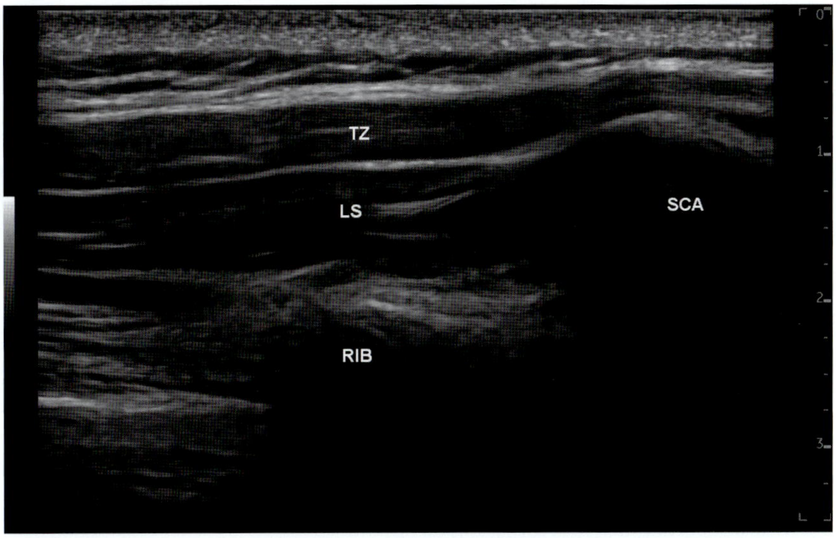

견갑거근 장축 영상(하부). 견갑거근(LS) 견갑골(SCA) 내상과 쪽 부착부를 장축으로 스캔한 영상입니다. 표층에서 승모근(TZ)을 바로 아래 1-2 cm 깊이에 견갑거근을 관찰할 수 있습니다. 이때 견갑거근의 아래로 늑골과 폐가 위치하고 있기 때문에 자침 시 유의하도록 합니다.

TZ, Trapezius(승모근); **LS**, Levator scapulae(견갑거근); **SCA**, Scapula(견갑골); **RIB**, 늑골.

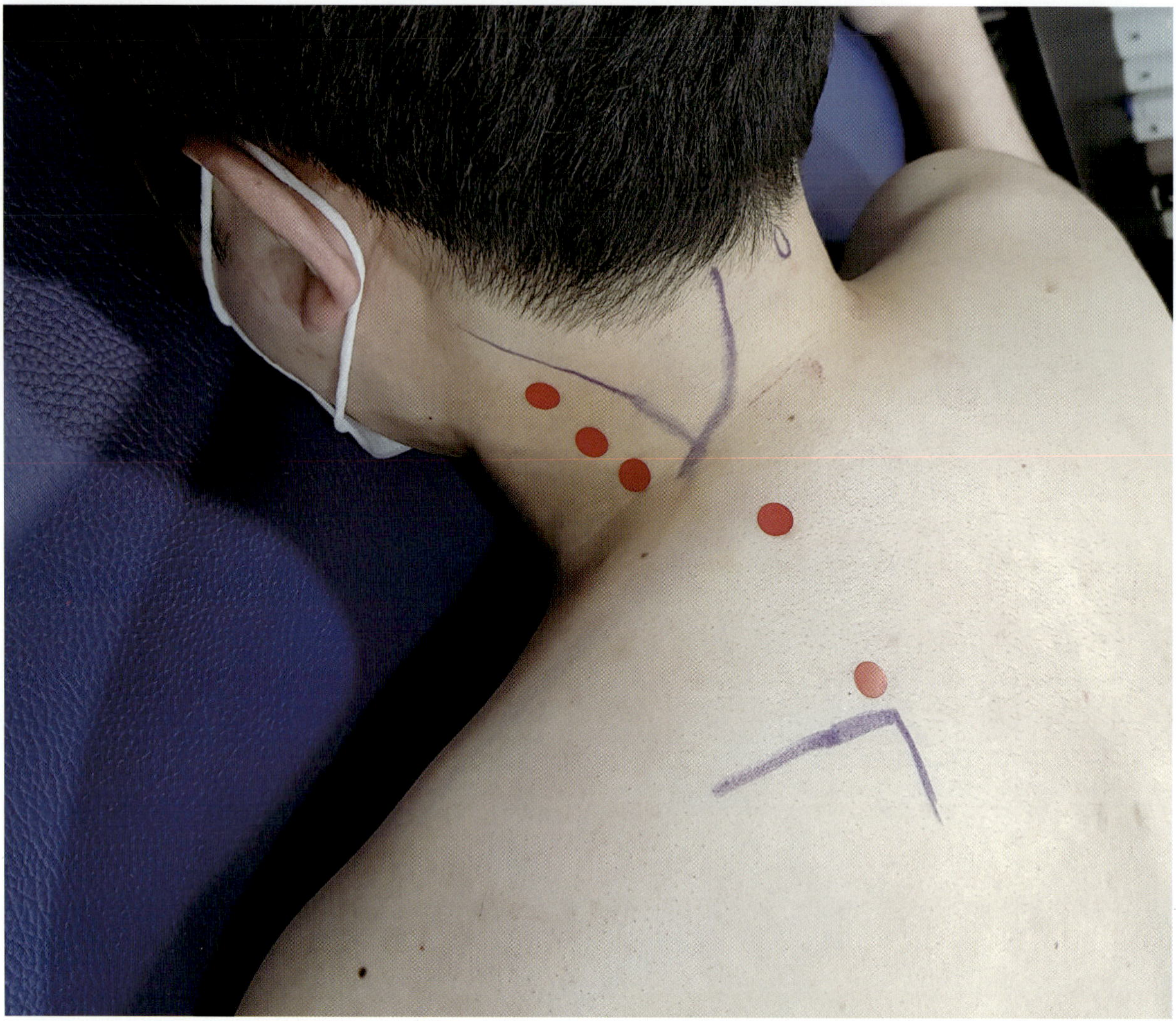

● 그림 3. 견갑거근 압통점

압통점 촉진 : 견갑거근의 압통점은 목과 어깨가 만나는 곳, 견갑거근이 꼬이는 위치에서 많이 발생합니다. 하지만 견갑거근이 견갑골에 부착되는 부위와 꼬이는 부분은 심자하면 기흉이 발생할 수 있기 때문에, 초음파 유도하에 자침하는 것이 좋습니다. 견갑거근 치료는 침, 약침, 부항 모두 사용 가능하지만 일반 침치료는 주로 목 부위에서 시행하고, 기흉의 위험이 있는 흉추와 견갑골 내측 상각은 부항치료를 많이 활용하시기를 권유드립니다.

또한, 견갑거근의 경추부 치료 시 경추 신경을 손상하지 않도록 2-2.5 cm 정도 깊이로 천천히 자입합니다.

주의 **견갑골 내상각 부위의 통증, 어떻게 치료하지?**

견갑거근의 통증을 호소하는 환자분들 중, 견갑골 내상각을 만지며 이쪽이 아프다고 하는 분들이 많습니다. 정확히 촉진해 견갑골 내상각을 침치료해도 좋지만, 그런 치료는 여러분의 노동과 위험도 대비 효율이 좋지 않습니다. 기흉의 위험이 있기 때문에, 가벼운 자침과 습부항 치료를 먼저 해보고, 차도가 없는 경우 초음파 유도하 침술을 권유합니다.

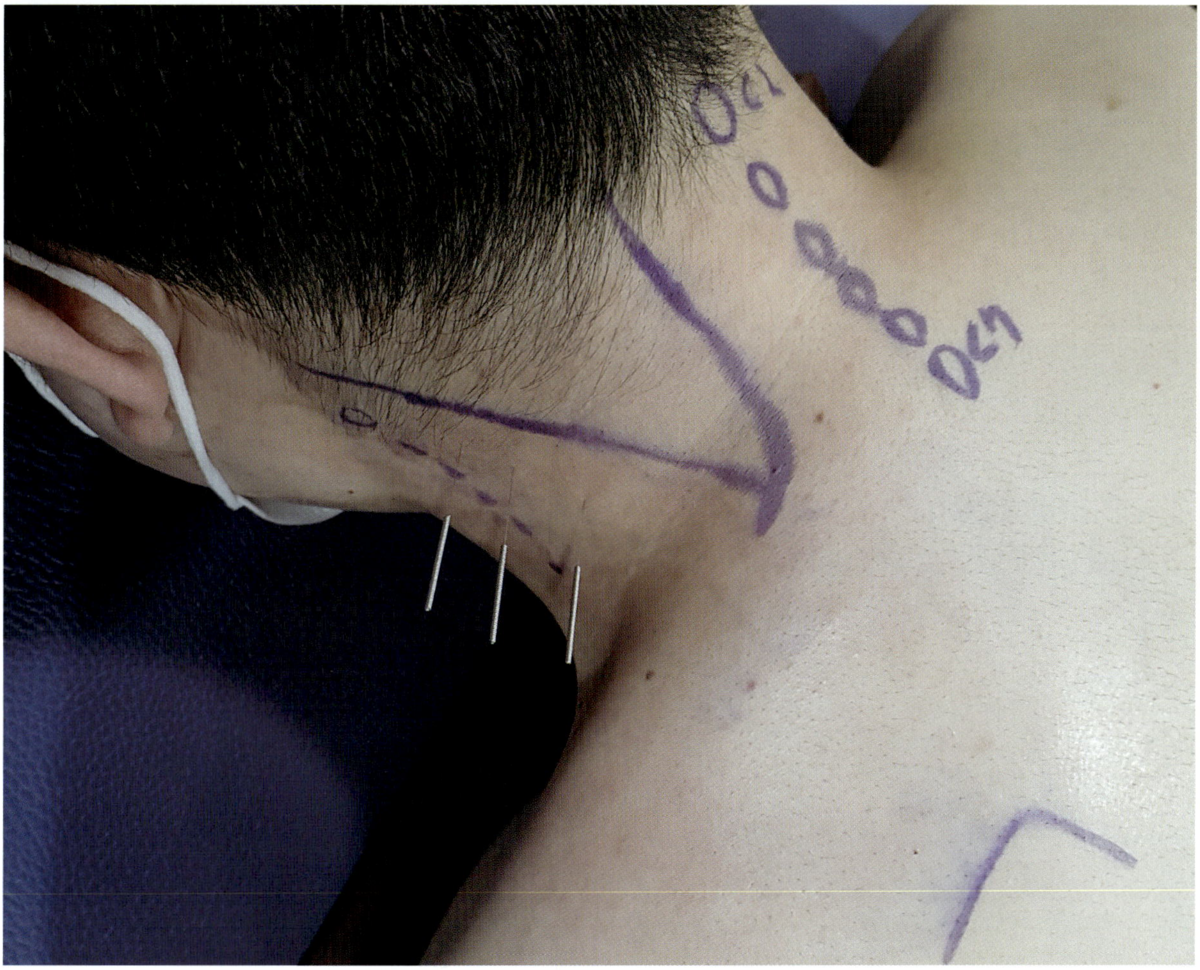

● **그림 4.** 견갑거근 경추부 침치료

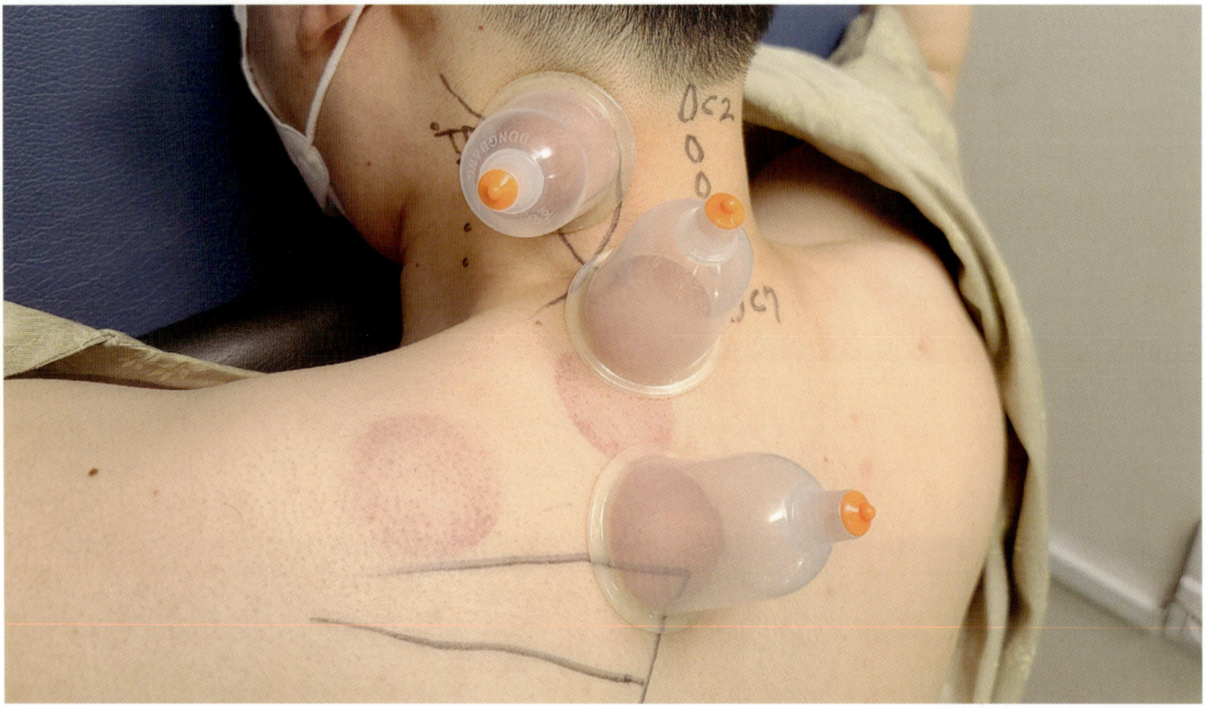

● 그림 5. 견갑거근 부항치료

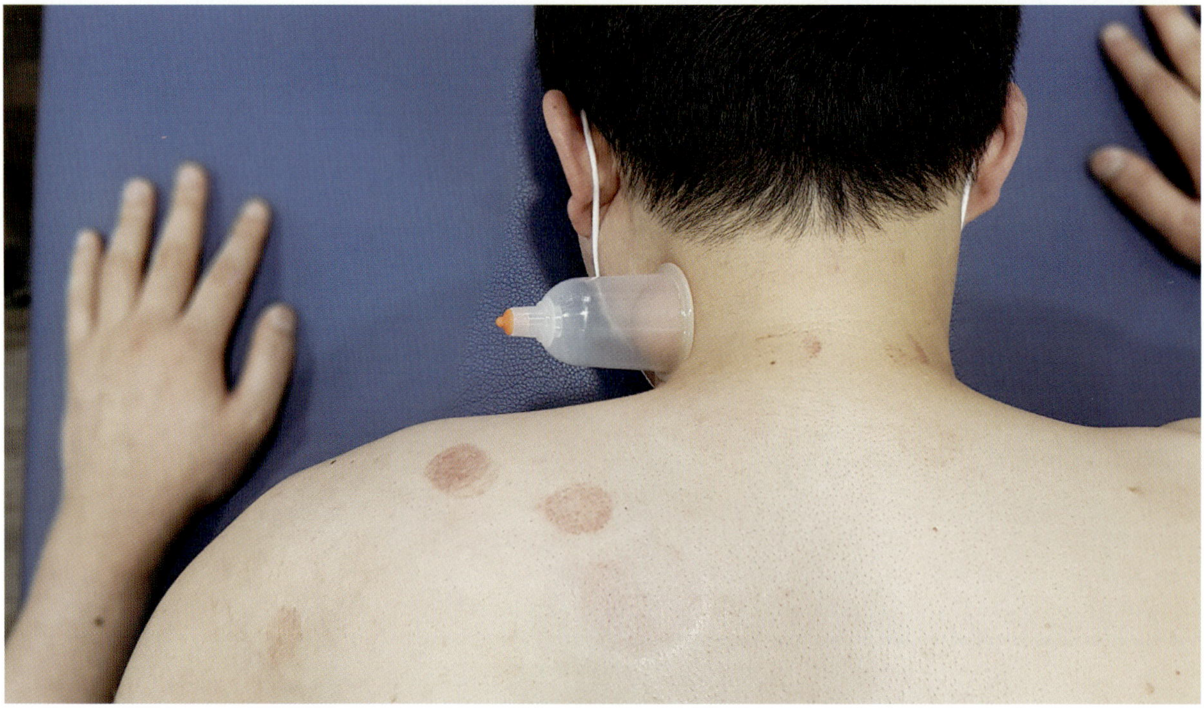

● 그림 6. 견갑거근 부항치료

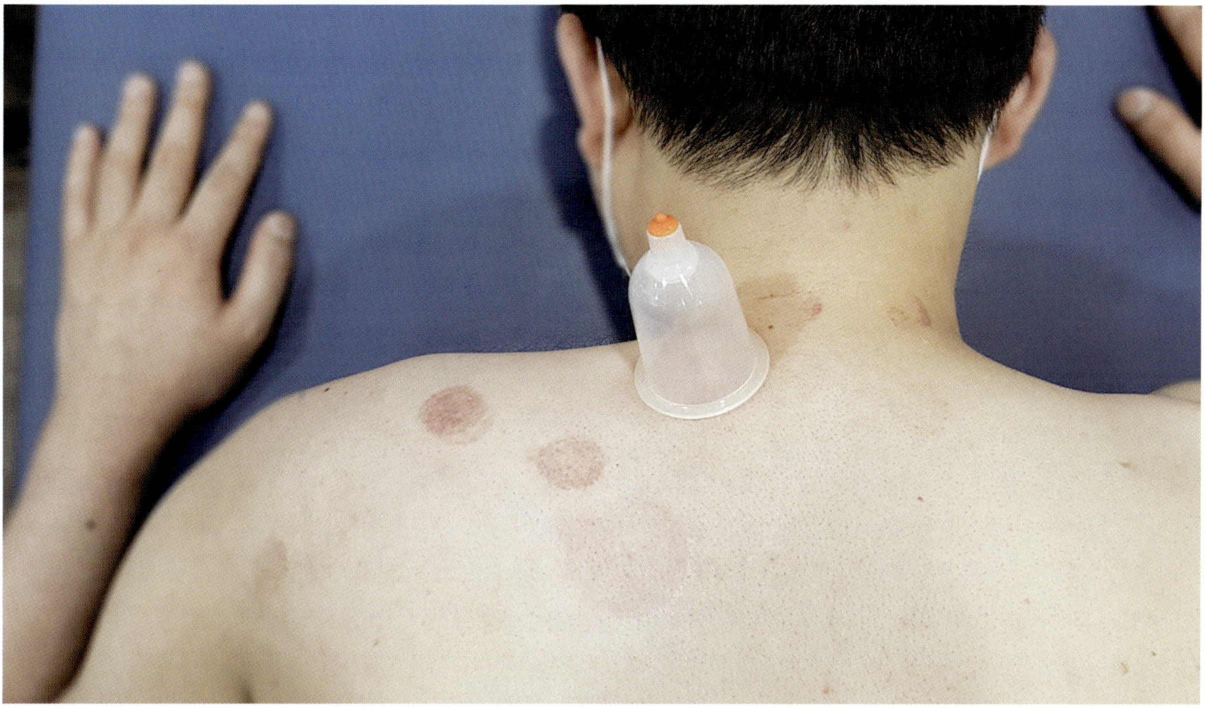

● **그림 7.** 견갑거근 부항치료

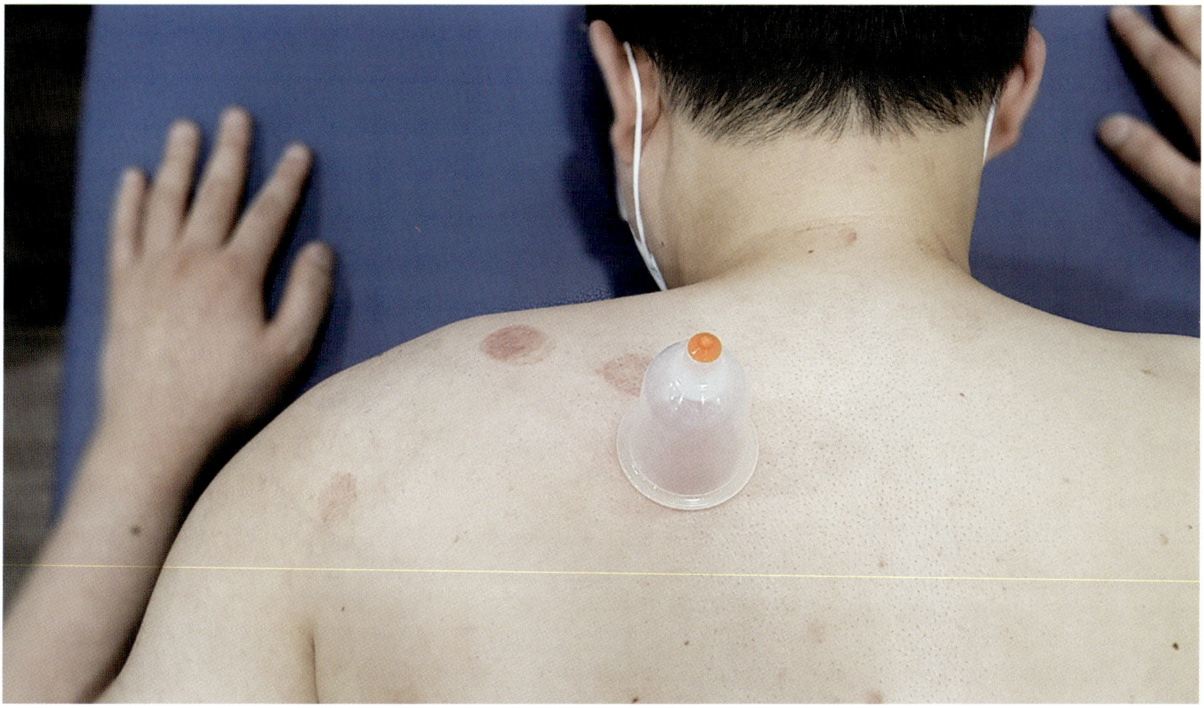

● **그림 8.** 견갑거근 부항치료

윤상훈 원장의 임상꿀팁

목에 담이 걸렸어요. 목이 안 움직여요.

- 목 옆쪽에서는 사각근, 흉쇄유돌근, 견갑거근이 문제가 있는 경우가 많습니다.
  목 뒤쪽에서는 승모근, 경반극근과 두반극근, 두판상근에 문제가 있는 경우가 많습니다.
- 보통 환자분은 가동범위의 제한뿐만 아니라 통증도 호소하시기 때문에 앞서 말씀드린 근육들을 부드럽게 풀어주는 것이 좋습니다. 침자극은 약하게, 그리고 추나치료도 부드럽게 해주는 것을 권해드립니다.

권병조 원장의 정리노트 **거북목, 일자목**

- 일자목은 정상적인 경추의 lordotic curve가 소실되어 일자가 된 것을 의미합니다. 일자목이 꼭 통증을 유발하는 것은 아니지만 일자목이 오래될 경우 척추와 디스크가 빨리 퇴행하기 때문에 조기에 적극적인 치료를 해줘야 합니다. 일자목을 유발하는 근육 중 주된 근육은 사각근이므로 경추추나뿐만 아니라 사각근의 직접적인 치료도 필요합니다.
- 거북목은 목이 앞으로 나오는 forward head 자세가 됩니다. 이 자세에 따라 몸은 round shoulder를 동반하기 때문에 거북목의 경우에는 단순히 목 주변의 근육만 치료할 것이 아니라 견갑대 주변의 견갑거근, 능형근과 소흉근까지도 같이 치료를 해야 좋아집니다.

흉부, 견갑대

1. 대흉근
2. 소흉근
3. 능형근
4. 전거근
5. 흉추 다열근

01

대흉근
(Pectoralis major, 큰가슴근)

핵심포인트

움직일 때 가슴통증을 호소한다면 의심해봐야 할 근육

기시	흉늑골지 : 흉골(sternum), 늑연골(costal cartilage) 2번에서 6번 쇄골지 : 쇄골(clavicle) 내측 1/2
종지	상완골(humerus)의 대결절능(crest of greater tubercle)

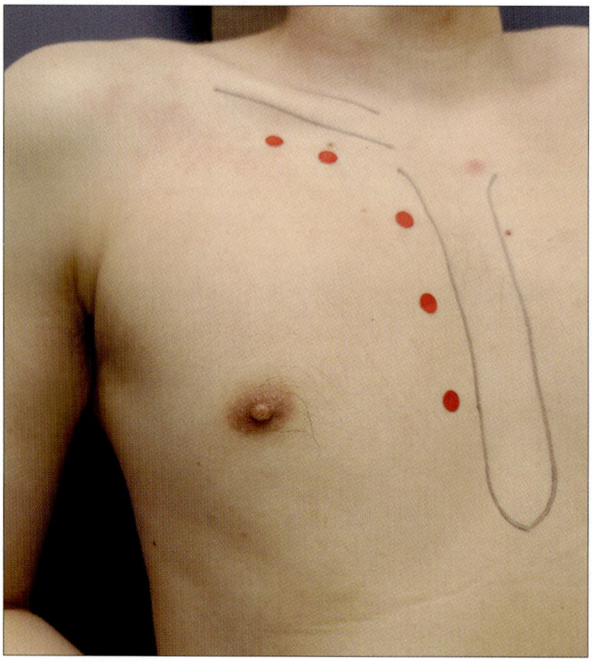

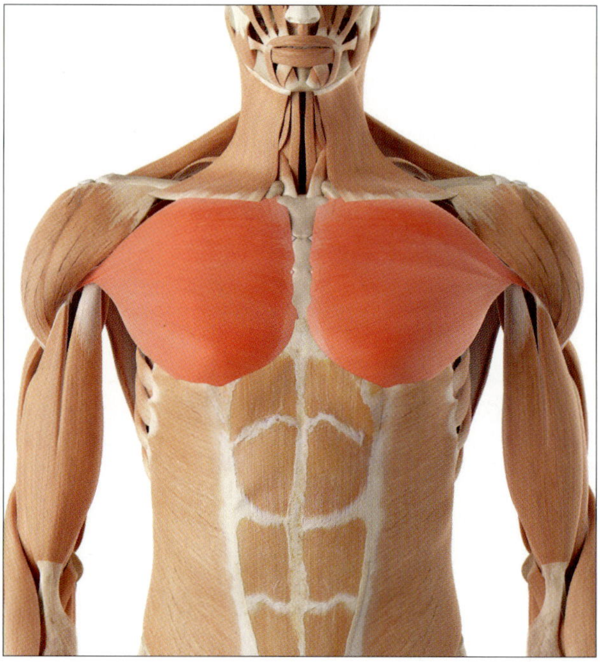

개괄

대흉근은 쇄골과 흉골에서 시작되어 윗팔뼈 앞쪽에 붙는 근육입니다. 대흉근의 흉늑골지는 상완골을 내전하는 작용을, 쇄골지는 상완골을 굴곡하는 작용을 하는데 두 부분이 같이 작용하면 내회전의 작용도 합니다. 대흉근의 통증은 주로 과도한 운동 후에 나타나며 가슴 한가운데 통증을 호소하는 경우가 있어 심장과 위, 식도를 비롯한 다른 내과적인 문제와 잘 감별해야 합니다. 대흉근의 통증은 확연한 압통과 대흉근 저항검사 시 통증이 특징적입니다. 또한 협심증에 의한 통증의 지속시간은 대부분 5분 이내이기 때문에 하루종일 가슴이 아프다면 근육통일 수 있습니다.

권병조 원장의 정리노트 협심증과 감별진단

① 환자가 계단을 1층만 올라가거나 조금만 빨리 걸어가도 가슴통증이 나타난다면
② 과로하거나 스트레스를 받을 때 통증이 나타난다면
③ 통증이 어깨나 팔, 턱, 목 쪽으로 퍼진다면

위 호소 증상 중 한 가지라도 호소하거나 조금이라도 의심된다면 꼭 심전도 검사를 권유해 주세요.

주로 가슴근육에 힘을 줄 때 통증을 호소하게 되며, 흉골이나 대흉근의 액와부에 통증을 많이 호소합니다.

대흉근의 단축 또한 소흉근과 함께 라운드숄더를 유발할 수 있기 때문에 근육을 잘 이완시켜주어야 합니다. 기지개를 펴듯 스트레칭을 자주 하라고 티칭합니다.

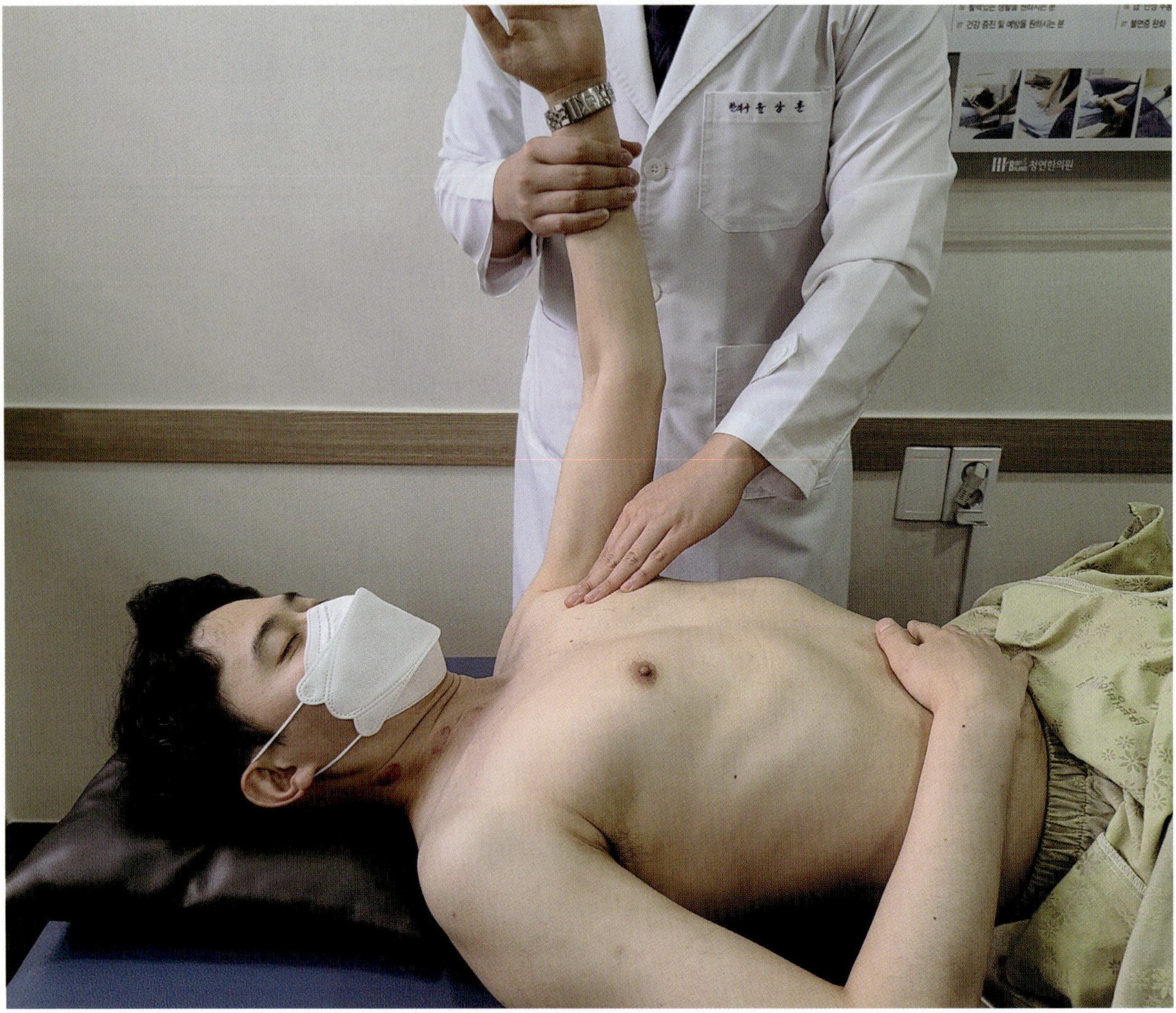

● 그림 1. 대흉근 기능검사

그림 1과 같이 환자에게 팔을 안쪽으로 당기라고 하고 시술자는 거기에 저항하는 힘을 줍니다. 이때 흉골 옆과 쇄골 아래에서 도드라지는 근육이 대흉근입니다. 푸쉬업을 할 때나 세게 안을 때 통증을 호소한다면 대흉근의 이상을 의심할 수 있습니다.

대흉근-장축(쇄골부)

수부(兪府, KI27)

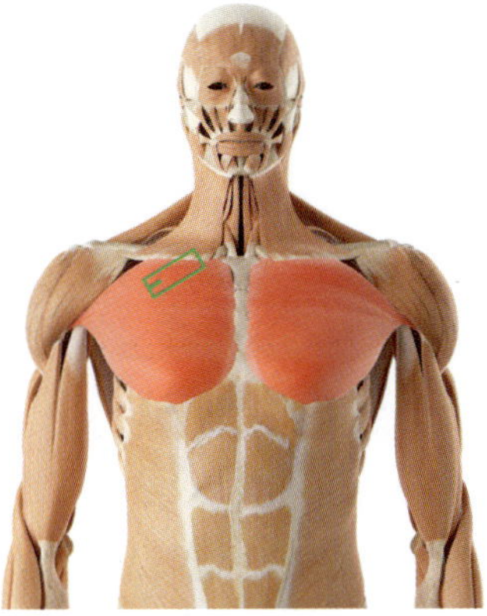

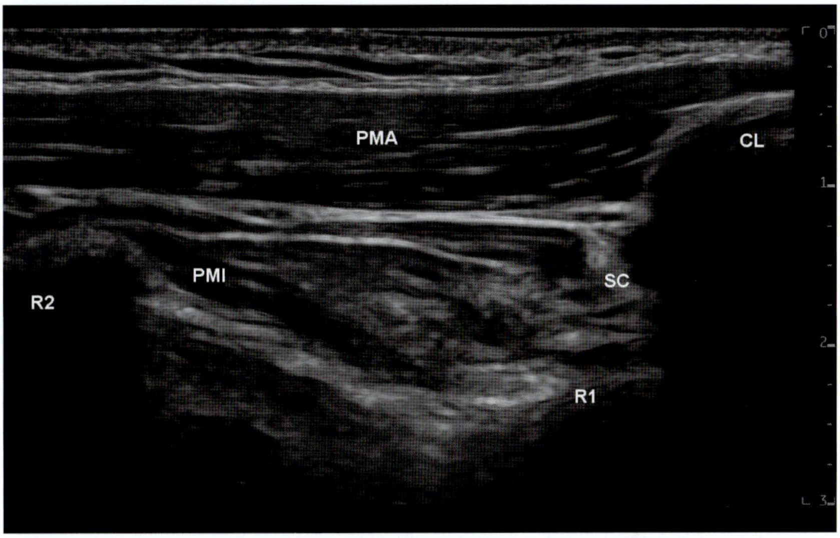

대흉근 쇄골부 장축 영상. 쇄골아래에서 장축으로 스캔한 영상으로 쇄골(CL)로 붙는 대흉근을 표층에서 관찰할 수 있습니다. 0.2-1.1 cm 정도의 깊이로 표층에 바로 위치하기 때문에 자침 시에는 기흉을 조심하여 심자하지 않도록 주의합니다. 대흉근 아래로 쇄골하근(SC)과 소흉근(PMI)이 위치합니다.

PMA, Pectoralis major(대흉근); **PMI**, Pectoralis minor(소흉근); **SC**, Subclavius(쇄골하근); **R2**, 2nd Rib(제2늑골); **R1**, 1st Rib(제1늑골); **CL**, Clavicle(쇄골).

대흉근-단축(쇄골부)

수부(兪府, KI27), 욱중(彧中, KI26)

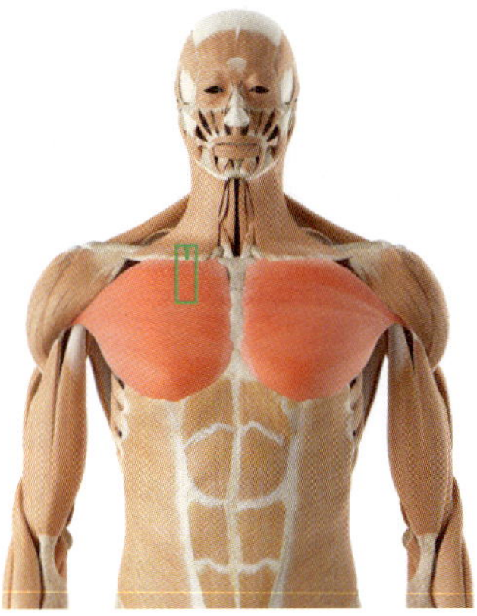

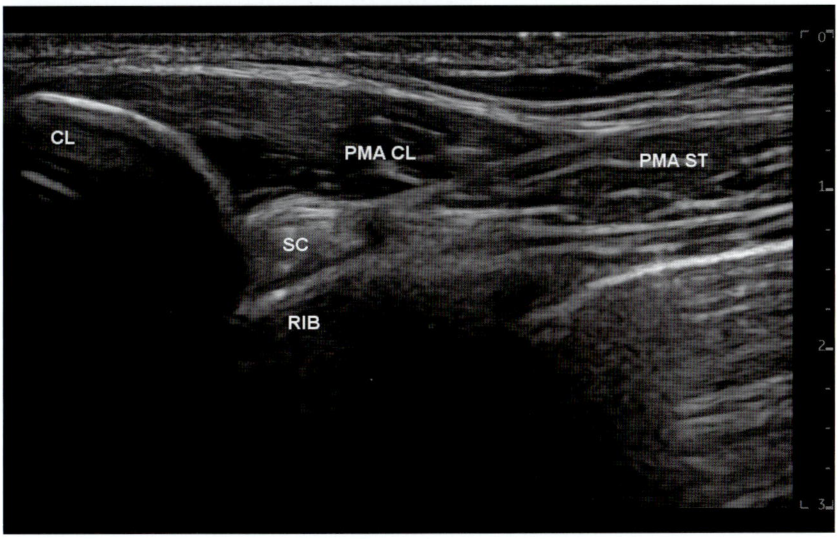

대흉근 쇄골부 단축 영상. 흉골과 가까운 쪽 대흉근 쇄골부 단축 영상입니다. 대흉근 쇄골지(PMA CL), 흉골지(PMA ST) 모두 1.2 cm 이내의 표층에 위치하는 것을 알 수 있습니다. 대흉근 쇄골지(PMA ST) 아래로 쇄골(CL)과 이어져 있는 쇄골하근(SC)이 첫번째 늑골(1st RIB) 위에서 관찰됩니다.

PMA CL, Pectoralis major clavicular part(대흉근 쇄골지); **PMA ST**, Pectoralis major sternal part(대흉근 흉골지); **SC**, Subclavius(쇄골하근); **RIB**, 늑골; **CL**, Clavicle(쇄골).

대흉근-단축(쇄골부)

기호(氣戶, ST13)

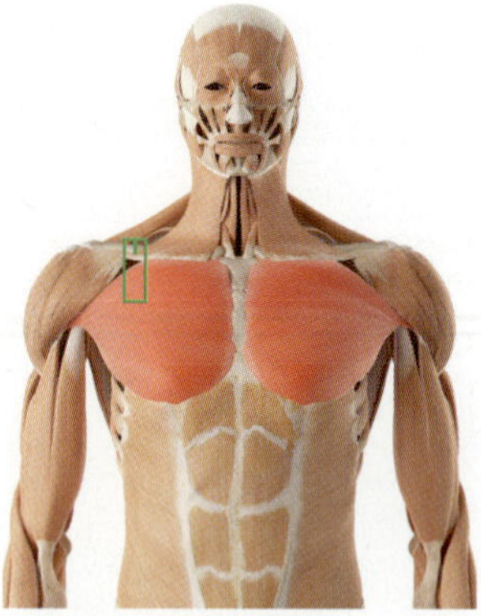

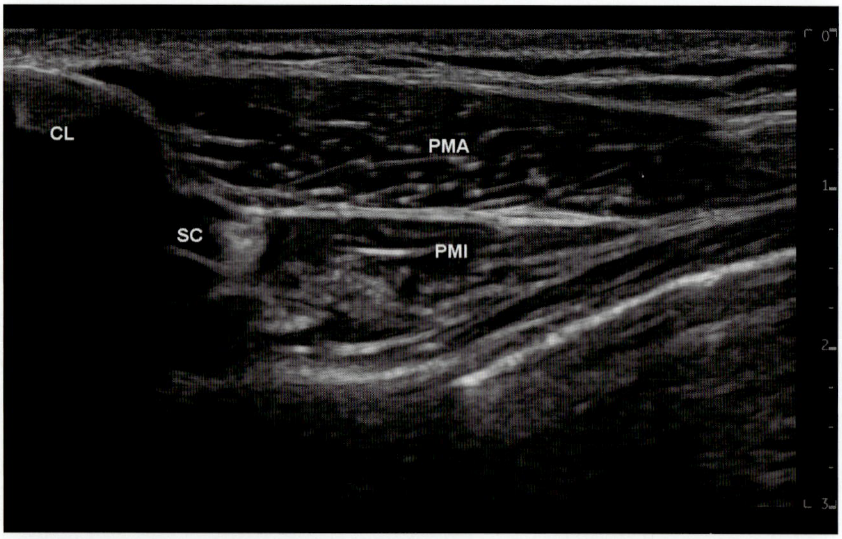

대흉근 쇄골부 단축 영상. 대흉근(PMA) 쇄골부를 보다 외측에서 스캔한 영상입니다. 대흉근이 표층에 있고 그 아래로 소흉근(PMI)과 쇄골하근(SC)이 있습니다.

PMA, Pectoralis major(대흉근); **PMI**, Pectoralis minor(소흉근); **SC**, Subclavius(쇄골하근); **CL**, Clavicle(쇄골).

대흉근-장축

고방(庫房, ST14)

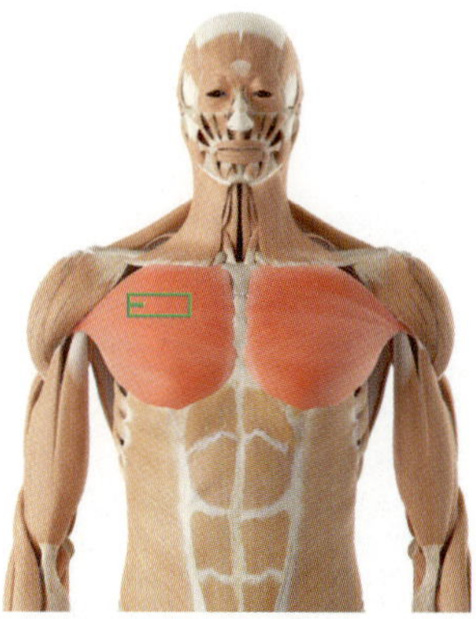

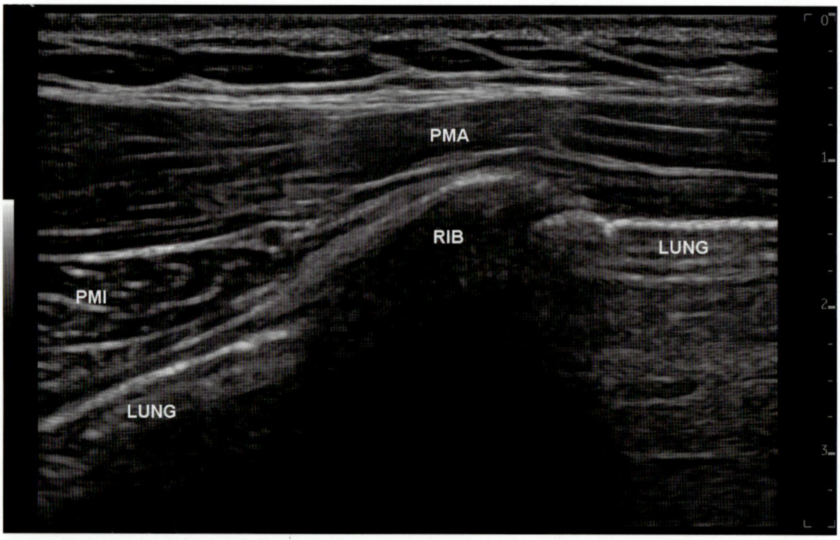

대흉근 장축 영상. 0.5–1.4 cm 깊이에 대흉근이 위치하며, 대흉근 아래로 늑골(RIB)과 소흉근(PMI)이 있습니다. 이때 폐(LUNG)가 1.4–3 cm 깊이에 있으므로, 자입 시 매우 주의해야 합니다.

PMA, Pectoralis major(대흉근); **PMI**, Pectoralis minor(소흉근); **RIB**, 늑골; **LUNG**, 폐.

대흉근-장축

고방(庫房, ST14)

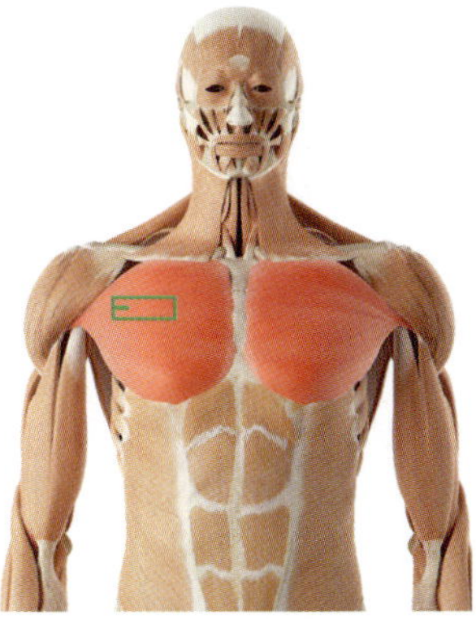

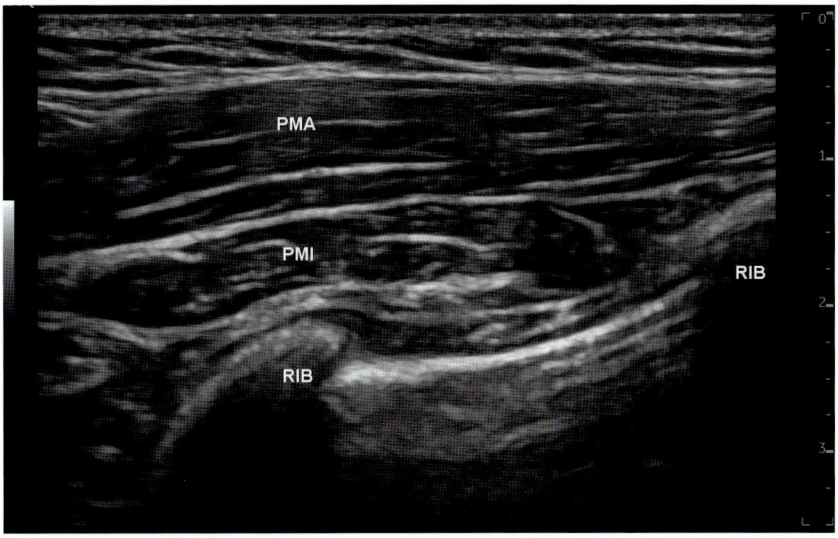

대흉근 장축 영상. 표층에서 1.2-2.1 cm 깊이만 지나도 늑골(RIB)이 위치하는 것을 알 수 있습니다. 대흉근(PMA), 소흉근(PMI) 자침 시 기흉에 조심하도록 해야합니다.

PMA, Pectoralis major(대흉근); **PMI**, Pectoralis minor(소흉근); **RIB**, 늑골.

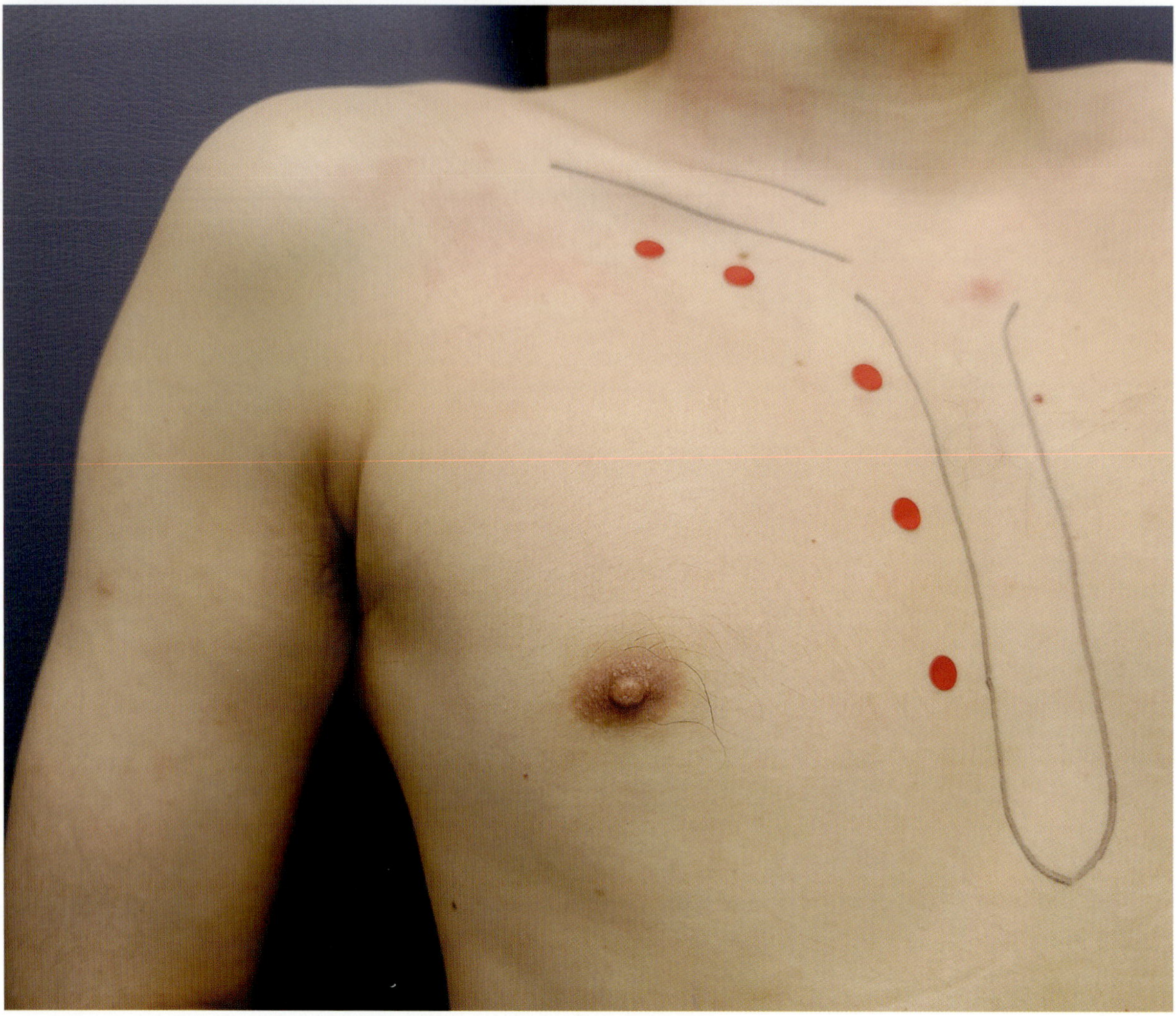

● **그림 2.** 대흉근 압통점

압통점 촉진 : 대흉근의 압통점은 주로 대흉근이 시작되는 쇄골지와 흉골지의 기시부 근처에 있습니다. 환자가 호소하는 통증 부위를 중심으로 기시부를 천천히 촉진하여 압통점을 찾습니다. 건측과 비교하여 확연한 압통을 확인합니다.

대흉근은 남자의 경우 매우 발달하였으나 여자의 경우 근육층이 매우 얇은 경우가 많고 심자하면 기흉의 위험이 있으므로 사자하거나 0.5 cm 이하로 매우 얕게 자침하는 것을 추천드립니다. 무엇보다 부항, 추나 등을 통해 부드럽게 이완하는 것을 추천합니다.

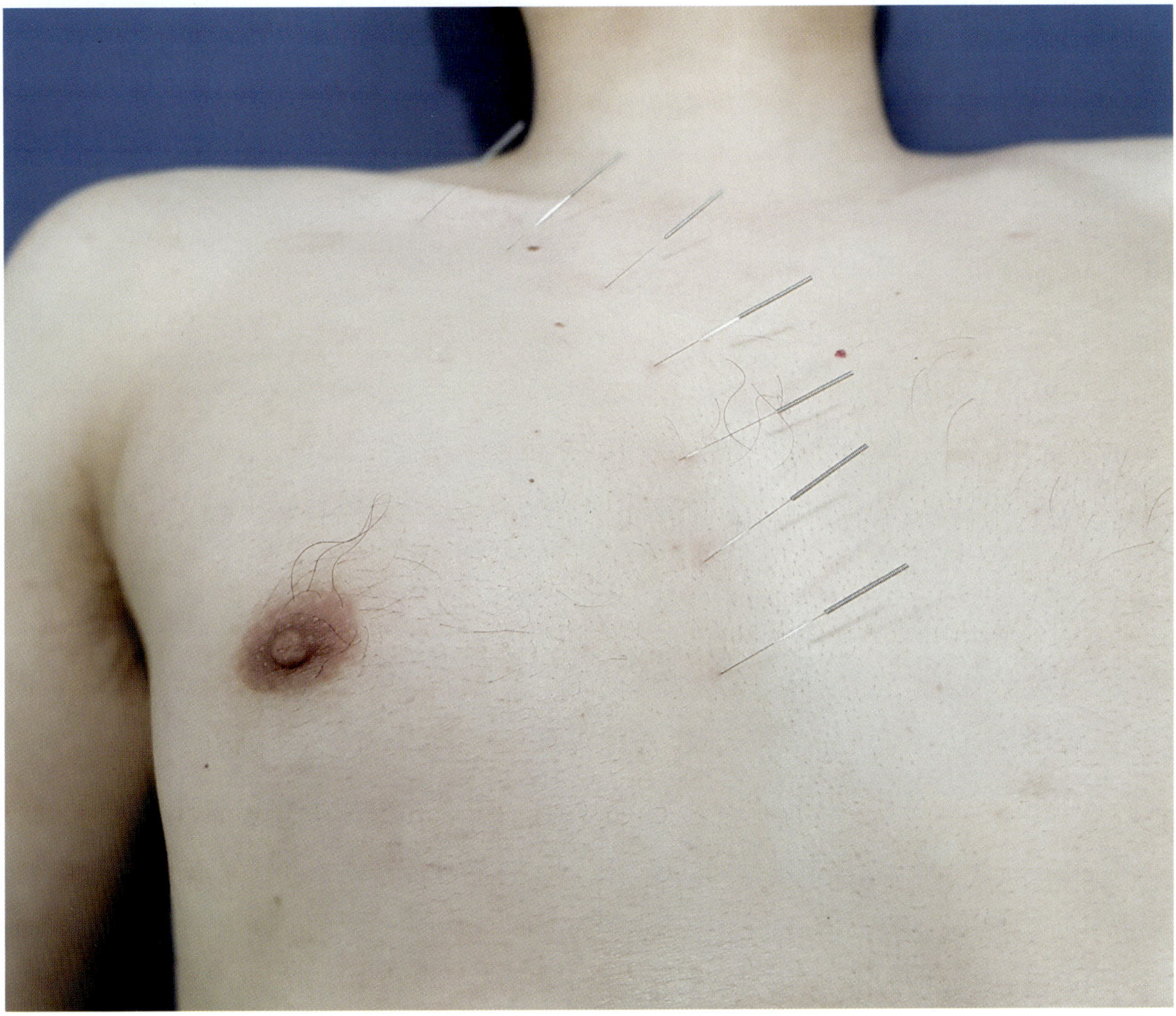

● 그림 3. 대흉근 침치료

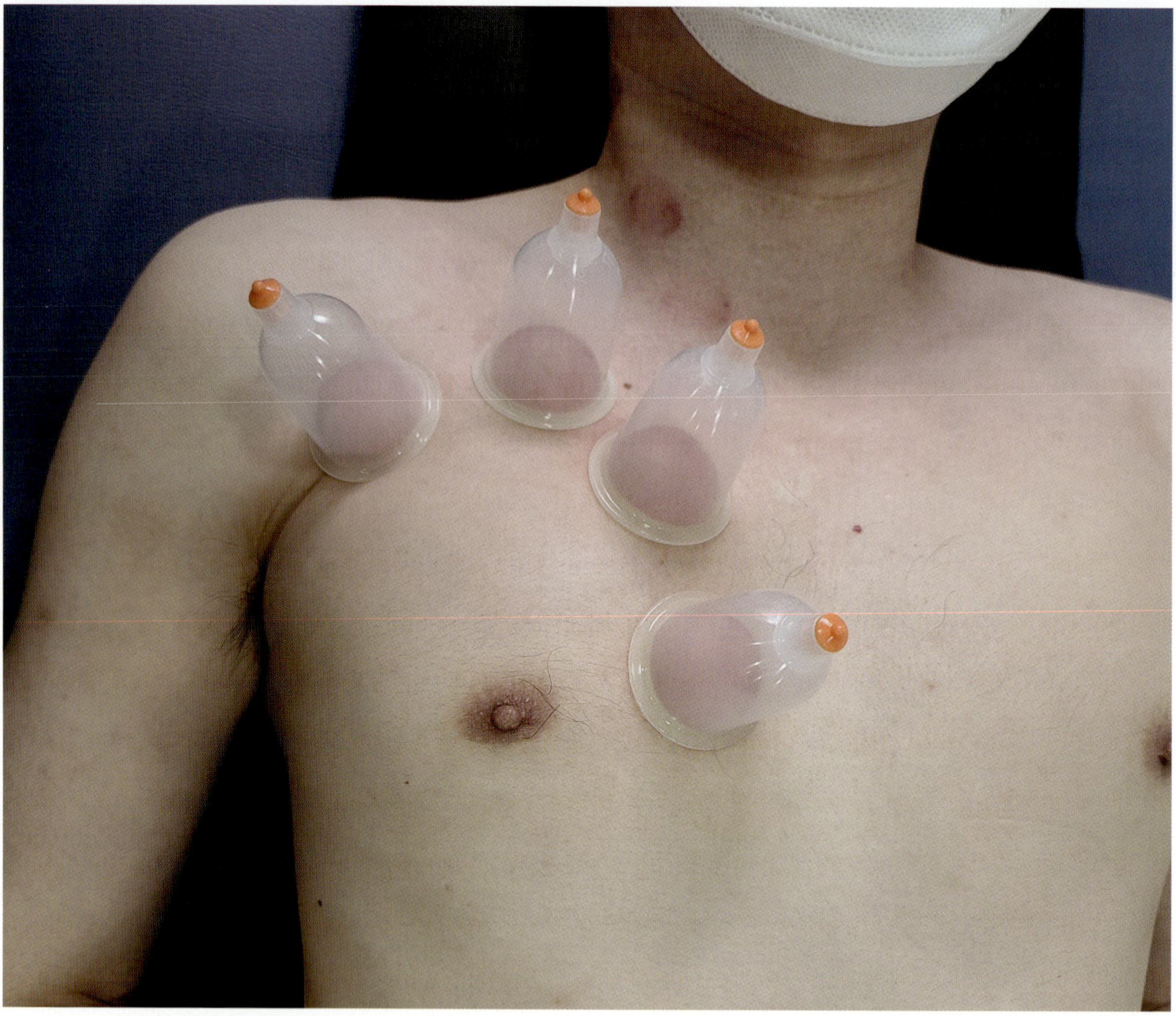

● **그림 4.** 대흉근 부항치료

주의 **설마 여기를 심자하는 분은 없겠죠?**

기흉을 주의해야 합니다. 혹여 과감하게 늑골을 촉진해서 맞춘다는 분들도 있지만, 가급적이면 초음파 유도하에 시술하시길 권유합니다.

02

소흉근

(Pectoralis minor, 작은가슴근)

핵심포인트

어깨통증을 호소할 때 기본적으로 풀어주면 좋은 근육

기시	늑골(rib) 3번에서 5번까지의 늑연골접합부(costochondral junction)
종지	오구돌기(coracoid process)

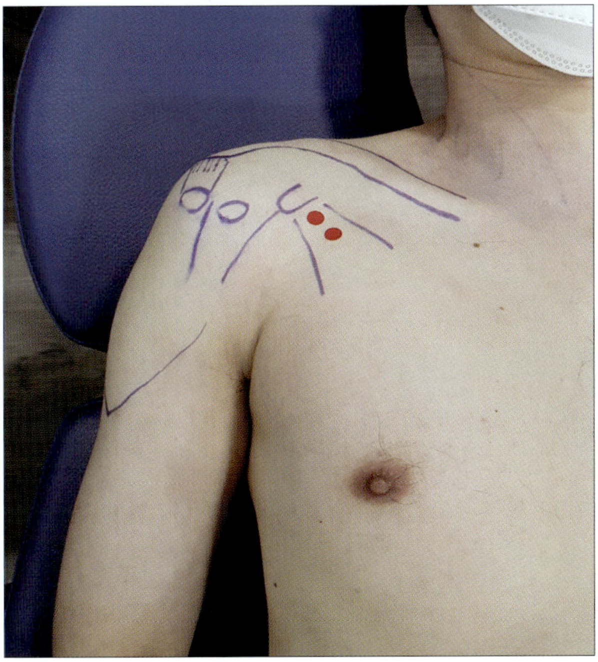

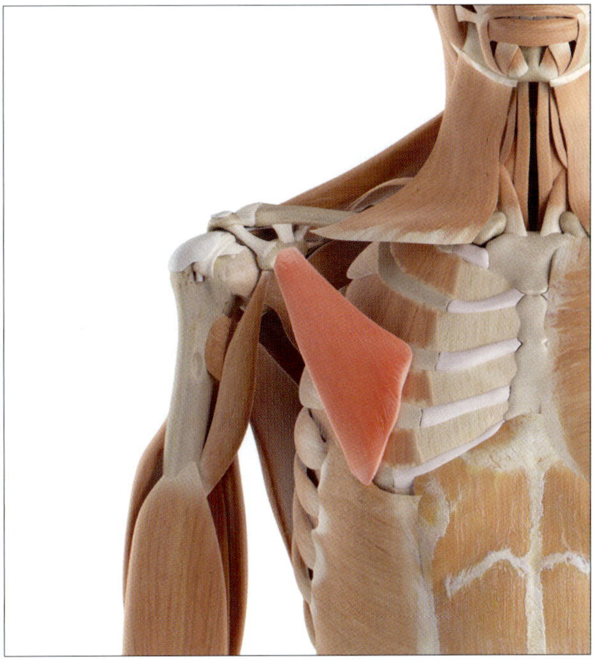

개괄

소흉근은 갈비뼈(3-5번) 전면에서 기시하여 견갑골의 오구돌기에 부착되는 근육입니다. 소흉근이 긴장되면 팔로 가는 신경을 압박하거나 견갑골을 하방회전(downward rotation)시키면서 앞으로 기울이기 때문에 라운드숄더를 악화시킬 수 있습니다. 기본적으로 소흉근의 직접적인 이상은 어깨 전면에 통증으로 나타납니다. 또한 소흉근이 긴장하여 팔로 가는 신경인 척골신경(ulnar nerve)과 내측상완피부신경(Medial brachial cutaneous nerve)을 압박하여 팔의 안쪽면의 감각이나 통증을 호소할 수 있습니다. 꼭 그런 것은 아니지만 팔을 올려서 저림이 심해진다면 좀 더 소흉근의 문제라고 볼 수 있습니다. 무엇보다 소흉근이 만성적으로 단축되면 라운드숄더를 심화시키고 어깨충돌을 야기할 수 있습니다. 그래서 어깨충돌증후군이나 많은 어깨 질환에서 꼭 이완시켜주면 좋은 근육 중 하나입니다.

근육촉진과 기능검사

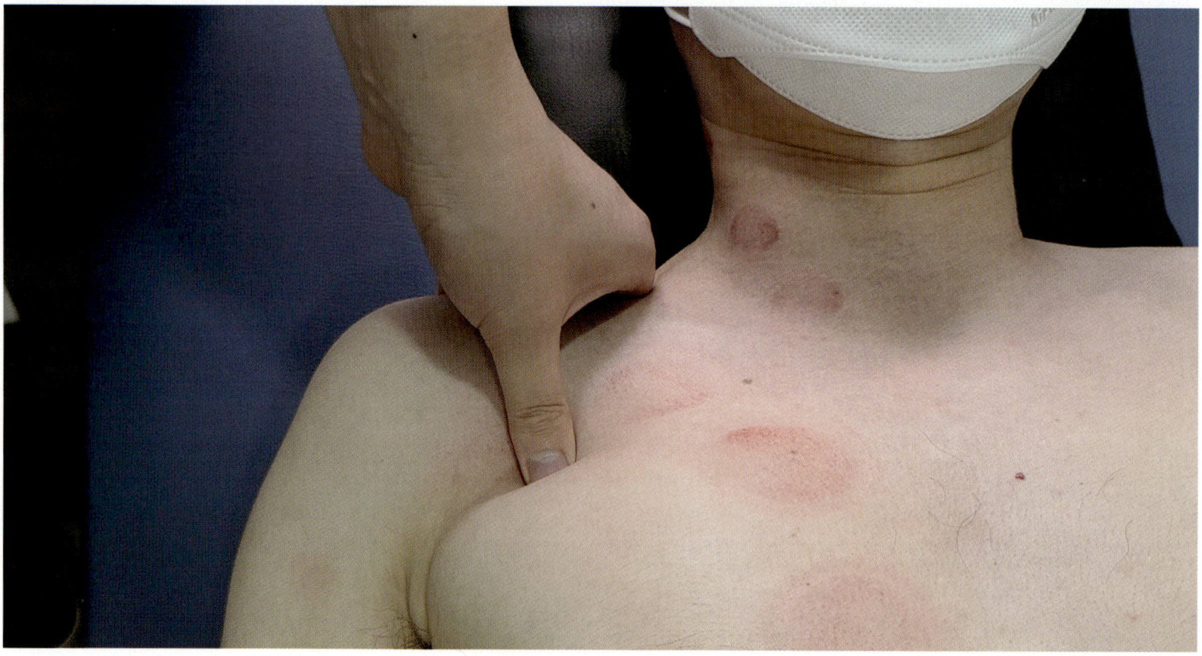

● 그림 1. 소흉근 촉진

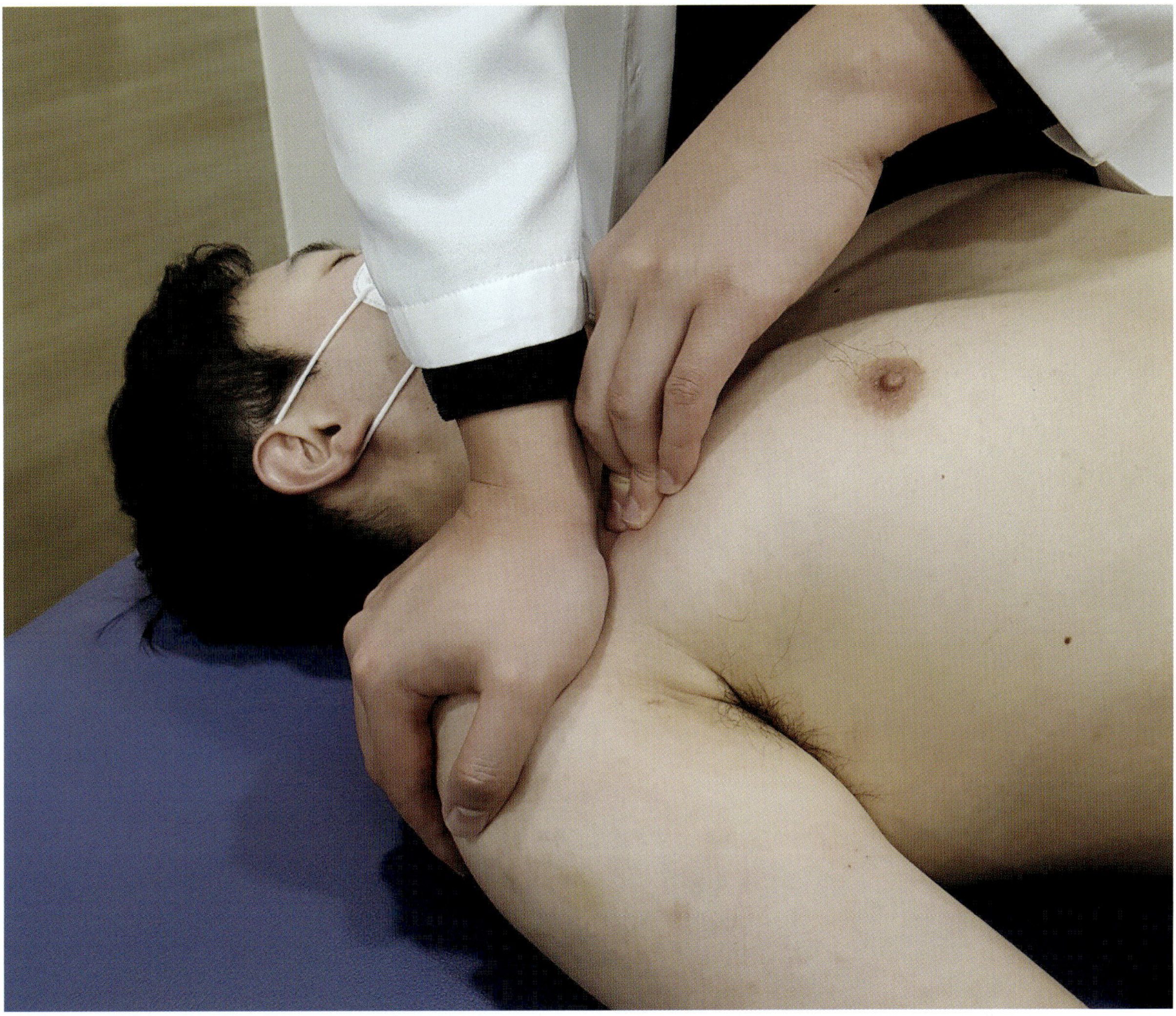

● **그림 2.** 어깨를 말아올릴 때, 소흉근의 긴장을 느낄 수 있습니다.

오구돌기의 하방 2 cm 내측에 손을 올려놓고 환자에게 어깨를 아래쪽이나 앞쪽으로 당기라고 합니다. 이때 수축되는 근육이 소흉근입니다.

소흉근-장축

운문(雲門, LU2), 중부(中府, LU1)

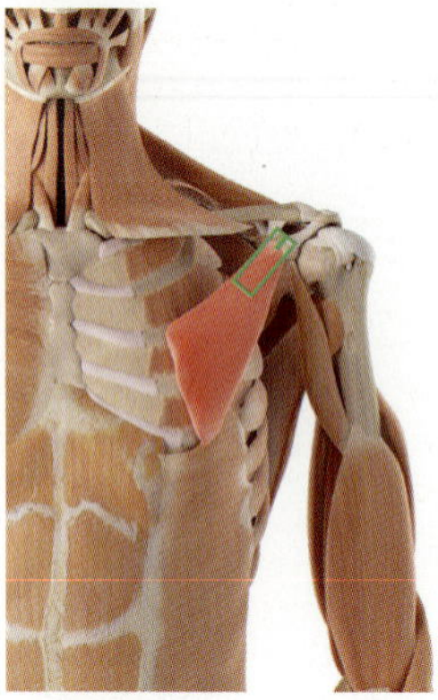

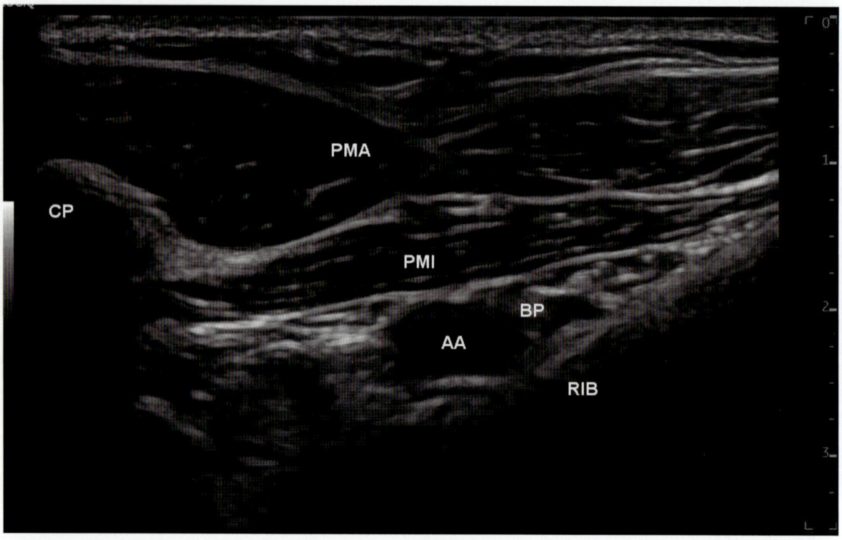

소흉근 장축 영상. 소흉근의 기시점인 오훼돌기(CP)에서 장축으로 촬영한 영상입니다. 소흉근은 1-2 cm 깊이로, 대흉근 아래에 위치한 것을 볼 수 있습니다. 소흉근의 아래로 액와동맥(AA)과 상완신경총(BP)이 관찰됩니다.

PMA, Pectoralis major(대흉근); **PMI**, Pectoralis minor(소흉근); **AA**, Axillary artery(액와동맥); **BP**, Brachial plexus(상완신경총); **CP**, Coracoid process(오훼돌기); **RIB**, 늑골.

소흉근-장축

고방(庫房, ST14)

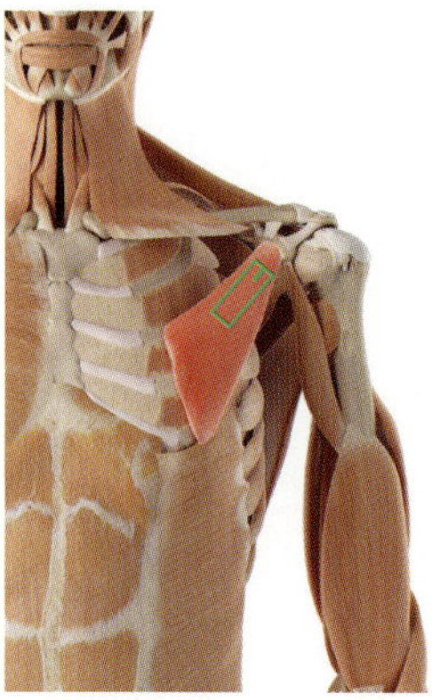

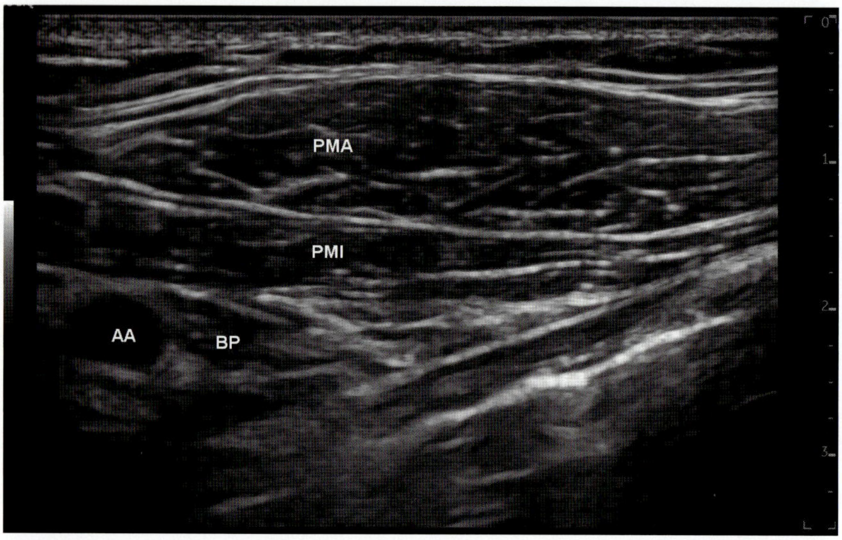

소흉근 장축 영상. 오훼돌기에서 근복방향으로 조금 이동하여 스캔한 영상입니다. 오훼돌기 주변에서는 소흉근 밑으로 액와동맥(AA)과 상완신경총(BP)이 지나기 때문에 자침 시 유의하여야 합니다.

PMA, Pectoralis major(대흉근); **PMI**, Pectoralis minor(소흉근); **AA**, Axillary artery(액와동맥); **BP**, Brachial plexus(상완신경총).

소흉근-단축

고방(庫房, ST14)

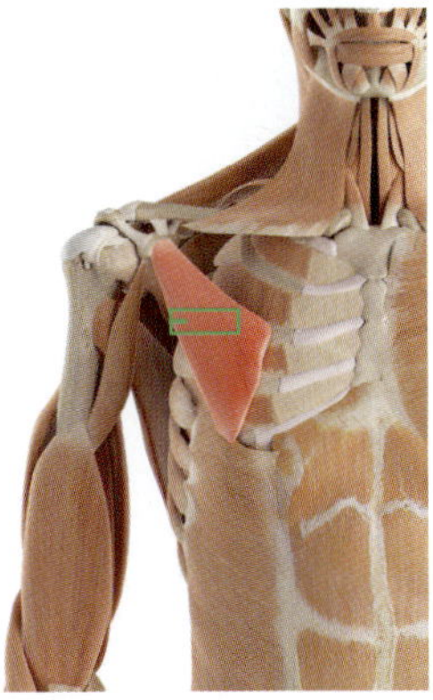

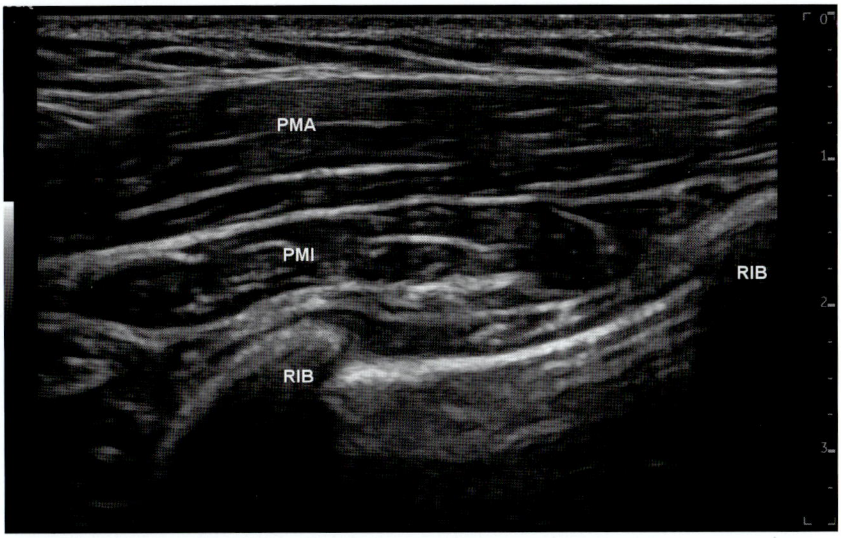

소흉근 단축 영상. 늑골 주변 소흉근(PMI)의 근복 영상입니다. 소흉근 위로는 대흉근(PMA)이, 아래로는 늑골(RIB)이 있는 것을 확인할 수 있습니다.

PMA, Pectoralis major(대흉근); **PMI**, Pectoralis minor(소흉근); **RIB**, 늑골.

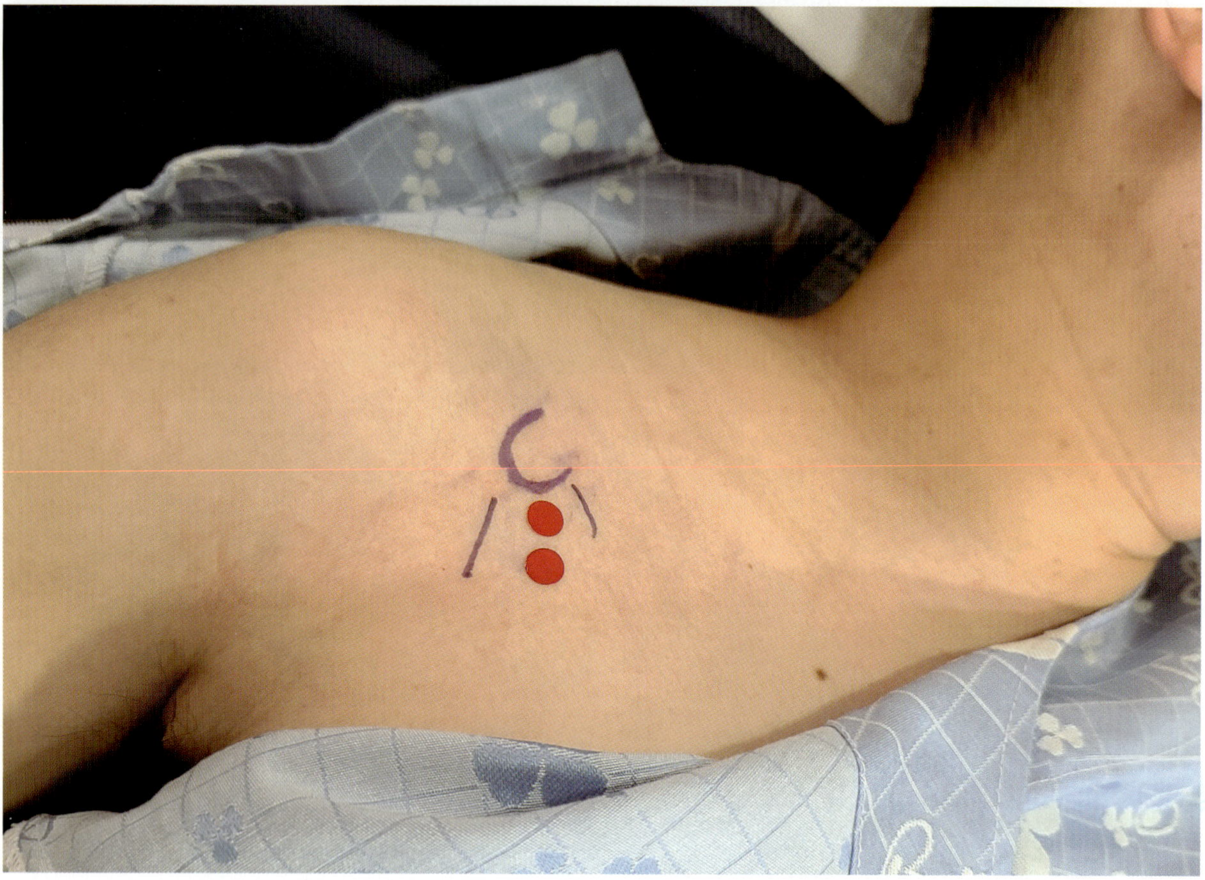

● 그림 3. 소흉근 압통점

압통점 촉진 : 소흉근은 대흉근 하방에 비교적 심부에 있는 근육입니다. 오구돌기에서부터 시작해 갈비뼈까지 천천히 촉진해나가면서 압통점을 찾습니다.

소흉근은 비교적 심부에 위치하며 기흉과 신경손상의 위험이 있으므로 부항이나 추나를 통해 이완시키는 것이 가장 안전합니다. 다만, 침치료 시 오구돌기를 잘 촉진하고 오구돌기 2-3 cm 이내 혹은 중부혈에서 침치료를 시행해 기흉을 예방합니다. 해당 부위 침치료 시 근육의 연축반응이 일어나는 경우 신경이 찌릿할 수 있기 때문에 미리 환자분에게 이야기를 해두는 것이 좋습니다.

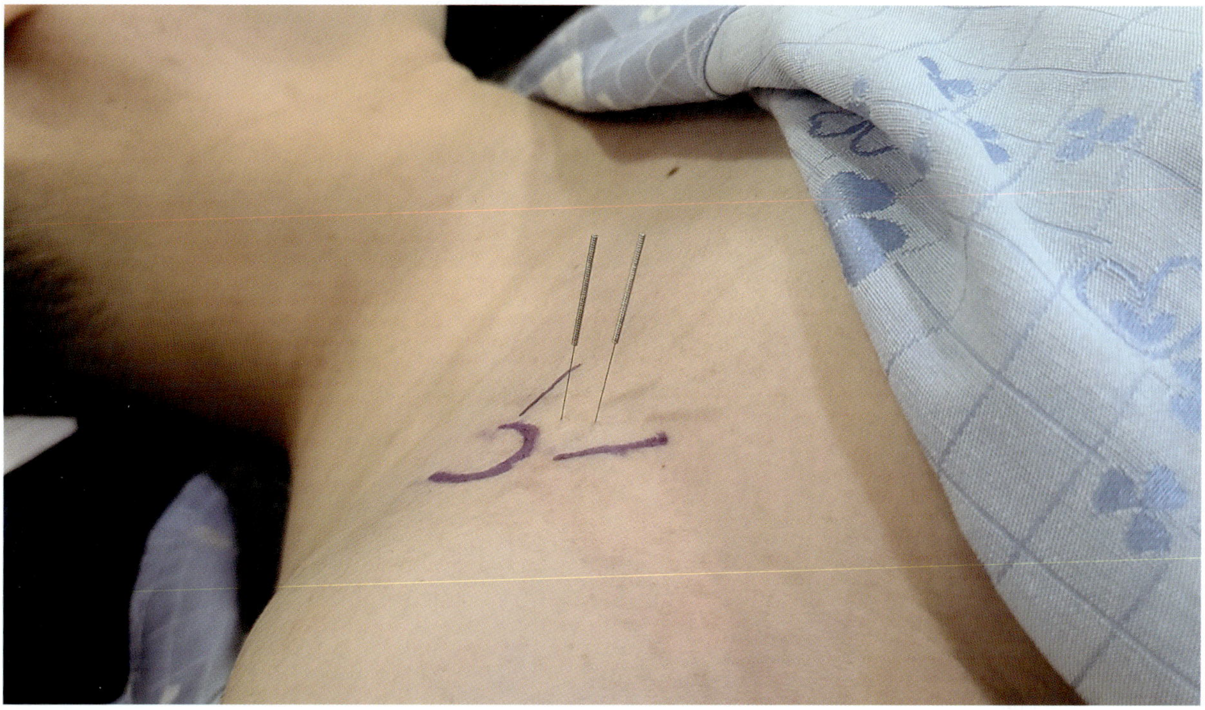

● **그림 4.** 소흉근 침치료

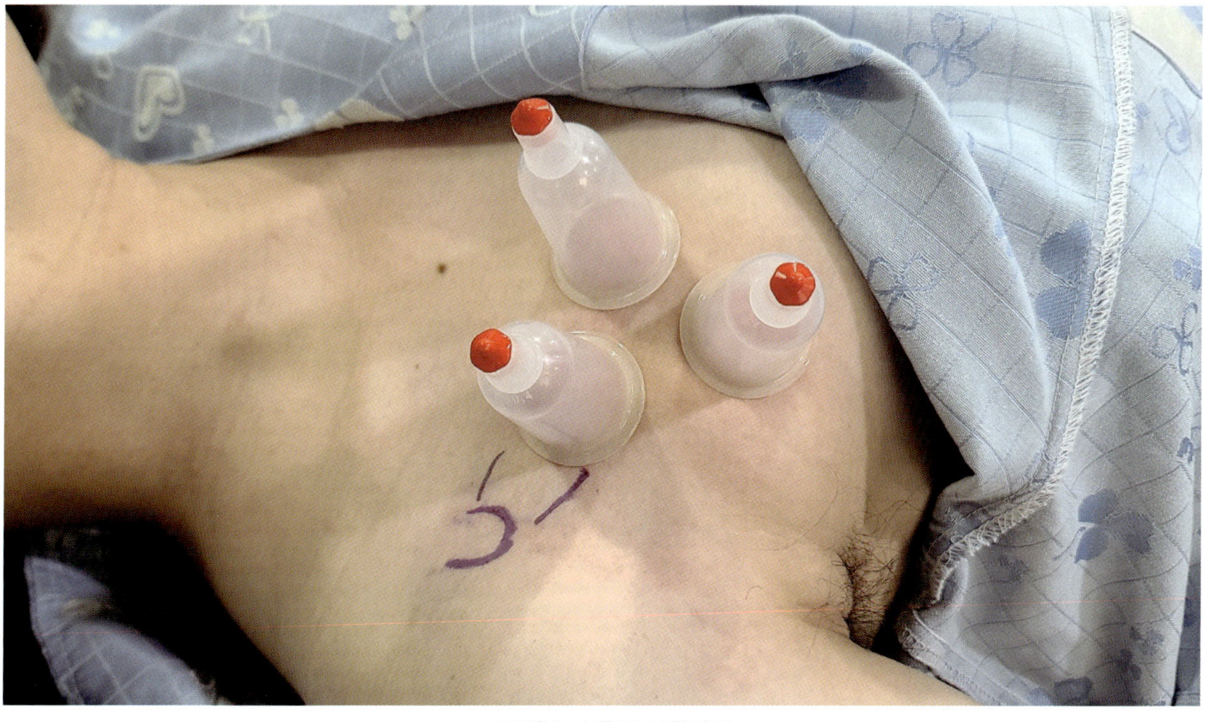

● **그림 5.** 소흉근 부항치료

03

능형근
(Rhomboid, 마름근)

핵심포인트

한의원 다빈도 증상! 날갯죽지 안쪽 능형근 부위 통증

기시	경추 7번(C7)에서 흉추 5번(T5)의 극돌기
종지	견갑골(scapula)의 내측연(medial border)

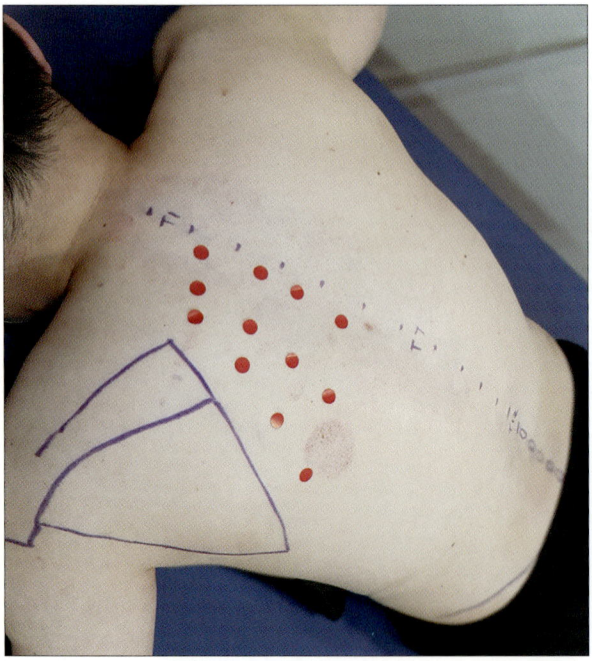

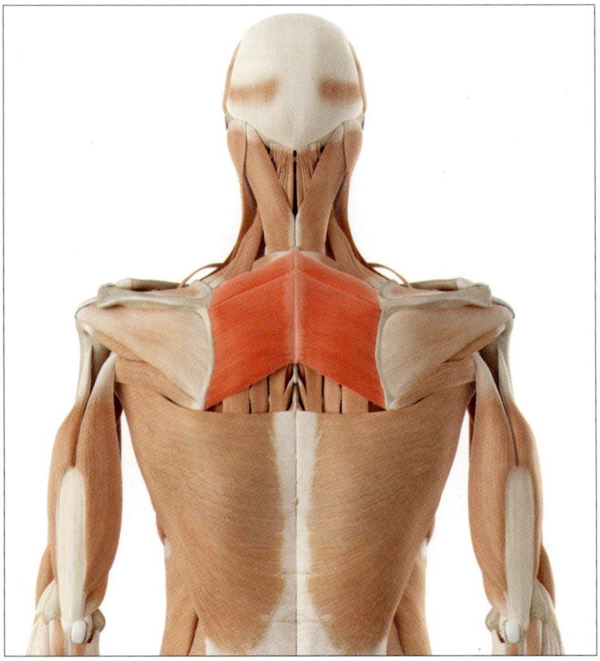

개괄

능형근은 극돌기(C7-T5)에서 시작하여 견갑골의 내측에 붙는 근육입니다. 견갑골을 안쪽으로 모아주고, 올리고, 하방회전시키는 작용을 하며 능형근이 약화되면 라운드숄더가 심해질 수 있기 때문에 강화해야 하는 근육입니다. 한의원에 참 많은 환자분들이 견갑골 내측, 소위 날갯죽지 안쪽에 통증을 호소하며 내원합니다. 만약 능형근이 자체적으로 긴장된 경우 견갑골을 움직일 때 능형근 부위에 통증을 호소합니다. 하지만 대부분의 경우 어깨 운동과 관계없이 통증을 호소하며, 이럴 때는 견갑배신경의 치료점인 중사각근이나 경추 후관절을 비롯한 목 문제를 의심해 볼 수 있습니다.

근육촉진과 기능검사

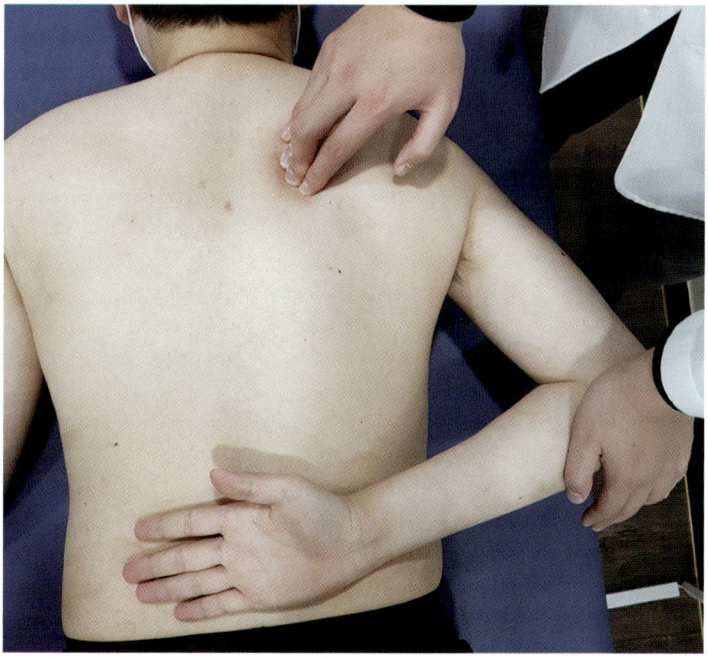

● **그림 1.** 능형근 촉진 및 기능검사

엎드린 자세에서 환자의 손을 허리 뒤로 위치시킨 후 팔꿈치를 올리게 합니다. 이때, 견갑골 내측과 척추 사이에서 수축되는 근육이 능형근입니다.

능형근-단축

족태양경근

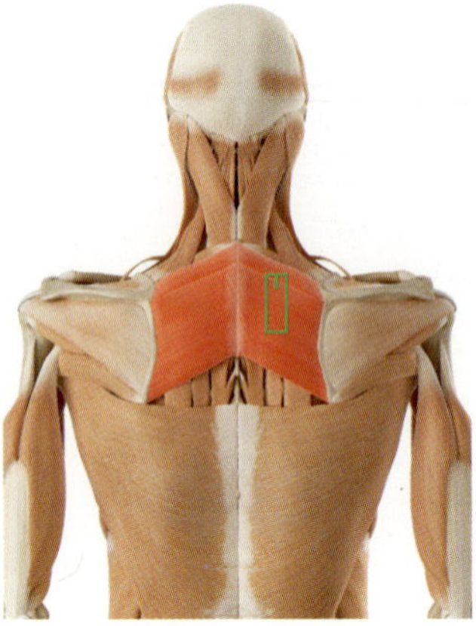

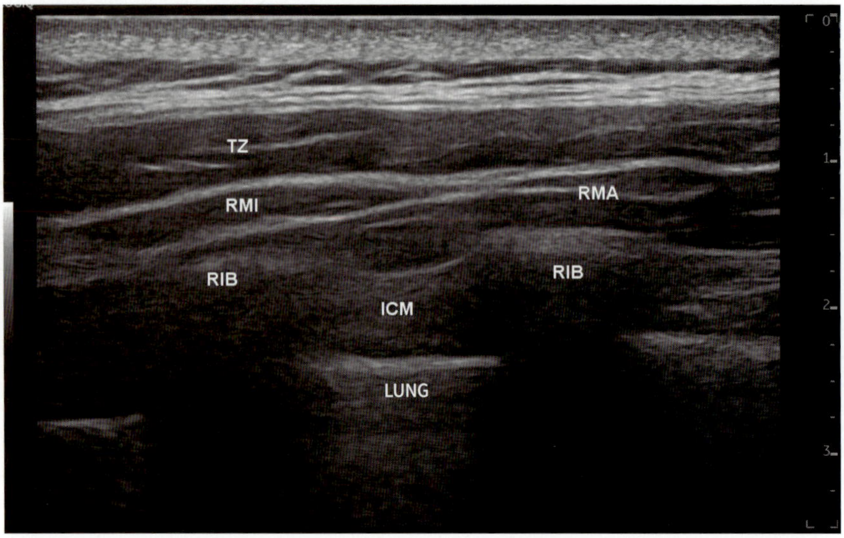

능형근 단축 영상. 소능형근(RMI)과 대능형근(RMA)을 함께 단축으로 스캔했습니다. 승모근이 능형근을 덮고 있고 그 아래 1-1.5 cm의 깊이에 소능형근(RMI)과 대능형근(RMA)을 관찰할 수 있습니다. 능형근 아래에 늑골(RIB) 사이로 늑간근(ICM)을 관찰할 수 있는데 늑간근 아래로 폐를 나타내는 흰색 선을 볼 수 있기 때문에 능형근을 자침할 시 늑간근 아래까지 침이 들어가서 기흉을 일으키지 않도록 조심합니다.

TZ, Trapezius(승모근); **RMI**, Rhomboid minor(소능형근); **RMA**, Rhomboid major(대능형근); **ICM**, Intercostal muscle(늑간근); **RIB**, 늑골; **LUNG**, 폐.

능형근-장축(대능형근)

족태양경근

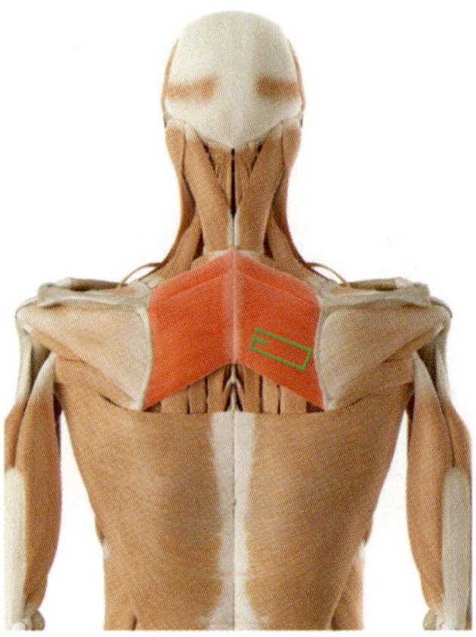

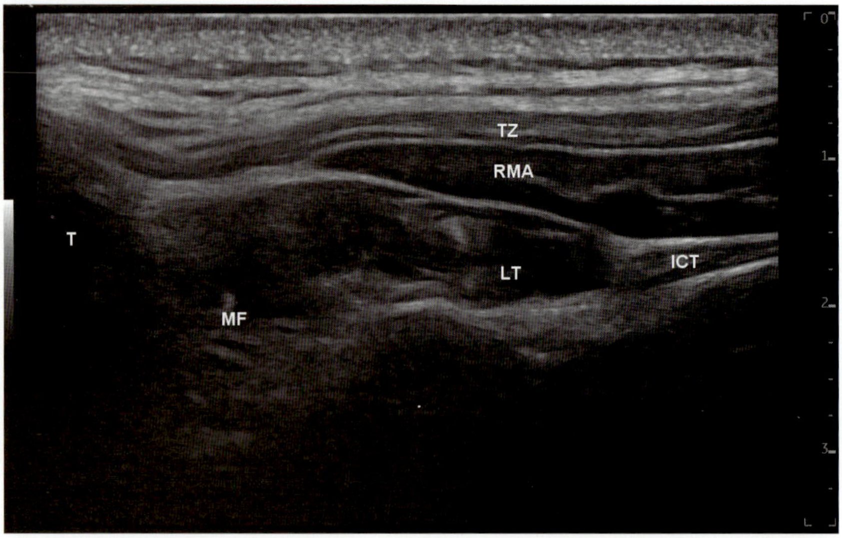

능형근 장축 영상. 흉추부터 기시하는 능형근의 기시부부터 장축으로 스캔한 영상입니다. 화면 좌측 흉추(T) 바로 옆 심부에서 다열근(MF)을 관찰할 수 있습니다. 그 옆으로 흉최장근(LT)과 흉장늑근(ICT)이 있고, 그 위 0.85-1.5 cm 깊이에 대능형근(RMA)이 있습니다.

TZ, Trapezius(승모근); **RMA**, Rhomboid major(대능형근); **ICT**, Iliocostalis thoracis(흉장늑근); **MF**, Multifidus(다열근); **LT**, Longissimus thoracis(흉최장근); **T**, Thoracic vertebrae(흉추).

능형근-장축(대능형근)

족태양경근

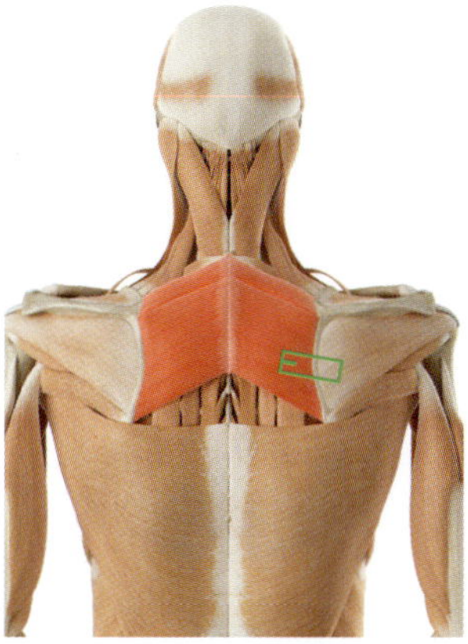

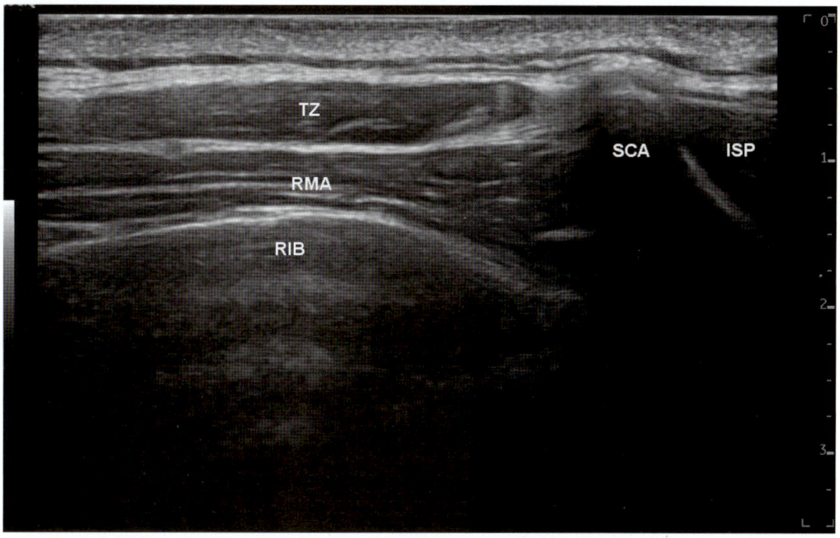

능형근 장축 영상. 능형근의 종지부인 견갑골(SCA) 주변을 장축으로 스캔한 영상입니다. 견갑골로 부착하는 승모근(TZ)과 대능형근(RMA)을 관찰할 수 있고 견갑골 우측 연에서는 극하근(ISP)도 관찰할 수 있습니다. 능형근은 1-1.5 cm의 깊이에 있는 것을 확인할 수 있습니다.

TZ, Trapezius(승모근); **RMA**, Rhomboid major(대능형근); **SCA**, Scapula(견갑골); **ISP**, Infraspinatus(극하근); **RIB**, 늑골.

능형근-장축(소능형근)

족태양경근

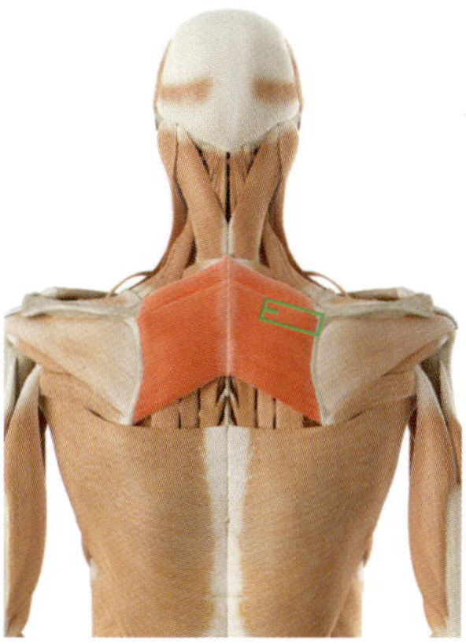

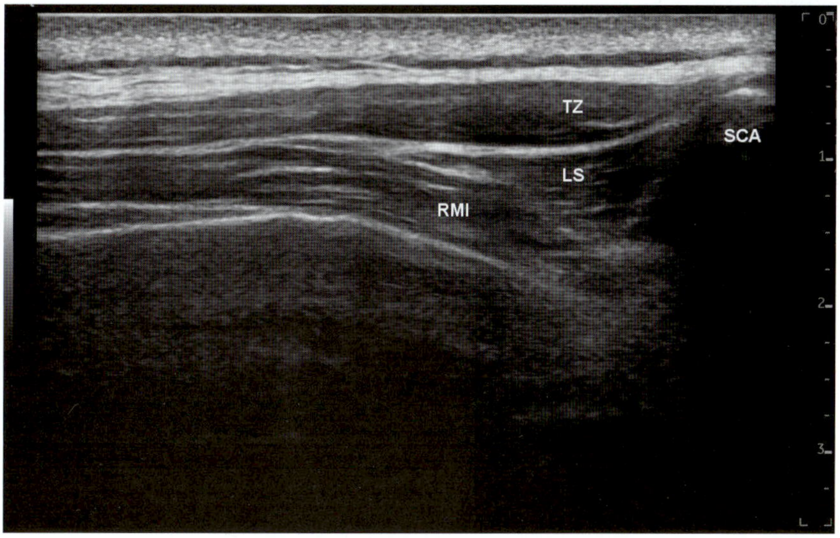

능형근 장축 영상. 소능형근(RMI)의 종지부인 견갑골 상각(SCA) 근처를 장축으로 스캔한 영상입니다. 견갑골 주변에서 승모근(TZ)의 아래로 소능형근(RMI)과 견갑거근(LS)이 만나는 것을 확인할 수 있습니다. 소능형근은 1-1.5 cm 깊이에 위치하고 있습니다. 너무 깊게 자입하면 기흉의 위험이 있어 주의합니다.

TZ, Trapezius(승모근); **LS**, Levator scapulae(견갑거근); **RMI**, Rhomboid minor(소능형근); **SCA**, Scapula(견갑골).

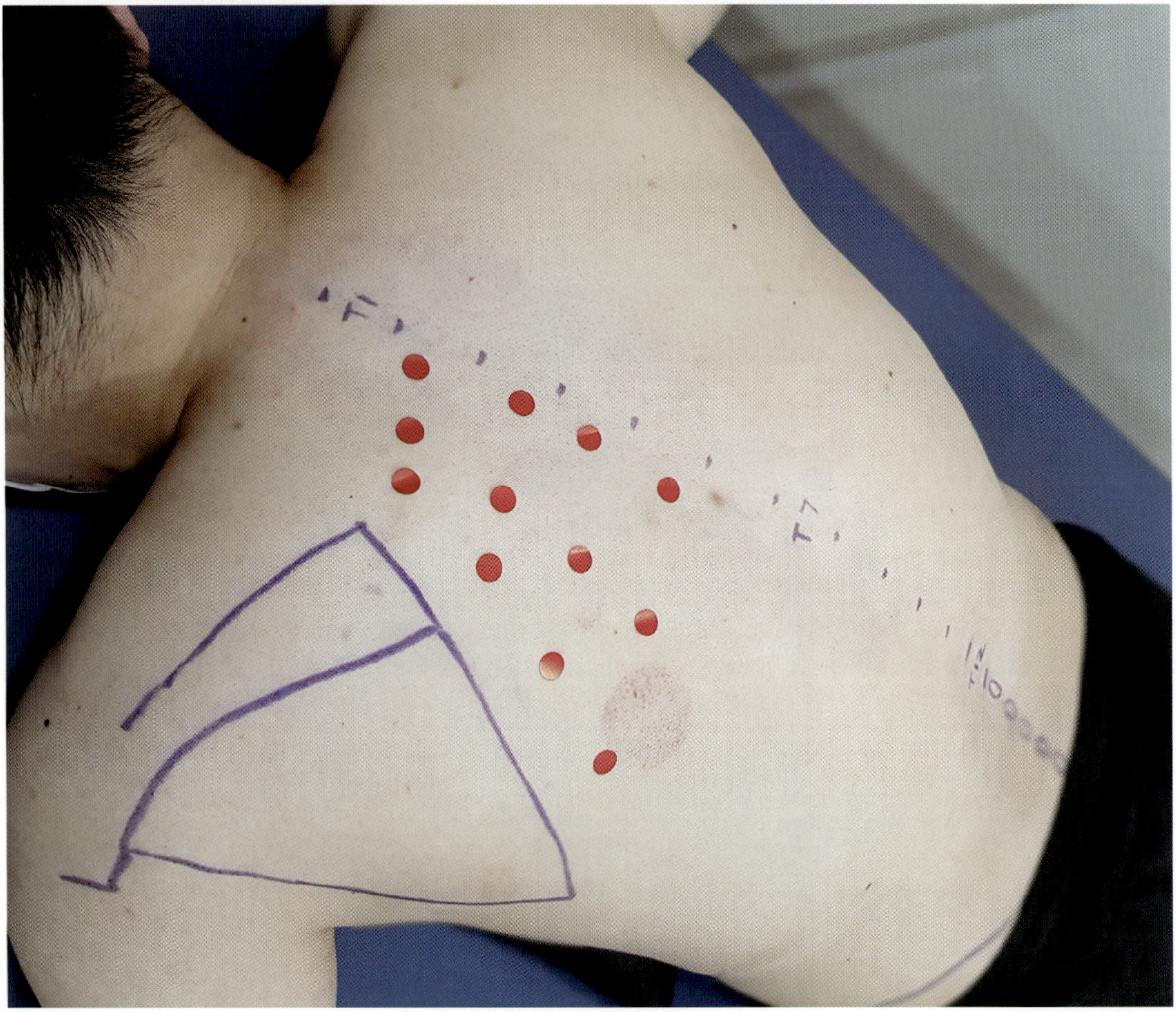

● 그림 2. 능형근 압통점

압통점 촉진 : 척추뼈(C7-T5) 후관절부터 견갑골 내측까지 근섬유방향과 수직으로 촉진하여 압통점을 찾습니다. 범위가 넓기 때문에, 환자에게 가장 아픈 지점을 물어보며 찾는 것이 효율적입니다.

능형근은 정말 기흉을 잘 일으킬 수 있는 근육으로 꼭 부항을 이용하여 치료하는 것이 좋습니다. 흉추 후관절 부위(극돌기로부터 1.5 cm 이내)는 기흉의 위험이 매우 적어 침치료가 가능합니다. 능형근을 직접 자입하기보다는, 해당 부위 피부에 침을 놓거나 피부에 포 뜨듯이 횡자하는 것을 추천드립니다. 굳이 침을 꼭 놓고 싶다면, 엎드린 자세에서 환자의 손을 허리 뒤로 위치시키고 날개뼈를 띄워놓은 자세에서 횡자합니다.

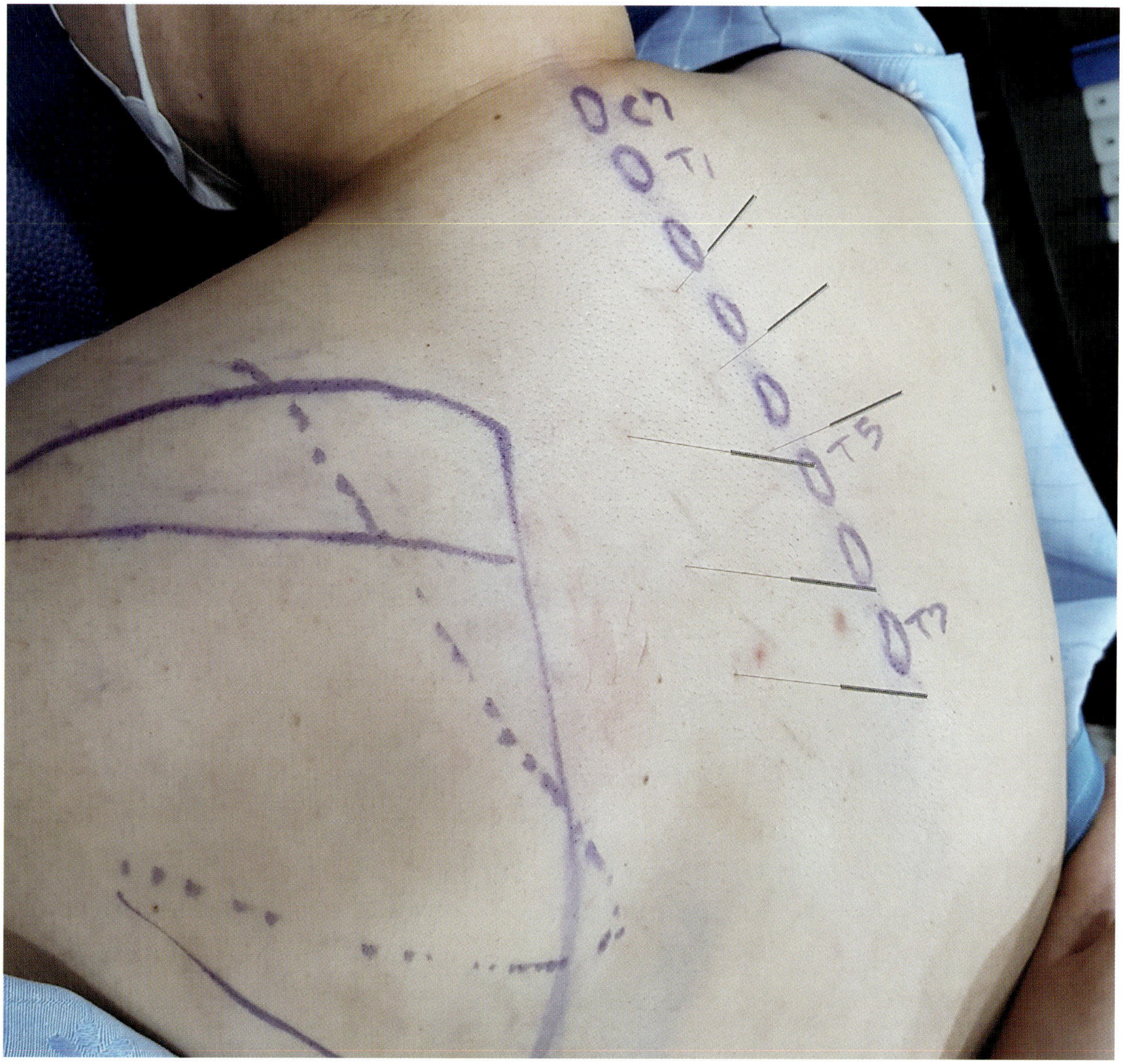

● 그림 3. 능형근 침치료

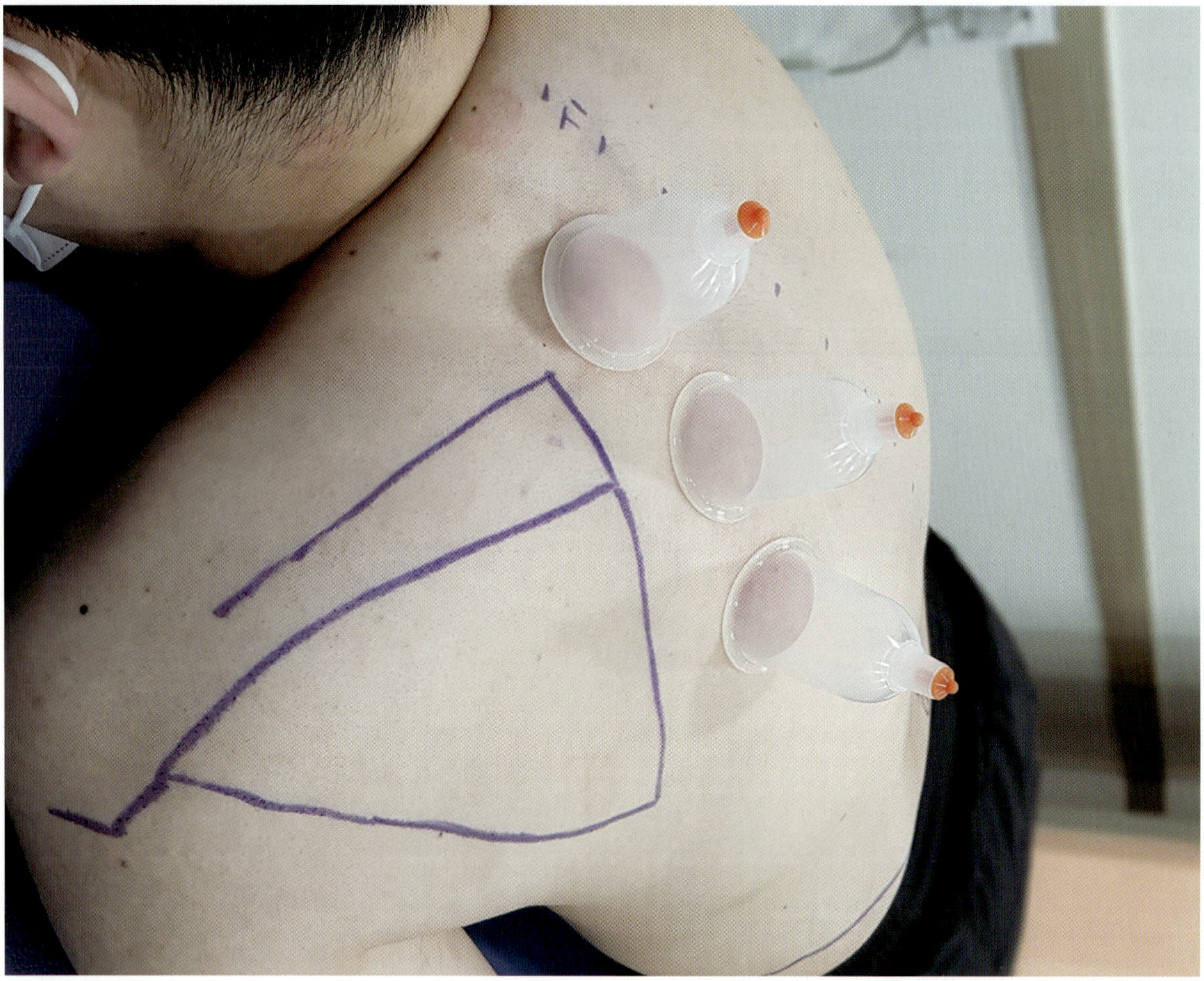

● **그림 4.** 능형근 부항치료

주의 **능형근 침치료, 기흉을 일부러 노리는 블랙컨슈머가 있다면?**

기흉은 꼭 자침이나 외상이 아니어도, 자연적으로 발생할 수 있으며 체질적으로 기흉이 가끔 오시는 분들이 있습니다. 환자가 알고 그럴 수도 있고 모르고 그럴 수도 있지만, 능형근 부위의 등통증을 호소하였는데 추후 기흉이라며 한의원에 연락이 올 수 있습니다. 충분히 조심히 시술했다면 여러분 입장에서는 억울할 것입니다. 하지만 능형근에 자침을 했다면 여러분이 불리합니다. 나쁜 환자는 일부러 그런 증상이 있고 자신이 기흉이 올 것을 알면서, 한의원 치료를 받고 나서, 배상을 요구합니다. 이럴 땐 덜미조차 줘선 안 됩니다. 저 같은 경우 능형근이 아프시면, "여기는 폐쪽이라, 부항 뜨면 시원하니까 부항으로 해드릴게요."하고 말씀드립니다. 그리고 차팅도 확실히 해놓습니다. 그렇다면 블랙 컨슈머라도 여러분을 이길 수 없을 겁니다. 거짓말 같다구요? 임상에 나오면 정말 있습니다.

04

전거근

(Serratus anterior, 앞톱니근)

핵심포인트

어깨가 안 올라갈 때, 한 번쯤 체크해봐야 할 근육

기시	전거근 상부 : 늑골(rib)1번과 2번 사이 전거근 중부 : 늑골(rib)2번, 3번, (4번) 전거근 하부 : 늑골(rib)4번, 5번, 6번, 7번, 8번, (9번)
종지	전거근 상부 : 견갑골(scapula)의 상각(superior angle) 전거근 중부 : 견갑골(scapula)의 내측연(medial border) 전거근 하부 : 견갑골(scapula)의 하각(inferior angle)

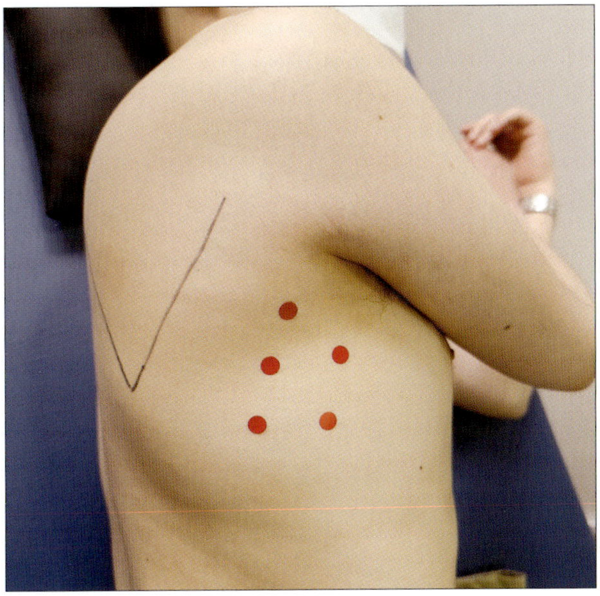

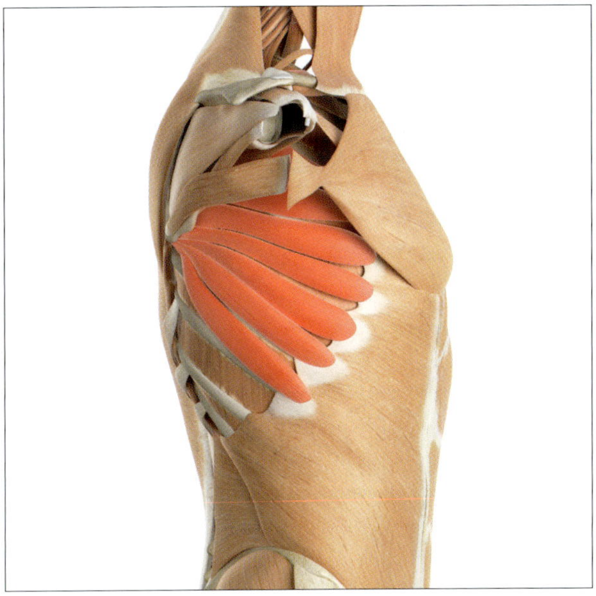

개괄

전거근은 갈비뼈 옆쪽에서 시작하여 견갑골의 안쪽으로 부착되는 근육입니다. 견갑골을 흉곽에 고정시키는 역할을 합니다. 전거근 자체의 통증으로 내원하는 경우는 드물며, 어깨가 잘 올라가지 않는 환자에게 압통을 체크해본 후 한 번쯤 확인하고 풀어주면 좋은 근육입니다. 전거근 자체에 문제가 생기면 갈비뼈 측면 액와부 아래쪽에 통증을 호소할 수 있으며 특히 심호흡을 하거나 달리기를 할 때 통증이 악화될 수 있습니다.

옆구리나 견갑골 하각의 통증, 익상견갑골, 동결견 등에는 전거근을 치료하면 좋습니다. 참고로 전거근의 약화가 지속되고 능형근이 약화되면 익상견갑골(winging scapula) 양상을 보입니다. 또한 견관절이 아파서 팔을 들지 못하는 견불거 증상에는 전거근, 사각근, 극상근, 극하근, 삼각근 등을 함께 치료해주면 좋습니다.

전거근은 장흉신경의 지배를 받는데요. 전거근의 압통점을 치료했음에도 호전이 더디다면 장흉신경(long thoracic nerve)이 나오는 경추 5번(C5)에서 경추 7번(C7) 신경근이나 장흉신경이 지나가는 사각근을 치료점으로 보고 치료하면 좋습니다.

윤상훈 원장의 임상꿀팁

어깨 외전이 안 될 때, 놓치면 안 되는 근육들

어깨의 외전이 안 될 때, 극상근이나 극하근, 소원근 같은 회전근개 근육들만 체크하고 치료하는 경우가 많습니다. 하지만 견갑골 주변의 근육이 긴장되면 견갑골의 회전을 방해해 어깨가 잘 외전되지 않는 경우도 적지 않습니다. 그래서 견갑골 주변의 근육인 전거근과 능형근, 승모근, 소흉근의 압통도 꼭 함께 체크해서 풀어주면 어깨가 더 잘 움직이게 됩니다.

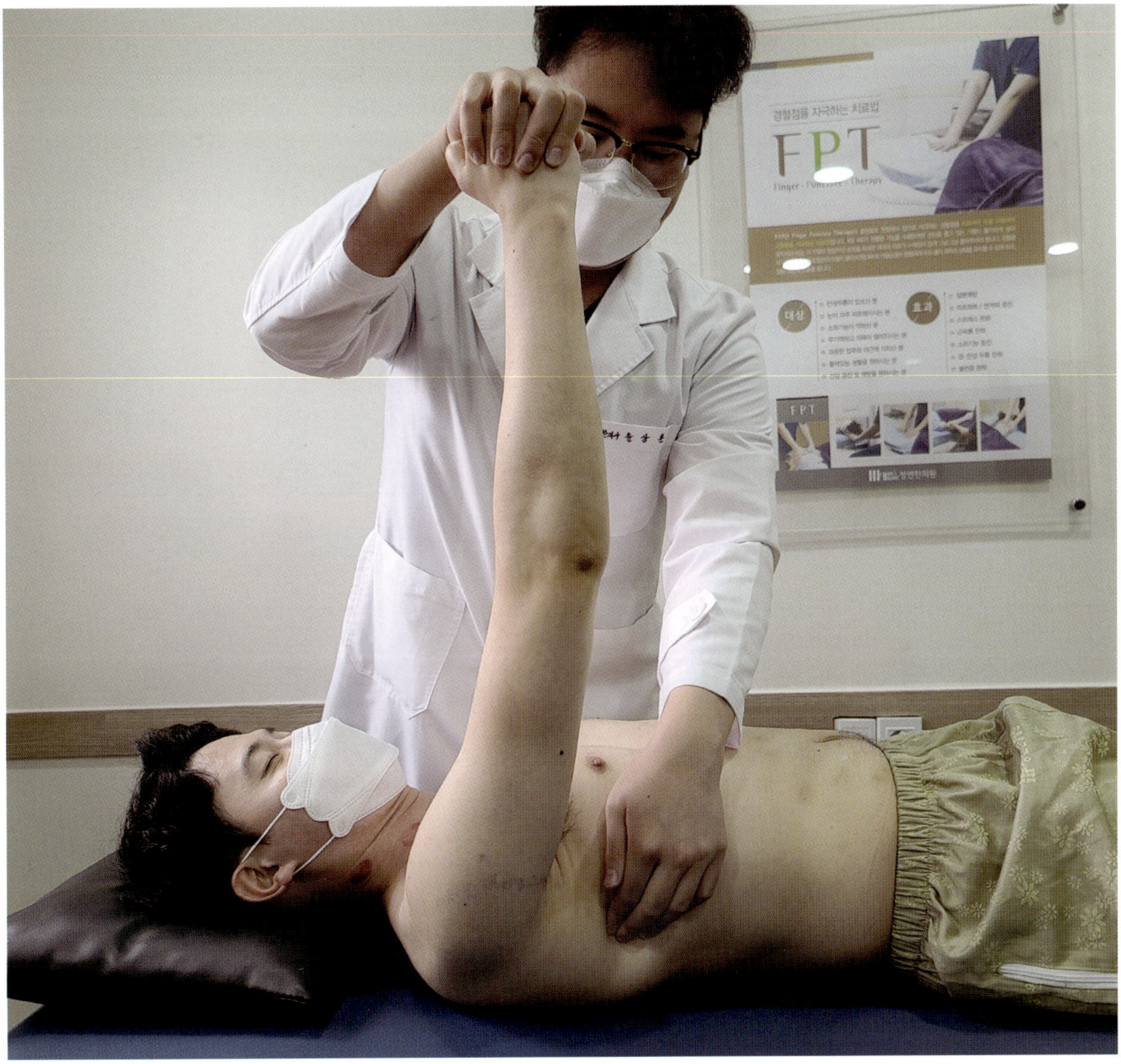

● **그림 1.** 전거근의 촉진 및 기능검사

환자는 누운 자세에서 주먹을 하늘 위로 뻗습니다. 시술자는 한 손을 겨드랑이 아래쪽에 가볍게 촉진하고 다른 손으로 환자의 주먹을 감싸줍니다. 환자가 주먹을 하늘로 밀어올릴 때 시술자는 저항하는 힘을 주며 이때 전거근의 수축을 느낄 수 있습니다.

전거근-장축(늑간)

족소양경근

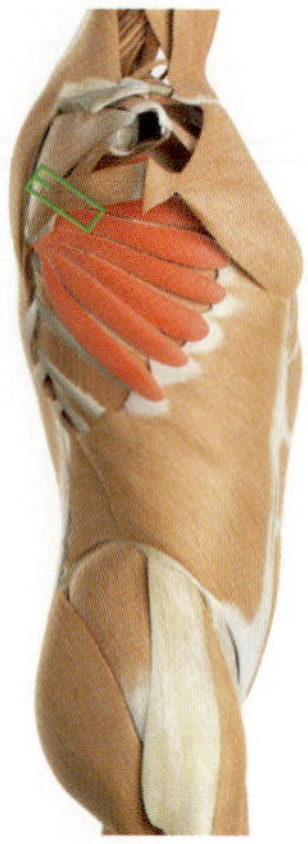

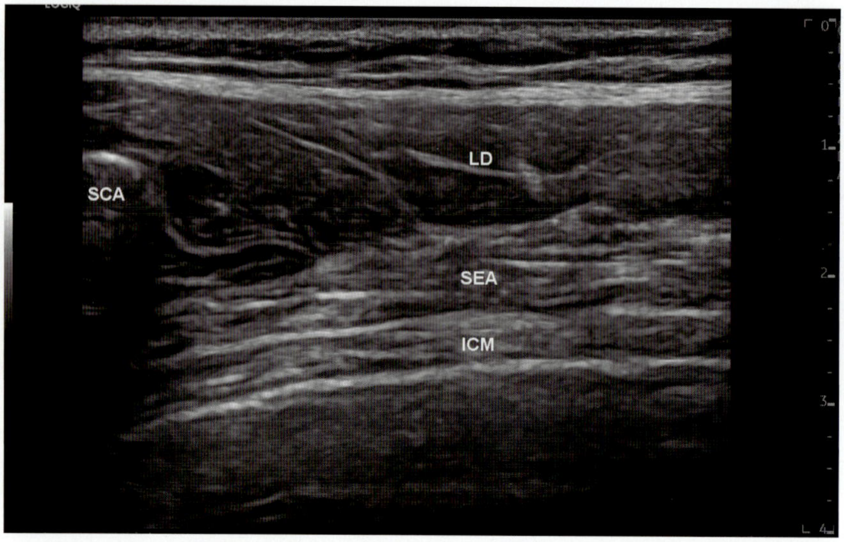

전거근 장축(늑간) 영상. 전거근의 종지부인 견갑골(SCA)에서 장축으로 스캔한 영상입니다. 표층에서 광배근(LD)을 관찰할 수 있고 그 아래에 1.6-2.3 cm 정도의 깊이로 전거근(SEA)이 위치하는 것을 관찰할 수 있습니다. 전거근의 아래에는 늑간근(ICM)이 전거근과 주행을 같이하는 것도 관찰할 수 있습니다.

LD, Latissimus dorsi(광배근); **SCA**, Scapula(견갑골); **SEA**, Serratus anterior(전거근); **ICM**, Intercostal muscle(늑간근).

전거근-장축(늑골 위)

족소양경근

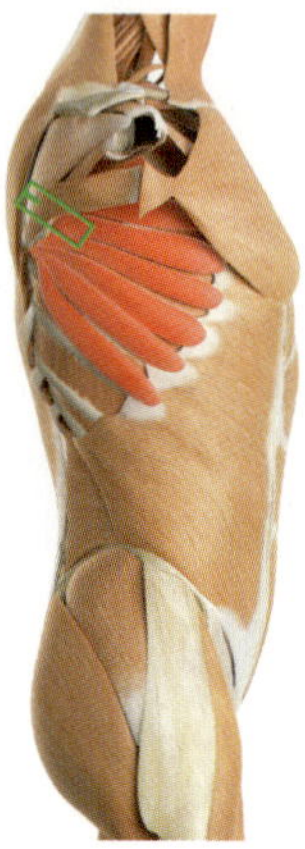

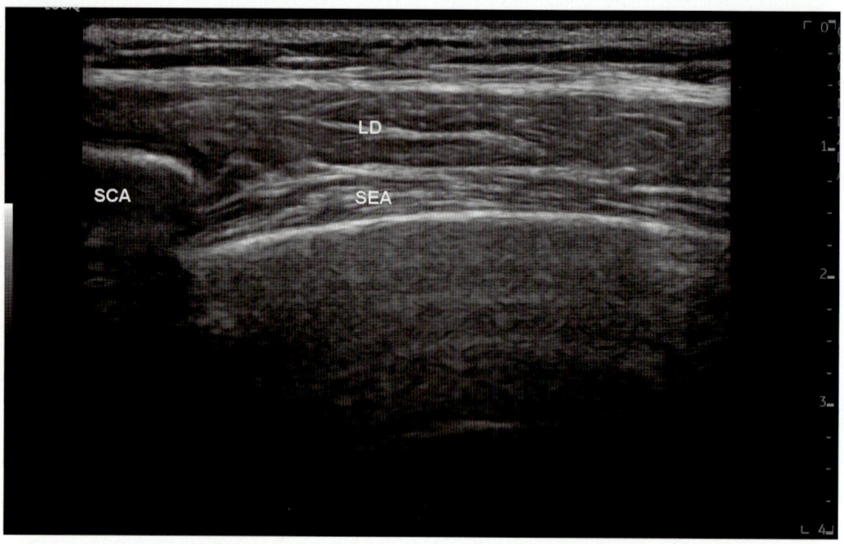

전거근 장축(늑골 위)영상. 늑골 위에 주행하는 전거근(SEA)을 스캔한 영상입니다. 견갑골(SCA) 내측연에 부착하는 전거근을 관찰할 수 있고 전거근 위에서 광배근(LD)을 관찰할 수 있습니다.

LD, Latissimus dorsi(광배근); **SCA**, Scapula(견갑골); **SEA**, Serratus anterior(전거근).

전거근-단축

족소양경근

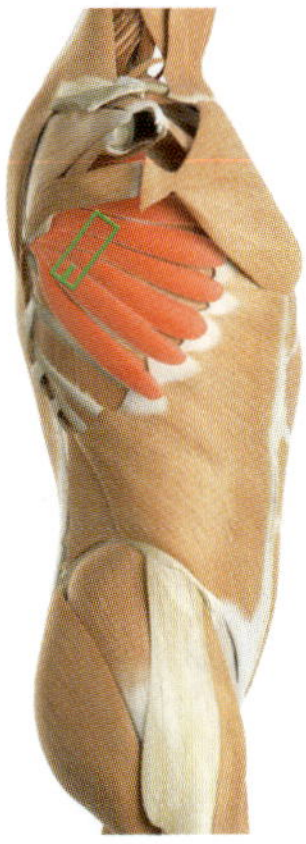

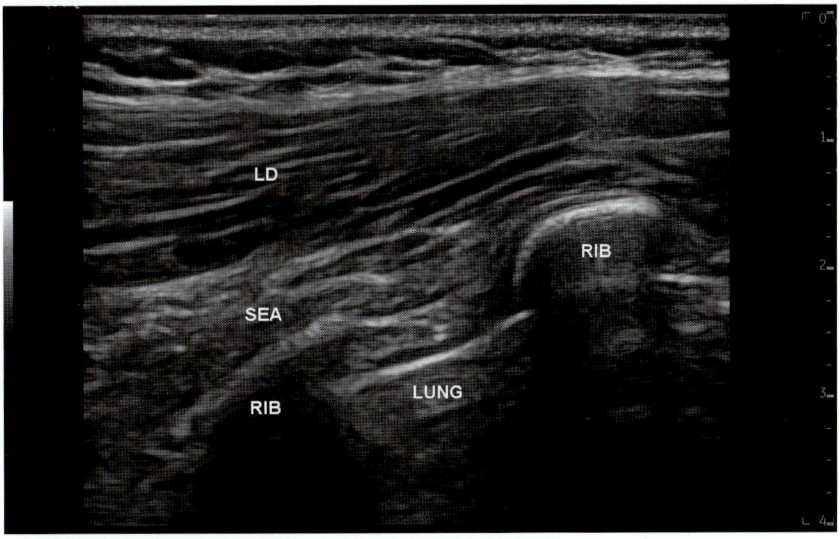

전거근 단축 영상. 전거근(SEA)의 위에서 광배근(LD)이 덮고 있는 것을 관찰할 수 있고 그 아래의 전거근이 늑골(RIB)에서 기시하는 것을 볼 수 있습니다. 늑골 사이에서 폐를 바로 확인할 수 있기 때문에 자침 시에는 매우 주의하여 기흉을 예방합니다.

LD, Latissimus dorsi(광배근); **SEA**, Serratus anterior(전거근); **RIB**, 늑골; **LUNG**, 폐.

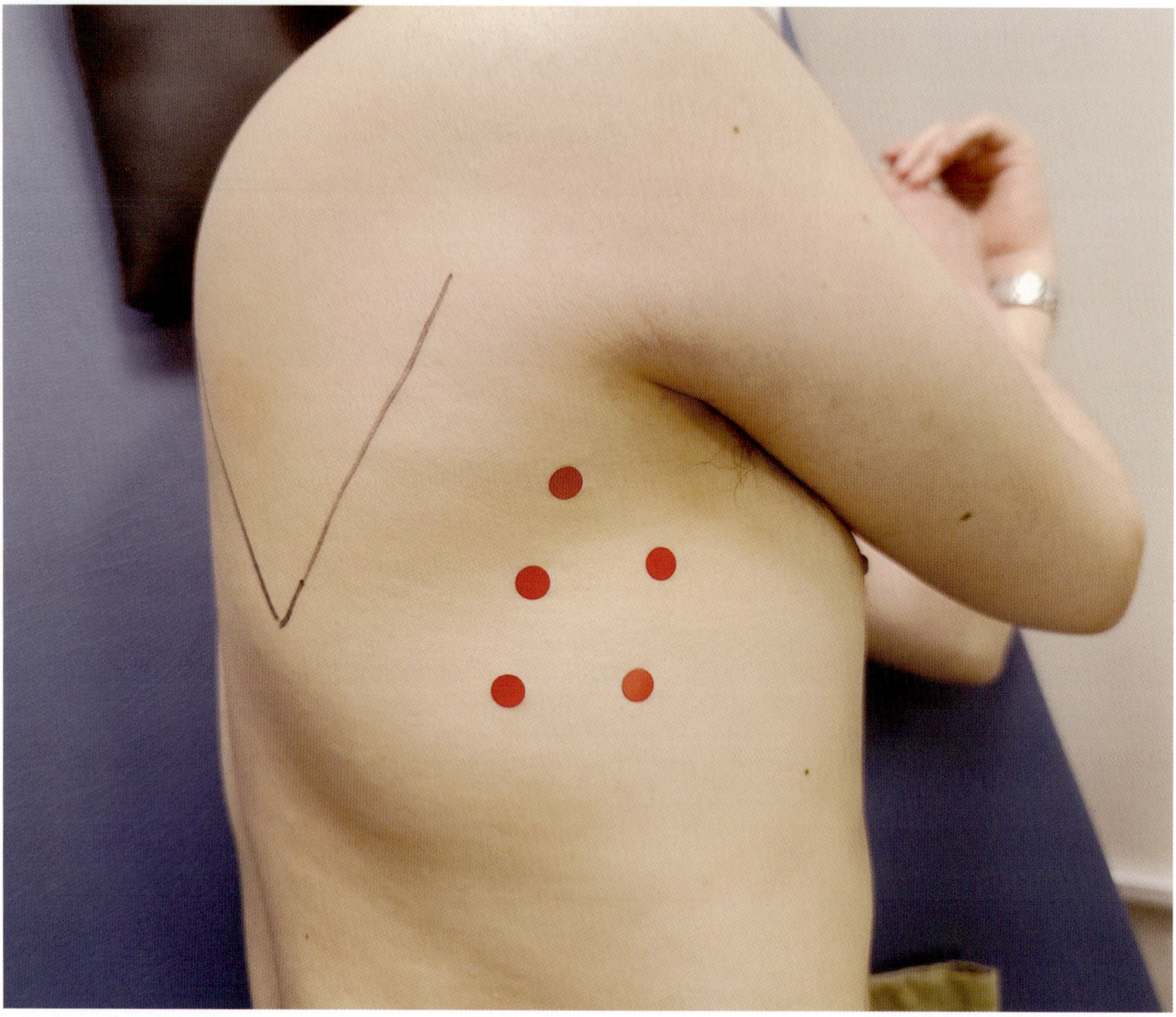

● 그림 2. 전거근의 압통점

압통점 촉진 : 전거근은 누르면 전반적으로 다 아픈 경향이 있습니다. 그리고 정확한 포인트에 자침하기 보다는 전반적으로 부항을 떠주는 것이 효율적입니다.

전거근은 기흉의 위험이 있으므로 부항치료를 주로 시행합니다. 다만, 옆구리에 통증을 많이 호소하는 경우 피부층에 아주 얕게 횡자하여 전침을 걸어줍니다. 혹은 침을 찌르고 바로 빼는 단자발침을 하는 것이 좋습니다.

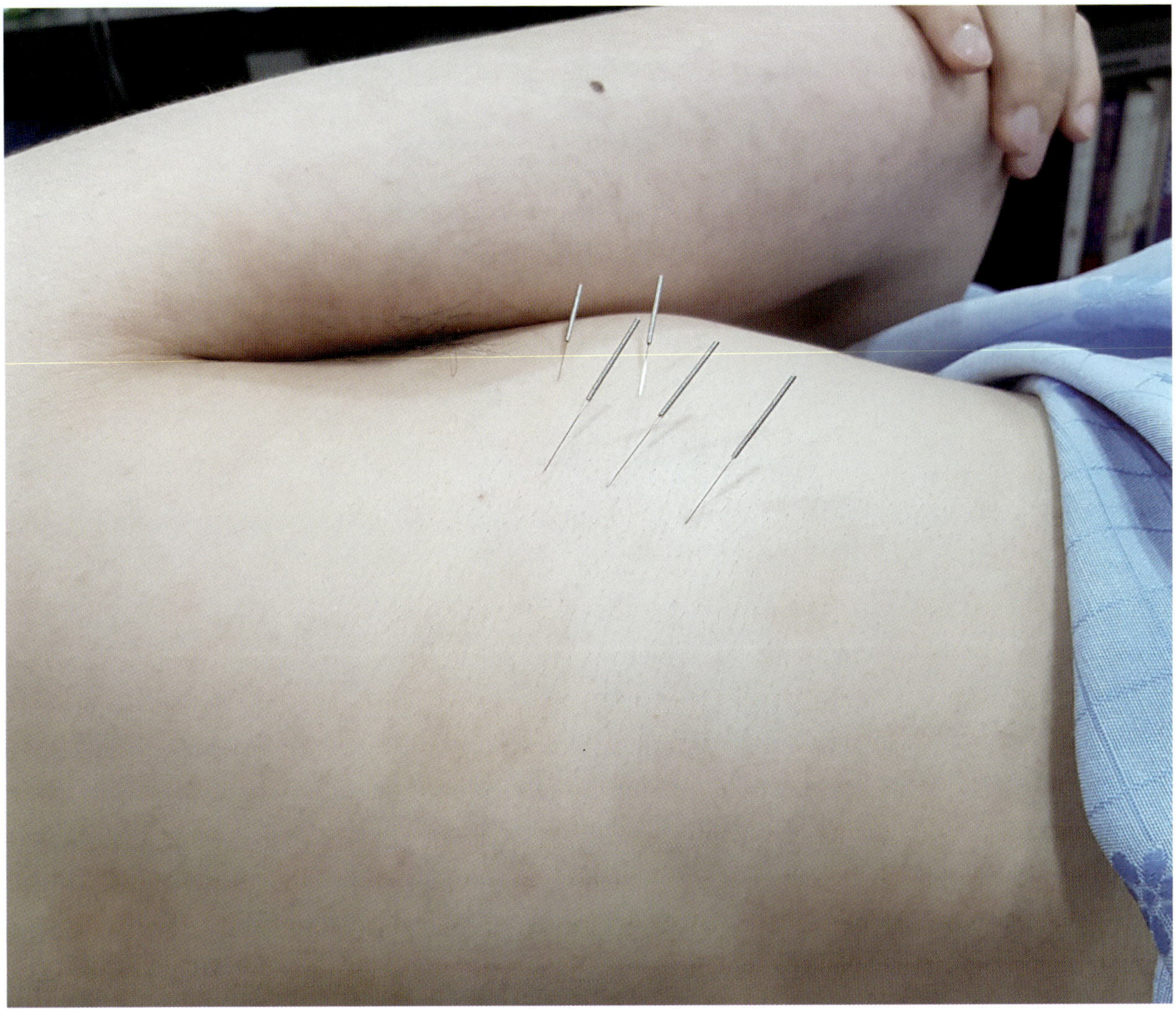

● 그림 3. 전거근 침치료

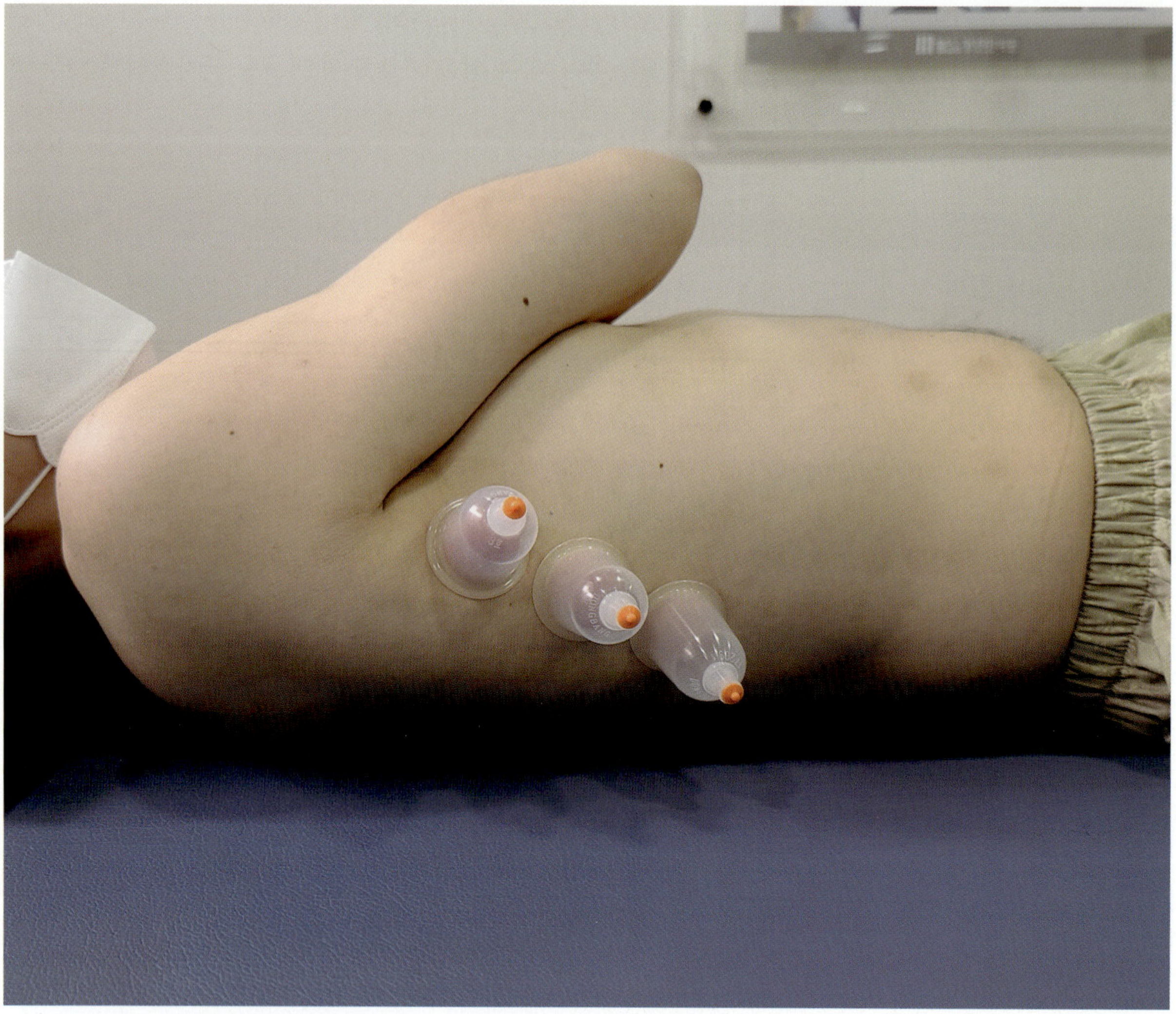

● 그림 4. 전거근 부항치료

05

흉추 다열근
(Multifidus, 뭇갈래근)

핵심포인트

등통증뿐만 아니라 자율신경 압박으로 다양한 증상을 일으킬 수 있는 근육

기시	흉추 횡돌기(transverse process)
종지	기시보다 1-4(5) 레벨 위의 극돌기

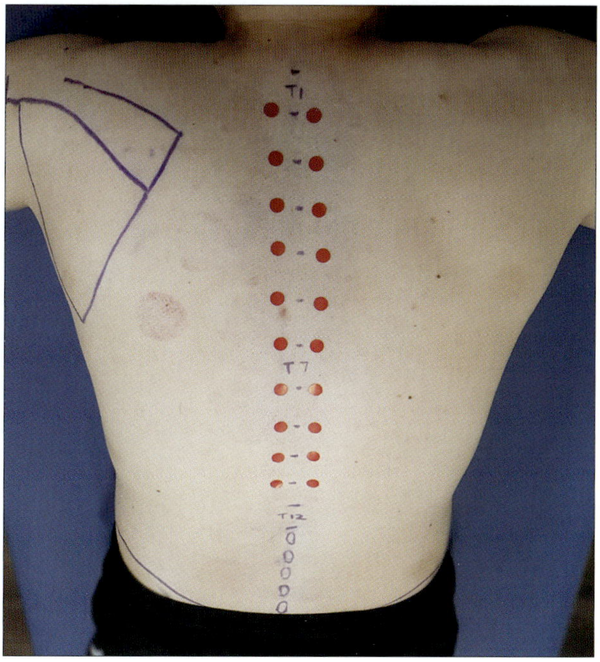

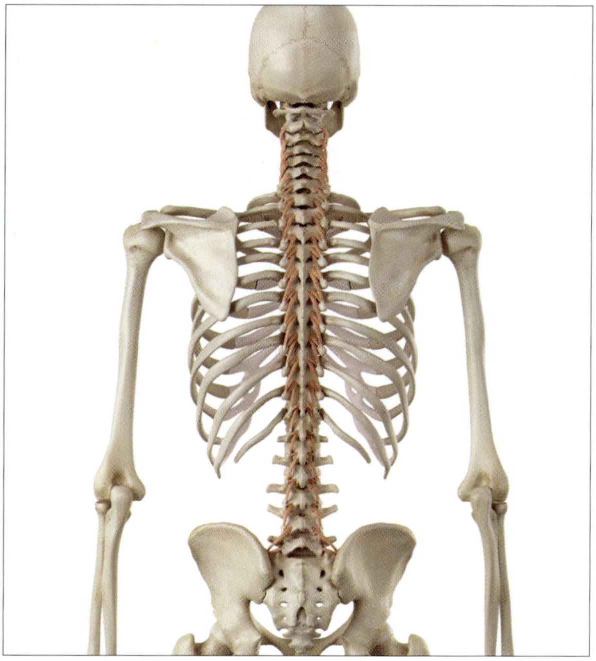

개괄

흉추 횡돌기에서 기시하여 윗 분절 극돌기에 종지하는 근육으로, 척추 심부 근육 중 하나입니다. 동작보다는 척추안정화에 기여하는 근육입니다. 이 근육은 흉추의 극돌기나 후관절 주변에 깊숙한 통증뿐만 아니라 척추 주위 신경을 압박해 다양한 증상을 일으킬 수 있습니다. 소화불량 증상에 동일한 분절인 T7 격수혈을 풀어주는 것이 그 예라고 할 수 있습니다.

근육촉진과 기능검사

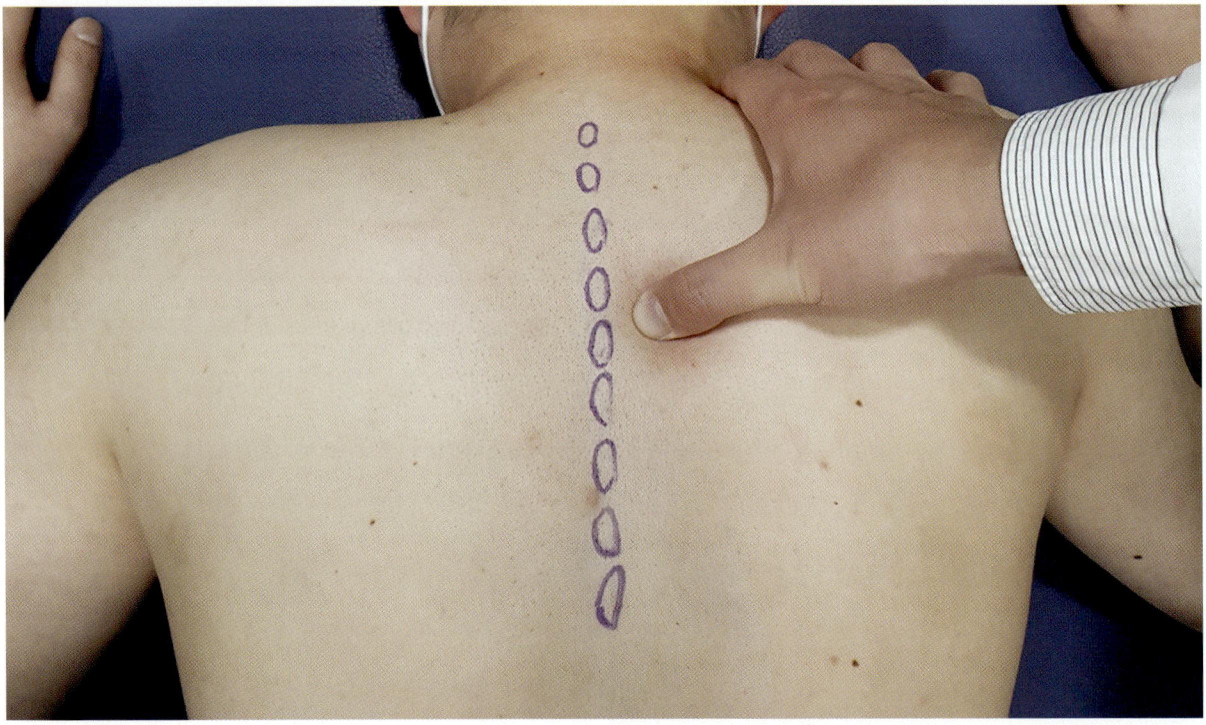

● 그림 1. 흉추 다열근의 촉진, 흉추 극돌기 촉진 후 바로 옆에서 촉진합니다.

흉추의 극돌기를 촉진 후 극돌기 외측 1.5 cm에서 흉추의 후관절을 향해 깊게 압박하여 촉진합니다. 양측과 위아래를 비교하여 강한 압통을 호소하는 부위를 찾습니다.

흉추 다열근-단축

심수(心兪, BL15)

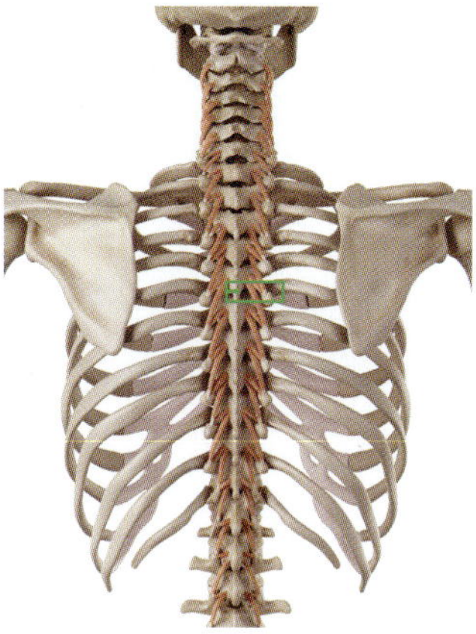

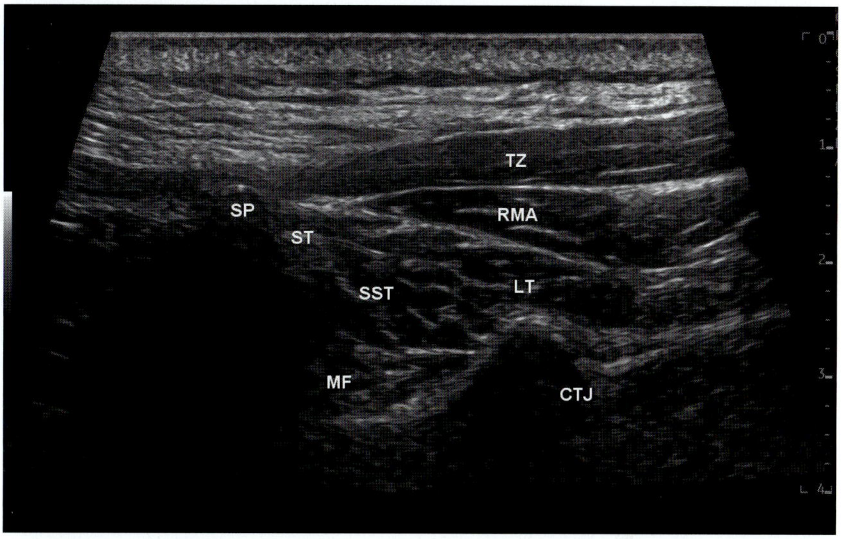

흉추 다열근 단축 영상. 흉추 다열근(MF)은 흉추 극돌기(SP) 바로 인접한 심부에 2.5-3.4 cm 정도의 깊이에 위치하고 있습니다. 흉추 다열근의 위로 흉반극근(SST)과 흉극근(ST)이 있습니다. 조금 더 바깥쪽(lateral)으로 가면 늑골횡돌기관절(CTJ)을 관찰할 수 있고 그 위에 흉최장근(LT), 대능형근(RMA), 승모근(TZ)의 순서대로 위치합니다.

SP, Spinous process(극돌기); **ST**, Spinalis thoracis(흉극근); **CTJ**, Costotransverse joint(늑횡돌관절); **TZ**, Trapezius(승모근); **RMA**, Rhomboid major(대능형근); **SST**, Semispinalis thoracis(흉반극근); **LT**, Longissimus thoracis(흉최장근); **MF**, Multifidus(다열근).

흉추 다열근-단축

신도(神道, GV11)

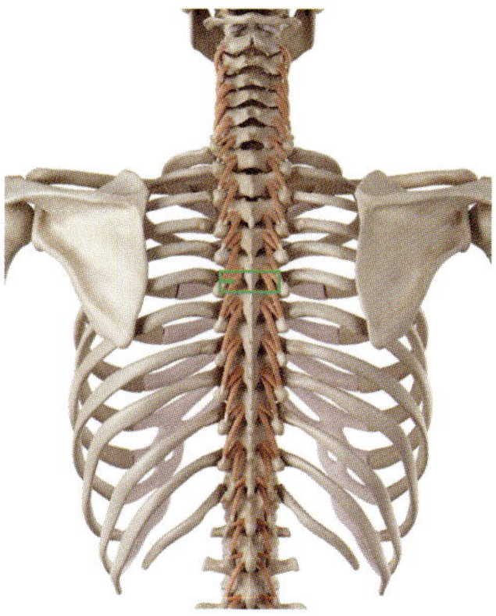

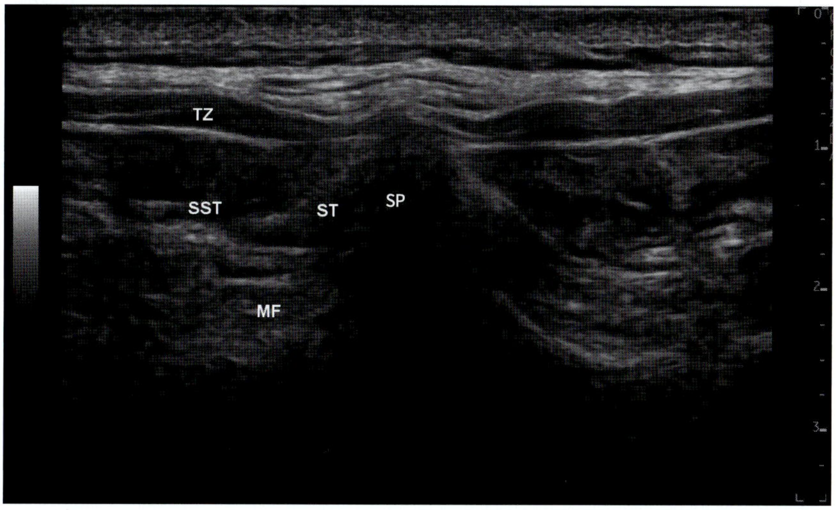

흉추 다열근 단축 영상. 흉추 극돌기를 가운데 놓고 스캔한 단축 영상입니다. 표층에서 승모근이 덮고 있는 것을 볼 수 있고 그 아래에 극돌기 옆으로 흉극근(ST)이, 흉극근의 옆으로 흉반극근(SST)이 있는 것을 볼 수 있습니다. 가장 심부 1.8-2.6 cm 깊이에 흉추 다열근(MF)이 있습니다.

TZ, Trapezius(승모근); **ST**, Spinalis thoracis(흉극근); **SST**, Semispinalis thoracis(흉반극근); **MF**, Multifidus(다열근), **SP**, Spinous process(극돌기).

흉추 다열근-장축

심수(心兪, BL15), 독수(督兪, BL16)

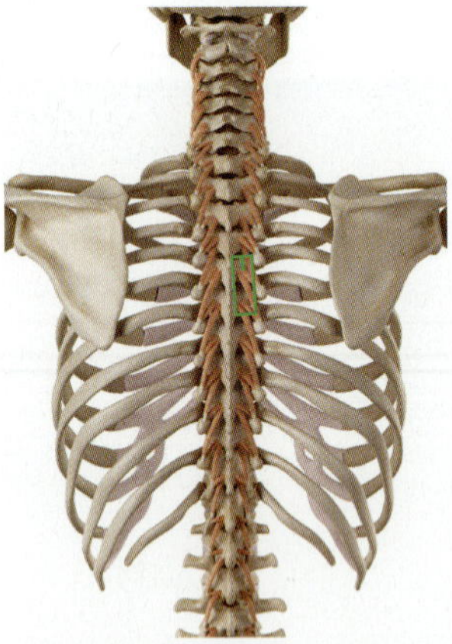

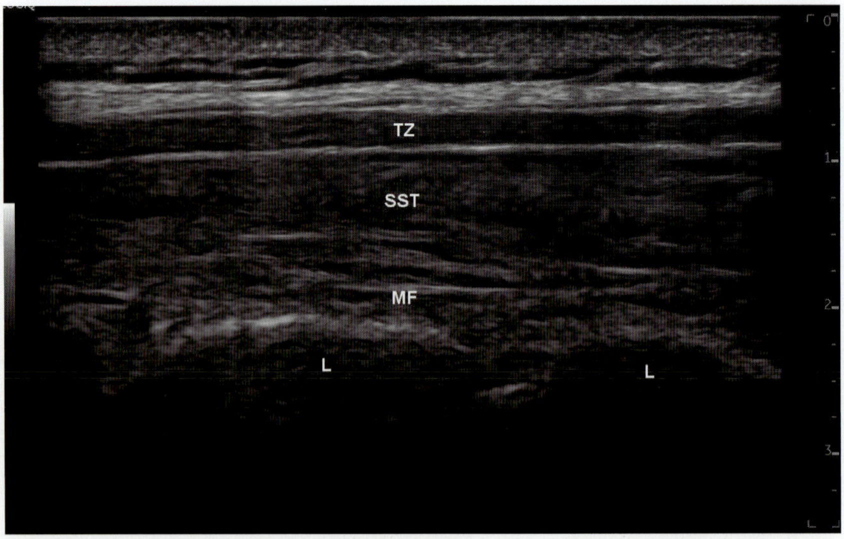

흉추 다열근 장축 영상. 흉극근을 약간 빗겨나서 흉추 다열근(MF)을 장축으로 스캔한 영상입니다. 표층에 얇게 승모근이 관찰되고 그 아래로 흉반극근(SST)이 보입니다. 가장 심층에 추궁판(L) 위에 있는 다열근을 관찰할 수 있습니다.

TZ, Trapezius(승모근); **SST**, Semispinalis thoracis(흉반극근); **MF**, Multifidus(다열근); **L**, Lamina(추궁판).

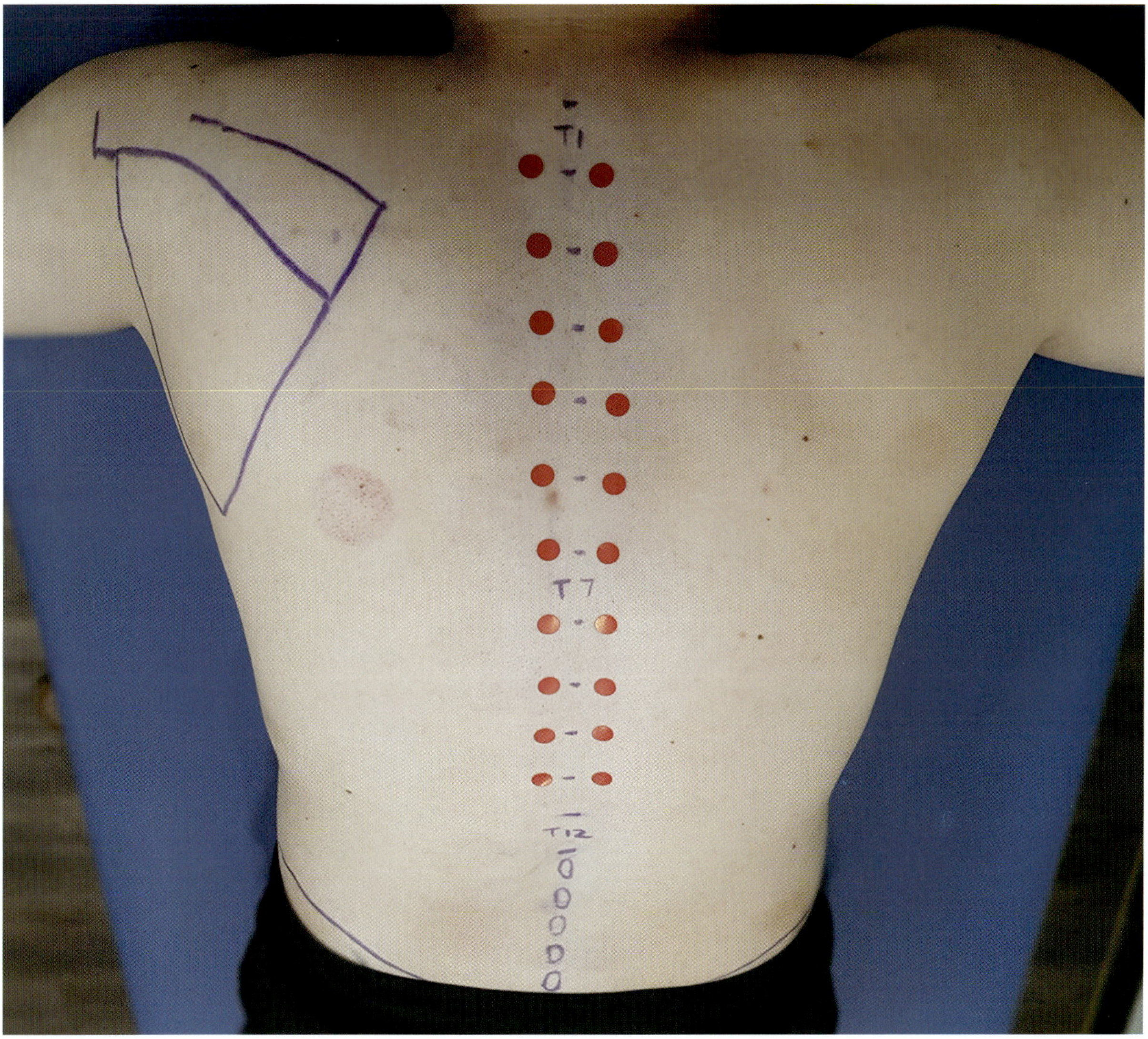

● **그림 2.** 흉추 다열근 압통점

압통점 촉진 : 흉추의 극돌기를 촉진 후 극돌기 외측 1.5 cm에서 흉추의 후관절을 향해 깊게 압박하여 촉진합니다. 양측과 위아래를 비교하여 강한 압통을 호소하는 부위를 찾습니다.

극돌기 외측으로 1.5 cm 떨어진 곳에서 압통점을 찾은 후 3-4 cm 정도 침을 자입합니다. 이때, 침이 너무 바깥쪽으로 나가면 기흉을 일으킬 수 있으므로 약간 안쪽을 향해 자입하는 것이 좋습니다. 흉추의 후궁은 기왓장처럼 되어 있어 침으로 척수신경을 손상시킬 확률은 거의 적으나 항상 천천히 자입하여 찌릿한 통증이나 강한 통증을 호소하면 바로 발침하여 신경손상을 예방합니다. 부항치료도 다용합니다. 후관절 바깥쪽으로 침이 벗어나지 않게 주의하시기 바랍니다.

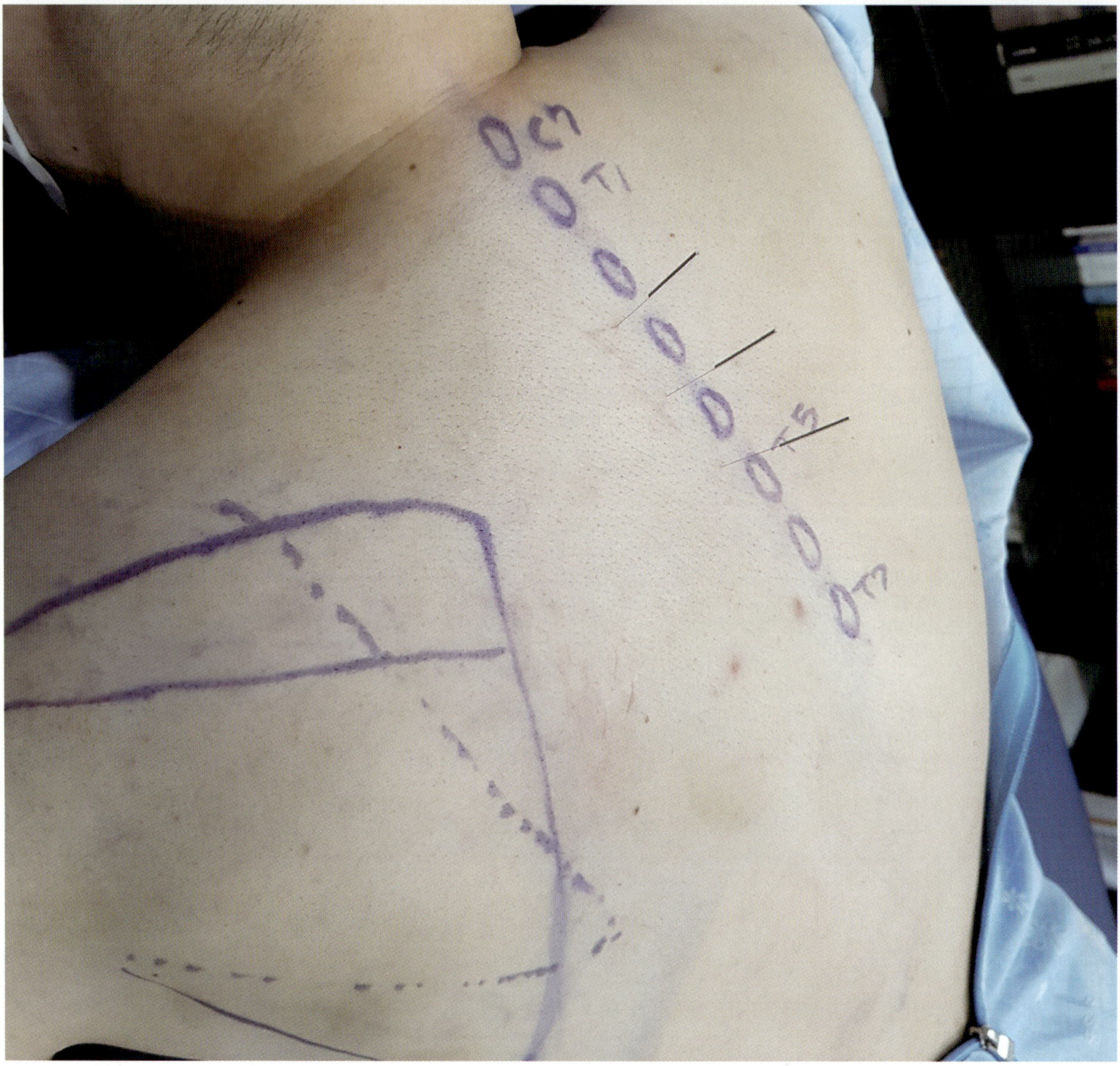

● 그림 3. 흉추 다열근 침치료

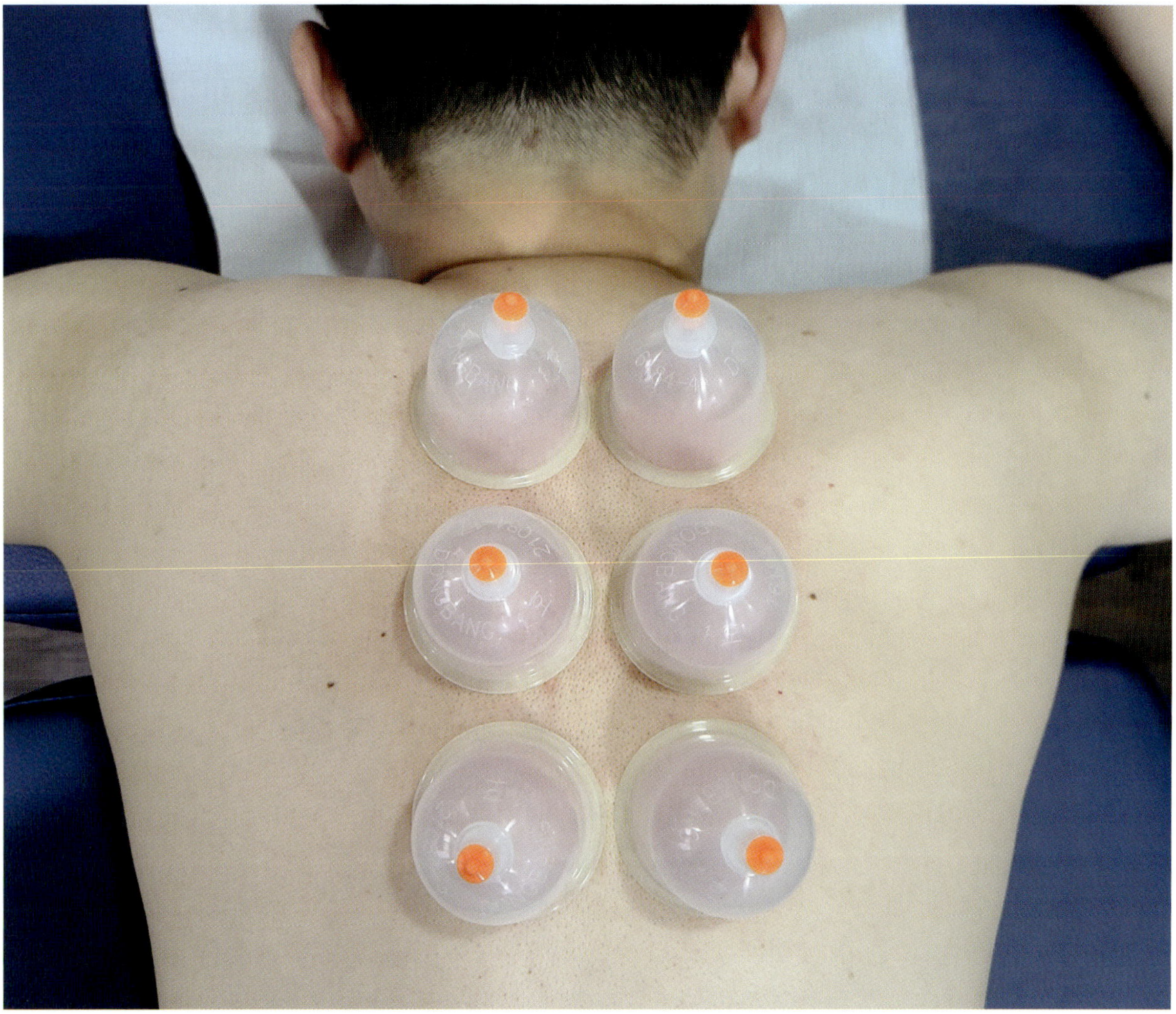

● 그림 4. 흉추 다열근 부항치료

어깨, 상지부

1. 극상근
2. 극하근
3. 소원근
4. 견갑하근
5. 오구완근, 오훼완근
6. 삼각근
7. 상완이두근
8. 상완삼두근
9. 상완요골근
10. 단요측수근신근&
    장요측수근신근
11. 척측수근굴근

01

극상근

(Supraspinatus, 가시위근)

핵심포인트

어깨통증, 특히 충돌증후군에서 꼭 치료해줘야 하는 근육으로 어깨에서 가장 많이 손상되는 근육

기시	견갑골(scapula)의 극상와(supraspinatus fossa)의 내측 2/3
종지	상완골(humerus)의 대결절(greater tubercle) 상부

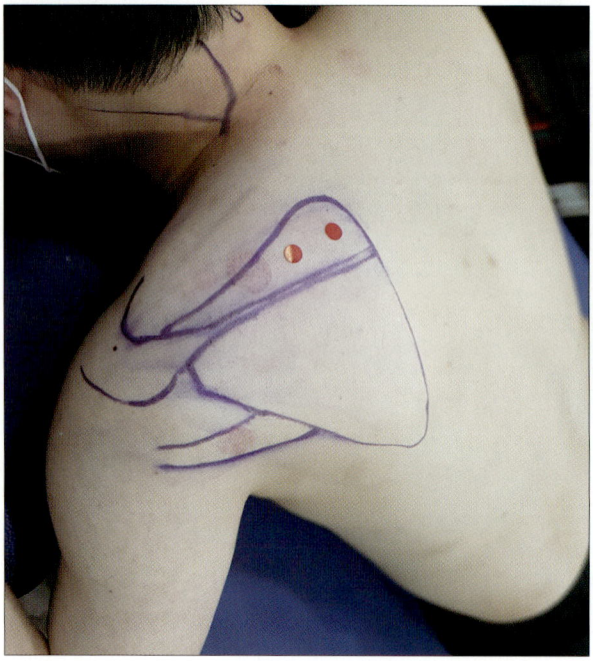

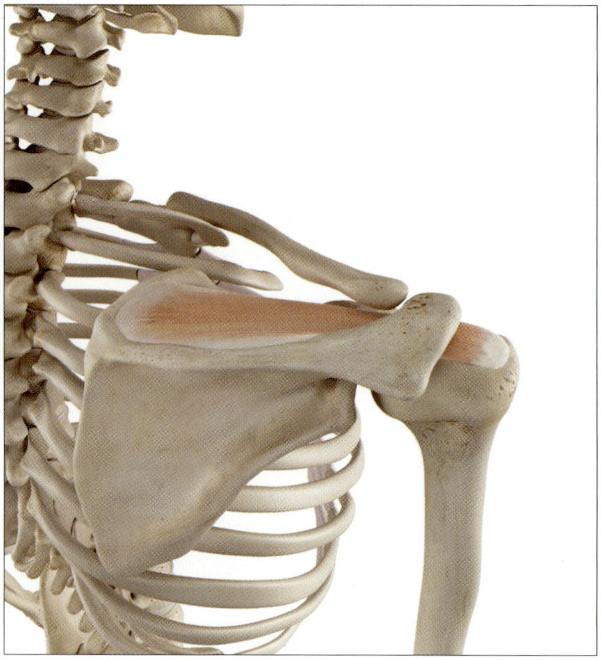

개괄

극상근은 견갑골의 위쪽 극상와에서 시작하여 위팔뼈에 부착하는 근육입니다. 팔을 외전시킬 때 초기에 상완골두를 눌러 위팔뼈가 견봉에 충돌하지 않게 막아주는 역할을 합니다. 이러한 이유로 극상근의 기능이 약화되면 견봉이나 오구견봉인대와 마찰이 증가하여 견봉하점액낭염이나 회전근개 파열이 나타날 수 있습니다. 통증 부위는 주로 어깨 외측, 상완골 대결절에 나타나며, 그렇기 때문에 목에서 기인하는 통증과 꼭 감별해야 합니다. 어깨를 외전하거나 움직일 때 통증이 발생하고 동작의 제한이 있다면 극상근을 비롯한 어깨관절의 문제이며, 어깨의 동작과 상관없이 승모근 상부 쪽이 아프다고 한다면 그것은 목통증으로 보고 치료합니다.

윤상훈 원장의 임상꿀팁

갑자기 너무 어깨가 아파서 움직이지 못하는 환자, 쉽게 낫는다고?

극상근 힘줄은 석회성 건염이 잘 생기는 부위이므로 잘 알고 있는 것이 좋습니다. 석회성 건염은 극상근 건 부위에 칼슘이 침착하는 현상을 말하는데 석회의 흡수기에는 환자는 참을 수 없는 고통을 호소합니다.
석회성 건염은 임상 양상이 매우 특징적입니다. 기존에 아프지도 않았고, 외상력도 없는데 갑자기 어깨가 너무 아파서 움직이지 못합니다. 옷도 잘 벗지 못하고, 이학적 검사를 할 수 없을 정도입니다. 충돌증후군이나 오십견과는 임상 양상이 확연히 다릅니다. 이러한 경우 석회성 건염을 의심할 수 있으며, 극상근 부착부에 침치료와 도침, 습부를 해준다면 며칠, 길어야 1-2주 안에 좋아집니다. 환자 안심이 무엇보다 중요합니다. 명의가 될 수 있는 질환이니 알아두면 좋습니다.

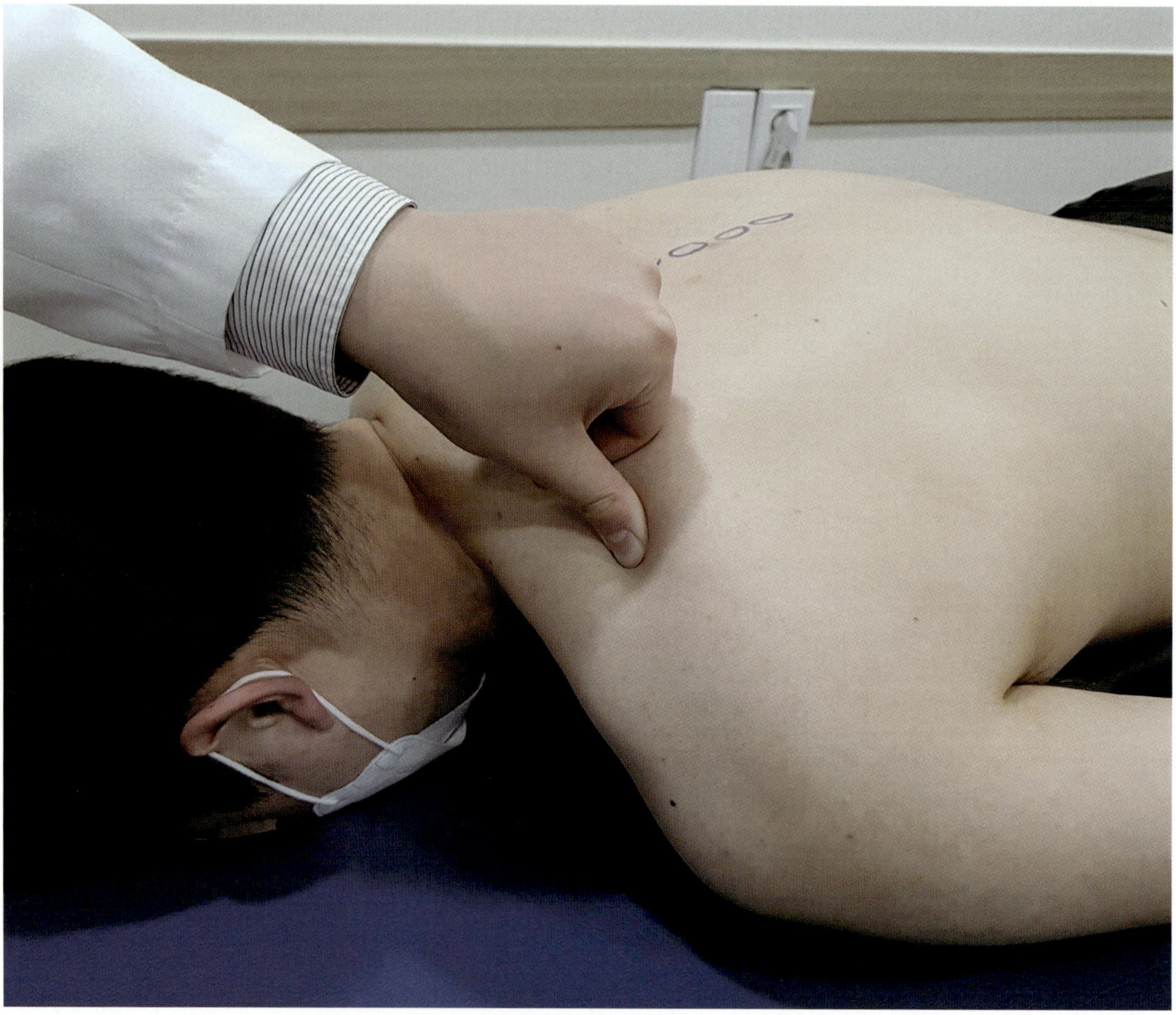

● 그림 1. 극상근 근복부

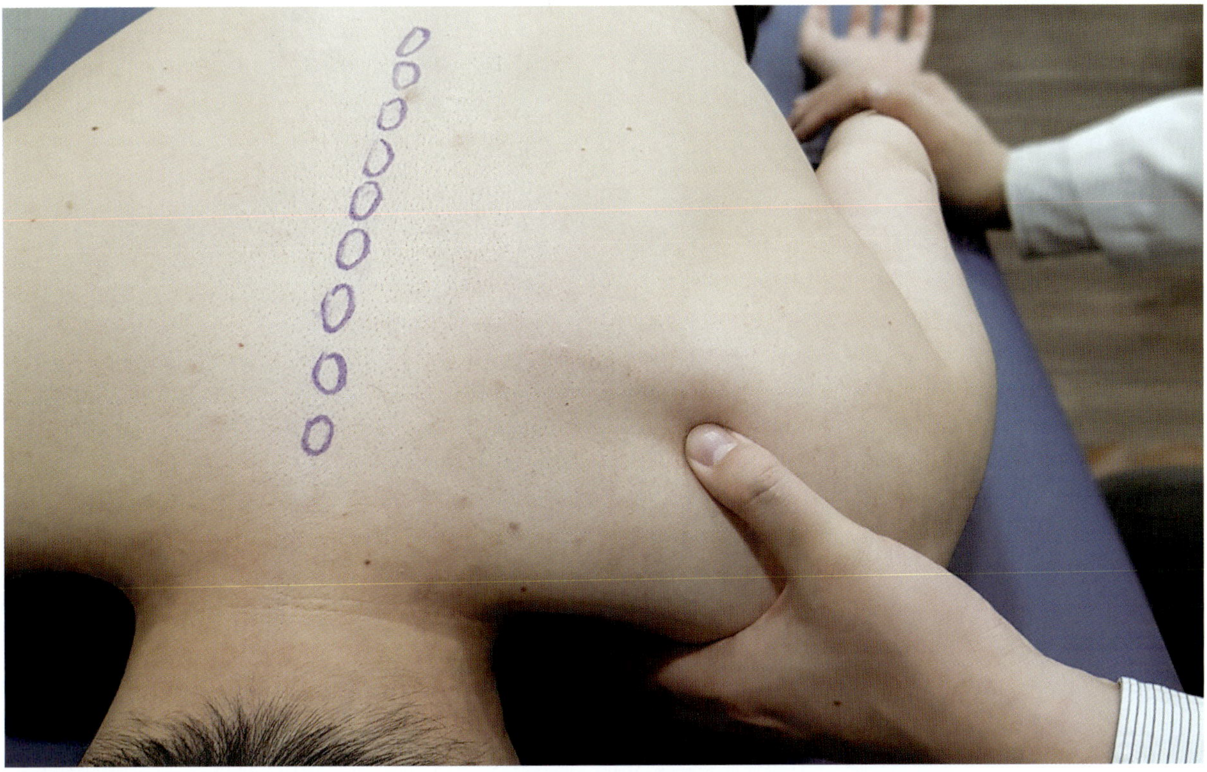

● **그림 2.** 극상근 근복부

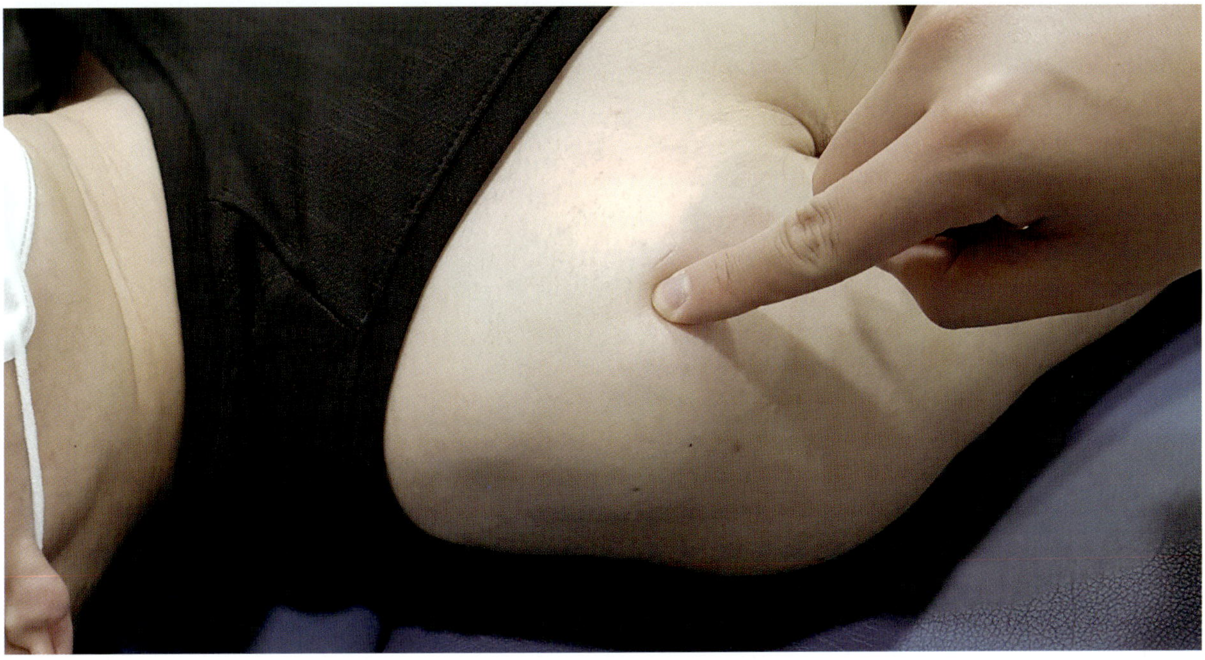

● **그림 3.** 극상근 건 부착부

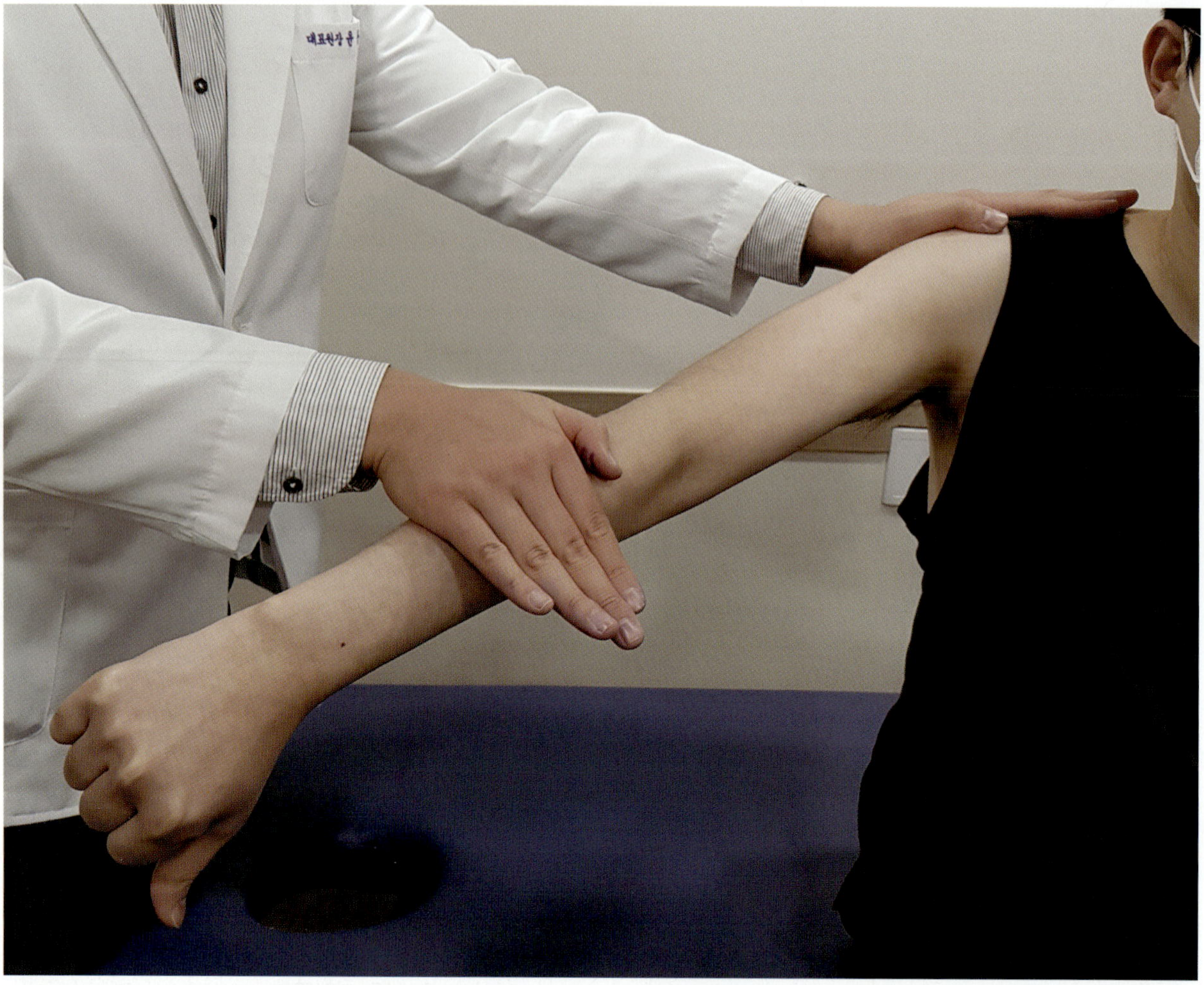

● **그림 4.** 극상근 empty can test

근복부 촉진 : 견갑극 위에 극상와를 촉진합니다. 환자는 팔을 외전시키려고 하고 시술자는 거기에 저항하는 힘을 줄 때 극상근이 수축하는 것을 느낄 수 있습니다. 극상근의 손상을 감별하기 위해, 특이도가 높지는 않지만 empty can test와 같은 이학적 검사를 하는 것이 어깨 질환의 감별진단과 예후판단에 좋습니다.

Empty can test : 환자에게 어깨를 90° 정도 굴곡, 45° 정도 외전을 하도록 하고, 엄지손가락이 바닥을 향한 자세를 취하게 합니다. 이때 시술자는 환자의 팔을 바닥을 향해서 내리고 환자에게는 시술자 힘의 반대방향으로 저항을 주게 합니다. 환자가 시술자의 힘에 저항을 못하거나 어깨에 통증이 있는 경우에는 극상근에 문제가 있는 것으로 볼 수 있습니다.

극상근-장축

거골(巨骨, LI16)

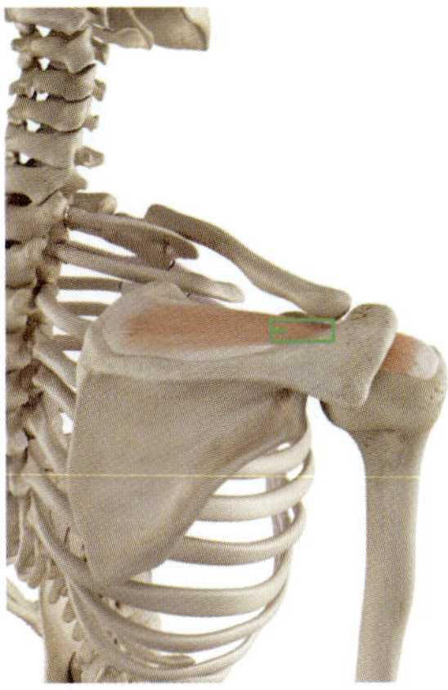

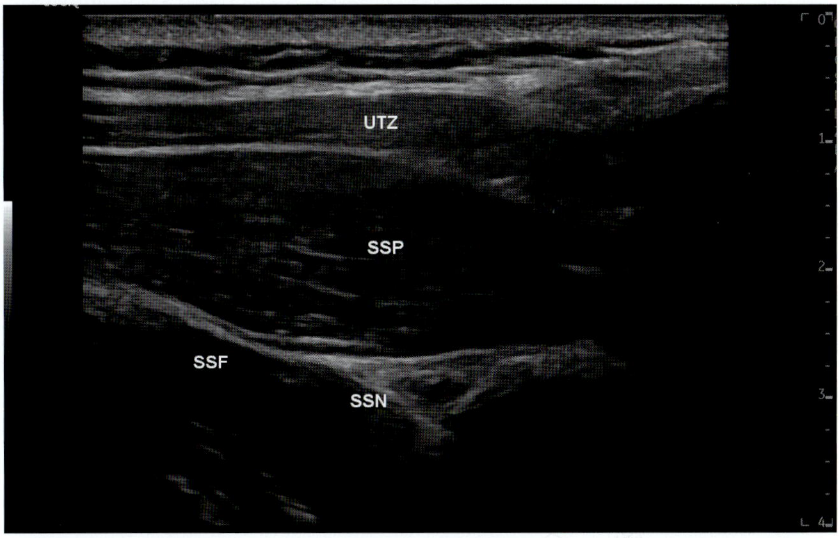

극상근 장축 영상. 극상근(SSP)을 극상와에서 장축으로 스캔한 영상입니다. 표층의 상부승모근(UTZ) 아래 1-2.75 cm의 깊이로 극상근이 위치하는 것을 볼 수 있습니다. 극상근 아래 심층에 극상와(SSF)의 위로 견갑상신경(SSN)도 관찰할 수 있습니다.

UTZ, Upper trapezius(상부승모근); **SSP**, Supraspinatus(극상근); **SSF**, Supraspinous fossa(극상와); **SSN**, Suprascapular nerve(견갑상신경).

극상근-단축 내측

견정(肩井, GB21), 천료(天髎, TE15)

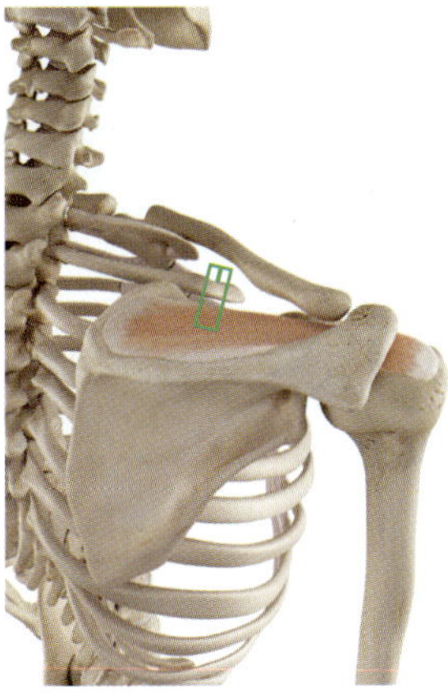

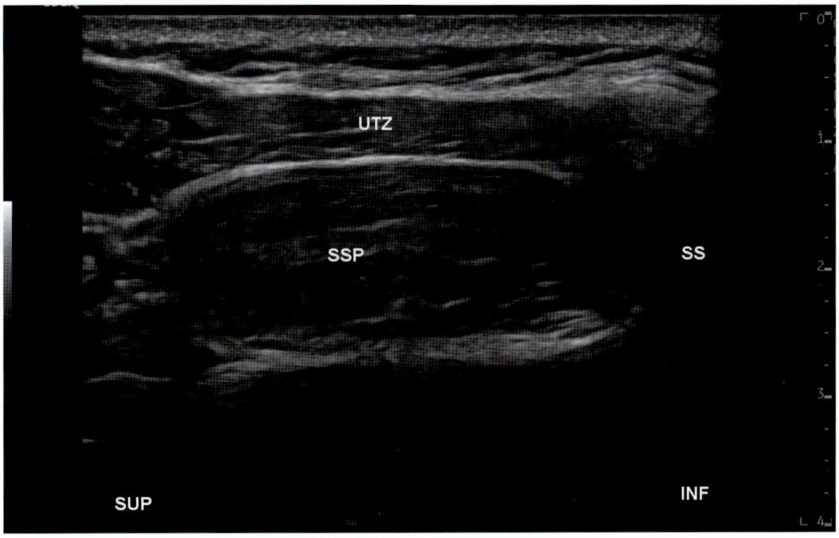

극상근 단축 내측 영상. 극상근(SSP)을 극상와에서 단축으로 스캔한 영상입니다. 표층에 극상근을 덮고 있는 상부승모근(UTZ)을 관찰할 수 있습니다. 그 아래로 1.2-2.6 cm 깊이로 위치하는 극상근을 관찰할 수 있습니다.

UTZ, Upper trapezius(상부승모근); **SSP**, Supraspinatus(극상근); **SS**, Spine of scapula(견갑극); **SUP**, Superior(위쪽); **INF**, Inferior(아래쪽).

극상근-단축 외측

수소양경근

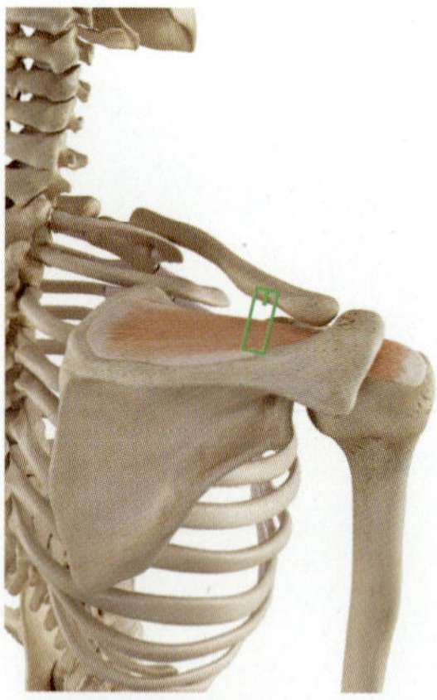

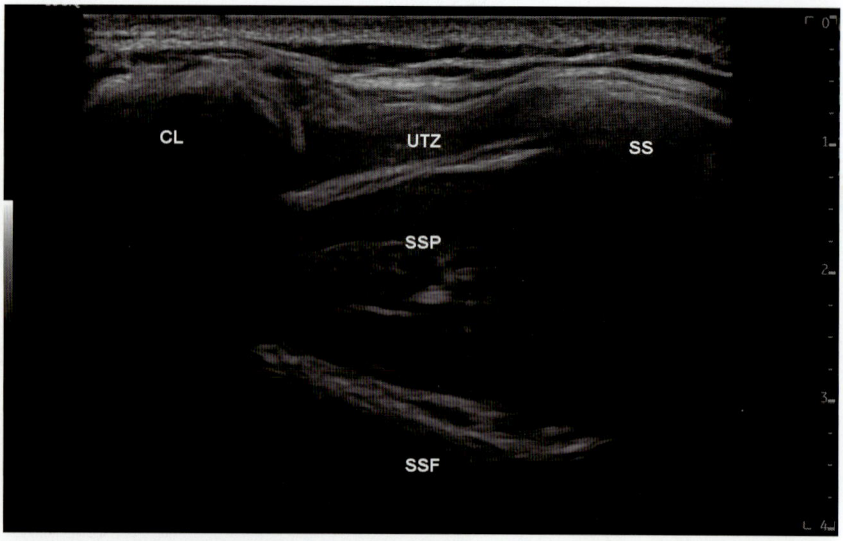

극상근 단축 외측영상. 쇄골(CL)과 견갑극(SS) 사이에서 극상근(SSP)을 단축으로 스캔한 영상입니다. 심층의 극상와(SSF) 위로 극상근을 확인할 수 있습니다.

CL, Clavicle(쇄골); **UTZ**, Upper trapezius(상부승모근); **SSP**, Supraspinatus(극상근); **SS**, Spine of scapula(견갑극); **SSF**, Supraspinous fossa(극상와).

극상근 건-장축 전방

견우(肩髃, LI15)

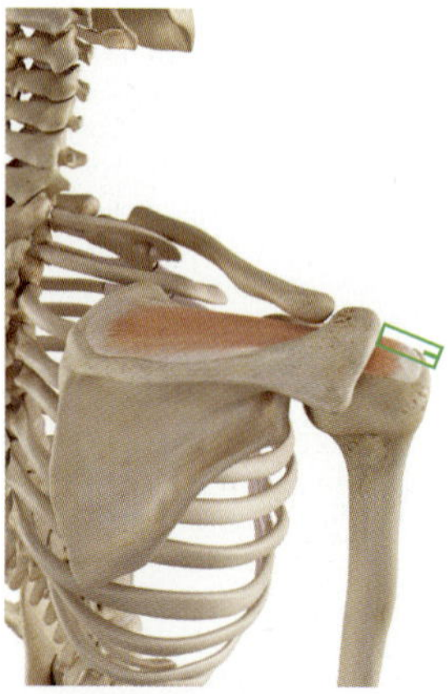

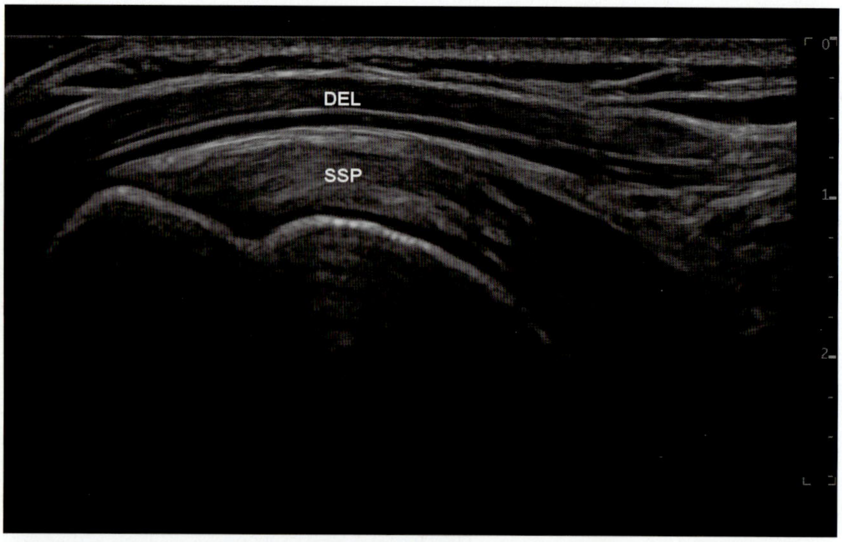

극상근 건 장축 전방영상. 상완 위로 삼각근(DEL) 바로 아래에서, 0.8-1.75 cm의 깊이로 위치하는 극상근 건을 확인할 수 있습니다.

DEL, Deltoid(삼각근); **SSP**, Supraspinatus(극상근).

극상근 건-장축
(전외측, 극하근 건 연접부)

견우(肩髃, LI15)

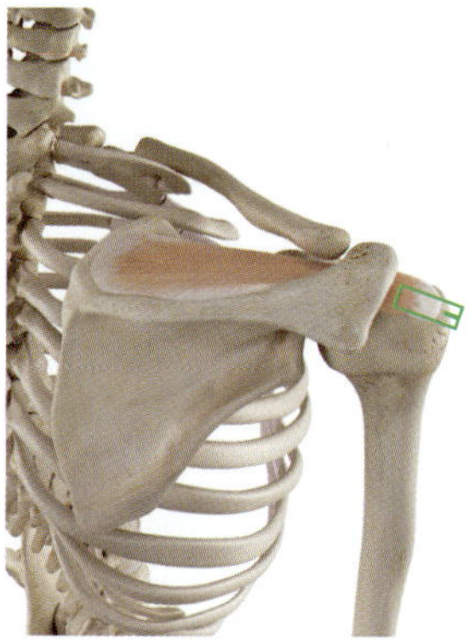

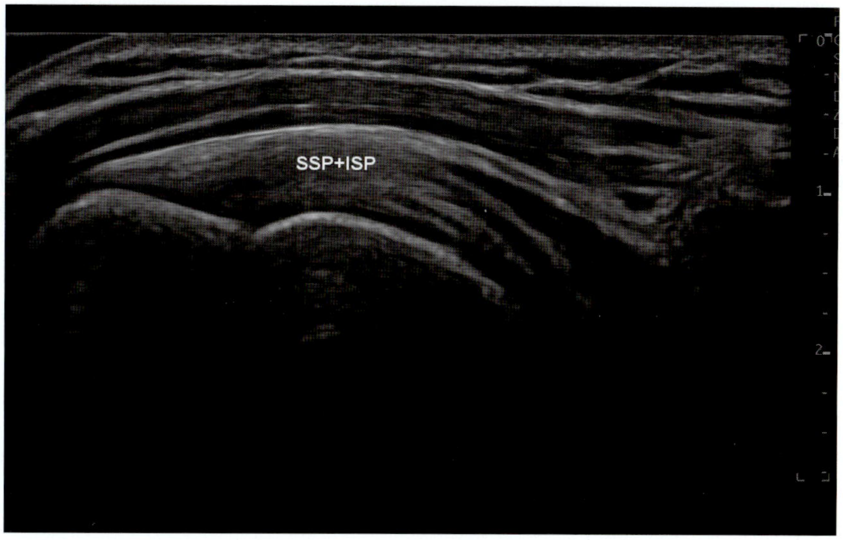

극상근 건, 극하근 건 장축 전외측영상. 극상근 건과 극하근 건이 겹쳐지는 극상근 건 전외측 스캔영상입니다. 상완골 대결절로 붙는 극상근 건과 극하근 건을 관찰할 수 있습니다.

SSP, Supraspinatus(극상근); **ISP**, Infraspinatus(극하근).

극상근 건-단축(상완골 대결절)

견우(肩髃, LI15)

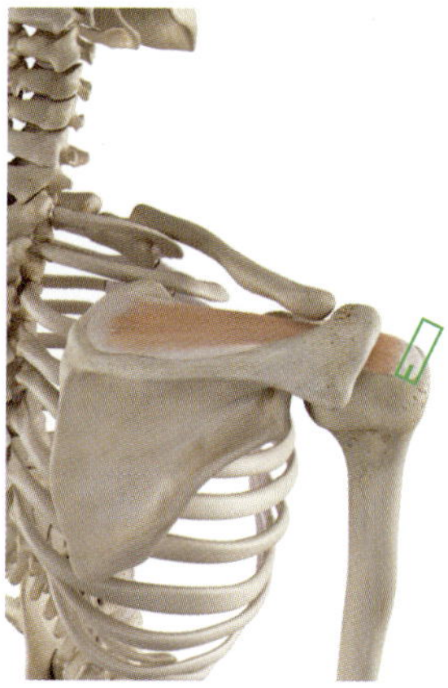

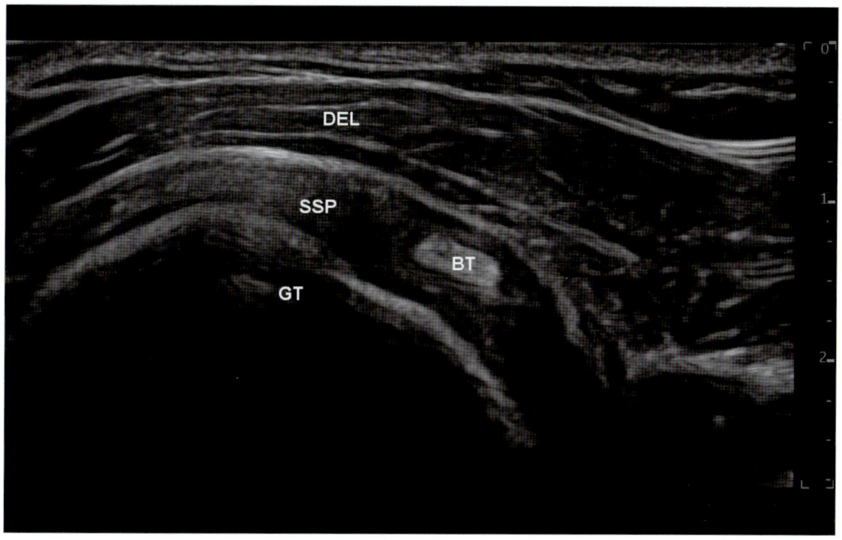

극상근 건 단축 영상. 극상근(SSP) 건이 0.75-1.4 cm 정도의 깊이에서 상완골 대결절(GT)에 부착합니다. 표층에는 삼각근(DEL)이 있고, 극상근 내측에는 상완이두근 장두 건(BT)을 함께 확인할 수 있습니다.

DEL, Deltoid(삼각근); **SSP**, Supraspinatus(극상근); **GT**, Greater tubercle(대결절); **BT**, Biceps brachii tendon Long head(상완이두근 장두 건).

극상근 건, 극하근 건-단축 (상완골두)

견우(肩髃, LI15)

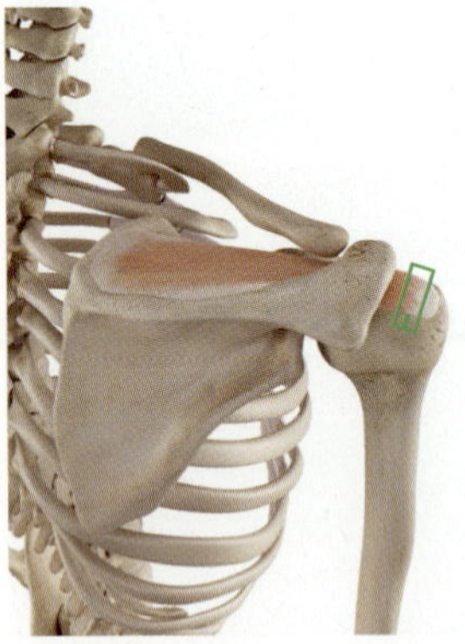

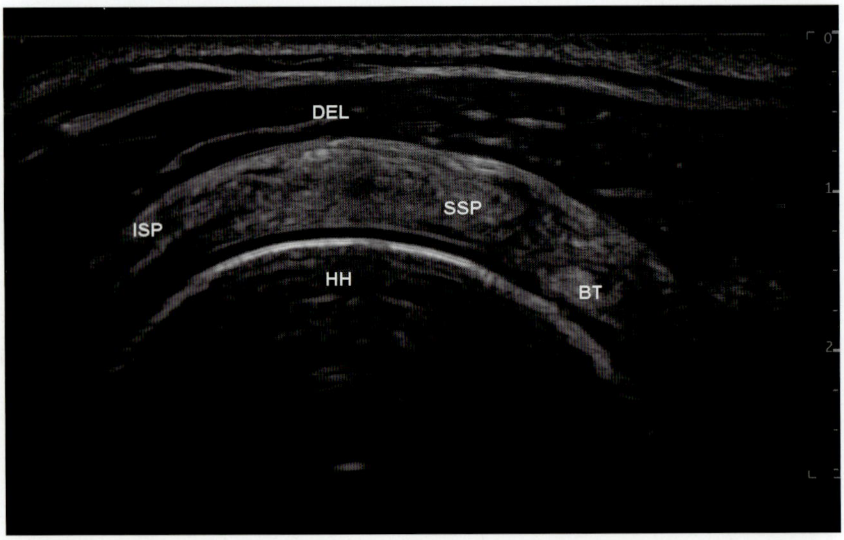

극상근 건, 극하근 건 단축 영상. 랜드마크인 상완이두근 장두 건(BT) 바깥쪽으로 극상근(SSP)과 극하근(ISP)이 차례로 붙는 것을 관찰할 수 있습니다. 표층에서는 삼각근(DEL)이 있습니다.

DEL, Deltoid(삼각근); **SSP**, Supraspinatus(극상근); **ISP**, Infraspinatus(극하근); **HH**, Humeral head(상완골두); **BT**, Biceps brachii tendon Long head(상완이두근 장두 건).

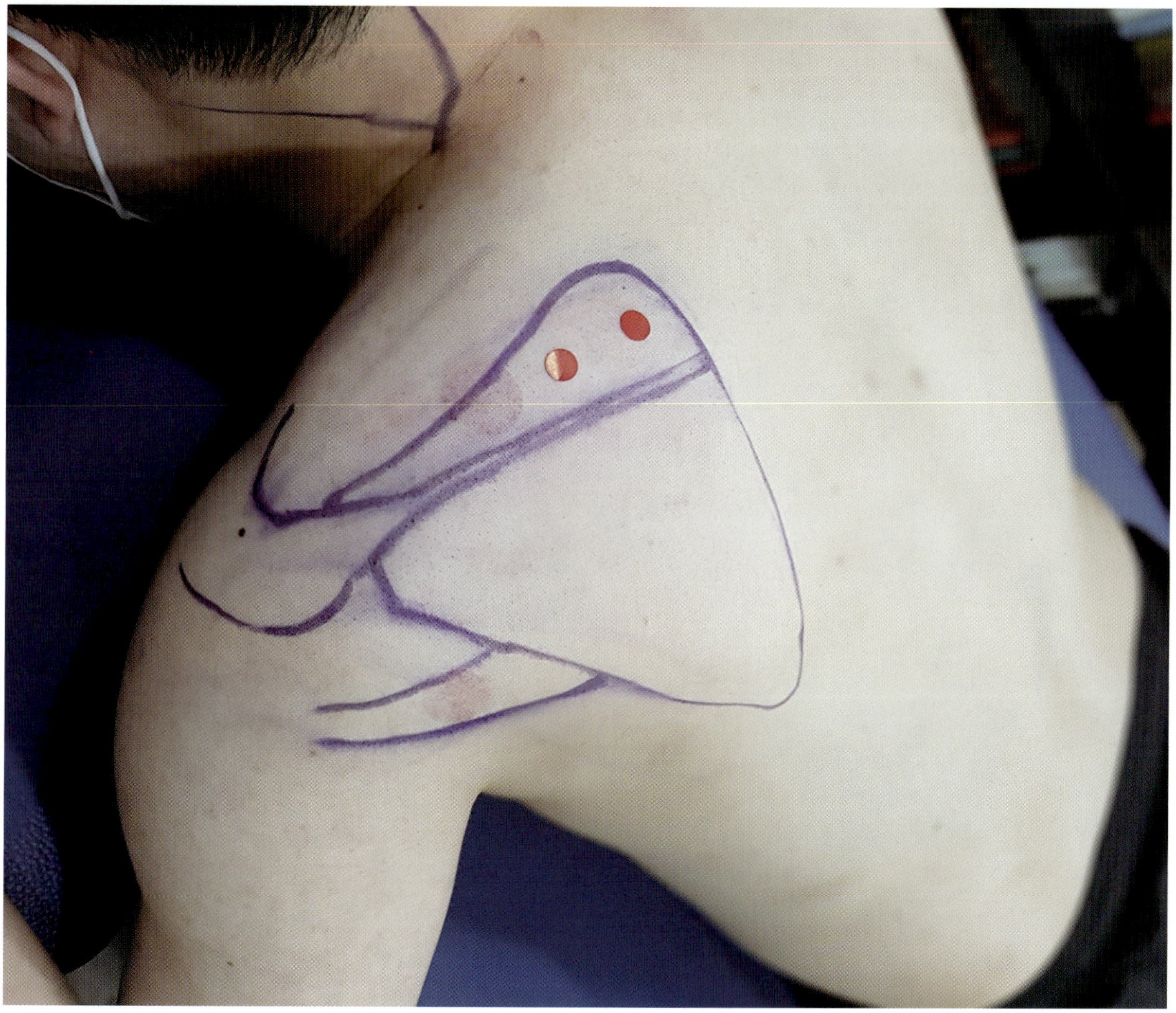

● 그림 5. 극상근 근복 압통점

근복부 압통점 : 극상와의 견갑골 내측부터 견봉 쪽까지 천천히 근육결에 수직으로 압박하며 압통점을 찾습니다.

보통 견갑상신경(suprascapular nerve)의 포착이 있는 경우 견갑극의 절반에서 외측 45° 방향으로 2.5 cm 이내에 압통점이 있는 경우가 있습니다.

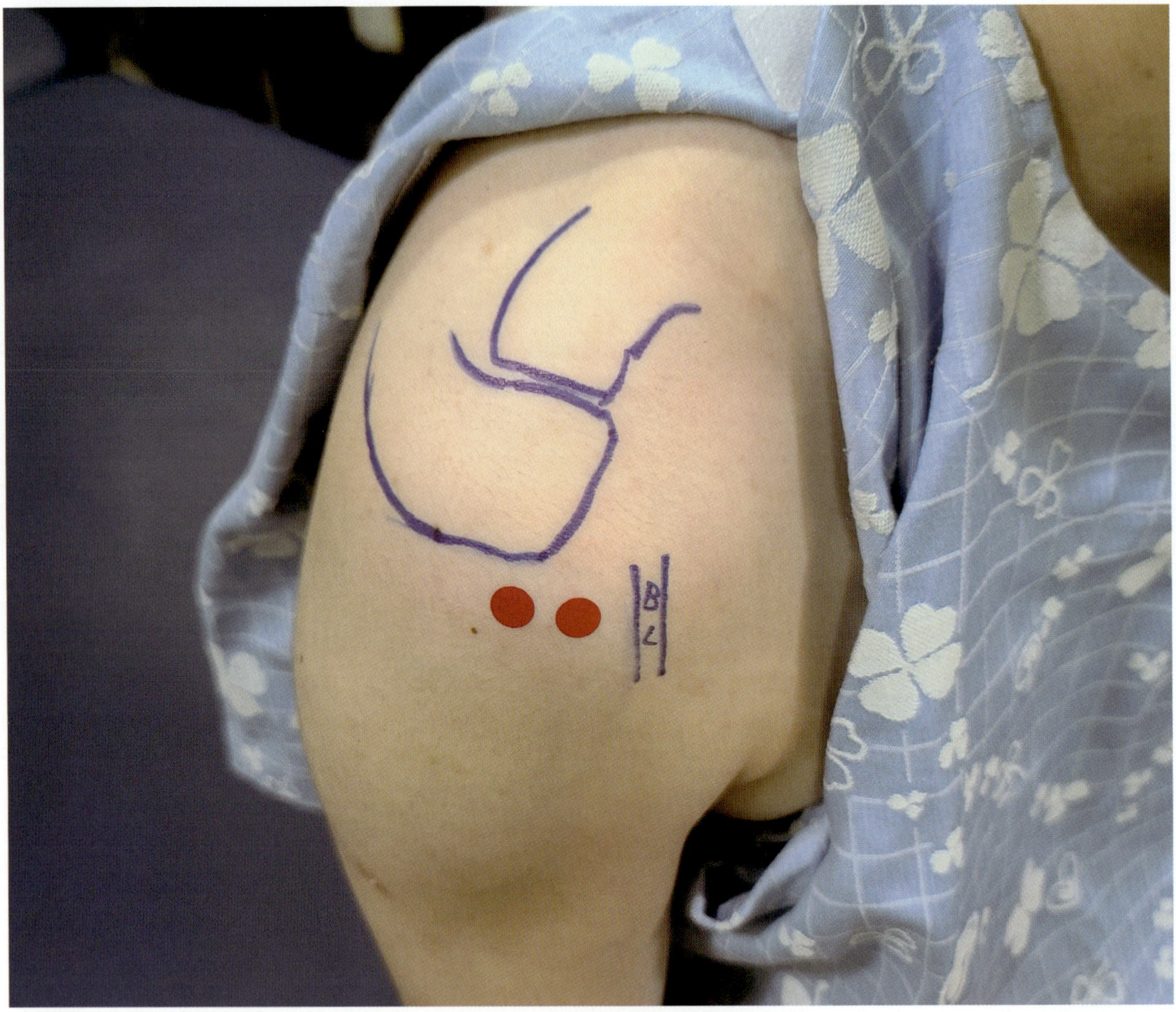

● **그림 6.** 극상근 건 부착부 압통점

건 부착부 압통점 : 건 부착부 압통점은 많은 치료가 이루어지고 생각보다 앞쪽에 있기 때문에 잘 찾아야 합니다.

극상근 건을 촉진하기 위해서는 이두근 장두를 먼저 촉진한 후 이두근 건 장두 외측에 2 cm 정도의 너비의 상완골 대결절을 촉진합니다. 대결절에 부착되는 것이 바로 극상근 건이며, 여기서 압통점을 찾습니다.

근복부 침치료 : 극상근의 근복부는 각종 어깨 질환에서 긴장이 많이 나타나기 때문에 기본적으로 치료하는 부위입니다. 다만, 피부에서 극상와를 향해 직자하여 심자할 경우 견갑상절흔(suprascapular notch) 사이로 침이 들어가 기흉을 유발할 수 있습니다. 그래서 견갑극을 향해서 위에서 아래로 횡자합니다. 안전하게 자입하려면 먼저 견갑극을 찾고 견갑극 바로 위에 자침한다고 생각하시면 됩니다.

건 부착부 침치료 : 회전근개 손상 없이 견봉하점액낭염만 의심될 경우에는 점액낭에 대한 약침치료가 비교적 효과가 좋습니다. 다만, 회전근개 손상이 있을 경우 건에 대한 직접적인 자극을 통한 회복을 촉진하기 위해서 힘줄 내부로 호침 또는 도침치료를 시행합니다.

윤상훈 원장의 임상꿀팁

극상근 다빈도 질환의 감별진단과 예후

- 어깨통증은 단순 근육만 바라보고 치료해선 안 되며, 문제가 있는 근육을 찾기 전에 정확히 병명을 진단해 환자 예후와 생활 관리를 꼭 티칭해줘야 합니다. 그 이후 문제가 있는 근육을 치료해야 합니다. 항상 병명 진단이 먼저, 근육 체크는 그 다음입니다.
- 석회성 건염은 흡수기 초기 1주일간 갑작스러운 심한 통증으로 팔을 움직이기 어렵습니다. 하지만 이후 호전되는 만큼 1-2주 정도 예후가 필요합니다.
- 충돌증후군 2-3주 정도 예후를 잡으셔야 합니다. 어깨 외전 시 통증, empty can 테스트에서 근력은 정상입니다.
- 회전근개 파열은 평균 1-2개월 이상 걸립니다. 가장 처음에 수술할 사람과 수술하지 않을 사람을 구분해야 합니다. 완전 파열의 범위가 1 cm 이상이고, 젊은 사람이라면 수술을 고려할 수 있습니다. 다만, 나이가 많은 경우는 극상근이 완전히 끊어져도 다른 근육을 통해 일상생활에 문제가 없으니 보존적으로 치료해 나갑니다.

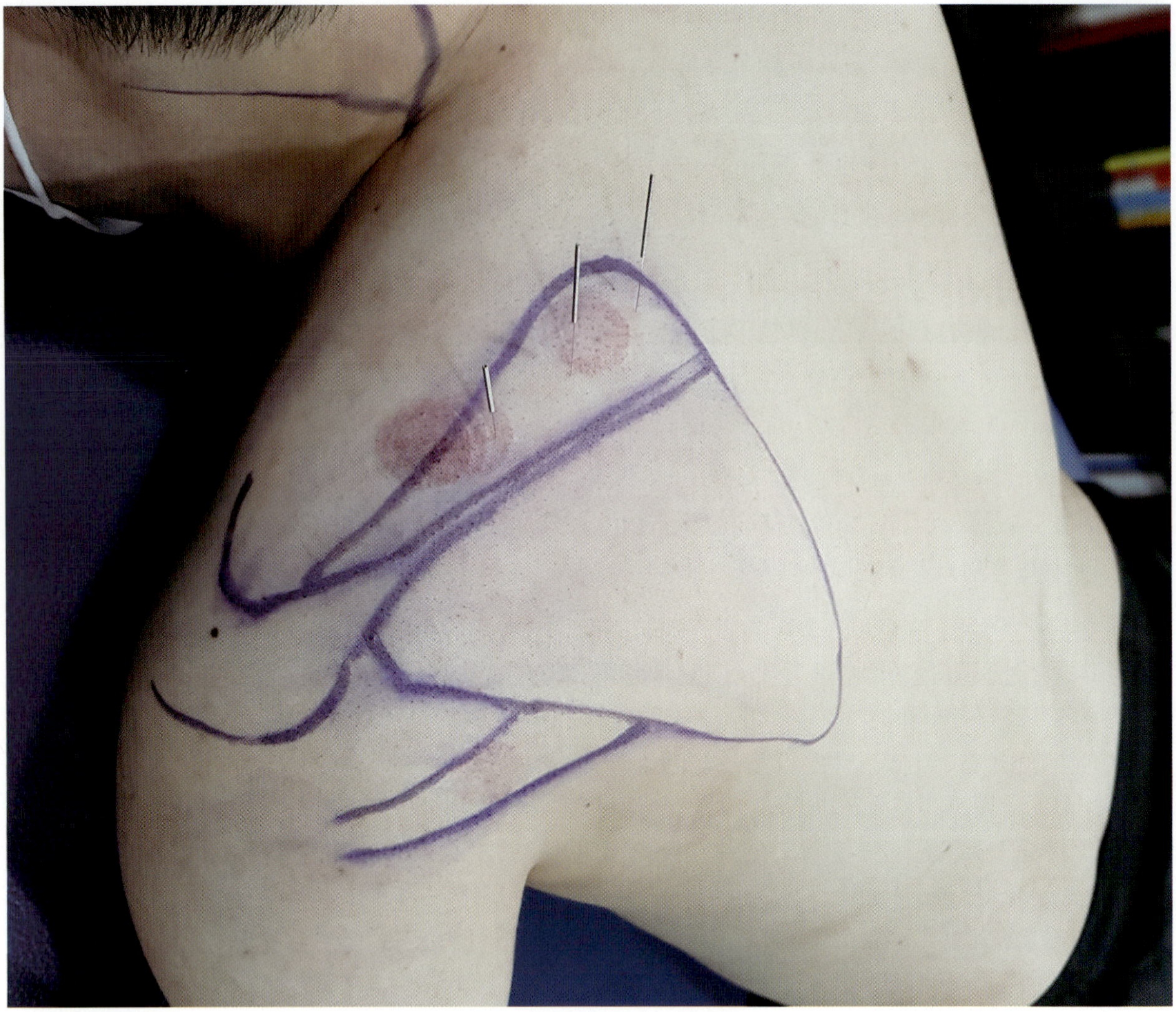

● 그림 7. 극상근 근복부 침치료. 기흉을 일으키지 않게 견갑극을 향합니다.

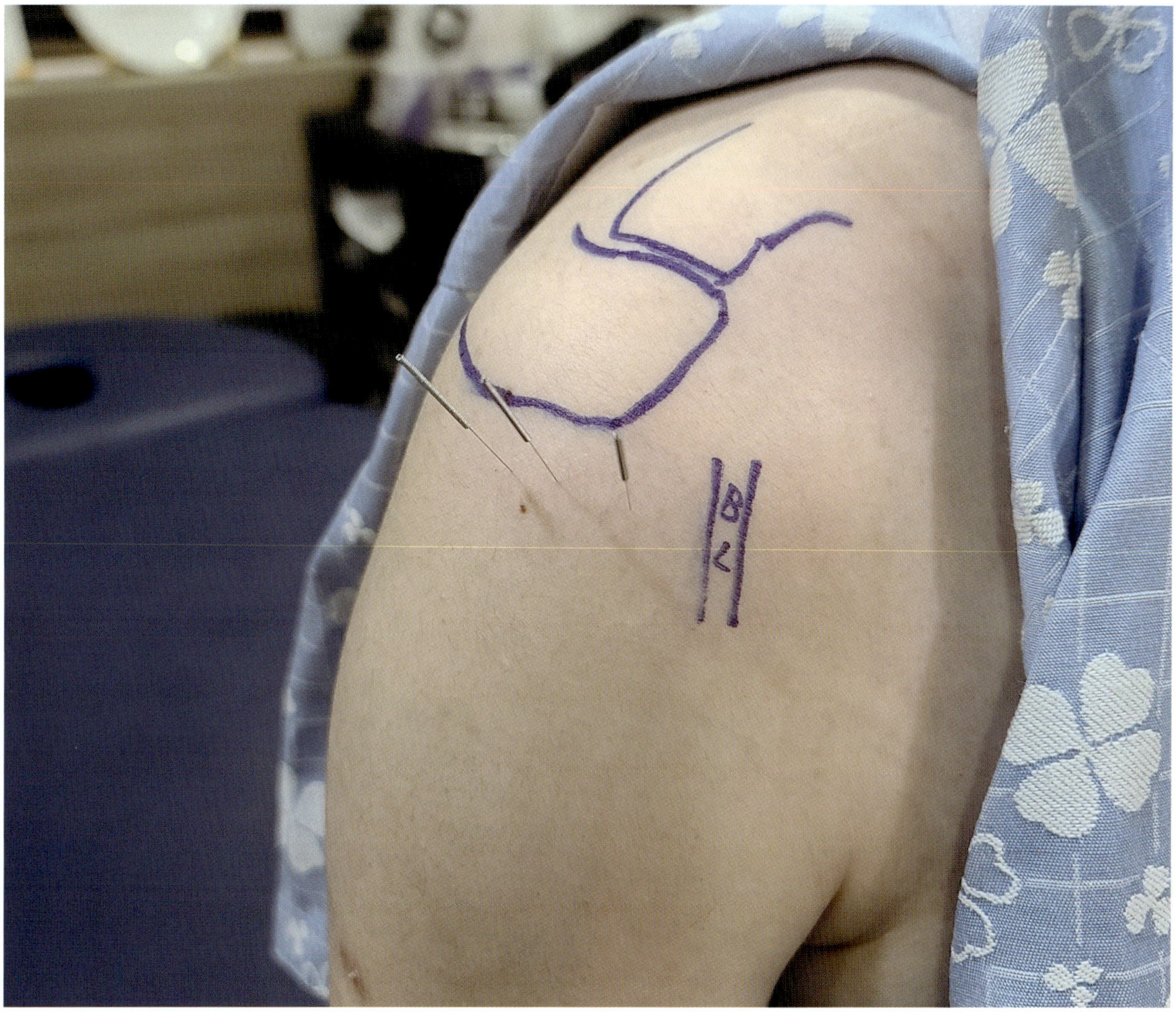

● **그림 8.** 극상근 건 부착부 침치료.
이두근 장두 촉진 후, 외측에 대결절, 내측의 소결절을 차례로 촉진합니다. 생각보다 앞쪽에 있습니다.

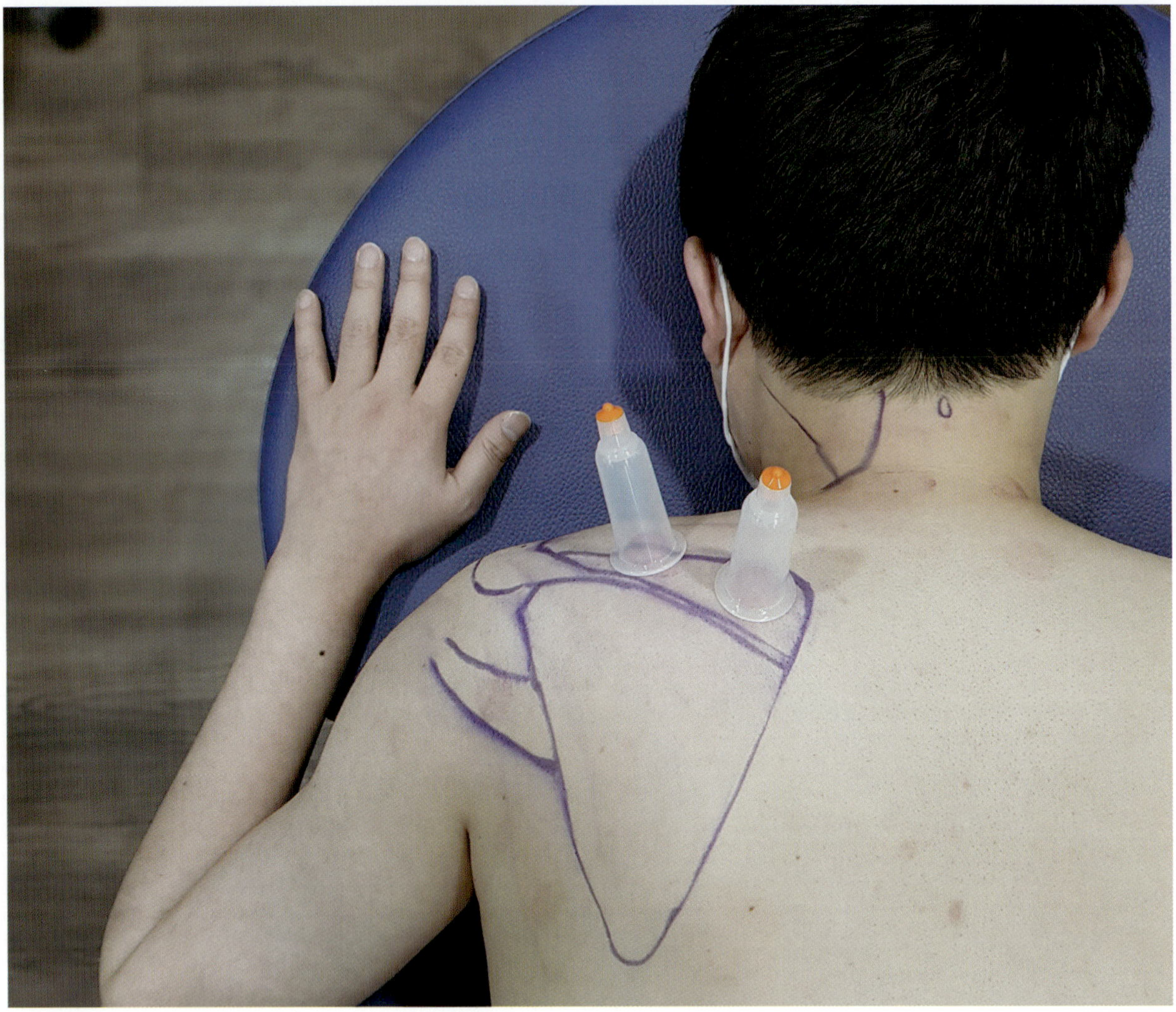

● 그림 9. 극상근 근복부 부항치료

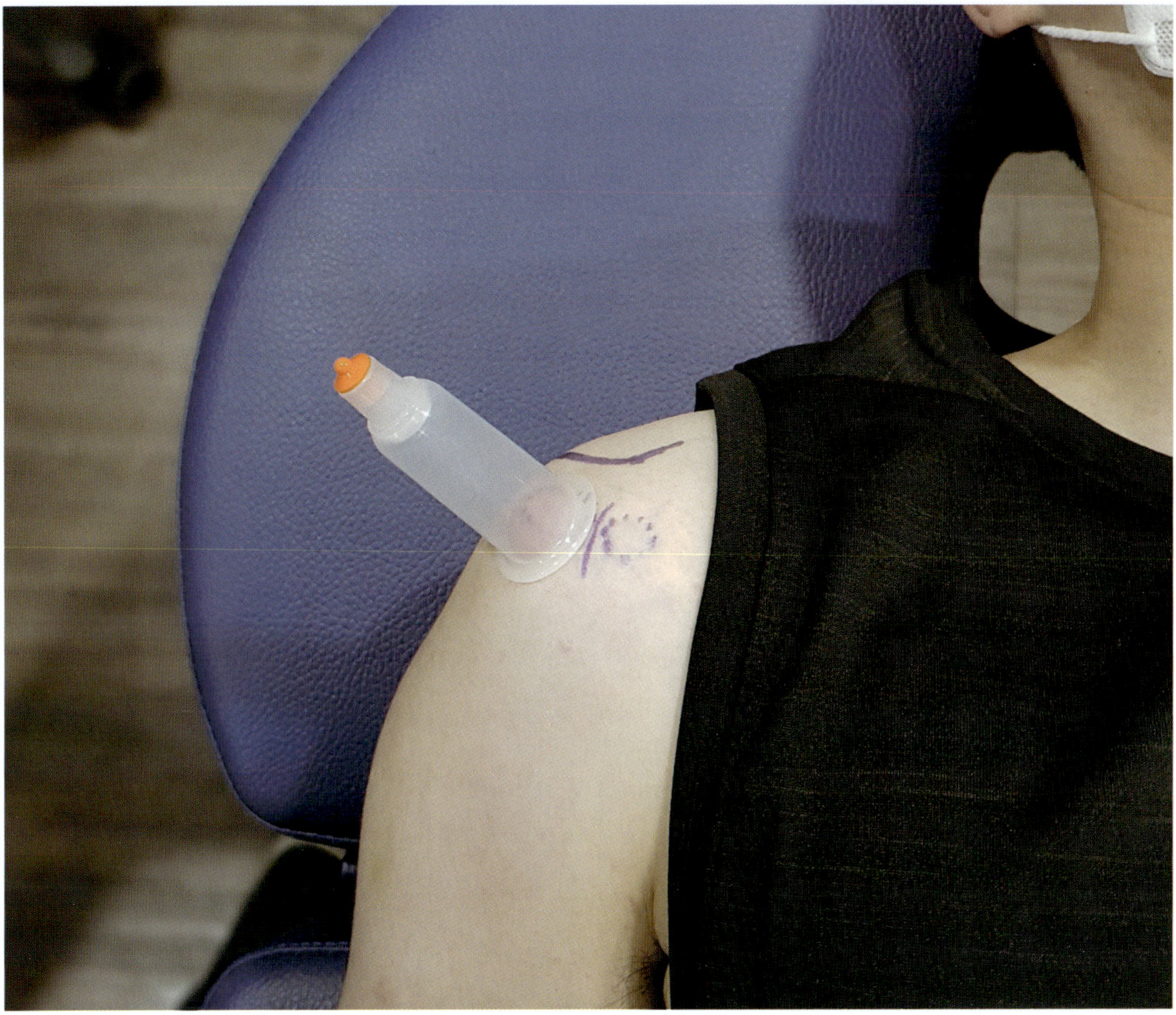

● **그림 10**. 극상근 건 부착부 부항치료

02

극하근

(Infraspinatus, 가시아래근)

핵심포인트

어깨통증에서 극상근과 꼭 긴장을 풀어줘야 할 근육

기시	견갑골(scapula)의 극하와(infraspinous fossa)의 내측 2/3
종지	상완골(humerus)의 대결절(greater tubercle) 후면

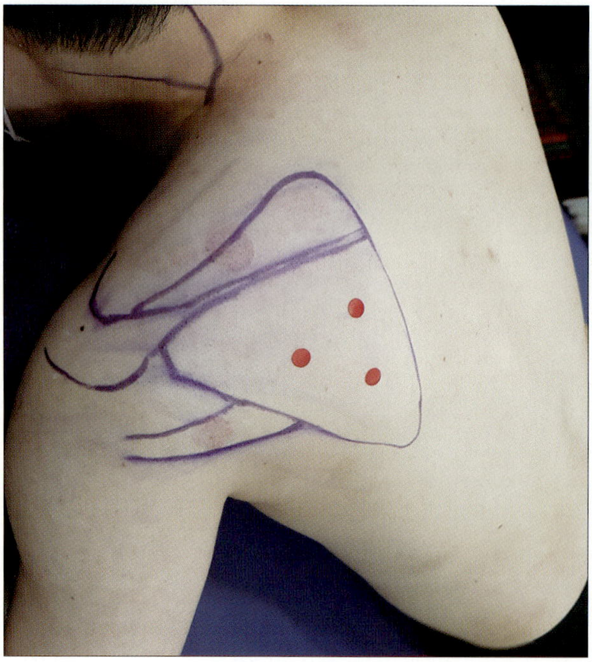

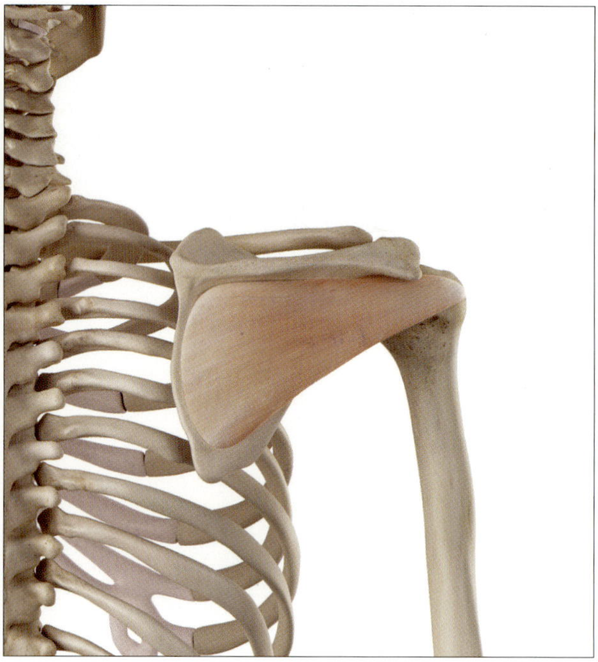

개괄

극하근은 회전근개를 구성하는 주요한 근육으로 극하와에서 시작해 위팔뼈 뒤쪽으로 붙으며, 어깨를 **외회전**시키는 작용을 합니다. 통증이 발생하면 긴장이나 단축을 일으켜 어깨관절의 운동을 제한하는 경우가 많습니다. 극하근이 단축될 경우 손을 허리 뒤로 올리는 자세가 많이 불편해지며, 환자는 어깨후면 또는 외측에 통증을 호소합니다. 추가로 잠을 잘 때 바로 눕거나 환측이 아래로 옆으로 누울 때 통증을 호소하는 경우가 있는데, 그것은 극하근의 압통점이 자극이 되어서 아픈 경우가 많습니다.

윤상훈 원장의 임상꿀팁

극하근은 루틴하게 치료합시다.

극하근 자체가 아파서 오는 경우가 종종 있으나 많지는 않습니다. 하지만 눌러보면 거의 압통이 존재하기 때문에, 어깨가 아픈 환자라면 루틴하게 극하근을 함께 치료해 줍시다.

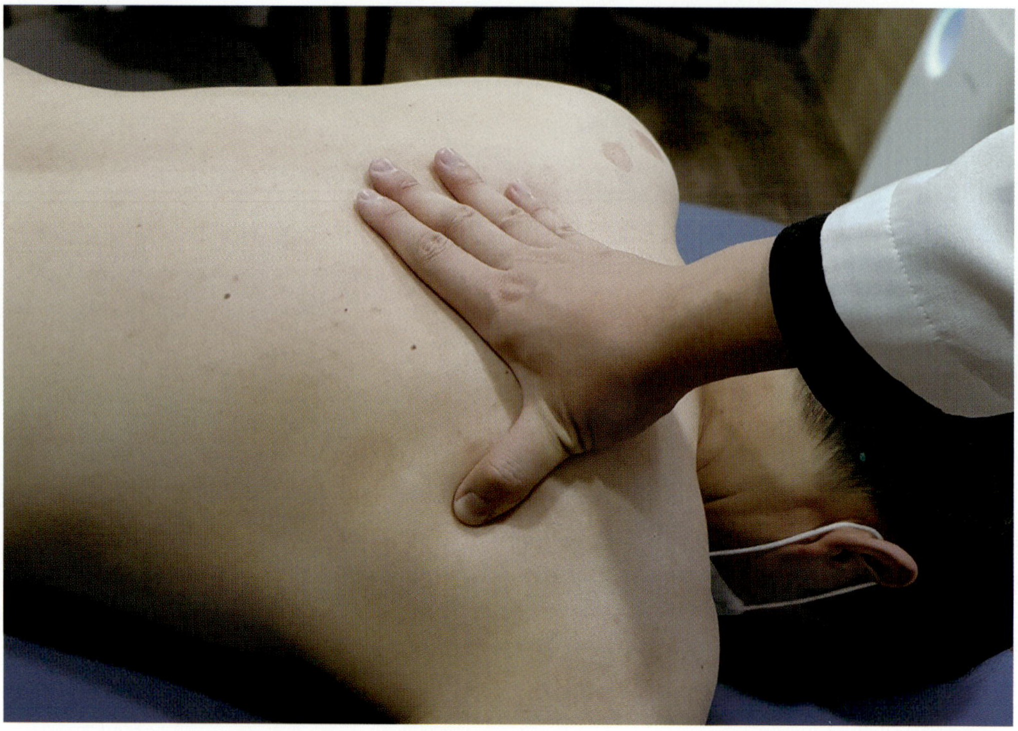

● 그림 1. 극하근 촉진

견갑골과 견갑극을 차례로 촉진합니다. 견갑골 위, 견갑극 아래쪽에 전체적으로 부착하는 근육이 극하근입니다. 비교적 살이 찐 경우에는 견갑골의 경계가 잘 촉진되지 않을 수 있으니 꼼꼼히 촉진해야 기흉을 예방할 수 있습니다. 주로 단축이 많이 일어나며, 아래 두 검사로 단축여부를 알 수 있습니다.

극하근 동작제한 검사(Mouth Wrap-around test)

환자에게 팔을 머리 뒤로 올려서 반대편의 귀를 지나 입을 만지도록 하는 검사입니다. 극하근 단독으로 단축이 있다면 손이 반대쪽 귀까지만 갈 수 있어서 극하근에 의한 동작제한을 알 수 있습니다.

극하근 단축검사(Hand to shoulder blade test)

환자의 손을 허리 뒤쪽에서 반대편 날개뼈를 향해 올리게 합니다. 이때 단축된 경우 허리 뒤쪽으로 돌리거나 날개뼈까지 올리는 동작이 불가능해집니다.

극하근-장축 내측

천종(天宗, SI11)

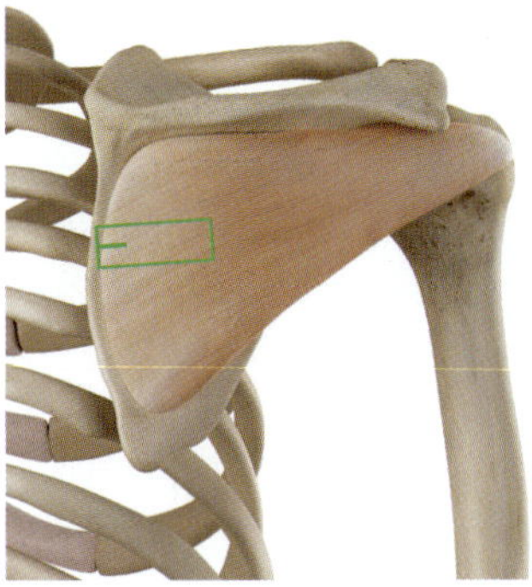

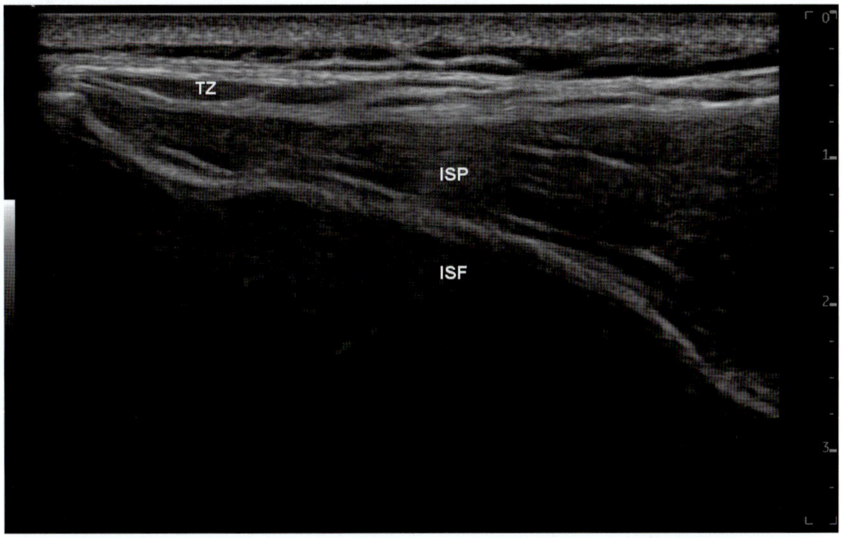

극하근 내측 장축 영상. 견갑극 아래로 극하와(ISF)에 극하근(ISP) 장축으로 스캔한 영상입니다. 견갑내측에서부터 스캔하면 우측(lateral)으로 갈수록 조금 더 극하근이 두꺼워지는 것을 확인할 수 있습니다. 승모근(TZ) 아래로 0.6–2.8 cm의 깊이에 위치하는 극하근을 볼 수 있습니다.

TZ, Trapezius(승모근); **ISP**, Infraspinatus(극하근); **ISF**, Infraspinous fossa(극하와).

극하근-단축 내측

수태양경근

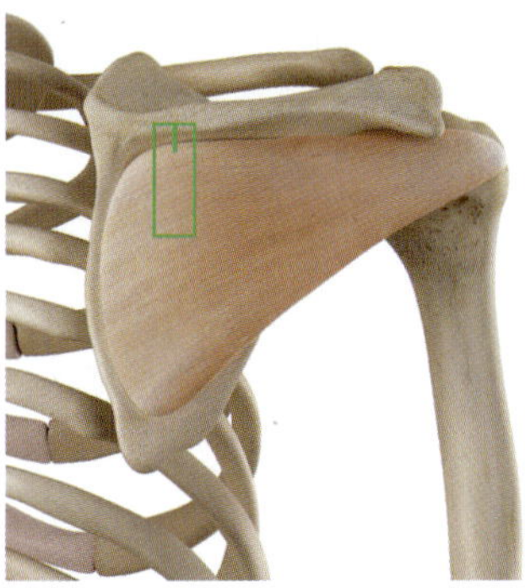

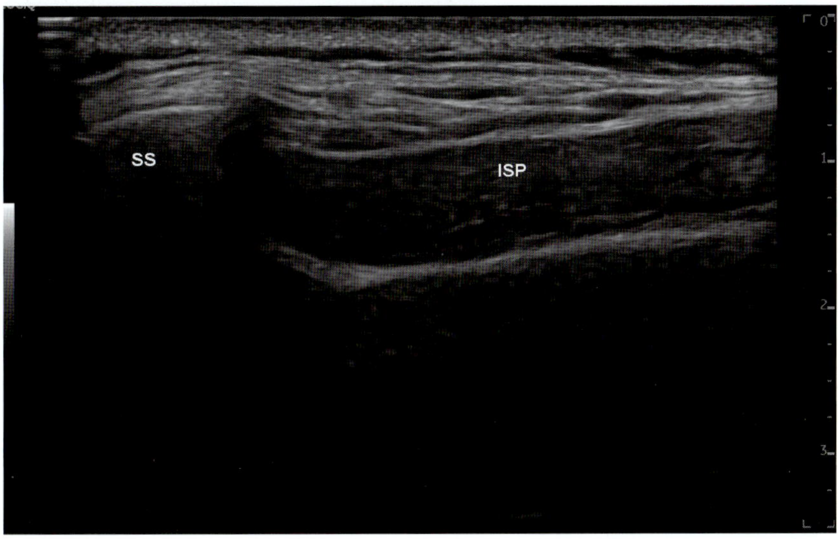

극하근 내측 단축 영상. 극하근(ISP)을 견갑극(SS)에서 단축으로 스캔한 영상입니다. 극하근은 0.8–1.7 cm 깊이에 위치합니다. 다만 환자의 체형에 따라 깊이가 다를 수 있으니 유의합니다.

ISP, Infraspinatus(극하근); **SS**, Spine of scapula(견갑극).

극하근-장축
(근건접합부 극관절와)

노수(臑兪, SI10)

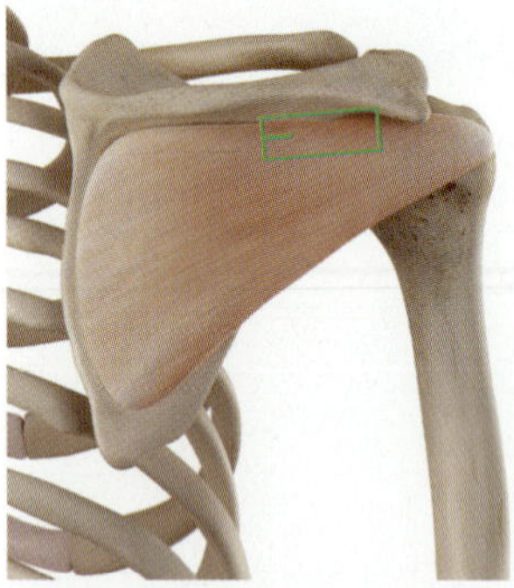

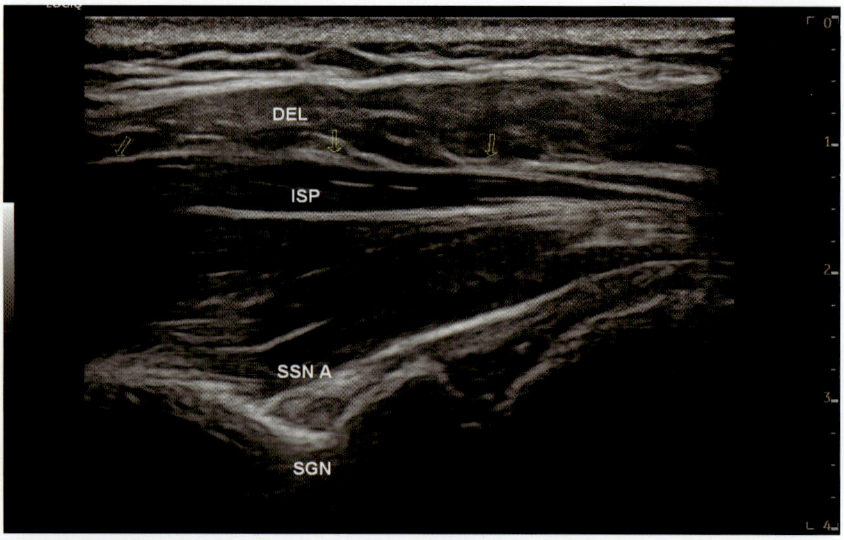

극하근 근건접합부 장축 영상. 극하근(ISP)의 근건접합부에서 스캔을 한 경우 극하근(ISP) 심부에서 극관절와절흔(SGN)에 있는 견갑상신경과 견갑상동맥(SSN A)을 관찰할 수 있습니다. 3 cm 깊이에 신경이 있으므로, 자입 시 참고하여 주의합니다.

DEL, Deltoid(삼각근); **ISP**, Infraspinatus(극하근); **SSN A**, Suprascapular nerve&artery(견갑상신경&견갑상동맥); **SGN**, Spinoglenoid notch(극관절와절흔).

극하근-단축

노수(臑兪, SI10), 견정(肩貞, SI9)

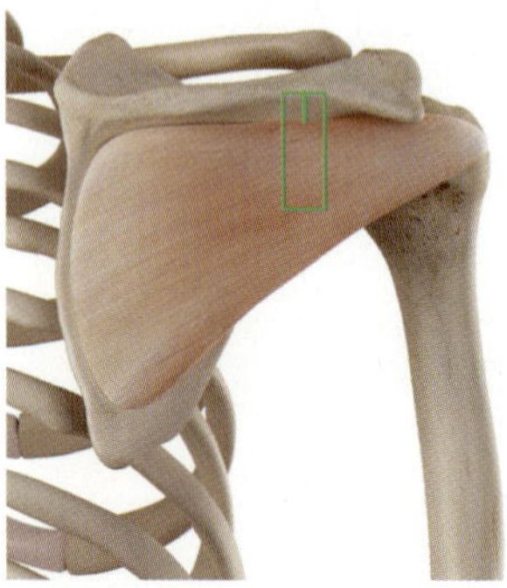

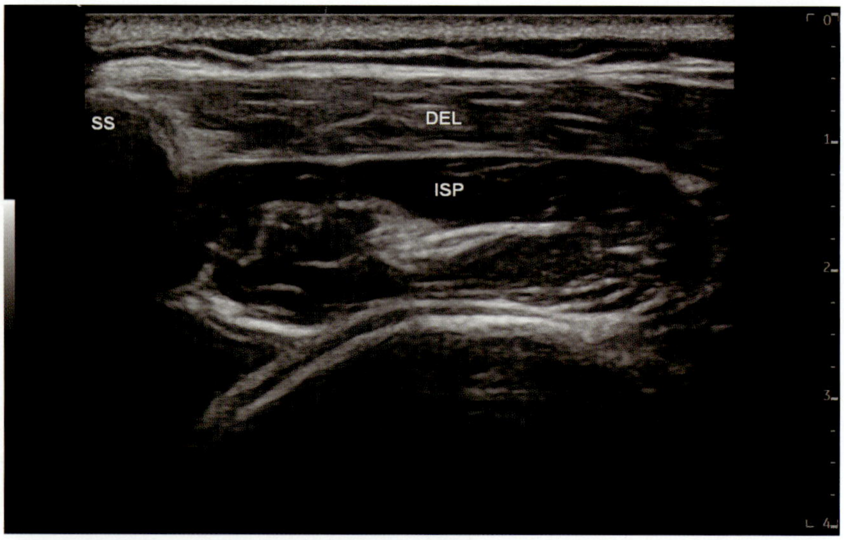

극하근 단축 영상. 극하근 내측 단축 영상에 비해서 극하근이 조금 더 깊은 1.1-2.5 cm까지 위치하는 것을 확인할 수 있습니다.

ISP, Infraspinatus(극하근); **SS**, Spine of scapula(견갑극); **DEL**, Deltoid(삼각근).

극하근-장축(후방관절낭)

노수(臑兪, SI10)

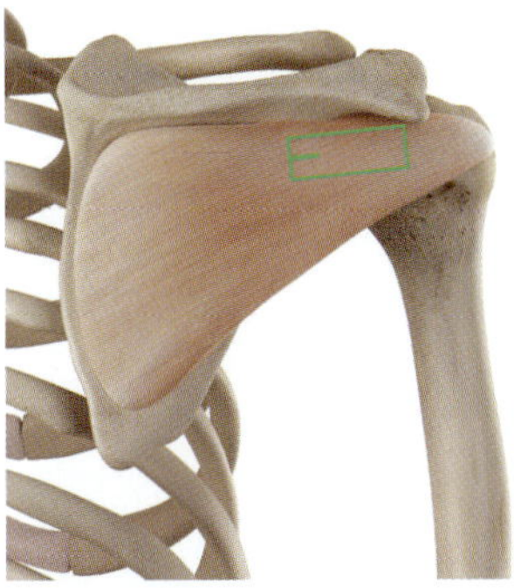

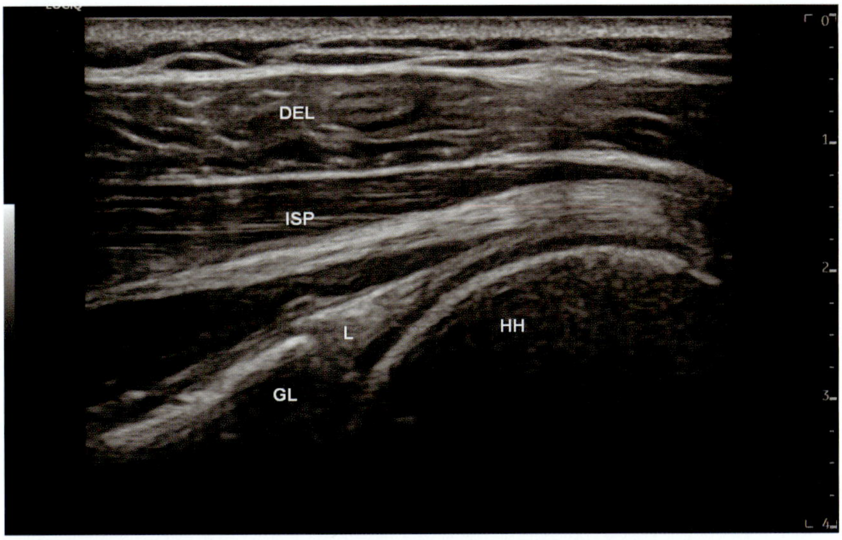

극하근 및 후방관절낭 장축 영상. 상완골두(HH)와 관절하는 관절와(GL)와 관절와순(L)이 명확히 관찰되는 영상입니다. 가장 표면에 삼각근(DEL)이 위치하고, 그 아래에 극하근(ISP)은 점점 건으로 변해 상완골두에 부착하게 됩니다.

DEL, Deltoid(삼각근); **ISP**, Infraspinatus(극하근); **GL**, Glenoid(관절와); **L**, Labrum(관절와순); **HH**, Humeral head(상완골두).

극하근-단축(상완골두)

노수(臑兪, SI10), 견정(肩貞, SI9)

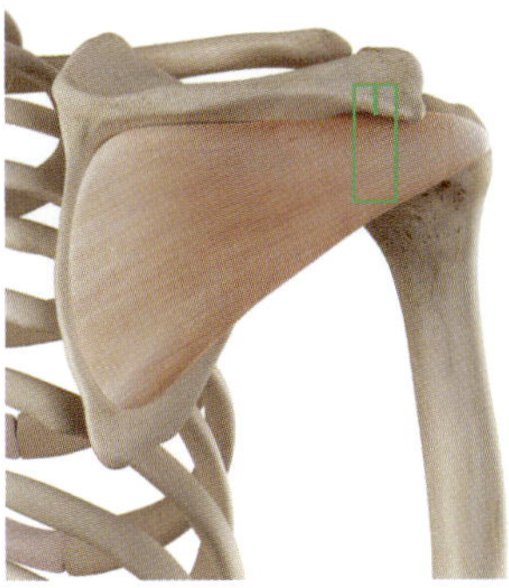

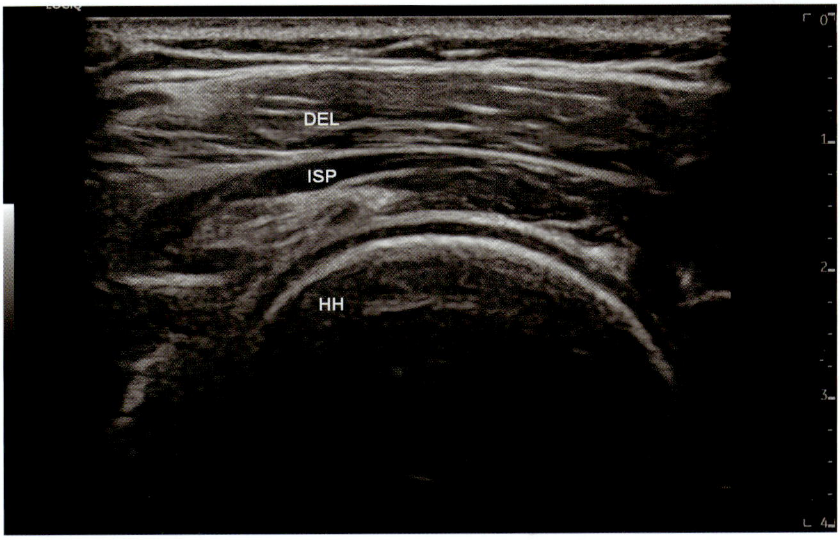

극하근 상완골두 후면 단축 영상. 표층에 삼각근(DEL)이 덮고 있고 상완골두(HH) 위로 위치하는 극하근(ISP)을 확인할 수 있습니다.

DEL, Deltoid(삼각근); **ISP**, Infraspinatus(극하근); **HH**, Humeral head(상완골두).

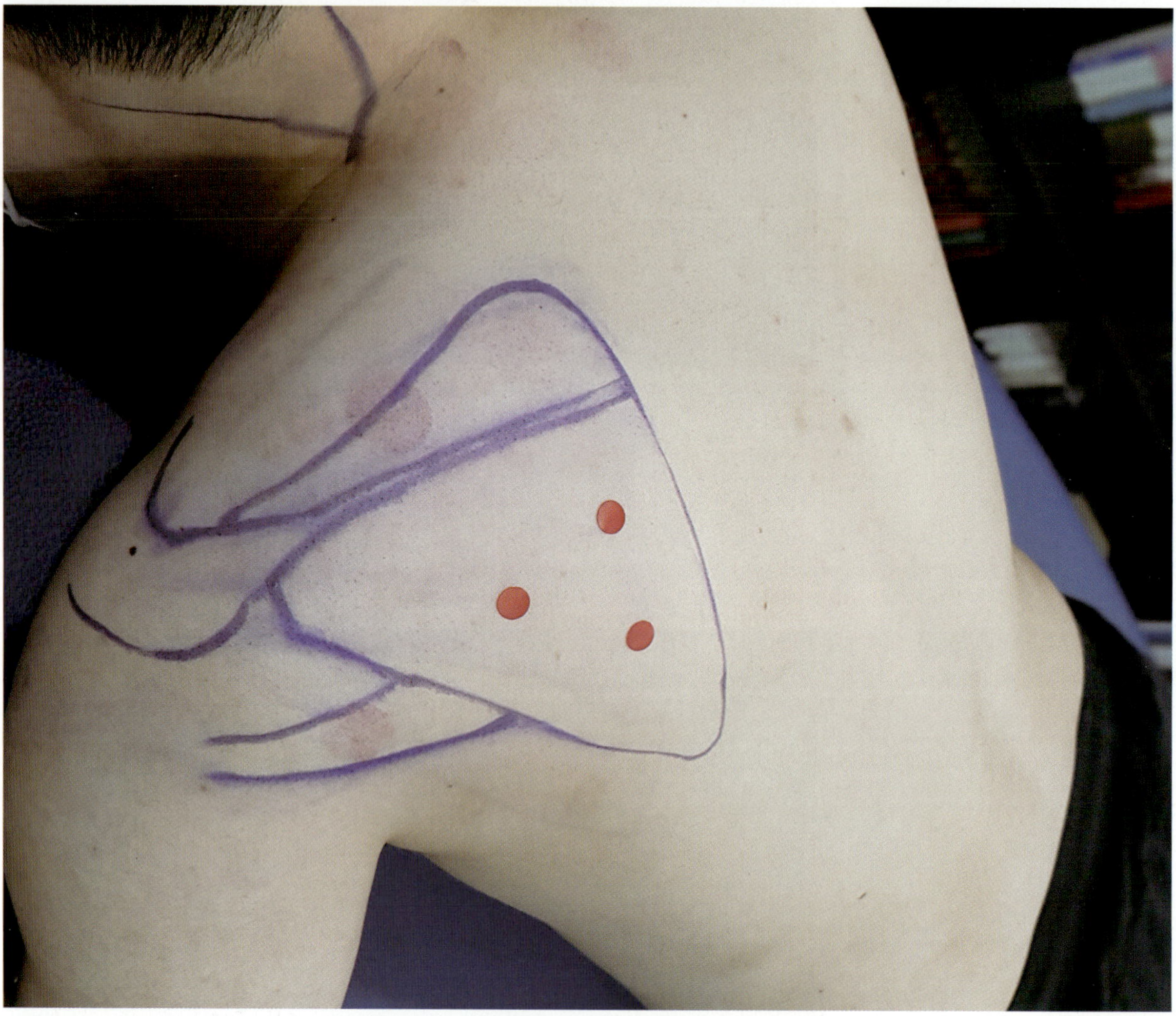

● 그림 2. 극하근 압통점

압통점 촉진 : 극하근은 비교적 큰 근육으로 극하와를 전체적으로 꼼꼼히 촉진하여 가장 심한 압통점을 찾습니다. 극하근은 어디를 누르든 대부분 아프기 때문에 가장 큰 압통점을 찾는 것이 포인트이며 필요에 따라 여러 개의 압통점을 찾습니다.

침치료 : 극하근은 건 부착부의 손상보다는 근복부에 긴장이 많아 근복부 위주로 침치료 및 부항치료를 시행합니다. 이때 압통점을 잘 찾아 꼼꼼히 치료하며 침치료 시 견갑골을 벗어나지 않게 특히 주의합니다. 무엇보다 환자가 엎드려서 팔을 올린 자세에서는 견갑골이 생각보다 많이 위치가 이동되므로 견갑골의 견갑극과 견갑골의 내측경계 외측경계를 잘 촉진하여 치료해야 합니다. 또한 체중이 많이 나가는 환자의 경우 촉진이 잘 되지 않을 수 있으므로 주의하여 치료합니다. 깊이의 경우에는 체중에 따라 차이가 많지만 3-4 cm 뼈까지 자입합니다. 마지막으로 어깨 관절낭을 지배하는 감각신경 분지가 뼈 위로 주행하므로 천천히 자입해야 합니다.

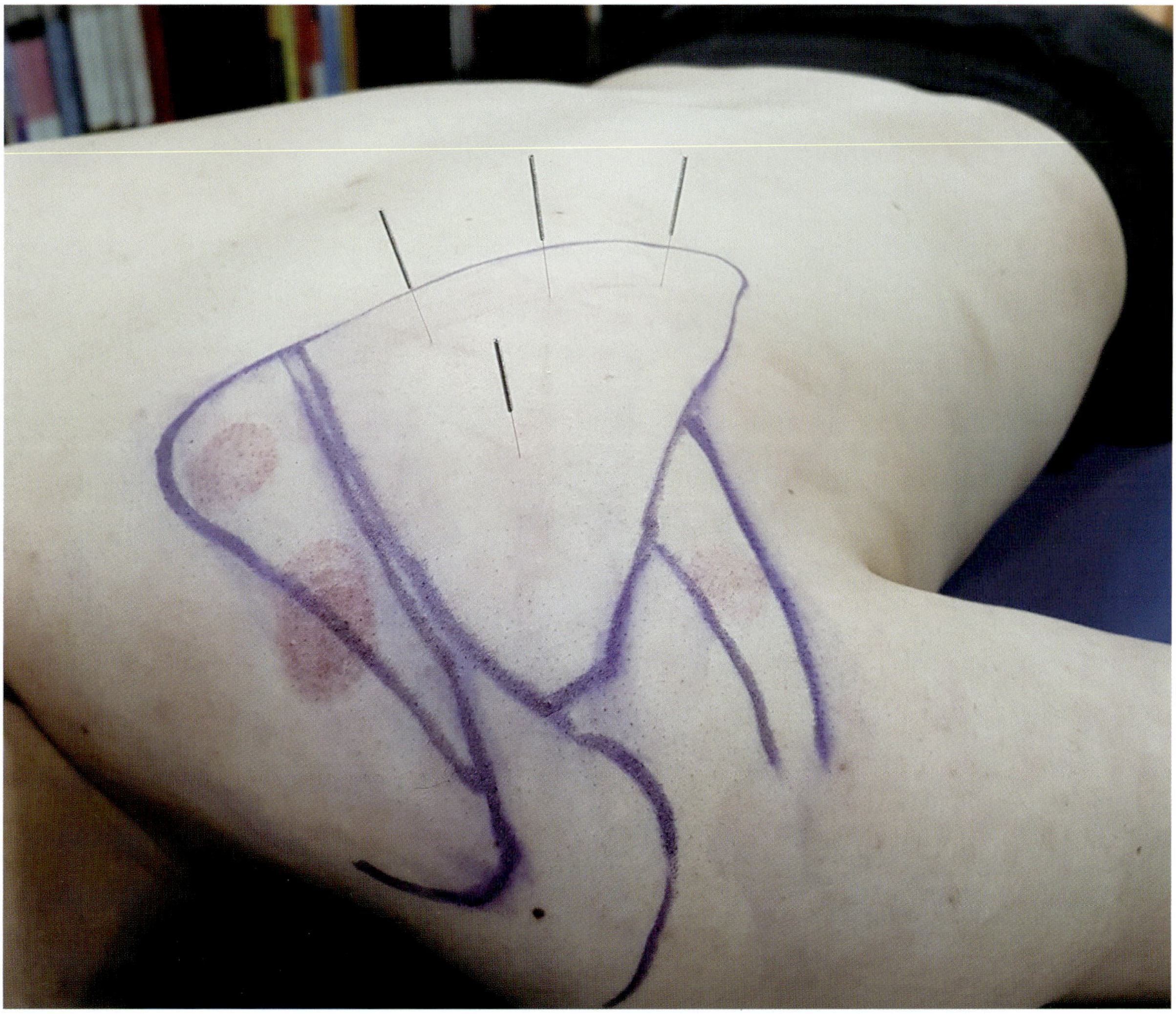

● **그림 3.** 극하근 침치료

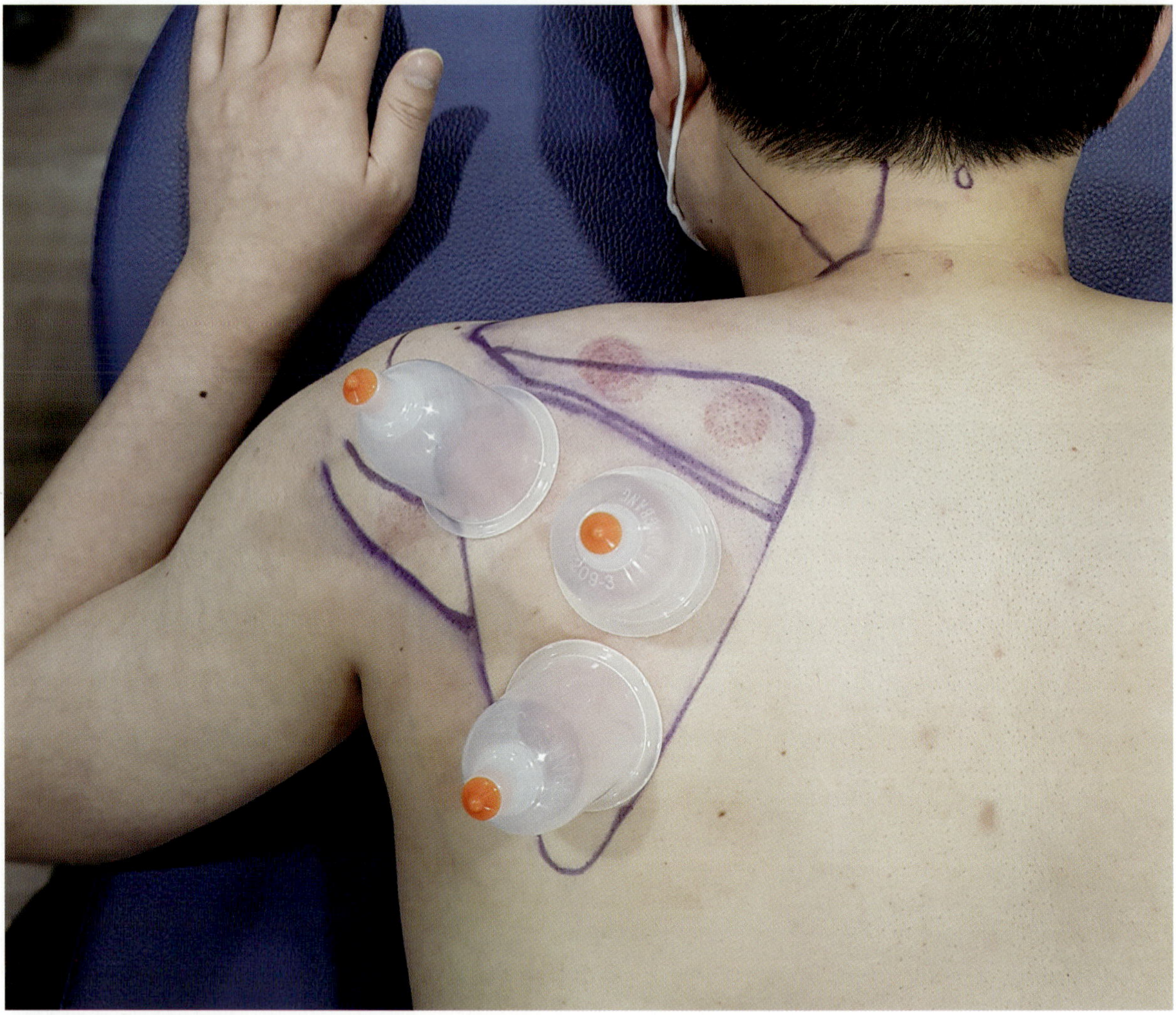

● **그림 4.** 극하근 부항치료

주의 **'견갑골이 대충 여기 있겠지' 하고 자침하시면 큰일납니다.**

'견갑골이 대충 여기 있겠지' 하고 자침하시면 큰일납니다. 엎드려서 팔을 올린 자세에서 견갑골이 크게 외측으로 빠져있을 때가 있습니다. 견갑골은 꼭 내상각과 하각, 견갑극을 꼼꼼히 촉진하여 자침하는 습관을 가지세요!

03

소원근
(Teres minor, 작은원근)

핵심포인트

오랜 기간 어깨의 가동범위 제한이 있었다면, 꼭 풀어줘야 할 근육

기시	견갑골(scapula) 후면 외측연(posterolateral aspect)의 상부 2/3
종지	상완골(humerus)의 대결절(greater tubercle) 후면

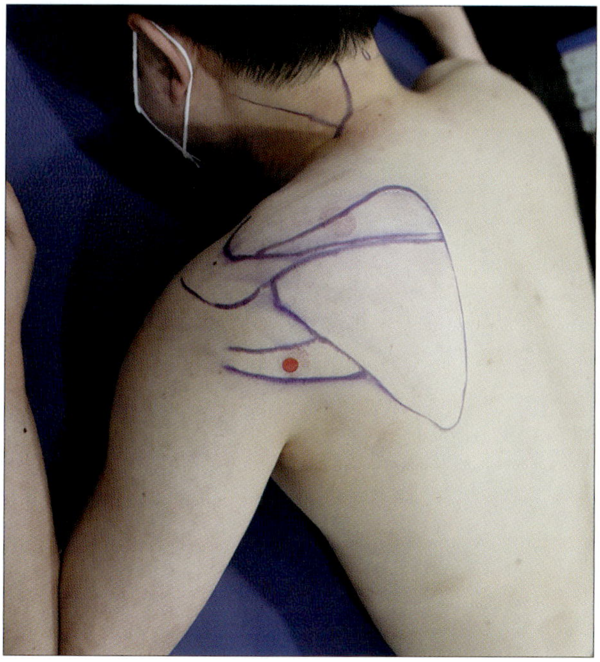

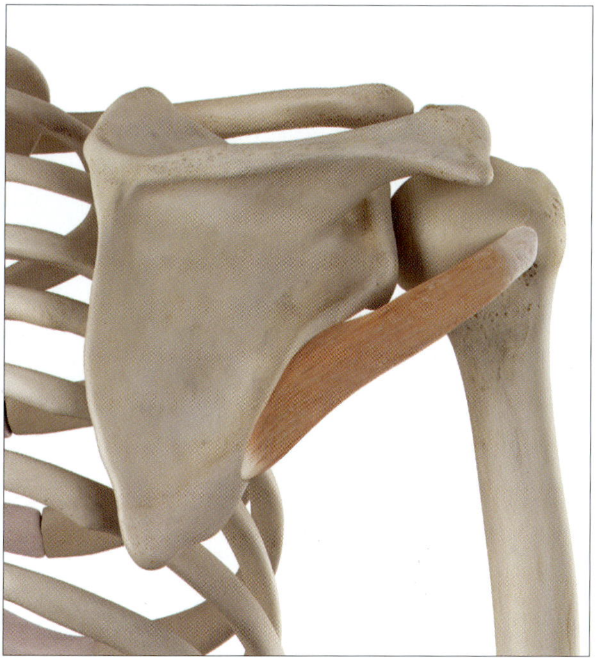

개괄

견갑골의 외측경계에서 시작해 위팔뼈 뒤쪽에 붙는 근육입니다. 위팔의 외회전을 담당하는 근육으로 긴장과 단축으로 인한 가동범위의 제한을 많이 일으키는 근육입니다. 특히 오십견(유착성관절낭염)에서 꼭 풀어줘야 하는 근육입니다. 소원근은 어깨 후면에 통증을 많이 일으키며, 환자는 직접적으로 소원근 부위에 통증을 가리키는 경우도 많습니다. 소원근 긴장으로 인해 운동이 제한되는 경우가 많습니다. 삼각근에 뻐근한 통증이나 삼각근에 국한된 저림을 호소한다면 이는 소원근에서 삼각근의 지배신경인 액와신경(axillary nerve)이 포착되어 나타나는 증상입니다. 그렇기 때문에 이런 상황에서는 소원근을 치료하여야 합니다.

근육촉진과 기능검사

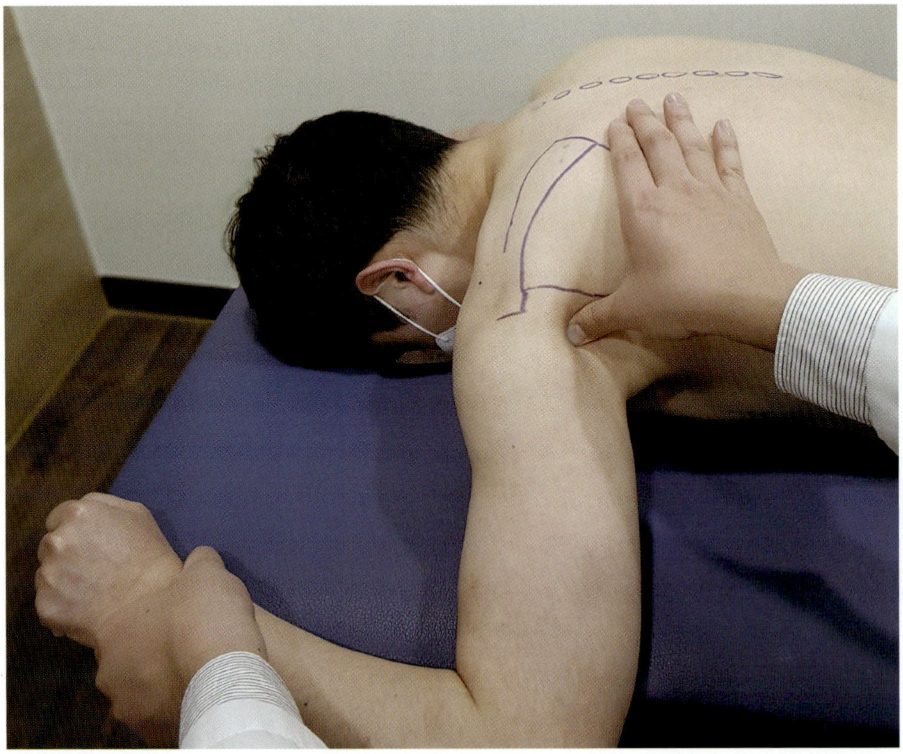

● 그림 1. 소원근 촉진 및 기능검사

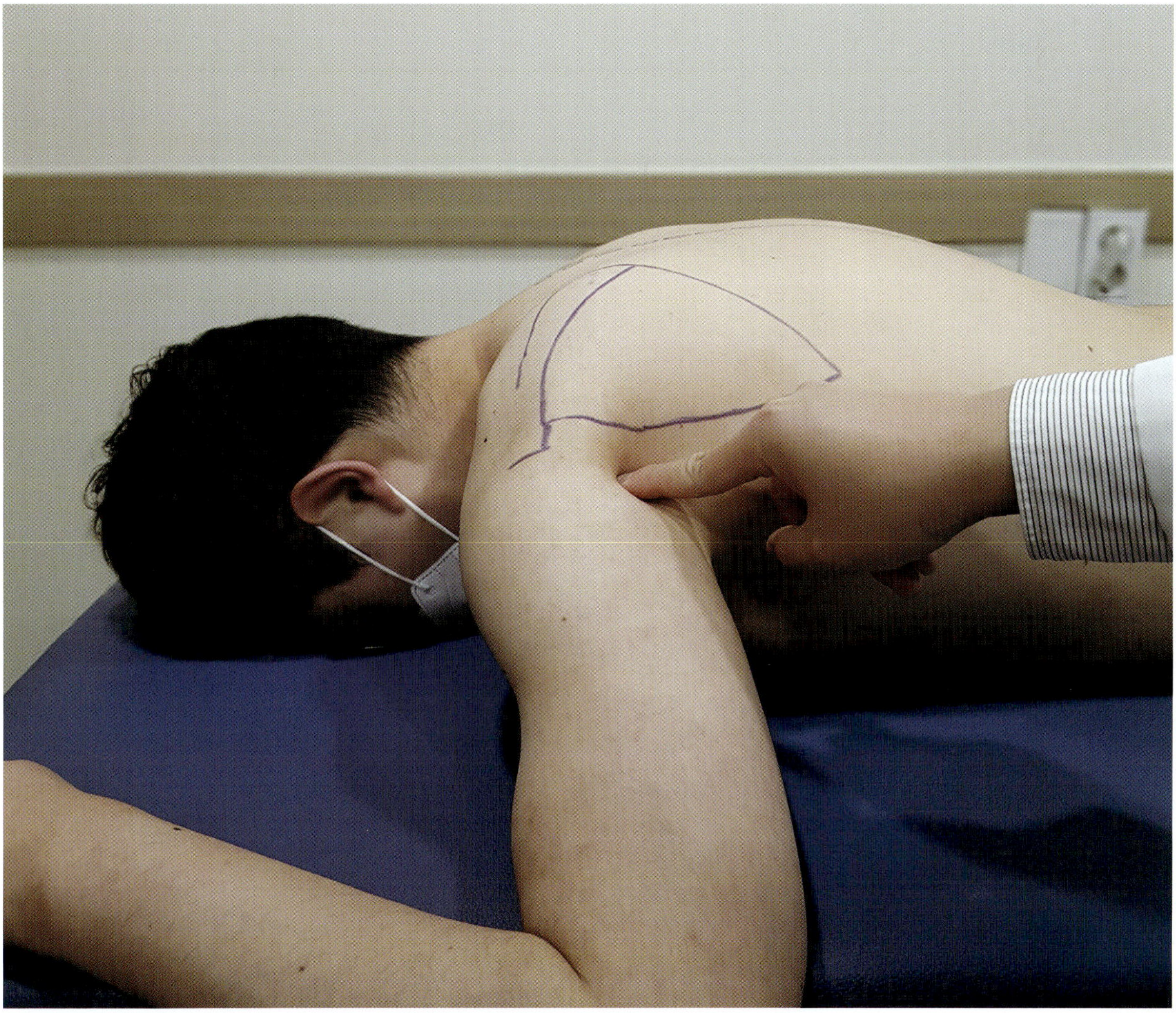

● **그림 2.** 소원근 촉진

소원근의 촉진은 자세가 가장 중요합니다. 그림 2와 같이 환자는 엎드린 상태에서 팔을 90-120° 이상 올려야 소원근이 잘 촉진됩니다. 어깨 뒤쪽 겨드랑이 부위에 손을 올려놓고 환자가 팔을 외회전시킬 때 수축하는 근육이 소원근입니다.

소원근-장축

견정(肩貞, SI9)

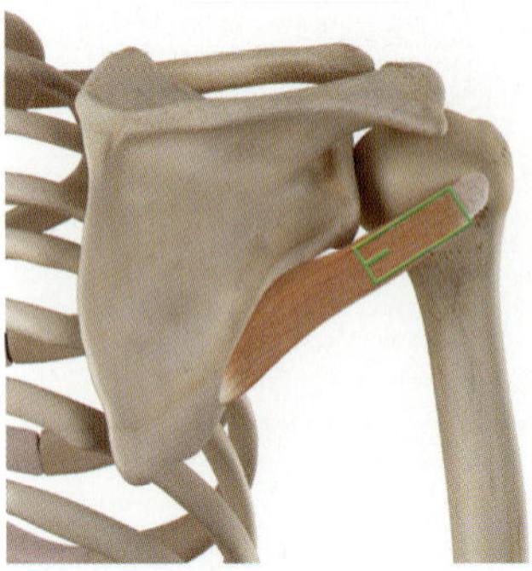

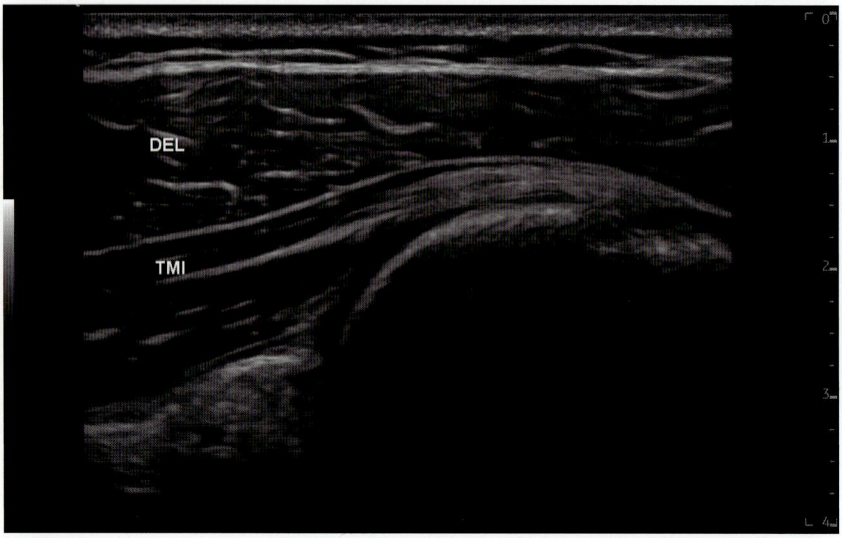

소원근 장축 영상. 상완골두의 소원근(TMI) 부착부를 포함하는 소원근 장축 영상입니다. 소원근의 표층에는 삼각근(DEL)이 덮고 있고 그 아래로 1.1-3 cm 깊이에 위치하는 소원근을 관찰할 수 있습니다.

DEL, Deltoid(삼각근); **TMI**, Teres minor(소원근).

소원근-단축(견갑골)

견정(肩貞, SI9)

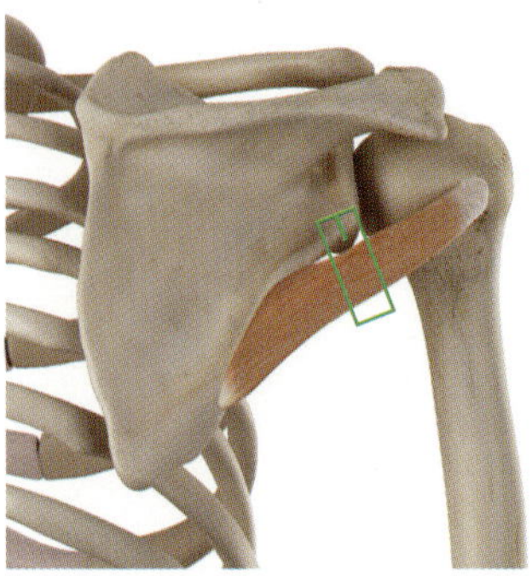

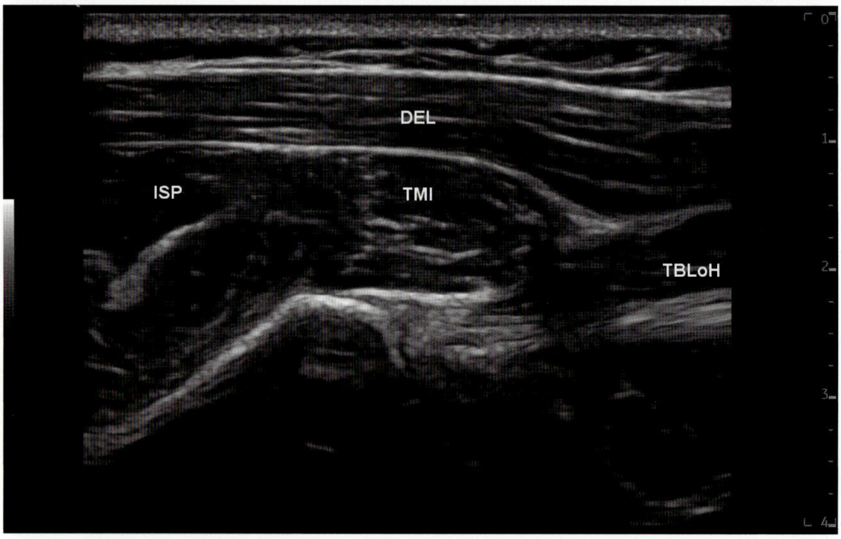

소원근 견갑골 하단부 단축 영상. 후삼각근에서 조금 내측(medial)으로 이동하여 스캔한 영상입니다. 소원근의 표층은 삼각근(DEL)이 덮고 있고 위쪽에는 극하근(ISP)이, 아래쪽에는 상완삼두근 장두(TBLoH)가 견갑골에 부착하는 것을 확인할 수 있습니다.

DEL, Deltoid(삼각근); **ISP**, Infraspinatus(극하근); **TMI**, Teres minor(소원근); **TBLoH**, Triceps brachii long head(상완삼두근 장두).

소원근-단축(상완골)

수태양경근

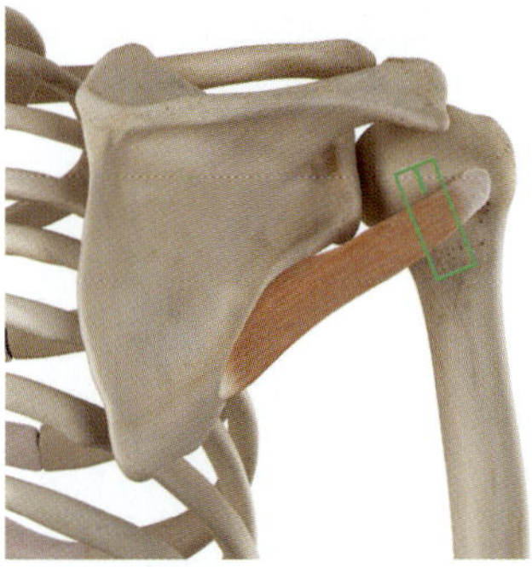

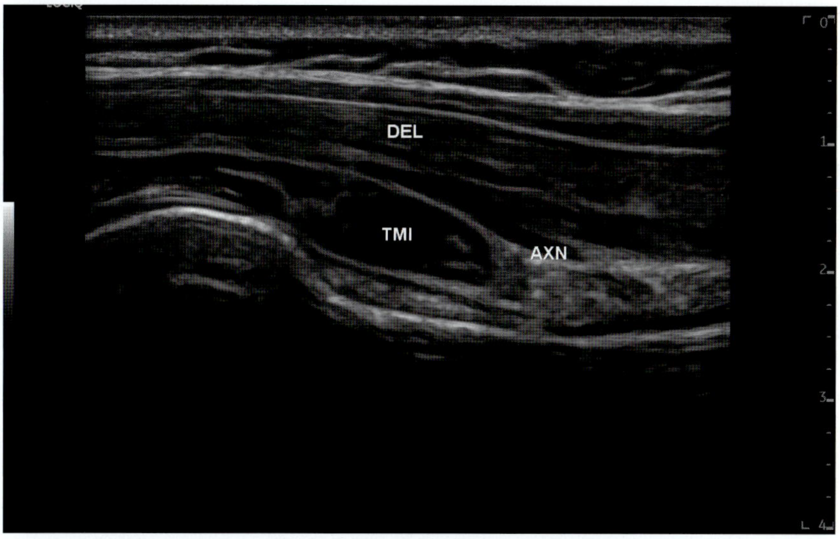

소원근 단축(상완골)영상. 상완골 위에서 촬영한 소원근(TMI) 단축 영상입니다. 소원근(TMI) 표층에는 삼각근(DEL)이 있고, 소원근 우측(인체상 inferior)에는 액와신경(AXN)을 관찰할 수 있습니다.

DEL, Deltoid(삼각근); **TMI**, Teres minor(소원근); **AXN**, Axillary nerve(액와신경).

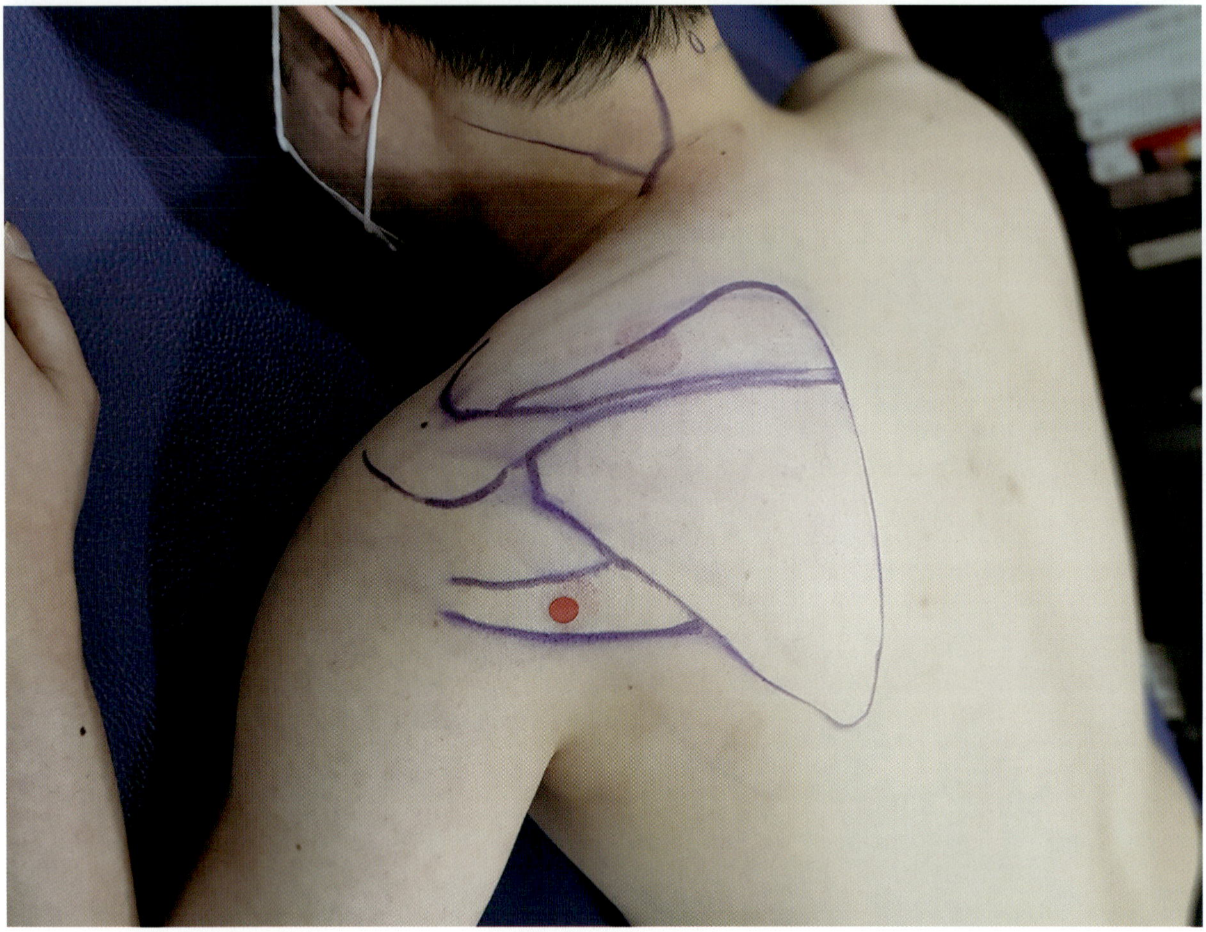

● 그림 3. 소원근 압통점

압통점 촉진 : 엎드리거나 누워 팔을 올린 상태에서 견갑골 외측에서 위팔뼈 뒤쪽까지 볼록하게 만져지는 소원근을 촉진합니다. 주로 근육의 중간에 압통점이 많이 형성됩니다. 소원근은 비교적 압통이 가장 심한 근육으로, 자세만 잘 취하면 찾기가 어렵지 않습니다.

소원근은 단축이 심해 침이나 도침과 같은 비교적 강한 자극을 활용하여 풀어주는 것이 효과적입니다. 체격에 따라 1-5 cm 정도 자입하며 이때 소원근 주변을 지나는 액와신경과 후상완회선동맥의 손상에 주의하여 천천히 자입합니다.

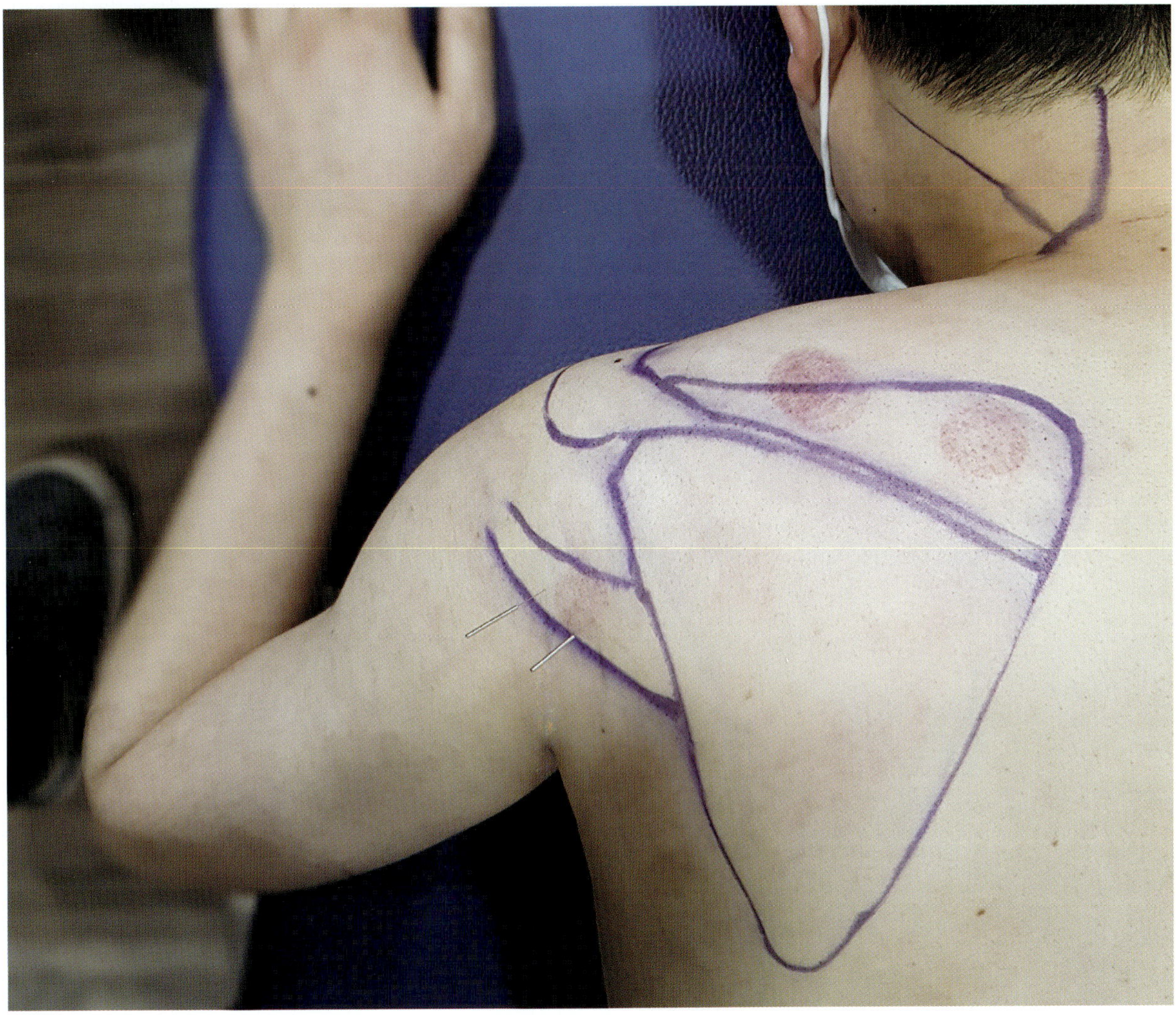

● **그림 4.** 소원근 침치료

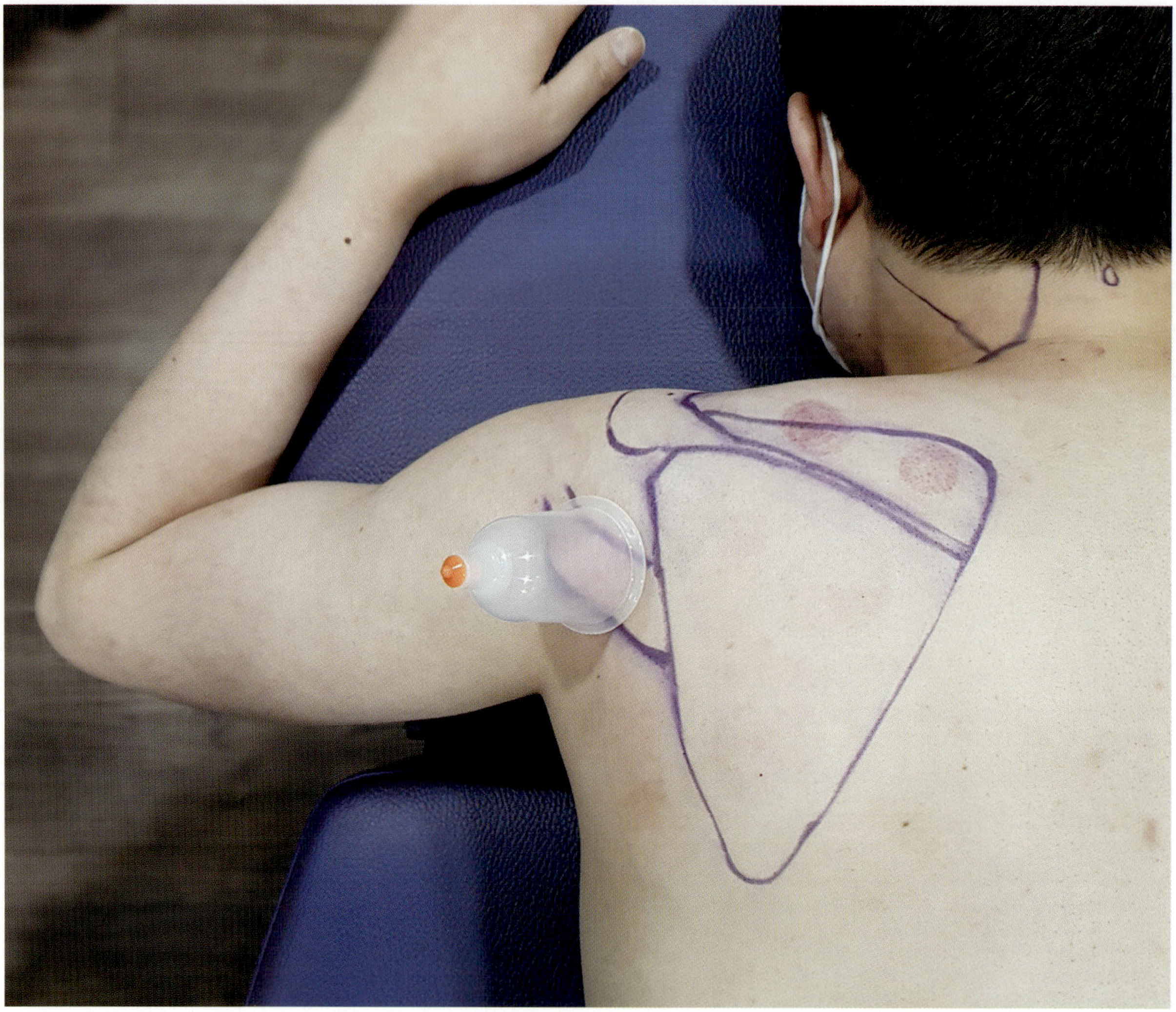

● **그림 5.** 소원근 부항치료

04

견갑하근

(Subscapularis, 어깨밑근)

핵심포인트

어깨 앞쪽이 아플 때 극상근 등과 함께 치료하는 근육

기시	견갑골(scapula)의 견갑하와(subscapular fossa)
종지	상완골(humerus)의 소결절(lesser tubercle)

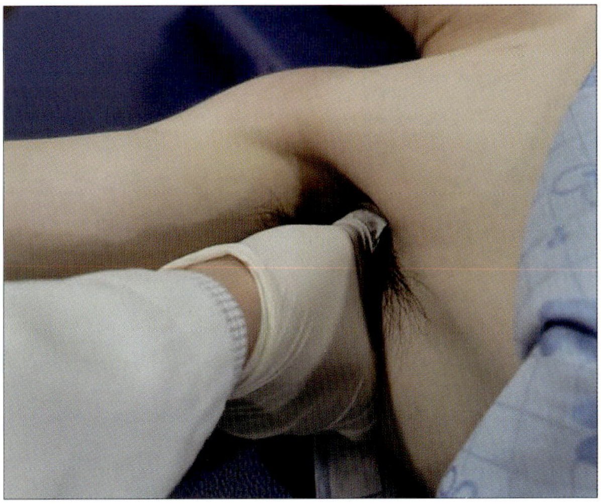

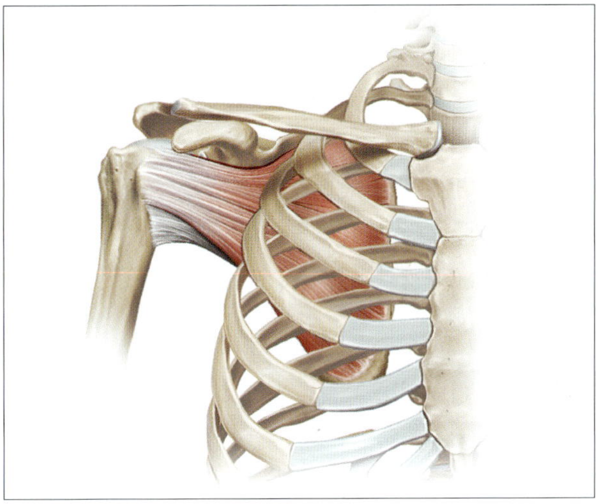

개괄

견갑하근은 극상근, 극하근, 소원근과 함께 회전근개를 형성하는 근육입니다. 견갑하근은 견갑골 전면에서 시작하여 상완골 앞쪽 대퇴이두근 장두 안쪽 소결절에 부착하여 어깨를 내회전하고, 회전근개로써 상완골두(humeral head)를 안정화시키는 작용을 합니다.

테니스, 배드민턴 등 라켓운동을 할 때 내회전을 하는 동작에서 쉽게 손상됩니다. 만약 견갑하근에 문제가 있다면 옷을 입을 때 팔을 넣는 동작이나 열중쉬어를 하는 등 같이 팔을 내회전, 신전시킬 때 통증이 나타납니다. 환자분들은 견갑하근이 최대한 늘어나는 동작인 운전석에서 차 뒤에 물건을 향해 팔을 뻗을 때 통증을 호소하기도 합니다.

견갑하근은 상완골 앞쪽에 붙는 만큼 어깨 앞쪽에 통증을 나타낼 수 있습니다. 어깨 전면이 아프면서 팔을 뒤로 신전, 내회전시킬 때 통증이 증가하면 견갑하근의 문제를 의심합니다. 동작 검사에서 견갑하근의 문제가 의심되면 lift off test나 bear hug test를 해봅니다. 두 검사 모두 민감도가 낮고 특이도가 매우 높은 만큼, 양성이 나오면 견갑하근의 문제를 확정할 수 있습니다. 꼭 파열이나 손상이 아니더라도 어깨통증이 있는 환자는 견갑하근의 긴장은 있을 수 있으므로 어깨 추나 시 루틴하게 풀어주시는 것이 좋습니다. 마지막으로 어깨 전면의 통증은 이두근장두 건 주변 통증이나 극상근 부착부 통증도 흔하기 때문에, 치료 전에 이두근 건 장두 주변을 중심으로 내측의 소결절, 외측의 대결절을 꼼꼼히 촉진하여 문제가 있는 조직을 감별합니다.

윤상훈 원장의 임상꿀팁

견갑하근의 완전 파열은 수술을 고민할 가능성이 높습니다.

극상근은 완전히 파열되어도 극하근과 견갑하근, 삼각근이 대신 작용하여 일상생활에 무리가 없을 수 있습니다. 다만 견갑하근에 전층파열이 나타났다면 파열의 범위가 점점 커질 수 있어 수술을 고민해 봐야 합니다. 임상적으로 견갑하근 건 혼자 전층파열되는 경우는 드물고, 대부분 극상근과 극하근의 파열 이후에 나타납니다. 견갑하근의 전층파열은 rotator cuff의 massive tear를 시사하는 경우가 많아 수술 적응증일 확률이 높습니다.

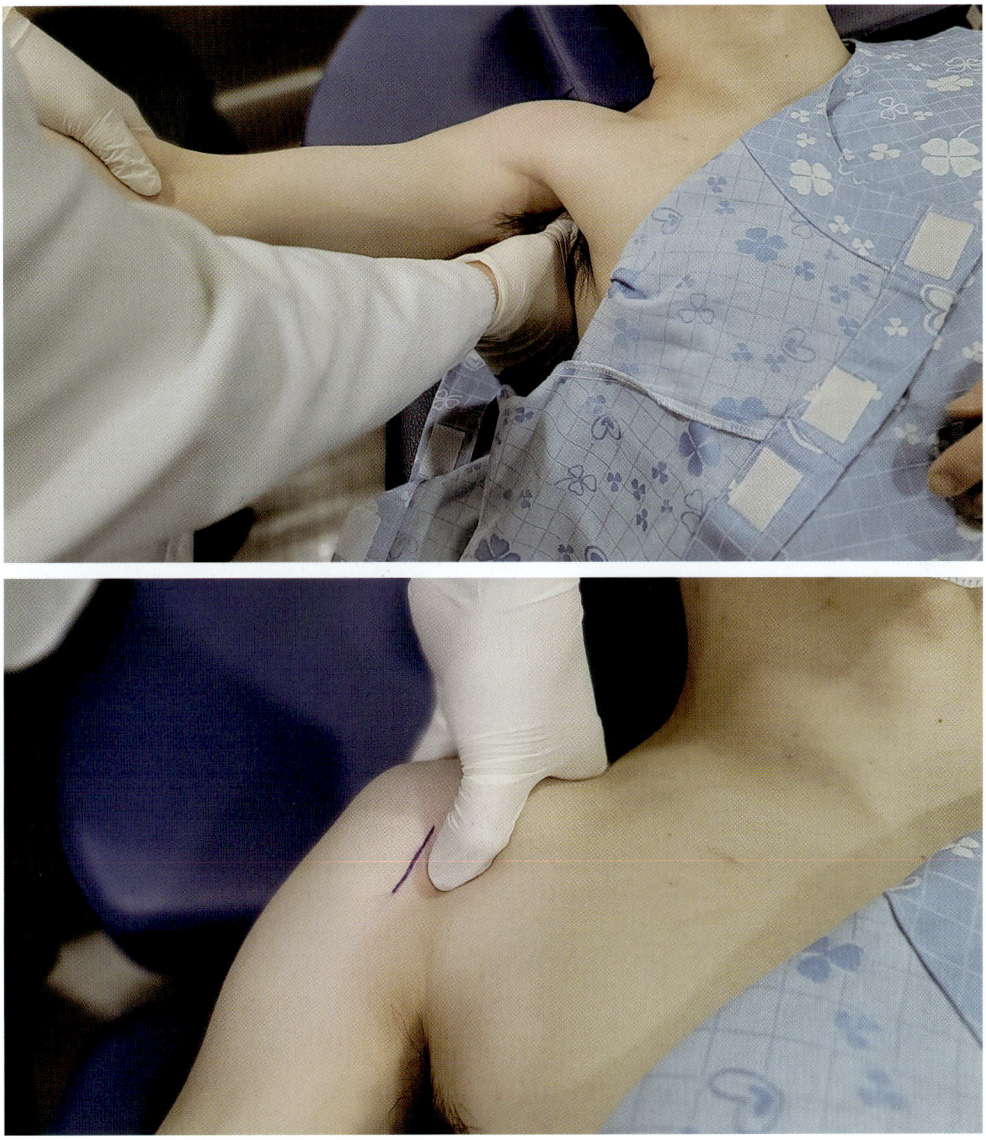

● **그림 1.** 견갑하근 촉진
(위) 견갑하근 근복부 촉진, (아래) 견갑하근 건 부착부 촉진

견갑하근은 견갑골 앞안쪽에 있다는 이미지를 가지고 견갑골을 흉곽에서 밀어낸다는 느낌으로 촉진을 합니다. 액와를 노출시킨 뒤 앞쪽의 대흉근과 뒤쪽의 광배근 사이에서 견갑골 앞쪽을 향해서 파고들듯이 촉진하도록 합니다.

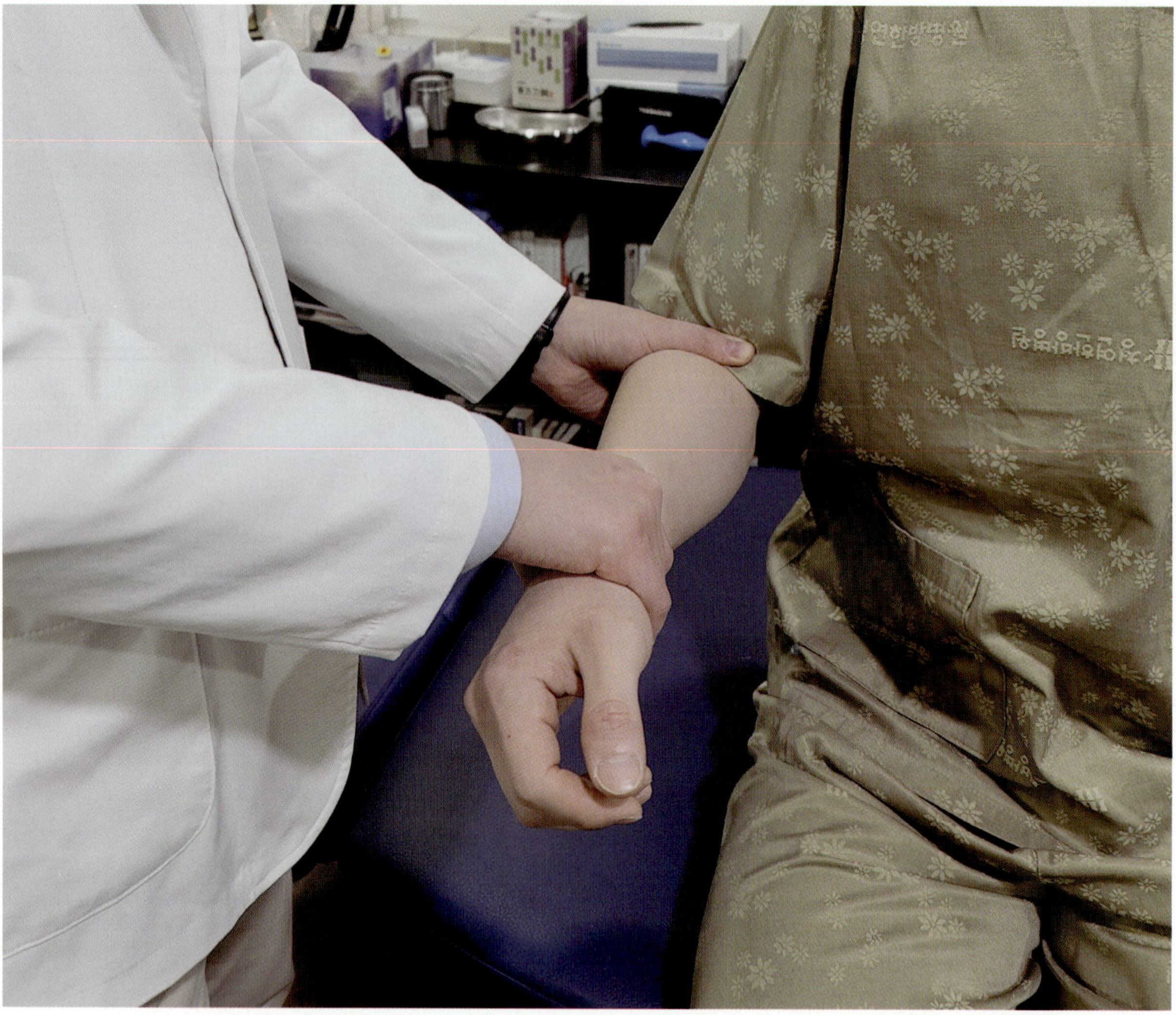

● 그림 2. 견갑하근 근력검사

견갑하근 근력검사(저항검사) : 시술자는 환자에게 주관절을 90도 굴곡하게 한 뒤 어깨를 내회전하도록 합니다. 이때 시술자는 반대되는 힘을 줍니다. 환자가 통증을 호소하거나 근력의 약화가 있는 경우 양성으로 봅니다.

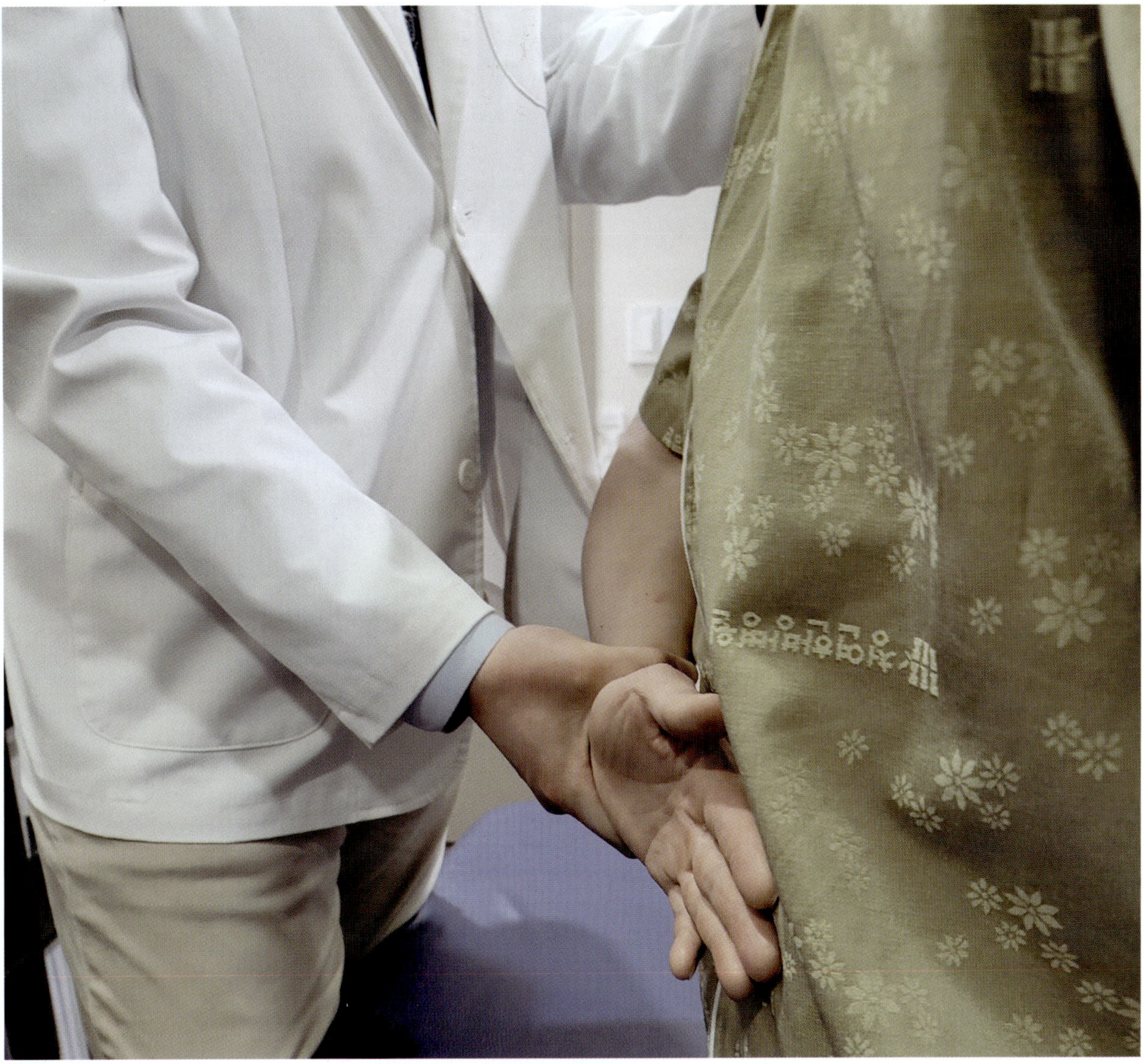

● 그림 3. Lift off test

Lift off test : 견갑하근의 문제 혹은 견갑골의 불안정성을 확인하기 위한 검사입니다.

시술자는 환자에게 한 팔을 허리 뒤로 보내 '열중쉬어' 하는 자세를 취하도록 합니다. 환자에게 손을 뒤로 밀도록(등에서 멀어지는 방향으로) 합니다. 시술자는 환자의 손에 저항을 줄 수도 있습니다. 견갑골의 움직임이 자연스럽지 못하거나 손을 뒤로 밀지 못하면 양성으로 볼 수 있습니다. 일단 견갑하근의 통증이 있다면 이 자세를 취할 때 통증이 많이 발생합니다.

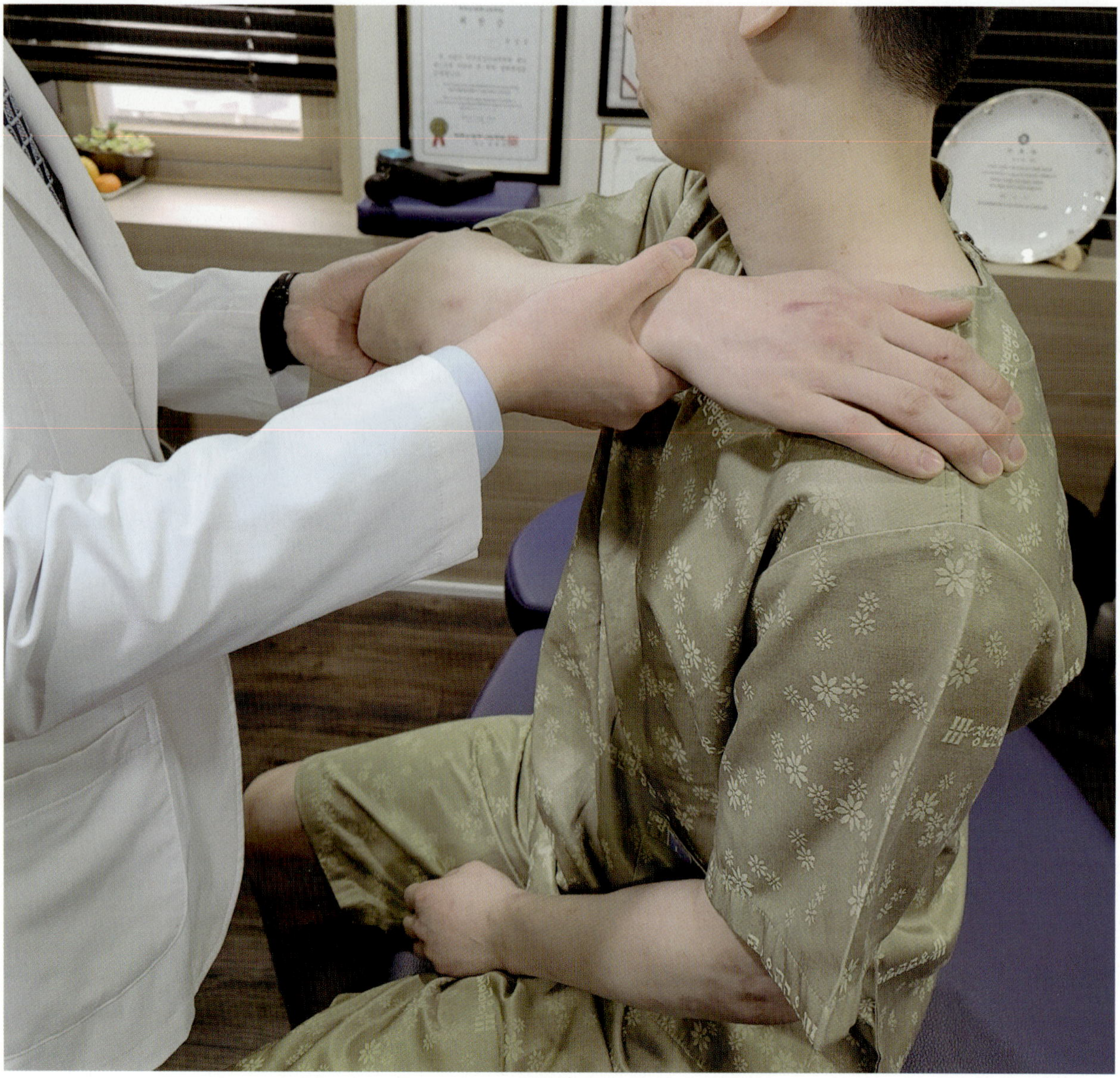

● 그림 4. Bear hug test

Bear hug test : 견갑하근의 이상을 확인하는 검사입니다.

시술자는 환자에게 환측의 손을 반대쪽 어깨에 올려서 누르도록 합니다. 시술자가 환자의 손을 떼려고 해봅니다. 환자가 버티지 못하고 손이 떨어지거나 통증을 호소하면 양성으로 봅니다.

견갑하근-단축

천종(天宗, SI11)
(후방접근)

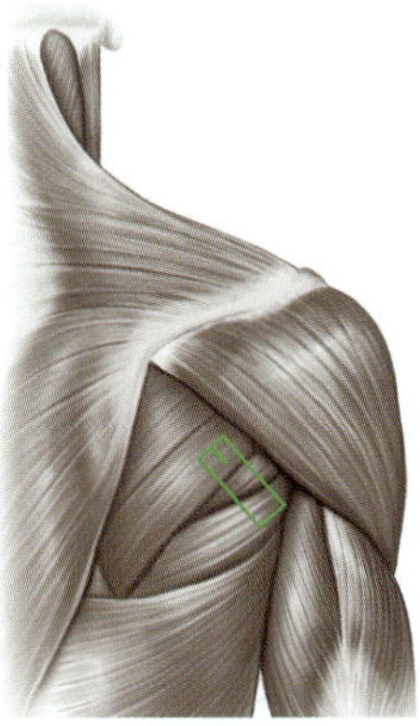

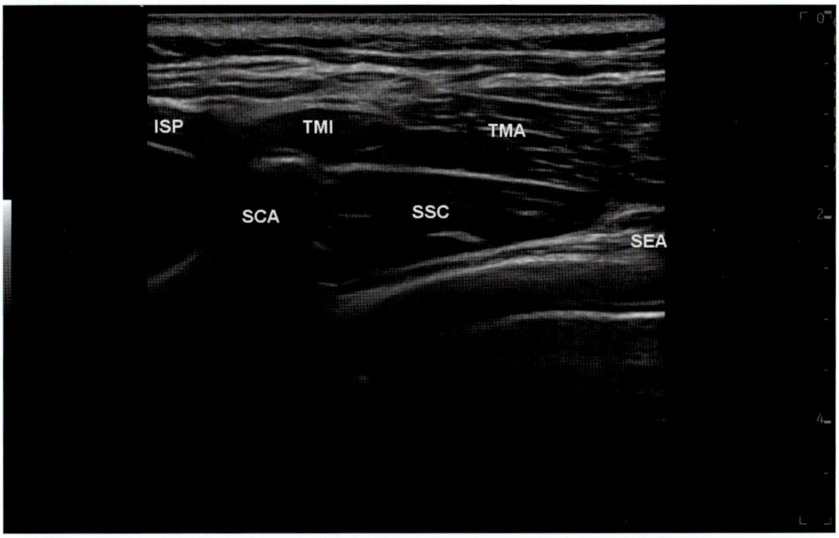

견갑하근 단축 영상(후방접근). 견갑하근(SSC)을 후방에서 접근하는 영상입니다. 화면 중앙부에 위치한 견갑하근은 견갑골(SCA) 외측연을 따라서 스캔하면 관찰할 수 있습니다. 견갑골 외측연을 중심으로 안쪽으로는 극하근(ISP), 상방에는 소원근(TMI), 소원근 우측(lateral)에는 대원근(TMA)이 위치합니다. 견갑하근은 견갑골 외측연에서 소원근과 대원근이 인접한 부분의 1.5–2.5 cm 사이로 찾을 수 있습니다. 다만 견갑하근 아래로 전거근(SEA) 및 늑골이 위치한 만큼, 폐를 향해 너무 깊이 자입하지 않게 주의합니다.

ISP, Infraspinatus(극하근); **TMI**, Teres minor(소원근); **TMA**, Teres major(대원근); **SCA**, Scapula(견갑골); **SSC**, Subscapularis(견갑하근); **SEA**, Serratus anterior(전거근).

안태석 원장의 트루노트 견갑하근, 후방에서도 접근할 수 있다고?

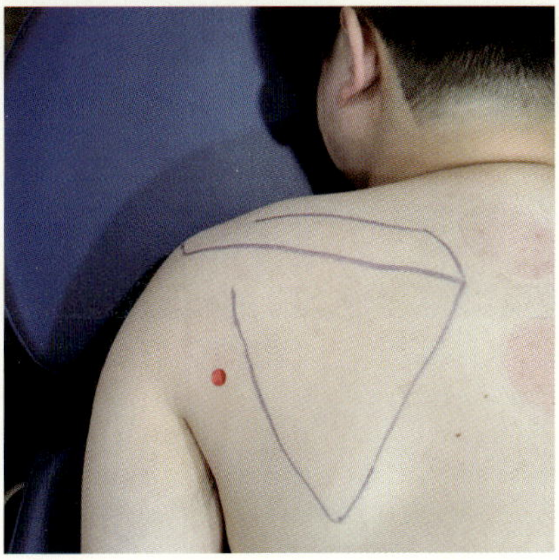

견갑하근 근복부에 대한 침치료는 후방에서 접근하는 것이 좋습니다. 겨드랑이는 민감한 부위라 시술 중에 환자가 움직이기 쉬워 불필요한 접촉이 생길 수 있습니다. 또한 제모가 안 되어 있는 경우가 많아 시술 후 감염에 취약해집니다. 초음파를 활용하면 천종혈에서 견갑하근에 정확하게 접근할 수 있습니다.

견갑하근-단축

천종(天宗, SI11)
(후방접근)

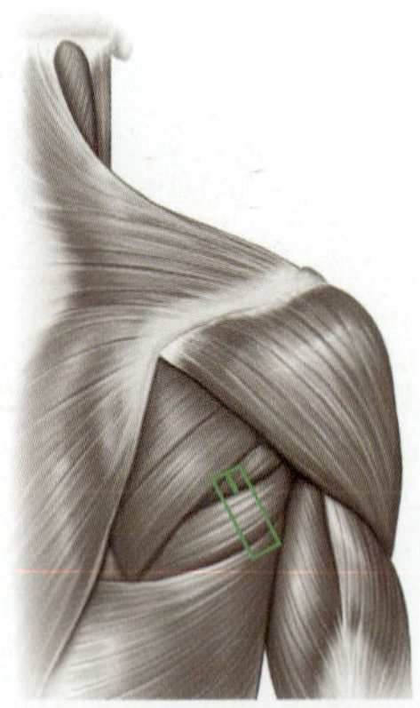

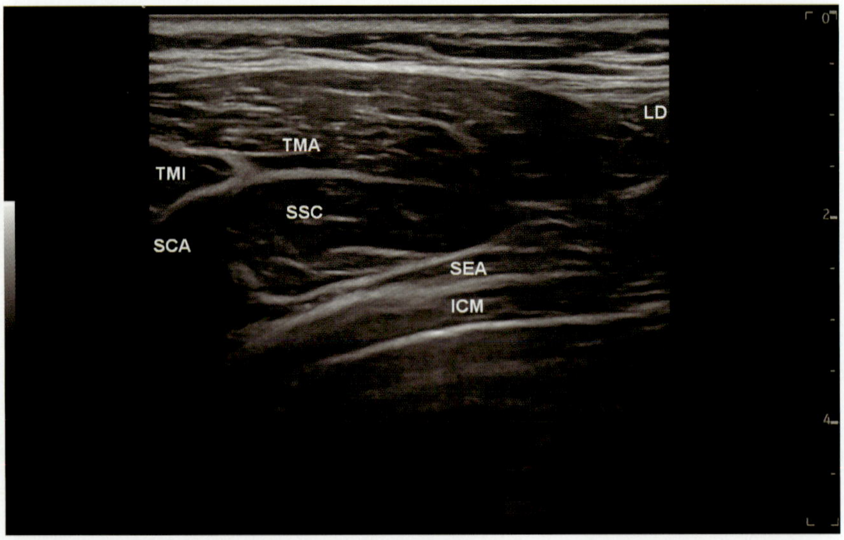

견갑하근 단축 영상(후방접근). 견갑골 외측연(SCA)을 바깥쪽으로 가장 표면에 대원근(TMA)이 위치합니다. 그 아래 1.5-3 cm 깊이에 견갑하근(SSC)이 위치하고, 더 아래로는 전거근(SEA)과 늑간근(ICM)을 관찰할 수 있습니다. 늑간근 아래로는 흉막을 뚫을 수 있으므로 자입 시 특히 주의합니다.

TMI, Teres minor(소원근); **TMA**, Teres major(대원근); **SCA**, Scapula(견갑골); **SSC**, Subscapularis(견갑하근); **SEA**, Serratus anterior(전거근); **LD**, Latissimus dorsi(광배근); **ICM**, Intercostal muscle(늑간근).

견갑하근-단축

천종(天宗, SI11)
(후방접근)

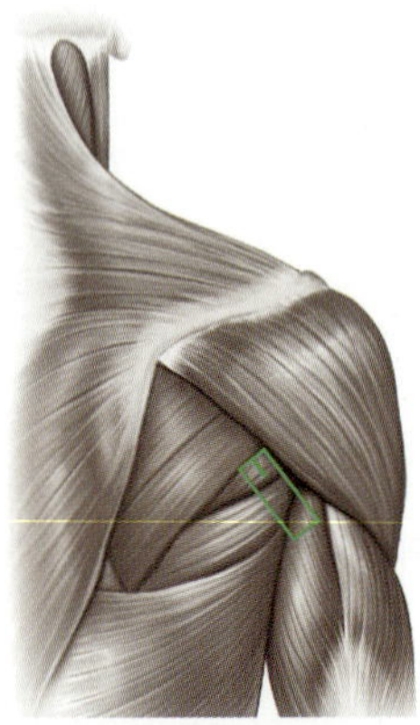

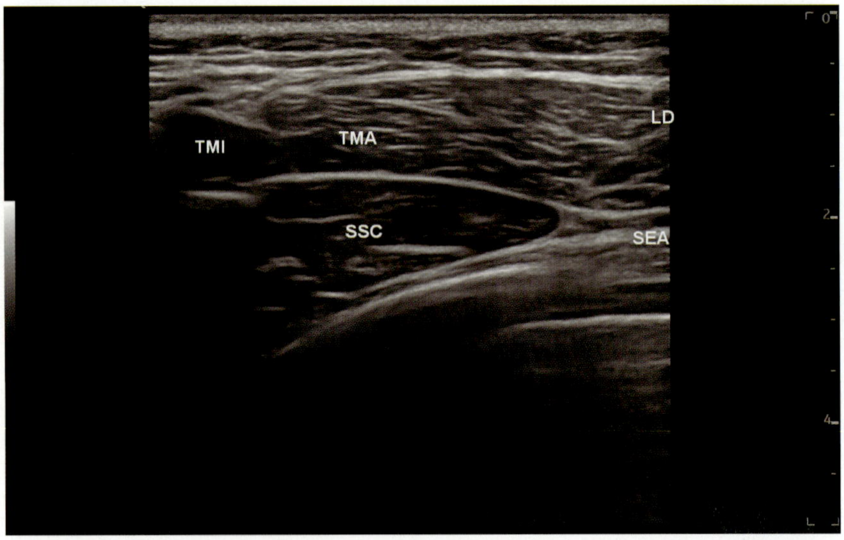

견갑하근 단축 영상(후방접근). 견갑골의 외측연을 따라서 스캔하다 보면 견갑하근(SSC)의 근복이 잘 드러나는 지점을 찾을 수 있습니다. 이때 소원근(TMI)이나 대원근(TMA)의 심부로 견갑하근을 접근할 수 있습니다.

TMI, Teres minor(소원근); **TMA**, Teres major(대원근); **SSC**, Subscapularis(견갑하근); **SEA**, Serratus anterior(전거근); **LD**, Latissimus dorsi(광배근).

견갑하근-단축

견정(肩貞, SI9)
(후방접근)

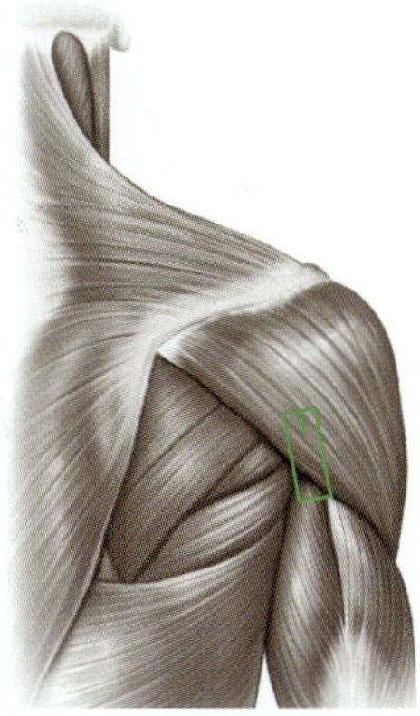

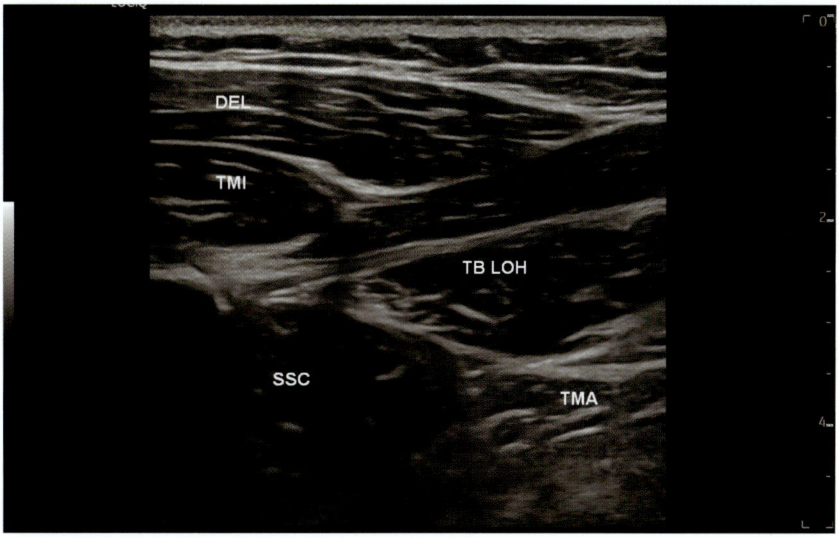

견갑하근 단축 영상(후방접근). 견갑하근의 후방접근에서 프로브를 조금 더 상완골에 가깝게 스캔하는 경우 3-5 cm 깊이로 깊이 위치한 견갑하근(SSC)을 확인할 수 있습니다. 가장 표면부터 차례로 삼각근(DEL), 소원근(TMI), 상완삼두근 장두(TB LOH), 견갑하근(SSC)이 위치합니다.이 부위에서는 흉막을 뚫을 위험이 비교적 없어 안전하게 접근이 가능합니다.

DEL, Deltoid(삼각근); **TMI**, Teres minor(소원근); **TMA**, Teres major(대원근); **SSC**, Subscapularis(견갑하근); **TB LOH**, Triceps brachii long head(상완삼두근 장두).

견갑하근-단축

극천(極泉, HT1)
(겨드랑이 접근)

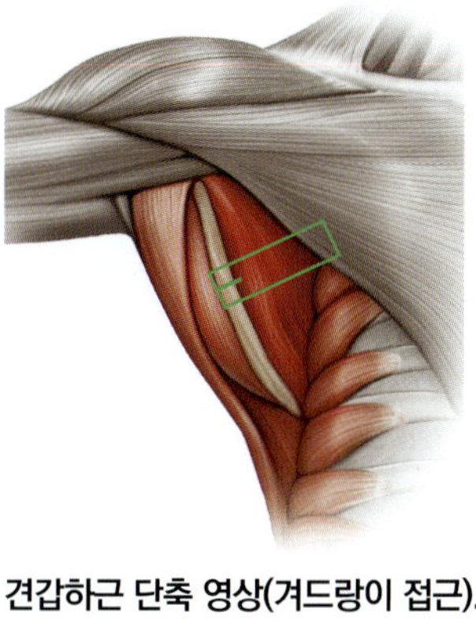

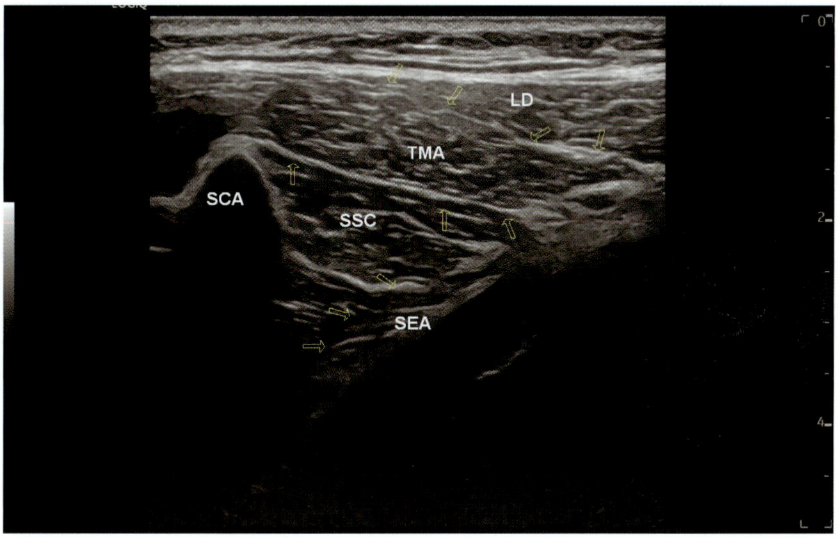

견갑하근 단축 영상(겨드랑이 접근). 견갑하근을 겨드랑이에서 접근하는 경우에는 겨드랑이가 잘 드러나게 하기 위해 환자에게 팔을 이마에 대도록 하면 좋습니다. 광배근(LD), 대원근(TMA)을 지나서 견갑골(SCA)의 외측연에 접하고 있는 견갑하근(SSC)을 찾을 수 있습니다. 견갑하근은 대략 1.2-2.7 cm 깊이로 위치하고 있습니다.

LD, Latissimus dorsi(광배근); **SCA**, Scapula(견갑골); **TMA**, Teres major(대원근); **SSC**, Subscapularis(견갑하근); **SEA**, Serratus anterior(전거근).

견갑하근-장축 (소결절 부착부 상부 섬유)

견우(肩髃, LI15)

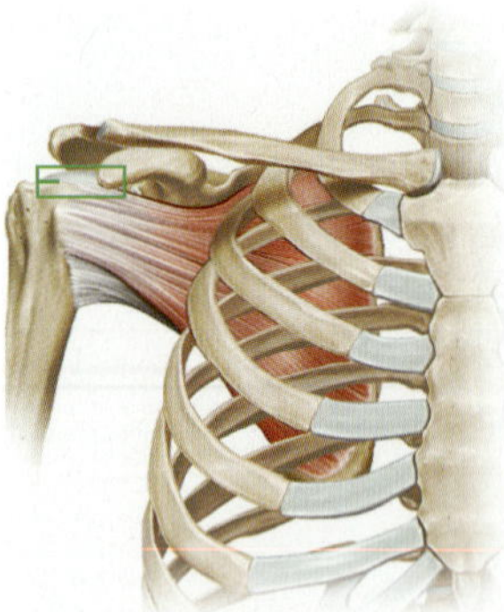

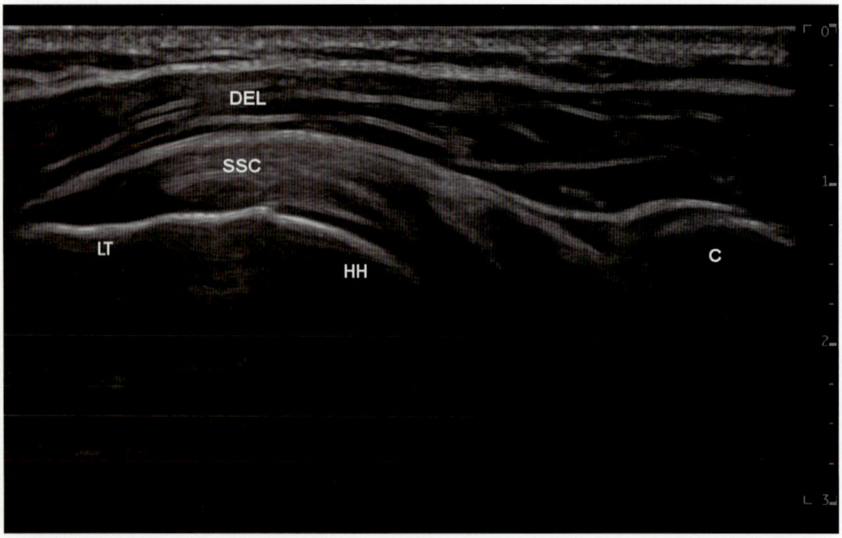

견갑하근 소결절 부착부 장축 영상(상부섬유). 견갑하근(SSC)이 소결절에 부착하는 건부위 중 상부를 장축으로 스캔한 영상입니다. 표층에 삼각근(DEL)이 있고 0.75-1.5 cm의 깊이로 견갑하근의 건이 위치하는 것을 볼 수 있습니다.

DEL, Deltoid(삼각근); **SSC**, Subscapularis(견갑하근); **C**, Coracoid process(오훼돌기); **LT**, Lesser tubercle(소결절); **HH**, Humeral head(상완골두).

견갑하근-장축(하부 섬유)

수태음경근

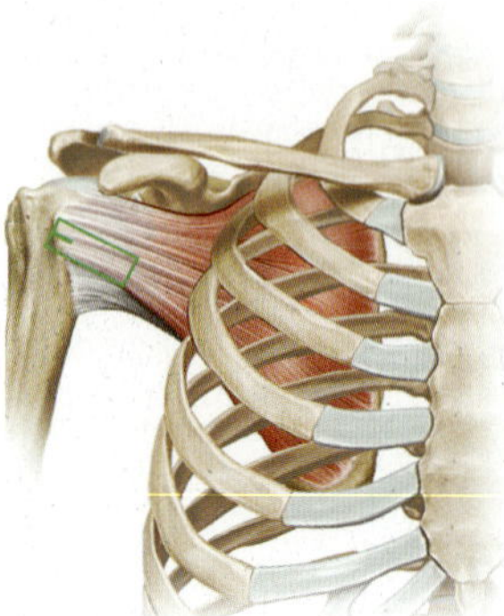

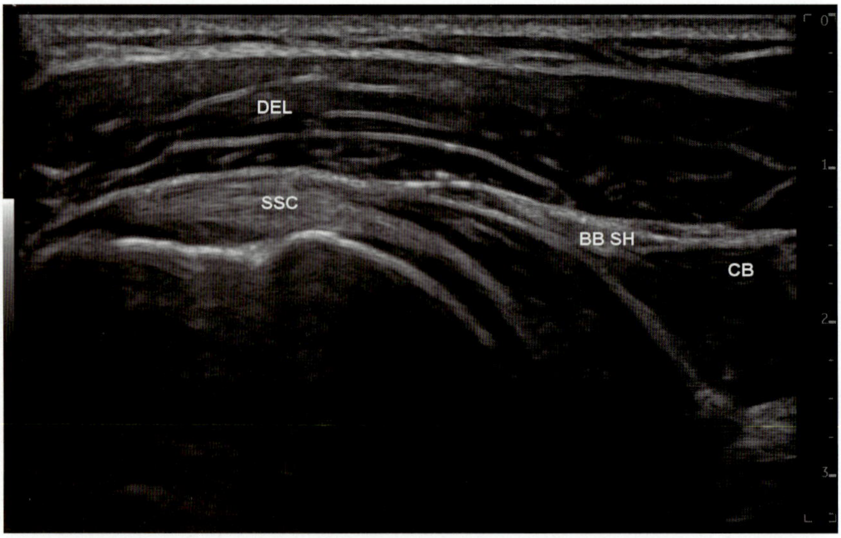

견갑하근 부착부 장축 영상(하부섬유). 견갑하근(SSC) 건 중 하부섬유를 장축으로 스캔한 영상입니다. 표층에 삼각근(DEL)이 덮고 있고 그 아래에 견갑하근이 위치하고 있습니다. 견갑하근 옆으로 상완이두근 단두(BB SH)와 오훼완근(CB)이 주행하는 것을 확인할 수 있습니다.

DEL, Deltoid(삼각근); **SSC**, Subscapularis(견갑하근); **BB SH**, Biceps brachii short head(상완이두근 단두); **CB**, Coracobrachialis(오훼완근).

견갑하근-단축(소결절 부착부)

견우(肩髃, LI15)

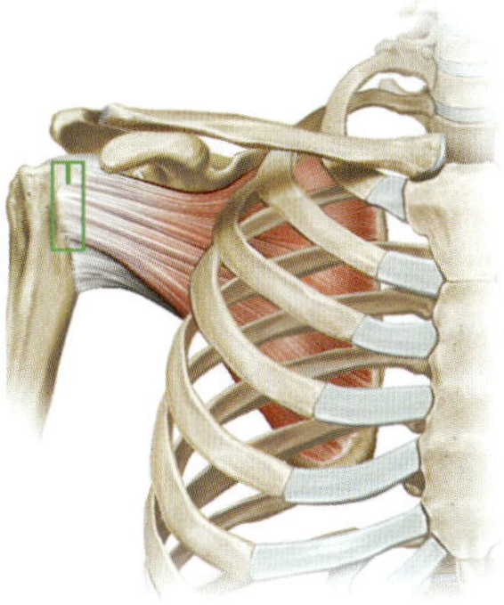

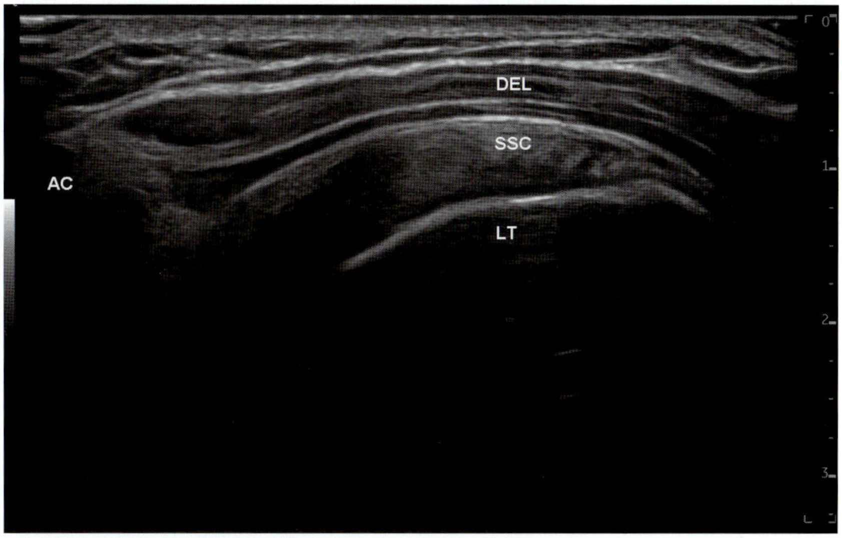

견갑하근 소결절 부착부 단축 영상. 상완골 소결절(LT)에 부착하는 견갑하근(SSC) 건을 볼 수 있고 표층은 삼각근(DEL)이 덮고 있습니다.

DEL, Deltoid(삼각근); **SSC**, Subscapularis(견갑하근); **AC**, Acromion(견봉); **LT**, Lesser tubercle(소결절).

견갑하근-단축(상완골두)

수태음경근

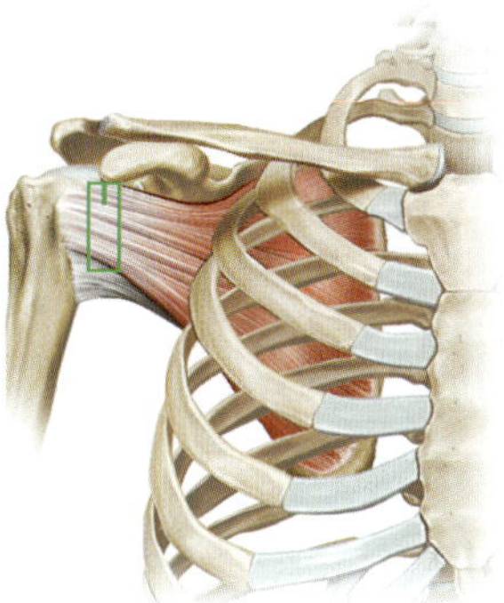

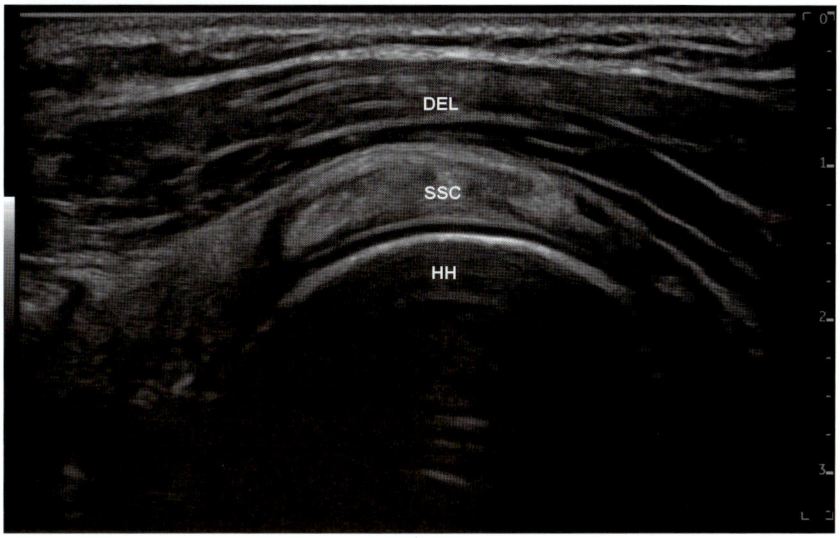

견갑하근 상완골두 단축 영상. 견갑하근(SSC)을 상완골두(HH)에서 단축으로 스캔한 영상입니다. 삼각근-견갑하근-상완골두의 위치를 확인할 수 있고 견갑하근 건은 1-2 cm의 깊이로 위치하는 것을 확인할 수 있습니다.

DEL, Deltoid(삼각근); **SSC**, Subscapularis(견갑하근); **HH**, Humeral head(상완골두).

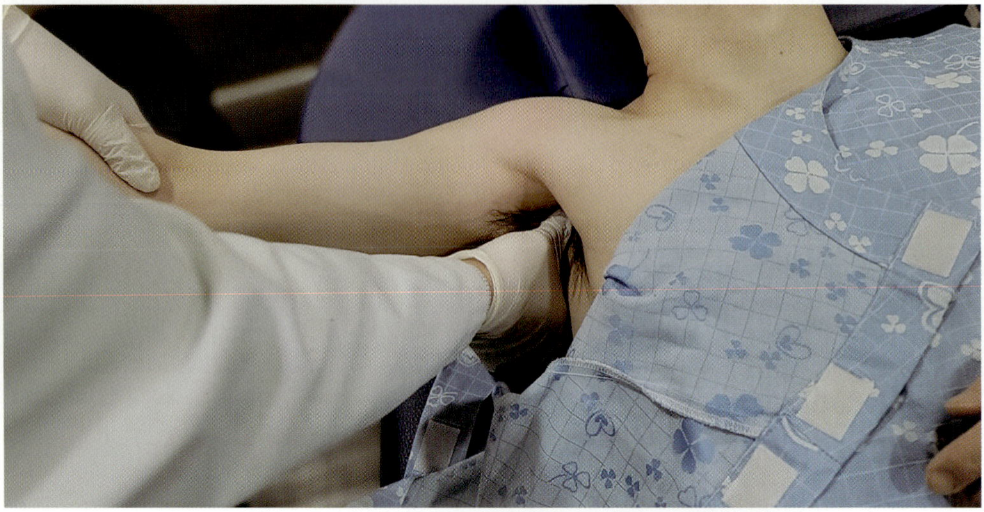

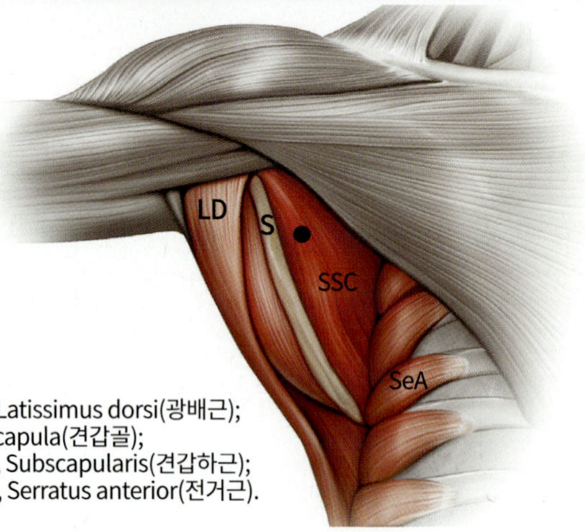

LD, Latissimus dorsi(광배근);
S, Scapula(견갑골);
SSC, Subscapularis(견갑하근);
SEA, Serratus anterior(전거근).

● **그림 5.** 근복부 압통점

근복부 압통점 : 근복부의 압통점은 견갑골 때문에 표면에서 확인하기는 어렵고 촉진을 통해서 찾아낼 수 있습니다. 환자가 똑바로 천장을 보고 누운 상태에서 팔을 들어 액와부가 노출될 수 있도록 합니다. 시술자의 손을 이용하여 앞쪽의 대흉근과 뒤쪽의 광배근 사이에서 견갑골을 향해 사선으로 지그시 눌러서 압통을 확인하도록 합니다. 아래 모식도와는 다르게, 실제 광배근과 대원근이 견갑하근을 덮고 있으므로 깊게 뼈까지 견갑골을 누른다는 느낌으로 촉진합니다. 후방에서는 견갑골의 경계를 확인하고 소원근과 대원근 심부를 눌러서 압통을 확인합니다.

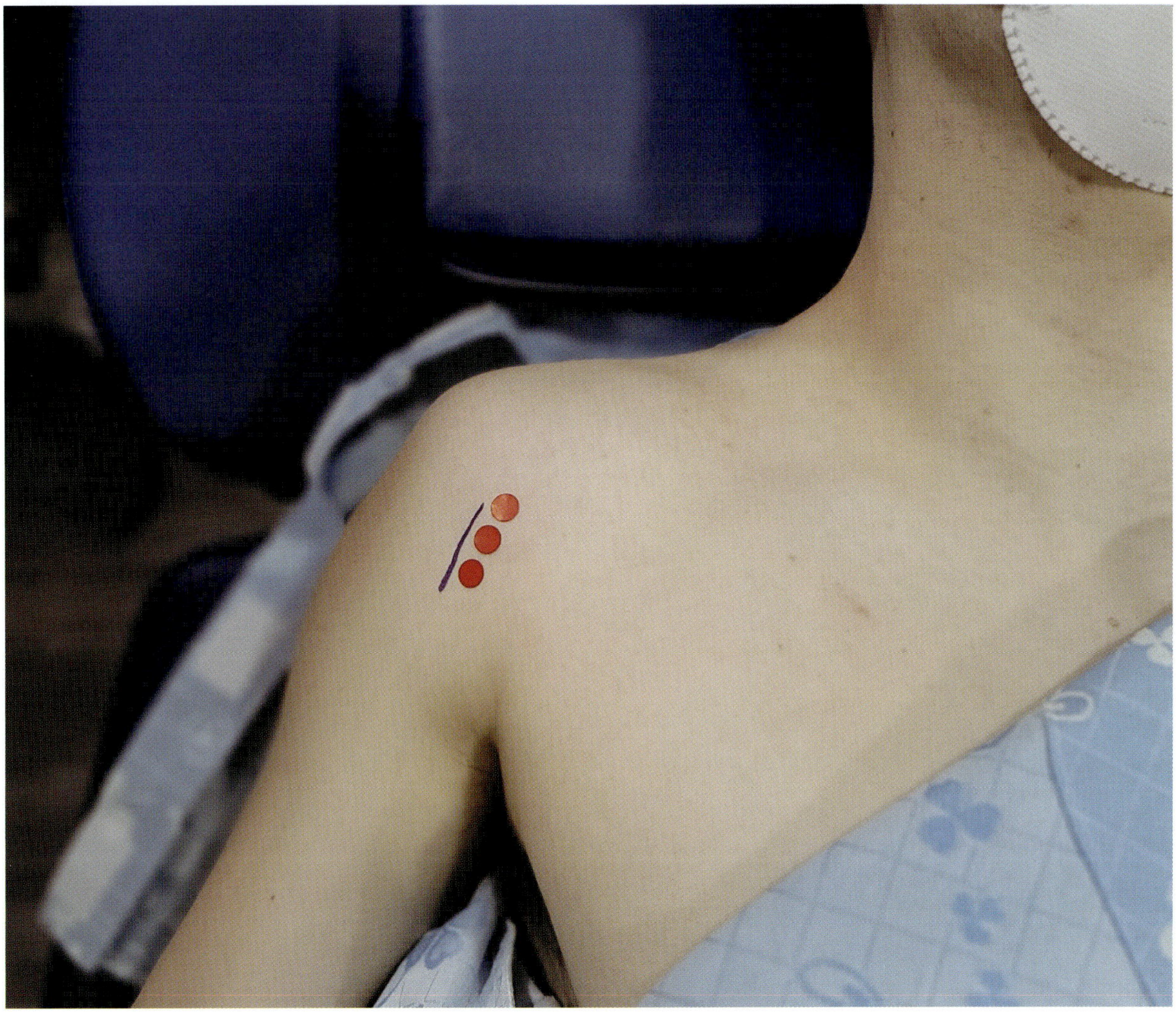

● 그림 6. 견갑하근 건 부착부 압통점

건 부착부 압통점 : 어깨 전면에서 오구돌기 외측으로, 상완골두의 안쪽으로 손으로 눌렀을 때 안으로 깊이 들어가는 부위에서 꼼꼼히 눌러보면서 압통점을 찾습니다. 누구나 아플 수 있는 부위로, 적당한 강도로 눌러야 하며 양 어깨의 압통점을 비교해 봅니다.

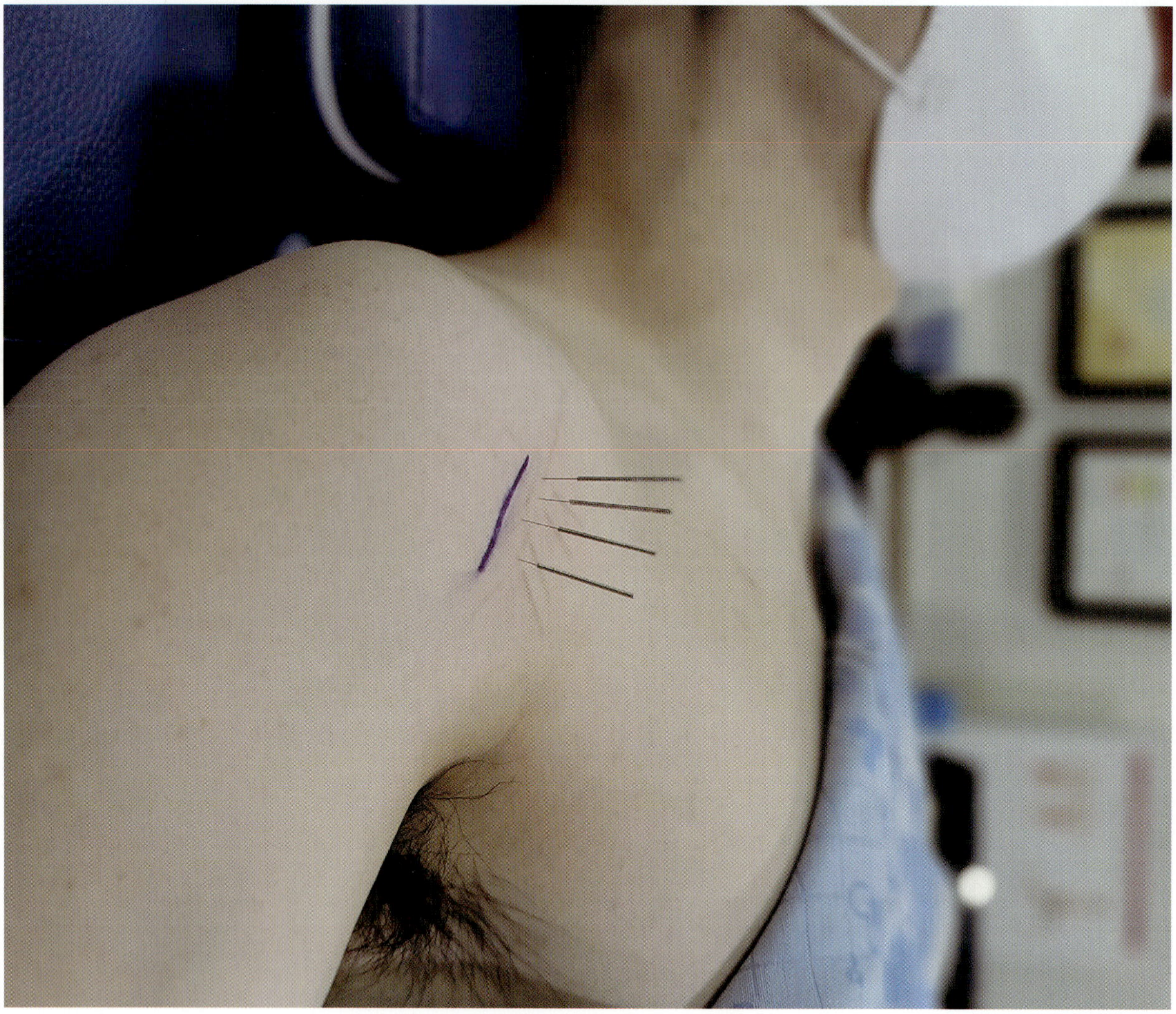

● 그림 7. 견갑하근 건 부착부 침치료

견갑하근은 견갑골 안쪽에서 시작해 상완골 전면 소결절에 붙기 때문에, 근복부는 침치료하기 어렵습니다. 초음파를 사용하면 후방에서 견갑하근에 접근할 수 있으므로 참고바랍니다. 근복부 자체는 추나를 통해 풀어주고, 건 부착부인 상완골 전면 소결절 주변 압통점에 대해 침치료를 해줍니다. 뼈까지 자입하여 건 부착부까지 충분히 자극해줍니다.

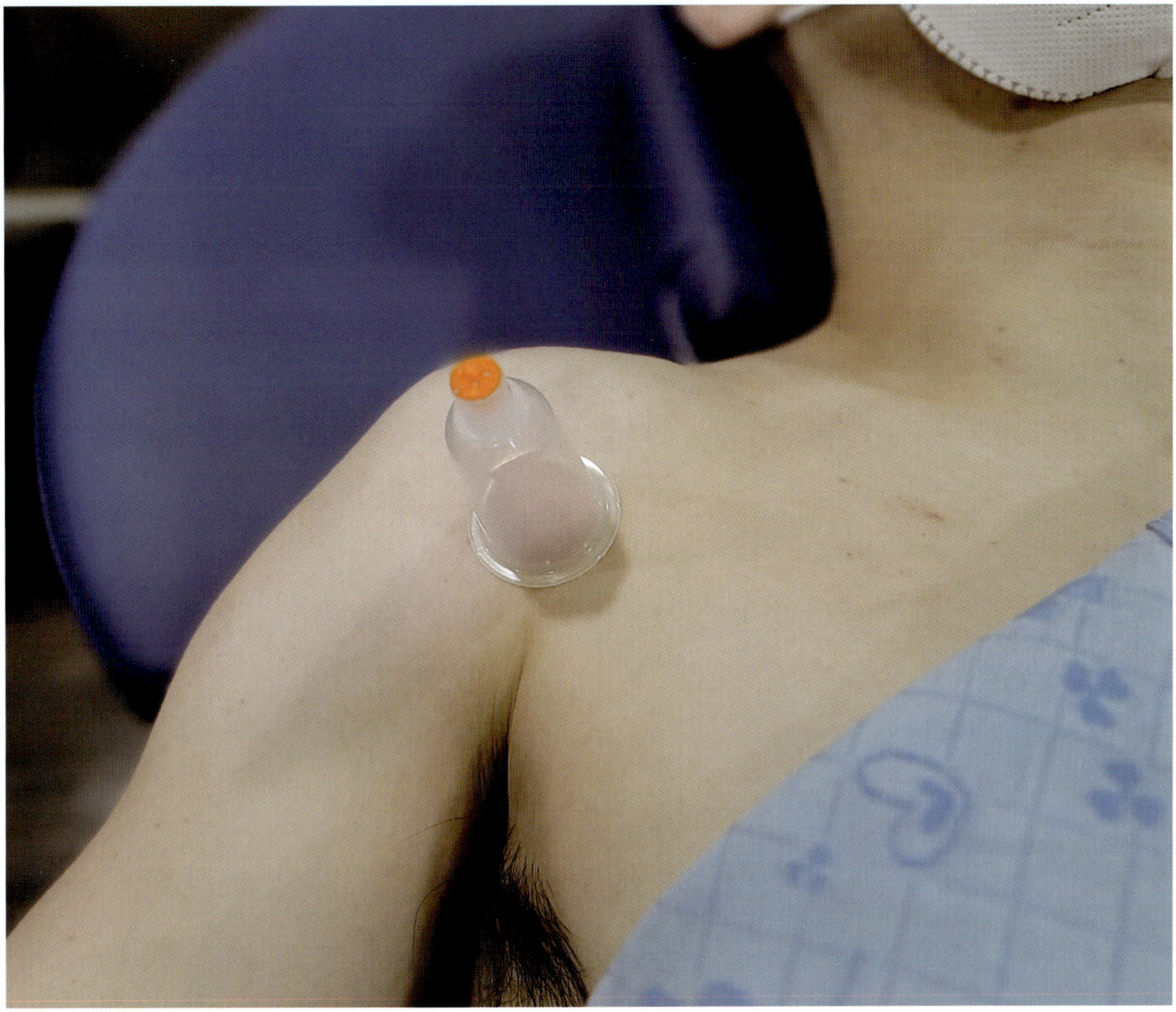

● 그림 8. 견갑하근 부항치료

주의 **견갑하근 근복의 침치료**

견갑하근 근복의 침치료는 견갑골 내측을 향해 접근해서 치료할 수 있습니다. 하지만 침이나 가는 바늘로 견갑골 내측의 견갑하근을 자입할 경우, 침이나 바늘이 휘면서 기흉을 일으킬 수 있습니다. 그래서 근복을 치료할 때는 견갑하근의 압통처를 촉진하여 추나치료를 시행하는 것이 안전성 측면에서 좋으며, 초음파를 사용하여 후방에서 접근하거나, 액와부에서 견갑골을 맞춘다는 느낌으로 단자발침하는 것이 좋습니다.

05 오구완근, 오훼완근

(Coracobrachialis, 부리위팔근)

핵심포인트

야구공 던지는 동작에서 어깨뿐만 아니라 팔 바깥쪽에 근육통이 생긴다면

기시	견갑골(scapula)의 오구돌기, 오훼돌기(coracoid process)
종지	상완골 중간부(humeral shaft)의 앞안쪽면(anteromedial surface)

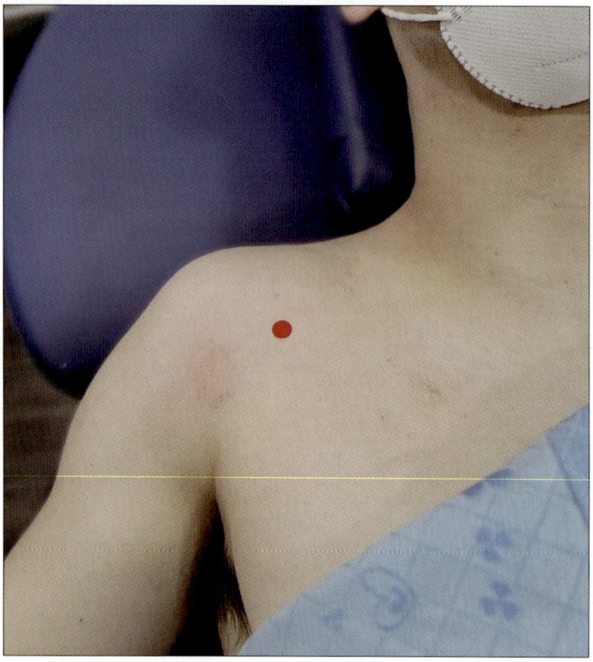

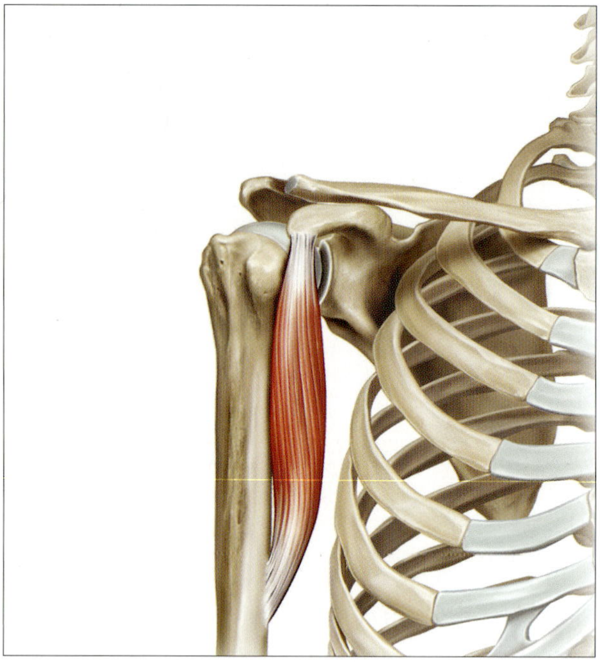

개괄

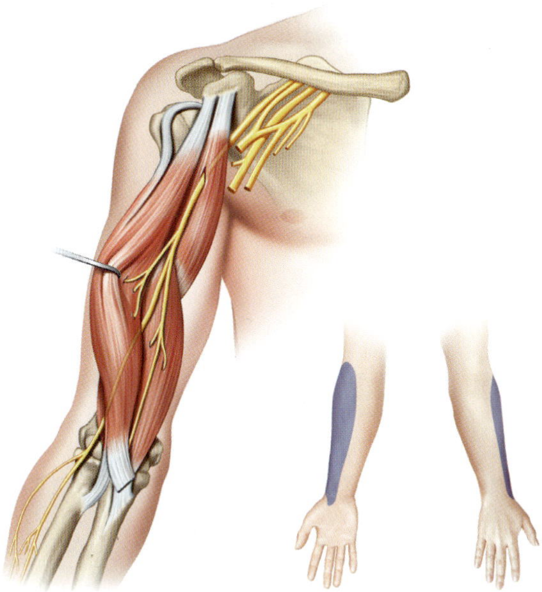

● 그림 1. 오구완근

오구완근은 오구돌기(coracoid process)에서 기시하여 상완골(humerus)의 전내측으로 종지하는데 견관절을 굴곡, 내전하는데 작용하는 근육입니다. 오훼완근으로 불리기도 합니다. 오구완근에 문제가 되는 상황들은 팔을 들어서 드라이기를 들고 있는 동작이나 머리는 빗는 동작을 반복적으로 하는 경우, 아이를 등에 업고 팔로 아이를 받치고 있는 동작(열중쉬어 동작)을 장시간 한 경우 등이 있습니다.

오구완근 자체가 아파서 오는 경우는 드뭅니다. 주로 근피신경(musculocutaneous nerve)을 포착하여 위팔 삼각근, 이두근 부위의 통증이나 아래팔에 저림 증상을 나타내므로 근피신경포착증상이 있다면 꼭 오구완근의 압통을 확인해야 합니다. 근피신경은 말 그대로 상완의 근육(musculo)과 전완의 피부(cutaneous)를 지배하는 신경입니다. BBC라 불리는 Biceps(상완이두근), Brachialis(상완근), Coracobrachialis(오구완근)의 운동신경을 지배하고, 아래팔의 피부를 지배합니다. 그래서 오구완근의 문제로 근피신경이 압박당하면, 팔 앞이나 옆쪽의 뻐근한 통증과 함께 아래팔의 바깥쪽(lateral)의 저림이 나타날 수 있습니다. 환자분들은 주로 야구공을 던지는 자세와 같이 팔을 외전, 외회전시킬 때 삼각근 및 이두근 부위에서 큰 통증을 호소합니다.

윤상훈 원장의 임상꿀팁

위팔의 앞쪽이 아프다면?

동작 시 위팔의 앞쪽이나 옆쪽이 아프다면, 먼저 회전근개의 손상이나 삼각근의 문제를 의심한 뒤 이후 오구완근의 문제를 고려하면 좋습니다. 반복되는 삼각근과 회전근개의 치료에 반응하지 않는 환자가 오구완근 근력검사 자세 자체를 힘들어 하거나 통증을 느끼면, 꼭 치료해야 합니다. 회전근개의 통증은 삼각근 쪽에 국한되는 경우가 많고, 오구완근의 통증은 이두나 상완근까지 내려오는 경우가 많습니다.

근육촉진과 기능검사

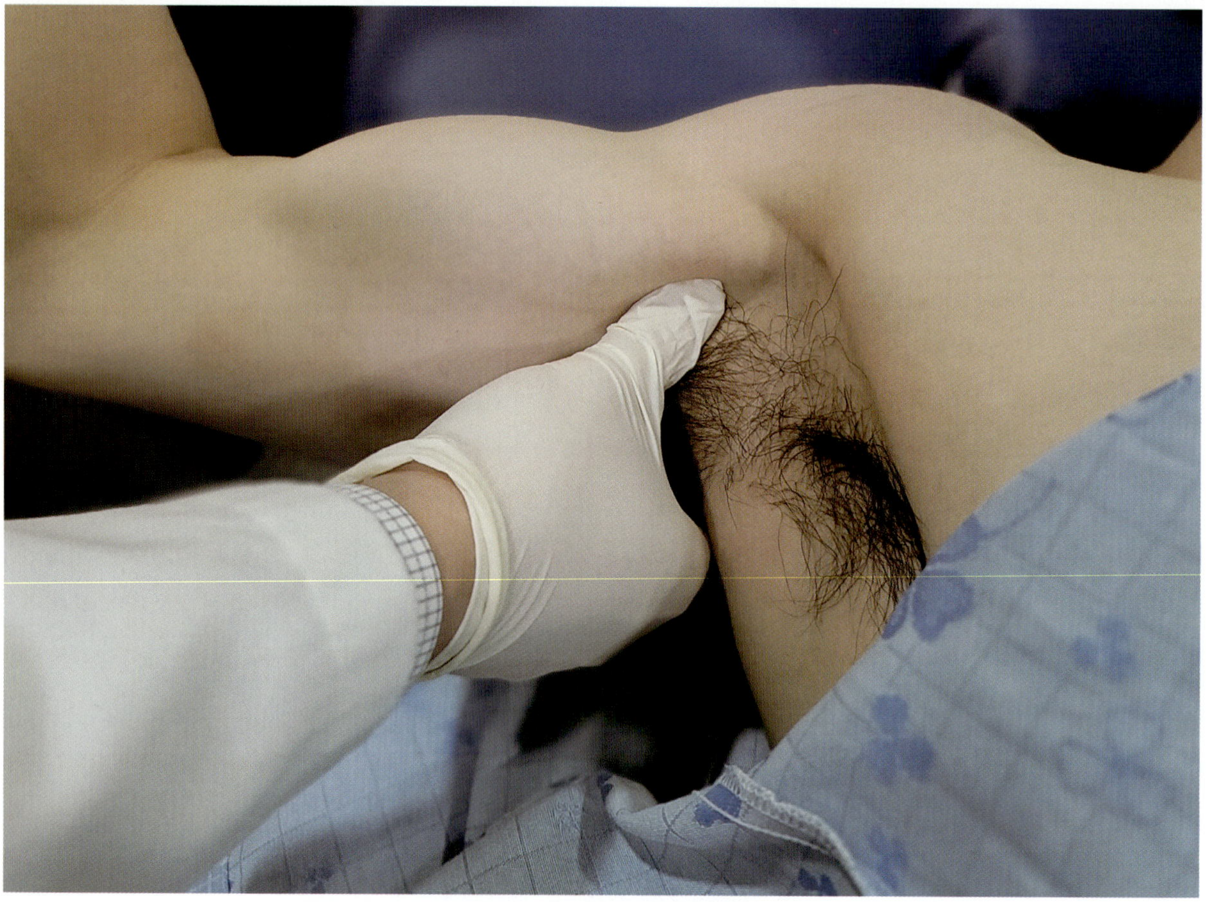

● **그림 2.** 오구완근 근복부 촉진

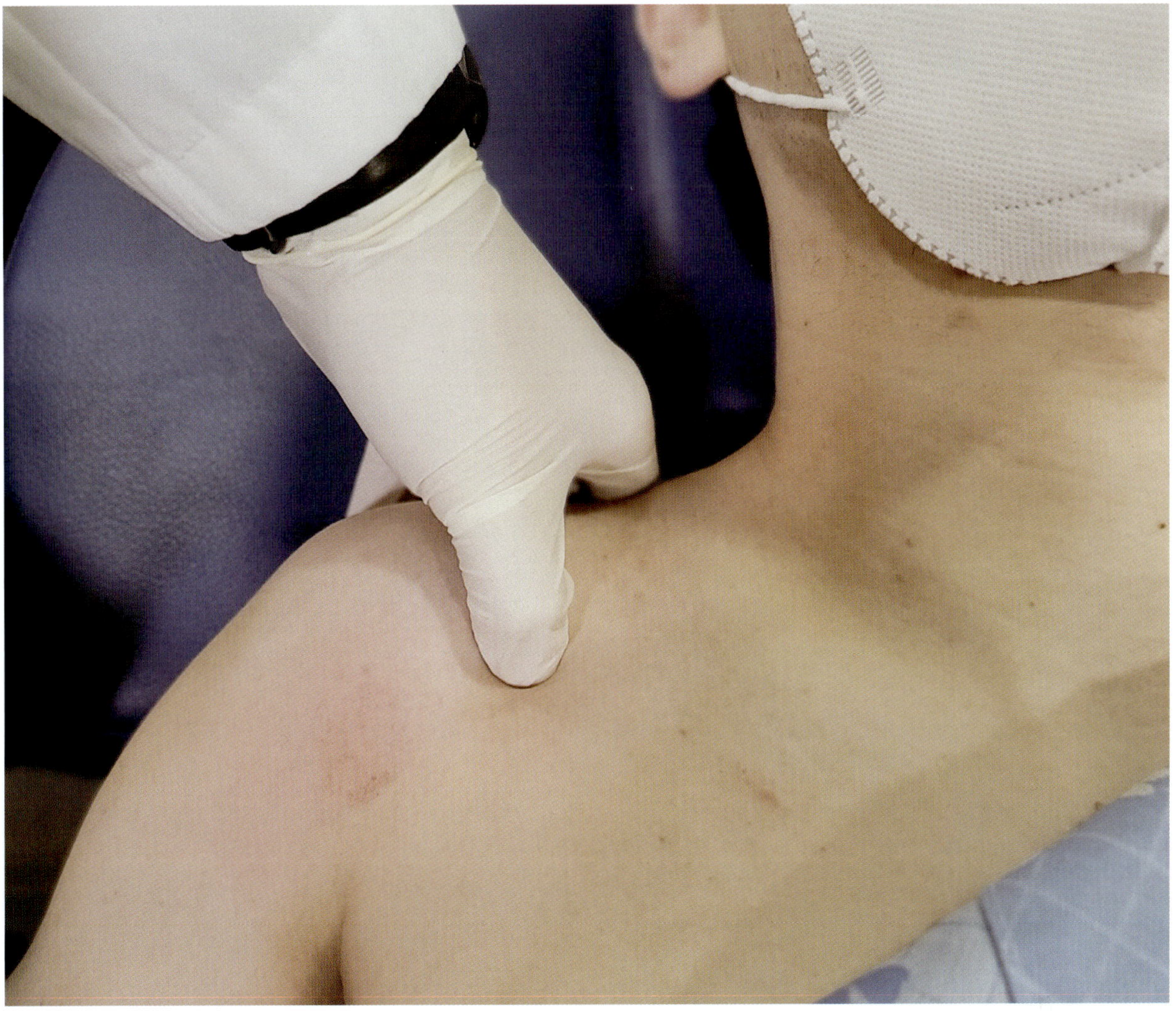

● 그림 3. 오구완근 촉진: 오훼돌기 촉진

환자를 앙와위로 눕거나 앉게 한 뒤 주관절은 굴곡한 상태에서 환자의 견관절을 외전, 외회전하여 야구공 던지는 자세를 취하도록 합니다. 오구완근의 통증이 심한 경우, 야구공 던지는 자세를 잘 하지 못하기도 합니다. 근복 촉진 시 상완이두근과 구별이 잘 되지 않는 경우에는 팔꿈치를 굴곡시켜 상완이두근을 수축시켜 두드러지는 상완이두근 단두를 촉진한 후, 그 아래쪽에서 오구완근을 촉진할 수 있습니다. 오구완근은 상완이두근과 상완동맥 사이에 위치하므로, 액와의 중앙으로 혈관(상완동맥; brachial artery)의 박동을 촉진한 후, 그 위쪽의 근육인 오구완근을 촉진할 수도 있습니다.

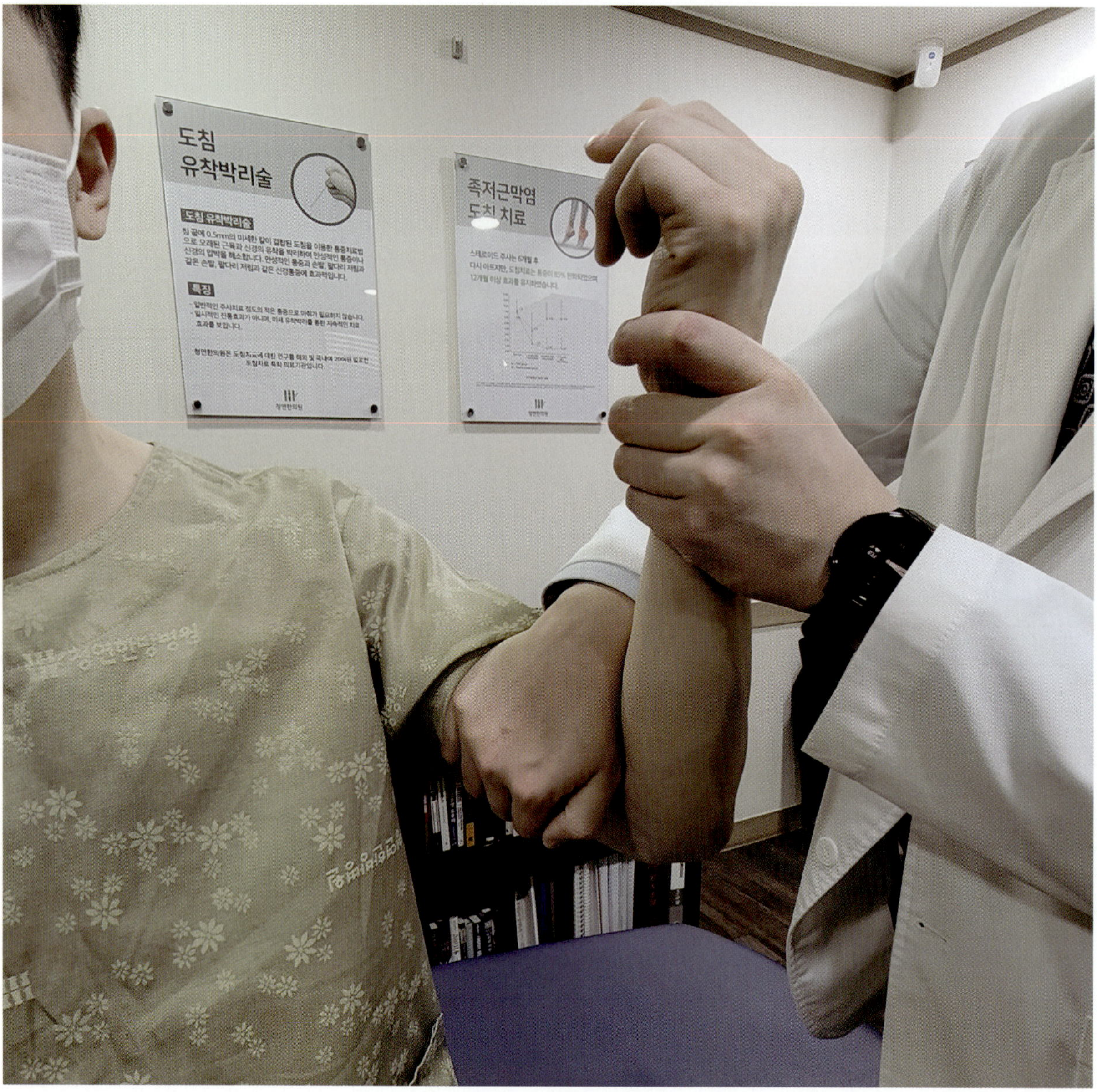

● 그림 4. 오구완근 근력검사

오구완근 근력검사 : 환자를 앉힌 상태에서 시술자는 환자의 팔꿈치를 90도 이상 완전히 굴곡하도록 만듭니다. 그리고 환자의 견관절을 약간 굴곡, 외전, 외회전한 상황에서 환자에게는 위팔을 몸쪽으로 붙이는 방향으로 힘을 주도록 하고 시술자는 이에 저항하는 힘을 줍니다.

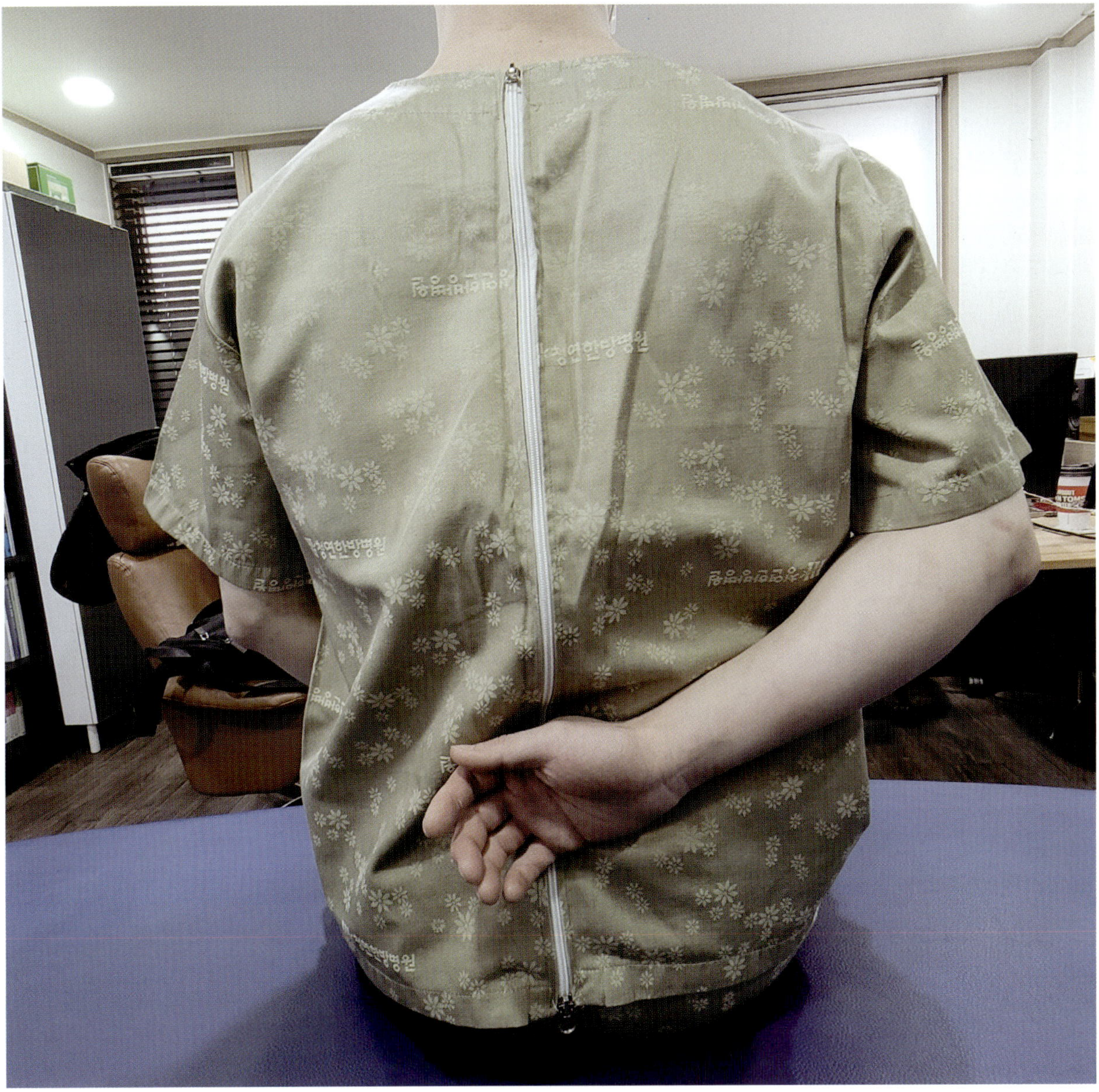

● 그림 5. Back-rub test

Back-rub test : 시술자는 환자의 검사하고자 하는 팔을 열중쉬어하는 동작을 취하도록 합니다. 이때 검사하는 팔을 반대쪽으로 더 이동하게 했을 때 움직임의 제한이 있는지 확인합니다. 단, back-rub 자세는 다른 근육도 관여를 하므로, 압통을 확인한 후 오구완근의 문제를 의심할 수 있습니다.

오구완근-장축

중부(中府, LU1)

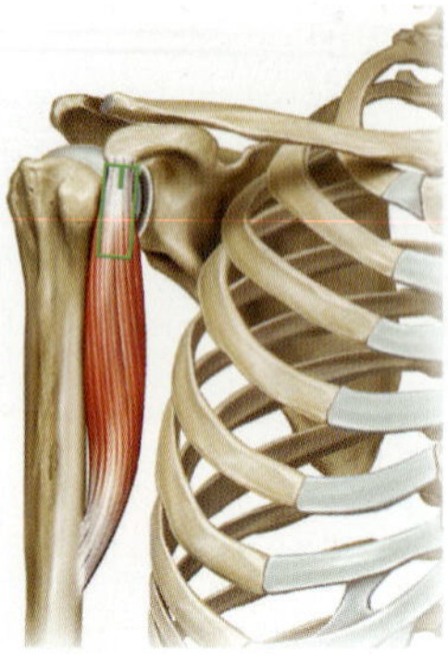

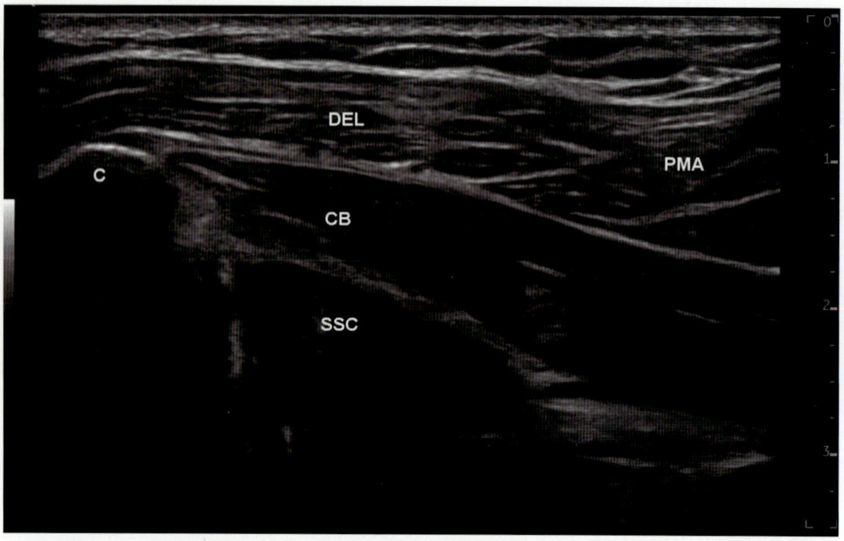

오구완근 장축 영상. 오구완근(CB) 부착부에서 장축으로 스캔한 영상입니다. 오구돌기(C)에서 우측으로 1-2.75 cm에 위치한 오구완근을 볼 수 있습니다. 오구완근 심부에는 견갑하근(SSC)이 위치하고, 삼각근(DEL)과 대흉근(PMA)을 볼 수 있습니다.

DEL, Deltoid(삼각근); **CB**, Coracobrachialis(오훼완근); **C**, Coracoid process(오훼돌기); **SSC**, Subscapularis(견갑하근); **PMA**, Pectoralis major(대흉근).

오구돌기에 부착하는 근육들

운문(雲門, LU2), 중부(中府, LU1)

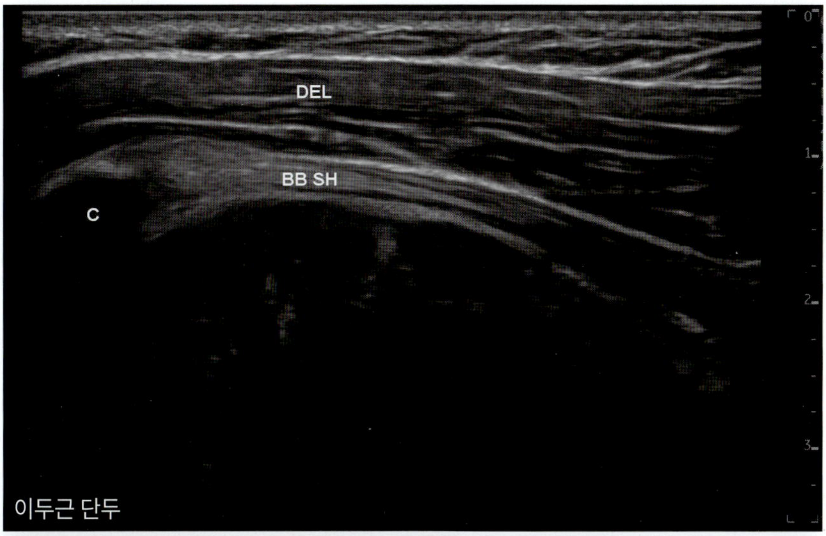

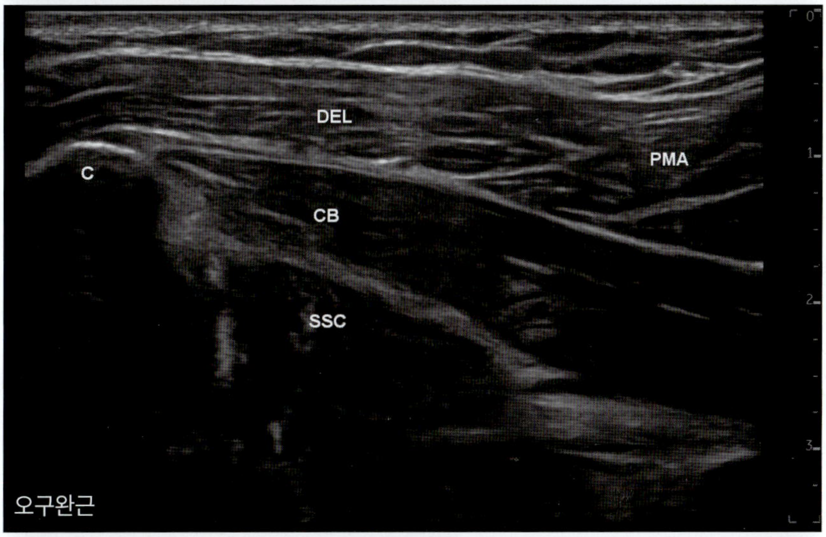

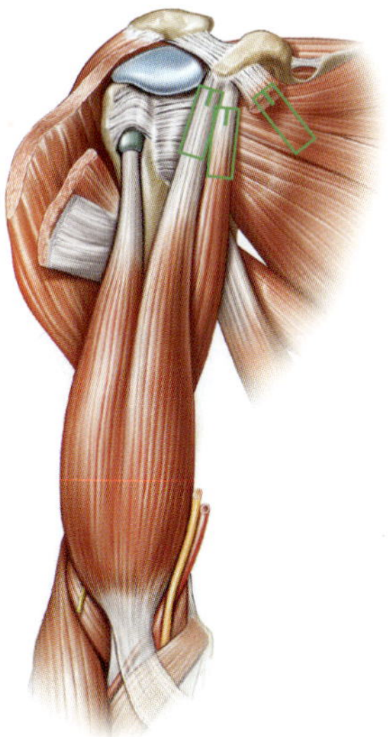

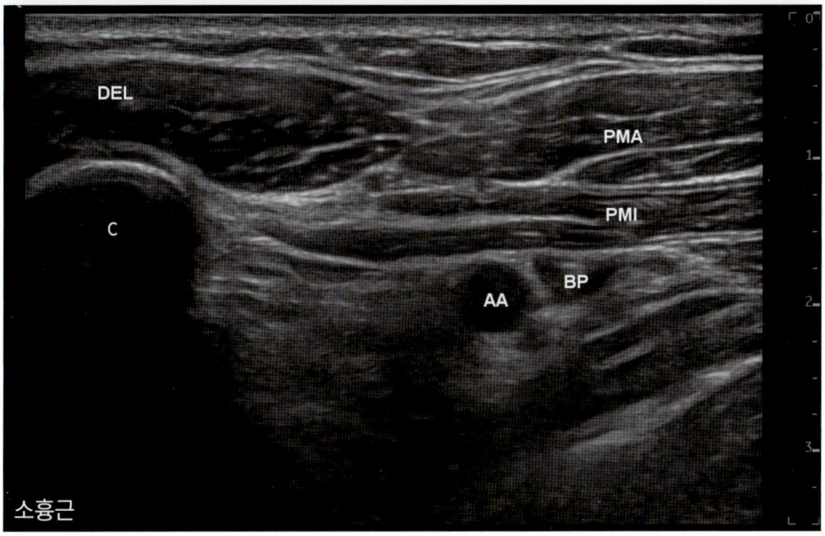

오구돌기(C)에 부착하는 세 근육인 이두근 단두(BB SH) 오구완근(CB), 소흉근(PMI)을 각각 확인할 수 있습니다.

DEL, Deltoid(삼각근)
BB SH, Biceps brachii short head (상완이두근 단두)
C, Coracoid process(오훼돌기)
SSC, Subscapularis(견갑하근)
CB, Coracobrachialis(오훼완근)
PMA, Pectoralis major(대흉근)
PMI, Pectoralis minor(소흉근)
AA, Axillary artery(액와신경)
BP, Brachial plexus(상완신경총)

오구완근-단축

중부(中府, LU1)

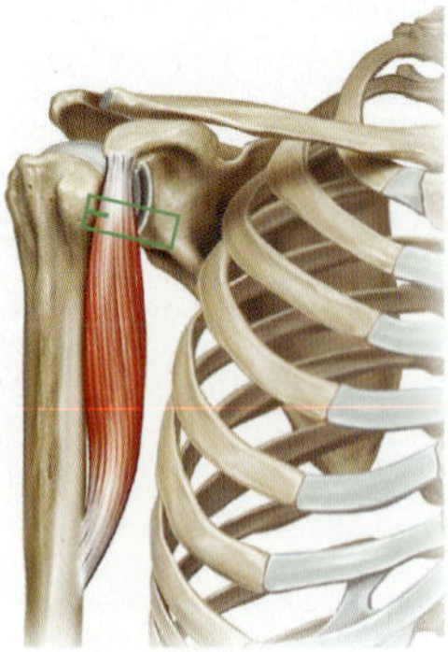

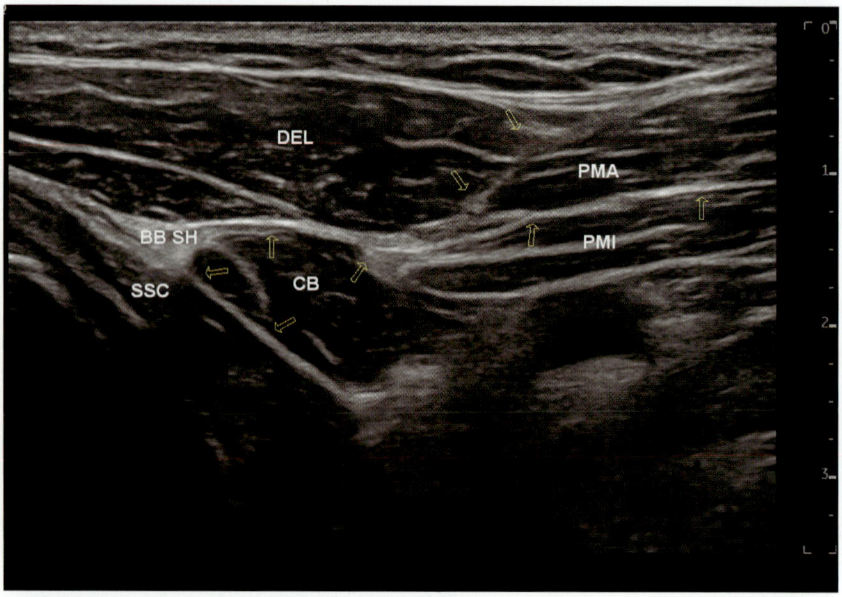

오구완근 단축 영상. 오구완근(CB) 근위부 단축 영상입니다. 오구완근은 1.3-2.5 cm의 깊이로 위치하는데 표층에 삼각근(DEL)이, 외측에 상완이두근 단두(BB SH), 견갑하근(SSC)이, 내측에 소흉근(PMI)이 인접해 있는 것을 볼 수 있습니다.

DEL, Deltoid(삼각근); **BB SH**, Biceps brachii short head(상완이두근 단두); **SSC**, Subscapularis(견갑하근); **CB**, Coracobrachialis(오훼완근); **PMA**, Pectoralis major(대흉근); **PMI**, Pectoralis minor(소흉근).

오구완근-단축(원위부)

협백(俠白, LU4)

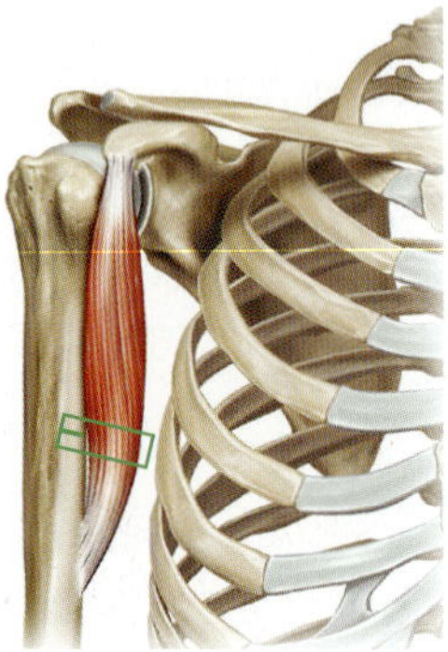

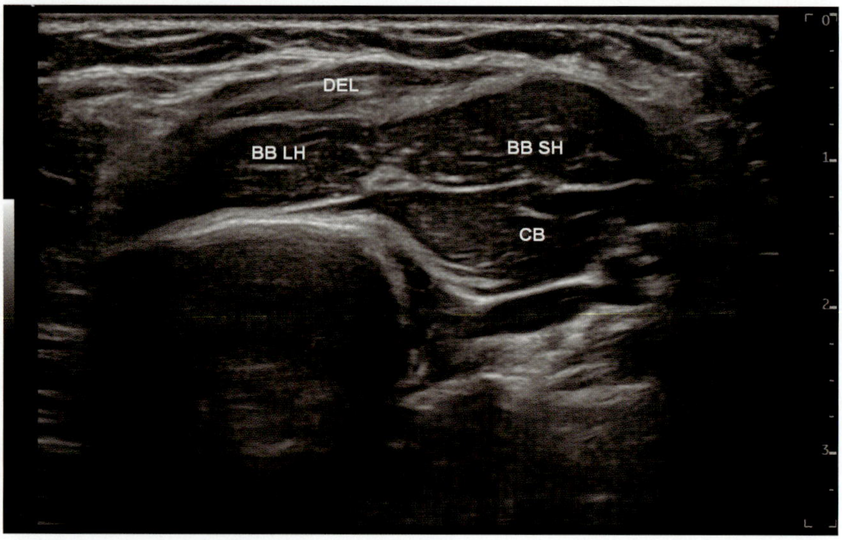

오구완근 단축 영상(원위부). 오구완근(CB)을 원위부에서 단축 스캔한 영상입니다. 표층에 삼각근(DEL)이 얇게 덮고 있고 그 아래로 상완이두근 장두(BB LH)와 단두(BB SH)가 오구완근의 위를 덮고 있습니다.

DEL, Deltoid(삼각근); **BB LH**, Biceps brachii long head(상완이두근 장두); **BB SH**, Biceps brachii short head(상완이두근 단두); **CB**, Coracobrachialis(오훼완근).

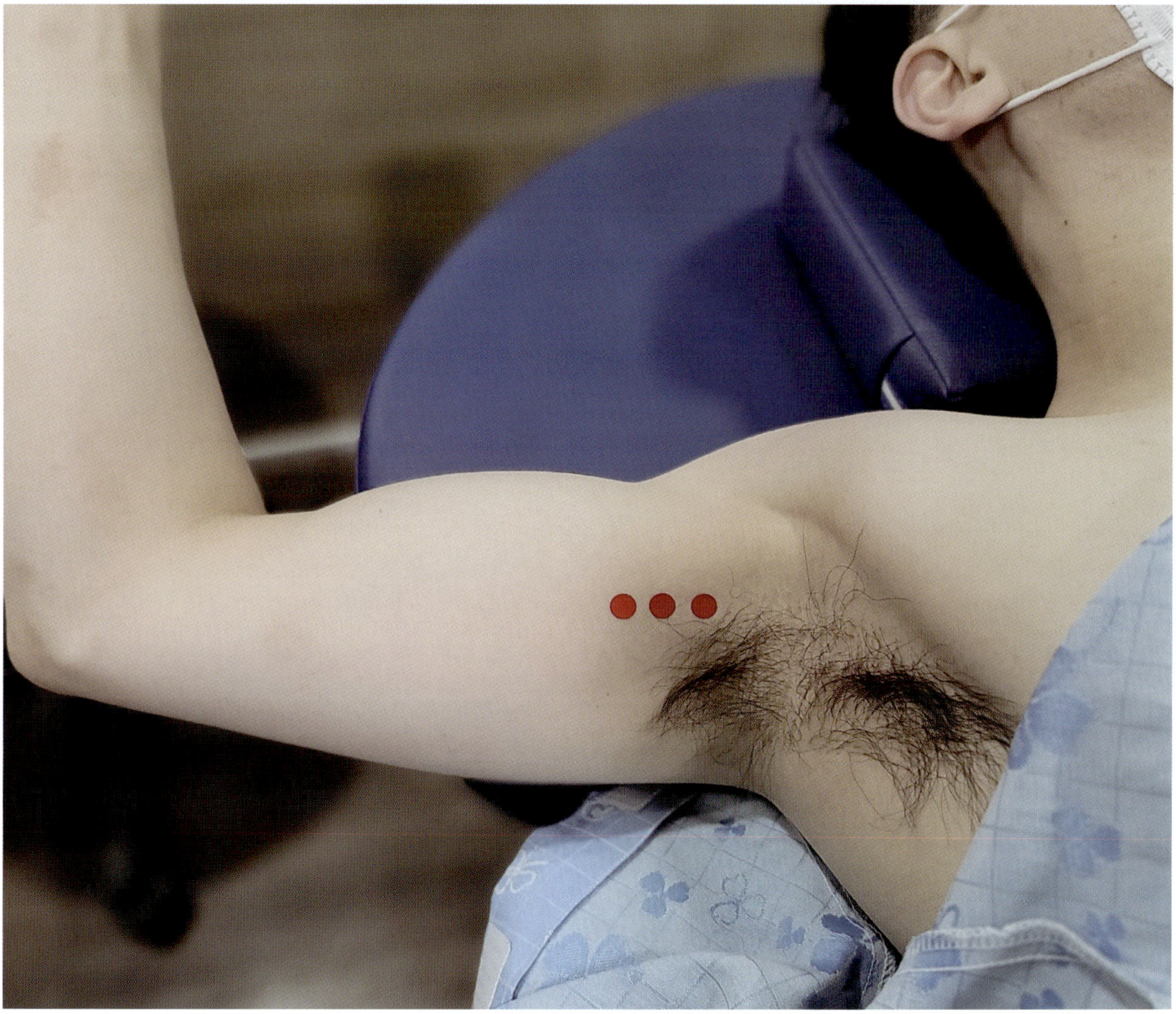

● 그림 6. 근복부 압통점

시술자는 환자의 어깨를 외전, 외회전하는 동작을 취합니다. 액와의 중앙으로 지나가는 상완동맥 위로 오구완근을 촉진한 뒤 압통점을 꼼꼼히 찾도록 합니다. 찾기 어려운 경우, 이두근에 힘을 줘 이두근을 먼저 촉진한 후, 이두근 근복 아래의 오구완근을 촉진합니다.

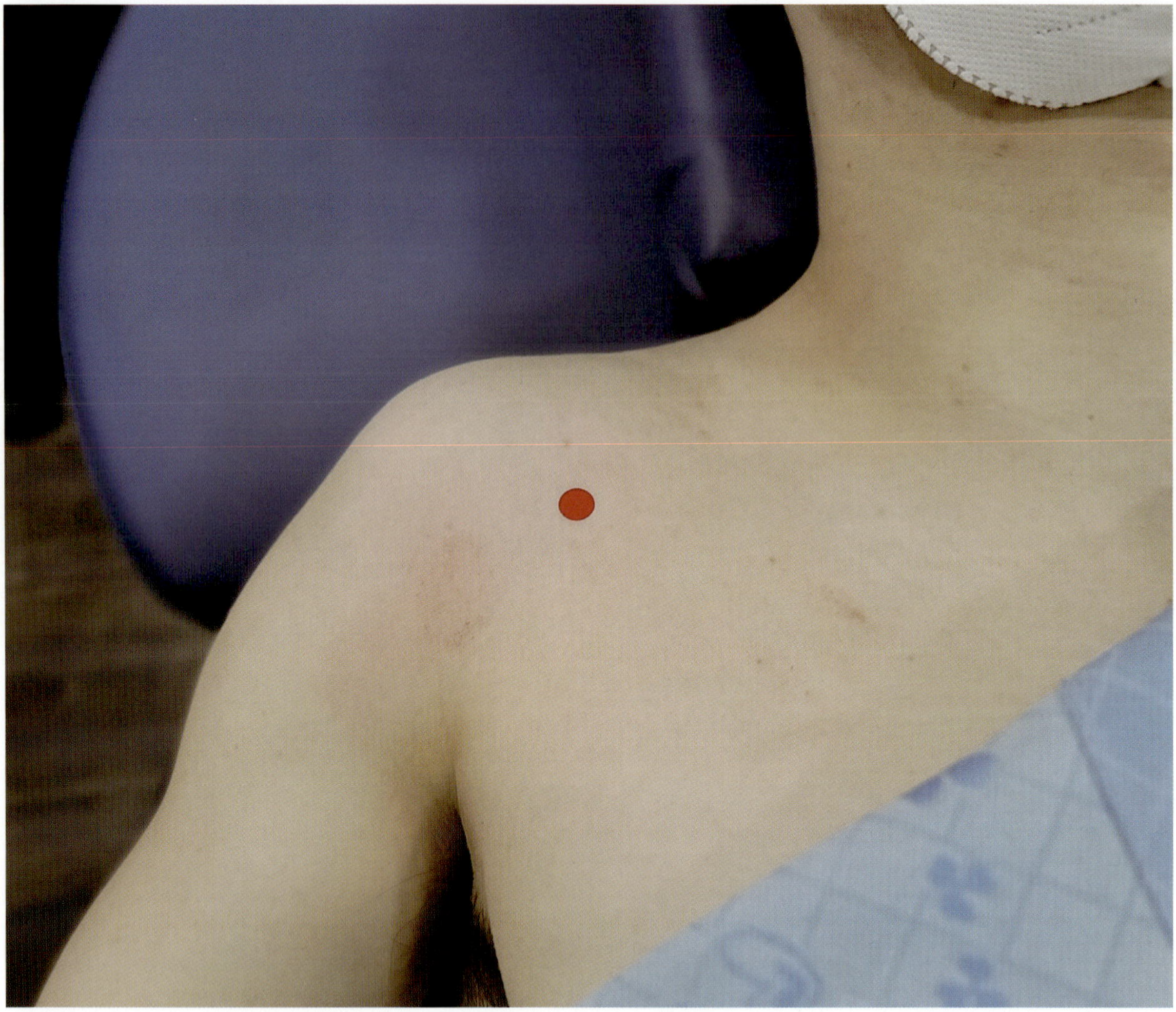

● 그림 7. 건 부착부 압통점

오구돌기 주변에 압통이 있는 경우가 있습니다. 오구돌기를 촉진 후 주변부에서 압통점을 잘 찾을 수 있도록 합니다. 오구돌기에는 소흉근, 오구완근, 상완이두근 단두 등 많은 근육이 부착되어 압통이 흔한 부위입니다.

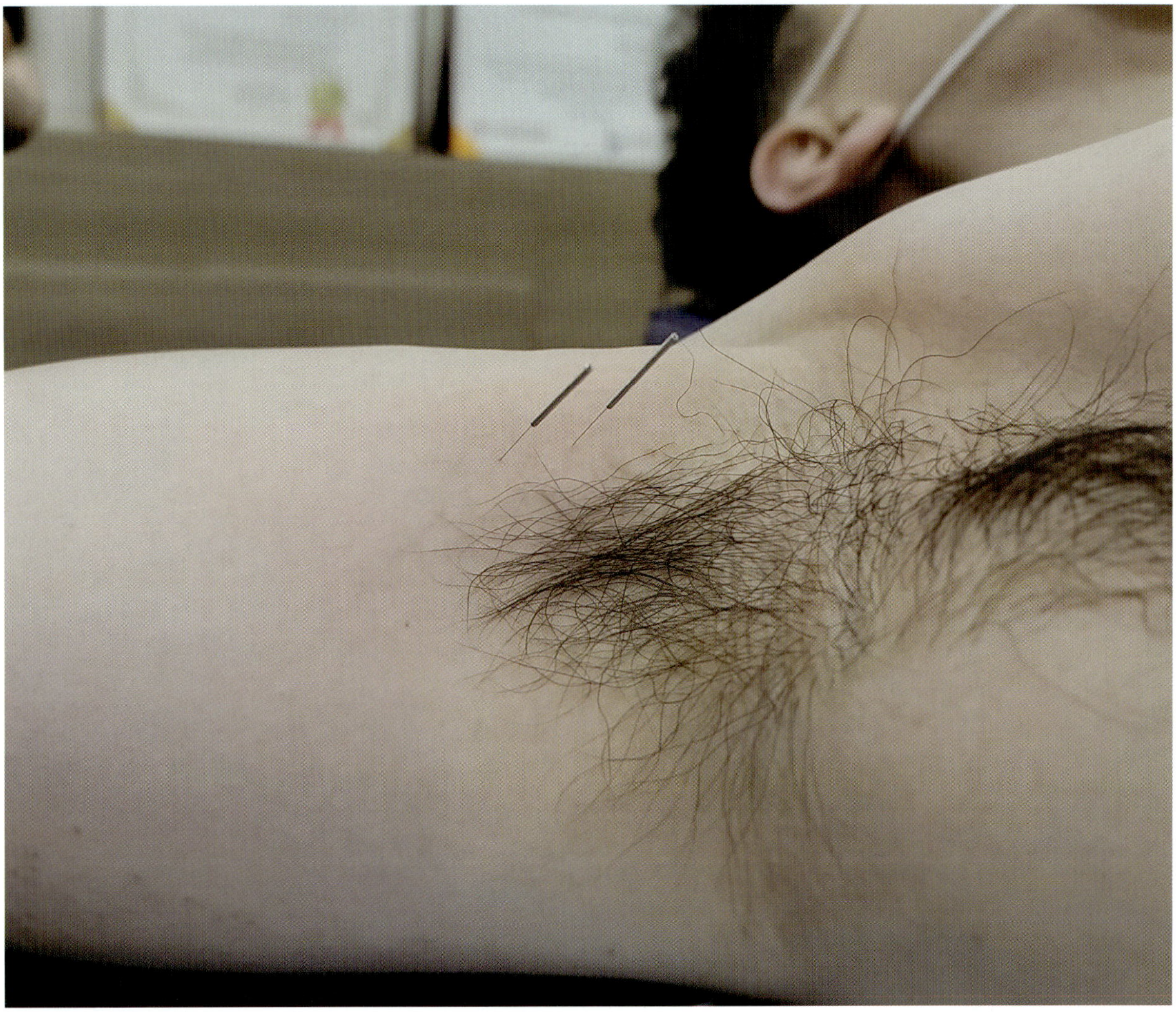

● 그림 8. 근복부 침치료

근피신경 포착증상이 있다면, 필히 오구완근의 근복부를 치료해야 합니다. 다만 오구완근의 통증이 심한 경우 그림 8과 같이 외전 및 외회전을 한 상태에서 오래 있지 못합니다. 그래서 침치료 직후 발침하거나, 추나치료, 도침치료를 하는 것이 좋습니다. 약침치료도 효과가 좋으나, 오구완근 주변에는 많은 신경과 혈관 다발이 지나는 만큼 경혈 초음파로 위험 구조물을 확인한 후 자입하거나 니들을 천천히 자입하여 신경손상을 예방합니다.

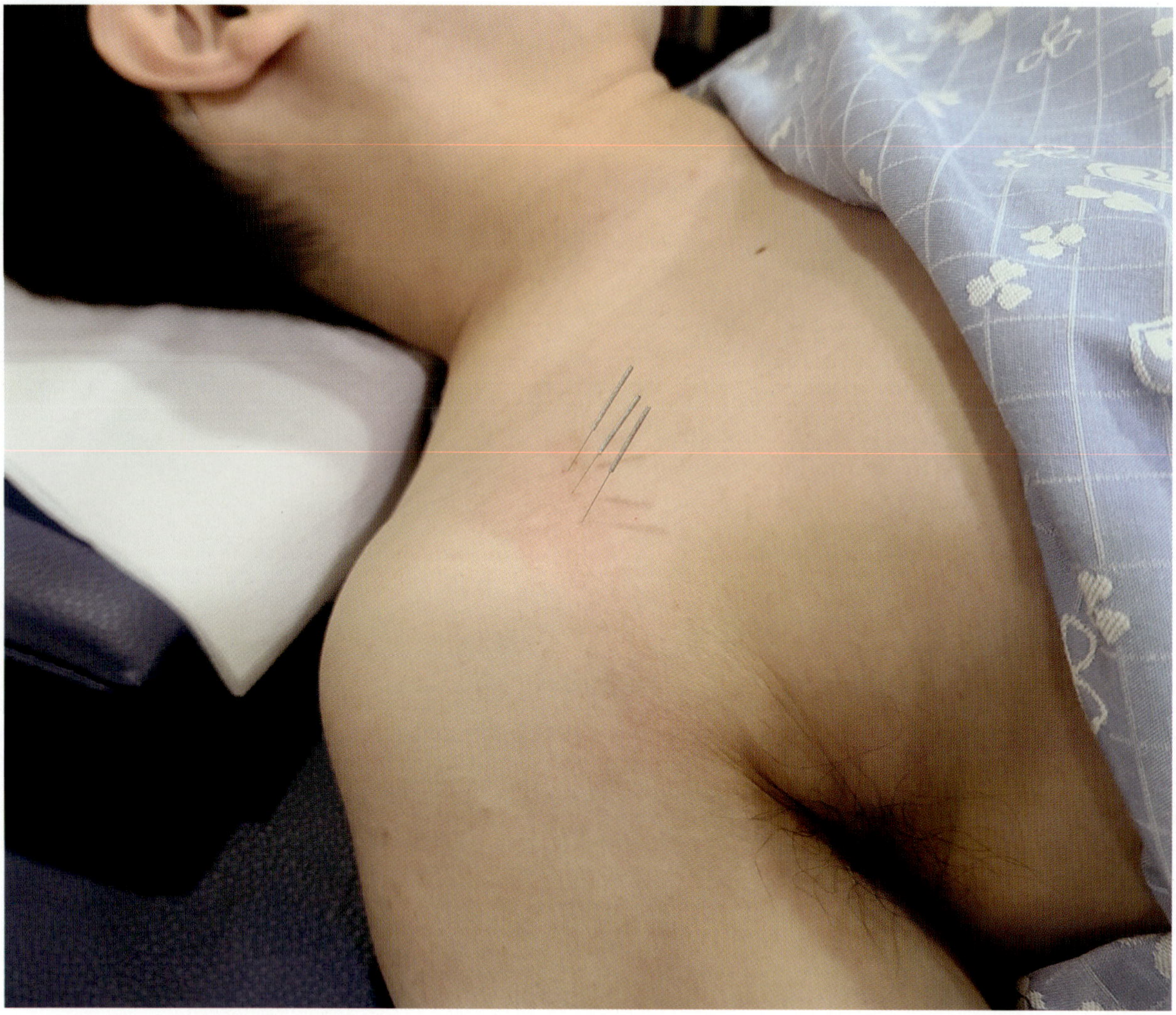

● **그림 9.** 건 부착부 침치료

주의 **신경과 혈관이 아주 많이 지나가는 부위입니다.**

액와동맥이나 근피신경, 견갑하신경을 자극하여 찌릿하거나 뻐근한 통증을 나타낼 수 있습니다. 천천히 침을 자입하고 환자가 찌릿하거나 뻐근해하면 발침하도록 합니다. 도침이나 약침 주입 시 아주 천천히 자입하고 되도록 직경이 작은 도침과 주사기 니들을 선택합니다.

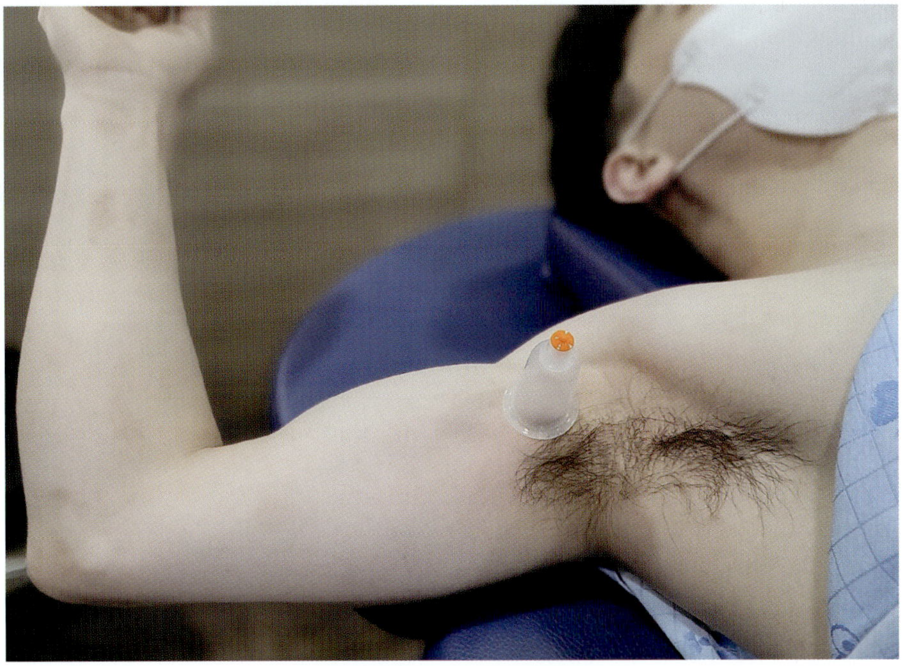

● 그림 10. 근복부 부항치료

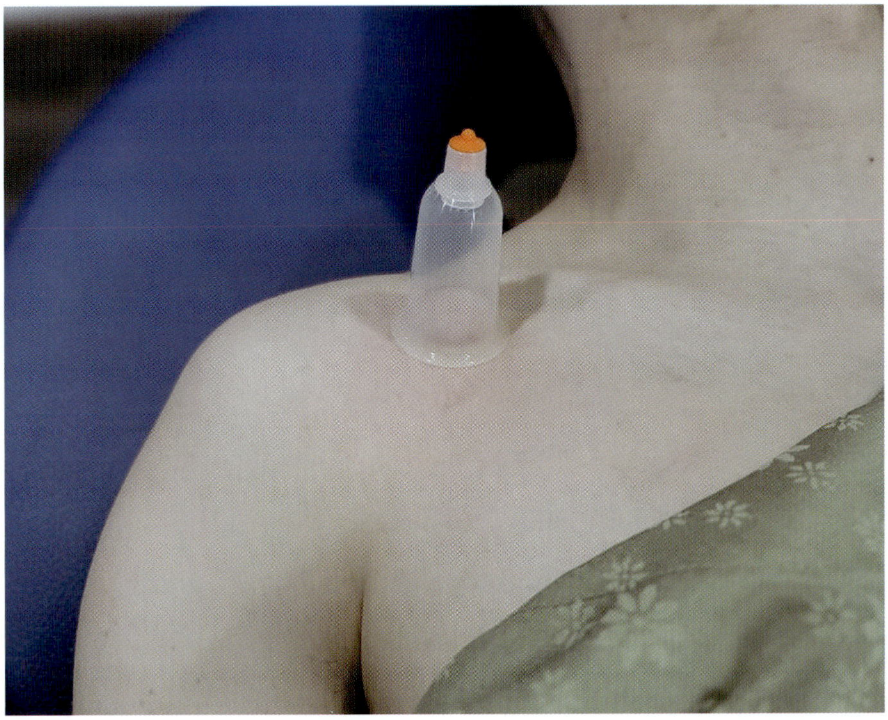

● 그림 11. 건 부착부 부항치료

06

삼각근
(Deltoid, 어깨세모근)

핵심포인트

삼각근 근복부 자체의 통증

기시	전삼각근 : 쇄골(clavicle)의 외측 1/3 중삼각근 : 견봉돌기(acromion process) 후삼각근 : 견갑극(spine of scapula)
종지	상완골(humerus)의 삼각근 조면(deltoid tuberosity)

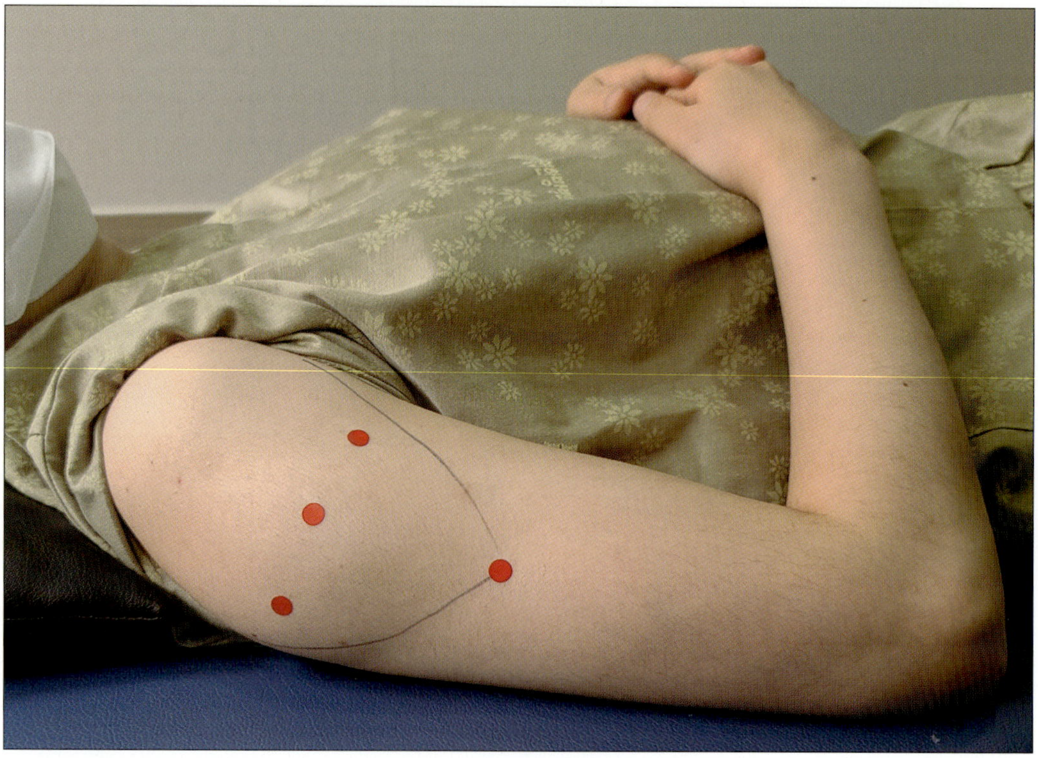

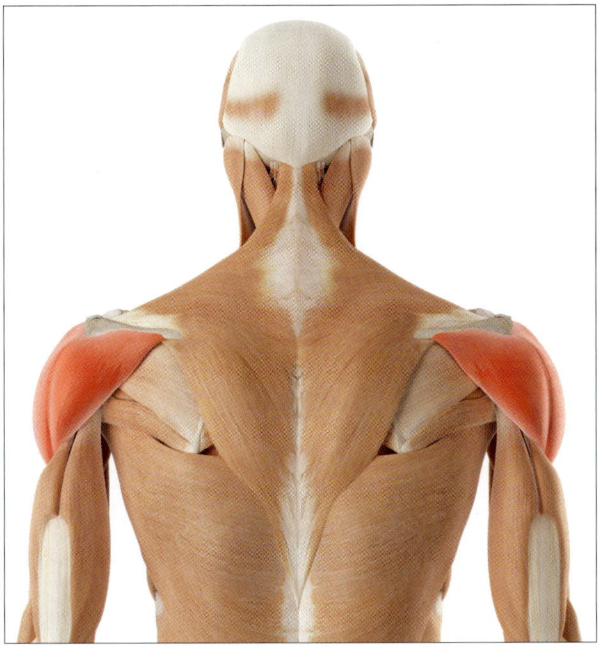

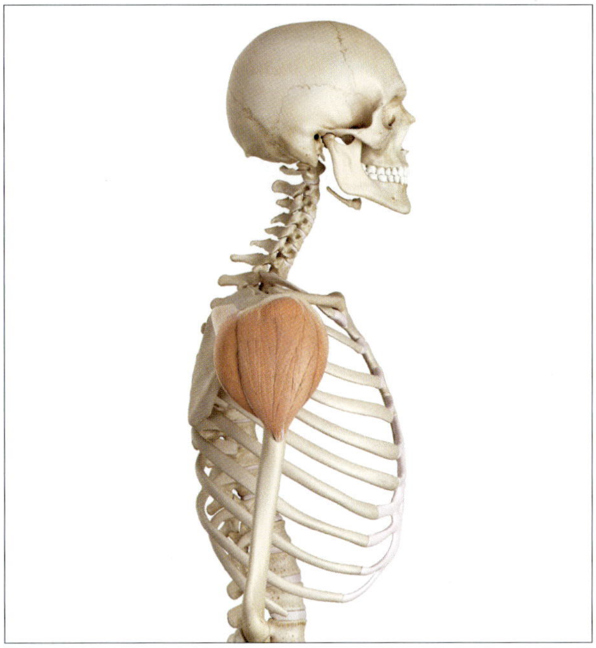

개괄

삼각근은 쇄골과 견봉, 견갑극에서 시작해 상완골 중간까지 가는 어깨의 큰 근육으로 어깨 전체 앞,뒤, 옆을 가장 표층에서 덮고 있습니다. 그렇기 때문에 거의 대부분의 어깨통증이 삼각근 위치에서 나타나게 됩니다. 또한 견갑-상완관절을 위에서 덮고 있는 삼각근이 과도하게 활성화되면 어깨충돌을 더 증가시키고 견봉하점액낭을 압박할 수 있기 때문에 잘 치료해줘야 합니다. 회전근개가 부착되는 대결절 주변의 통증은 회전근개를 1차적으로 치료하는 것이 좋습니다. 하지만 대결절 아래쪽 삼각근 근복부에 통증이 있는 경우 삼각근 그 자체가 문제일 수 있어 꼼꼼히 압통점을 찾고 치료해줍니다. 실제 촉진해보면 삼각근이 위팔뼈에 붙는 위치에서 통증을 나타내기도 합니다. 그러므로 어깨 통증에 회전근개를 집중 치료했는데 약간 완화된 상태에서 더 이상 호전되지 않는다면 경추 후관절이나 삼각근을 치료하면 좋아지는 경우가 있으므로 삼각근을 소홀히 해서는 안 됩니다.

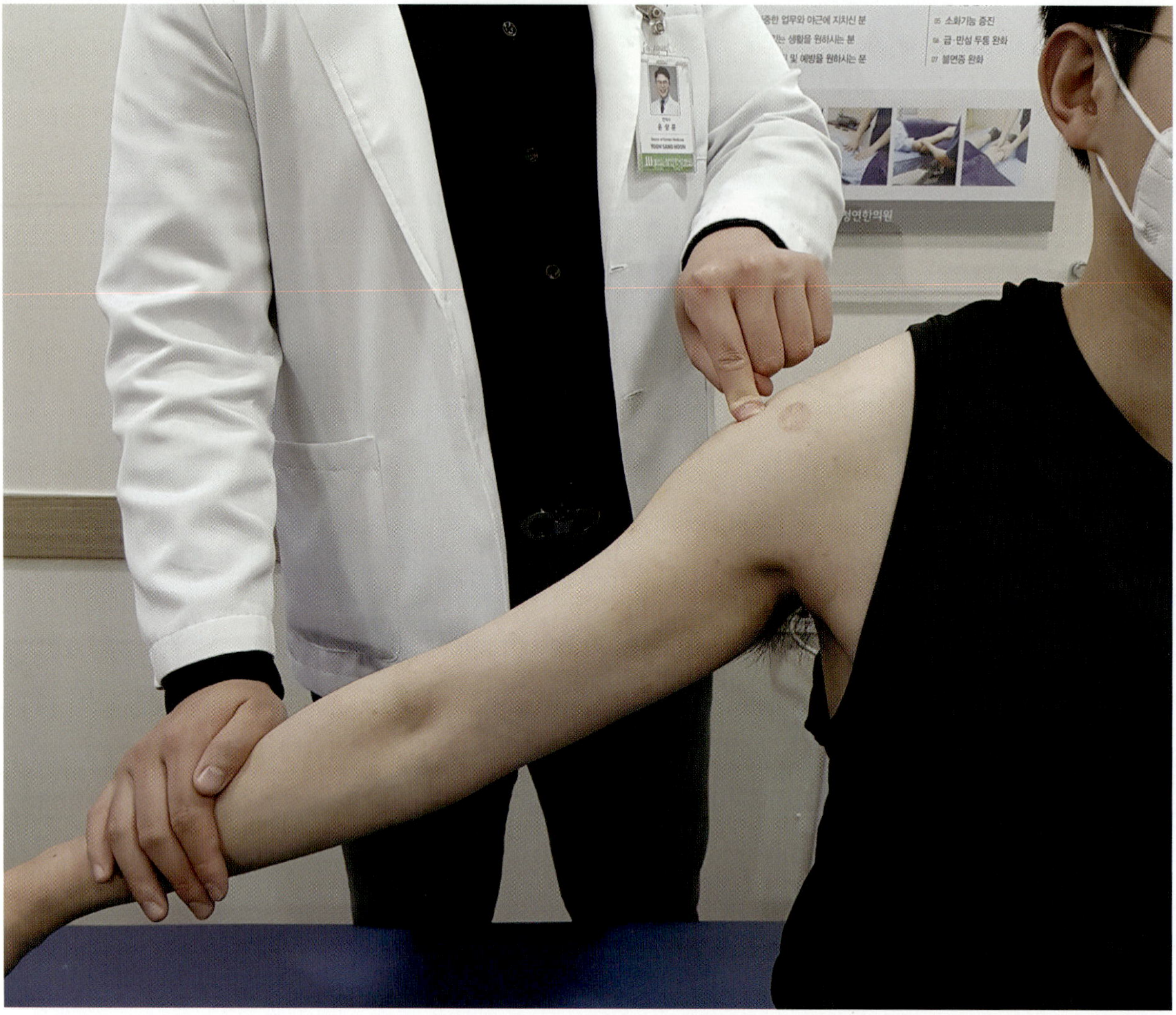

● **그림 1.** 삼각근 촉진 및 기능검사

검사자는 환자의 상완골두 부분을 가볍게 감싸줍니다. 환자가 팔을 외전시킬 때 가장 겉에서 촉진되는 근육이 삼각근입니다. 삼각근 거의 대부분의 어깨 운동에 관여하기 때문에 삼각근만 고립시켜 기능검사를 하기가 어렵습니다.

삼각근-단축(근복부)

수삼양경근

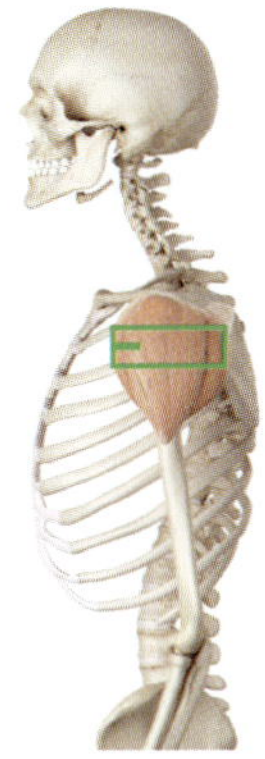

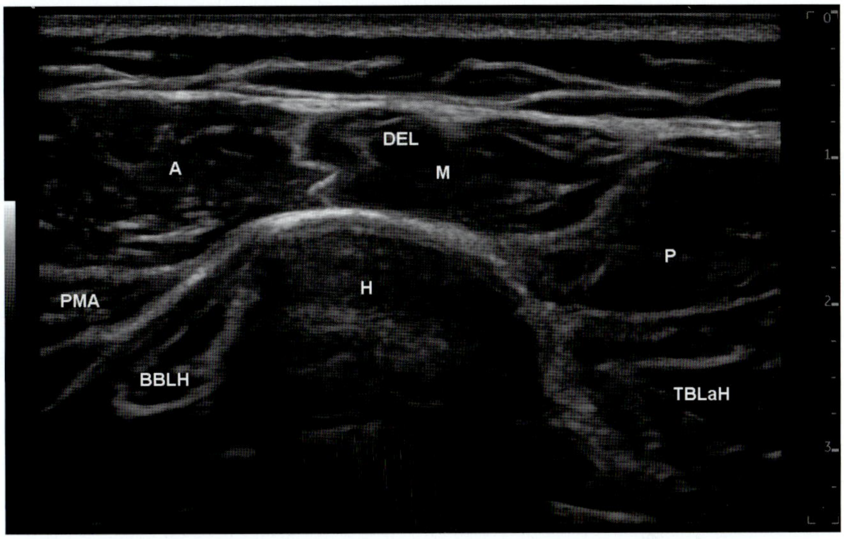

삼각근 근복부 단축 영상. 삼각근(DEL)은 0.8-1.8 cm의 깊이로 표층에 바로 위치하고 있기 때문에 쉽게 찾을 수 있습니다. 근복부 단축 영상의 경우 안쪽(medial)에서부터 전삼각근(A), 중삼각근(M), 후삼각근(P)을 관찰할 수 있습니다. 상완골의 앞쪽에서 대흉근(PMA)과 상완이두근 장두(BBLH)를, 뒤쪽에서 상완삼두근 외측두(TBLaH)를 관찰할 수 있습니다.

DEL, Deltoid(삼각근); **A**, Anterior part(삼각근 전부); **M**, Middle part(삼각근 중부); **P**, Posterior part(삼각근 후부); **PMA**, Pectoralis major(대흉근); **BBLH**, Biceps brachii long head(상완이두근 장두); **TBLaH**, Triceps brachii lateral head(상완삼두근 외측두); **H**, Humerus(상완골).

삼각근 건-단축(부착부)

비노(臂臑, LI14)

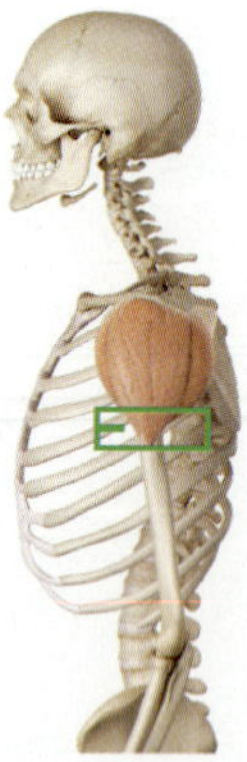

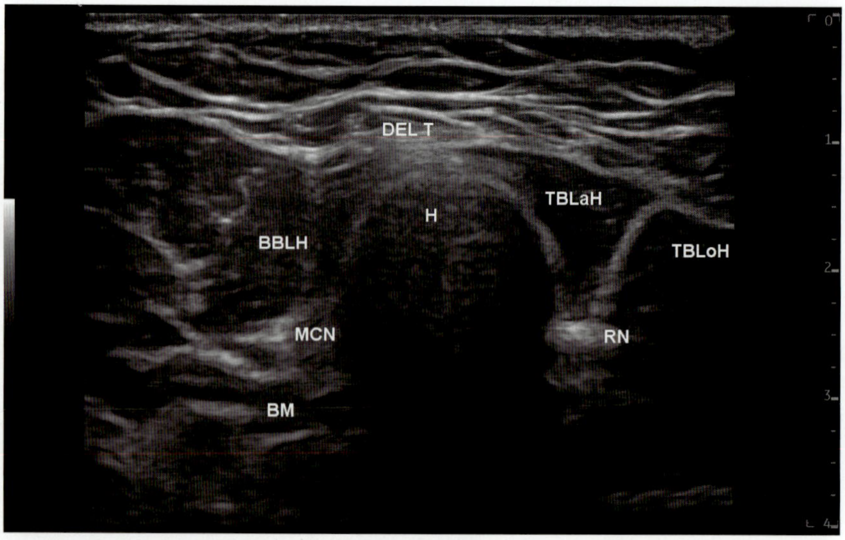

삼각근 건 부착부 단축 영상. 상완골(H) 위 조면에 부착하는 삼각근 건(DEL T)을 확인할 수 있습니다. 앞쪽으로 상완이두근 장두(BBLH)를 관찰할 수 있고 상완이두근 장두와 상완골 사이에서 근피신경(MCN)을 확인할 수 있으며, 그 아래에는 상완근(BM)이 위치합니다. 뒤쪽으로는 상완삼두근 외측두(TBLaH)와 장두(TBLoH)를 볼 수 있고 그 아래로 요골신경(RN)이 지나는 것을 알 수 있습니다.

DEL T, Deltoid tendon(삼각근 건); **BBLH**, Biceps brachii long head(상완이두근 장두); **MCN**, Musculocutaneous nerve(근피신경); **BM**, Brachialis muscle(상완근); **TBLaH**, Triceps brachii lateral head(상완삼두근 외측두); **TBLoH**, Triceps brachii long head(상완삼두근 장두); **RN**, Radial nerve(요골신경); **H**, Humerus(상완골).

삼각근-장축 전방

수태음경근

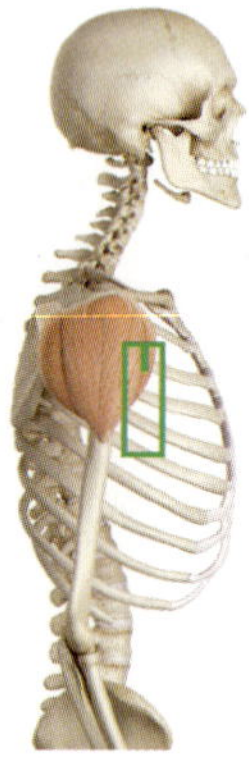

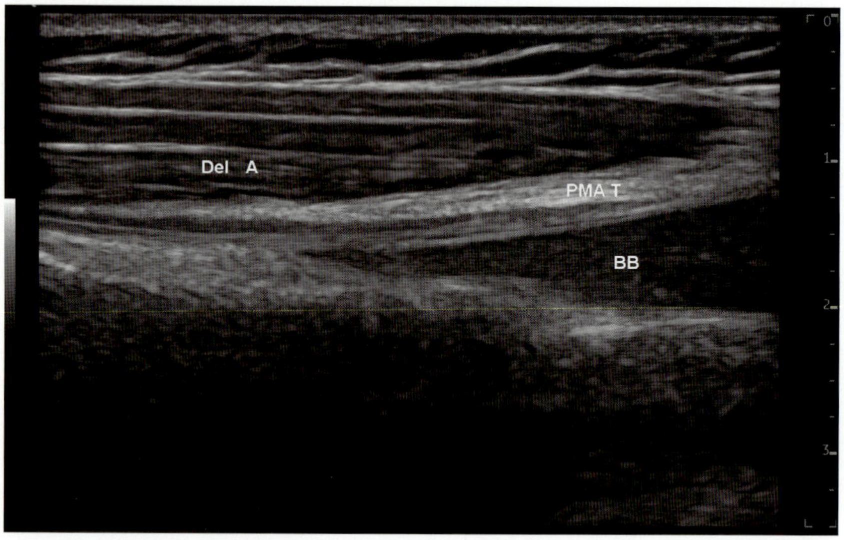

삼각근 전방 장축 영상. 전삼각근을 장축으로 스캔한 영상입니다. 표층에 전삼각근이 0.4-1.25 cm의 깊이로 위치하고 있고 바로 밑에 대흉근 건(PMA T)이 가로질러 지나고, 그 아래로 상완이두근(BB)이 주행하는 것도 확인할 수 있습니다.

DEL A, Deltoid anterior part(삼각근 전부); **PMA T**, Pectoralis major tendon(대흉근 건); **BB**, Biceps brachii(상완이두근).

삼각근-장축 중간

비노(臂臑, LI14)

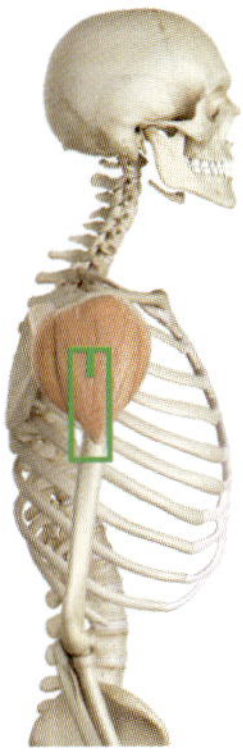

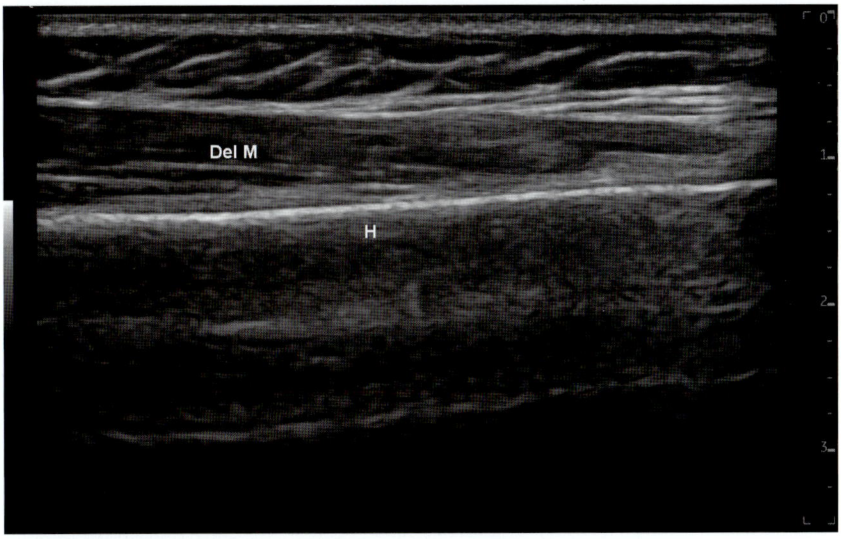

삼각근 중부 장축 영상. 중삼각근을 장축으로 스캔한 영상입니다. 상완골(H) 위로 0.5–1.4 cm의 깊이로 중삼각근이 주행하는 것을 확인할 수 있습니다.

DEL M, Deltoid middle part(삼각근 중부); **H**, Humerus(상완골).

삼각근-장축 후방

노회(臑會, TE13)

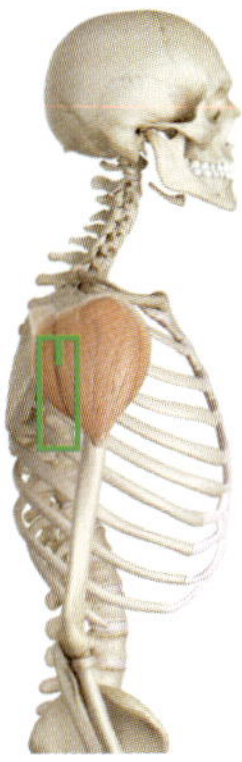

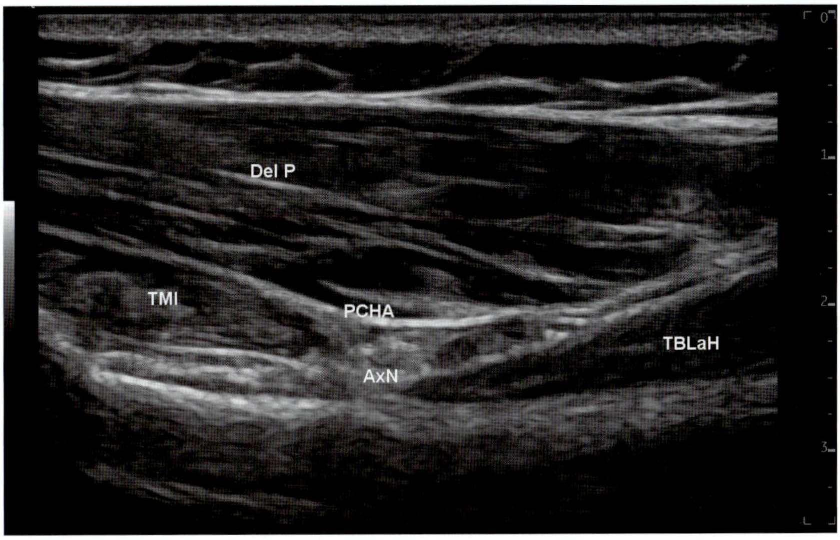

삼각근 후방 장축 영상. 삼각근 후방(DEL P)에서 장축으로 스캔한 영상입니다. 후삼각근이 0.5–2 cm의 깊이로 위치하고 있고 삼각근 밑으로 소원근(TMI)과 상완삼두근 외측두(TBLaH)가 위치하는 것을 확인할 수 있습니다. 이때, 후삼각근 심부, 소원근과 상완삼두근 외측부가 접하는 부위의 2 cm 깊이에 후상완회선동맥(PCHA)과 액와신경(AxN)이 지나가고 있기 때문에 자침 시 유의하도록 합니다.

DEL P, Deltoid posterior part(삼각근 후부); **TMI**, Teres minor(소원근); **PCHA**, Posterior circumflex humeral artery(후상완회선동맥); **AxN**, Axillary nerve(액와신경); **TBLaH**, Triceps brachii lateral head(상완삼두근 외측두).

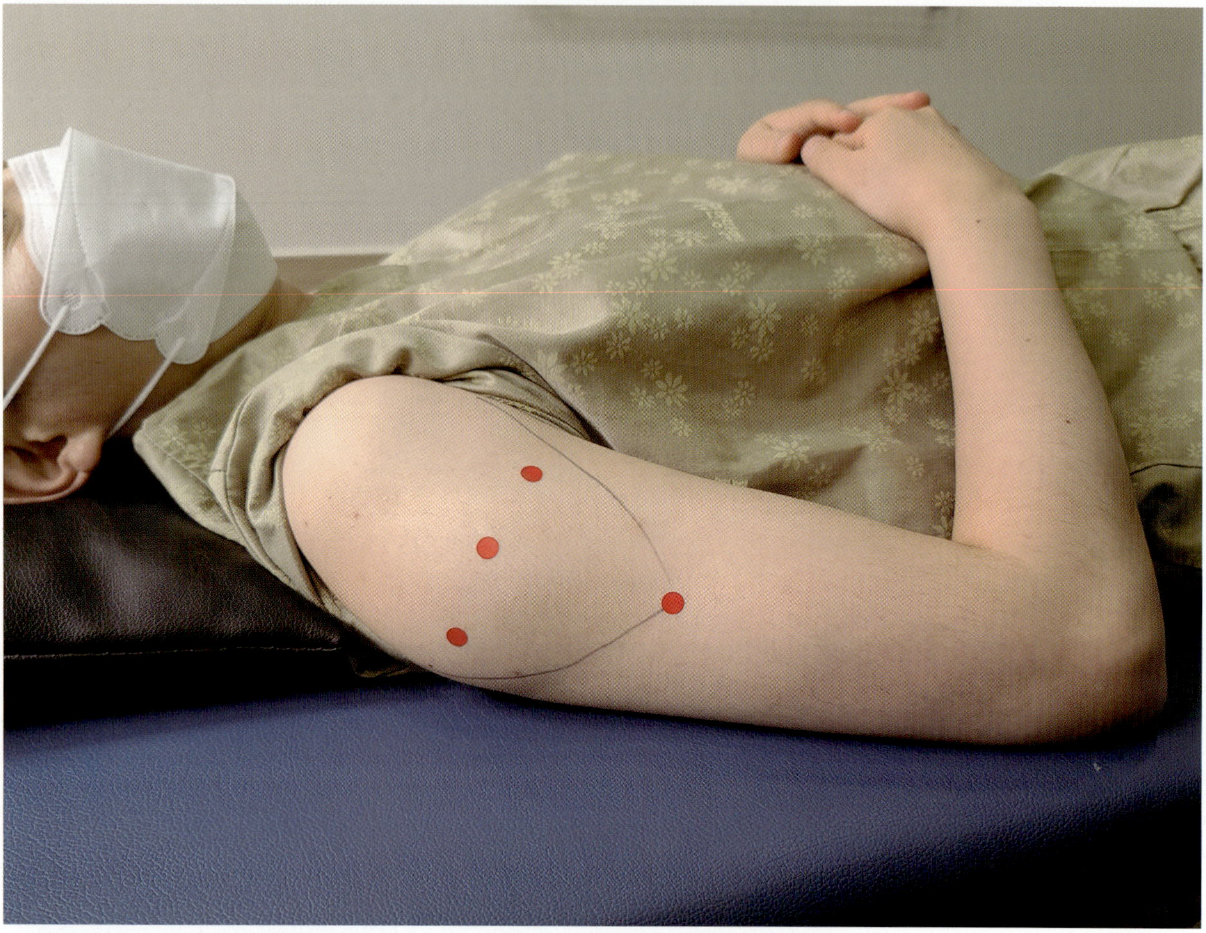

● 그림 2. 삼각근 압통점

압통점 촉진 : 삼각근은 비교적 큰 근육이고 다양한 부위에 압통점을 나타낼 수 있습니다. 특히 삼각근의 중간섬유, 대결절 아래쪽으로 압통점을 호소하는 경우가 많으므로 꼼꼼하게 잘 촉진하여 압통점을 찾아야 합니다.

침치료 : 삼각근은 비교적 안전한 부위로 액와신경의 위치만 주의한 뒤 골막까지 자침해도 됩니다. 근육 긴장이나 압통이 잘 풀리지 않으면 도침치료나 약침치료도 응용하면 좋습니다.

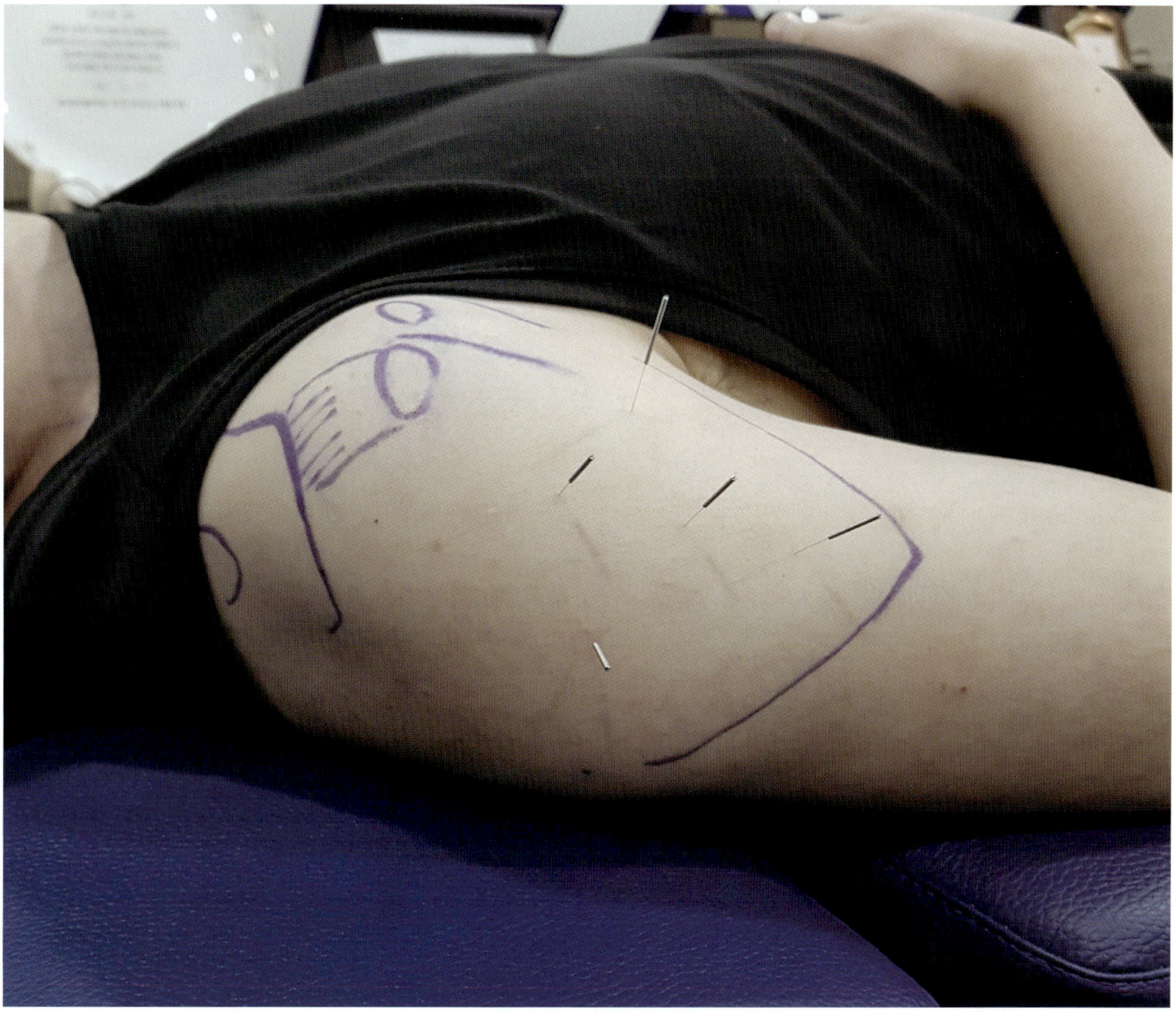

● **그림 3.** 삼각근 침치료

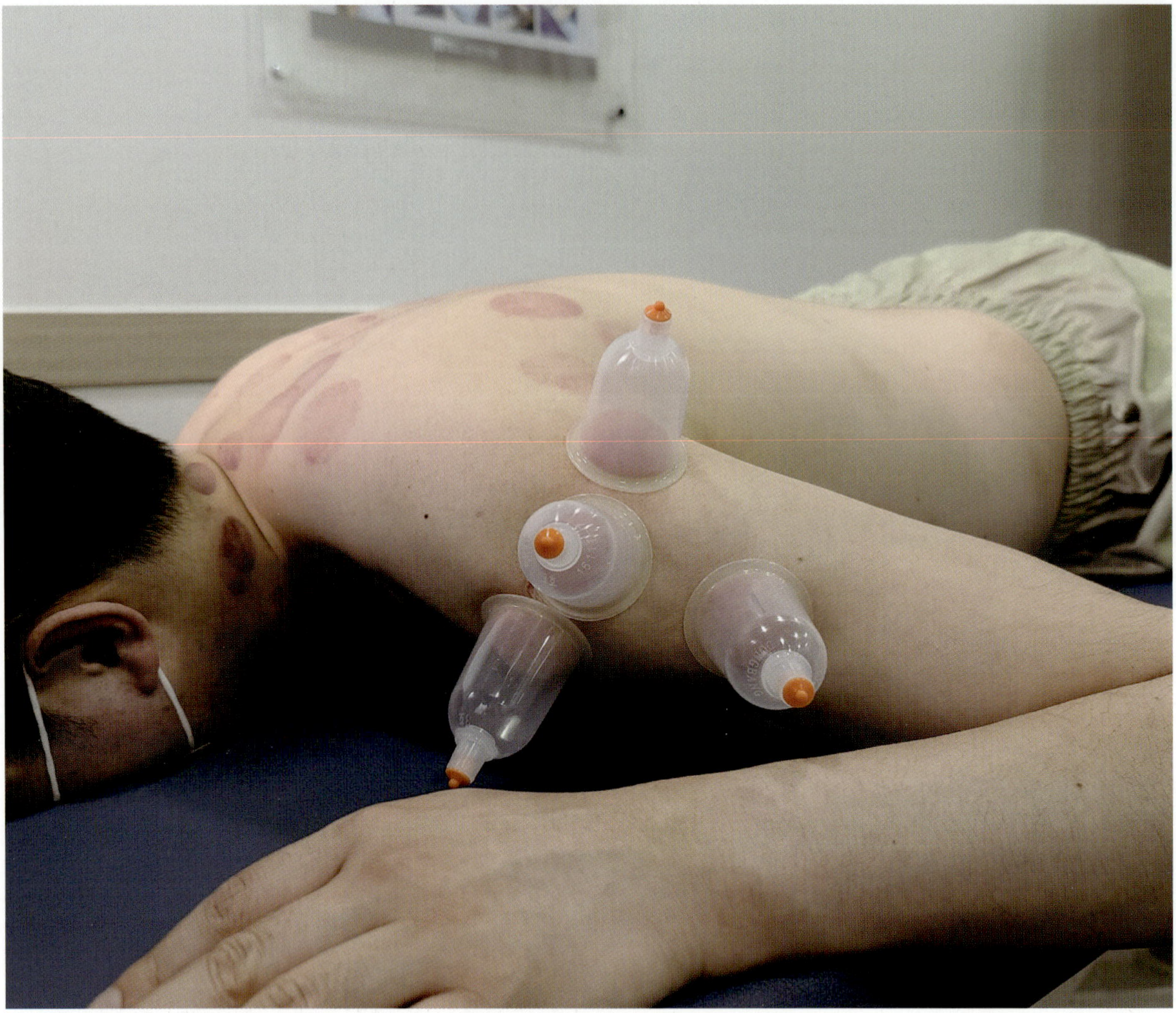

● 그림 4. 삼각근 부항치료

07 상완이두근
(Biceps brachii, 위팔두갈래근)

핵심포인트

근복보다는 장두와 단두 건 주위에 통증이 많이 나타나는 근육

기시	장두 : 관절상결절(supraglenoid tubercle) 단두 : 오구돌기(coracoid process)
종지	요골결절(radial tuberosity)과 두갈래근널힘줄(bicipital aponeurosis)

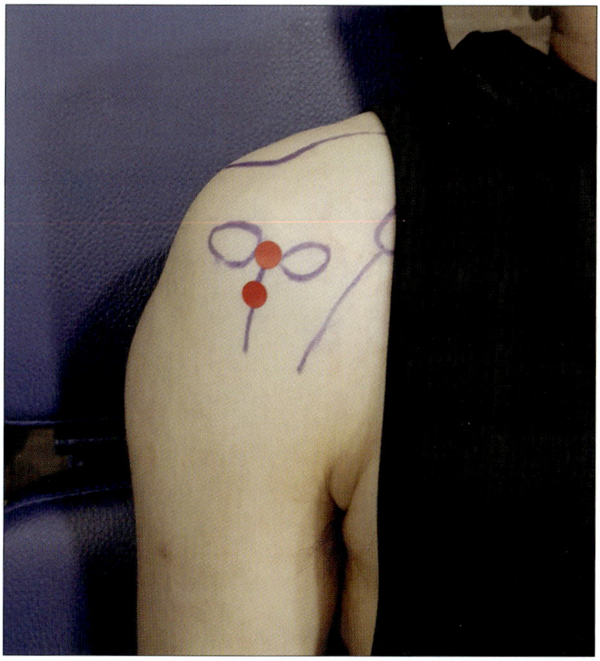

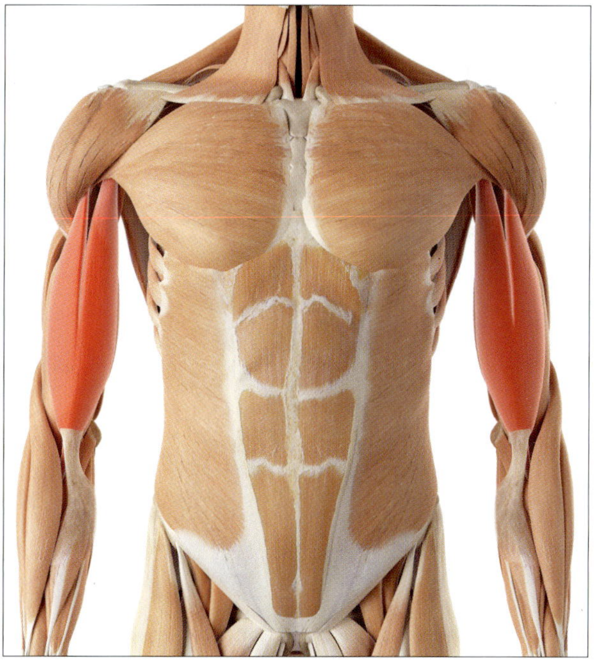

개괄

이두근은 장두와 단두 두 개의 기시부가 있어서 이두근입니다. 장두는 견갑골에서 상완골의 고랑(결절사이고랑)을 따라서 주행하고 단두는 오구돌기에서부터 시작합니다. 두 근육의 힘줄은 요골결절에 정지합니다. 근육 자체에 통증이나 긴장 등은 잘 일어나지 않지만 회전근개 건증에서 이두근 장두 건에도 부하가 증가하면서 통증이 많이 나타납니다. 특히 위팔뼈에 대결절과 소결절 사이의 고랑(결절사이고랑)을 지나는 부위에서 주로 염증성 통증을 일으킵니다. 어깨의 견봉하점액낭에 염증이 있는 경우 상완이두근 장두까지 염증이 퍼져서 함께 통증이 나타날 수 있습니다. 한편, 오십견(유착성관절낭염) 환자에 있어서, 극상극, 극하근, 삼각근뿐만 아니라 이두근의 근긴장까지 나타날 수 있습니다. 이때, 환자가 동작 시 호소하는 통증 부위를 잘 찾아서 긴장을 풀어줘야 운동범위를 개선시킬 수 있습니다. 상완이두근과 상완근, 상완요골근의 작용이 헷갈릴 수 있습니다. 상완이두근은 손바닥이 하늘을 향한 자세에서 굴곡 시, 상완근은 손등이 하늘을 향한 자세에서 굴곡 시, 상완요골근은 엄지가 위로 가 있는 자세에서 굴곡 시 작용하는 근육입니다.

근육촉진과 기능검사

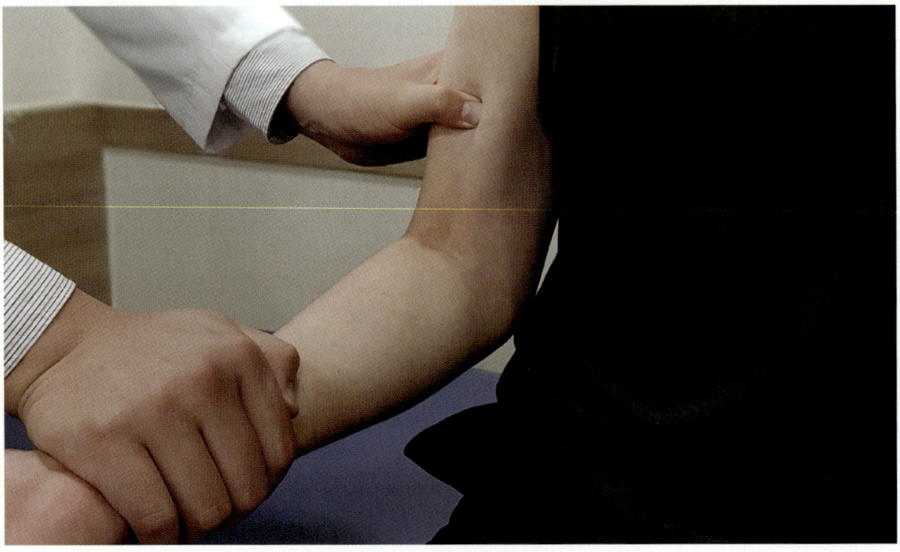

● **그림 1.** 이두근 촉진 및 기능검사

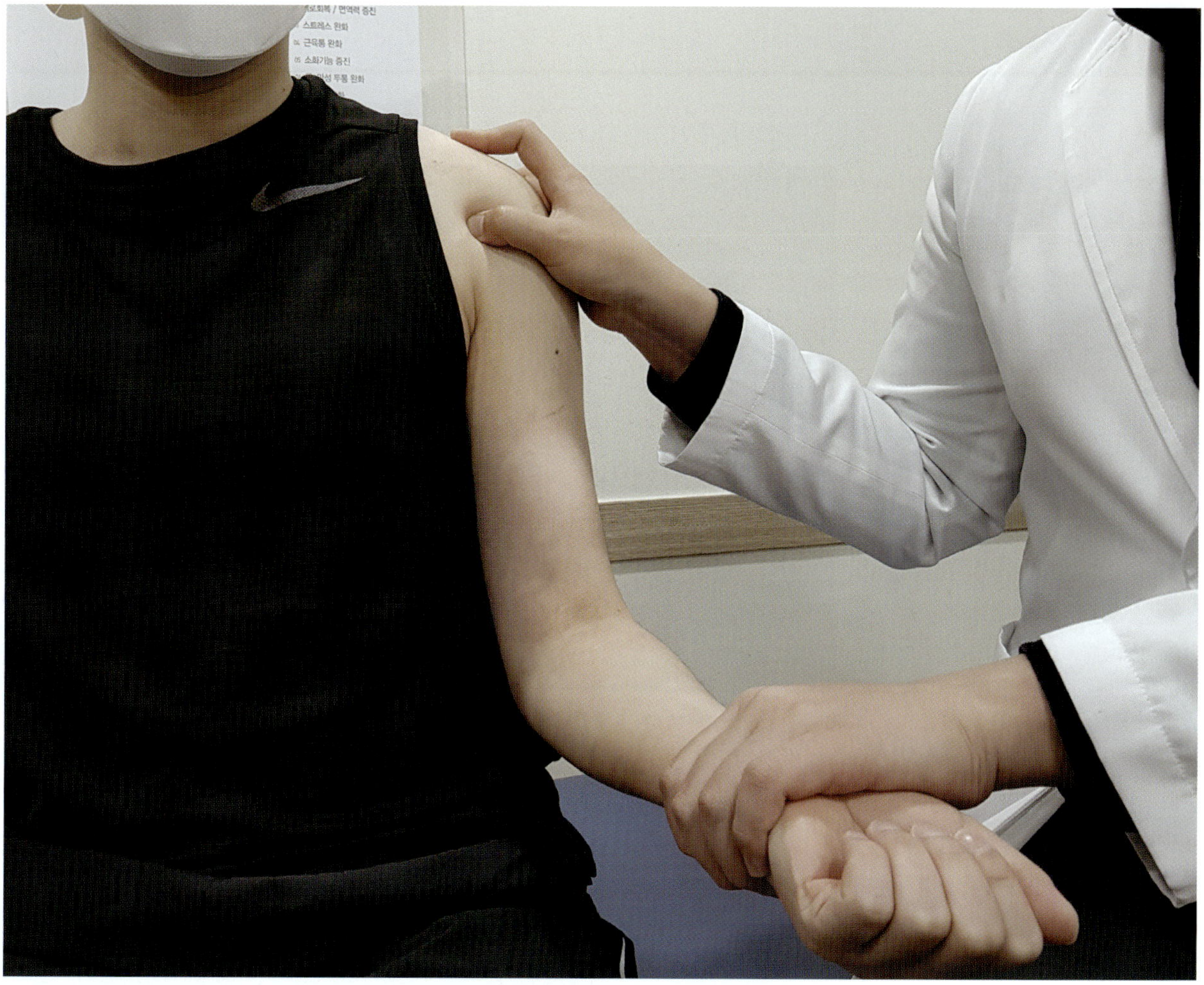

● **그림 2.** Yergason 검사

이두근 장두 : 상완골을 약간 외회전시킨 상태에서 어깨 전면을 만져볼 때 강하게 느껴지는 힘줄이 이두근의 장두입니다.

이두근 단두 : 오구돌기를 촉진한 후 팔을 굴곡시키며 이두근에 힘을 주면 수축되는 근육입니다.

이두근 장두 건 안정성 검사(Yergason's test) : 환자에게 주관절을 90도 굴곡하도록 합니다. 검사자는 한 손을 이두근 구(groove)를 잡고 다른 한 손으로 환자의 손목을 잡은 상태로 환자에게 외회전을 하도록 하고 검사자는 이에 저항을 합니다. 이때 이두근구 부위에 통증이 있다면 상완이두근의 병변을 의미합니다.

이두근-장축(결절간구)

수태음경근

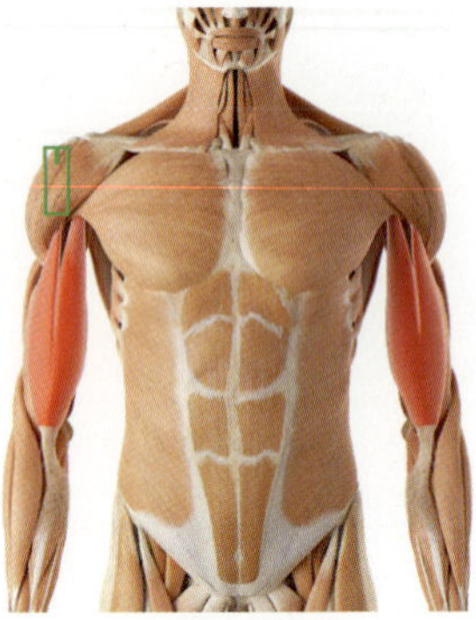

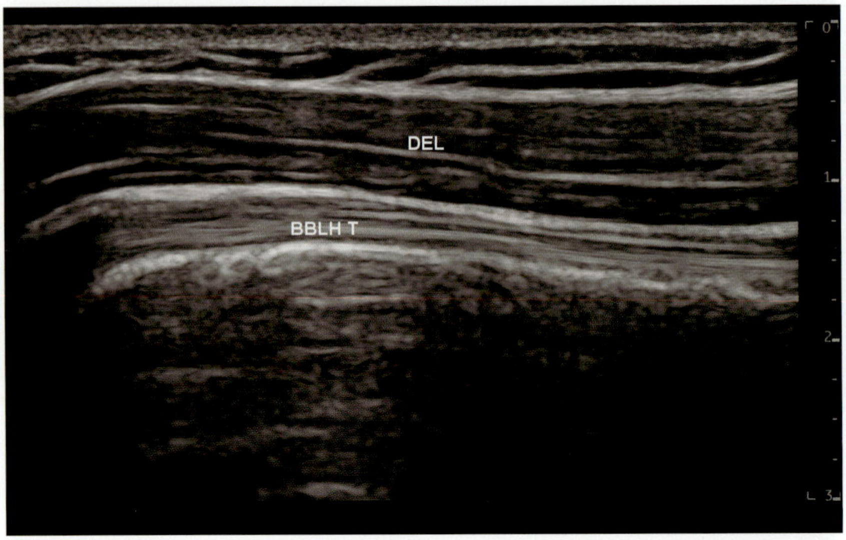

이두근 결절간구 장축 영상. 결절간구에 상완이두근 장두 건(BBLH T)이 지나가는데 1.25–1.6 cm 깊이로 지나가는 것을 관찰할 수 있습니다. 표층은 삼각근(DEL)이 덮고 있습니다.

DEL, Deltoid(삼각근); **BBLH T**, Biceps brachii long head tendon(상완이두근 장두 건).

이두근-단축(결절간구)

수태음경근

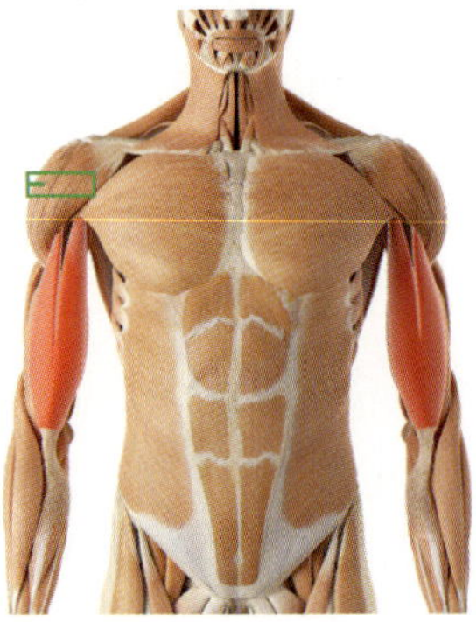

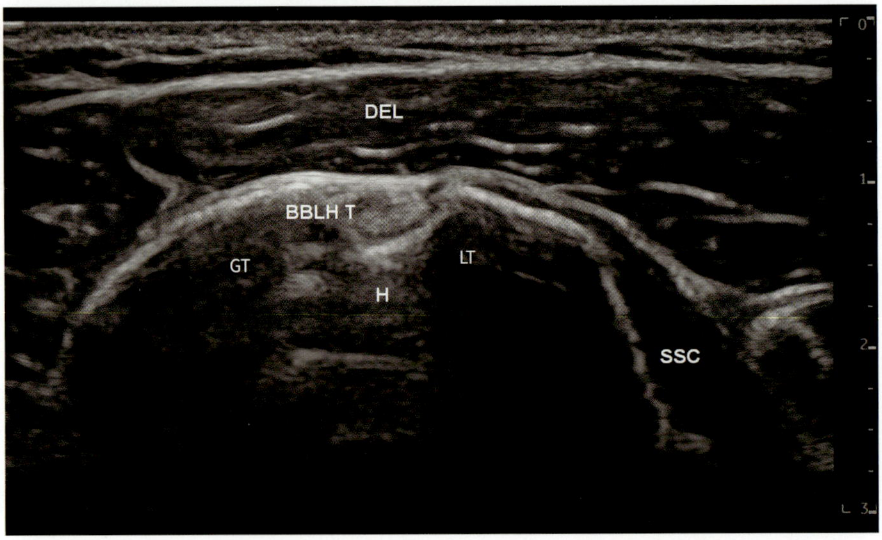

이두근 결절간구 단축 영상. 상완골(H)의 대결절과 소결절 사이 결절간구로 상완이두근 장두 건(BBLH T)이 지나가는 것을 볼 수 있습니다. 내측(화면상 우측)으로 소결절에 부착하는 견갑하근(SSC)이 있고 표층은 삼각근(DEL)이 덮고 있습니다.

DEL, Deltoid(삼각근); **BBLH T**, Biceps brachii long head tendon(상완이두근 장두 건); **H**, Humerus(상완골); **SSC**, Subscapularis(견갑하근); **GT**, Greater tubercle(대결절); **LT**, Lesser tubercle(소결절).

이두근-장축(근건접합부)

천부(天府, LU3)

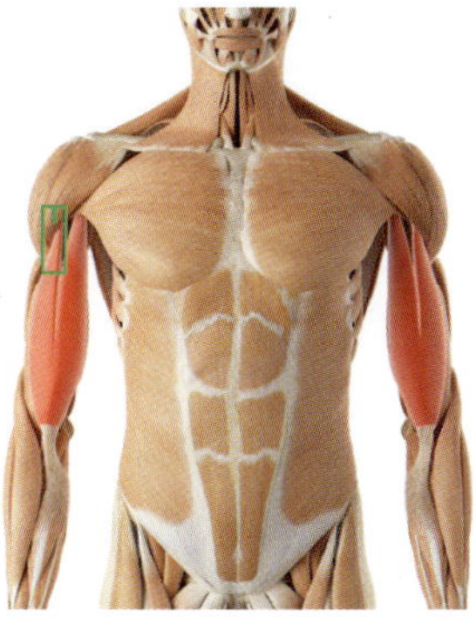

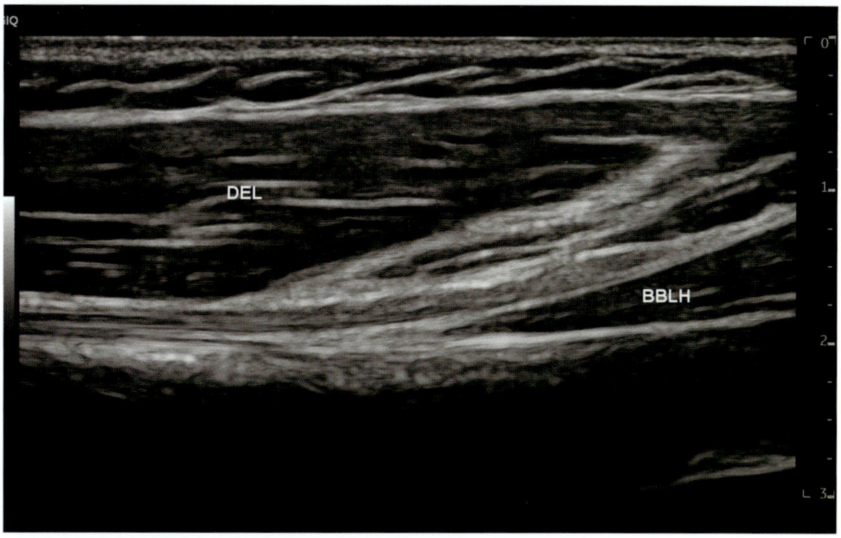

이두근 근건접합부 장축 영상. 상완이두근 장두(BBLH)의 근건접합부를 장축으로 스캔한 영상입니다. 상완이두근 장두가 건에서 근으로 이행하면서 힘줄 부분은 작아지고 근육 부분은 넓어지는 것을 확인할 수 있습니다.

DEL, Deltoid(삼각근); **BBLH**, Biceps brachii long head(상완이두근 장두).

이두근-단축
(장두 및 단두 근복부)

천부(天府, LU3), 천천(天泉, PC2)

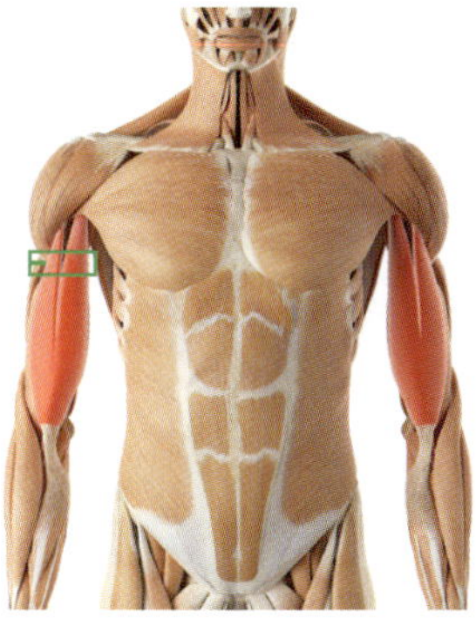

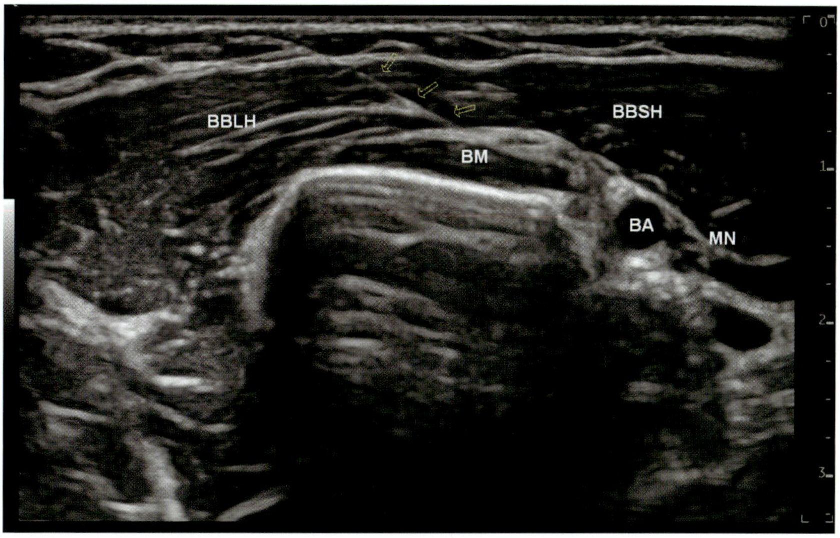

이두근 근복부 단축 영상. 상완이두근 장두(BBLH)와 단두(BBSH)는 표층에서 0.25-2 cm의 깊이로 위치하며, 두 근육 사이의 근막이 노란 화살표로 표시되어 있습니다. 또한 심층부에 상완근(BM)이 상완골을 둘러싸고 있는 것도 관찰할 수 있습니다. 상완이두근 단두 아래로 상완동맥(BA), 정중신경(MN)이 지나가므로 자침 시 주의하도록 합니다.

BBLH, Biceps brachii long head(상완이두근 장두); **BBSH**, Biceps brachii short head(상완이두근 단두); **BM**, Brachialis muscle(상완근); **BA**, Brachial artery(상완동맥); **MN**, Median nerve(정중신경).

이두근-단축(장두 근복부)

수오리(手五里, LI13)

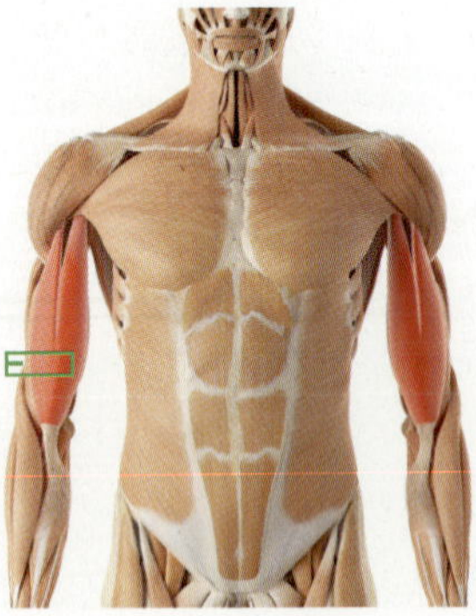

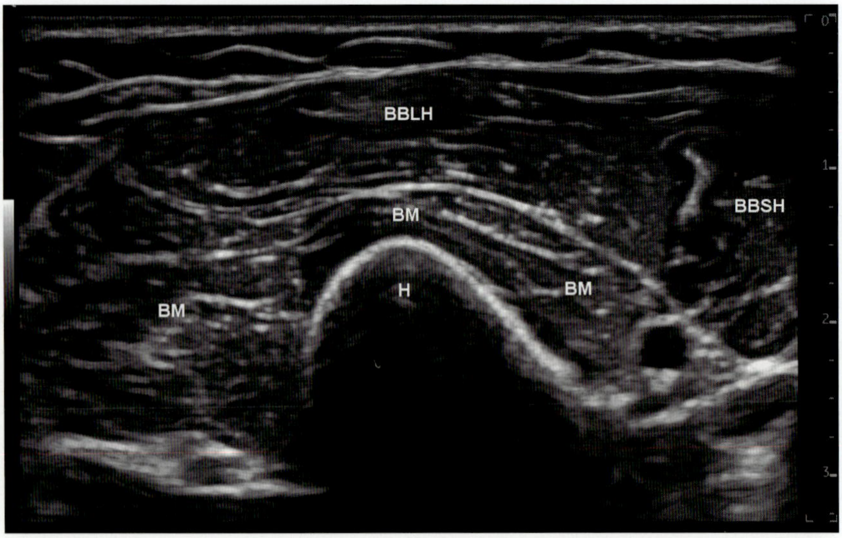

이두근 장두 근복부 단축 영상. 상완이두근 장두(BBLH)가 0.25–1.75 cm의 깊이에 있습니다. 심부의 상완근이 상완골(H)을 둘러싸고 있습니다.

BBLH, Biceps brachii long head(상완이두근 장두); **BBSH**, Biceps brachii short head(상완이두근 단두); **BM**, Brachialis muscle(상완근); **H**, Humerus(상완골).

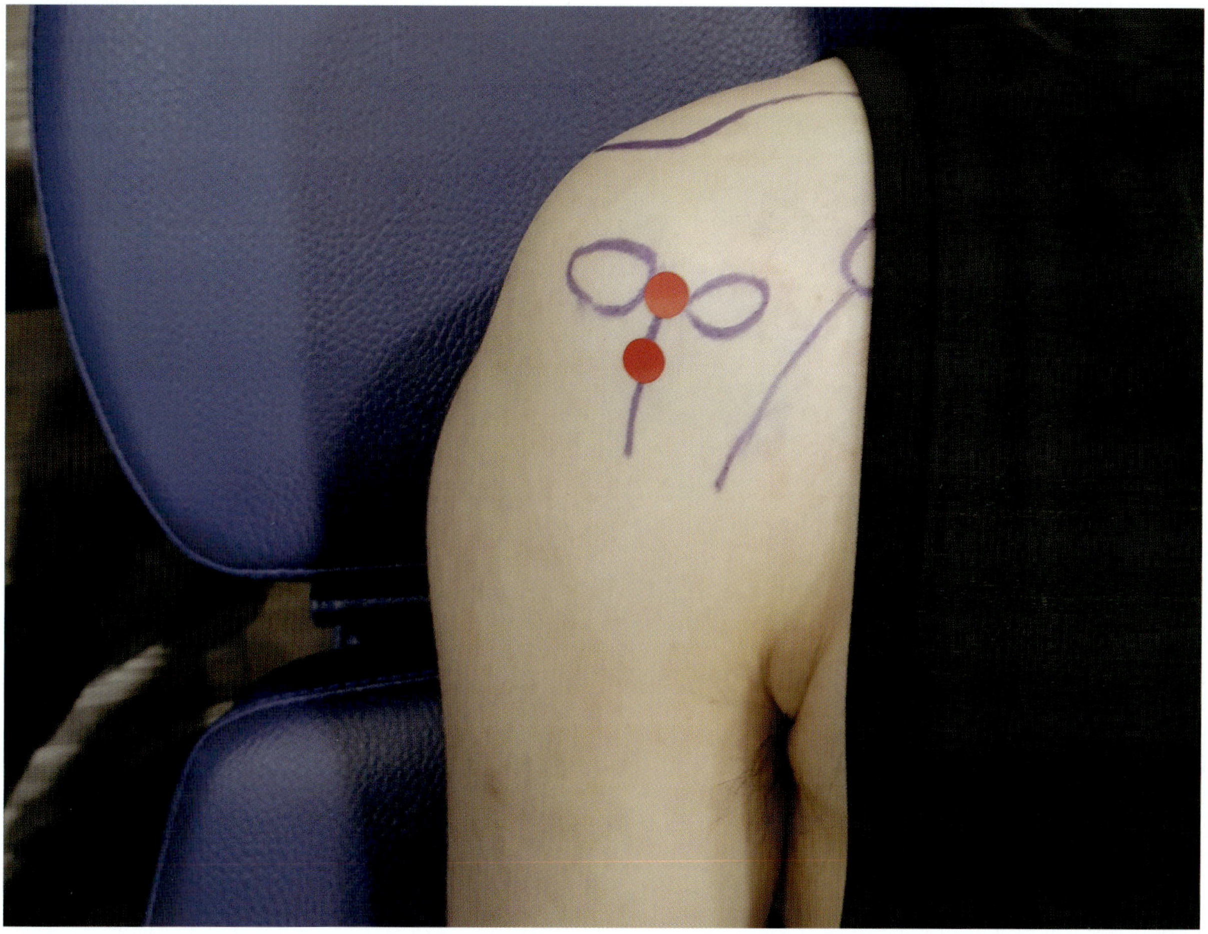

● 그림 3. 이두근 압통점

압통점 촉진 : 대결절과 소결절 사이에 압통점을 잘 촉진합니다. 이때, 팔을 약간 외회전시켜야 상완이두근의 장두를 잘 촉진할 수 있습니다.

이두근 근복 중에 압통이 있을 수 있으므로 상완이두근의 근복도 천천히 촉진하여 압통점을 찾아냅니다.

이두근 장두에 염증성 통증의 경우에는 약침치료와 부항치료를 첫 번째로 활용할 수 있으며 오래되었을 경우 도침치료도 비교적 효과적일 수 있습니다.

근복부의 압통점은 주변에 신경이 많은 편이라 신경과 동맥의 위치를 확인한 후 침치료를 합니다.

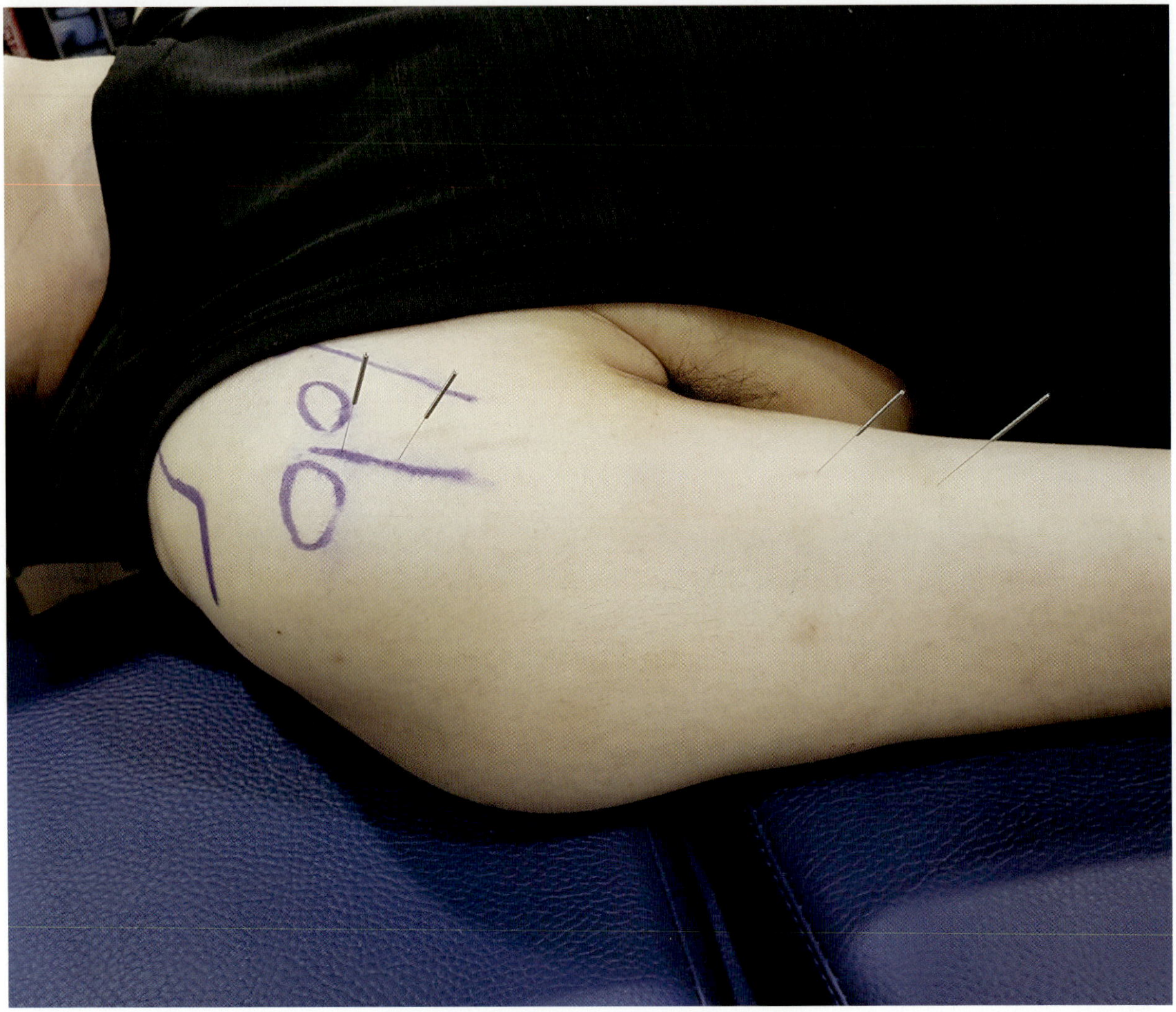

● **그림 4.** 이두근 장두 건 주변 및 근복 침치료

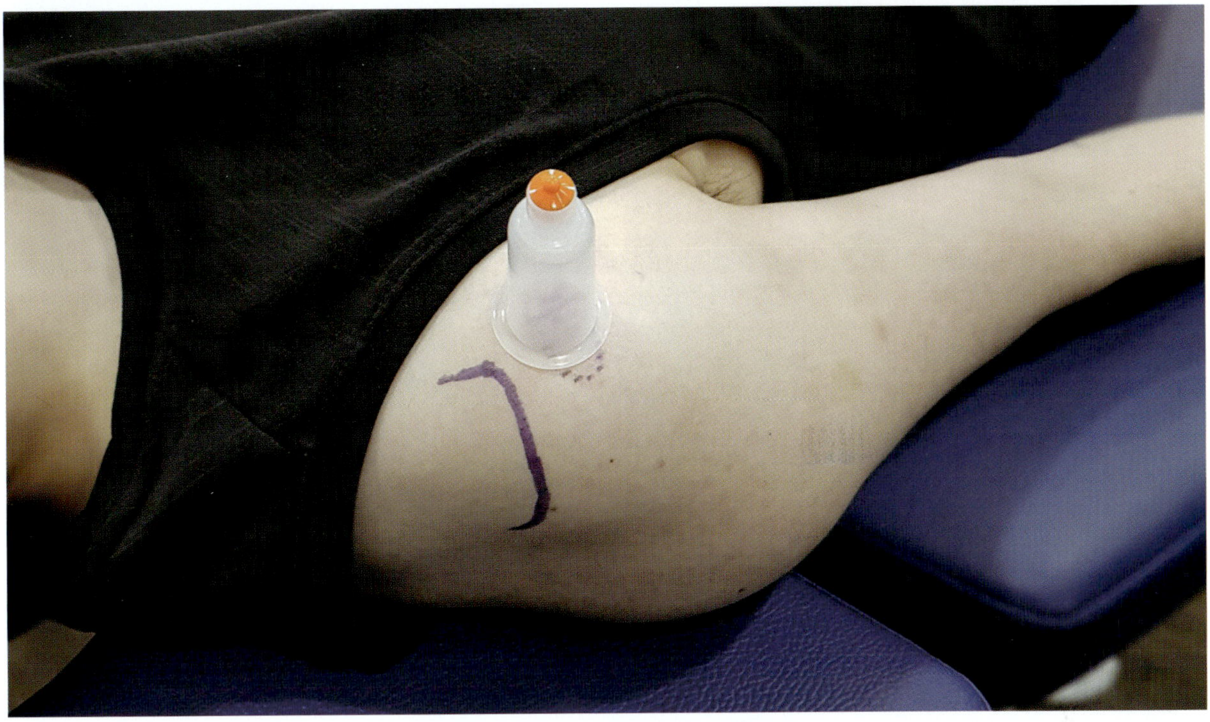

● **그림 5.** 이두근 장두 건 주변 부항치료

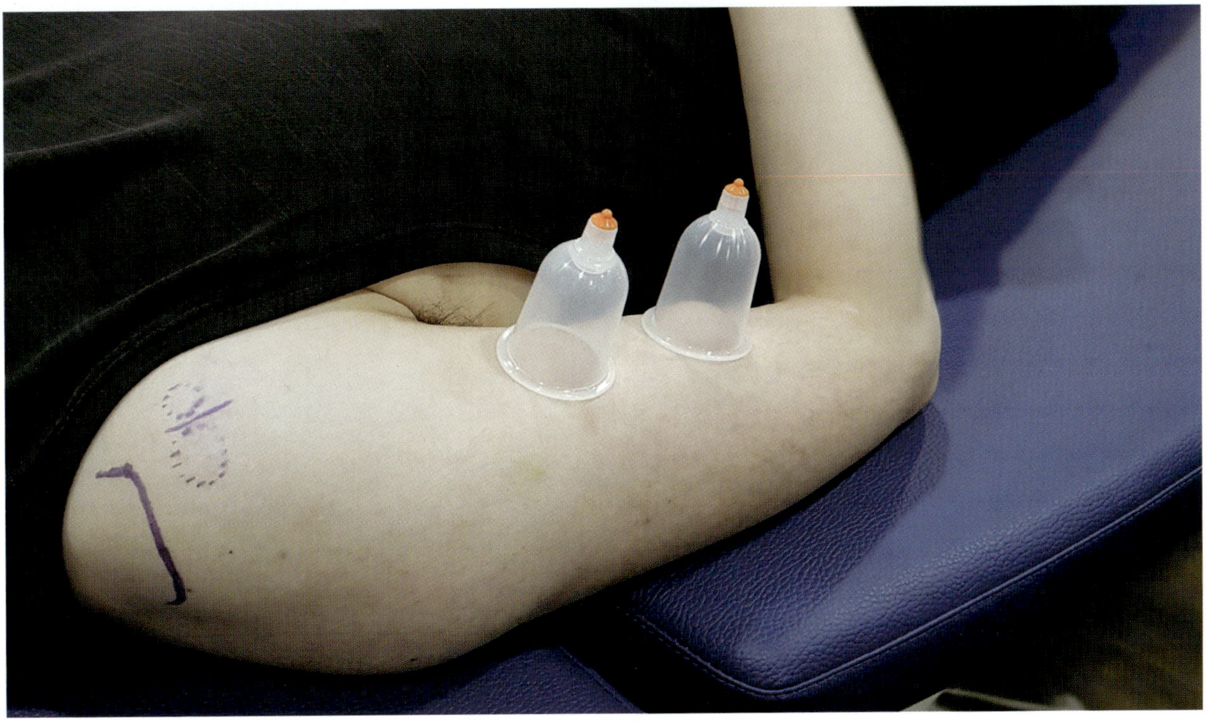

● **그림 6.** 이두근 근복 부항치료

08 상완삼두근
(Triceps brachii, 위팔세갈래근)

핵심포인트

팔 뒤쪽이나 팔꿈치 뒤쪽면에 통증, 팔꿈치 아래쪽에 저림이 있다면?

기시	장두: 견갑골(scapula)의 관절와하결절(infraglenoid tubercle) 외측두 : 상완골(humerus)의 요골신경구 위쪽(above the radial groove) 내측두 : 상완골(humerus)의 요골신경구 아래쪽(below the radial groove)
종지	척골(ulna)의 주두돌기(olecranon process)

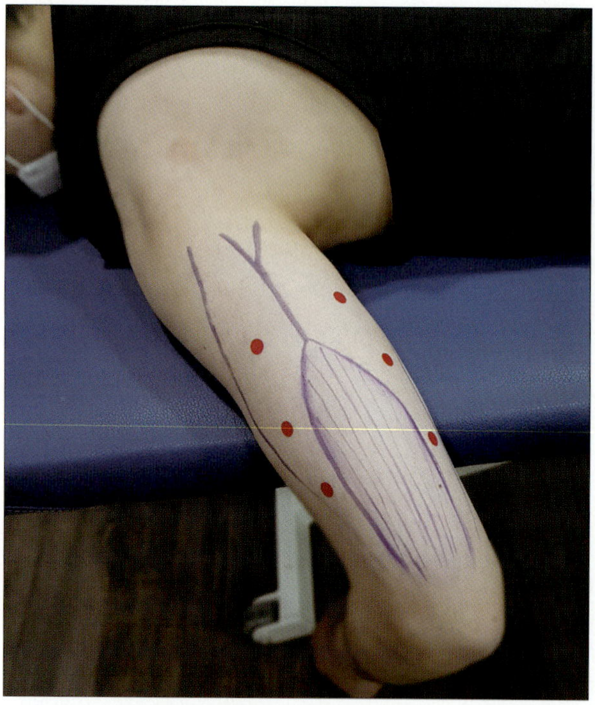

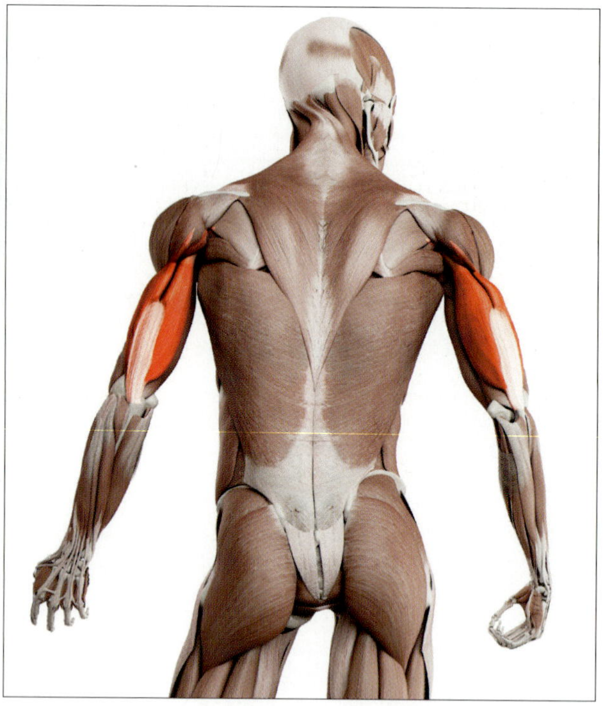

개괄

상완삼두근은 팔의 뒷면을 구성하는 큰 근육으로, 견갑골의 외측과 상완골 뒤쪽에서 기시해 척골의 주두에 종지합니다. 주관절 내외측 통증, 팔 뒤와 팔꿈치 후면, 어깨 뒤쪽에 통증을 나타냅니다. 특히 팔꿈치를 펼 때, 팔꿈치 뒤쪽에 통증을 호소한다면 삼두근의 문제를 의심할 수 있습니다. 또한, 테니스엘보와 다르게 상완요골근 부위가 애매하게 아픈 경우 삼두근에 의해서 요골신경(radial nerve)이 압박받아 나타난 증상일 수 있습니다. 이때는 상완요골근뿐만 아니라, 삼두근의 압통점을 꼼꼼히 찾아 잘 치료해 줘야 합니다. 간혹 팔을 어깨 위로 펼 때 팔 뒤편이 아프면서 팔을 쭉 펴기가 힘들다면 이는 상완삼두근의 장두의 문제이므로 견갑골 외측 기시부 압통을 잘 확인하여 치료하면 됩니다.

윤상훈 원장의 임상꿀팁

상완삼두근이 아픈 환자는 많이 못 본 것 같은데?

상완삼두근 자체의 통증으로 치료하는 경우는 많지 않습니다. 다만 아래팔 부위에 저림이나 통증이 있을 경우 삼두근에 의한 요골신경 압박이 있어 삼두근을 치료하는 경우가 많습니다. 즉 삼두근이 아프지 않다고 넘어가기보단, 아래팔이 애매하게 아프다면, 삼두근의 압통점을 조사해 봅시다.

안태석 원장의 트루노트

상완삼두근 장두는 견갑골뿐만 아니라 후방관절낭 캡슐에도 부착하는 변이가 있어 견갑골의 부정렬증후군을 유발합니다. 그래서 잘 낫지 않는 어깨 후방의 관절통은 삼두근 장두를 함께 치료하는 경우가 많습니다.

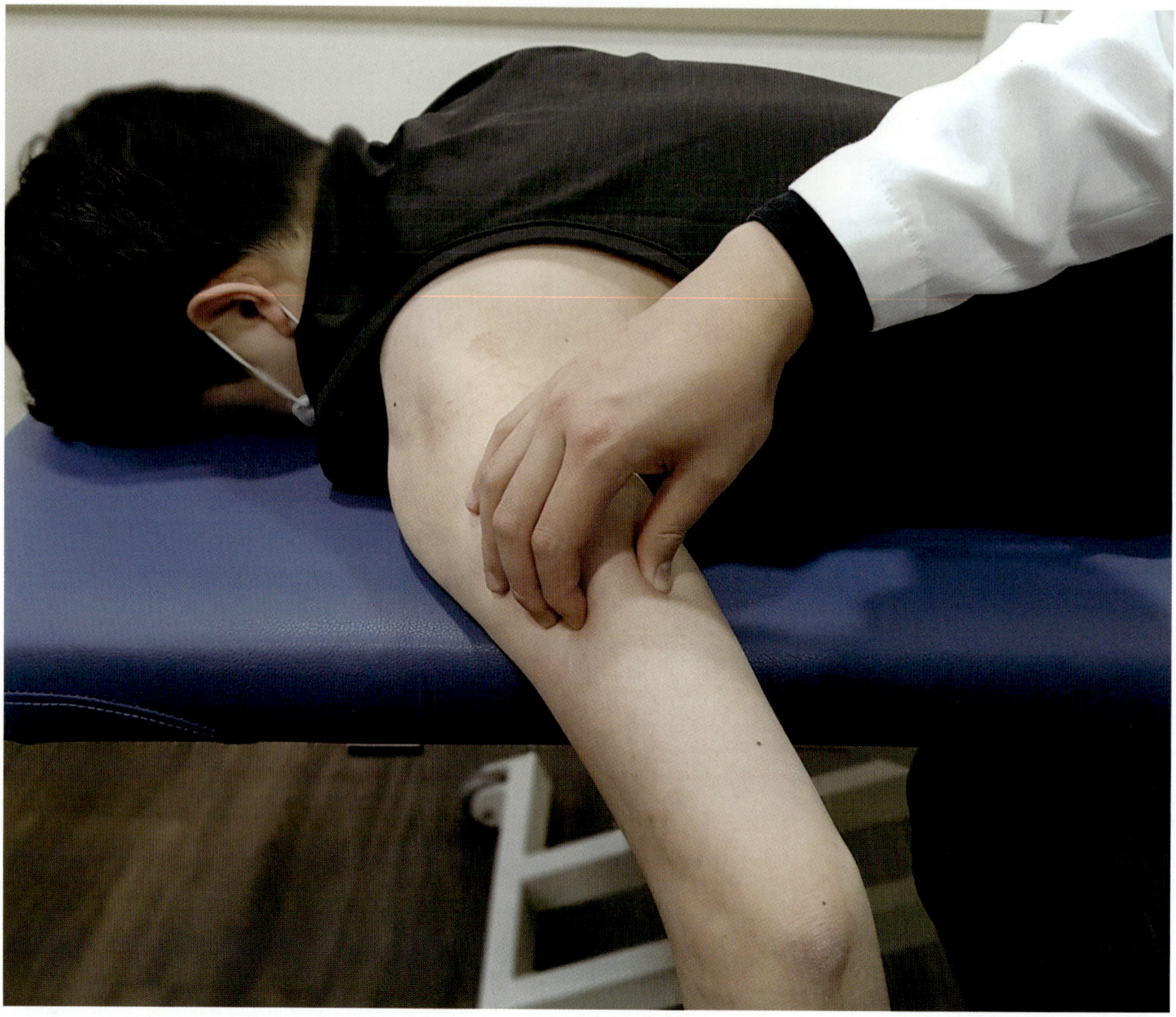

● 그림 1. 삼두근 촉진

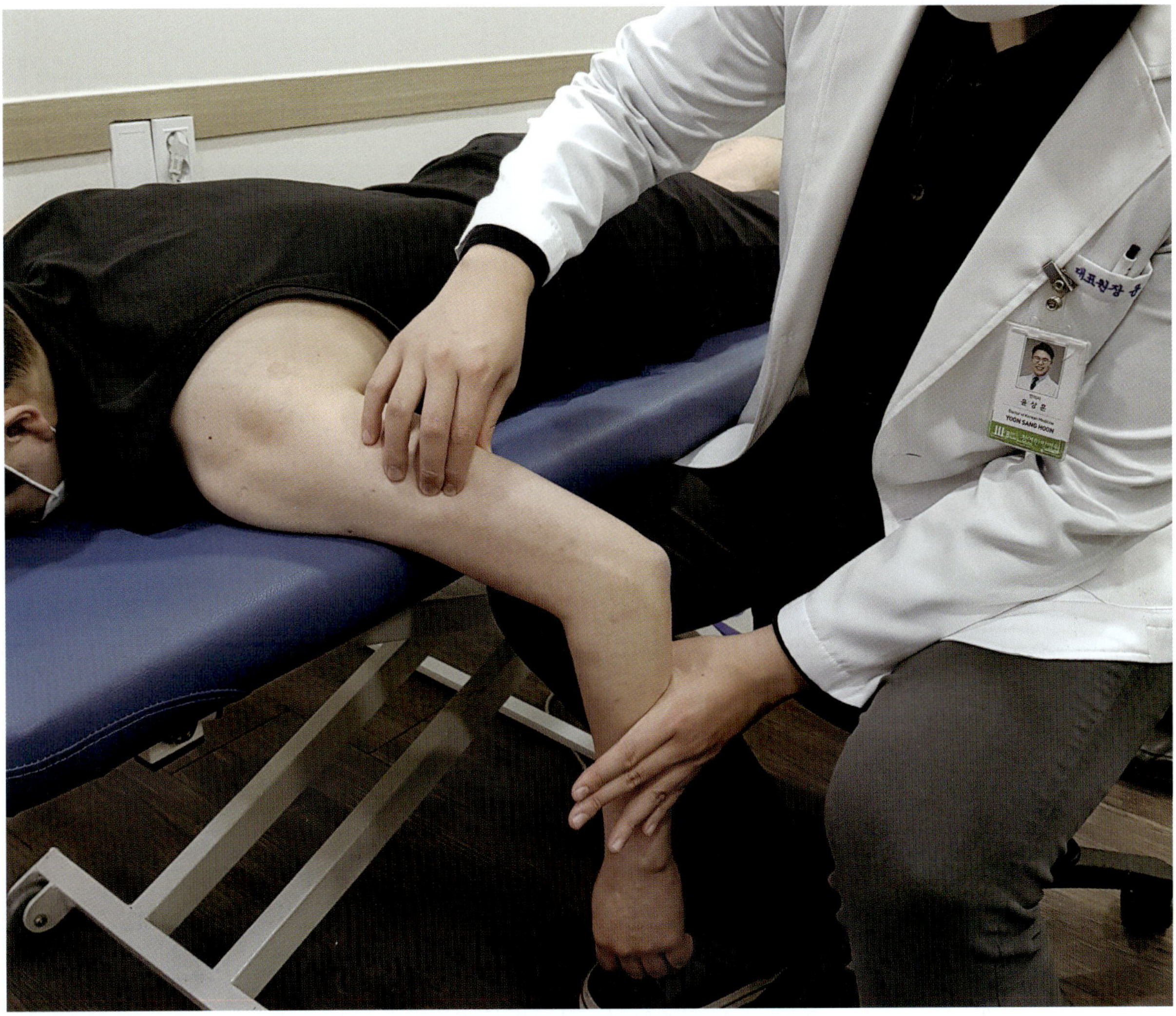

● 그림 2. 삼두근 기능검사

팔꿈치를 신전할 때 팔 뒤에서 수축되는 근육입니다.

Triceps brachii test : 상완삼두근이 문제가 생기면 주관절의 굴곡이 어려워지고, 약화되면 중력에 반하여 아래팔을 펴는 동작이 힘들어집니다.

삼두근에 문제가 생기면 주관절의 굴곡이 제한되거나 팔꿈치의 저항신전운동 시 통증을 호소하게 됩니다. 다만, 주관절의 운동을 제한시키는 것은 주관절 자체의 문제가 훨씬 많고, 빈도상 신전 제한이 먼저 나타나므로 감별이 필요합니다.

상완삼두근 장두-단축

소락(消濼, TE12)

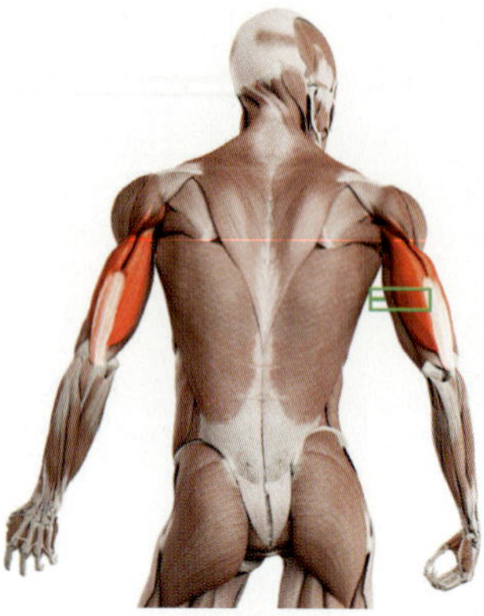

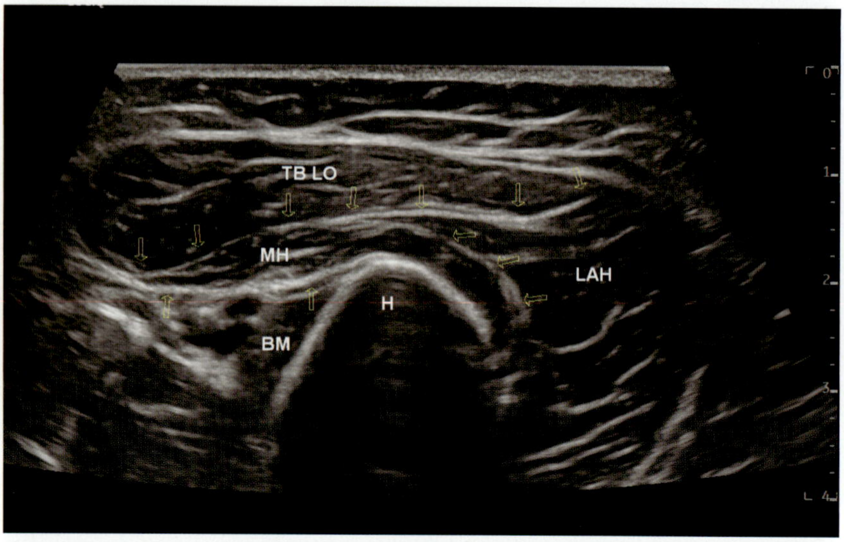

상완삼두근 장두 단축 영상. 상완삼두근 장두(TB LO)를 단축으로 스캔한 영상입니다. 상완삼두근 장두은 상완골(H) 후측의 표층을 덮고 있는데 0.7-1.75 cm 정도의 깊이로 위치하는 것을 볼 수 있습니다. 장두의 심부로 내측두(MH)와 외측두(LAH)가 위치하고 내측두의 심부에서는 상완근(BM)도 확인할 수 있습니다. 각 근육을 구분하는 근막이 노란 화살표로 표시되어 있습니다.

TB LO, Triceps brachii long head(상완삼두근 장두); **MH**, (Triceps brachii) Medial head(상완삼두근 내측두); **LAH**, (Triceps brachii) Lateral head(상완삼두근 외측두); **BM**, Brachialis muscle(상완근); **H**, Humerus(상완골).

상완삼두근 내측두-단축

소락(消濼, TE12)

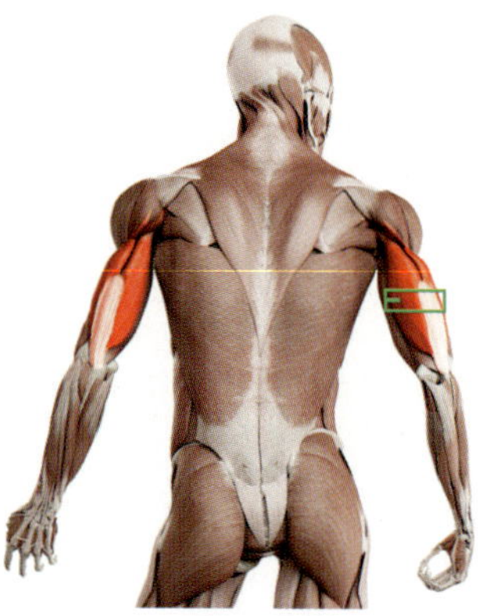

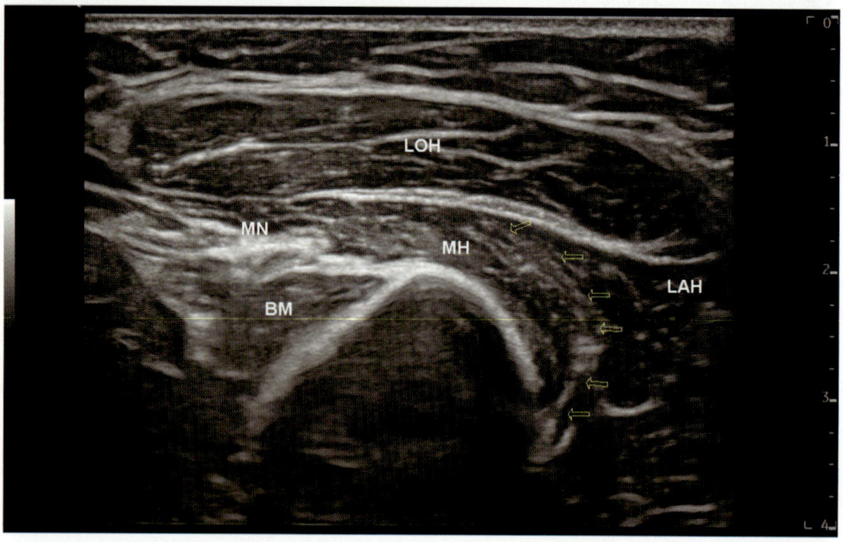

상완삼두근 내측두 단축 영상. 상완삼두근 내측두(MH)는 상완삼두근 중에서 가장 심층에 위치하고 있는데 그림에서 상완근(BM)과 함께 상완골을 둘러싸고 있는 것을 관찰할 수 있습니다. 내측두의 표층에서는 장두(LOH)를, 외측에서는 외측두(LAH)와 접해 있습니다. 또한 정중신경(MN)이 상완삼두근 장두, 내측두, 상완근의 사이로 주행하는 것을 확인할 수 있습니다.

LOH, (Triceps brachii) Long head(상완삼두근 장두); **MH**, (Triceps brachii) Medial head(상완삼두근 내측두); **LAH**, (Triceps brachii) Lateral head(상완삼두근 외측두); **MN**, Median nerve(정중신경); **BM**, Brachialis muscle(상완근).

상완삼두근 외측두-단축

소락(消濼, TE12)

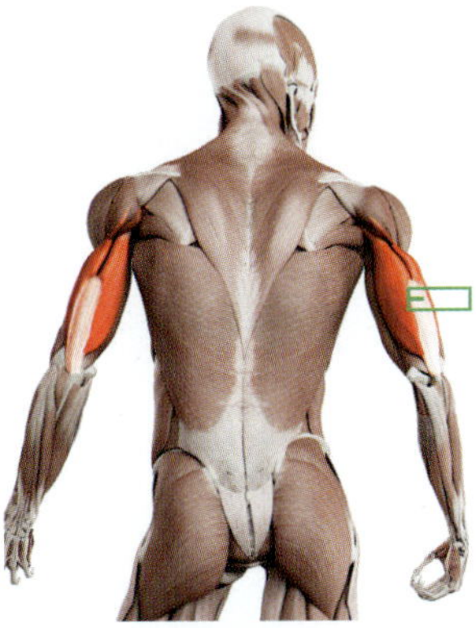

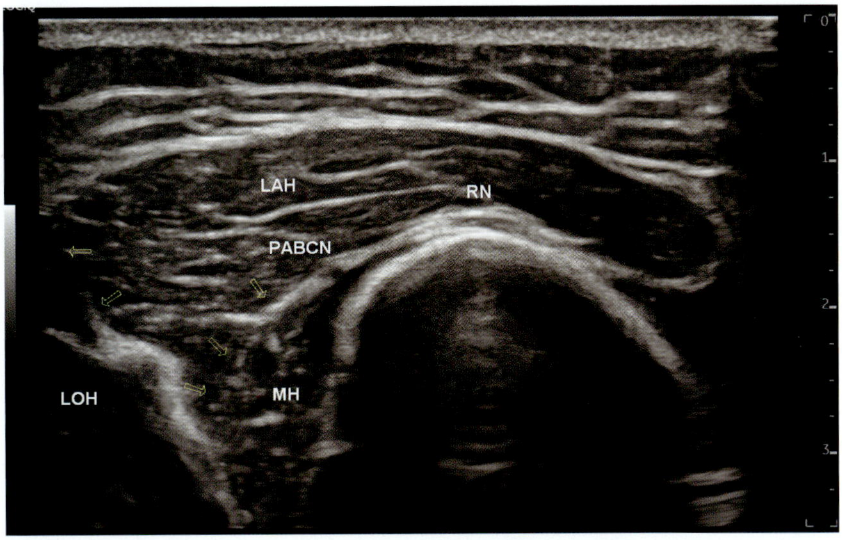

상완삼두근 외측두 단축 영상. 상완삼두근 외측두(LAH)를 단축으로 스캔한 영상입니다. 상완삼두근 외측두와 상완골 사이로 요골신경(RN)이 지나가는데 이 사이에서 요골신경의 포착이 잘 일어납니다. 상완삼두근 외측두의 심층에서 상완삼두근 장두(LOH)와 내측두(MH)를 관찰할 수 있고 외측두와 내측두 사이에 후전완피신경(PABCN)도 관찰할 수 있기 때문에 눈여겨보도록 합니다.

LOH, (Triceps brachii) long head(상완삼두근 장두); **MH**, (Triceps brachii) Medial head(상완삼두근 내측두); **LAH**, (Triceps brachii) Lateral head(상완삼두근 외측두); **PABCN**, Posterior antebrachial cutaneous nerve(후전완피신경); **RN**, Radial nerve(요골신경).

상완삼두근 외측두-장축 (요골신경의 장축)

Spiral groove에서 외측두에 포착

소락(消濼, TE12)

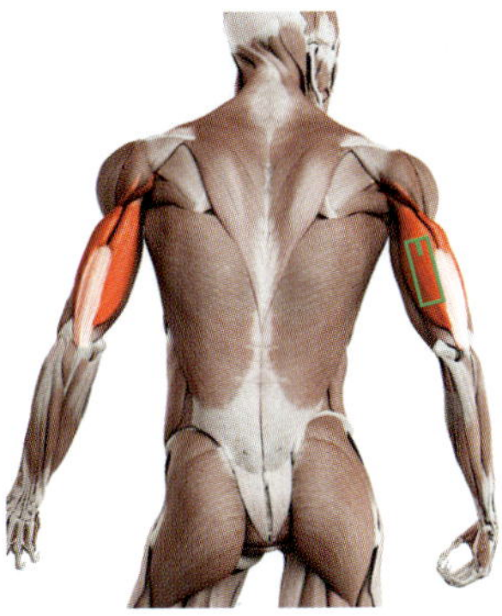

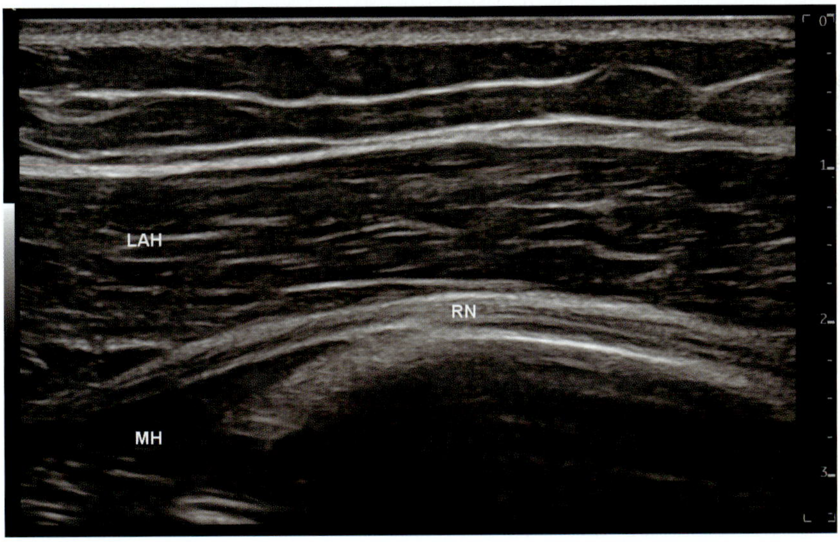

상완삼두근 외측두 장축 영상(요골신경의 장축). 상완삼두근 외측두(LAH)에서 요골신경(RN)을 장축으로 스캔한 영상으로 요골신경(RN)이 Spiral groove에서 외측두에 의해 포착될 수 있음을 보여주는 영상입니다. 상완삼두근 외측두는 0.9-2.25 cm 깊이로 위치하고 있는 것을 볼 수 있고 심층에는 상완삼두근 내측두(MH)가 위치하고 있습니다.

MH, (Triceps brachii) Medial head(상완삼두근 내측두); **LAH**, (Triceps brachii) Lateral head(상완삼두근 외측두); **RN**, Radial nerve(요골신경).

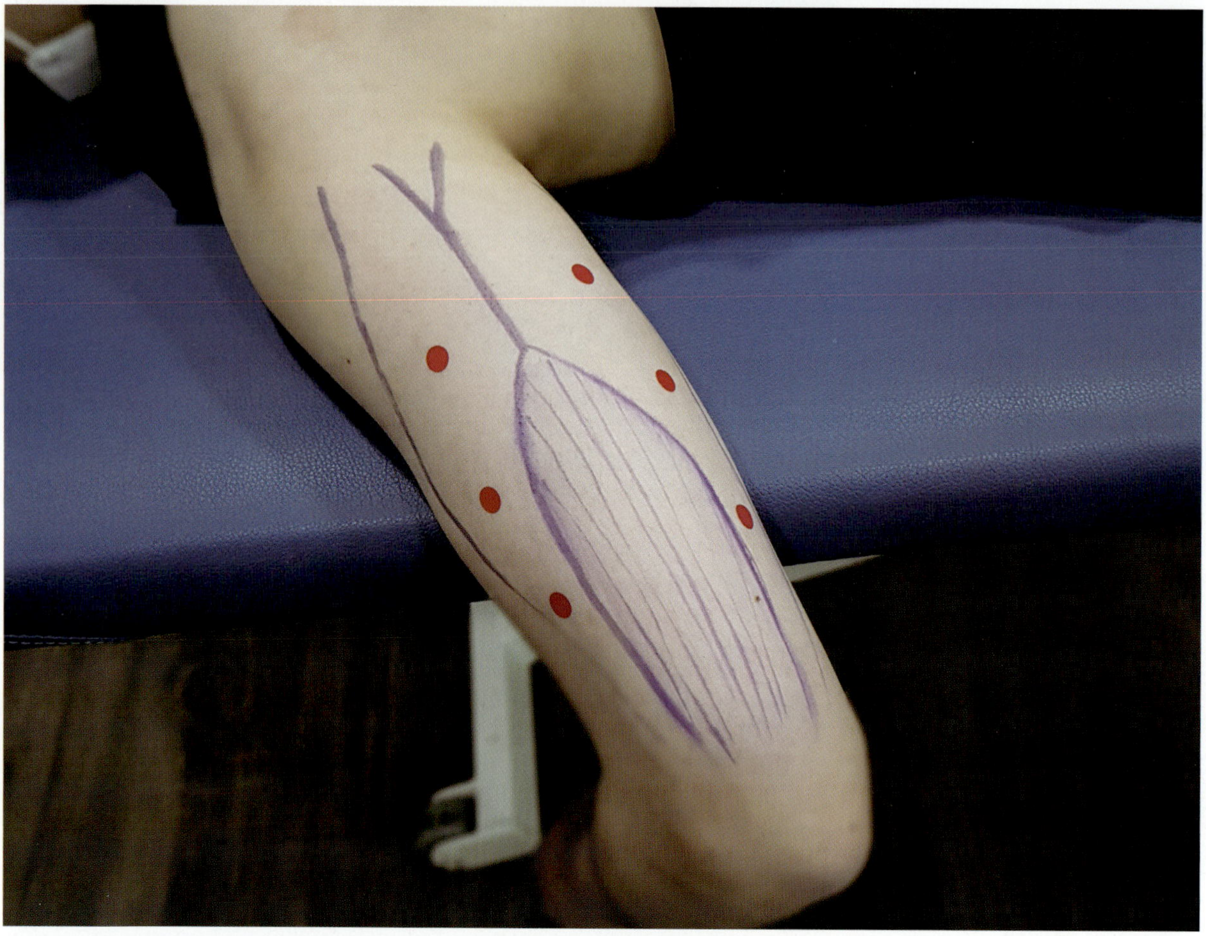

● 그림 3. 삼두근 압통점

압통점 촉진 : 팔 뒷면에서 환자가 동작 시 통증을 호소하는 부위를 중심으로 압박하며 압통점을 탐색합니다. 다만, 상완요골근의 통증을 일으키는 요골신경 포착은 상완삼두근의 외측두에 의해서 일어나므로 위팔의 외측 부분인 외측두를 집중적으로 눌러봅니다.

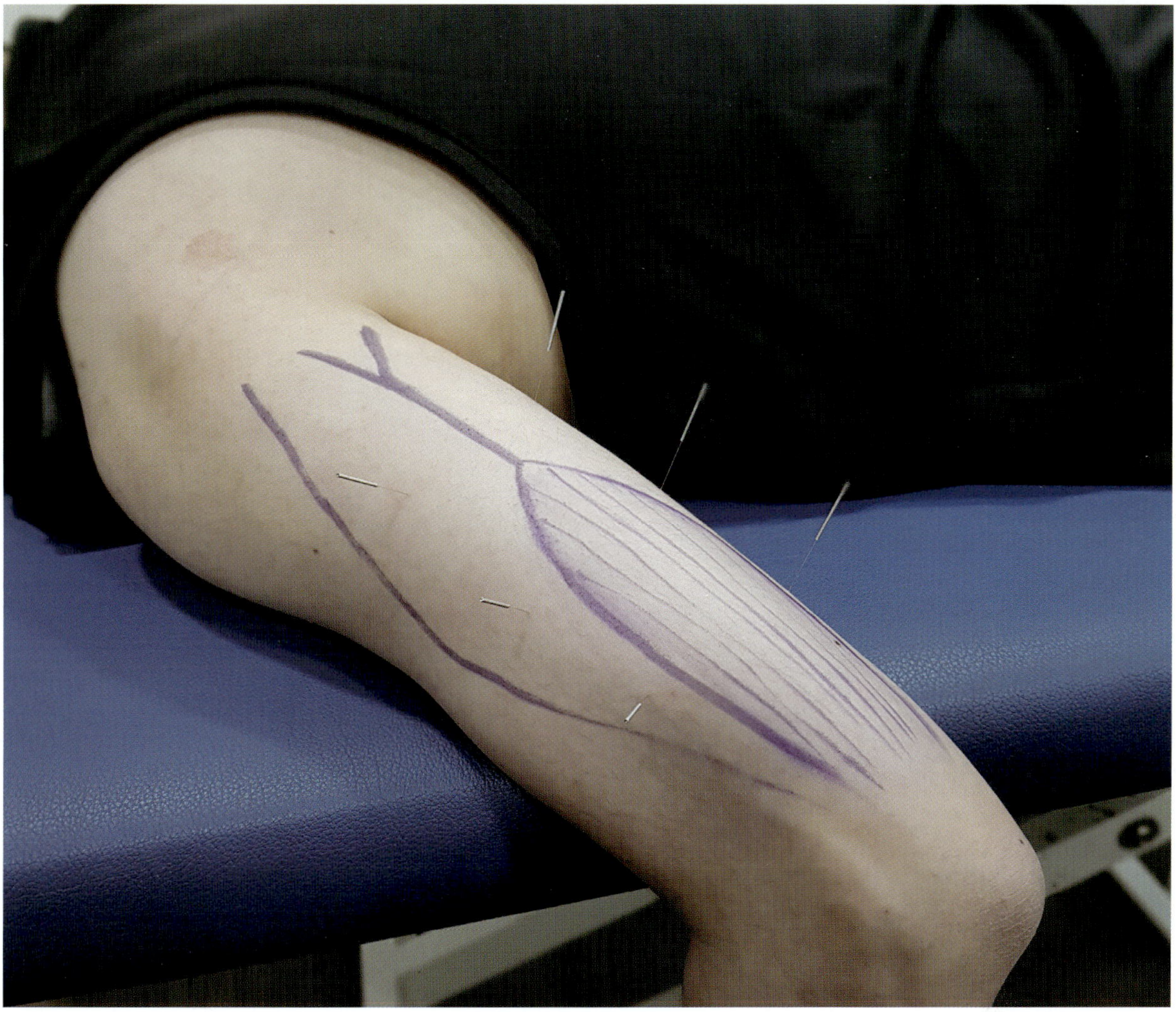

● **그림 4.** 삼두근 침치료

침치료, 부항치료 모두 가능하며 신경압박이 관찰될 때는 도침치료도 효과적일 수 있습니다. 단 요골신경과 심부상완동맥이 뼈 바로 위로 주행하여 치료 시 손상될 수 있는 만큼, 자입 시 주의합니다.

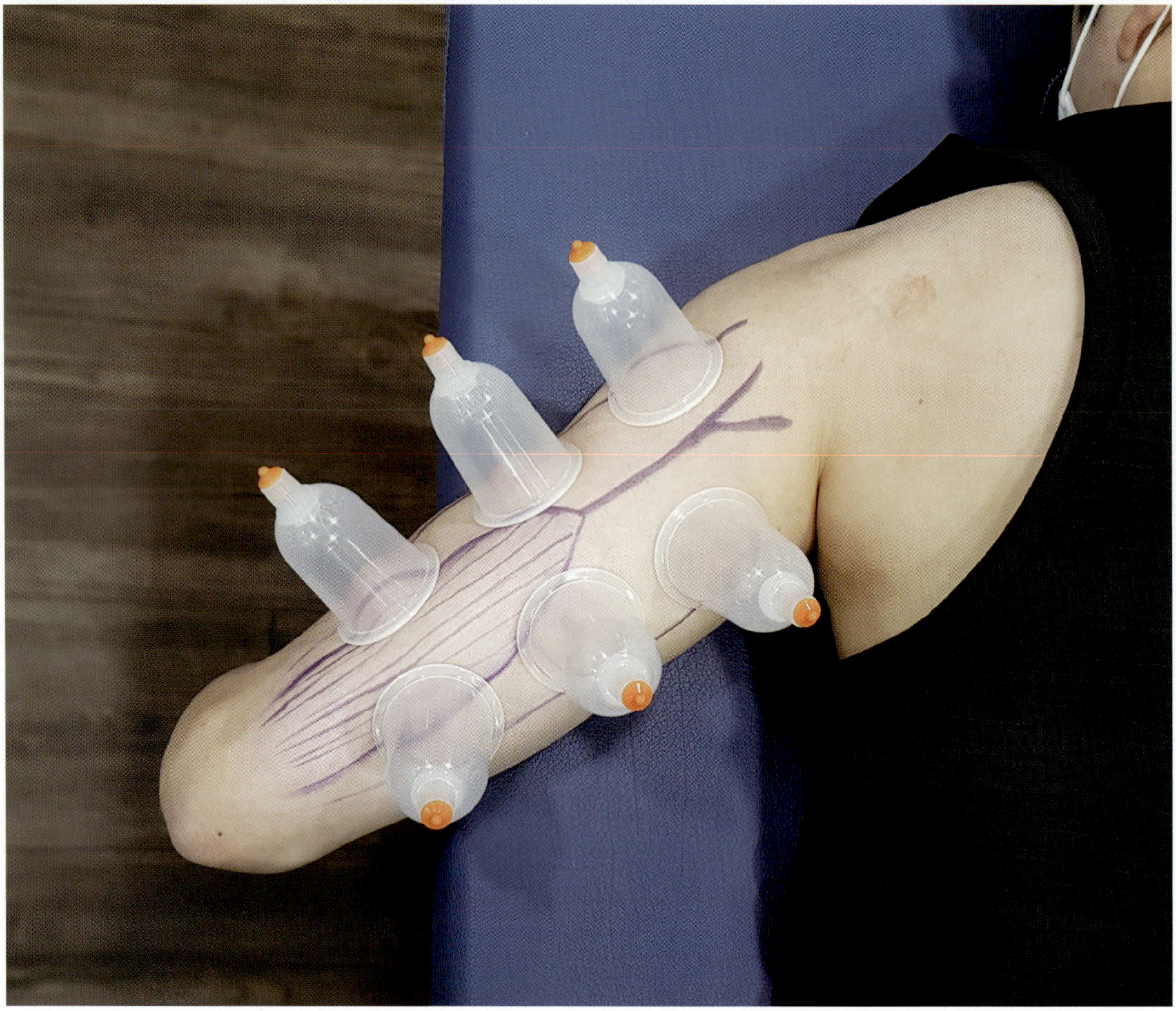

● 그림 5. 삼두근 부항치료

09 상완요골근

(Brachioradialis, 위팔노근)

핵심포인트

무거운 물건을 들 때 전완이 아프다면 의심해봐야 할 근육

기시	상완골(humerus)의 외상과 상융선(lateral supracondylar ridge)
종지	요골경상돌기(radial styloid process)

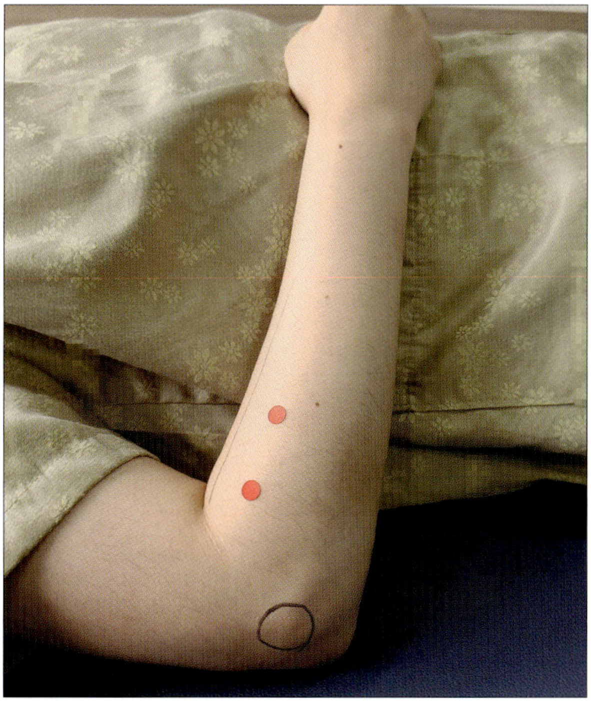

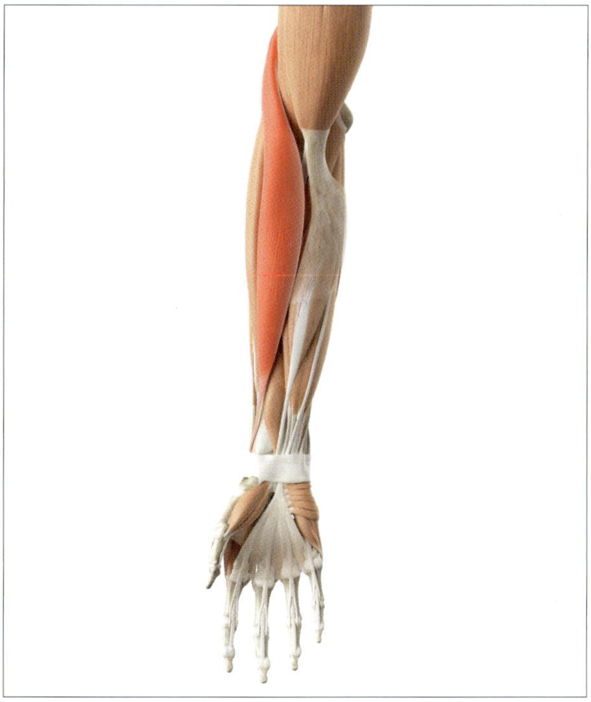

개괄

상완요골근은 주관절 외측과 위쪽에서 기시해 요골 경상돌기에 부착되는 근육입니다. 주관절 외측과 위쪽과 요골 경상돌기의 통증을 일으킬 수 있습니다. 주로 팔로 무거운 물건을 들 때 요골경상돌기나 상완요골근 근복 부위에 통증이 나타나며, 전완의 중립상태에서 힘을 줄 때 통증을 일으킨다면 상완요골근의 문제를 의심할 수 있습니다. 주관절 외측과 위쪽에서 통증을 호소할 경우 테니스엘보가 아닌 상완요골근의 문제이므로 잘 감별하여 치료해야 합니다. 또한, 요골경상돌기 주변의 통증은 드퀘르뱅 증후군과 혼동될 수 있습니다. 손목을 움직일 때 나타나는 통증이 나타나거나 핀켈슈테인 검사(Finkelstein test) 양성인 경우 드퀘르뱅 증후군이며, 주관절을 굴곡할 때 통증이 나타난다면 상완요골근의 문제이므로 감별하여서 치료하면 됩니다.

안태석 원장의 트루노트

상완요골근을 과사용하는 환자들은 요골신경 표층지의 포착증후군이 자주 발생합니다. 현장에서 육체 노동을 많이 하는 40대 이상 환자들이 제1-2수지의 손등면의 감각이상을 호소한다면 빈도상 경추 신경근 병증을 먼저 의심합니다. 하지만 경추를 치료해도 잘 호전되지 않는다면 상완요골근 근복부와 상완요골근-장요측수근신근 사이의 근막을 반드시 체크해야 합니다.

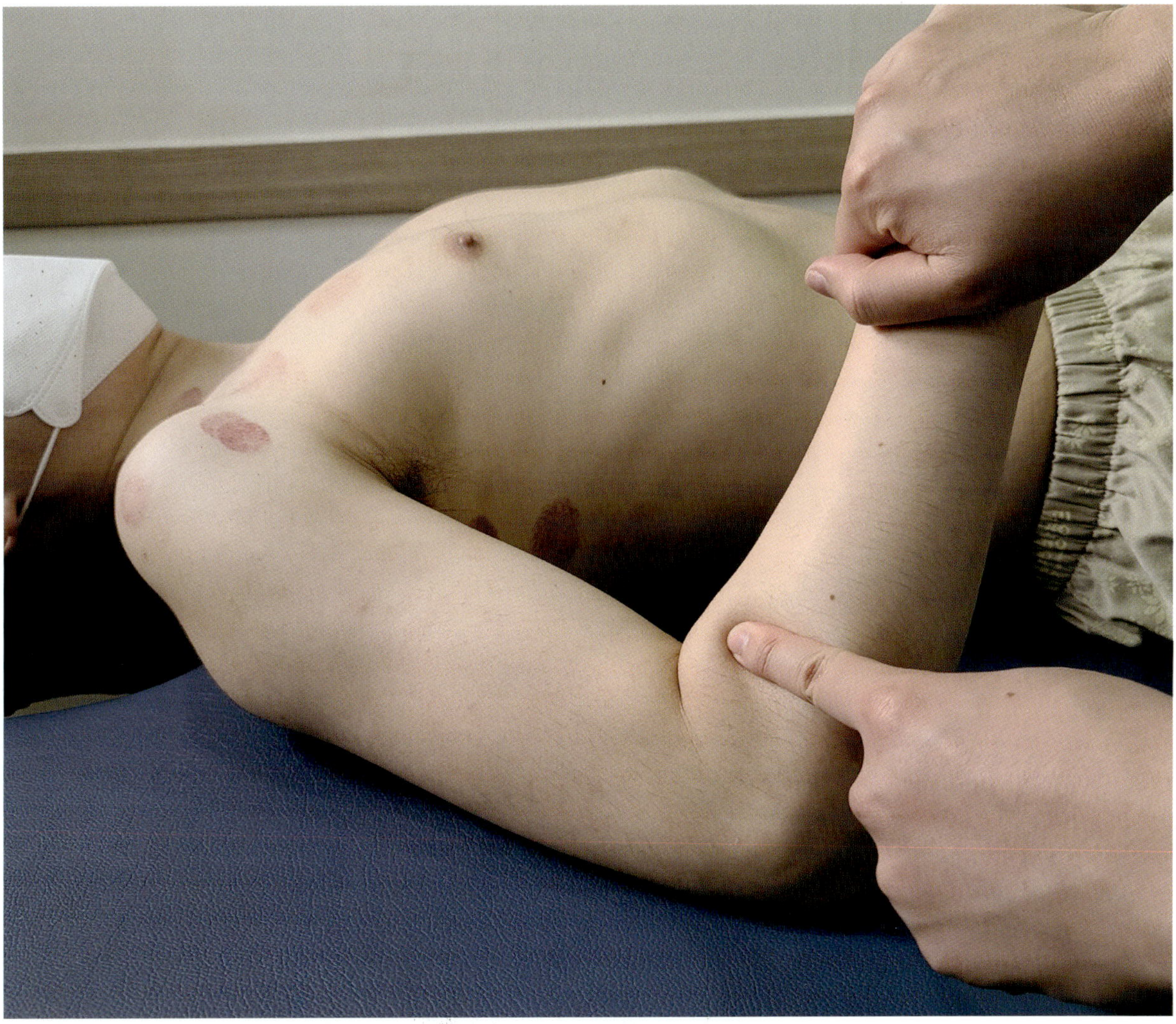

● 그림 1. 상완요골근 촉진 및 기능검사

팔을 중립상태로 놓고 팔꿈치를 굴곡시킬 때 아래팔에서 가장 크게 수축되는 근육입니다. 환자는 중립상태에서 팔꿈치를 굴곡시키려고 하고 시술자가 저항하는 힘을 줄 때 통증을 나타내면 상완요골근의 문제로 볼 수 있습니다. 주관절 외측과 위쪽 상완골이 시작하는 부위(외상과 상융선에서부터 근복부)를 꼼꼼히 촉진합니다.

상완요골근-단축(근위부)

주료(肘髎, LI12)

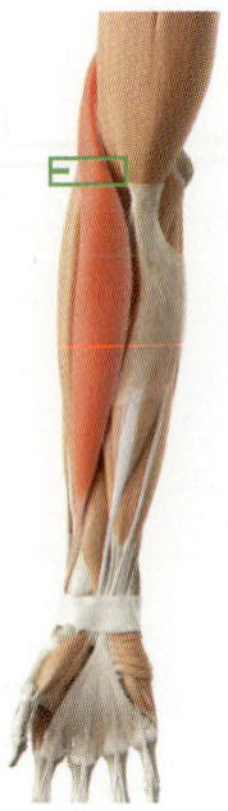

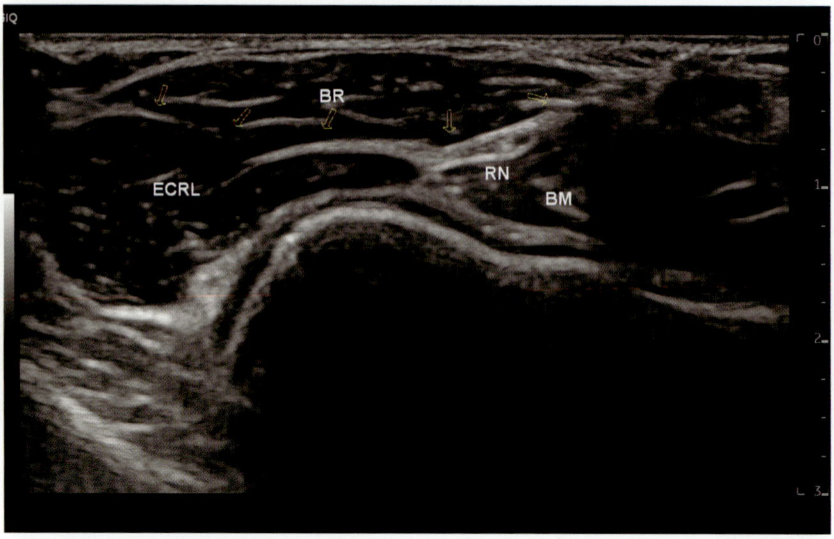

상완요골근 근위부 단축 영상. 상완요골근은 0.2–0.8 cm 깊이에 위치합니다. 아래에 장요측수근신근(ECRL), 상완근(BM)이 있으며, 상완요골근과 상완근 사이에는 요골신경(RN)이 주행하므로 자입 시 유의합니다.

BR, Brachioradialis(상완요골근); **ECRL**, Extensor carpi radialis longus(장요측수근신근); **RN**, Radial nerve(요골신경); **BM**, Brachialis(상완근).

상완요골근-단축 (원위부 근복부)

수삼리(手三里, LI10)

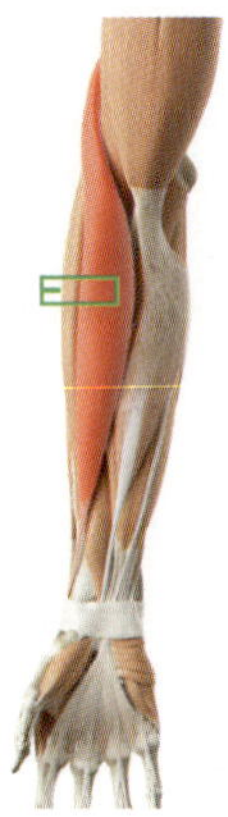

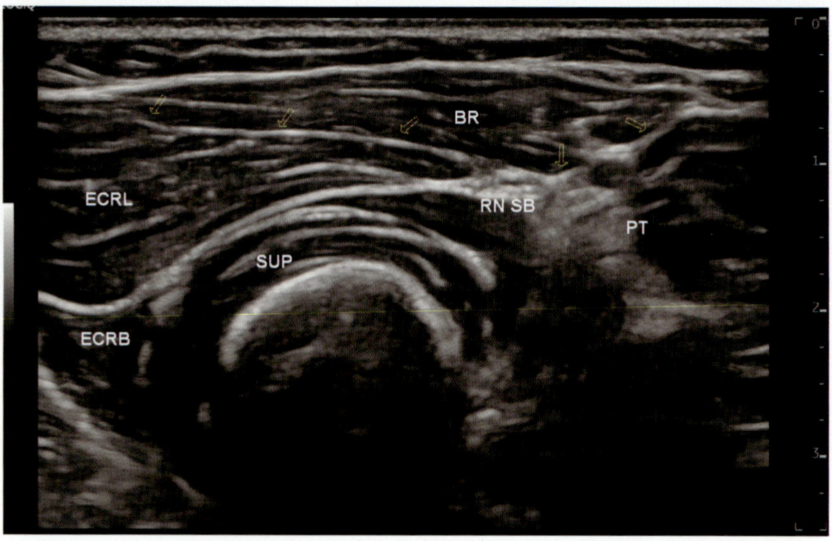

상완요골근 원위부 근복부 단축 영상. 아래팔 표면 0.3–1 cm 깊이에 상완요골근(BR)이 있습니다. 상완요골근 바깥쪽 아래로 장요측수근신근(ECRL)이 접하고, 내측 아래로는 원회내근(PT)과 접해 있습니다. 세 근육 사이로 요골신경 천층가지(RN SB)가 주행합니다.

BR, Brachioradialis(상완요골근); **ECRL**, Extensor carpi radialis longus(장요측수근신근); **ECRB**, Extensor carpi radialis brevis(단요측수근신근); **SUP**, Supinator(회외근); **RN SB**, Radial nerve superficial branch(요골신경 천층가지); **PT**, Pronator teres(원회내근).

상완요골근-장축

곡지(曲池, LI11), 수삼리(手三里, LI10)

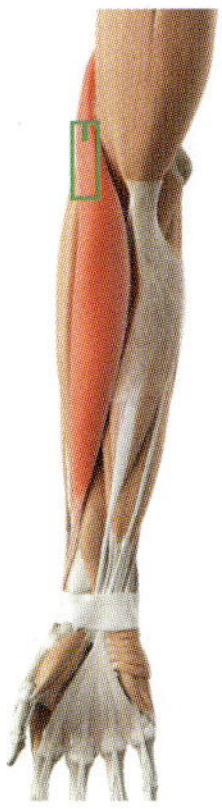

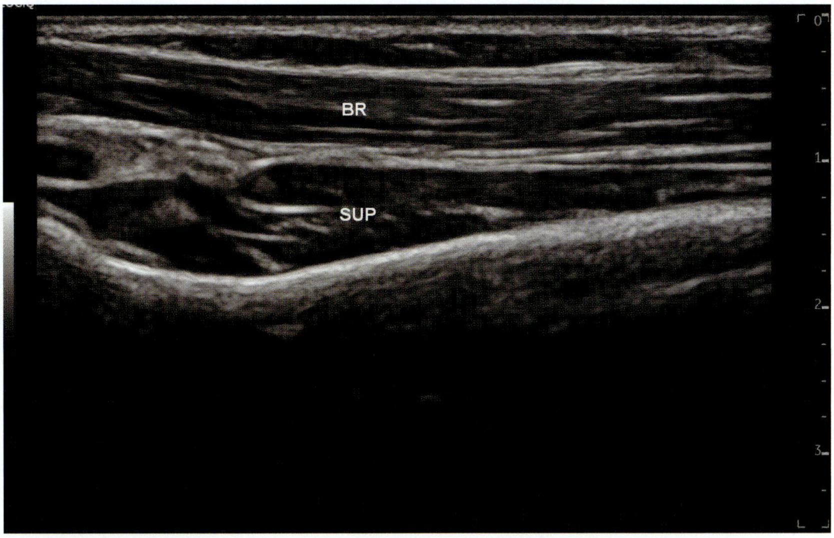

상완요골근 장축 영상. 상완요골근(BR)을 장축으로 스캔한 영상으로 0.25-1 cm 깊이에 위치하는 상완요골근이 있고 심부에 회외근(SUP)이 주행하는 것이 보입니다.

BR, Brachioradialis(상완요골근); **SUP**, Supinator(회외근).

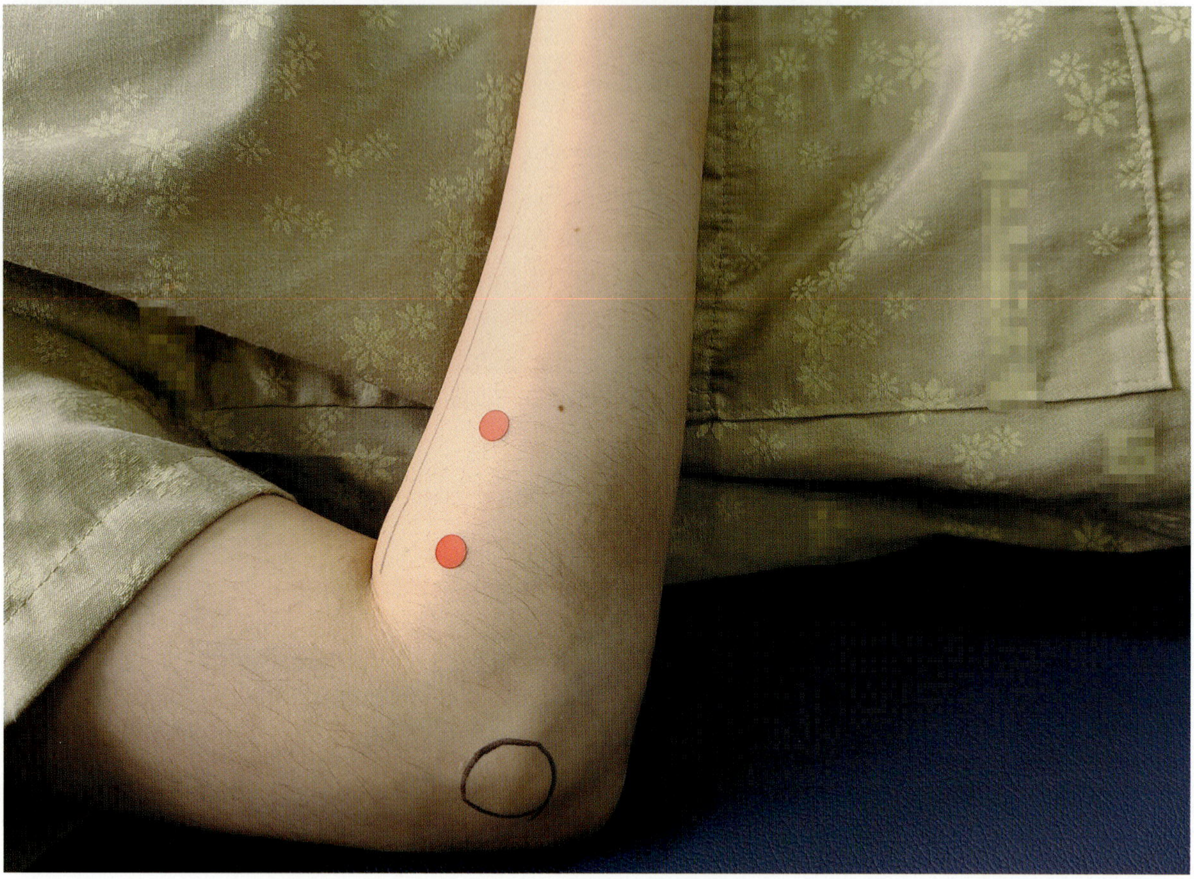

● 그림 2. 상완요골근 압통점

압통점 촉진 : 주관절 외측과 위쪽 상완골이 시작하는 부위(외상과 상융선에서부터 근복부)를 꼼꼼히 촉진합니다. 다만 압통점은 기시부에서 손가락 네 개 너비만큼 거리에서 압통점이 잘 생기므로 그 부위에서 잘 눌러봅니다.

요골경상돌기 부위 통증이 생긴 경우에도 위에 상술한 압통점 부위를 함께 치료해줍니다. 요골경상돌기 건 부착부 통증은 약침 및 침치료를 많이 활용하며 근복의 통증에는 침치료와 도침, 부항치료를 모두 활용합니다. 또한, 기시부인 상완골의 상융선의 통증 또한 침치료를 시행합니다. 기시부 및 종지부는 뼈까지 자입하고 근복부는 2-3 cm로도 충분합니다.

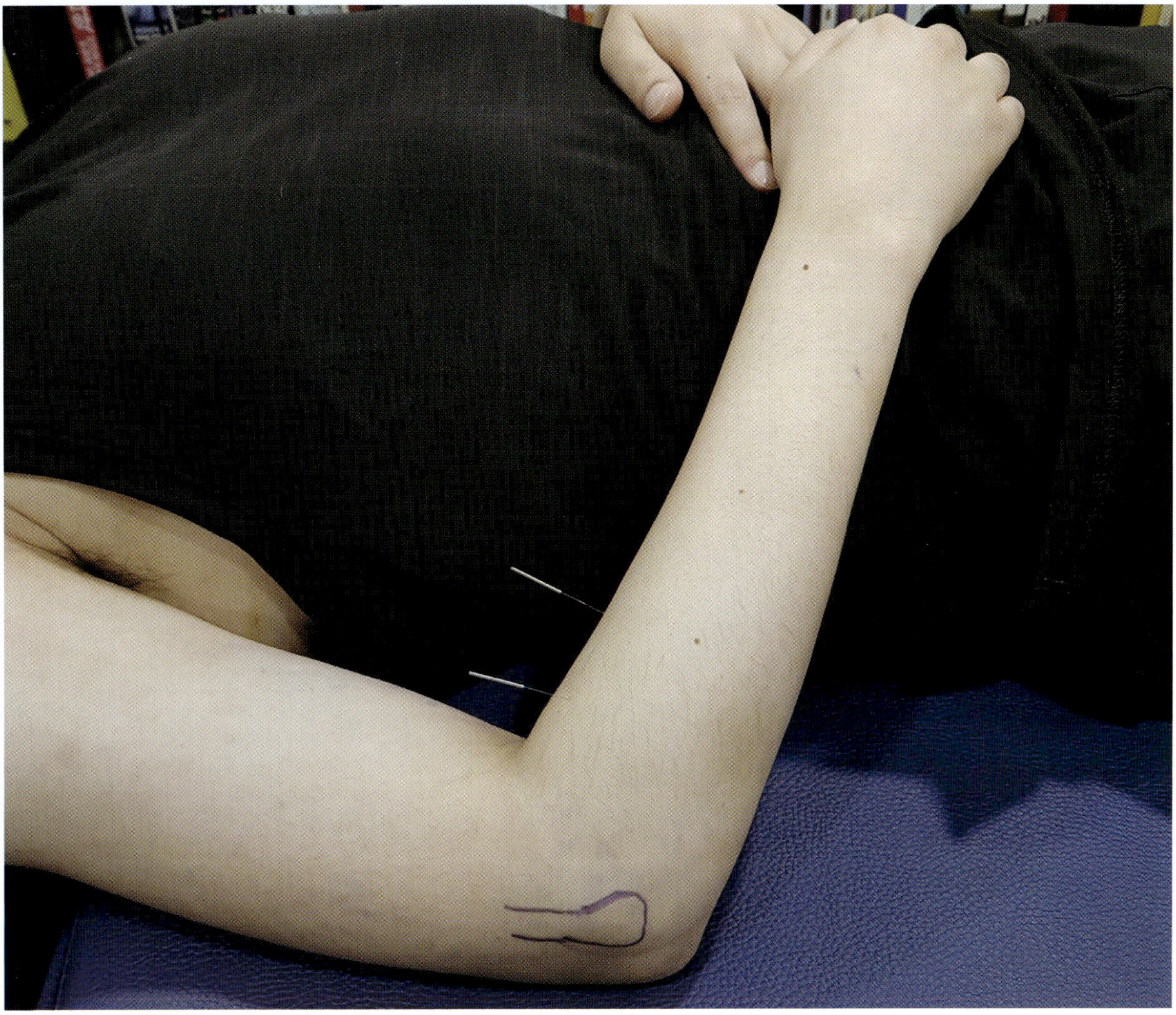

● 그림 3. 상완요골근 침치료

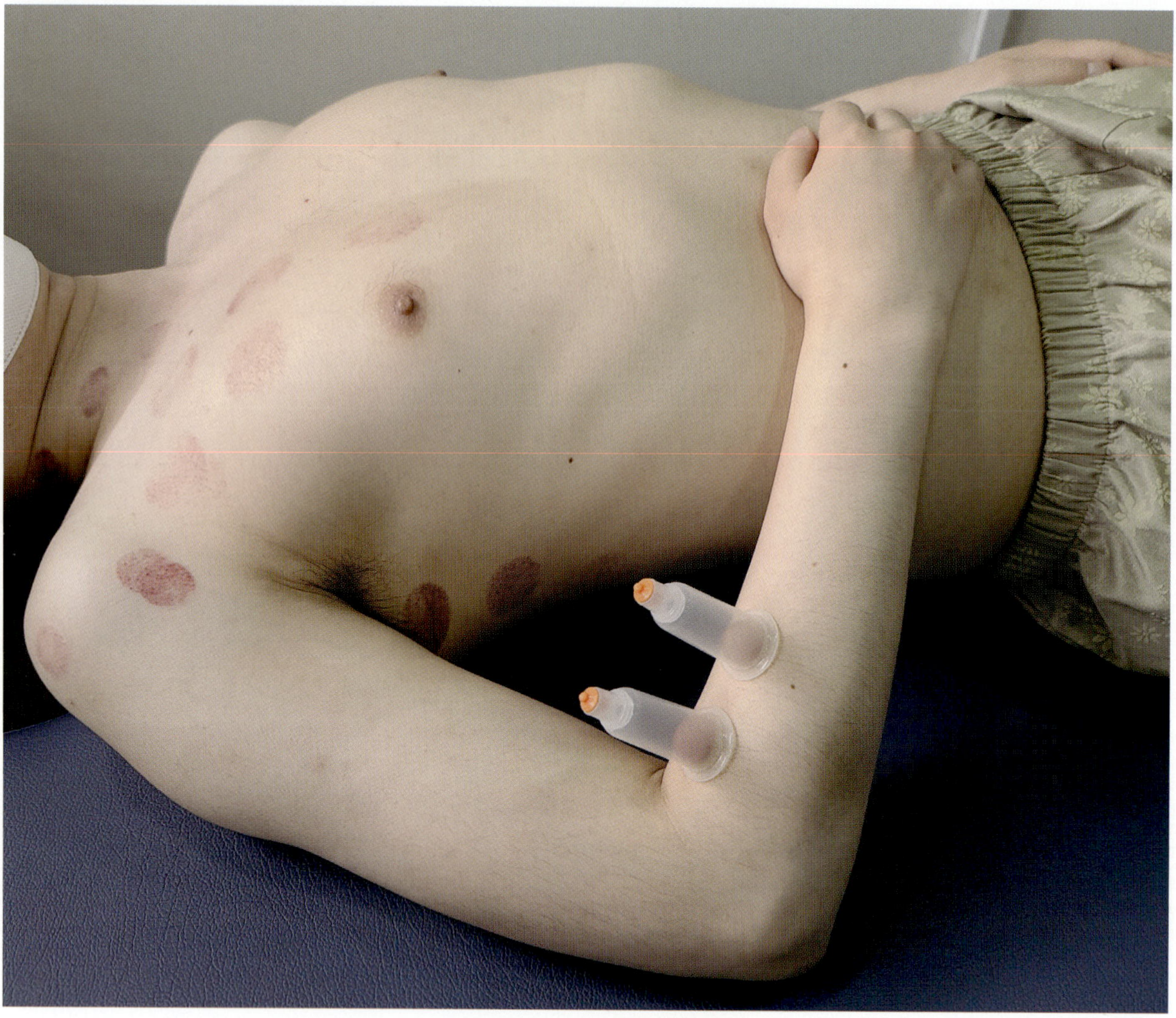

● 그림 4. 상완요골근 부항치료

10 단요측수근신근 & 장요측수근신근

(Extensor carpi radialis brevis, ECRB; 짧은노쪽손목폄근 Extensor carpi radialis longus, ECRL; 긴노쪽손목폄근)

핵심포인트

테니스 엘보우의 주요 근육

단요측수근신근

기시	외측상과(lateral epicondyle)의 신전근의 공통건(common extensor tendon)
종지	제3중수골의 기저부 후면(posterior base of the 3rd metacarpal)

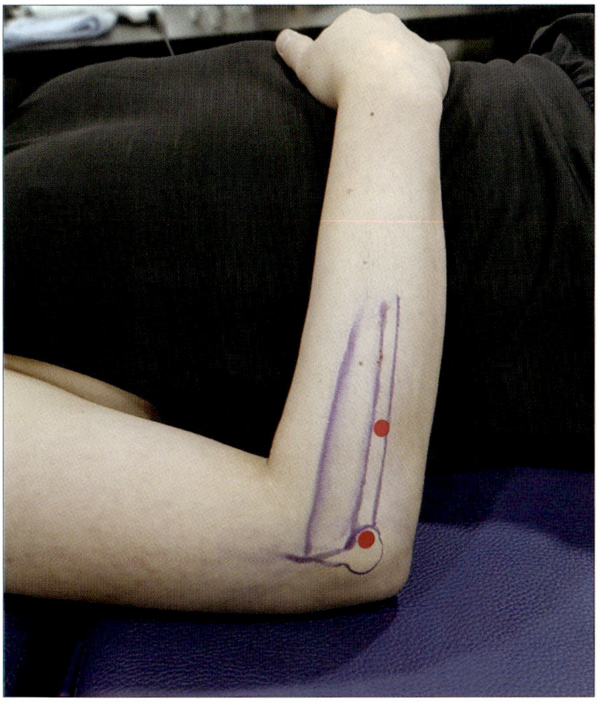

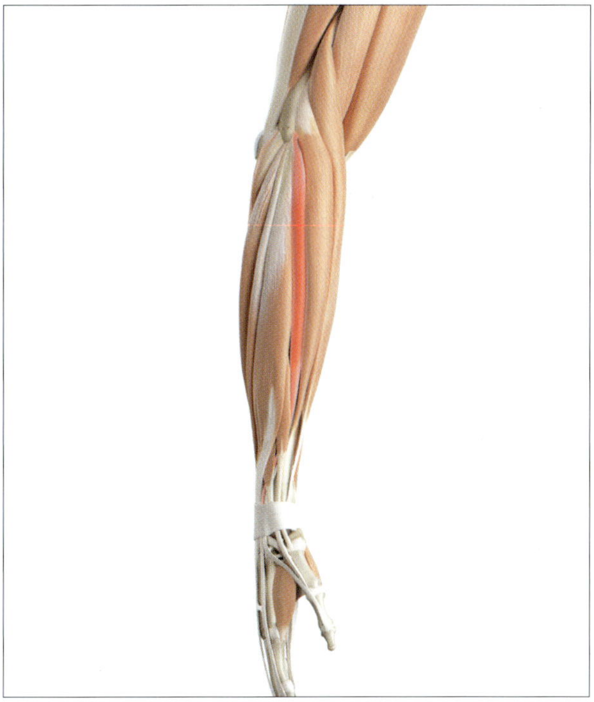

장요측수근신근

기시	외측관절융기위능선(lateral supracondylar ridge)
종지	제2중수골 기저부(2nd metacarpal base)

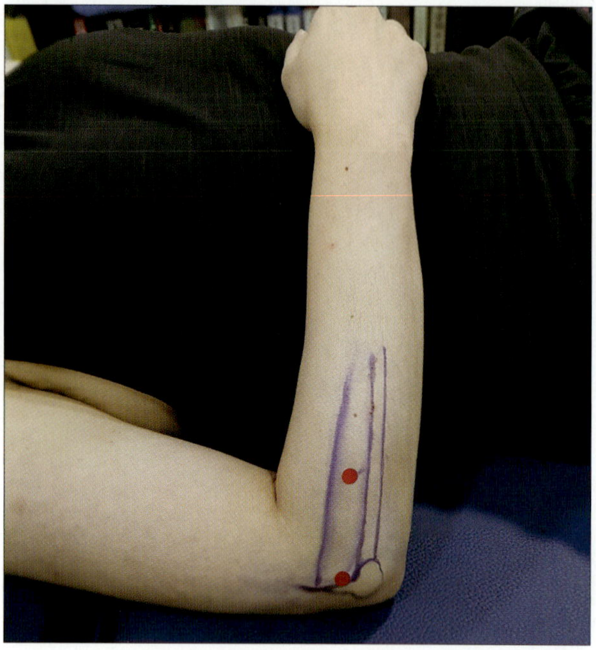

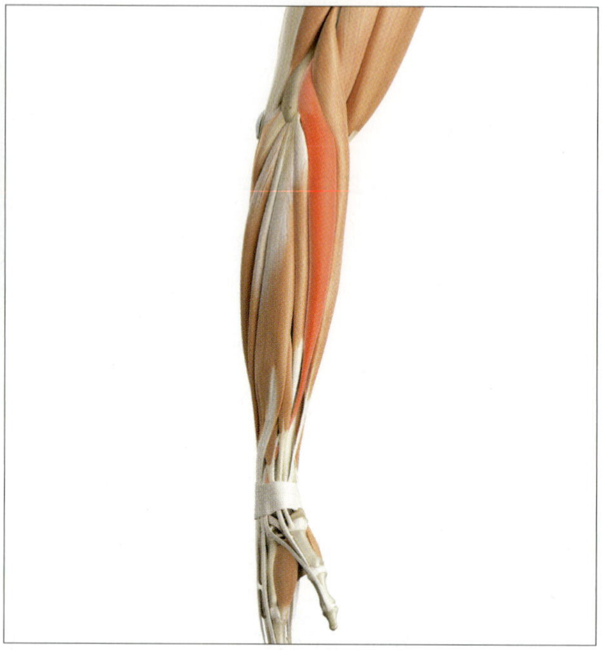

개괄

단요측수근신근(Extensor carpi radialis brevis, ECRB)과 장요측수근신근(Extensor carpi radialis longus, ECRL)은 상완골 외측과에서 시작하여 손등(ECRB: 제3중수골 기저부 후면, ECRL: 제2중수골 기저부 후면) 쪽에 부착되는 근육입니다. 주로 손목을 신전시킬 때 사용하게 됩니다. 이 두 근육 중 주관절 외상과염인 테니스엘보를 가장 많이 일으키는 근육은 단요측수근신근입니다. 다만, 장요측수근신근도 테니스엘보와 유사한 팔꿈치 외측의 통증을 일으킬 수 있는 만큼 두 근육 구분 없이 주관절 외과와 근복부의 압통점을 꼼꼼히 찾아 치료합니다. 이 근육들은 주로 테니스 엘보우에 치료하는 근육들입니다. 테니스 엘보우는 치료가 오래 걸리는 질환입니다. 급성 힘줄 주변 염증이냐 만성 퇴행성 건증이냐에 따라 다르지만, 최소 한 달은 치료해야 호전될 수 있으니 예후를 길게 잡고 치료해주시기 바랍니다.

손목 배측에 통증이 있는 경우에 단요측수근신근과 함께 시지신근을 치료하는 경우가 많습니다.

윤상훈 원장의 임상꿀팁

아래팔의 수많은 근육들, 어떻게 다 공부하지?

손가락의 움직임이 복잡한 만큼, 아래팔에는 수많은 작은 근육들이 있습니다. 모두 세세한 작용과 위치를 알면 더욱 좋겠지만, 많이 복잡하고 어려워 여기서 포기하는 분들이 많습니다. 아래팔은 심플하게 생각하시면 쉽게 치료할 수 있습니다. 압통점만 잘 찾으시면 됩니다. 손목 손등 쪽의 통증의 아래팔 신전근에서 압통점을 찾으세요. 그리고 손목 손바닥 쪽은 아래팔 굴곡근에서 찾으세요. 손목의 엄지손가락 쪽, 요골 측의 통증을 호소한다면 역시 요골 쪽인 상완요골근이나 드퀘르뱅 쪽을 치료하시면 됩니다.

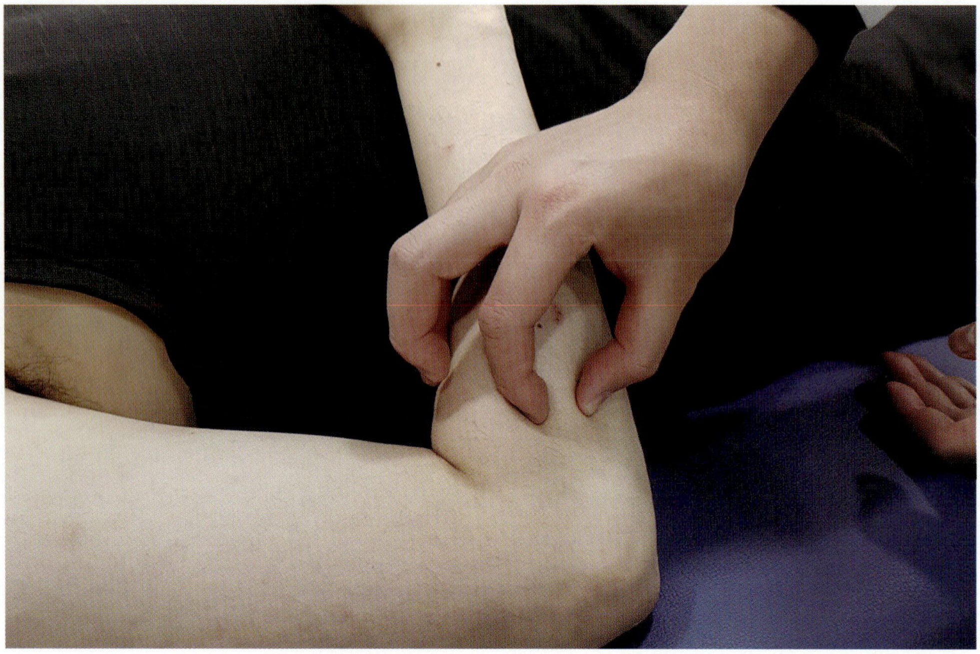

● 그림 1. 단요측수근신근 촉진 및 기능검사

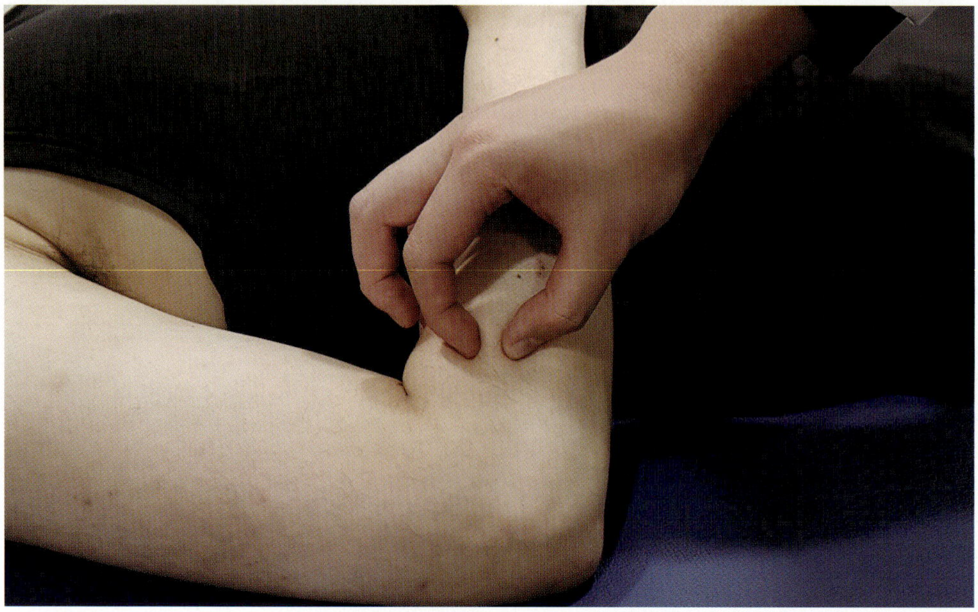

● 그림 2. 장요측수근신근 촉진 및 기능검사

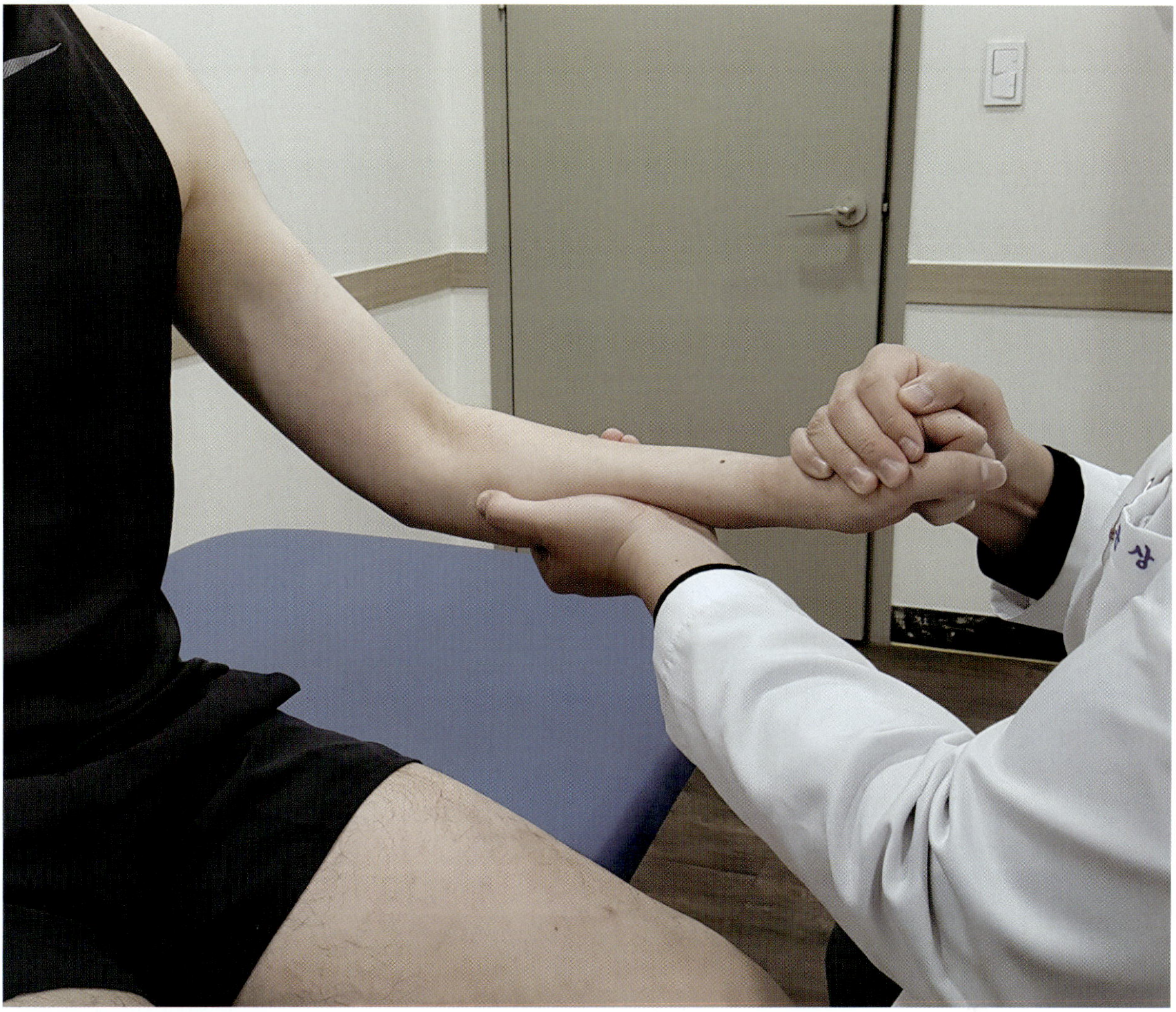

● **그림 3.** cozen 검사

주먹을 쥔 상태에서 손목을 신전시킬 때 전완에서 활성화되는 근육입니다.

코젠 검사(cozen test) : 환자에게 손목을 신전시키라고 하고 시술자는 거기에 저항하는 힘을 줄 때 환자가 주관절 외상과 부위에 통증을 호소한다면 양성으로 볼 수 있습니다.

단요측수근신근-단축

곡지(曲池, LI11)

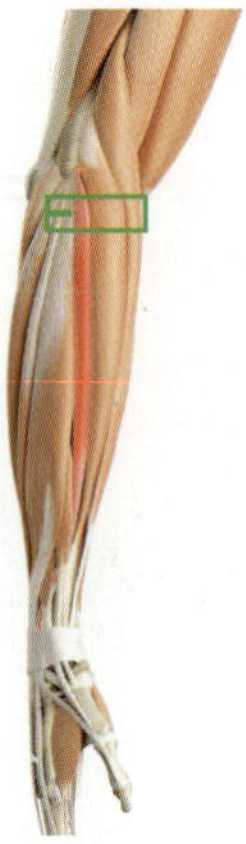

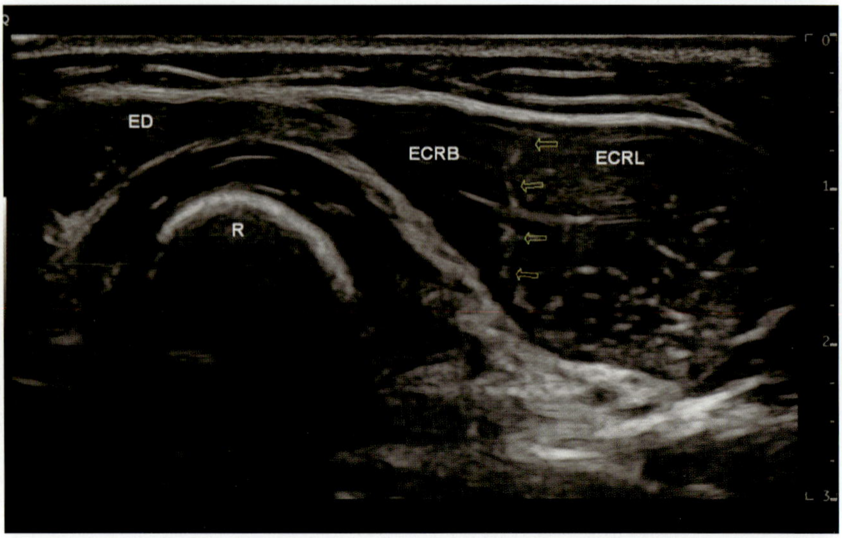

단요측수근신근 단축 영상. 단요측수근신근(ECRB)은 지신근(ED), 장요측수근신근(ECRL)과 접해 있고 0.5-2 cm의 깊이로 위치하고 있습니다. 단요측수근신근과 장요측수근신근은 구분이 어려우나 프로브를 좌우로 기울여보면 노란 화살표 위치에 얇은 근막을 확인할 수 있습니다.

ED, Extensor digitorum(지신근); **ECRL**, Extensor carpi radialis longus(장요측수근신근); **ECRB**, Extensor carpi radialis brevis(단요측수근신근); **R**, Radius(요골).

단요측수근신근-단축

곡지(曲池, LI11)

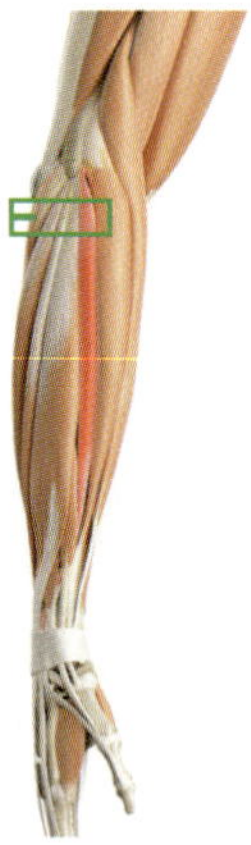

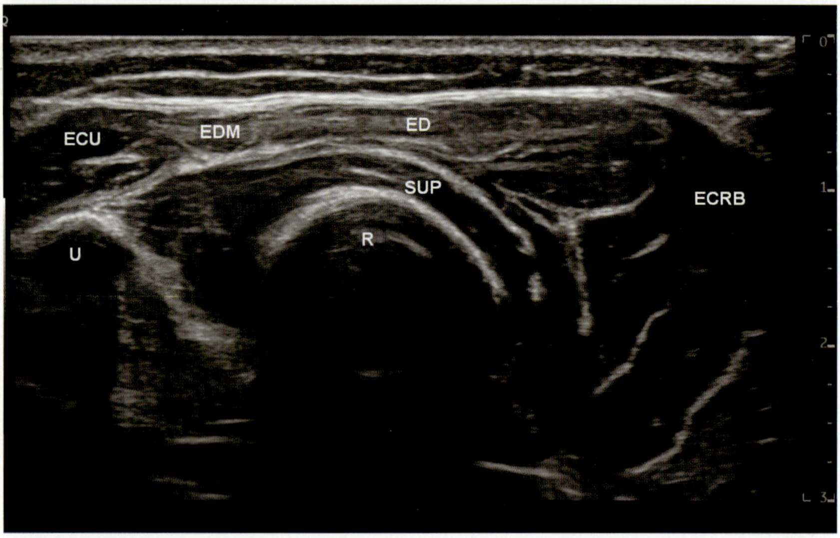

단요측수근신근 단축 영상. 가장 우측 단요측수근신근(ECRB)은 지신근(ED)과 회외근(SUP)과 접해 있습니다. 지신근, 회외근의 척측에서는 척측수근신근(ECU), 소지신근(EDM)도 확인할 수 있습니다.

ECU, Extensor carpi ulnaris(척측수근신근); **EDM**, Extensor digiti minimi(소지신근); **ED**, Extensor digitorum(지신근); **SUP**, Supinator(회외근); **ECRB**, Extensor carpi radialis brevis(단요측수근신근); **R**, Radius(요골); **U**, Ulna(척골).

단요측수근신근-장축 (공통신전건 외상과 부착부)

곡지(曲池, LI11), 수삼리(手三里, LI10)

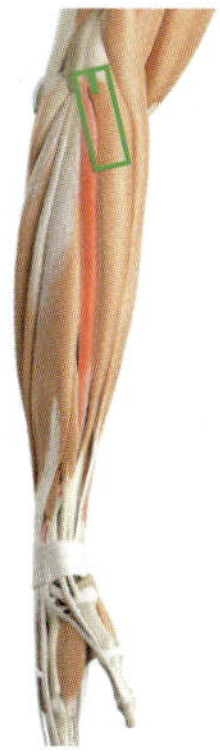

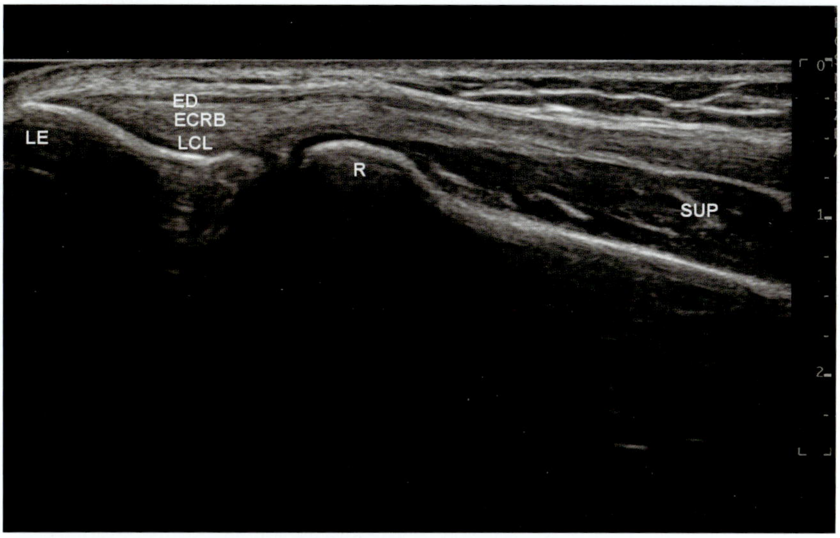

단요측수근신근 장축 영상. 단요측수근신근(ECRB) 부착부에서 장축으로 스캔한 영상입니다. 상완골 외측상과(LE)에 붙어있는 지신근(ED), 단요측수근신근, 외측측부인대(LCL)을 확인할 수 있습니다. 요골 아래쪽으로 회외근(SUP)도 확인할 수 있습니다.

ED, Extensor digitorum(지신근); **SUP**, Supinator(회외근); **ECRB**, Extensor carpi radialis brevis(단요측수근신근); **LCL**, Lateral collateral ligament(외측측부인대); **R**, Radius(요골); **LE**, Lateral epicondyle(외측상과).

장요측수근신근-단축(근위부)

주료(肘髎, LI12)

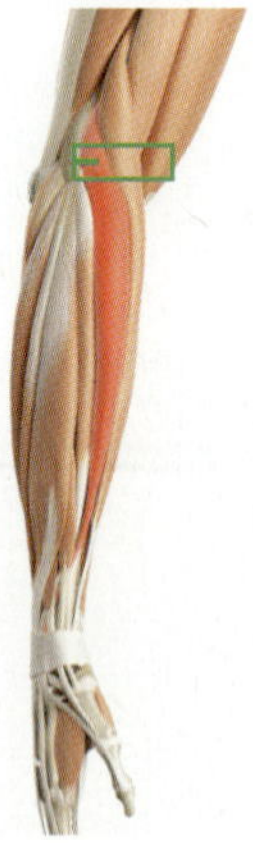

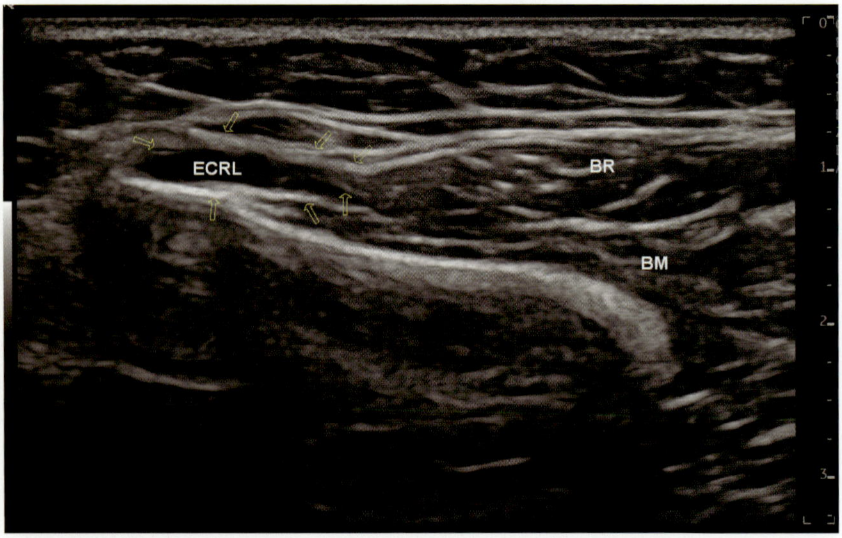

장요측수근신근 단축 영상. 장요측수근신근(ECRL)의 근위부 단축 영상입니다. 1 cm 내외 깊이로 장요측수근신근을 확인할 수 있고 상완요골근(BR)과 접해 있는 것을 알 수 있습니다. 상완요골근의 심부에서는 상완근(BM)도 함께 관찰할 수 있습니다.

ECRL, Extensor carpi radialis longus(장요측수근신근); **BR**, Brachioradialis(상완요골근); **BM**, Brachialis muscle(상완근).

장요측수근신근-단축(원위부)

수삼리(手三里, LI10)

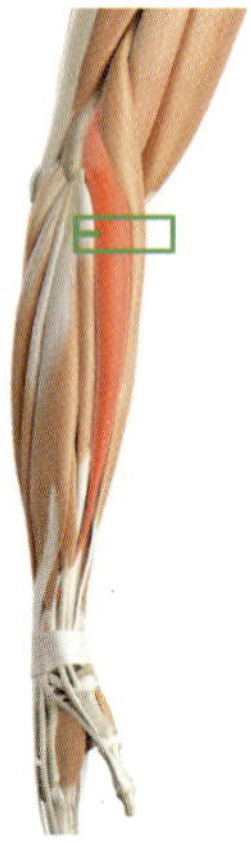

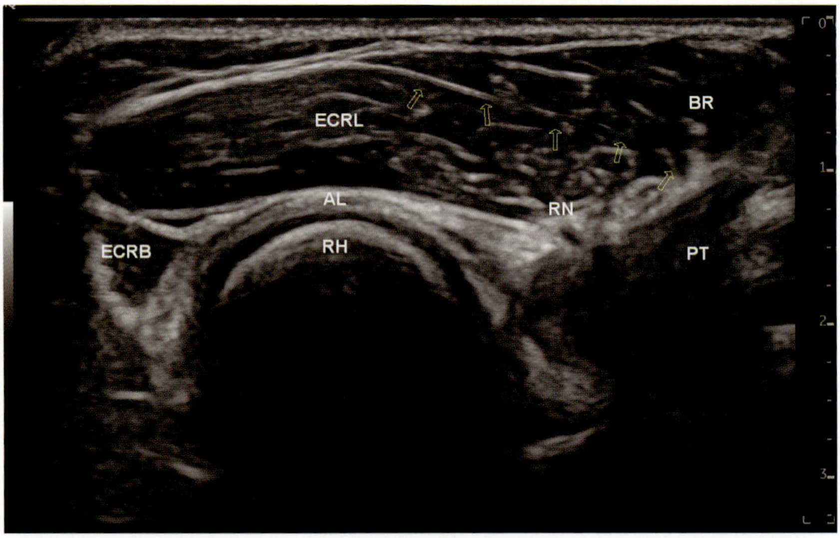

장요측수근신근 단축 영상. 장요측수근신근(ECRL) 원위부 단축 영상입니다. 요골두(RH) 위로 윤상인대(AL)를 볼 수 있고 그 위로 0.25-1.25 cm의 깊이로 위치하는 장요측수근신근을 확인할 수 있습니다. 장요측수근신근과 상완요골근(BR) 인접한 부위 주변으로 요골신경(RN)이 주행합니다. 상완요골근의 심부에서는 원회내근(PT)도 확인할 수 있습니다.

ECRL, Extensor carpi radialis longus(장요측수근신근); **ECRB**, Extensor carpi radialis brevis(단요측수근신근); **BR**, Brachioradialis(상완요골근); **AL**, Annular ligament(윤상인대); **RN**, Radial nerve(요골신경); **PT**, Pronator teres(원회내근); **RH**, Radial head(요골두).

장요측수근신근-장축(근위부)

곡지(曲池, LI11), 수삼리(手三里, LI10)

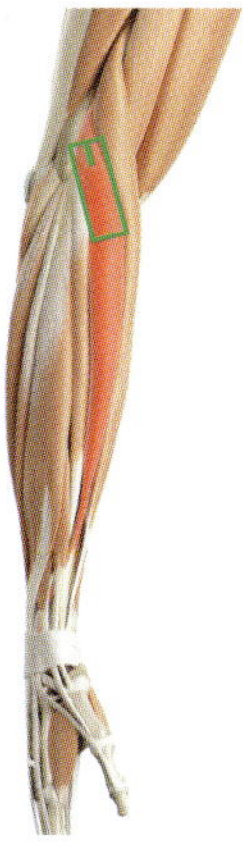

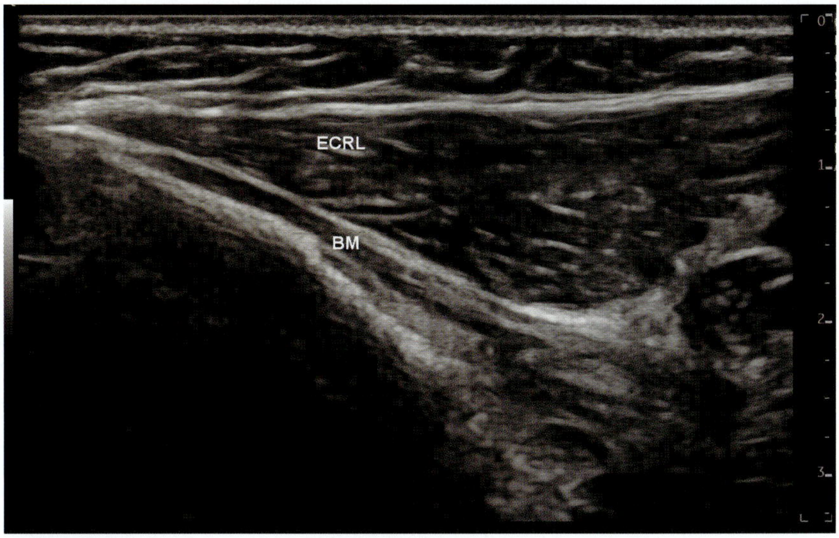

장요측수근신근 장축 영상. 장요측수근신근(ECRL) 근위부를 장축으로 스캔한 영상입니다. 표층 0.4-2 cm 깊이로 장요측수근신근을 확인할 수 있고 그 아래에 상완근(BM)이 주행하는 것을 볼 수 있습니다.

ECRL, Extensor carpi radialis longus(장요측수근신근); **BM**, Brachialis muscle(상완근).

장요측수근신근-장축(원위부)

상렴(上廉, LI9), 하렴(下廉, LI8)

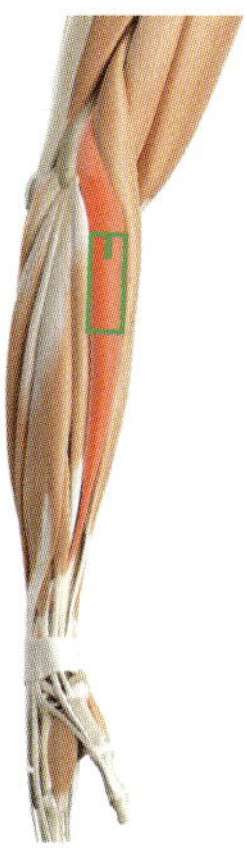

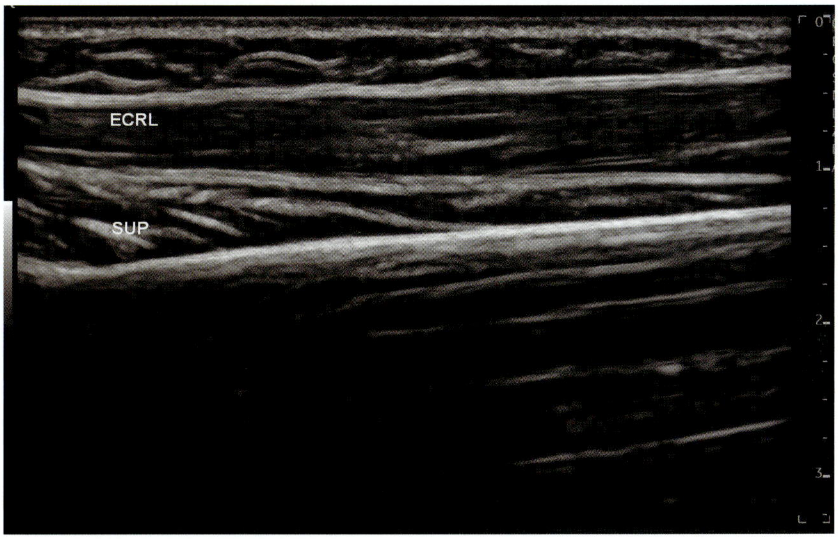

장요측수근신근 장축 영상. 장요측수근신근(ECRL)의 원위부를 스캔한 영상입니다. 0.3-1 cm의 깊이로 장요측수근신근이 주행하는 것을 볼 수 있고 바로 아래로 회외근(SUP)이 주행하는 것을 확인할 수 있습니다.

ECRL, Extensor carpi radialis longus(장요측수근신근); **SUP**, Supinator(회외근).

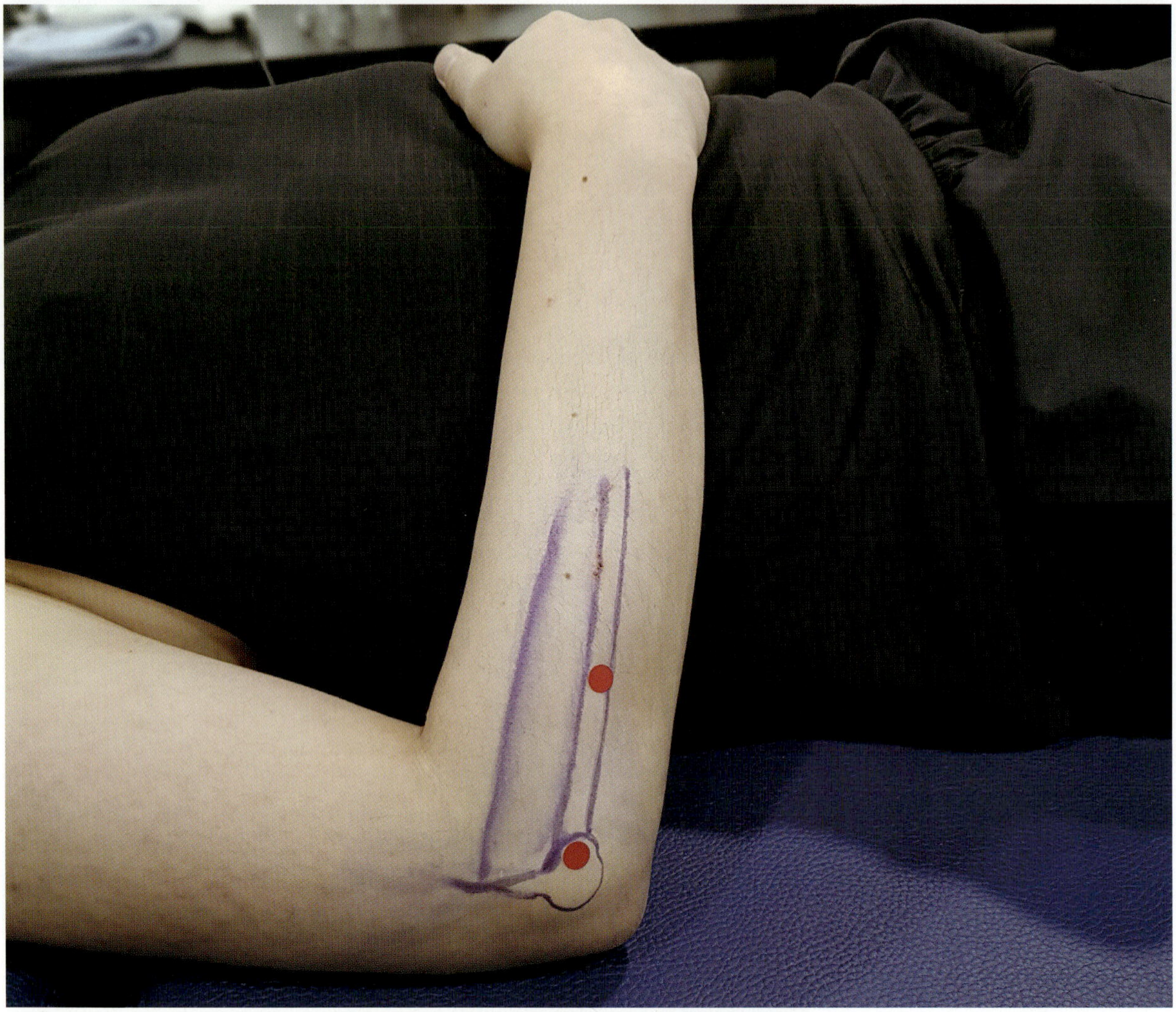

● 그림 4. 단요측수근신근 압통점

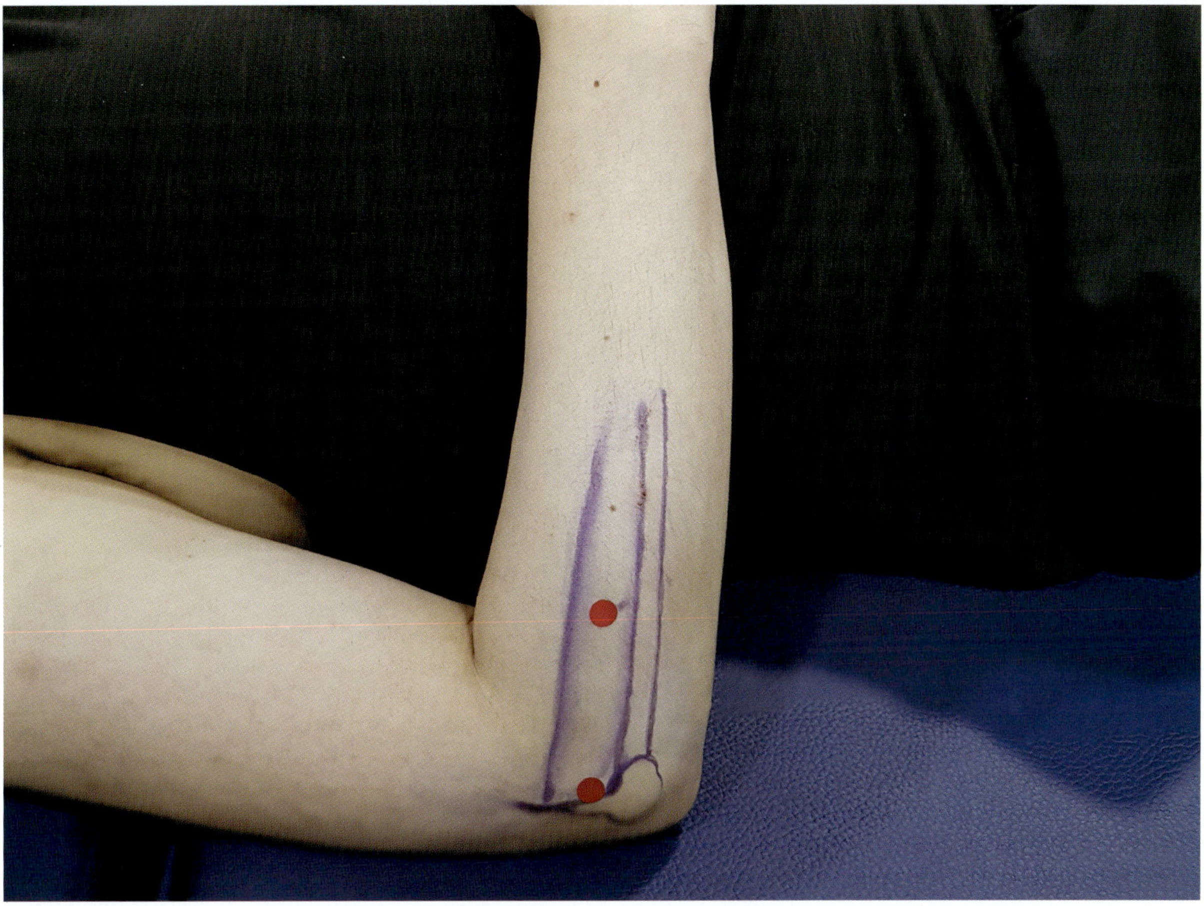

● 그림 5. 장요측수근신근 압통점

압통점 촉진 : 외과가 생각보다 크고 정확한 포인트를 자극하는 것이 중요하기 때문에 주관절 외과에서 진정한 압통점을 꼼꼼하게 찾습니다.

근복부의 통증은 주관절 외상과에서 손가락 네 개 너비 아래쪽에 잘 나타나므로 그 주변부를 잘 촉진하여 압통점을 함께 치료해줘야 합니다.

주관절 외상과 부위는 약침치료, 침치료, 도침치료, 습부항 모두 가능하며, 환자의 통증정도와 증상호소 기간을 고려해 자극량을 조절합니다. 약침을 건 주변으로 주입하면 통증을 감소시키는데 효과가 있으며 침이나 도침은 뼈까지 자입하여 건 부착부를 자극해줍니다.

근복부는 침이나 도침, 부항을 이용해 압통점에 자침하며 2-3 cm 정도 자입해줍니다.

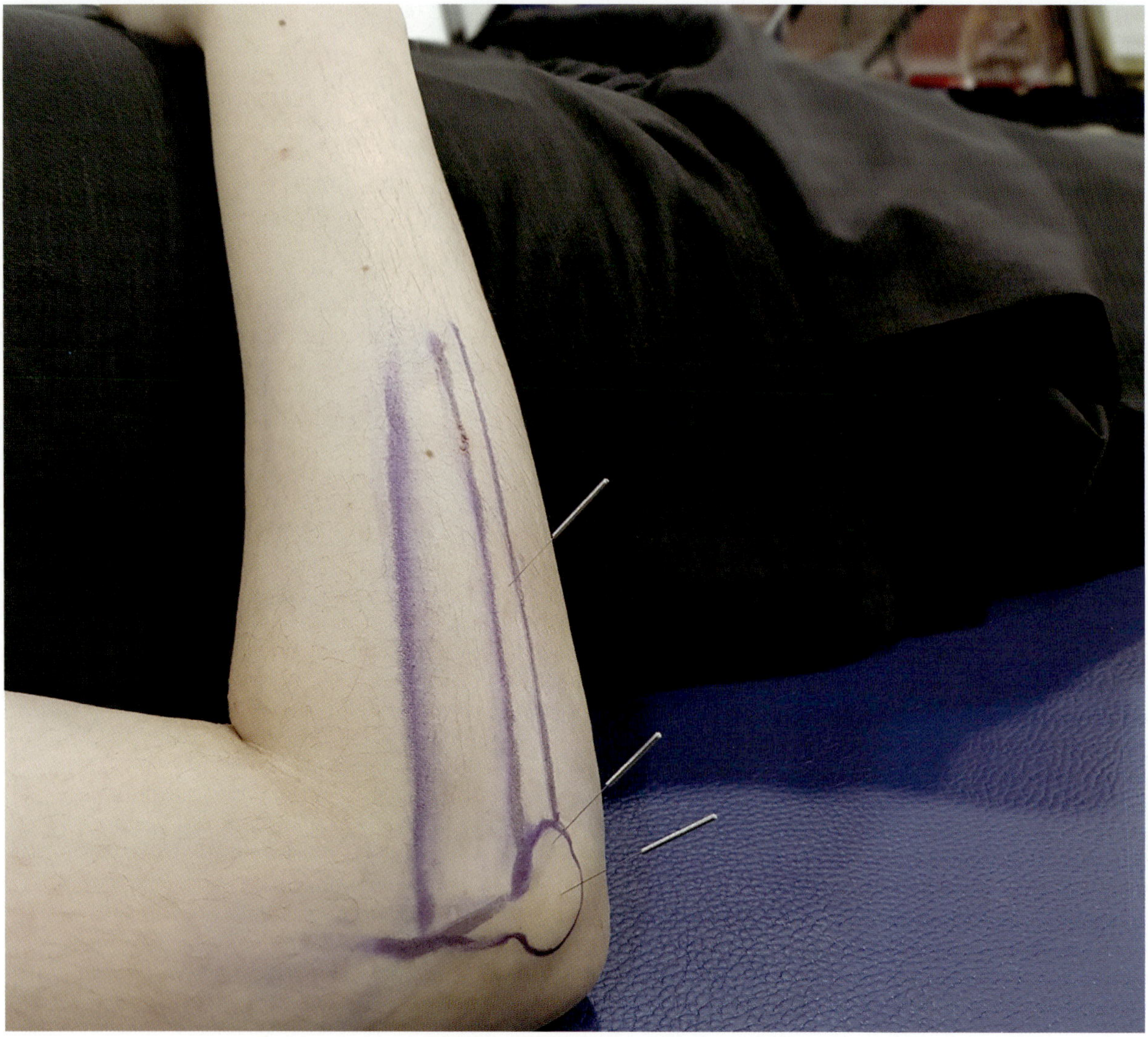

● **그림 6.** 단요측수근신근 침치료

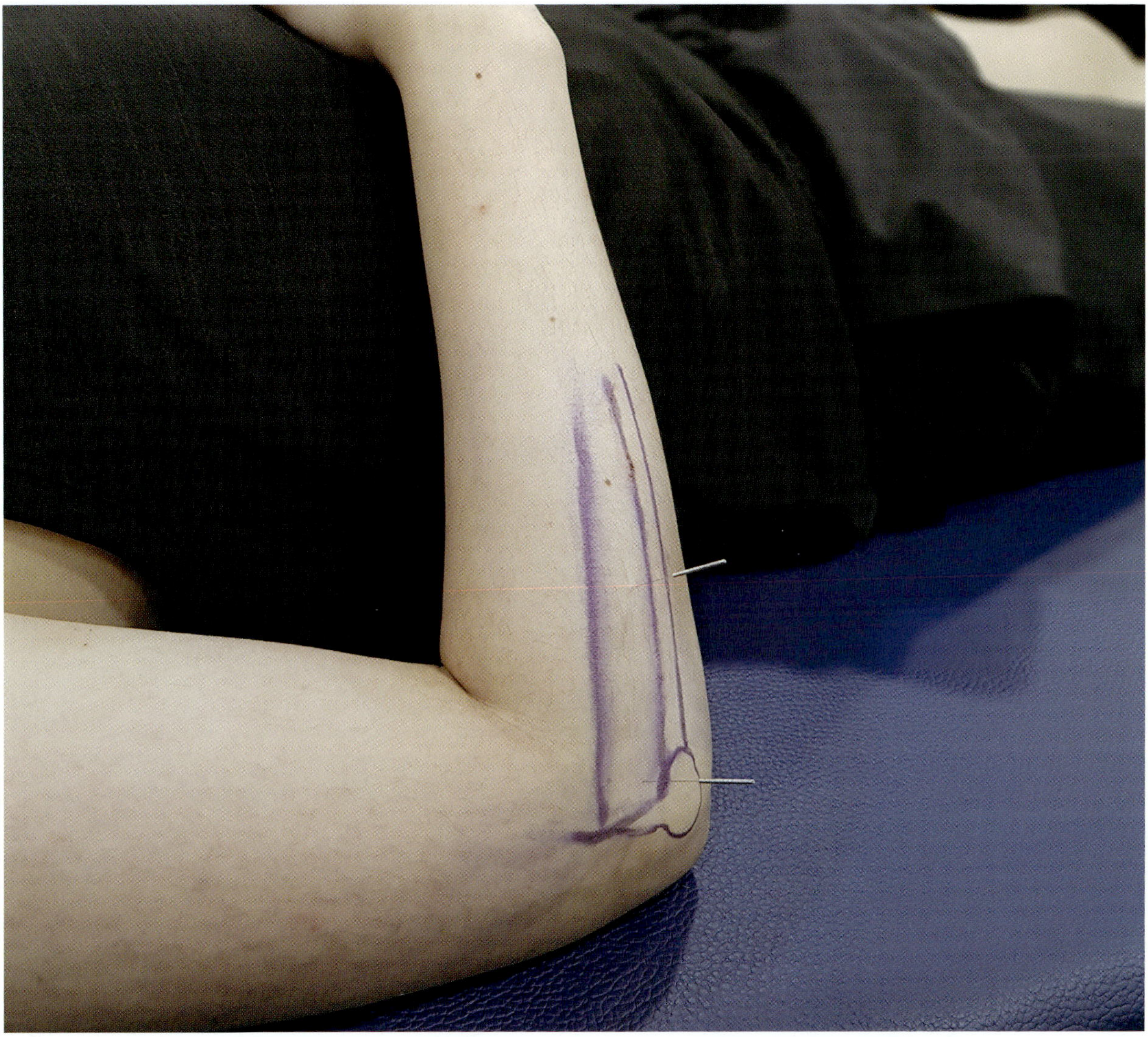

● **그림 7.** 장요측수근신근 침치료

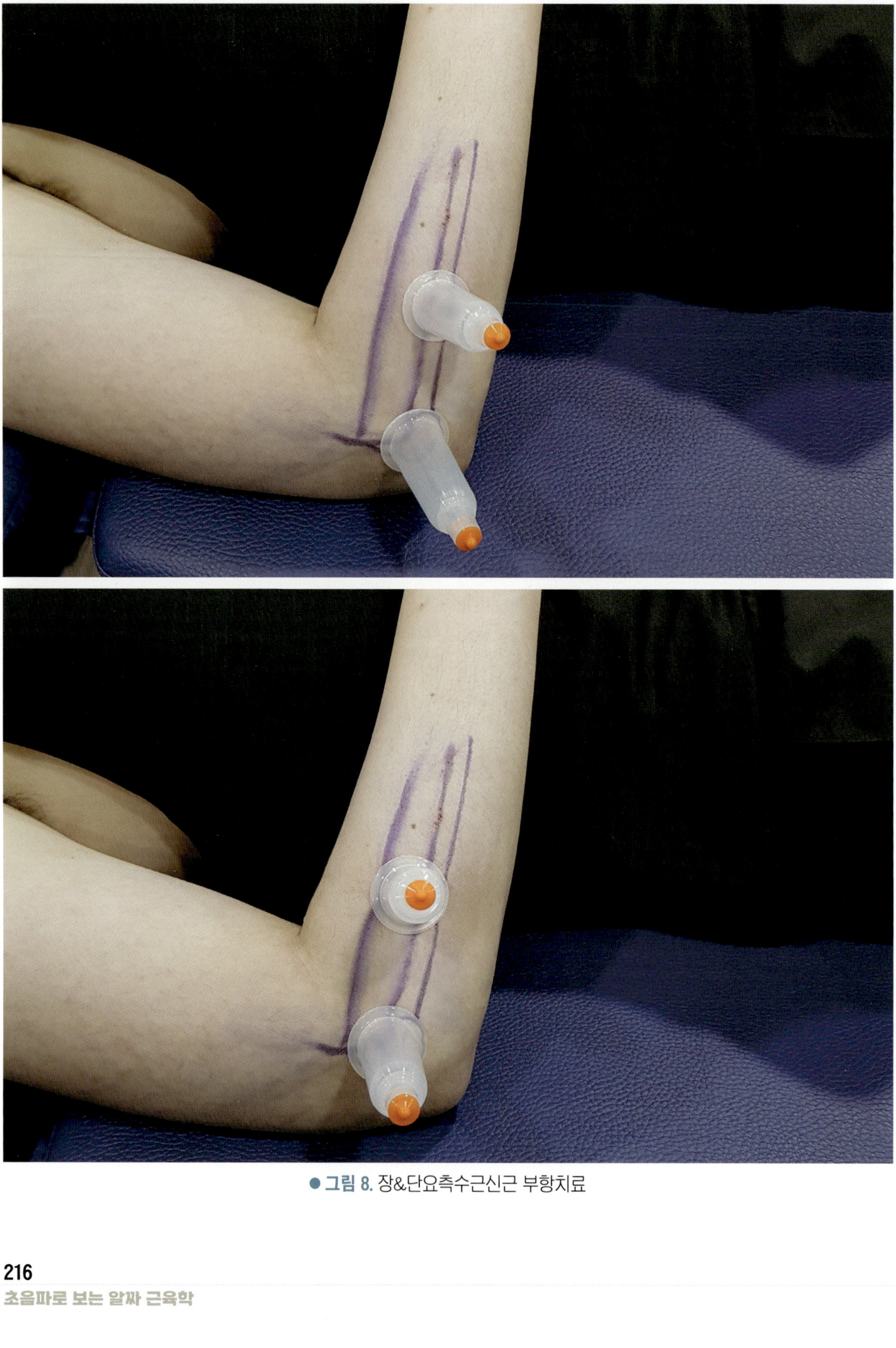

● 그림 8. 장&단요측수근신근 부항치료

11 척측수근굴근

(Flexor carpi ulnaris, 자쪽손목굽힘근)

핵심포인트

팔꿈치터널 증후군 증상과 손목 척측 통증을 호소하면 가장 먼저 눌러봐야 할 근육

기시	상완골의 내측상과(medial epicondyle of humerus), 척골(ulna)의 주두돌기(olecranon)와 후방 경계
종지	두상골(pisiform bone), 유구골(hamate bone), 5지 중수골(metacarpal bone)의 기저부

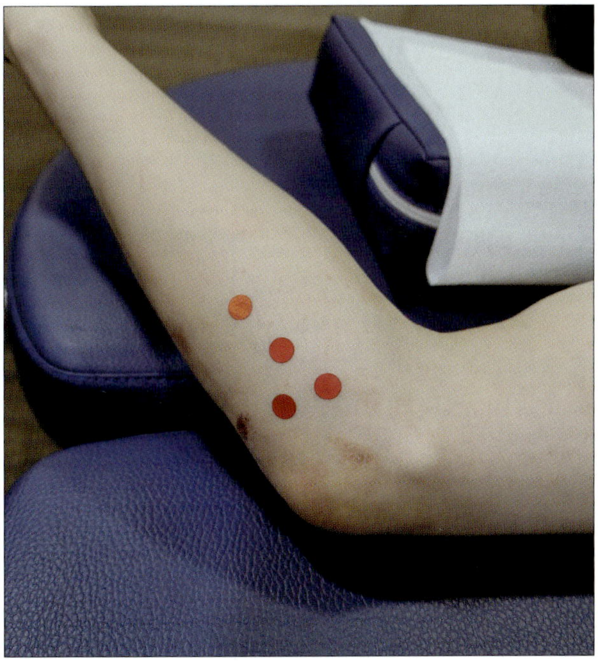

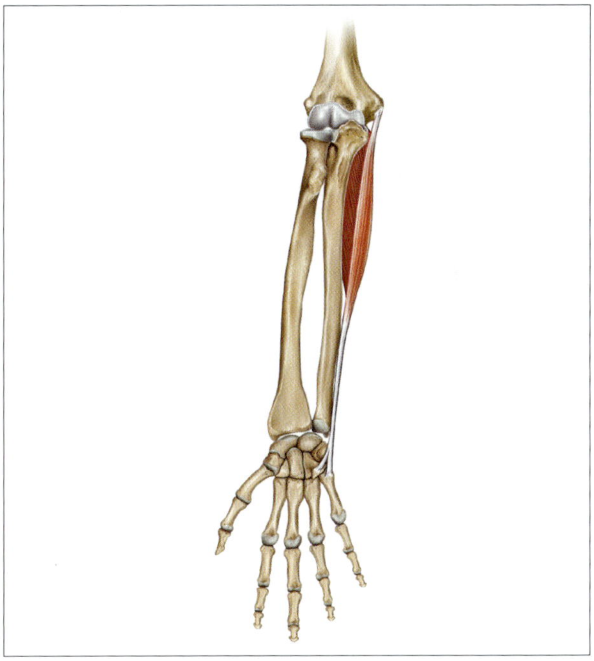

개괄

척측수근굴근은 내측상과와 주두돌기에서 기시하여 두상골, 유구골의 갈고리, 다섯 번째 중수골에 붙는 근육으로 손목을 척측으로 편위시키고, 굴곡시킵니다. 척측수근굴근에 문제가 발생하면 손목 척측의 통증이 발생하거나, 척골신경을 포착해 손가락 4, 5지와 전완 내측의 저림이 나타날 수 있습니다. 손목 척측의 통증이 나타난 경우, 외상력 및 TFCC 부위의 압통을 먼저 확인하여(Fovea sign) TFCC를 감별합니다. 그리고 4, 5지와 전완 내측의 저림이 있다면 사각근이나 소흉근에 의한 흉곽출구증후군일 가능성이 더 높기 때문에 위 두 근육의 압통도 먼저 확인해 감별진단합니다.

손목의 반복적인 사용으로 척측수근굴근의 문제가 나타날 수 있지만, 임상에서는 TFCC의 손상 이후 척측수근굴근의 긴장이 속발하는 경우가 더욱 많았습니다. 즉 먼저 넘어지거나 과사용, 혹은 선천적으로 척골이 길어 TFCC 부위의 손상이 발생하면, 손목의 통증과 불안전성을 보호하기 위해 척측수근굴근이 과긴장하게 됩니다. 심해지면 굳어진 근육이 척골신경을 포착해 저림이 나타나게 됩니다. 임상에서 TFCC 환자들에게서 척골신경포착이 나타났고, 이때 척측수근굴근의 긴장을 풀어주면 호전되는 경우가 많았습니다.

윤상훈 원장의 임상꿀팁

손목이 아픈 환자

손목이 아프다고 할 경우 단순히 손목만 치료하는 것이 아니라 손목이 아픈 부위와 연결된 근육이 문제가 있는 경우가 많습니다. 그래서 손목 척측이 아프다고 하면 척측 근육들, 손목 요측이 아프다고 하면 상완요골근과 같은 팔의 요측근육이나 드퀘르뱅을, 손목 손등쪽이 아프다고 하면 아래팔 신전근을, 손목 손바닥쪽이 아프다고 하면 손목 및 손가락 굴곡근의 압통을 꼭 체크합시다.

윤상훈 원장의 티칭꿀팁

TFCC 손상이 의심되면 최대한 사용을 방지하고, 보호대를 착용해야 합니다.

손목을 배측으로 꺾어서 바닥을 짚는 동작이나, 반복적으로 스마트폰, 컴퓨터와 마우스를 사용하면 손목통증이 악화될 수 있습니다. 바닥을 짚는 동작은 절대 하지 못하게 티칭하시고, 반복적인 작업을 할 경우 필히 보호대를 착용하게 안내해야 합니다, 단순 근육 긴장일 때는 소프트한 보호대도 가능하지만, TFCC의 손상이 의심될 때는 딱딱하게 손목을 완전히 고정시키는 보호대가 좋습니다.

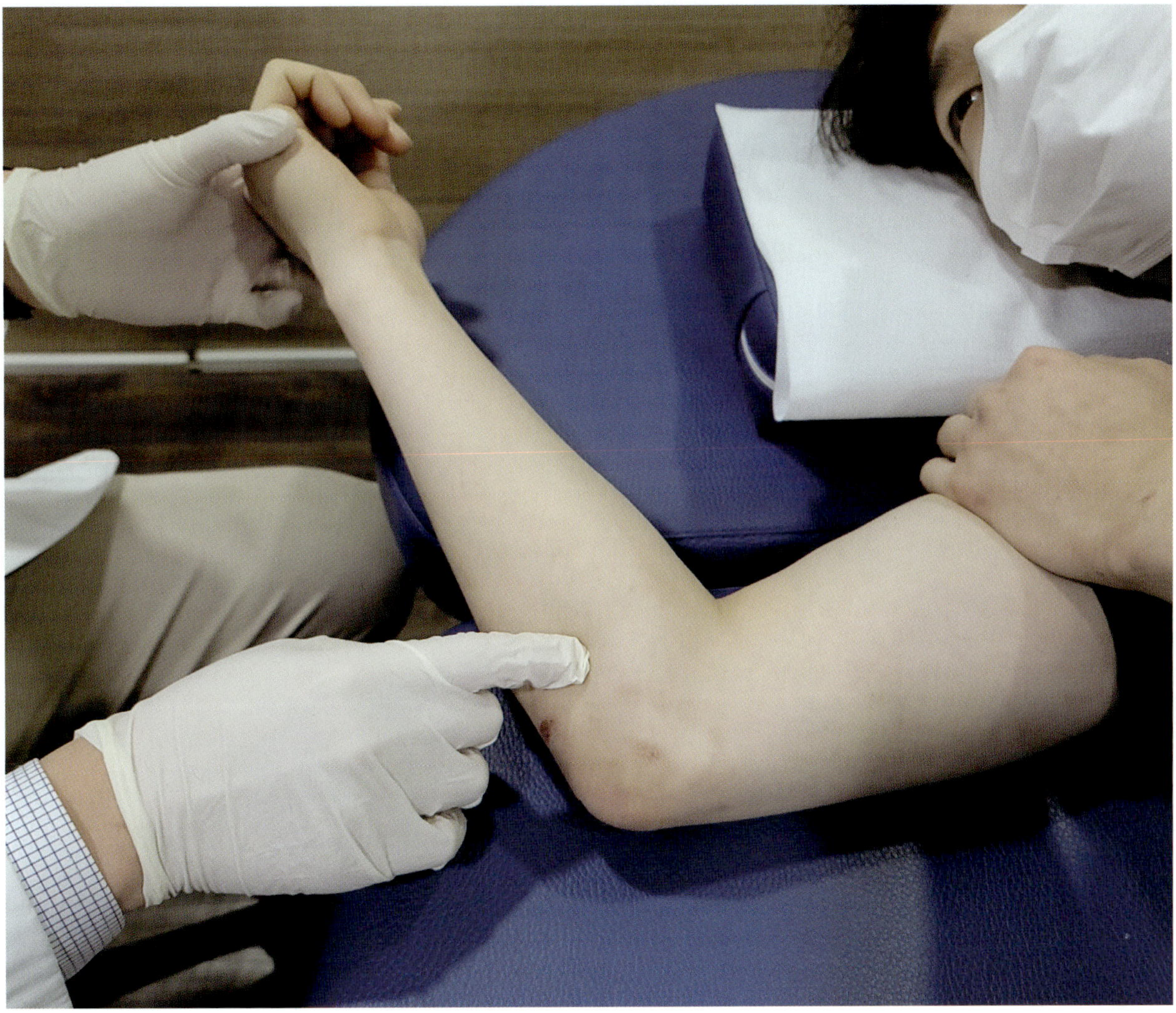

● 그림 1. 척측수근굴근 촉진

환자의 아래팔을 회외시켜 손바닥이 하늘을 볼 수 있도록 합니다. 시술자는 내측상과에서 척골을 따라서 척측수근굴근을 촉진합니다. 아래팔을 회외시킨 상황에서 손목을 살짝 구부리면서 척측으로 편위시키면 척측수근굴근이 수축하는 것을 확인할 수 있습니다.

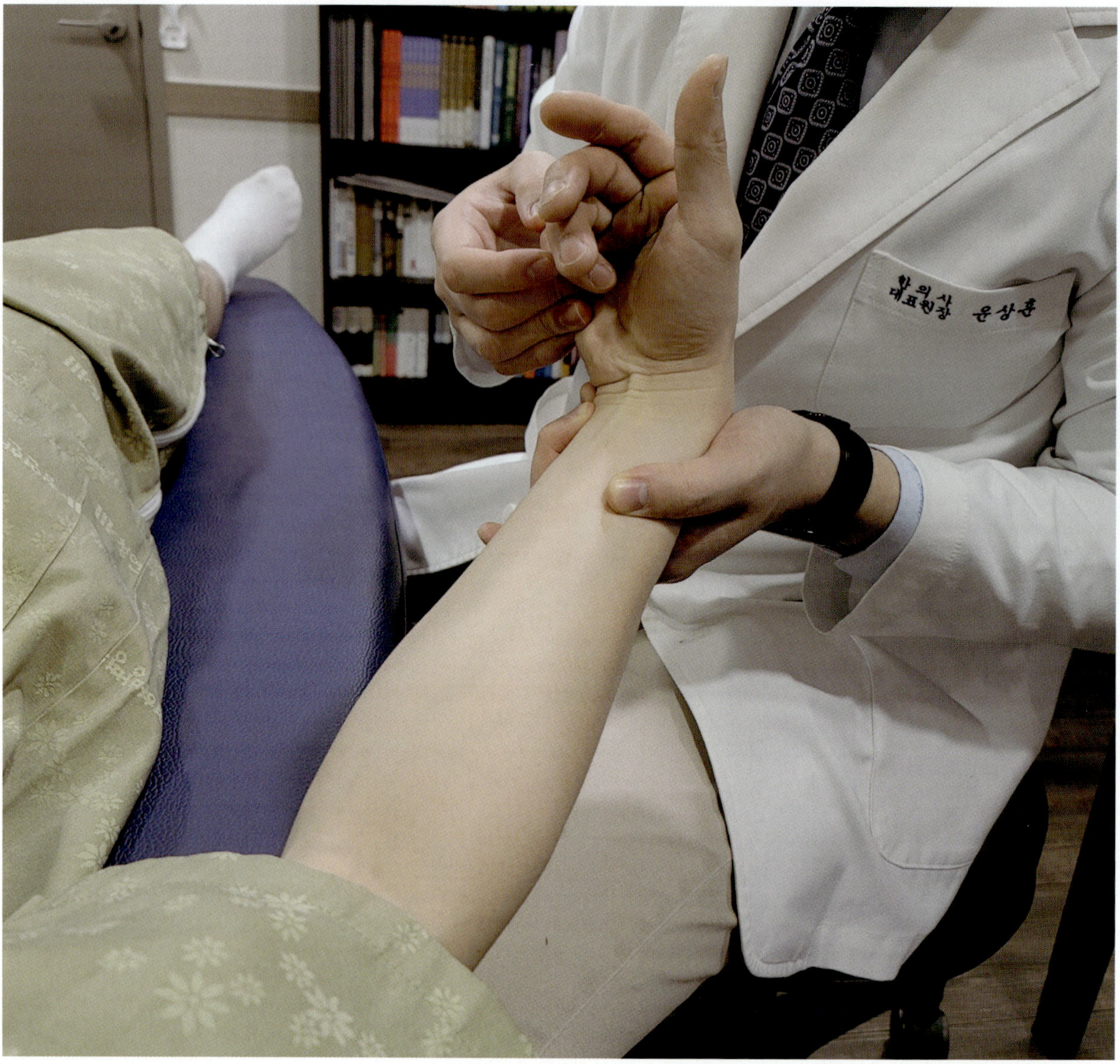

● 그림 2. 척측수근굴근 저항검사

아래팔을 회외시킨 뒤 환자에게 손목을 안쪽과 새끼손가락쪽으로 굴곡하도록 합니다. 이때 시술자는 이에 저항하는 힘을 줍니다. 통증이 있거나 근력이 떨어지는 경우 양성으로 봅니다.

척측수근굴근-단축 (장장근 있는 경우)

공최(孔最, LU6)

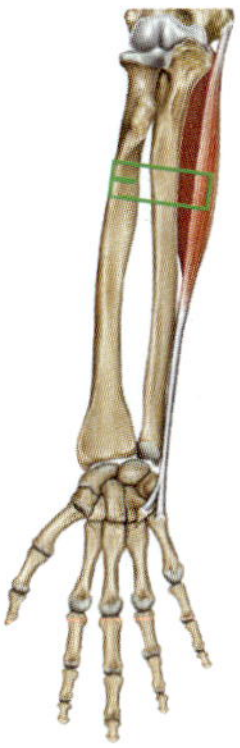

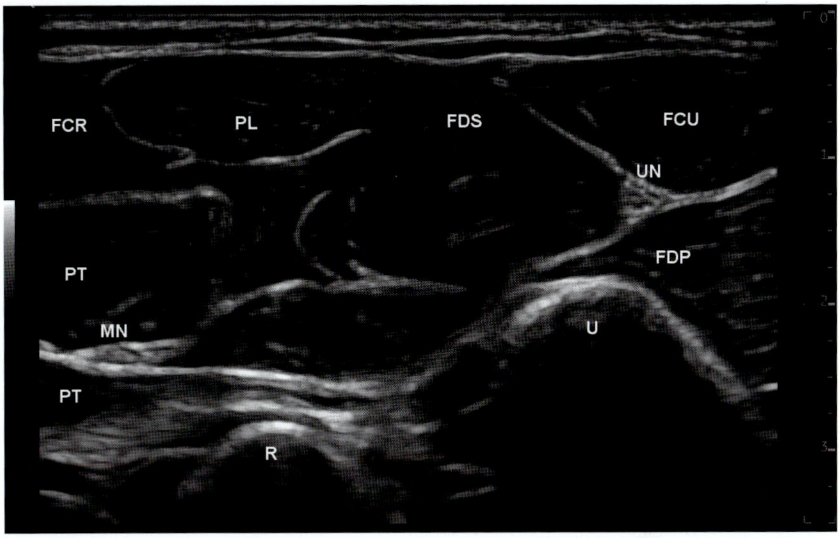

척측수근굴근 단축 영상(장장근이 있는 경우). 주관절에서 원위부로 내려와 척측수근굴근(FCU)을 단축으로 스캔한 영상입니다. 좌측 상단 표층에서 요측수근굴근(FCR), 그 아래로 원회내근(PT)을 확인할 수 있습니다. 원회내근 사이로 정중신경(MN)이 지나가므로 원회내근에 의한 포착이 발생할 수 있습니다. 중앙 윗부분에 장장근(PL)과 천지굴근(FDS)이 있고, 그 내측으로 척골의 척측 표층에 척측수근굴근(FCU)이 0.2-1.25 cm 깊이에 위치합니다. 척측수근굴근 아래 척골신경(UN)과 심지굴근(FDP)이 보이므로 자입 시 신경이 손상되지 않게 주의합니다.

FCR, Flexor carpi radialis(요측수근굴근); **PL**, Palmaris longus(장장근); **FDS**, Flexor digitorum superficialis(천지굴근); **FDP**, Flexor digitorum profundus(심지굴근); **FCU**, Flexor carpi ulnaris(척측수근굴근); **PT**, Pronator teres(원회내근); **MN**, Median nerve(정중신경); **UN**, Ulnar nerve(척골신경); **R**, Radius(요골); **U**, Ulna(척골).

안태석 원장의 트루노트 전완 굴곡근 촬영 시, 장장근에 주의하자.

척측수근굴근을 비롯한 전완 굴곡근 관찰 시, 장장근은 변이가 많아 특히 주의해야 합니다.

Olewnik 등에 따르면 장장근은 신체에서 가장 변이가 많은 근육 중 하나로, 가장 흔한 변이로 무형성증이 보고되었으며 인종별로 빈도 차이가 63.9%에서 1.5%까지 매우 크다고 보고되었습니다.

또 장장근의 근복이 원위부에 있는 경우, 부착부가 둘로 갈라져 전완 근막과 수장 건막 두 부위에 종지하는 경우, 척측 수근굴근에 종지하는 경우 등 다양한 변이들이 있으므로, 공최혈에서 경혈 초음파 판독 시 다른 근육들과 헷갈리지 않게 주의해야 합니다.

인용. Olewnik Ł, Wysiadecki G, Polguj M, et al. Anatomical variations of the palmaris longus muscle including its relation to the median nerve – a proposal for a new classification. BMC Musculoskelet Disord. 2017;18(1).

척측수근굴근-단축 (장장근 없는 경우)

수삼음경근

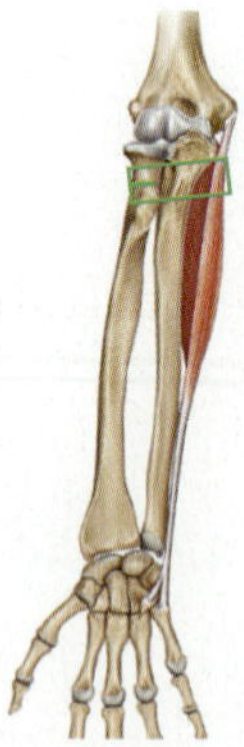

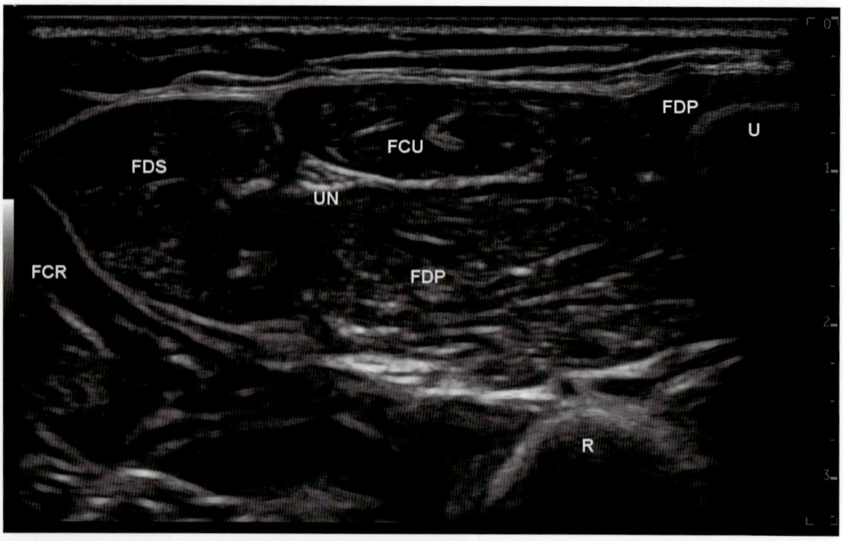

척측수근굴근 단축 영상(장장근이 없는 경우). 장장근은 변이가 많기 때문에 척측수근굴근 단축상에서 보이지 않는 경우도 있습니다. 요측수근굴근(FCR)과 척측수근굴근(FCU)에 인접했던 장장근이 본 영상에서는 없는 것을 확인할 수 있습니다.

FCR, Flexor carpi radialis(요측수근굴근); **FDP**, Flexor digitorum profundus(심지굴근); **FDS**, Flexor digitorum superficialis(천지굴근); **FCU**, Flexor carpi ulnaris(척측수근굴근); **R**, Radius(요골); **U**, Ulna(척골).

척측수근굴근-장축 (척골신경의 장축)

수소음경근

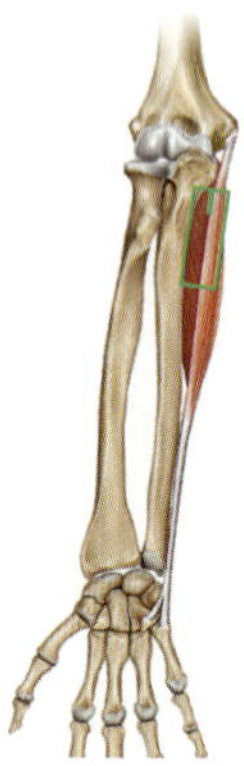

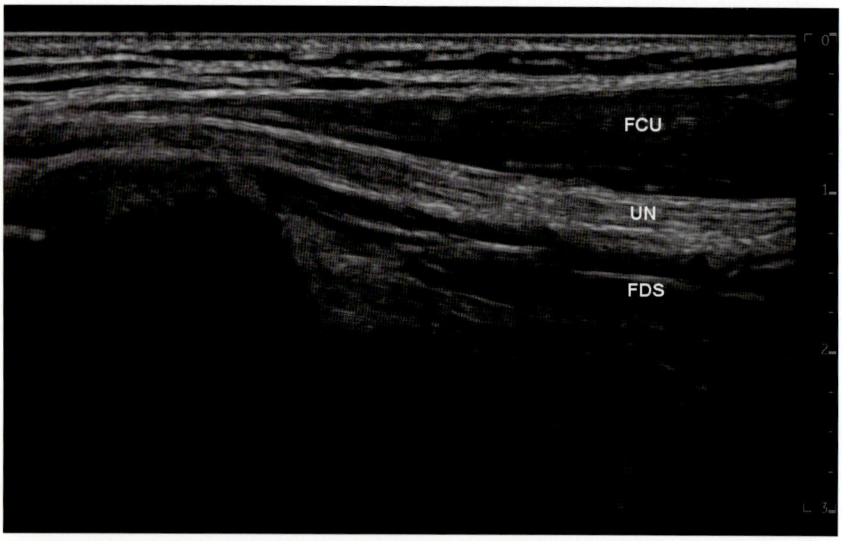

척측수근굴근 장축 영상. 척골신경 주행상에서 척측수근굴근(FCU)을 장축으로 스캔한 영상입니다. 척측수근굴근 아래로 척골신경(UN)이 주행하는데 척측수근굴근과 팔꿈치 관절낭 사이에서 척골신경 포착이 잘 일어납니다. 퇴행성관절염으로 골극이나 삼출액에 의해 신경이 압박되는 경우가 많습니다.

FCU, Flexor carpi ulnaris(척측수근굴근); **UN**, Ulnar nerve(척골신경); **FDS**, Flexor digitorum superficialis(천지굴근).

척측수근굴근-장축(근복부)

수소음경근

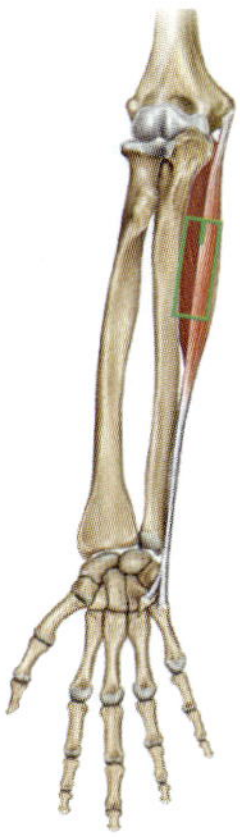

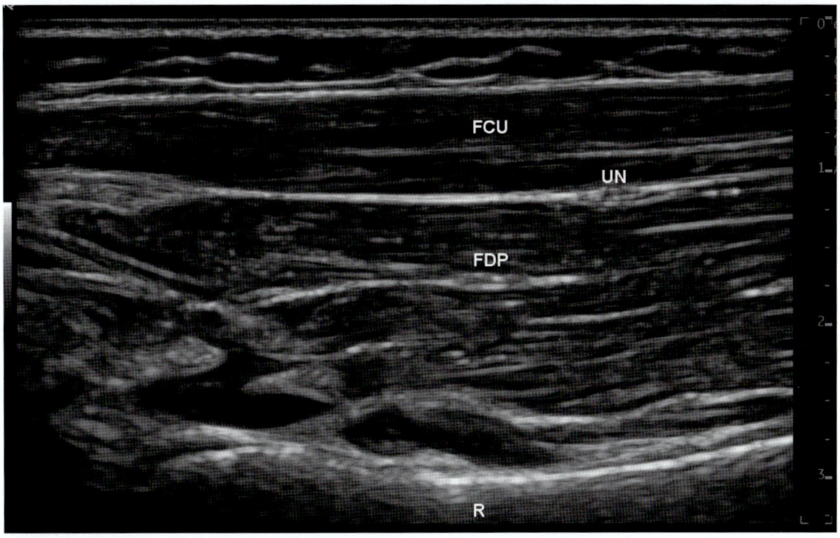

척측수근굴근 장축 영상. 척측수근굴근의 근복에서 요골을 향해 장축으로 스캔한 영상입니다. 0.3-1 cm 깊이로 척측수근굴근이 위치하는 것을 알 수 있고 그 아래로 척골신경(UN)을, 심부에서는 심지굴근(FDP)을 확인할 수 있습니다.

FCU, Flexor carpi ulnaris(척측수근굴근); **UN**, Ulnar nerve(척골신경); **FDP**, Flexor digitorum profundus(심지굴근); **R**, Radius(요골)

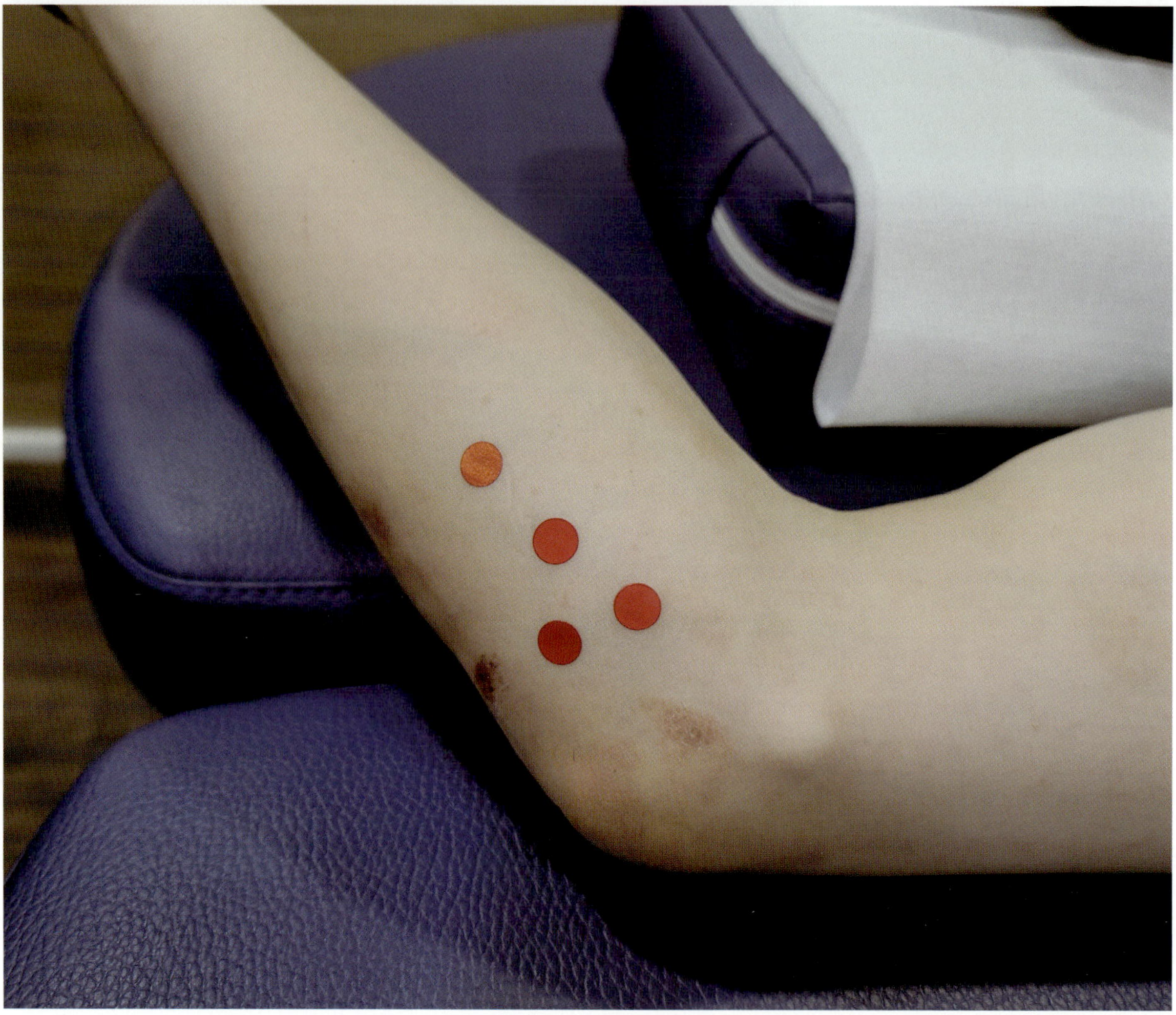

● 그림 3. 근복부 압통점

내측상과를 기준으로 2-4횡지 정도 떨어진 부분에서 척측수근굴근을 꼼꼼히 눌러서 압통점을 찾습니다.

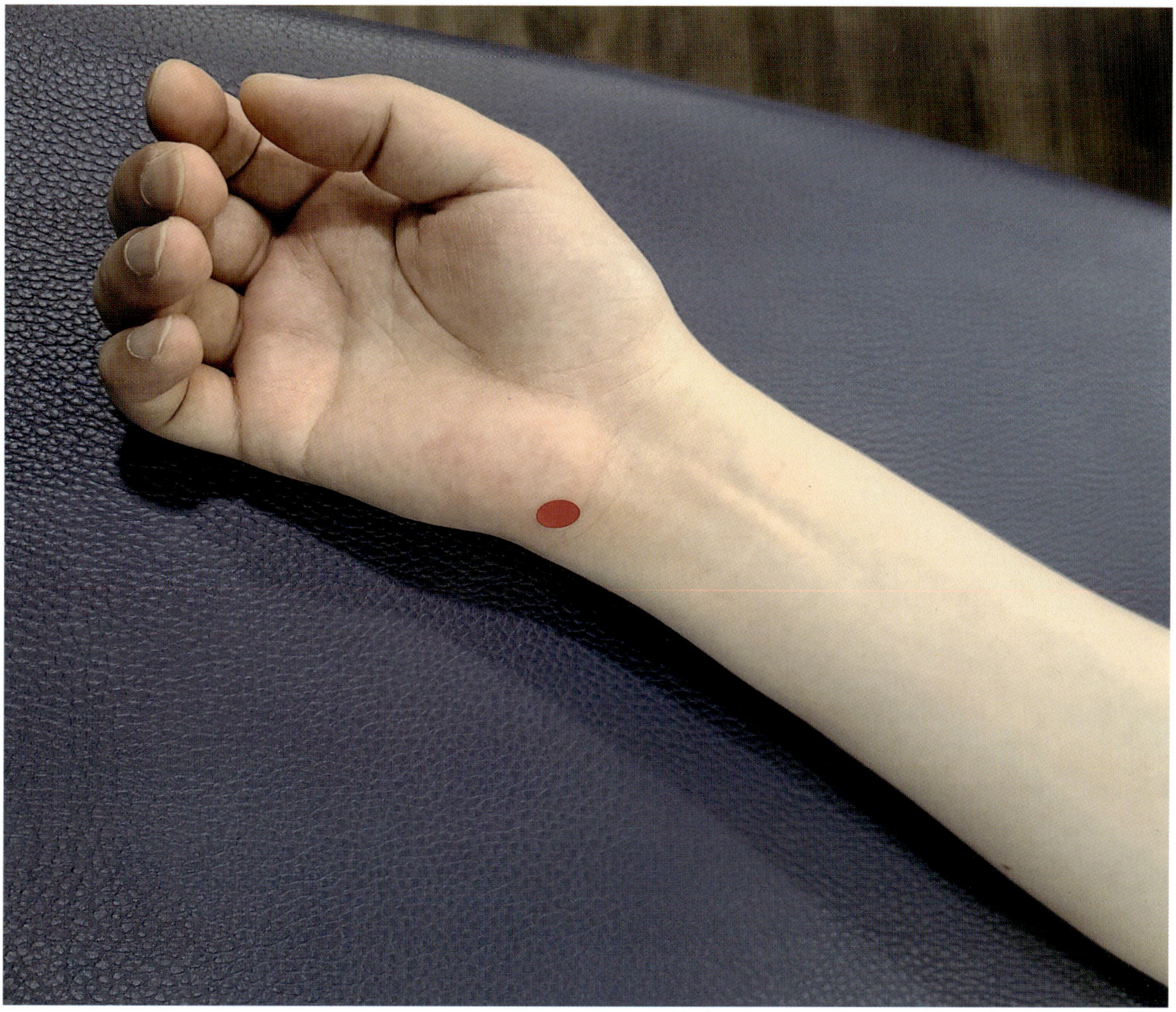

● **그림 4.** 건 부착부 압통점

손목 척측에서 압통점을 찾습니다.

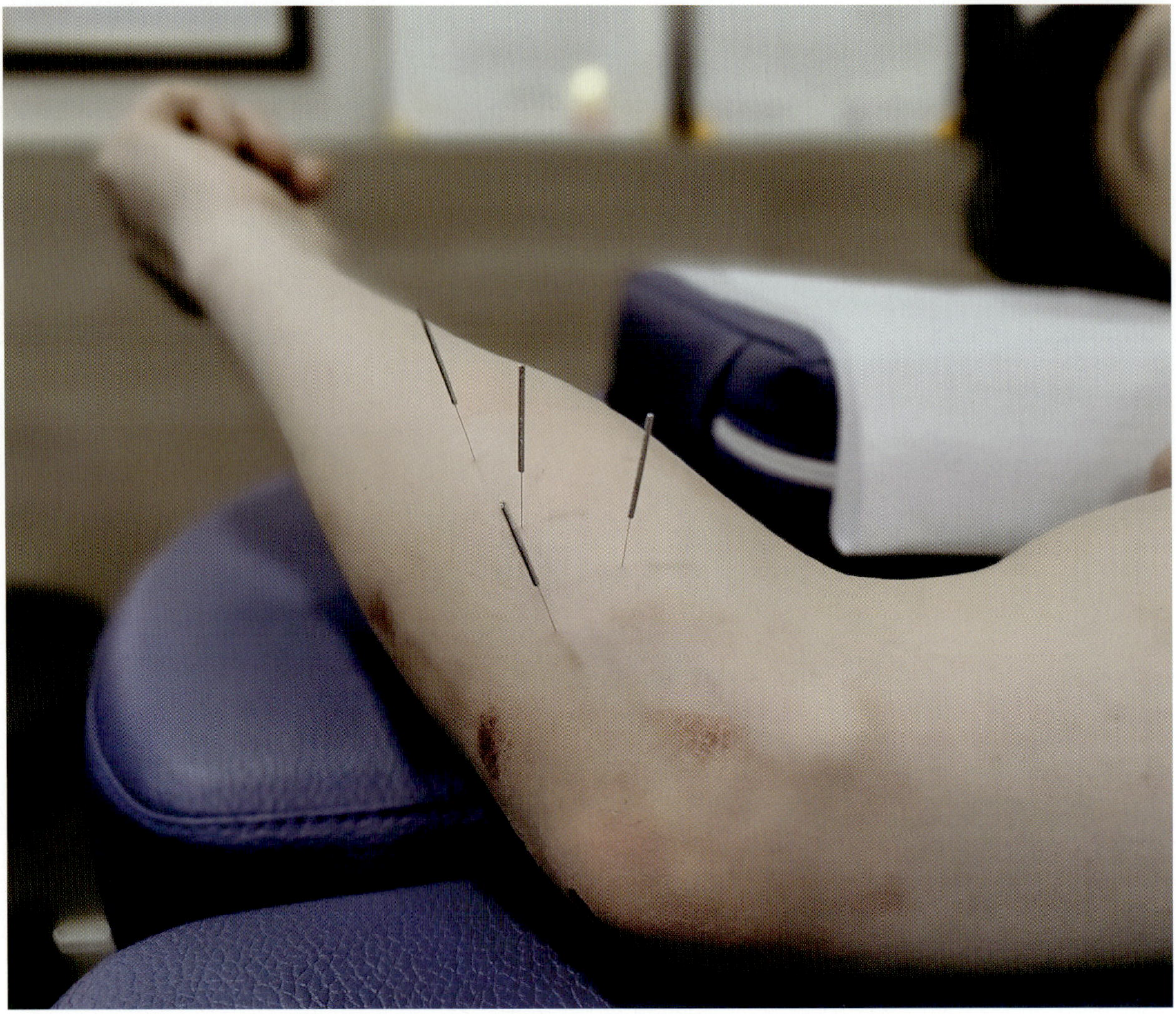

● 그림 5. 근복부 침치료

침치료 시 근복 아래로 지나가는 척골신경을 자극하지 않도록 주의합니다. 천천히 자입하고, 환자가 찌릿함을 호소하면 바로 발침합니다.

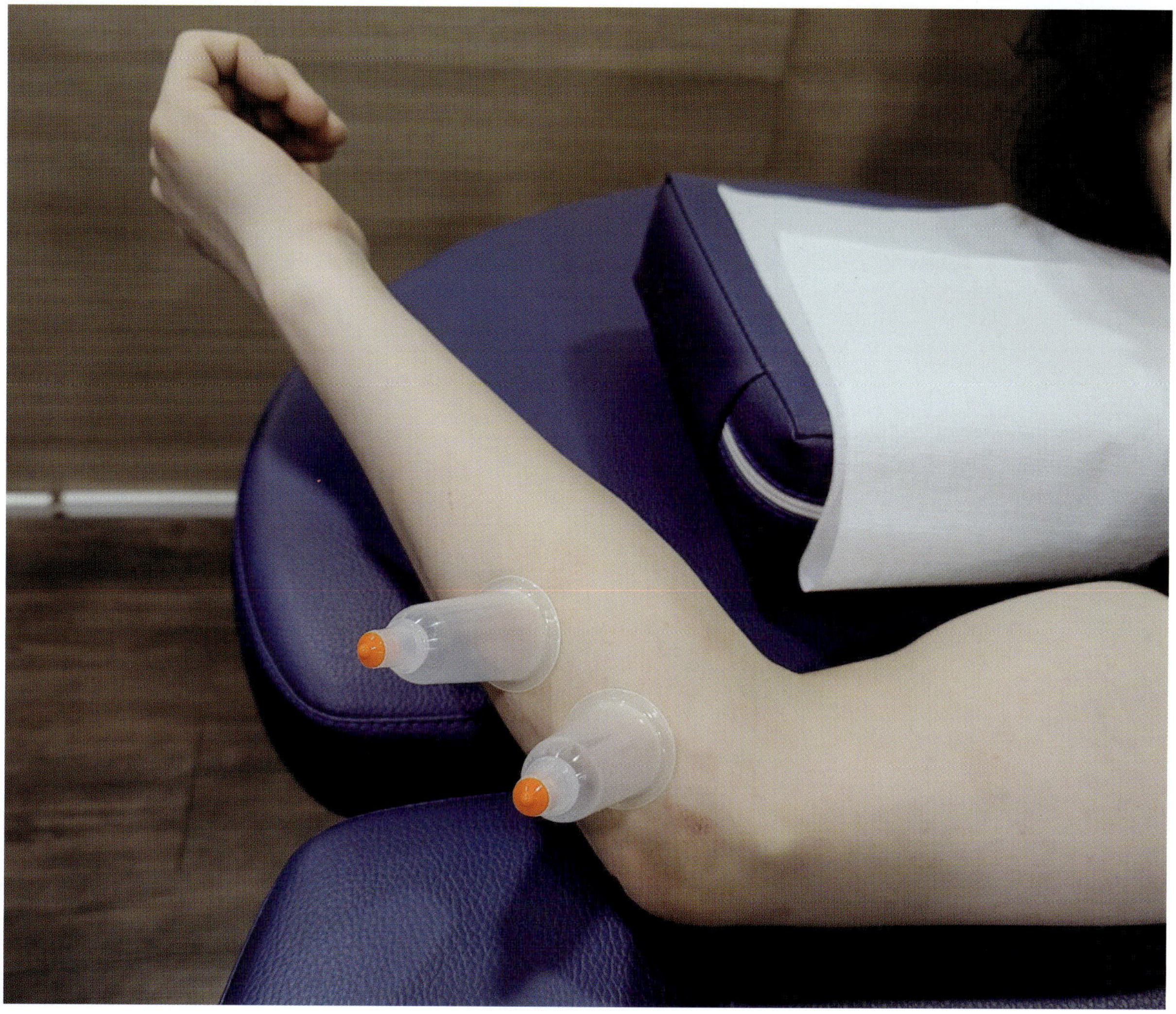

● **그림 6.** 근복부 부항치료

주의 **손목 쪽 치료 시에는 신경손상에 주의합니다.**

신경이 근육이나 조직 사이로 주행할 때에는 손상이 많지 않습니다. 다만 손목에서는 신경이 피부와 손목 뼈 사이로 주행하는 경우가 많아, 신경염이나 손상이 다발합니다. 얇은 침으로 천천히 자입하고, 약침 시술 시 초음파를 활용하거나 안전한 범위에서 자입하는 것이 좋습니다.

요추, 골반

1. 요추 다열근
2. 흉최장근
3. 요장늑근
4. 요방형근
5. 장요근
6. 대둔근
7. 중둔근 & 소둔근
8. 이상근

01 요추 다열근

(Multifidus, 뭇갈래근)

핵심포인트

만성 요통에서 꼭 봐줘야 할 근육

기시	유두돌기(mammillary process)
종지	기시부보다 2-4부위 상방의 극돌기

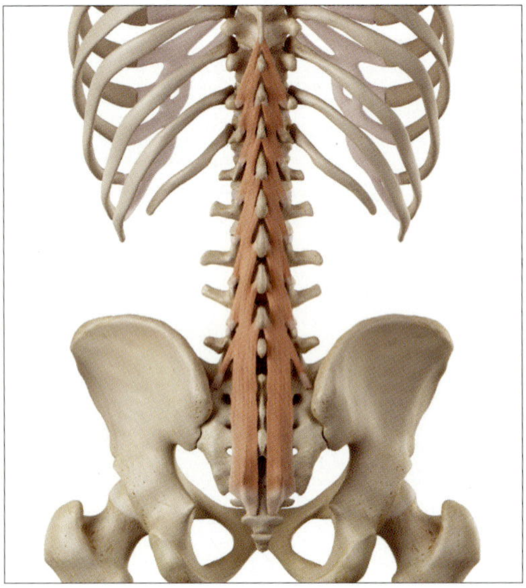

요추 다열근

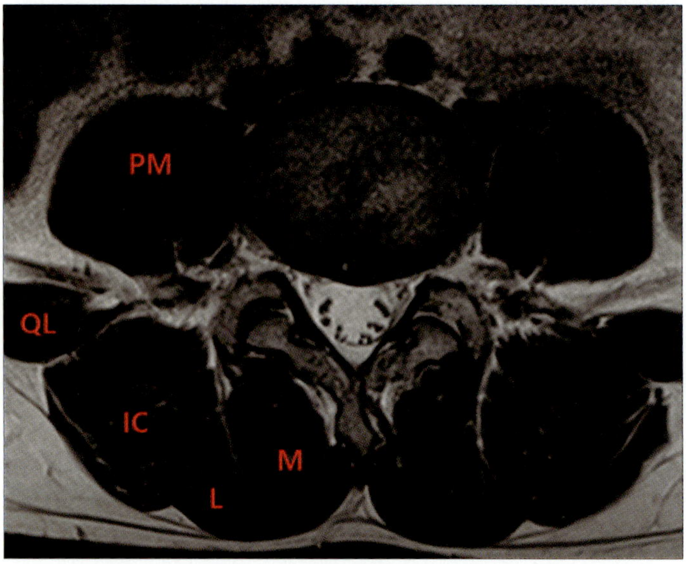

요추부 MRI 단면.
M : 다열근, L : 최장근, IC : 요장늑근, QL : 요방형근, PM : 장요근.

개괄

다열근은 요추의 후관절 쪽에서 기시하여 윗 레벨의 극돌기에 부착되는 근육입니다. 척추의 심부근육으로 척추의 안정성을 유지하는데 매우 중요합니다. 횡격막, 복횡근, 골반저근육과 더불어서 척추와 골반의 안정화에 기여하는 코어근육 중 하나이기도 합니다. 흔히 협척혈이라고 불리기도 하며 척추 바로 옆에 후관절 쪽에 압통이나 통증에 많이 관여한다고 볼 수 있습니다. 다열근은 만성적인 긴장과 약화가 많이 일어나는 근육입니다. 무엇보다 다열근은 허리 염좌와 같은 작은 손상 이후에 다른 근육과 달리 잘 회복되지 않습니다. 그래서 만성적인 요통환자의 MRI상 다열근에 지방변성이 일어나거나 작아져 있는 경우가 많습니다. 이를 예방하기 위해 압통과 긴장을 푸는 치료뿐만 아니라 전침을 통한 강화치료가 꼭 중요합니다.

윤상훈 원장의 임상꿀팁

다열근, 요통 환자가 먼저 아프다고 안 해도 꼭 눌러볼 근육

다열근의 통증은 주로 요추부 가운데에 통증으로 나타나게 됩니다. 그러나 환자가 직접 통증을 호소하지 않더라도 다열근은 척추안정화에 중요하기 때문에 모든 환자에 있어서 꼭 꼼꼼히 촉진해봐야 할 부위입니다. 만성적인 요통이 있는 분이라면 대부분 다열근의 압통이 나타납니다. 압통이 나타난다면 꼭 전침치료를 해주세요.

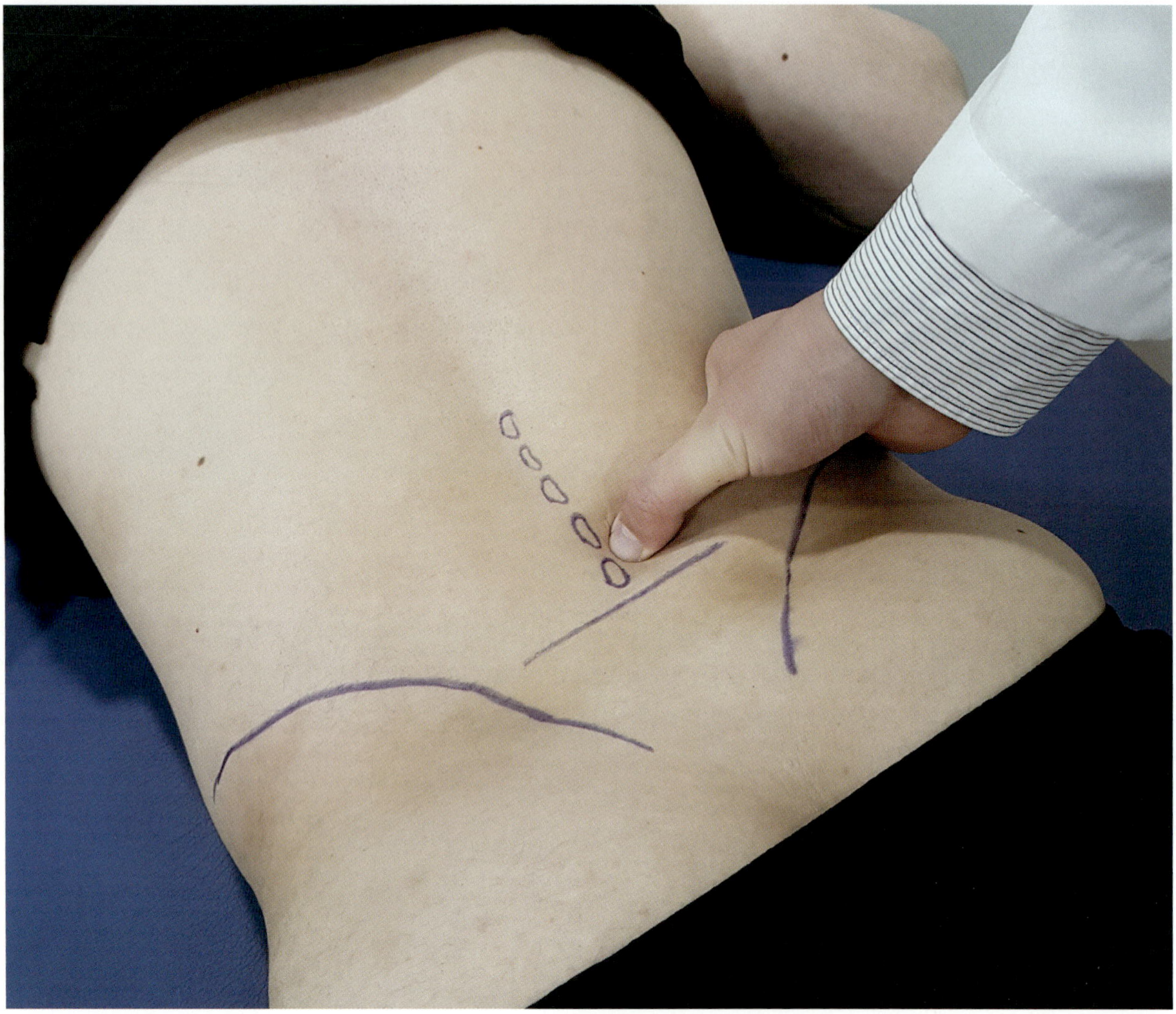

● 그림 1. 다열근 촉진

다열근은 극돌기 바로 옆에서 촉진할 수 있습니다. 환자가 엎드린 자세에서 극돌기 바로 옆을 깊숙이 눌렀을 때 촉진되는 근육이 척추 심부근육인 다열근과 회전근입니다. 주로 몸을 신전하거나 회전할 때 작용을 하나 척추안정화에 더 많은 기여를 하게 됩니다. 다열근 같은 경우는 동작보다는 척추안정화에 관여하는 근육으로 개별적인 근육 검사가 쉽지 않습니다. 다만, 압통점을 탐색하여 병변의 유무를 판별합니다.

• 요추의 천층 초음파 개요

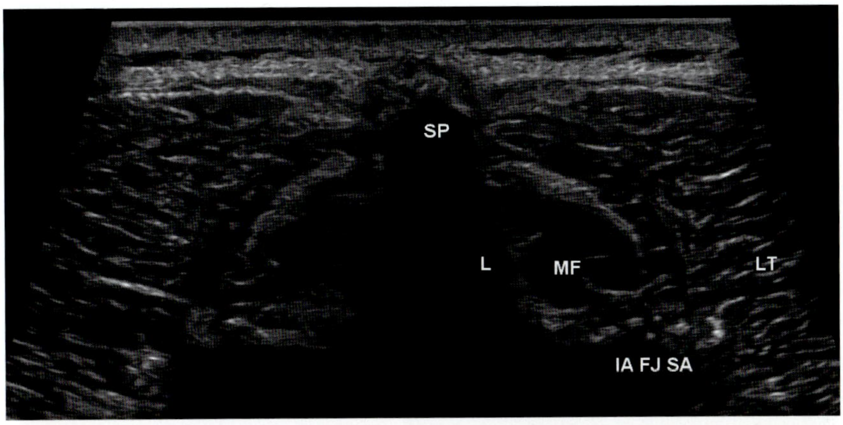

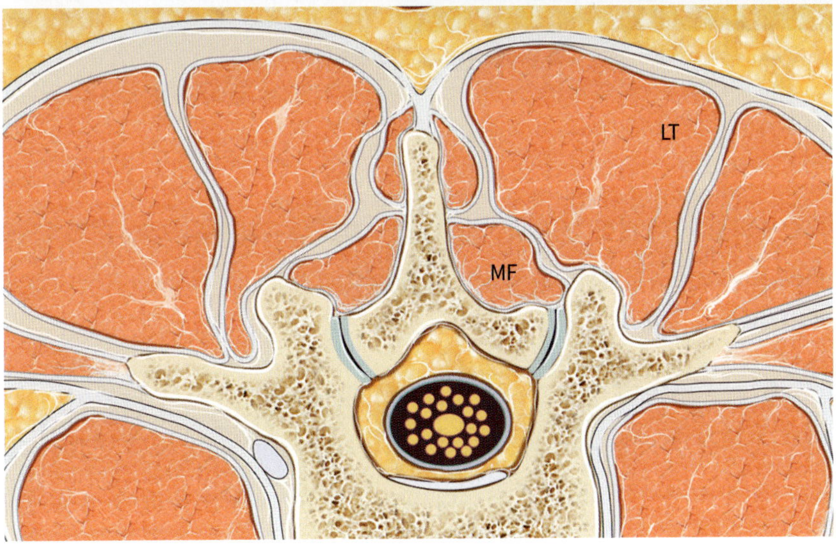

● 요추 천층의 초음파와 단면해부

SP, Spinous process(극돌기); **L**, Lamina(추궁판); **MF**, Multifidus(다열근); **LT**, Longissimus thoracis(흉최장근); **IA**, Inferior articular process(하관절돌기); **FJ**, Facet joint(후관절); **SA**, Superior articular process(상관절돌기).

가장 가운데 극돌기(SP)를 중심으로, 가장 안쪽인 추궁판(L) 위로 다열근(MF)이 있으며, 그 주변을 흉최장근(LT)이 덮고 있습니다.

● 요추의 심층 초음파 개요

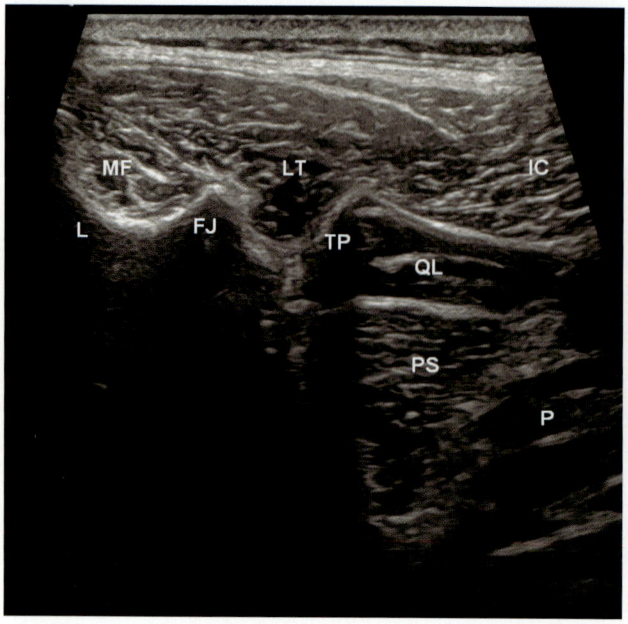

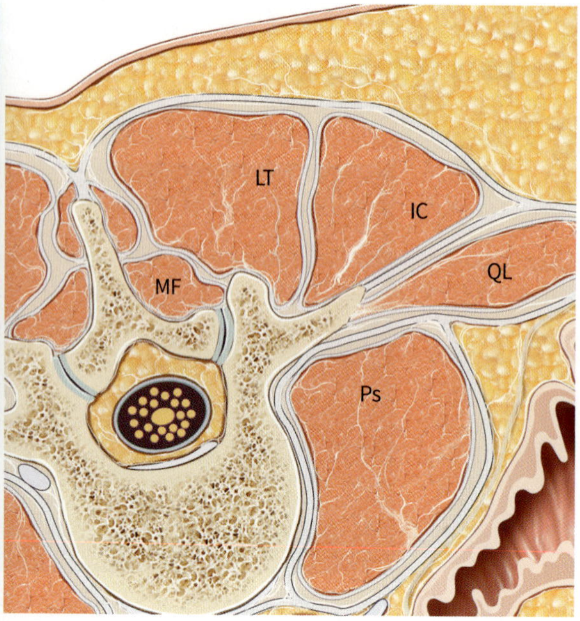

● 요추의 심층 초음파와 단면해부

MF, Multifidus(다열근); **LT**, Longissimus thoracis(흉최장근); **QL**, Quadratus lumborum(요방형근); **IC**, Iliocostalis lumborum(요장늑근); **Ps**, Psoas major(대요근); **P**, Peritoneum(복막); **L**, Lamina(추궁판); **FJ**, Facet joint(후관절); **TP**, Transverse process(횡돌기).

좌측 초음파 영상은 상위요추 레벨의 초음파 영상이며, 우측 단면해부는 하위요추 레벨입니다. 요추 심층부는 요추 레벨에 따라 근육의 위치나 용적의 변화가 있습니다.

요방형근은 상위요추에는 안쪽에 있지만 하위요추로 갈수록 외측으로 나와 사선으로 주행합니다(259p 참고). 그래서 상위요추 레벨에서는 요방형근의 외측경계가 요장늑근 안쪽에 위치하지만, 하위요추에서는 요장늑근보다 바깥으로 나오게 됩니다. 위 그림 중 좌측 초음파 영상은 상위요추에 해당해 요방형근의 경계가 요장늑근 내측에 위치한 것을 알 수 있습니다. 반면 우측 단면해부는 하위요추에 해당해 요방형근의 외측경계가 요장늑근 바깥으로 나오게 됩니다. 장요근 또한 하위 요추로 가면서 단면적이 커지는 것을 관찰할 수 있습니다.

다열근-단축(L4 극돌기 레벨)

요양관(腰陽關, GV3),
대장수(大腸兪, BL25)

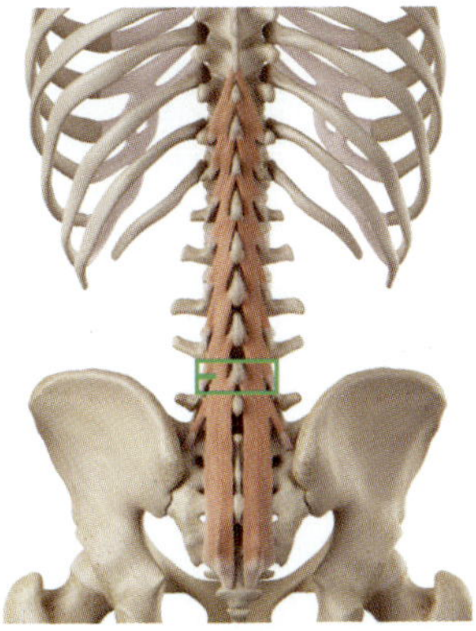

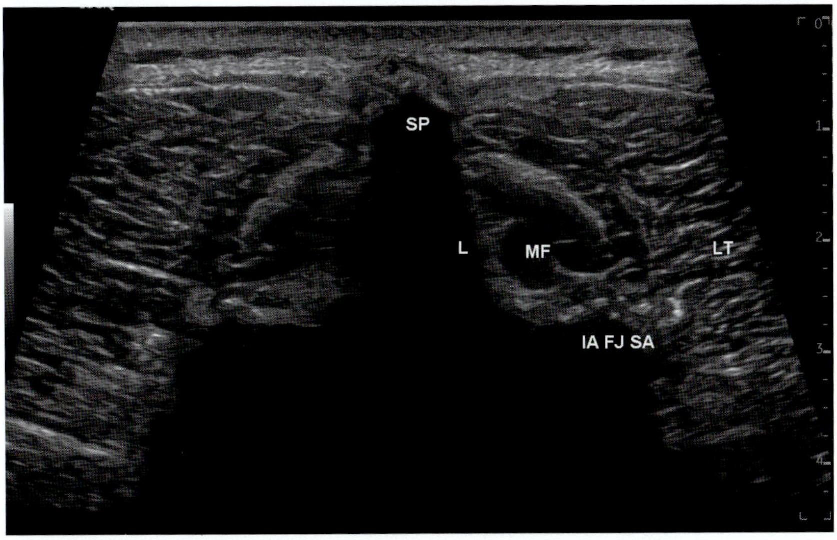

요추 다열근 L4 레벨 단축 영상. 가장 가운데 극돌기(SP)와 추궁판(L)이 보이고, 그 바로 옆 1-3 cm 깊이에 다열근(MF)이 위치합니다. 다열근 주위를 흉최장근(LT)이 덮고 있습니다. 다열근 아래에서는 상관절돌기(SA)와 하관절돌기(IA)가 후관절(FJ)을 이루고 있습니다.

SP, Spinous process(극돌기); **L**, Lamina(추궁판); **MF**, Multifidus(다열근); **LT**, Longissimus thoracis(흉최장근); **IA**, Inferior articular process(하관절돌기); **FJ**, Facet joint(후관절); **SA**, Superior articular process(상관절돌기).

다열근-장축(L3-L4)

기해수(氣海兪, BL24),
대장수(大腸兪, BL25)

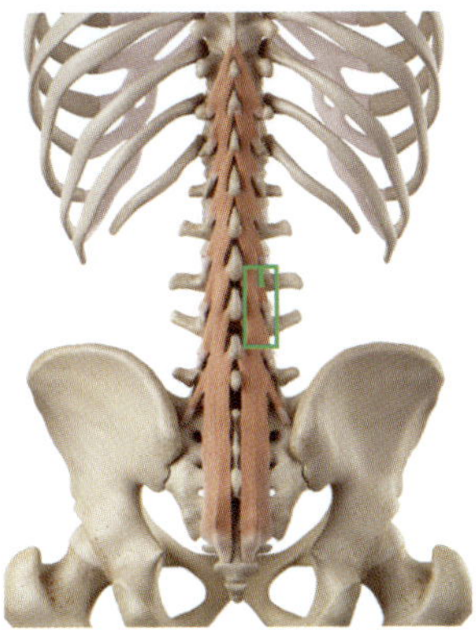

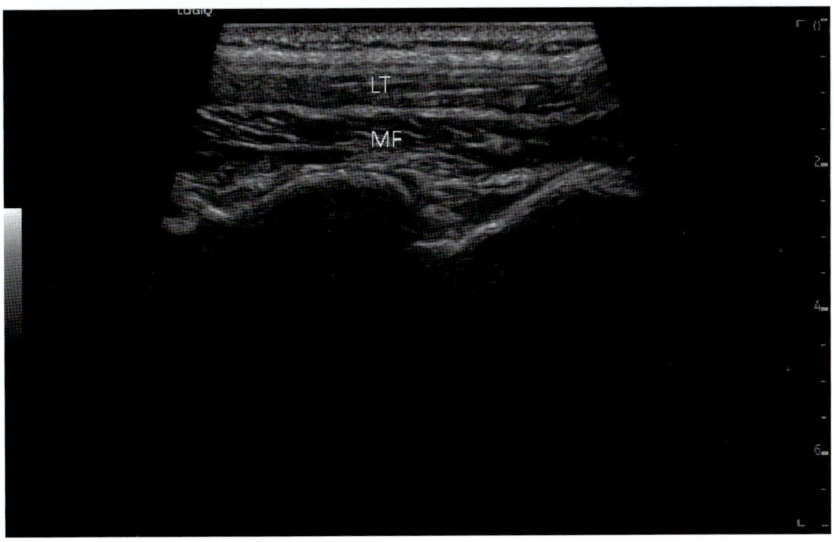

L3-L4 레벨 다열근 장축 영상. 표면에 위치한 최장근(LT) 아래로 1-3 cm 깊이에 위치한 다열근(MF)이 보입니다.

MF, Multifidus(다열근); **LT**, Longissimus thoracis(흉최장근).

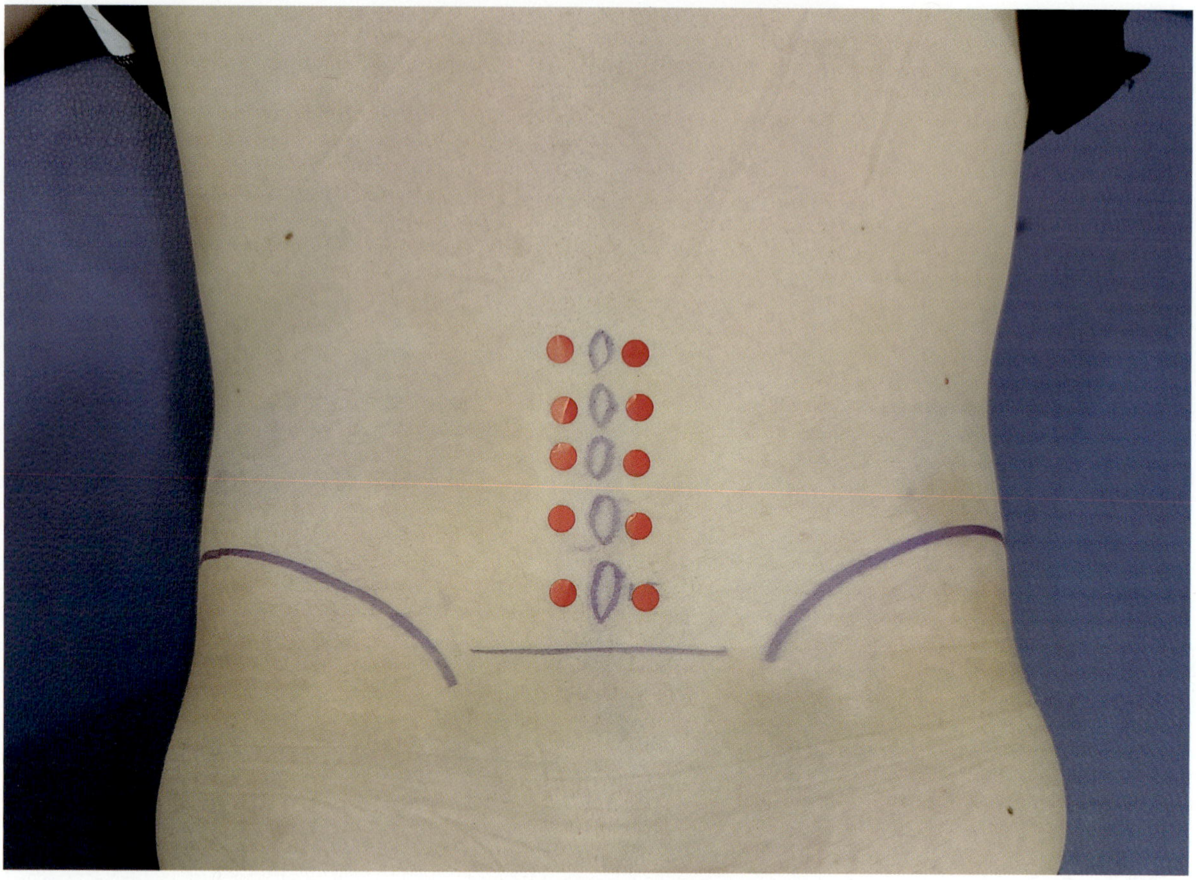

● 그림 2. 다열근 압통점

압통점 촉진 : 다열근은 척추 극돌기 바로 옆쪽에서 압통을 찾아 촉진합니다.

모든 척추 레벨을 동일한 힘으로 눌러가면서 가장 심한 통증을 호소하는 압통점을 찾고 양측을 비교해 봐야 합니다.

위치상 후관절의 압통과 명확하게 구분하기는 힘듭니다. 다만 오래된 후관절 증후군에서 다열근이 약화되는 경우가 많으므로 협척혈 부위에서 압통이 나타난다면 다열근과 후관절을 함께 치료해줘야 합니다.

침, 도침, 약침, 부항 모두 응용할 수 있습니다. 다만, 다열근에 닿을 수 있게 충분히 깊게 후관절까지 자입하는 것이 좋습니다. 이때, 극돌기와 극돌기 사이로 침을 깊이 심자하여 후궁간(interlamina)으로 침이 들어가지 않도록 주의합시다. 척수를 자극할 수 있습니다. 침치료인 경우 황색인대를 뚫기 어려워 척수손상의 확률은 극히 미미합니다. 도침이나 약침치료 시에는 깊이에 주의하시는 것이 좋습니다. 후관절을 목표로 자입 시 극돌기에서 외측으로 2 cm 떨어져 자입하는 것이 안전합니다.

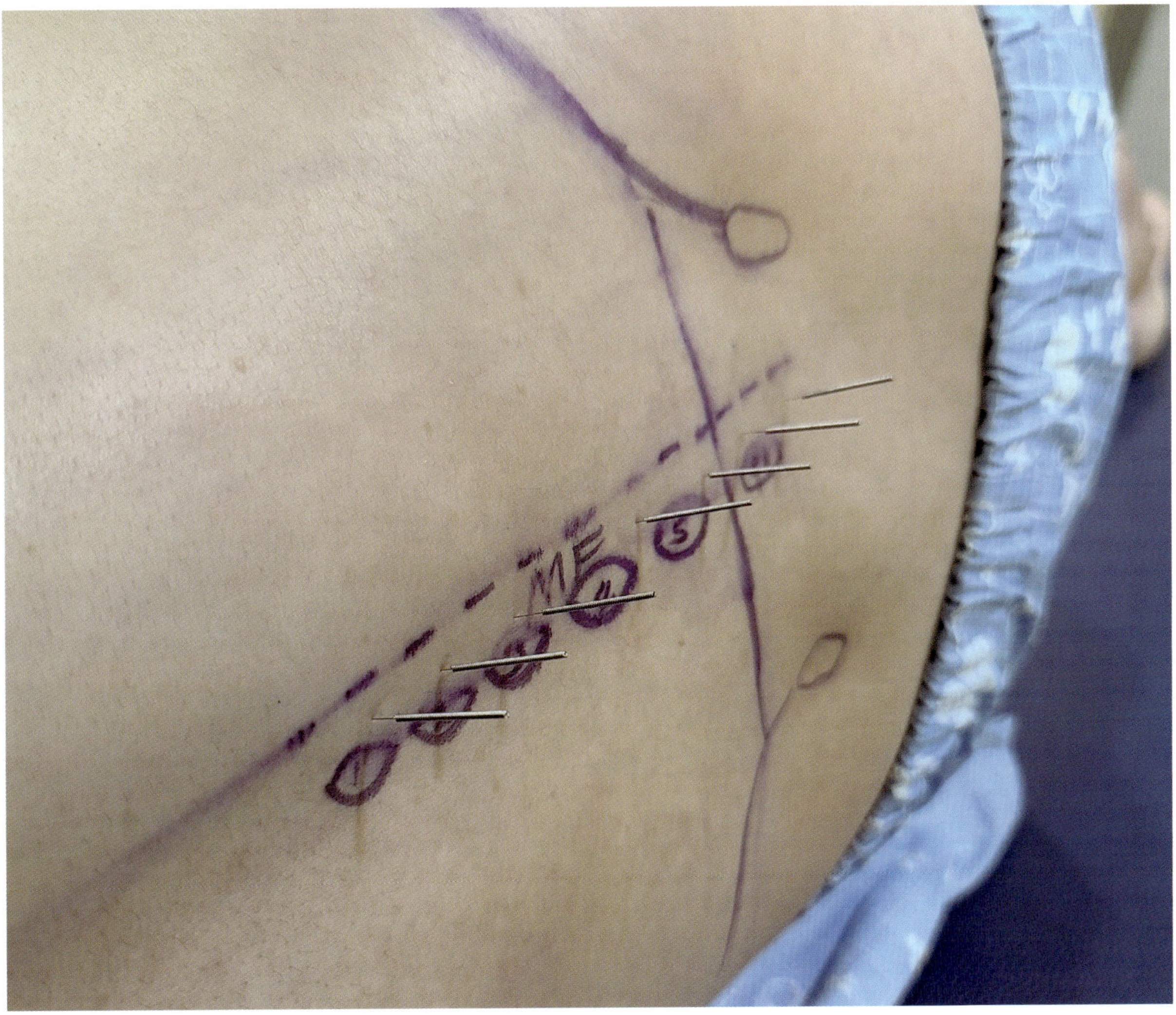

● 그림 3. 요추 다열근 침치료

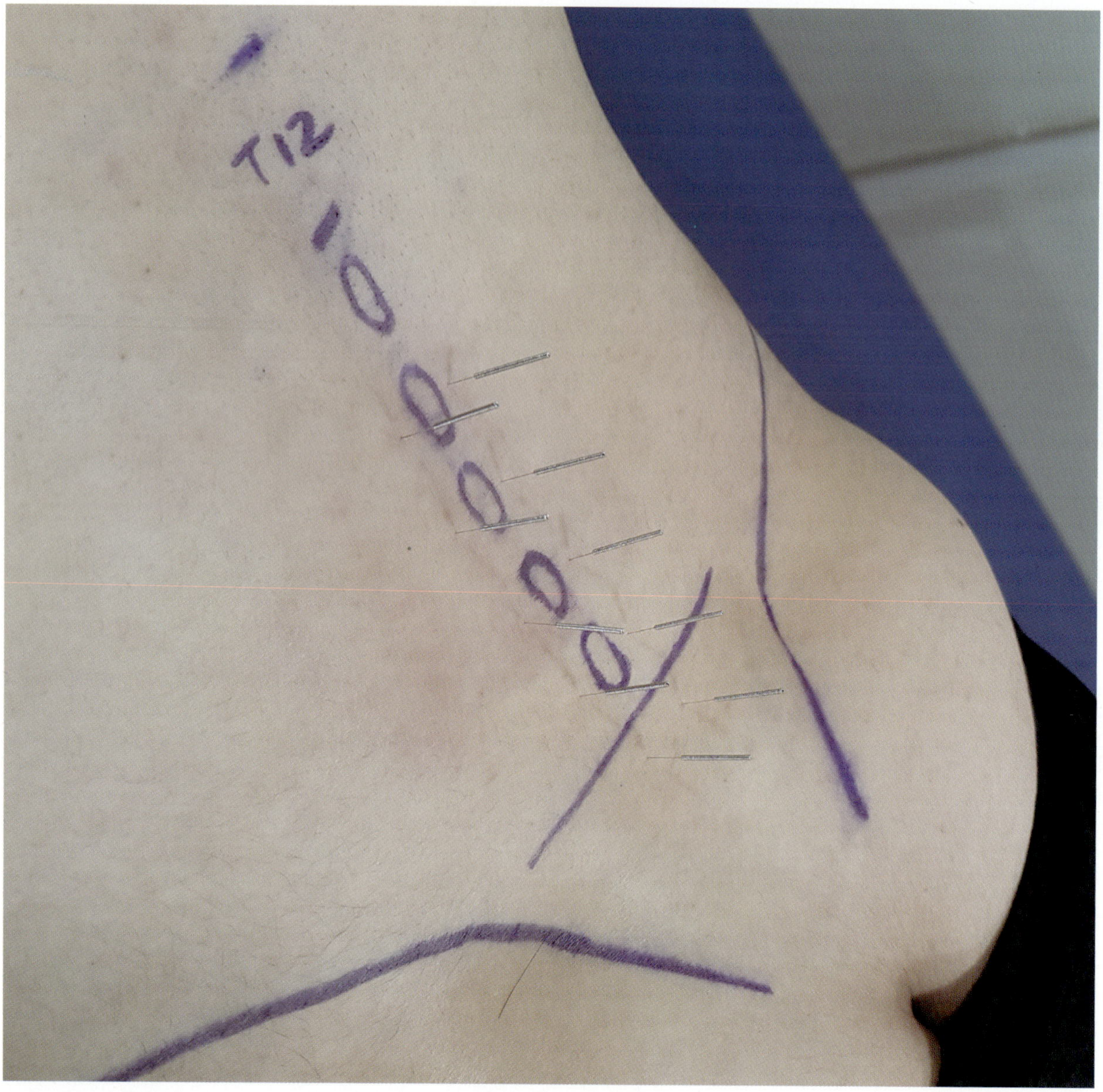

● 그림 4. 다열근 침치료

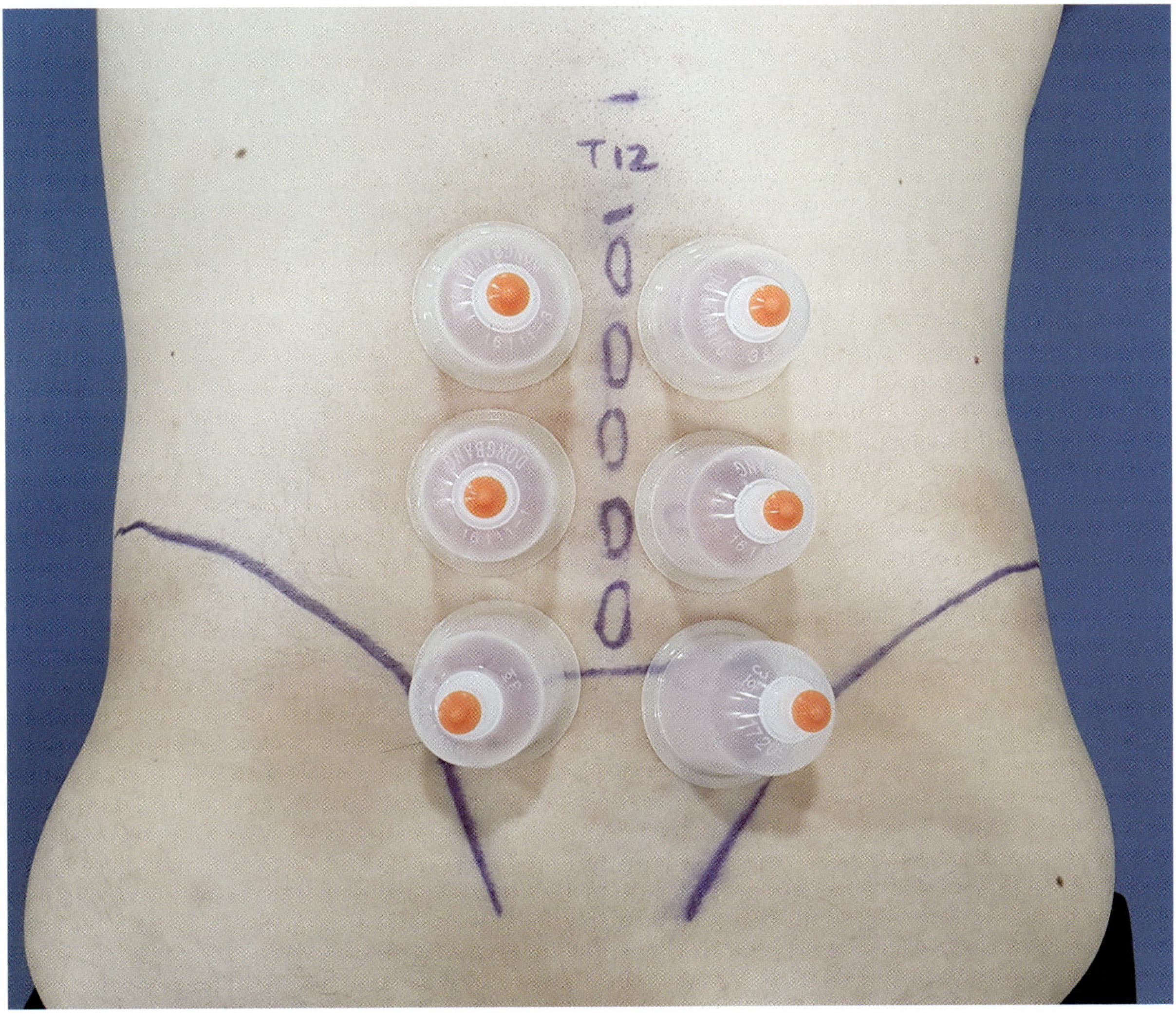

● 그림 5. 다열근 부항치료

Hides JA, Richardson CA, Jull GA. Multifidus muscle recovery is not automatic after resolution of acute, first-episode low back pain. Spine (Phila Pa 1976). 1996;21(23):2763-9.

02

흉최장근

(Longissimus thoracis, 등가장긴근)

핵심포인트

요통에서 꼭 치료해줘야 하는 근육

기시	요추의 횡돌기(transverse process) 및 관절돌기(articular process), 요배근막(lumbodorsal fascia)
종지	모든 흉추의 횡돌기(transverse process), 하측의 늑골(rib) 9번-10번

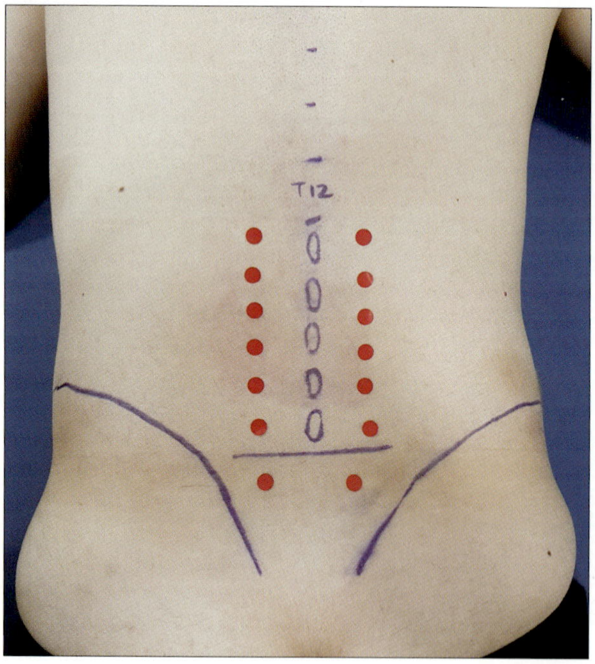

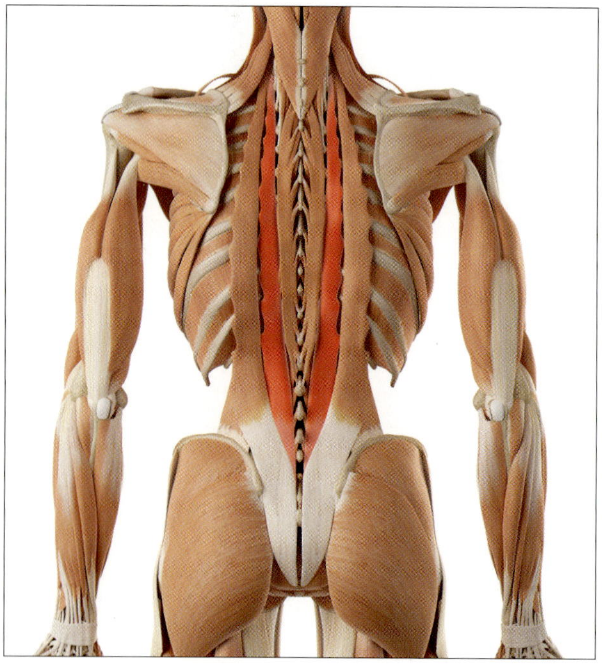

개괄

다열근(M) 바깥쪽으로, 최장근(L), 그 옆으로 장늑근(IC)이 척추의 주요 근육입니다. 이 중 최장근은 요추의 횡돌기와 천골부터 붙어있는 흉요근막에서 시작해 모든 흉추의 횡돌기와 늑골에 붙는 긴 근육입니다. 한의학적으로 봤을 때 방광경 1선에 해당하는 부위입니다. 극근, 장늑근과 함께 대표적인 척추기립근의 하나로, 척추를 신전하는 작용을 하고 요통에서 긴장이 많이 발생합니다. 최장근은 어디든지 압통점이 생길 수 있으니, L5부터 T12까지 최장근은 꼼꼼히 눌러보고 통증이 있다면 치료해줘야 합니다. 급성뿐만 아니라 만성 요통에서 통증이 잘 발생하며, 신경을 포착하면 엉덩이쪽으로 통증이 퍼지기도 합니다.

윤상훈 원장의 임상꿀팁

다열근, 흉최장근 구분해서 촉진하는 것이 어렵다?

요통이 주로 나타나는 부위는 하위요추와 요천부입니다. L4-S1까지 다열근과 흉최장근은 같은 근막에 싸여 있어 촉진으로 구분하는 것이 쉽지 않습니다. 걱정하실 것 없습니다. 하위 요추부위 근육을 정확히 구분하기보단 압통점을 파악하여 정확한 위치에 안전한 깊이로 자입하는 것이 더 중요합니다. 그래서 근육 구분보다는 뼈의 랜드마크를 촉진해서 척추의 레벨을 파악하고, 후관절과 횡돌기, 천장관절 등의 위치를 파악하는 것이 더 중요합니다.

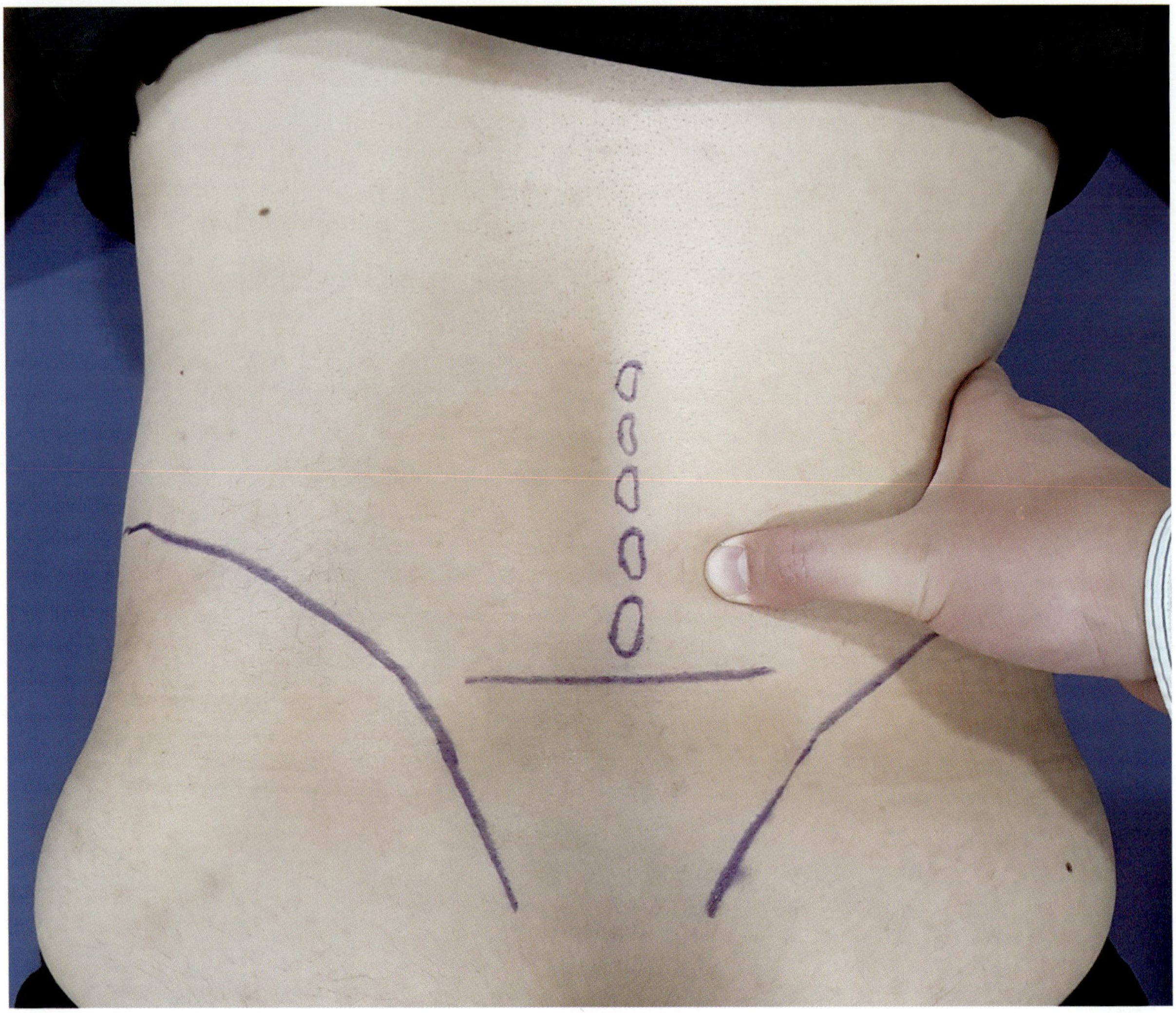

● 그림 1. 흉최장근 촉진

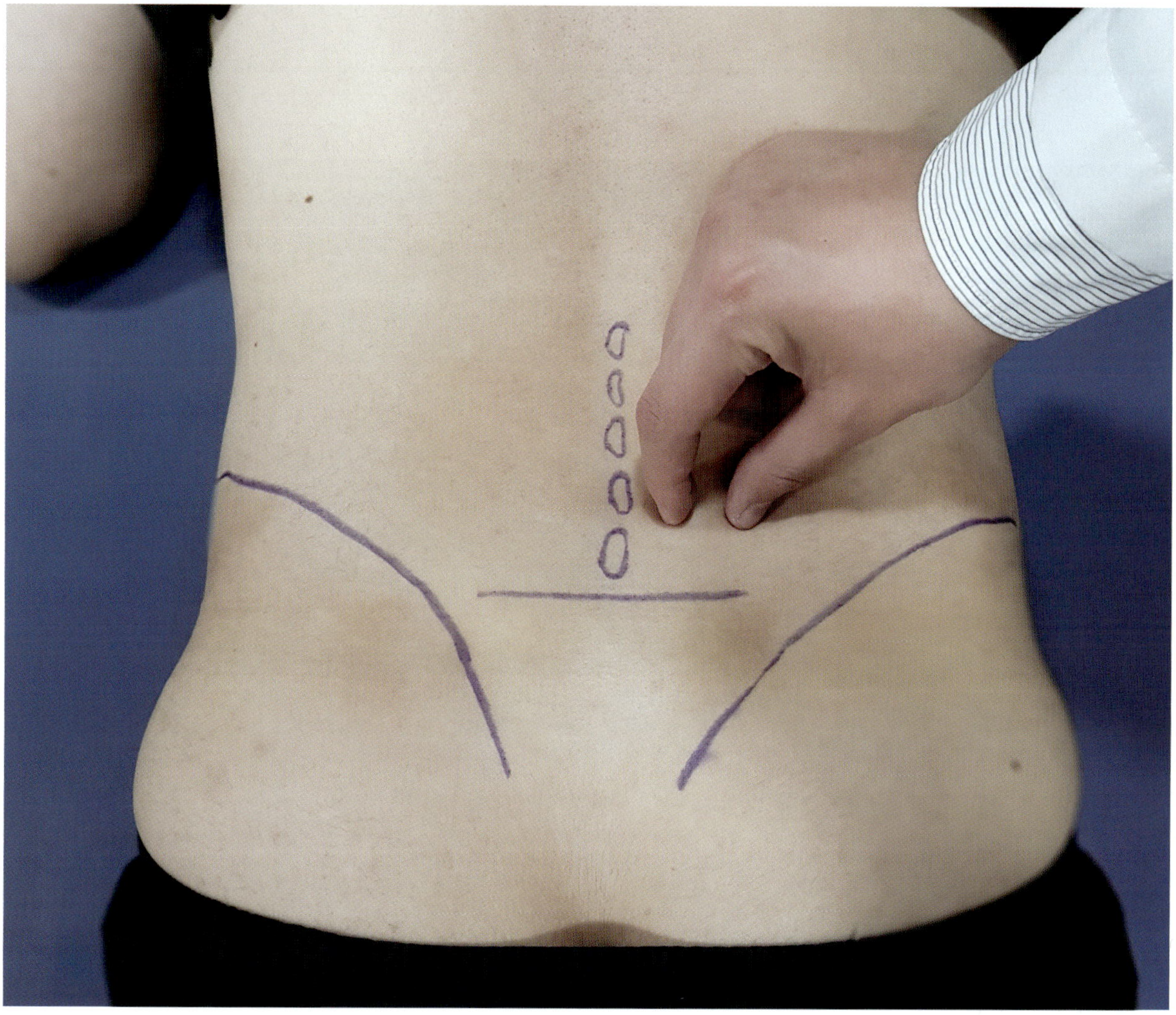

● 그림 2. 흉최장근 촉진

최장근은 극돌기 외측에서 2-3 cm 떨어진 곳, 근육이 가장 볼록하게 올라와 있는 부분입니다. 환자가 엎드린 자세에서 몸통을 신전시키려 할 때 수축되는 근육입니다. 흉최장근에 문제가 생기면 허리를 똑바로 펴거나 자세를 바꾸는 것이 어려운 경우가 많습니다.

흉최장근-장축

기해수(氣海兪, BL24),
대장수(大腸兪, BL25)

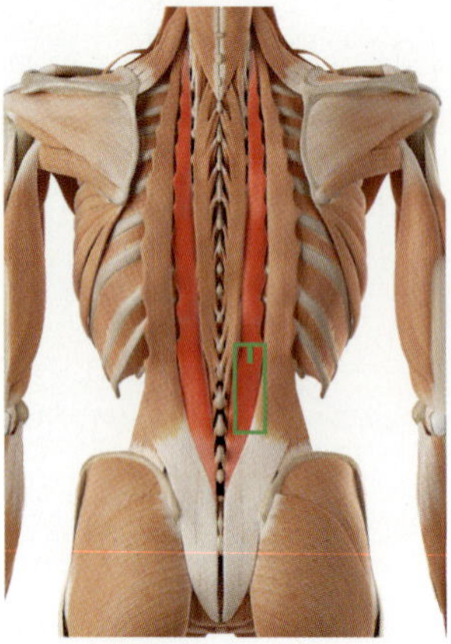

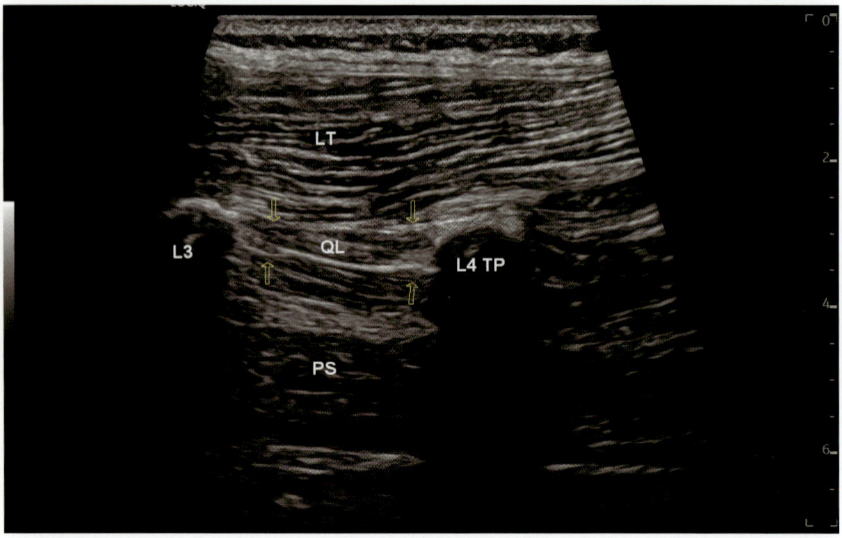

L3-L4 레벨 흉최장근 장축 영상. 표면 1-3 cm에 흉최장근(LT)이 위치합니다. 흉최장근 아래로 요추 3번, 4번 횡돌기가 보이며, 그 사이를 주행하는 요방형근(QL)의 외측 경계(노란 화살표) 관찰됩니다. 요방형근 아래 대요근(PS)의 모습이 관찰됩니다.

LT, Longissimus thoracis(흉최장근); **QL**, Quadratus lumborum(요방형근); **PS**, Psoas major(대요근); **L3**, L3 Transverse process(L3 횡돌기); **L4 TP**, L4 Transverse process(L4 횡돌기).

흉최장근-단축(횡돌기 사이)

족태양경근

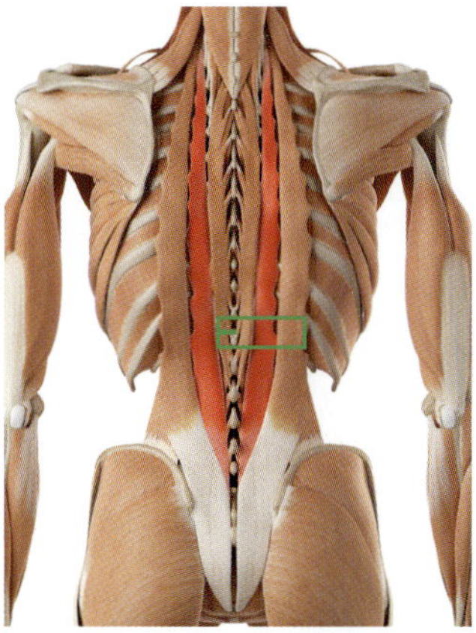

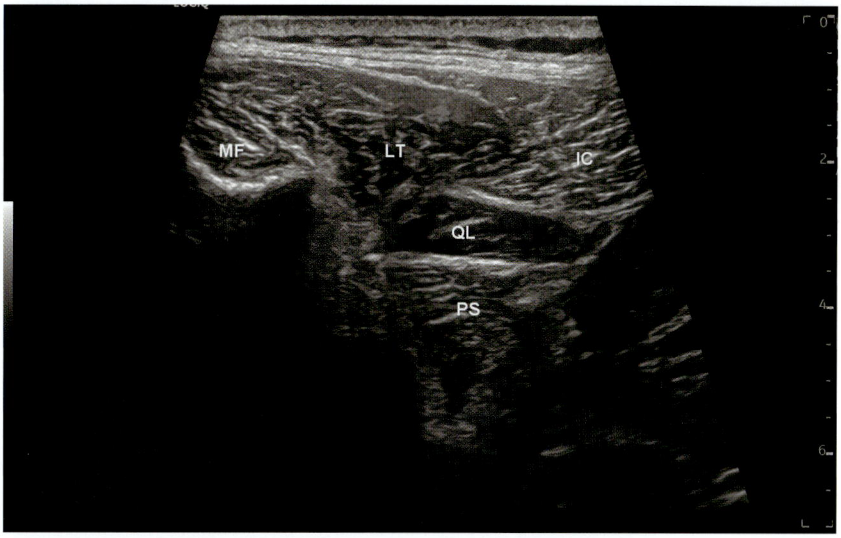

상위 요추의 흉최장근 단축 영상. 그림 가장 좌측(medial)에 다열근(MF)이 보이며, 다열근을 덮으며 우측에 크게 0.5-3 cm 깊이에 흉최장근(LT)이 위치합니다. 더 우측에는 요장늑근(IC)이 관찰되며 그 아래로는 요방형근(QL)과 대요근(PS)이 차례로 위치합니다.

MF, Multifidus(다열근); **LT**, Longissimus thoracis(흉최장근); **QL**, Quadratus lumborum(요방형근); **IC**, Iliocostalis lumborum(요장늑근); **PS**, Psoas major(대요근).

흉최장근-단축(횡돌기)

족태양경근

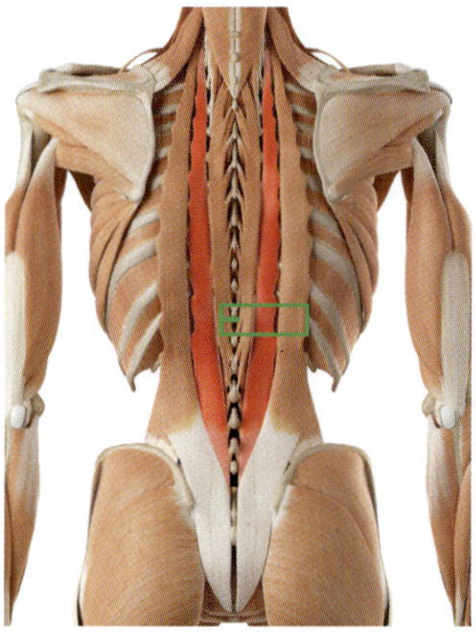

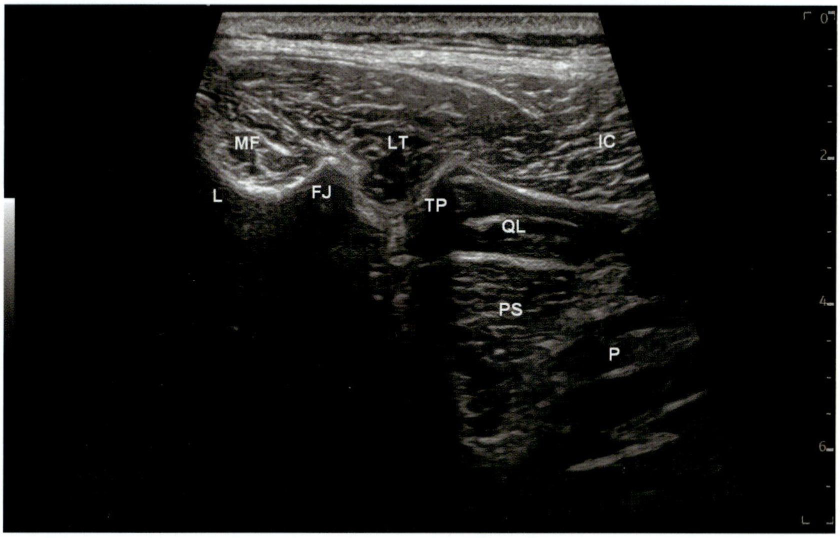

상위 요추의 흉최장근 및 횡돌기 단축 영상. 추궁판(L)과 후관절(FJ), 횡돌기(TP)가 함께 나오게 촬영한 영상입니다. 그림 가장 좌측(medial)에 추궁판과 후관절 위로 다열근(MF)이 보입니다. 다열근을 덮으며 후관절과 횡돌기 위로 0.5-3 cm 깊이에 흉최장근(LT)이 위치합니다. 더 우측에는 요장늑근(IC)이 있습니다. 그 아래로는 요방형근(QL)과 대요근(PS)이 차례로 위치하고 대요근 외측하방으로는 복막이 보입니다. 복막 안에는 신장을 비롯한 주요 장기들이 있는 만큼 자입 시 복막을 뚫지 않게 주의합니다.

MF, Multifidus(다열근); **LT**, Longissimus thoracis(흉최장근); **QL**, Quadratus lumborum(요방형근); **IC**, Iliocostalis lumborum(요장늑근); **PS**, Psoas major(대요근); **P**, Peritoneum(복막); **L**, Lamina(추궁판); **FJ**, Facet joint(후관절); **TP**, Transverse process(횡돌기).

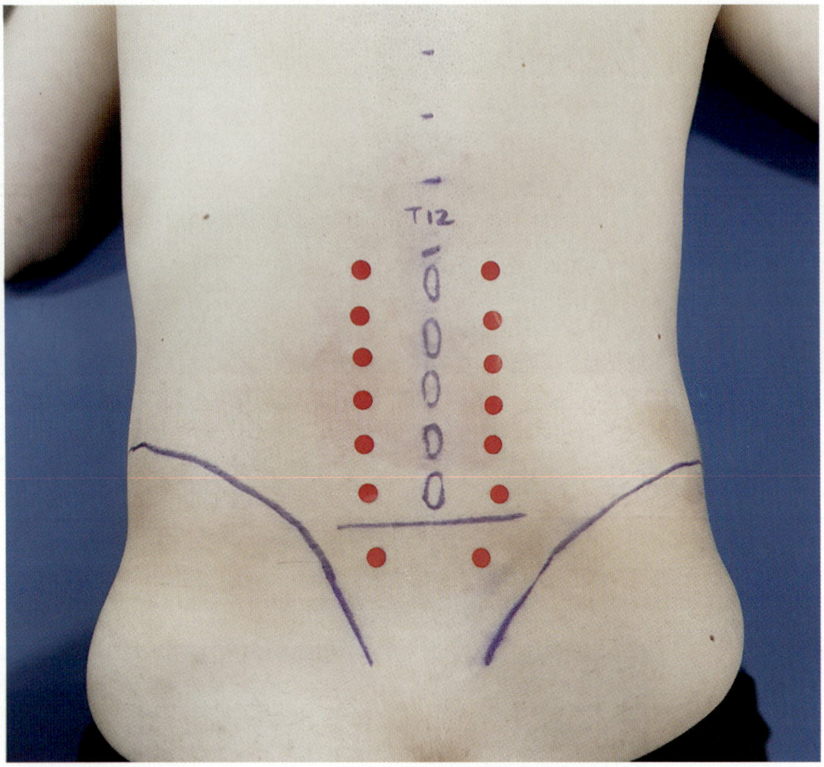

● 그림 3. 흉최장근 압통점

압통점 촉진 : 허리통증에서는 다열근과 흉최장근, 장늑근, 요방형근을 꼼꼼히 눌러 압통점이 있다면 모두 치료해 주는 것이 중요합니다. 이때, 최장근은 한의학에서 방광경에 해당하는 근육입니다.

꼼꼼히 압통점을 찾아봐야 하지만 저자의 경험상 팁을 드린다면 주로 급성적인 요통에서는 최장근과 요장늑근의 긴장이 많이 나타났으며, 만성적인 요통인 경우 다열근과 요방형근의 긴장도 함께 나타나는 경우가 많았습니다. 하지만 환자의 통증 위치에 따라서 꼭 꼼꼼히 모두 눌러봐야 합니다.

침, 약침, 도침 모두 가능합니다. 침치료의 경우 2-4 cm 정도 깊이로 자입하면 최장근을 풀어줄 수 있습니다. 다만, 만성적인 요통이 있거나 요추 추간판탈출증으로 인해 다리에 저림이 나타나는 경우 좀 더 깊이 5-6 cm 정도로 후관절이나 횡돌기 부근까지 자입하시면 좋습니다.

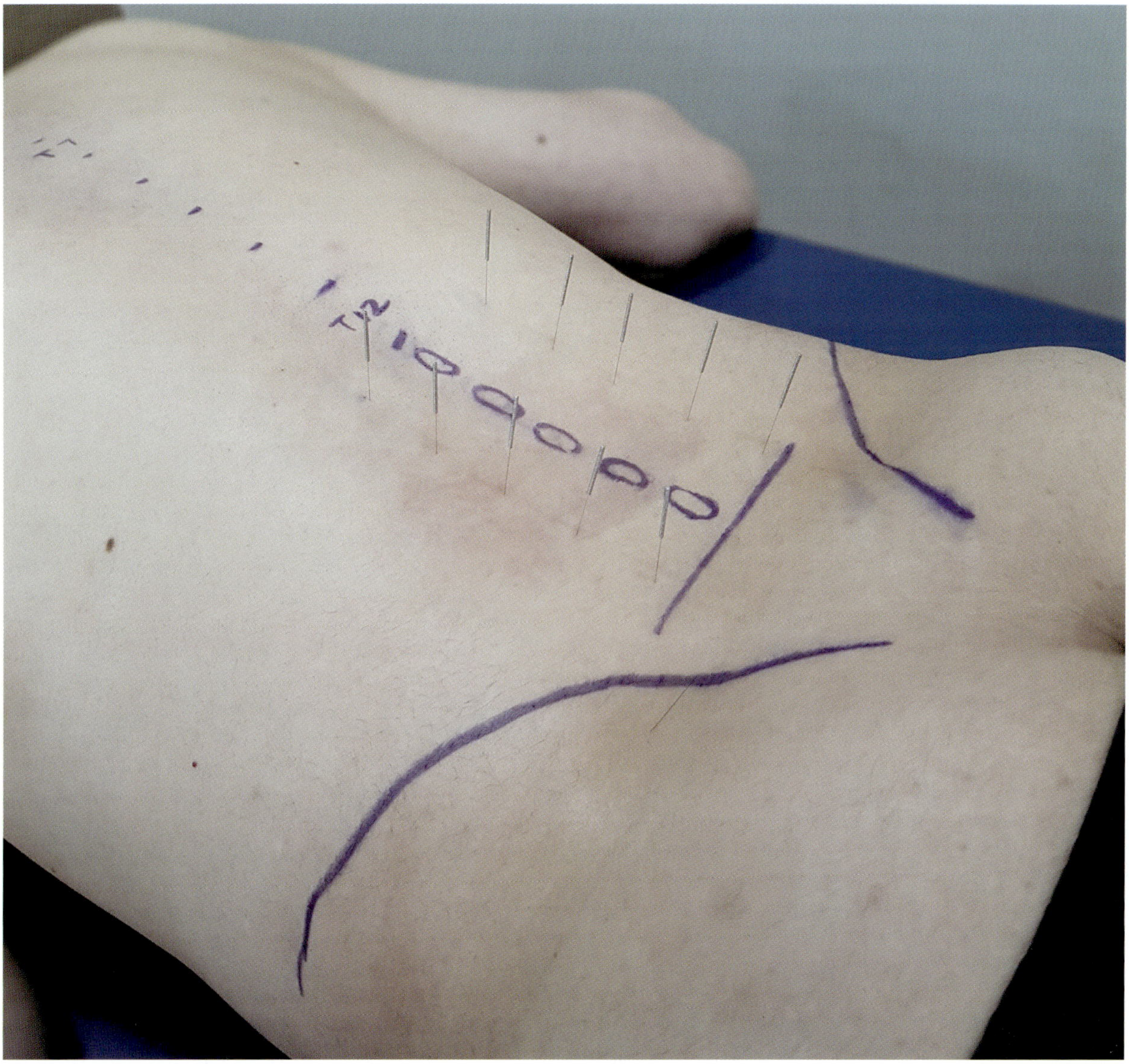

● **그림 4.** 흉최장근 침치료

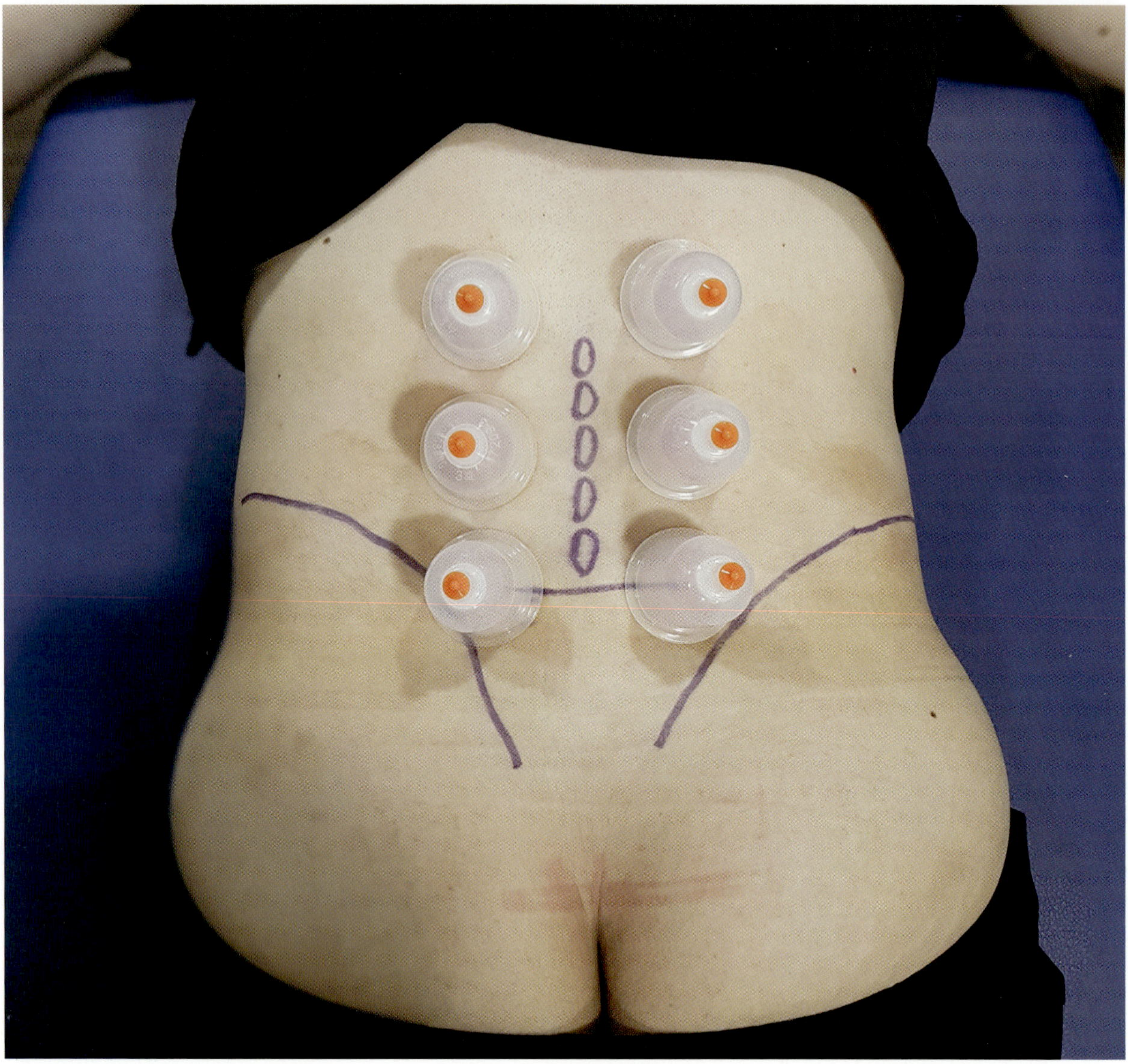

● **그림 5.** 흉최장근 부항치료

03

요장늑근

(Iliocostalis lumborum, 허리엉덩갈비근)

핵심포인트

허리의 바깥쪽과 골반 쪽으로 통증을 호소한다면?!

기시	천골(sacrum), 장골능(iliac crest), 흉추 11번(T11)에서 요추 5번(L5)까지의 극돌기
종지	늑골(rib)7번에서 늑골(rib)12번까지의 아랫면

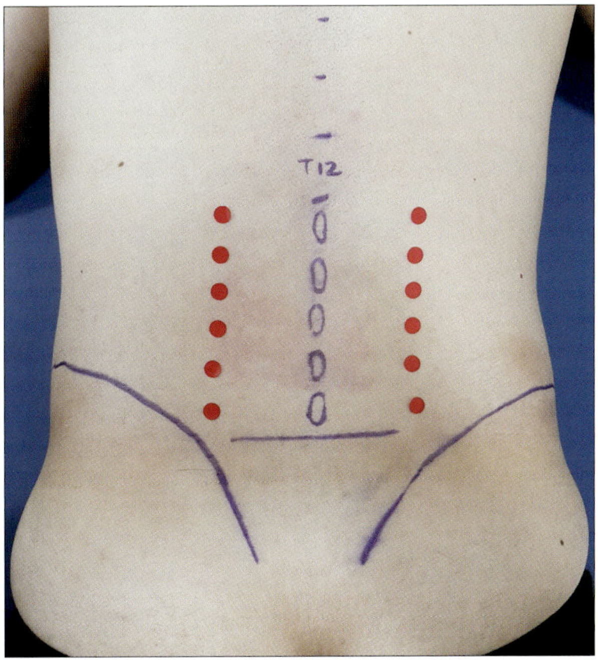

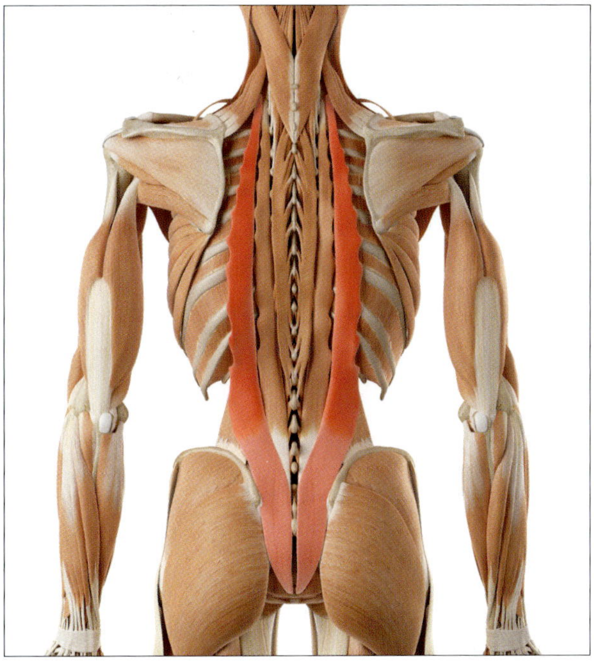

개괄

장늑근은 천골과 장골능에서 시작하여 하부 갈비뼈에 부착되는 근육입니다. 한의학적으로 방광선 2선에 해당하는 부위입니다. 척추기립근의 가장 바깥쪽을 구성하는 근육으로 허리뿐만 아니라 골반과 갈비뼈, 몸통의 전체적인 움직임에 많이 관여합니다. 최장근이 허리를 주로 신전시키는 작용을 한다면 장늑근은 측굴이나 회전과 같은 자세에서 많이 사용하게 됩니다. 비교적 허리 중심보다 바깥쪽 내지는 옆구리에 통증을 호소하거나 장골능 부위에 통증을 호소한다면 장늑근의 문제를 의심할 수 있습니다. 환자가 허리를 비틀거나 돌아누울 때 허리 외측이나 골반 부위에 통증을 호소한다면 요장늑근의 문제를 의심할 수 있습니다.

근육촉진과 기능검사

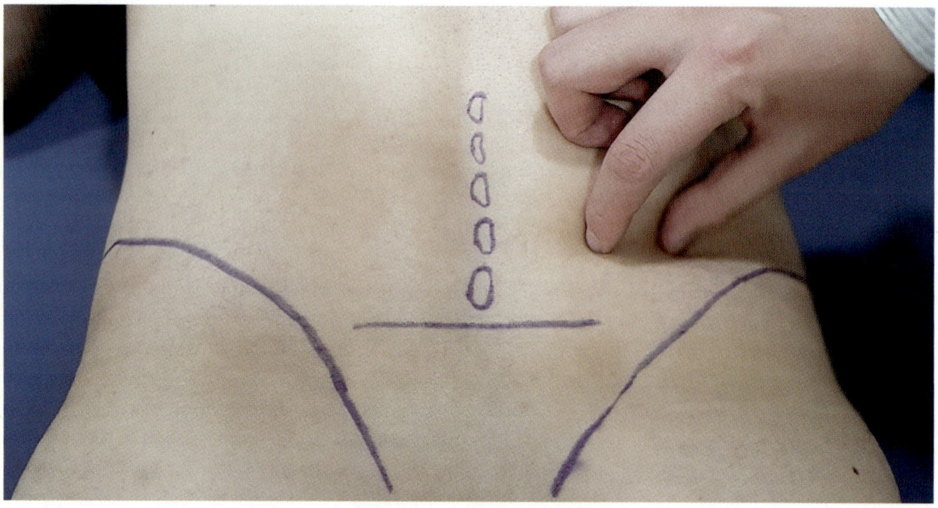

● **그림 1.** 요장늑근 촉진

요장늑근은 최장근의 외측, 척추기립근의 가장 바깥쪽을 구성하고 있습니다. 환자가 엎드린 자세에서 몸을 뒤로 젖힐 때 수축되는 근육 중 가장 바깥쪽에 있는 근육입니다. 허리를 측굴하거나 회전시킬 때 해당 부위에 통증을 일으킬 수 있습니다.

요장늑근-단축

족태양경근

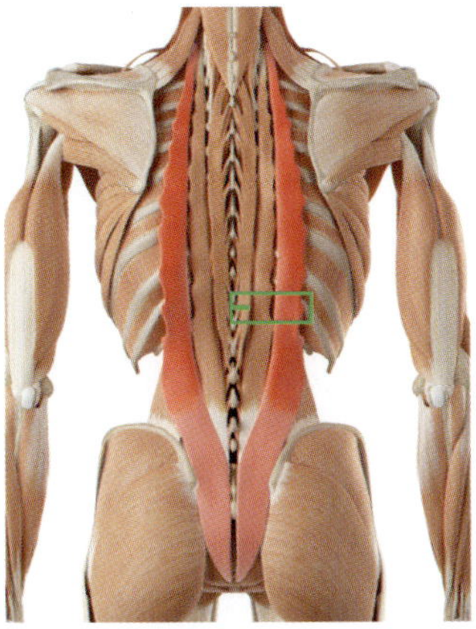

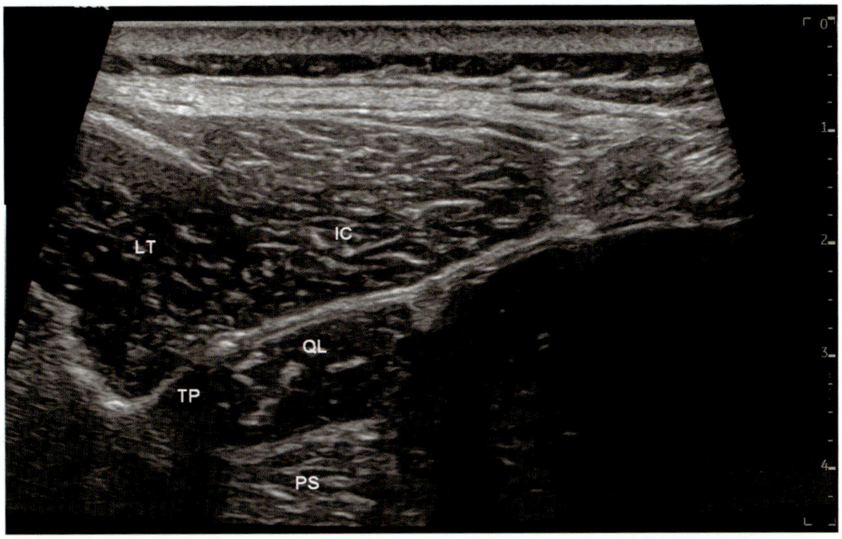

요장늑근 상부 단축 영상. 화면 중앙 0.75-3 cm 깊이에 요장늑근(IC)이 크게 위치합니다. 요장늑근 안쪽으로 흉최장근(LT)이 위치하고, 아래로 요방형근(QL)과 대요근(PS)이 각각 위치합니다.

LT, Longissimus thoracis(흉최장근); **QL**, Quadratus lumborum(요방형근); **IC**, Iliocostalis lumborum(요장늑근); **PS**, Psoas major(대요근); **TP**, Transverse process(횡돌기).

요장늑근-장축

족태양경근

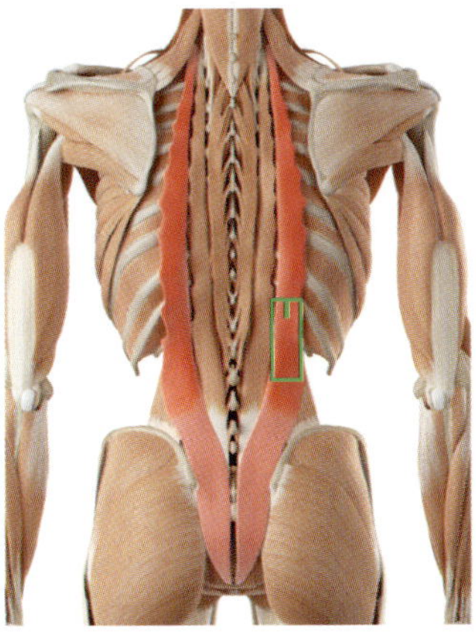

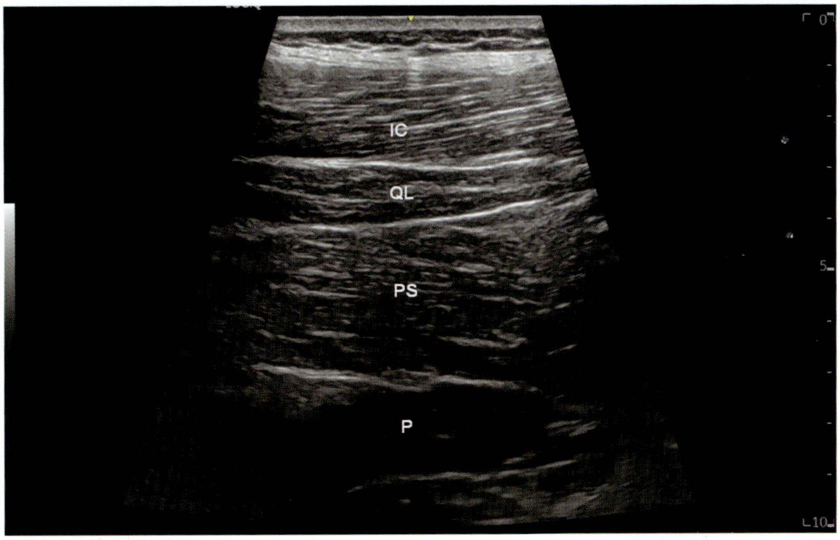

흉요추 이행부에서 요장늑근 장축 영상. 가장 표면부터 1-3 cm 요장늑근(IC), 3-4 cm 요방형근(QL), 4-7 cm 대요근(PS)이 위치하고 가장 아래엔 복막(P)이 위치합니다. 마른 여자의 경우 7 cm 이상 자입하면 대요근을 뚫고 복막을 뚫을 수 있으므로 자입 시 주의합니다.

IC, Iliocostalis lumborum(요장늑근); **QL**, Quadratus lumborum(요방형근); **PS**, Psoas major(대요근); **P**, Peritoneum(복막).

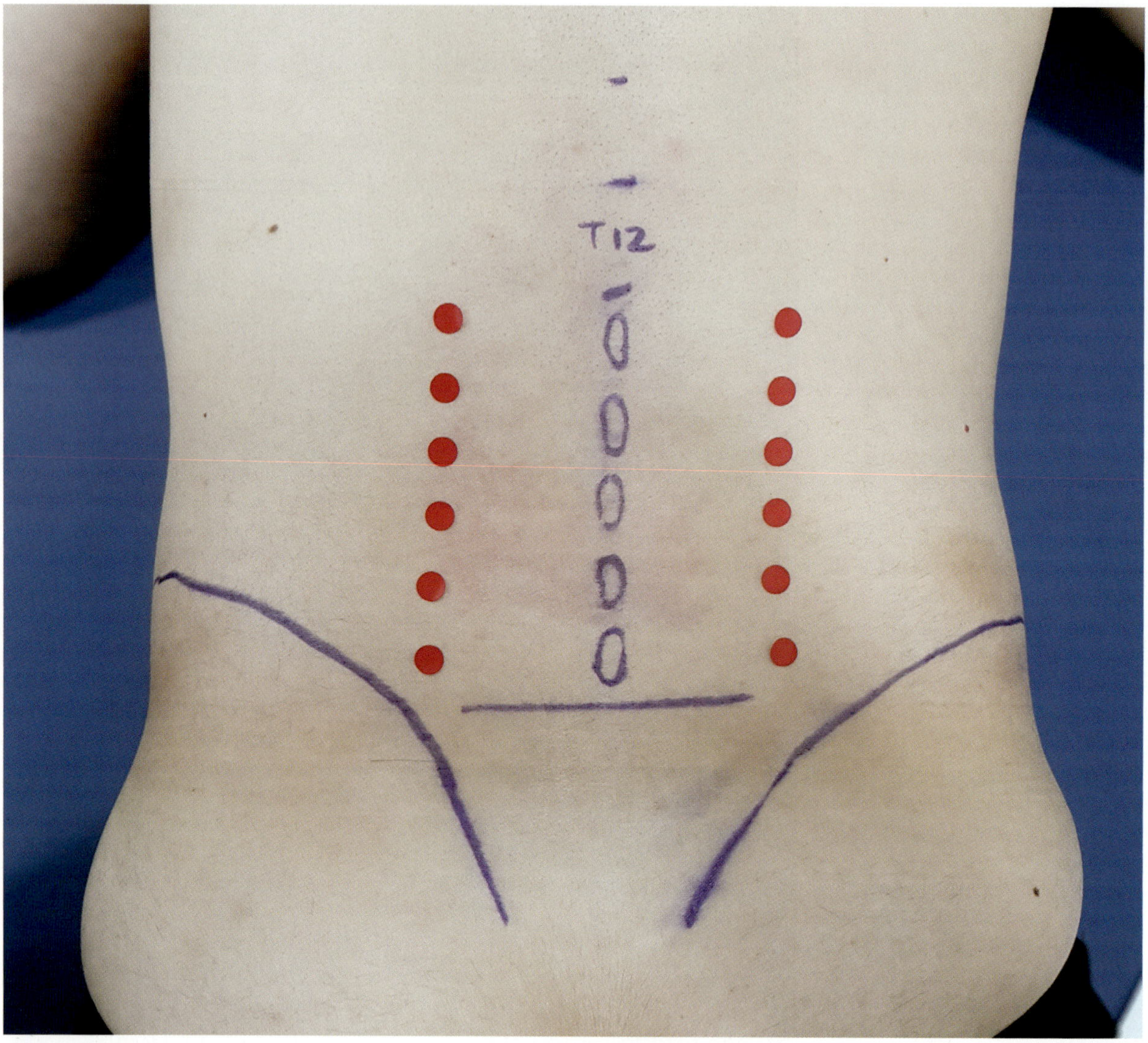

● 그림 2. 요장늑근 압통점

압통점 촉진 : 요추 기립근의 압통점 평가는 다열근부터 시작하여 최장근, 요장늑근까지 안에서 바깥쪽으로 꼼꼼히 모든 척추 분절을 눌러가면서 찾아보는 것이 중요합니다. 광범위한 부분을 모두 체크하여야 하기 때문에 너무 시간이 오래 걸릴 것 같으면 환자에게 가장 아픈 곳을 찍어보라고 하여 부위를 축소시키고, 그 근처를 집중적으로 찾습니다.

요장늑근은 바깥쪽에 위치하는 척추기립근으로 4-5 cm 이상 심자할 경우 신장을 손상시킬 수 있습니다. 그래서 엎드린 자세에서 2 cm 이내로 자입하여 안전하게 치료하는 것이 좋습니다. 침뿐만 아니라 추나, 약침, 도침, 부항 모두 다양하게 활용할 수 있습니다.

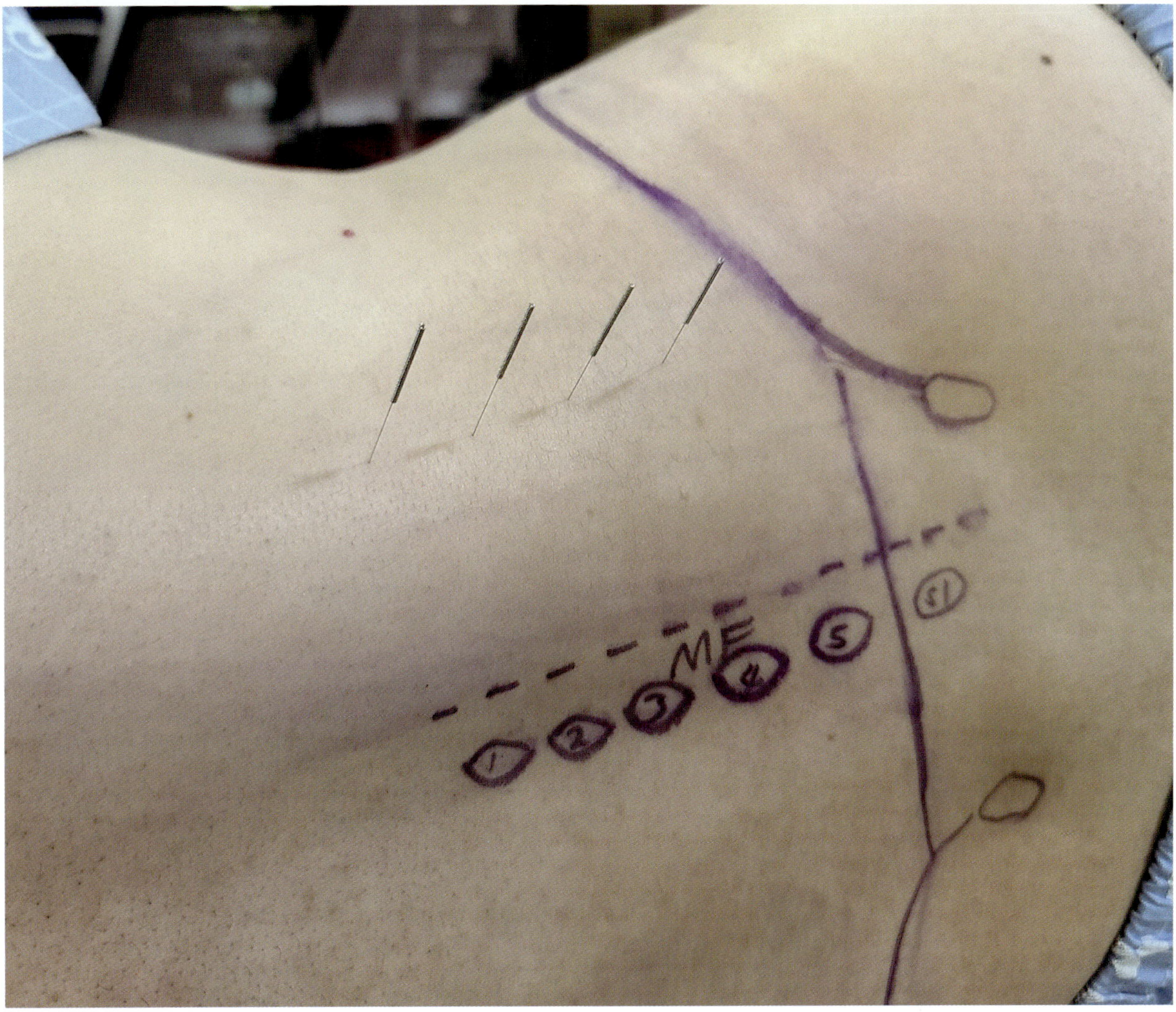

● **그림 3.** 요장늑근 침치료

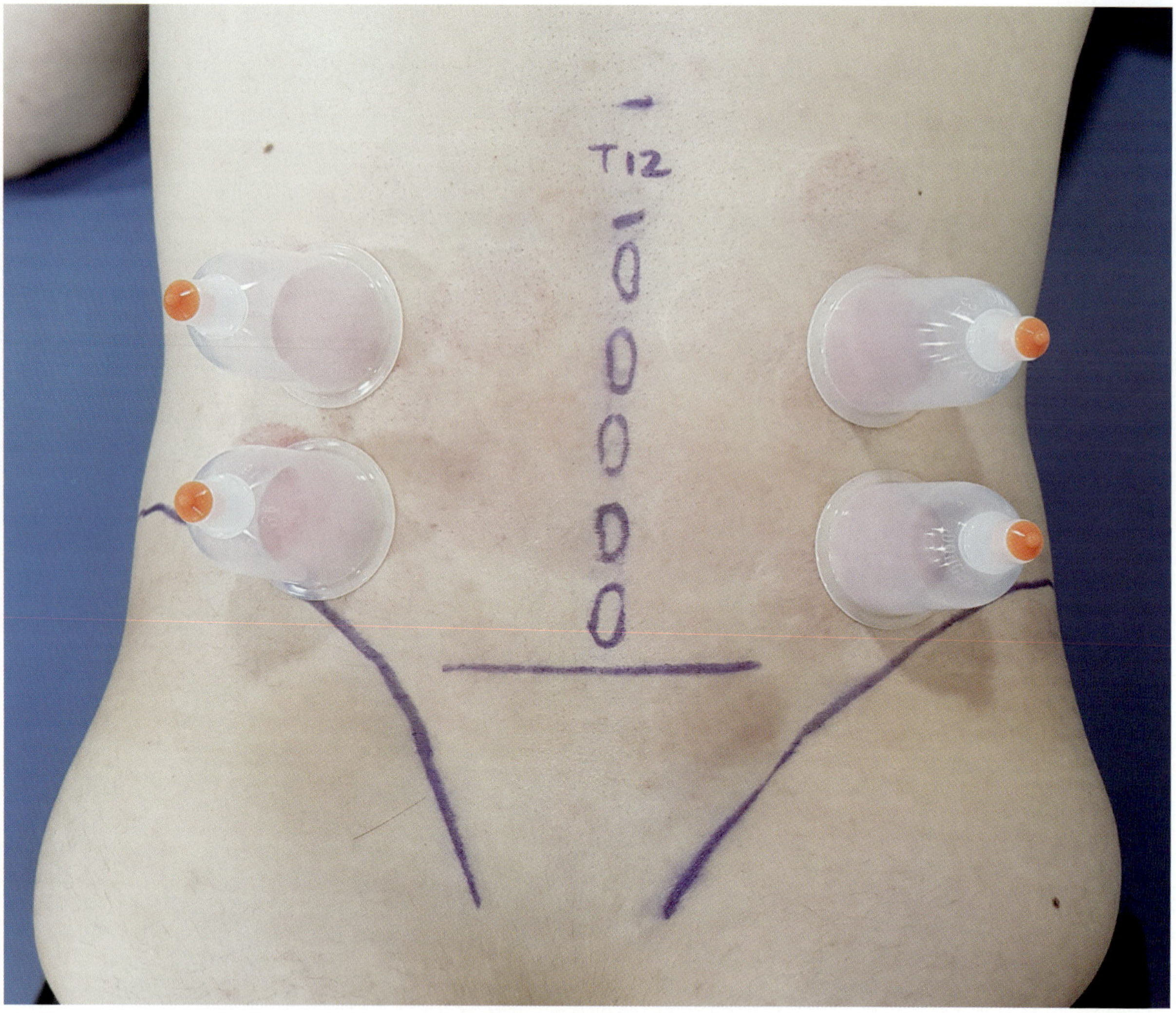

● 그림 4. 요장늑근 부항치료

04

요방형근

(Quadratus lumborum, 허리네모근)

핵심포인트

요통에서 놓치기 쉬우나, 꼭 압통을 확인해야 합니다.

기시	장골능(iliac crest)과 장요인대(iliolumbar ligament)
종지	흉추 12번(T12)에서 요추 4번(L4)까지의 횡돌기와 늑골(rib)12번

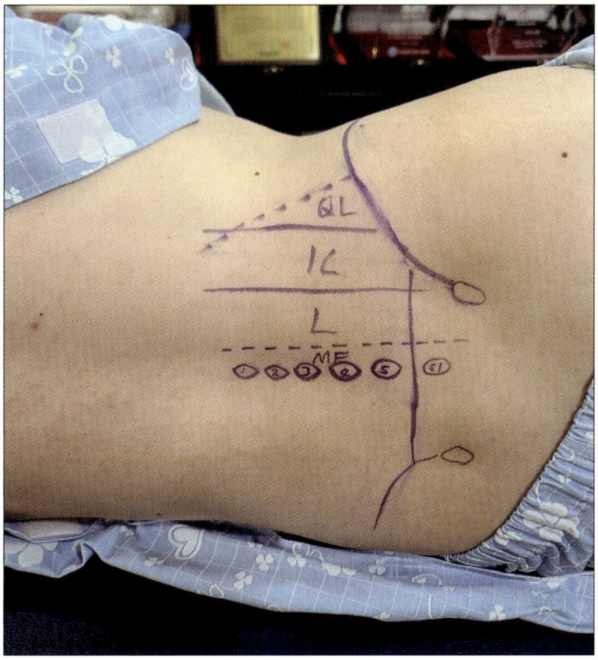

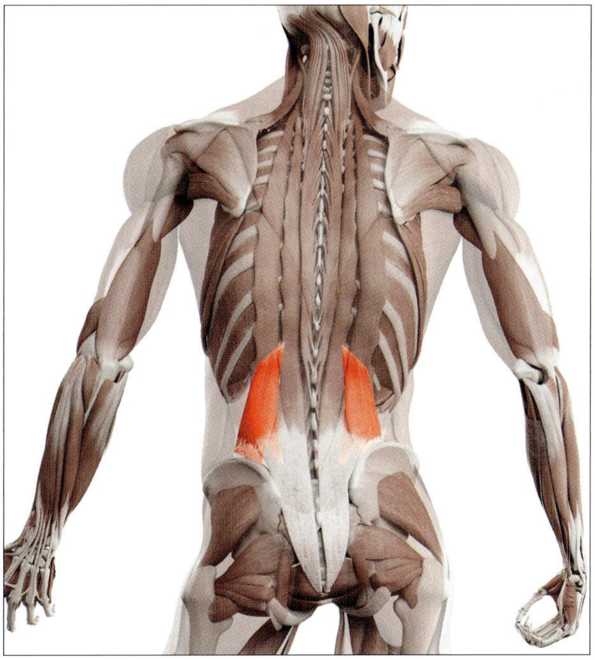

개괄

요방형근은 장골능에서 시작해 요추의 횡돌기 끝 및 12번 늑골에 부착되는 근육입니다. 척추기립근 안쪽에 비교적 깊이 위치한 근육으로 요통에서 긴장이 많이 발생하는 근육입니다. 요방형근에 문제가 나타날 경우, 급성인 경우 동작의 제한이 나타나며, 만성인 경우 통증으로 고착되어 환자는 요방형근이나 요장늑근 부위를 정확히 가르키며 통증을 호소합니다. 요통에 있어서 중요한 근육을 꼽으라면 장요근과 요방형근을 꼽을 수 있습니다. 환자는 특히 돌아 눕는 것이 불편하다고 호소합니다.

윤상훈 원장의 임상꿀팁

요통, 원인 찾기가 너무 어렵다면?

요추는 다른 관절과 비교하여, 통증을 일으킬 수 있는 원인이 많습니다. 또한 여러 원인이 동시에 통증을 일으킬 수 있어 감별진단이 쉽지 않은 게 사실입니다. 특정 동작이 어떤 근육의 문제라고 단순 연결하기도 어려운 것이 사실입니다. 하지만 기준이 없이 치료하면 아무것도 할 수 없기 때문에 어느 정도 진단 기준을 가지고 가시는 것이 좋습니다. 제가 임상에서 간단하게 요통의 원인을 찾는 방법을 알려드리겠습니다(방사통이 없는 분 기준).

1. SLRT 양성 → 일단 디스크의 가능성을 환자에게 설명합니다. 민감도가 높고 특이도가 낮기 때문에 아닐 수도 있다고 해야 합니다.
2. 앉았다 일어날 때 통증, 불편감 → 장요근의 문제를 의심합니다.
3. 돌아누울 때 불편감 → 요방형근의 문제를 의심합니다.
4. 아침에 뻣뻣, 신전 시 허리 가운데 통증 → 후관절 증후군의 문제를 의심합니다.

급성요부염좌가 오면 1,2,3이 동시에 나타납니다. 이러한 기준을 갖고 치료해 나가면 한결 편할 것입니다.

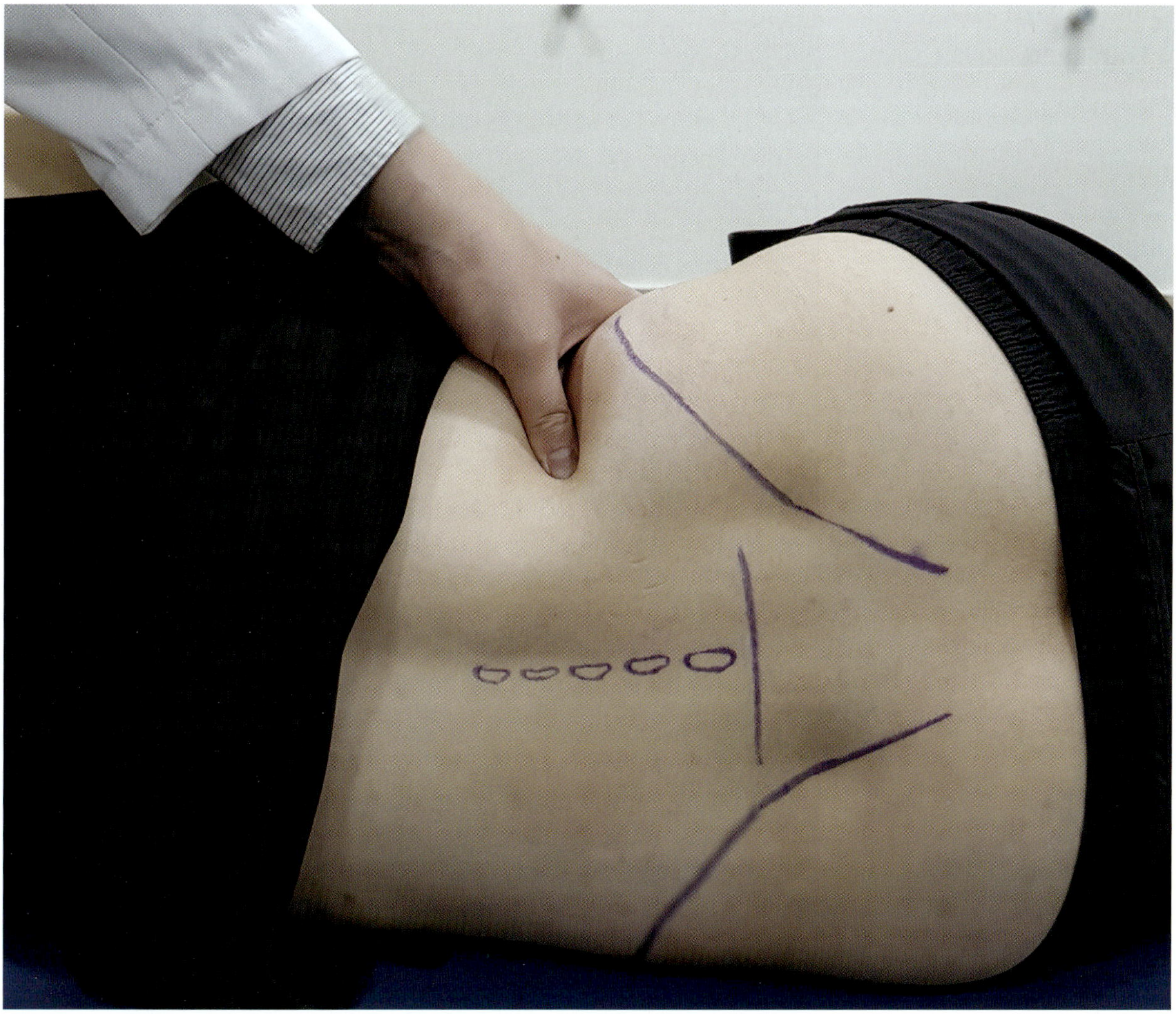

● 그림 1. 요방형근 촉진

요방형근의 촉진 및 기능검사는 그림 1과 같이 옆으로 누운 자세에서 시작합니다. 요방형근은 요장늑근의 바깥쪽에서 반대쪽 배꼽을 향해 누르면 손가락 끝에 촉진되는 근육입니다. 옆으로 누운 자세에서 상체를 똑바로 들어올려 측굴시키려할 때 요방형근 부위에 통증이 나타나거나 똑바로 측굴시키지 못하면 요방형근의 기능에 문제가 온 것으로 볼 수가 있습니다.

요방형근-장축

황문(肓門, BL51), 지실(志室, BL52)

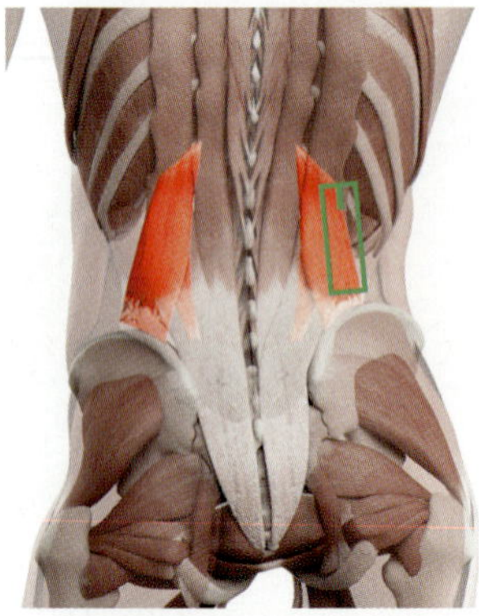

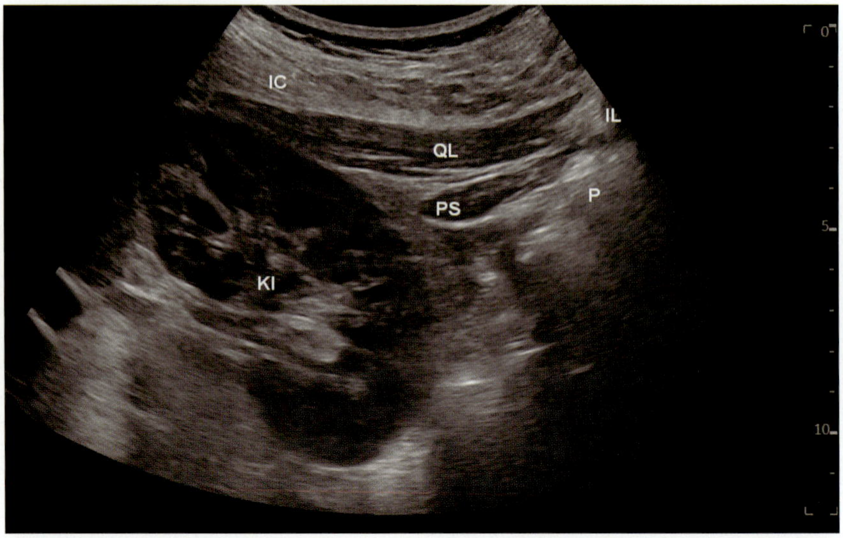

요방형근 장축 영상. 가장 표면에 요장늑근(IC)이 보이며, 그 아래로 요방형근(QL)이 약 1.5-3.5 cm 깊이에 위치합니다. 요방형근 상부는 신장(KI)과 매우 가깝고, 하부는 다소 먼 만큼, 요방형근은 하부 위주로 치료하고 항상 신장의 위치에 유의합니다.

IC, Iliocostalis lumborum(요장늑근); **QL**, Quadratus lumborum(요방형근); **PS**, Psoas major(대요근); **KI**, Kidney(신장); **P**, Peritoneum(복막); **IL**, Iliac crest(장골능).

요방형근-단축 (장골 부착부)

족태양경근

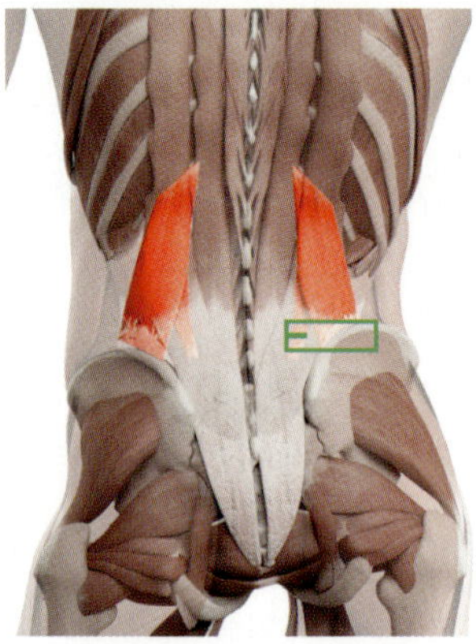

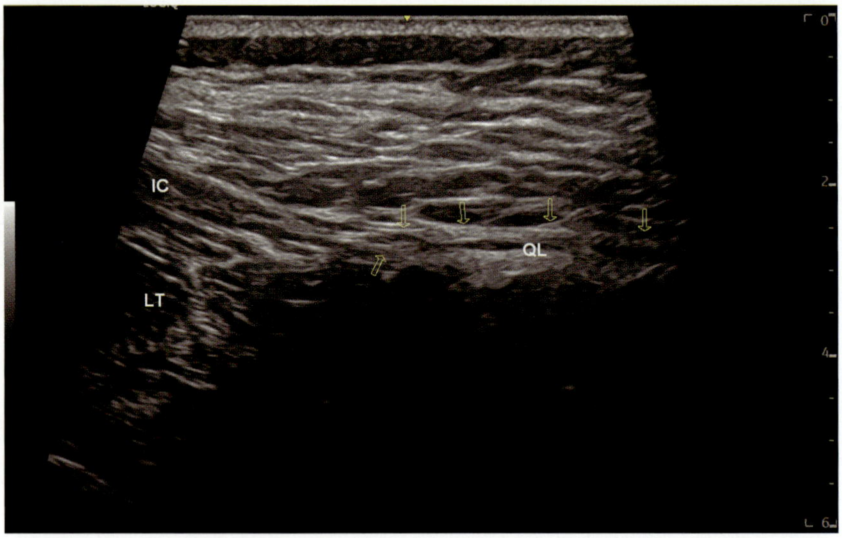

요방형근 장골 부착부 단축 영상. 화면 우측 가운데 2.7-3 cm 깊이에 위치한 요방형근(QL, 노란 화살표 안쪽)이 건의 형태로 변하며 장골에 부착할 준비를 하는 것이 보입니다.

LT, Longissimus thoracis(흉최장근); **IC**, Iliocostalis lumborum(요장늑근); **QL**, Quadratus lumborum(요방형근).

요방형근-단축 상부

족태양경근

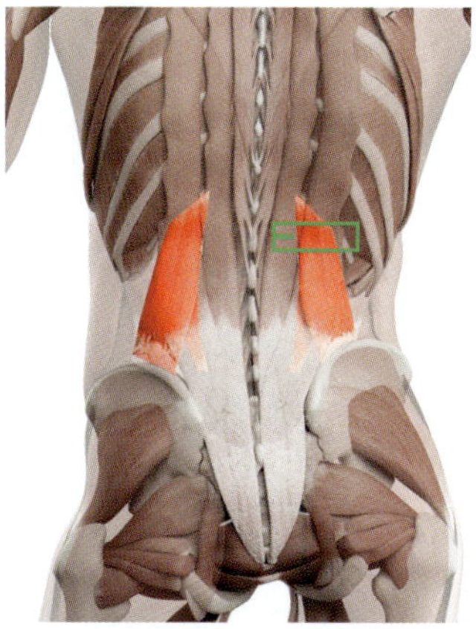

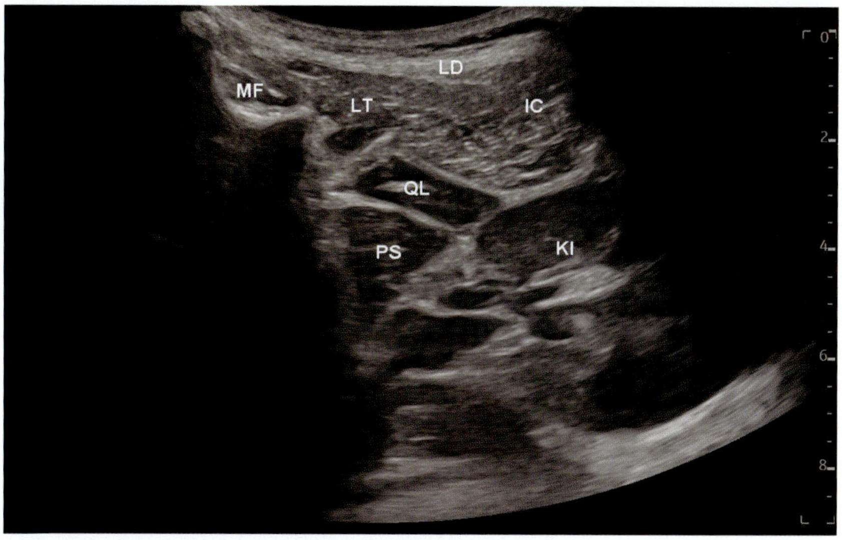

요방형근 상부 단축 영상. 가장 좌측 상단 심부에 다열근(MF)이 있고, 그 위를 최장근(LT)이 덮고 있습니다. 최장근 옆으로 요장늑근(IC)이 크게 위치하고, 요장늑근 위로 광배근(LD)이 얇게 덮고 있는 모습이 보입니다. 최장근과 요장늑근 아래 2-3.5 cm 깊이에 요방형근(QL)이 지나가는 모습이 보입니다. 무엇보다 요방형근 우측(lateral) 3-4 cm 깊이에 신장이 크게 보이므로, 요방형근 최상단은 치료 시 매우 조심해서 접근해야 합니다.

MF, Multifidus(다열근); **LT**, Longissimus thoracis(흉최장근); **LD**, Latissimus dorsi(광배근); **QL**, Quadratus lumborum(요방형근); **IC**, Iliocostalis lumborum(요장늑근); **PS**, Psoas major(대요근); **KI**, Kidney(신장).

요방형근-단축 하부

족태양경근

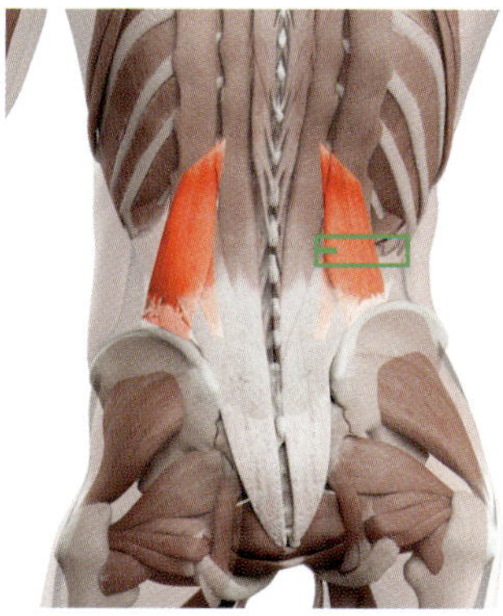

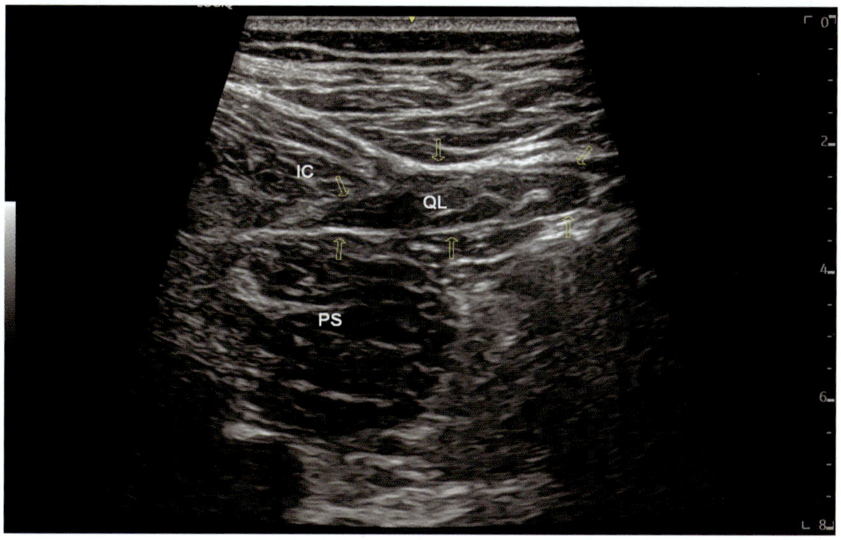

요방형근 중하부 단축 영상. 요방형근이 사선으로 주행하므로 하부에서는 프로브를 외측하방으로 이동해 요방형근(QL)이 중앙에 나오게 찍은 영상입니다. 화면 정중앙 2.3-3.3 cm 깊이에 요방형근이 위치합니다. 다만 모델에 따라 깊이가 상이하니 유의해야 합니다. 요방형근 내측 상단엔 요장늑근(IC), 내측 심부엔 대요근(PS)이 위치합니다.

QL, Quadratus lumborum(요방형근); **IC**, Iliocostalis lumborum(요장늑근); **PS**, Psoas major(대요근).

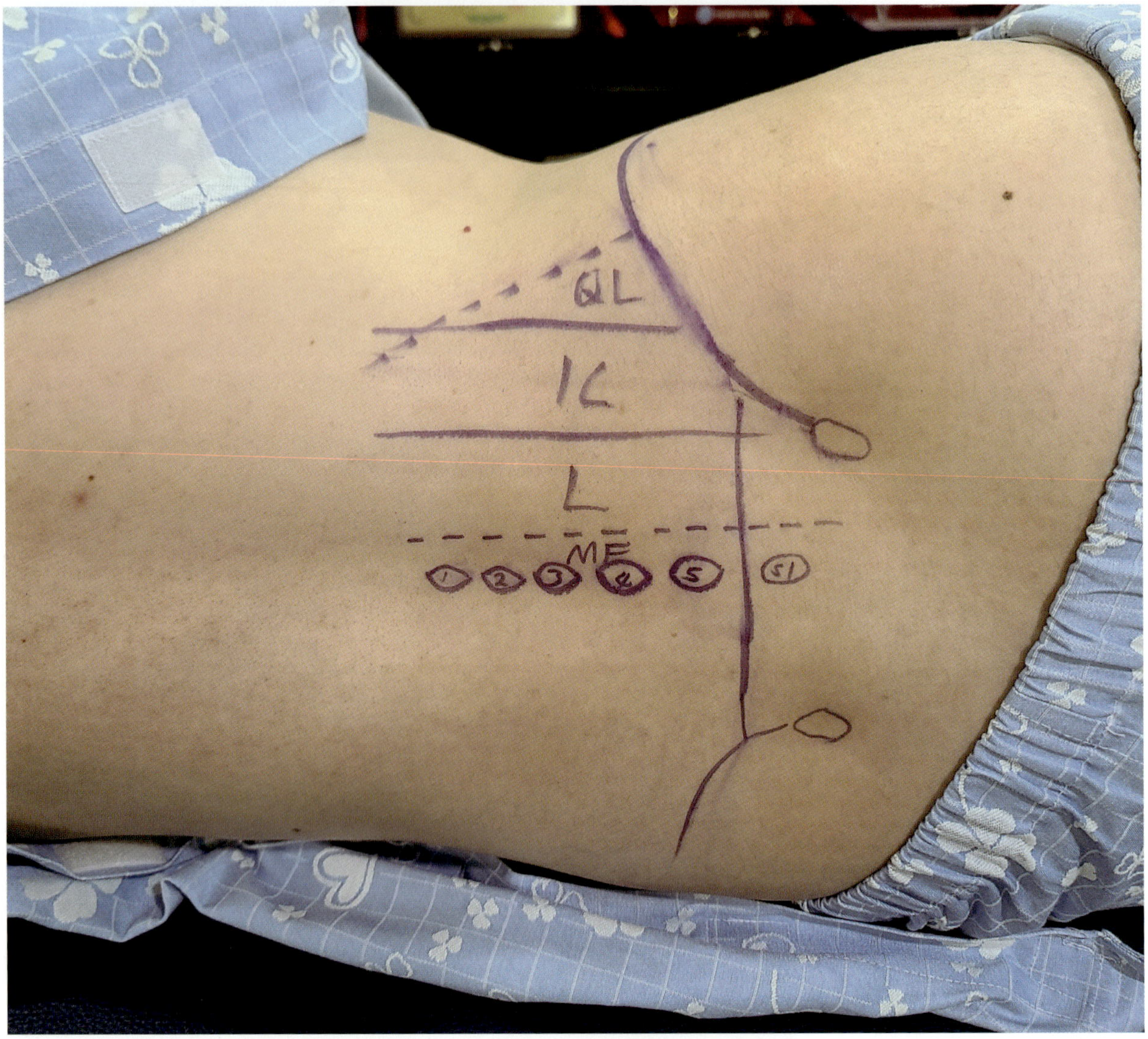

● 그림 2. 요방형근 압통점

압통점 촉진 : 옆으로 누운 상태에서 요방형근을 촉진한 뒤 갈비뼈부터 장골능까지 꼼꼼히 압통점을 찾습니다.

비교적 심부에 위치한 근육으로 침치료 시 방향과 깊이에 주의합니다. 정석은 옆으로 누운 상태에서 치료하는 것이나 복와위로도 접근이 가능합니다. 요방형근을 촉진한 뒤 요방형근 근복을 향해 2-3 cm 정도 깊이로 자입합니다.

비교적 만성인 경우 약침이나 도침치료를 통해 풀어주는 것도 효과적입니다.

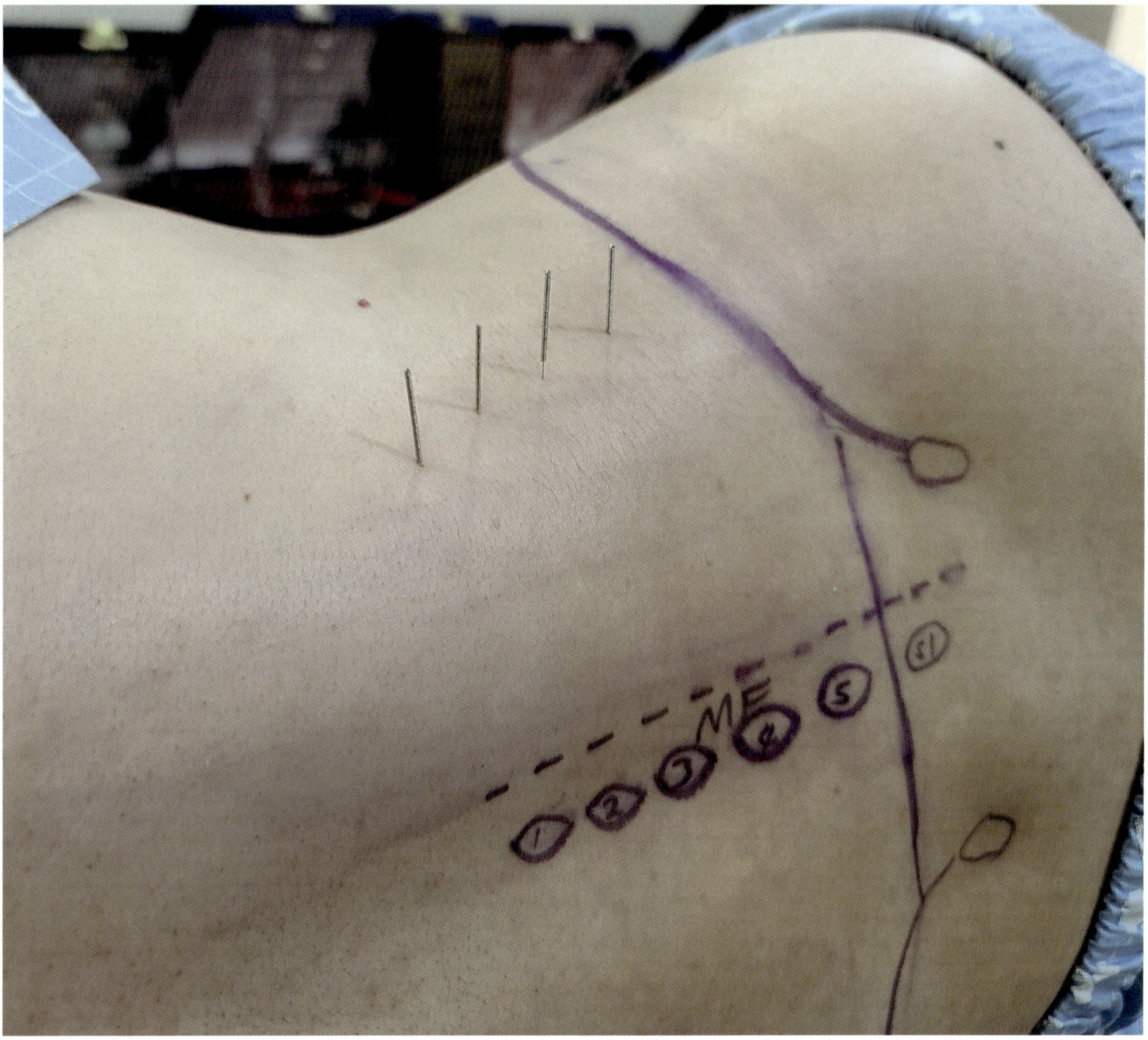

● 그림 3. 요방형근 침치료

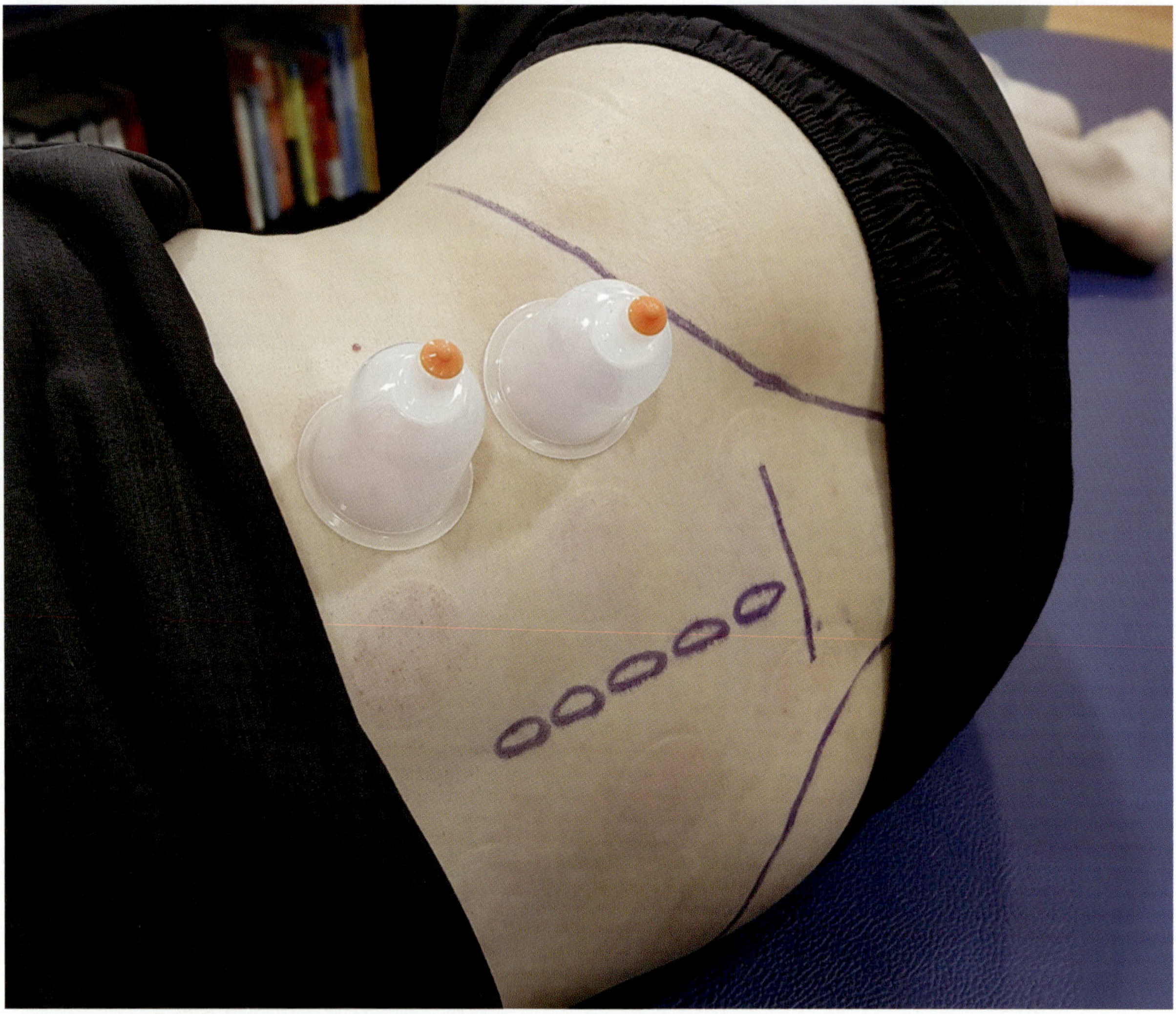

● 그림 4. 요방형근 부항치료

주의 **요방형근을 침으로 맞추려고 집착하지 말자**

요방형근의 하부섬유는 피부에 다소 가깝지만, 상부섬유는 심부에 위치합니다. 상부섬유 자입 시 옆으로 누워 안전히 사자 및 횡자 하면 괜찮지만, 뒤에서 접근하기엔 다소 무리가 있습니다. 꼭 요방형근을 침으로 맞춰야만 요통이 치료되는 것은 아닙니다. 항상 위험도 대비 효과를 생각하시고, 이런 심부근육은 손으로 추나를 통해 풀어주시는 것이 좋습니다.

05

장요근
(Iliopsoas, 엉덩허리근)

핵심포인트

급성요통에서 가장 먼저 풀어줘야 하는 근육

대요근

기시	전방부 : 요추 1번(L1)에서 요추 5번(L5)까지의 척추체와 디스크의 옆면 후방부 : 흉추 12번(T12)에서 요추 4번(L4)까지의 척추 횡돌기의 전면
종지	대퇴골 소전자(lesser trochanter of the femur)

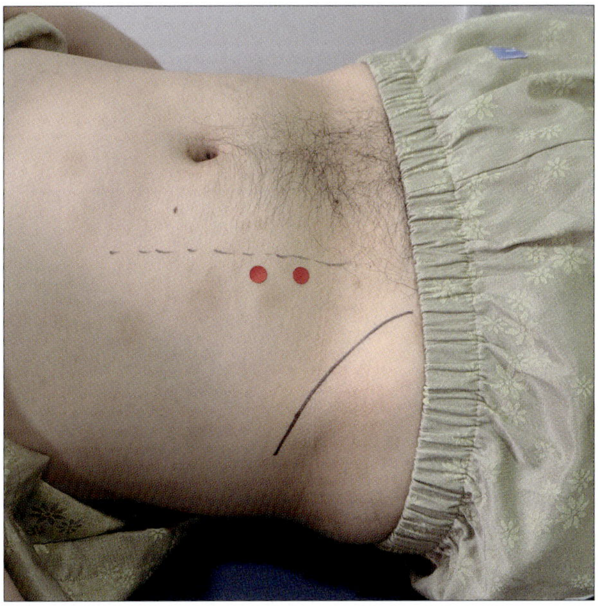

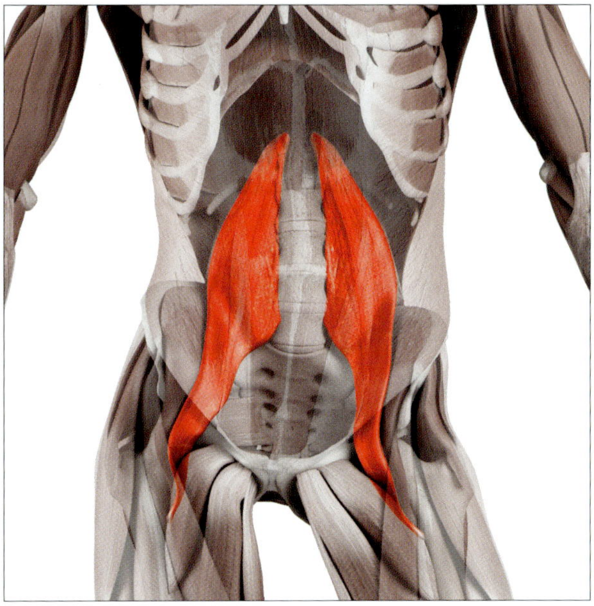

● **그림 1.** 장요근 中 대요근

장골근	
기시	장골와(iliac fossa)의 상부 2/3
종지	대퇴골 소전자(lesser trochanter of the femur)

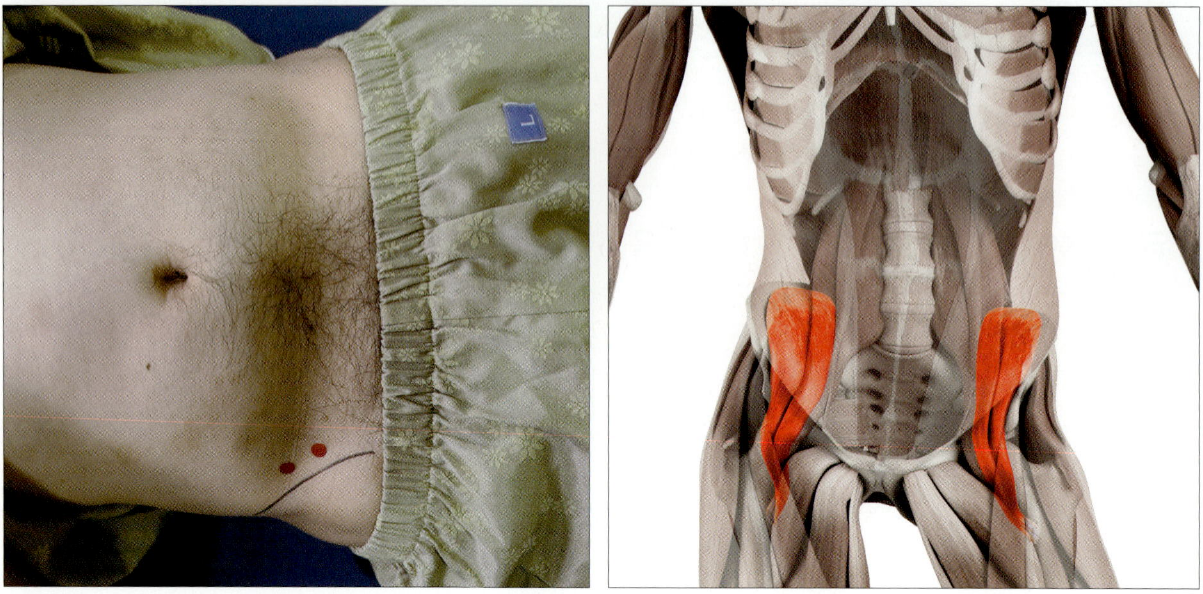

● 그림 2. 장요근 中 장골근

개괄

장요근은 척추체에서 시작되는 대요근과 골반 안쪽에서 시작하는 장골근 두 개로 나누어집니다. 이 두 개는 하나로 합쳐져 대퇴골 안쪽에 붙게 됩니다. 장요근은 척추와 골반, 대퇴골 모두에 부착되는 근육으로 척추와 골반의 안정화에 중요한 작용을 하게 되고 그렇기 때문에 요통치료에서 아주 중요한 근육입니다. 특히 급만성요통에서 앉았다 일어날 때 허리가 잘 펴지지 않는 경우 꼭 풀어줘야 합니다.

하지만 이러한 증상이 없더라도 급성요통이라면 감별할 필요 없이 모든 환자에게 치료해주는 것이 좋습니다. 특히 천장을 보고 똑바로 누웠을 때나 오래 걷고 나서 허리통증을 호소한다면 장요근의 과도한 긴장으로 인한 통증을 의심할 수 있습니다. 만약 하지가 지면에 고정된 상황이라면 고관절이 작용을 하게 되어 허리에 커브가 조금 더 생기는 요추의 전만이 증가되는 상황을 만들 수 있습니다. 이때, 장요근이 단축되는 등 기능적 이상이 생기면 허리에 과도한 커브가 만들어져 골반을 전방으로 당기는 전방경사(anterior tilting)를 유발할 수도 있습니다.

임상꿀팁

항상 풀어야 하는 장요근, 풀지 말아야 할 때가 있다면?

기본적으로 요통이 있다면 장요근을 꼭 풀어주셔야 합니다. 급만성을 막론하고 풀어야 증상이 호전됩니다. 다만 너무 확 풀면 오히려 더 요통이 악화되는 경우도 있으니 조심해야 합니다. 언제일까요? 바로 급성요통 극초기(당일-다음날)입니다. 우리 몸은 근육이나 인대에 문제가 생기면 근육을 긴장시켜 손상된 조직을 보호합니다. 방어를 위한 긴장이죠. 이렇게 장요근은 손상 초기에 허리 보호대와 같은 작용을 합니다. 이게 오래되면 불편하기 때문에 풀어줘야 하지만, 극초기에 너무 확 풀어 버리면 내일 와서 더 아프다고 합니다. 그러면 어떻게 감별을 할까요? 이제부터가 중요합니다. "극초기에 허리염좌로 잘 못 움직이는, 거동조차 힘든 분들은 장요근을 확 풀어버리면 당장은 좋은데 내일 더 아플 수 있습니다. 그렇기 때문에 장요근을 풀긴 풀되 압을 정말 약하게 가해 살살 풀어주시고, 내일 더 악화될 수 있다."고 환자분에게 고지해야 합니다.

근육촉진과 기능검사

대요근 : 천장을 보고 똑바로 누운 상태에서 무릎을 살짝 구부려 복근의 긴장을 완화시킵니다. 이때, 전상장골극과 배꼽의 중간지점에서 요추를 향해 손가락을 밀어넣을 때 촉진되는 근육입니다. 너무 배꼽에 가까운 위치에서 촉진하면 복직근 긴장으로 인해 촉진이 어렵습니다. 복직근 바깥쪽에서 안쪽으로 접근하는 것이 좋습니다.

장골근 : 전상장골극에서 골반 안쪽을 향해 손가락을 파고들듯이 누를 때 촉진되는 근육입니다.

장요근 긴장과 단축이 있는 경우, 똑바로 누워있을 때 요추가 전만되면서 허리가 지속적으로 아플 수 있습니다. 또한 장요근의 단축 긴장으로 인해 오래 앉았다 일어나면 허리가 잘 안펴지고 아픈 증상이 있습니다. 환자분이 '똑바로 누워도 허리가 아프거나, 앉았다 일어날 때 허리가 아프다면' 꼭 장요근의 압통을 체크해야 합니다.

• 대요근

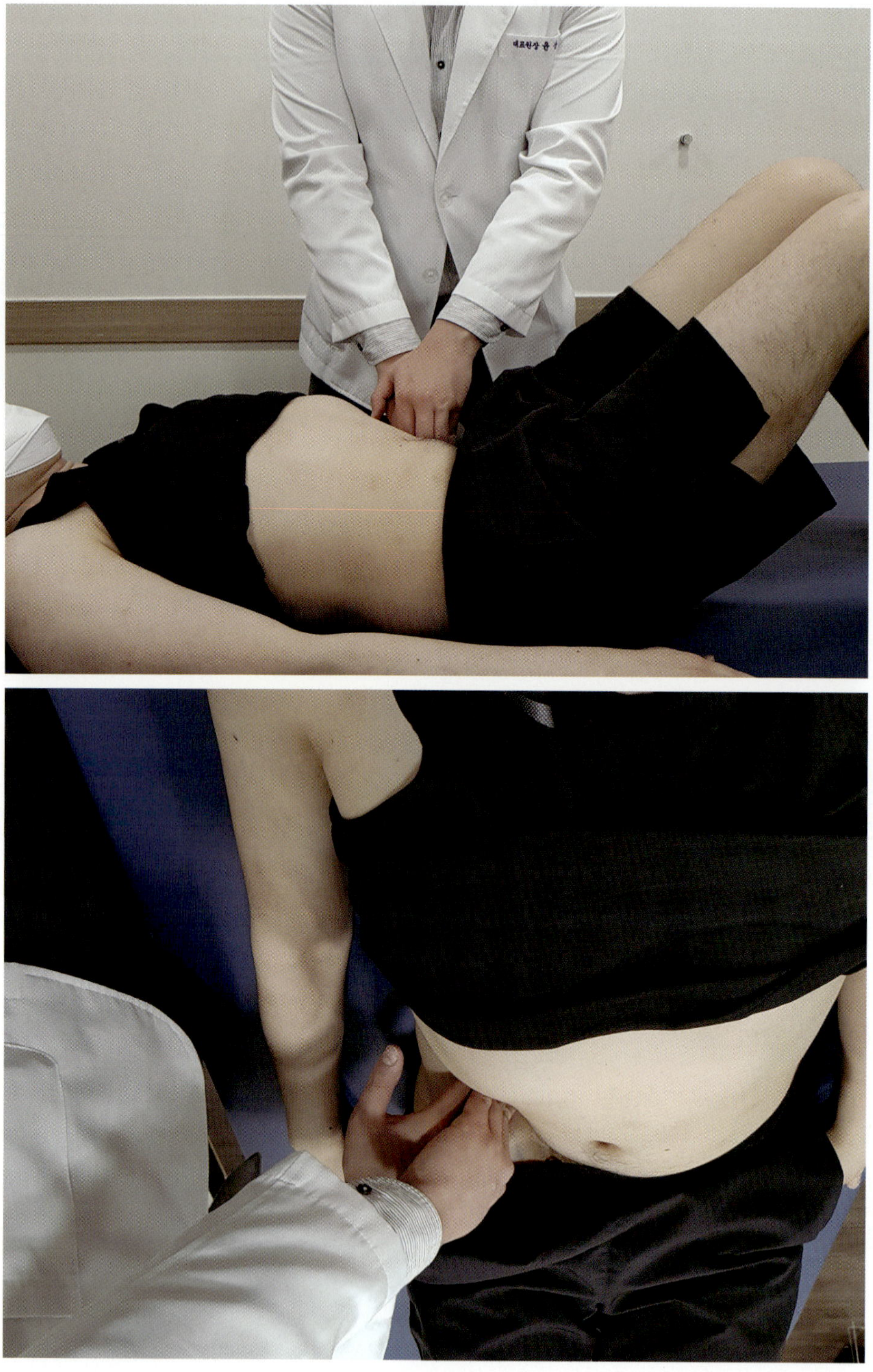

● 그림 3. 대요근 촉진

• 장골근

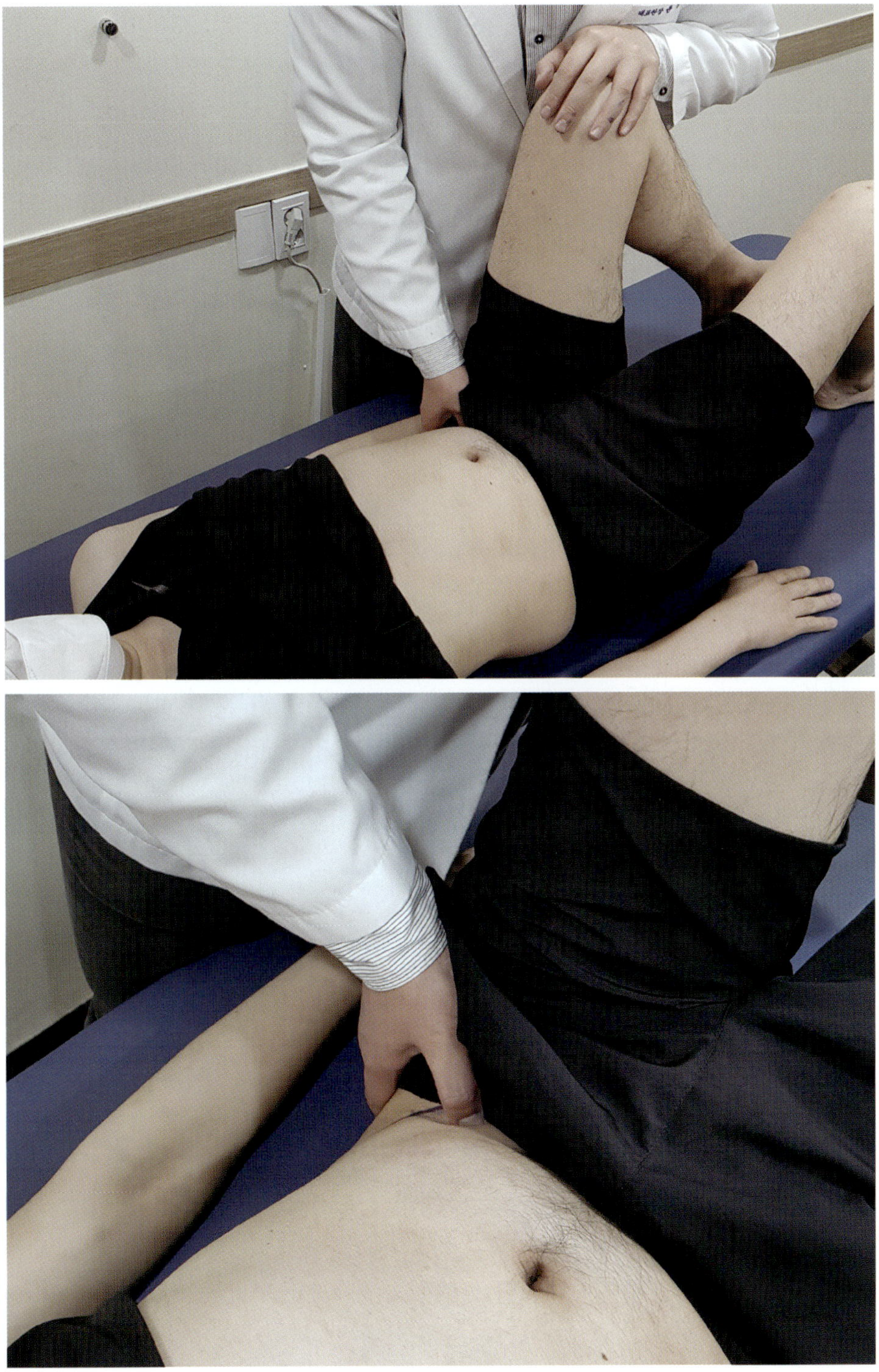

● 그림 4. 장골근 촉진

대요근-단축

족태양경근

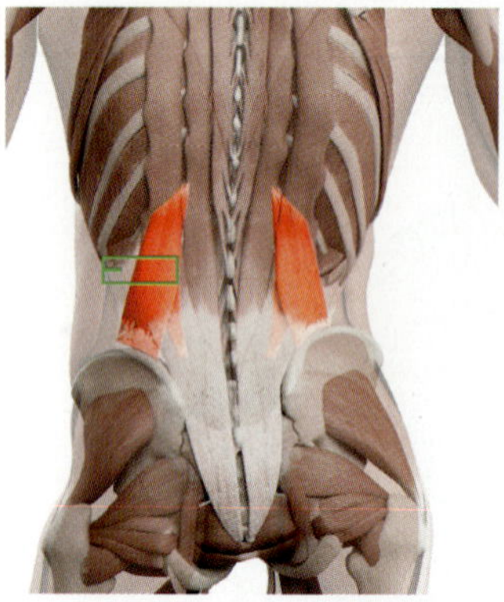

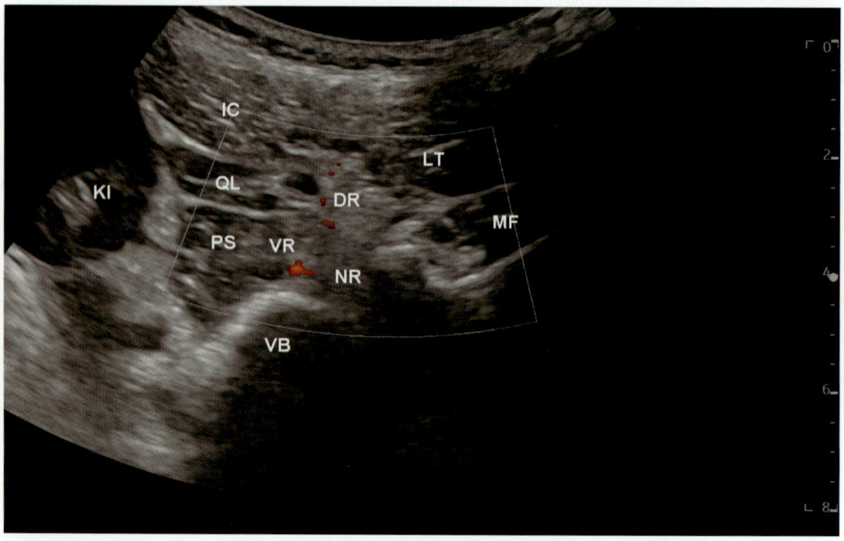

옆구리에서 횡돌기 사이를 촬영한 대요근 단축에 대한 도플러 영상. 좌측 가장 표면에 요장늑근(IC)이 자리하며 그 아래로 요방형근(QL)이 있습니다. 대요근(PS)은 요방형근 아래 3-5 cm 깊이에 있습니다. 다만 모델이 날씬한 여자분인 만큼, 개인마다 대요근의 깊이에 차이가 크므로 주의해야 합니다. 대요근 외측으로는 신장(KI)이 보이며, 내측으로는 신경근(NR)과 신경의 앞가지(VR) 및 뒷가지(DR), 그리고 함께 주행하는 혈관들(붉은색 도플러 신호)이 관찰됩니다. 신경보다 내측에 최장근(LT)과 다열근(MF)이 보입니다. 이와 같이 대요근 후방 접근 시 양옆으로 신장과 신경근같이 중요한 구조물들이 많은 만큼, 정해진 위치에서 정확히 자입하고 천천히 자입해야 합니다.

IC, Iliocostalis lumborum(요장늑근); **QL**, Quadratus lumborum(요방형근); **PS**, Psoas major(대요근); **DR**, Dorsal ramus(뒷가지); **VR**, Ventral ramus(앞가지); **NR**, Nerve root(신경근); **VB**, Vertebral body(척추체); **LT**, Longissimus thoracis(흉최장근); **MF**, Multifidus(다열근); **KI**, Kidney(신장).

장요근-단축

오추(五樞, GB27), 유도(維道, GB28)

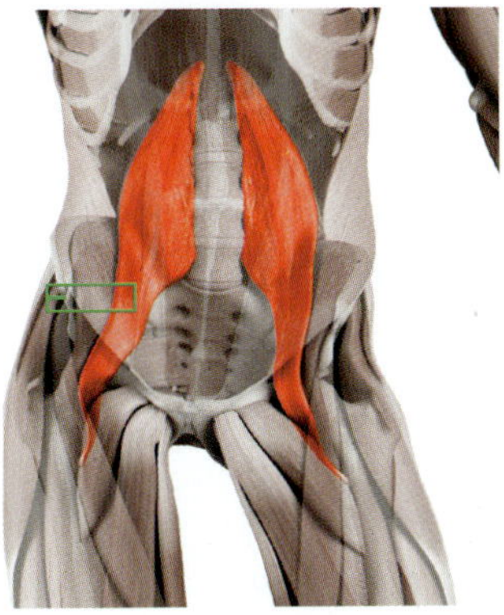

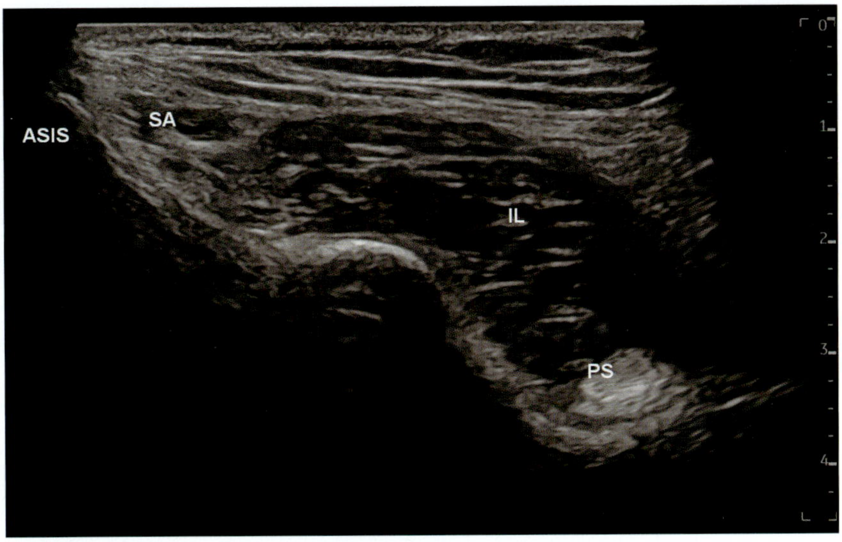

ASIS 레벨 장요근 단축 영상. 전상장골극(ASIS) 안쪽으로 봉공근(SA)이 있고, 그 안쪽 0.8-3.3 cm 깊이에 장골근(IL)이 크게 위치합니다. 장골근 깊은 곳 아래쪽으로 대요근(PS)이 지나가는 것이 보입니다.

ASIS, Anterior superior iliac spine(전상장골극); **SA**, Sartorius(봉공근); **IL**, Iliacus(장골근); **PS**, Psoas major(대요근).

장요근-단축

부사(府舍, SP13)

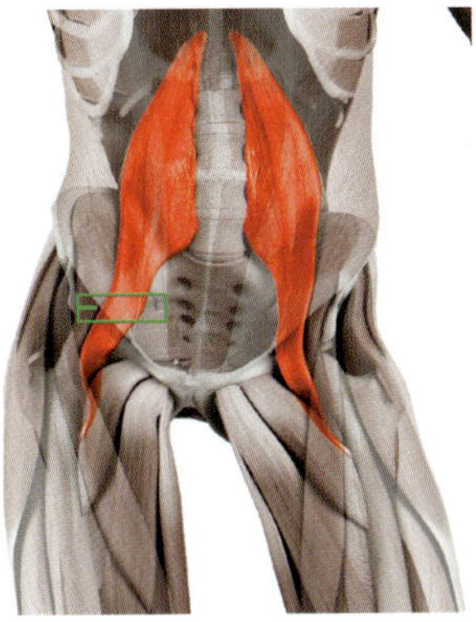

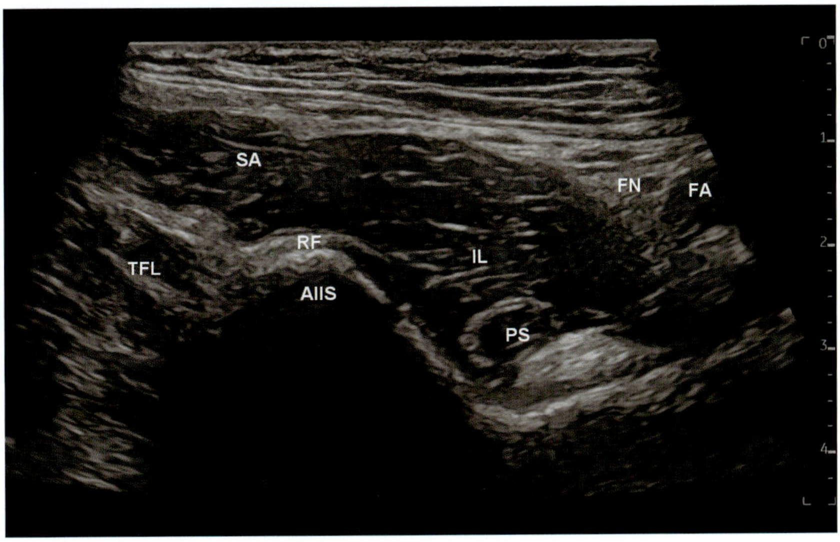

AIIS레벨 장요근 단축 영상. 화면 정중앙 전하장골극(AIIS) 중심으로, 좌상단에는 전상장골극(ASIS)에서 기시한 봉공근(SA)이 지나갑니다. 봉공근 아래로 대퇴근막장근(TFL)이 있으며, 그 우측의 대퇴직근(RF)은 전하장골극(AIIS)에서 기시하고 있습니다. 장골 안쪽에 장골근(IL)과 대요근(PS)이 함께 0.8-3.7 cm 깊이에 위치합니다. 장골근 안쪽에는 대퇴신경(FN)과 대퇴동맥(FA)이 지나가므로, 치료 시 유의합니다.

TFL, Tensor fascia latae(대퇴근막장근); **SA**, Sartorius(봉공근); **RF**, Rectus femoris(대퇴직근); **FN**, Femoral nerve(대퇴신경); **FA**, Femoral artery(대퇴동맥); **AIIS**, Anterior inferior iliac spine(전하장골극); **IL**, Iliacus(장골근); **PS**, Psoas major(대요근).

장요근

오추(五樞, GB27), 유도(維道, GB28)

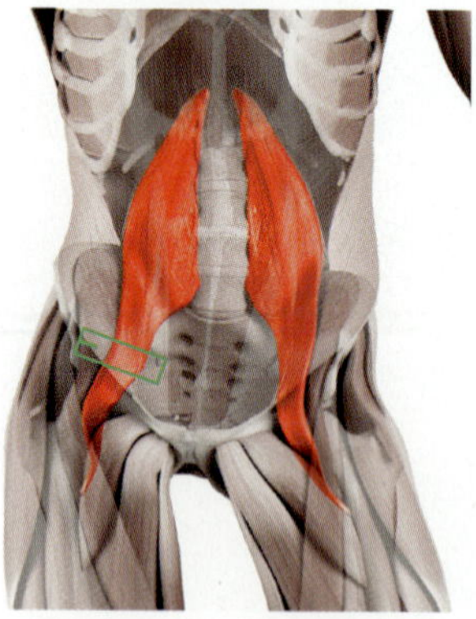

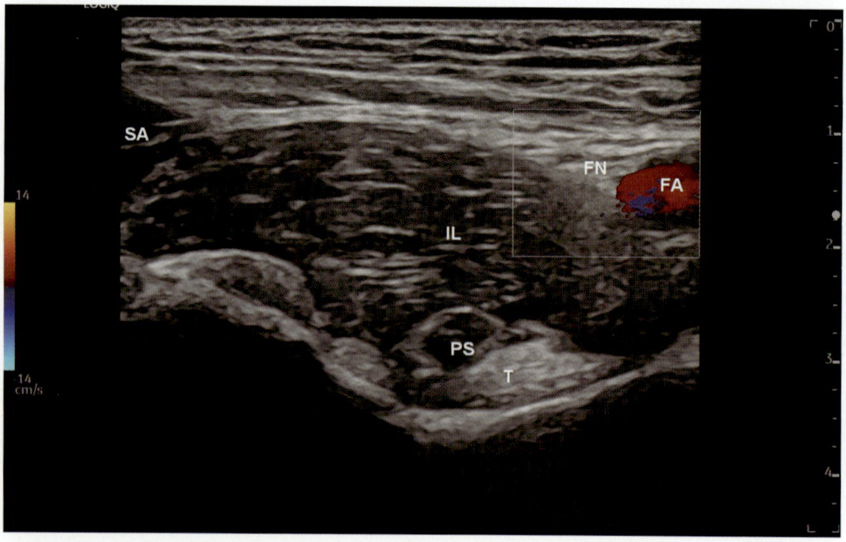

장요근 단축-대퇴동맥 도플러 영상. 장골 안쪽 장골근(IL)과 대요근 내부의 건(PS T)이 보입니다. 장골근 안쪽으로 약 1-2 cm 깊이에 대퇴동맥(FA)과 대퇴신경(FN)이 주행합니다. 이 부위에 침치료 시 꼭 대퇴동맥을 촉지하여 맥박을 느낀 후 피해서 자입해야 합니다.

SA, Sartorius(봉공근); **IL**, Iliacus(장골근); **PS T**, Psoas major tendon(대요근 건); **FN**, Femoral nerve(대퇴신경); **FA**, Femoral artery(대퇴동맥).

장요근-장축

충문(衝門, SP12)

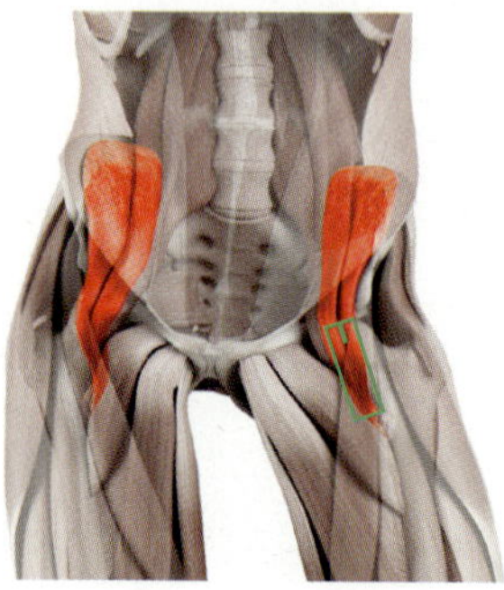

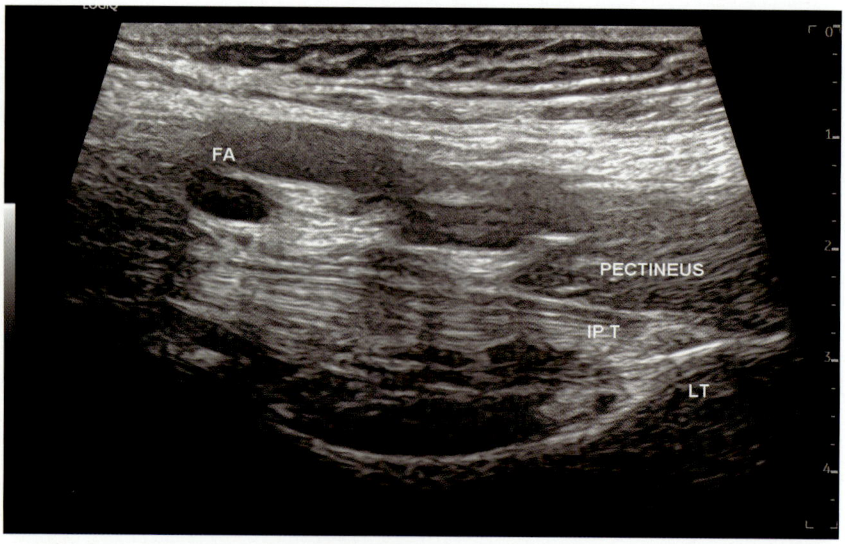

장요근 장축-소전자 부착부 영상. 고관절 굴곡, 외전, 외회전 자세에서 장요근 힘줄(IP T)이 약 3 cm 깊이에 있는 소전자(LT)에 부착하는 영상입니다. 장요근 위쪽으로 대퇴동맥(FA)과 치골근이 지나갑니다. 침치료 시 대퇴동맥을 찌르지 않게 주의해야 합니다.

FA, Femoral artery(대퇴동맥); **PECTINEUS**(치골근); **IP T**, Iliopsoas tendon(장요근 힘줄); **LT**, Lesser trochanter(소전자).

장요근-장축

충문(衝門, SP12)

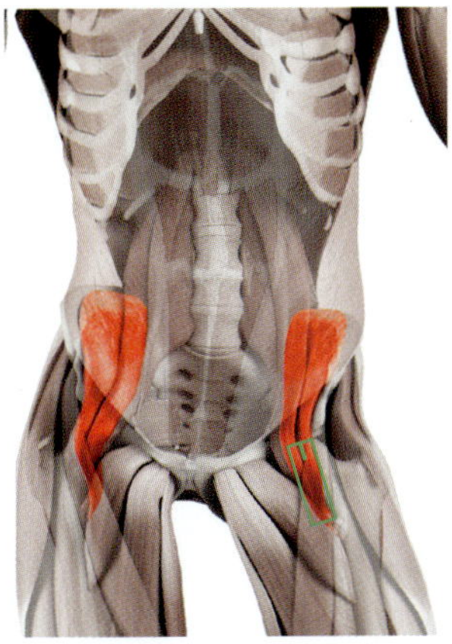

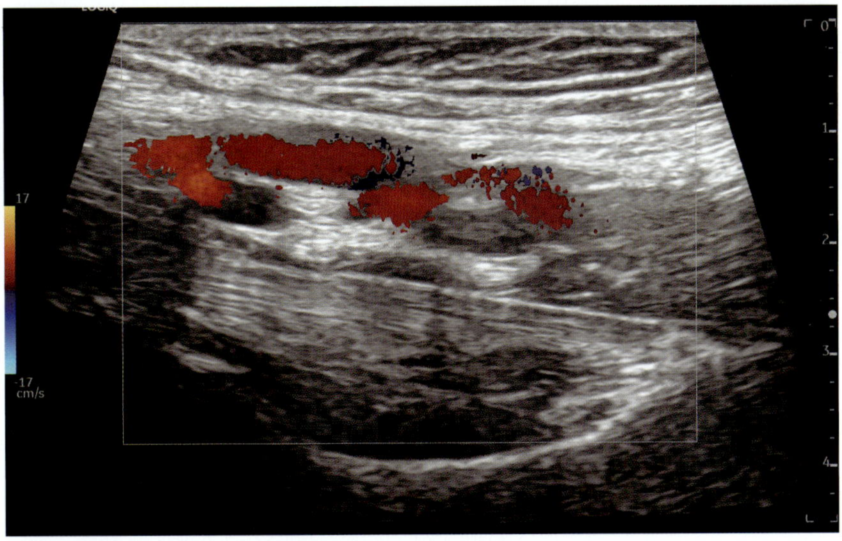

장요근 장축 도플러 이미지. 1-2 cm 깊이의 붉은색 도플러 신호는 모두 대퇴동정맥이 지나가는 자리를 나타냅니다. 혈관뿐만 아니라 그 옆을 함께 주행하는 신경에 주의하여 자침합니다.

장골근-단축

오추(五樞, GB27), 유도(維道, GB28)

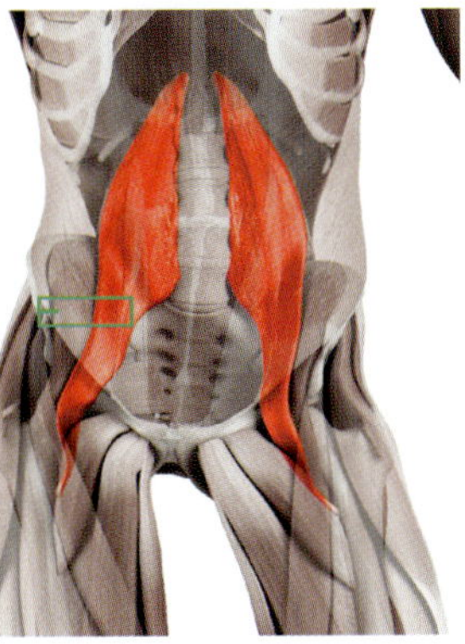

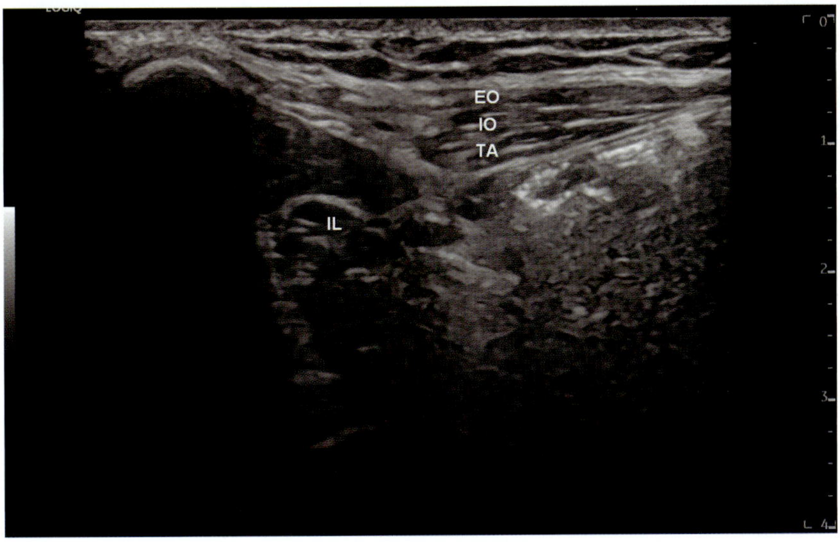

장골근 단축 영상. ASIS 레벨에서 촬영한 장골근(IL) 단축 영상입니다. 장골 안쪽으로 장골근(IL)이 위치하고, 그 옆으로 외복사근(EO)과 내복사근(IO), 복횡근(TA)이 차례로 위치합니다. 침치료 시 복근 아래에 있는 장을 뚫지 않게 주의해야 합니다.

IL, Iliacus(장골근); **EO**, External oblique abdominis(외복사근); **IO**, Interal oblique abdominis(내복사근); **TA**, Transversus abdominis(복횡근).

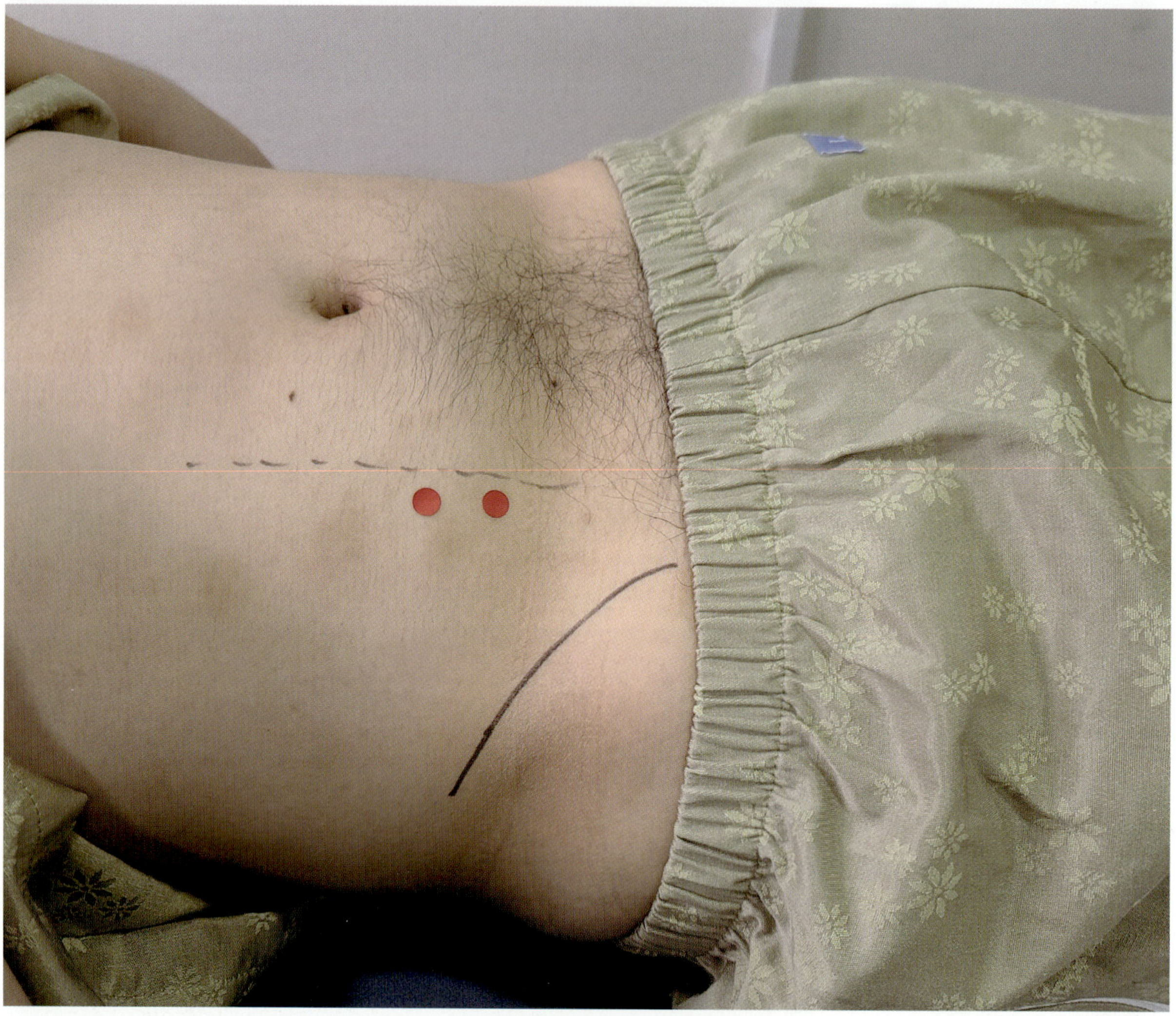

● 그림 5. 대요근 압통점

압통점 촉진 : 대요근과 장골근을 꼼꼼히 촉진하여 압통점을 찾습니다. 환자를 눕혀서 배꼽 양쪽 천추혈 부근이나 장골와를 눌러서 아프다면 장요근이 문제일 가능성이 매우 높습니다. 이때, 무릎과 고관절을 잘 굴곡시켜서 충분히 근육을 이완시킨 상태에서 촉진해야 합니다. 똑바로 누워서 촉진할 경우 오히려 배가 당기는 등 복근의 압통점을 촉진하는 경우가 많으므로 주의합니다.

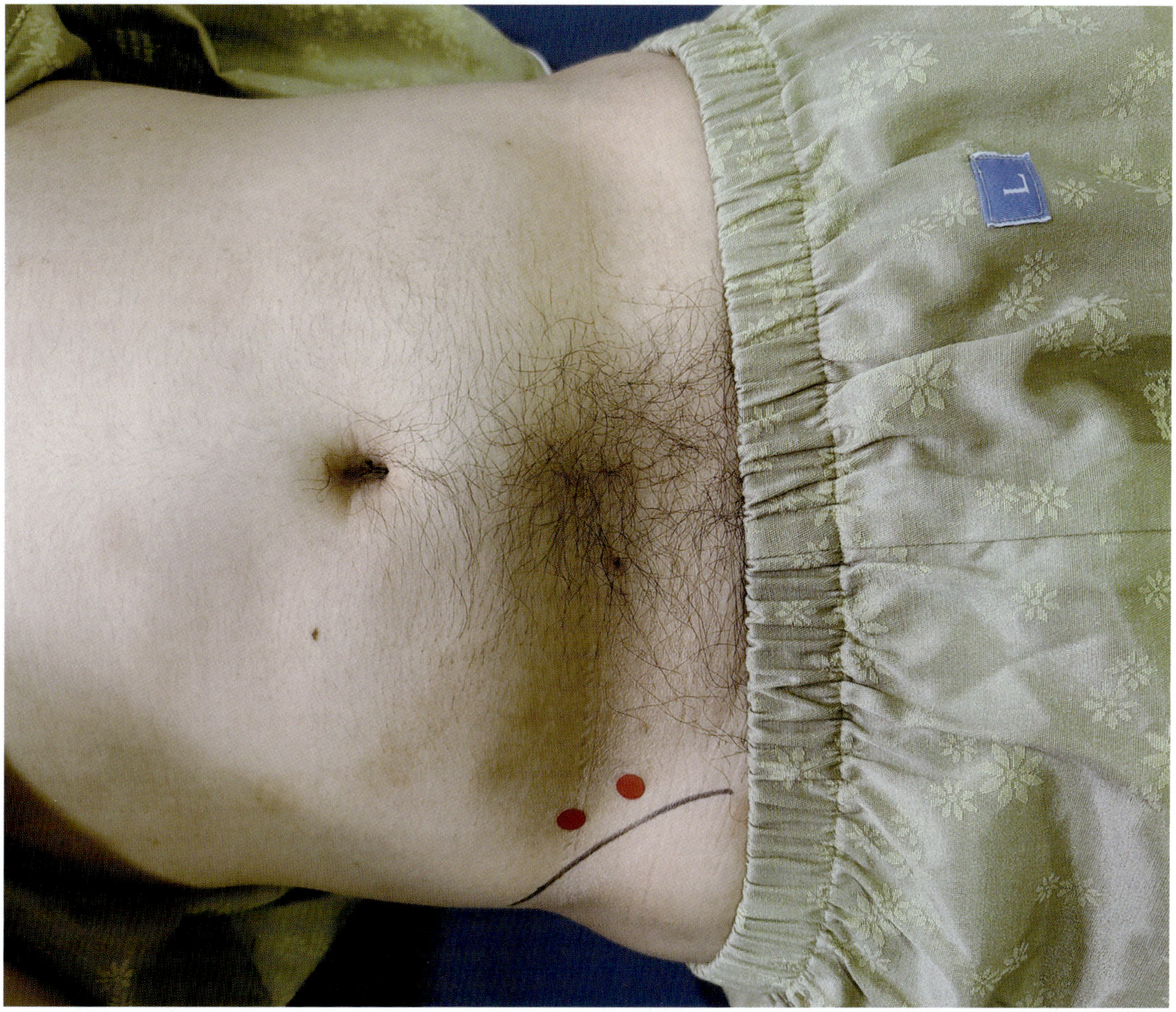

● 그림 6. 장골근 압통점

심부에 위치하는 근육으로 추나치료를 가장 많이 이용합니다. 앞서 장요근 촉진과 같은 형태로 앙와위에서 복부 근처를 깊게 눌러주면서 치료를 합니다.

후방에서 4-5번 요추 극돌기 사이에서 외측으로 4-5 cm 정도 떨어진 거리에서 3-10 cm 정도 직자하면 횡돌기 사이로 장요근에 접근하여 침치료나 약침치료를 할 수 있으나, 다소 위험하므로 주의합니다.

서혜인대 아래쪽에서도 자침을 할 수 있는데 이때는 대퇴동맥의 박동을 확인해서 박동점 바깥으로 자침을 해야하므로 주의해야 합니다.

06

대둔근

(Gluteus maximus, 큰볼기근)

핵심포인트

계단을 올라갈 때 엉덩이가 아프다면?!

기시	미골(coccyx)에서 위쪽으로 천골(sacrum)의 가장자리, 장골(ilium)의 후연, 천추결절인대(sacrotuberous ligament)와 흉요추건막(thoracodorsal aponeurosis)
종지	상부 : 대전자를 가로지르는 건막(iliotibial tract) 하부 : 대퇴골(femur)의 둔부결절(gluteal tuberosity)

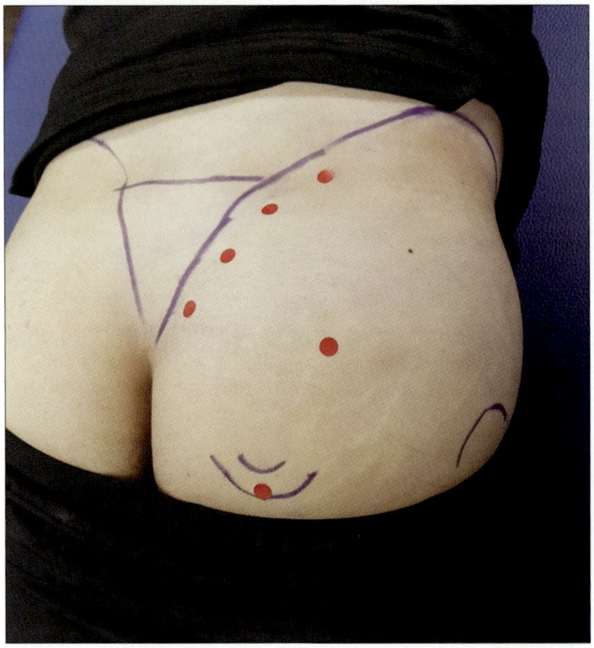

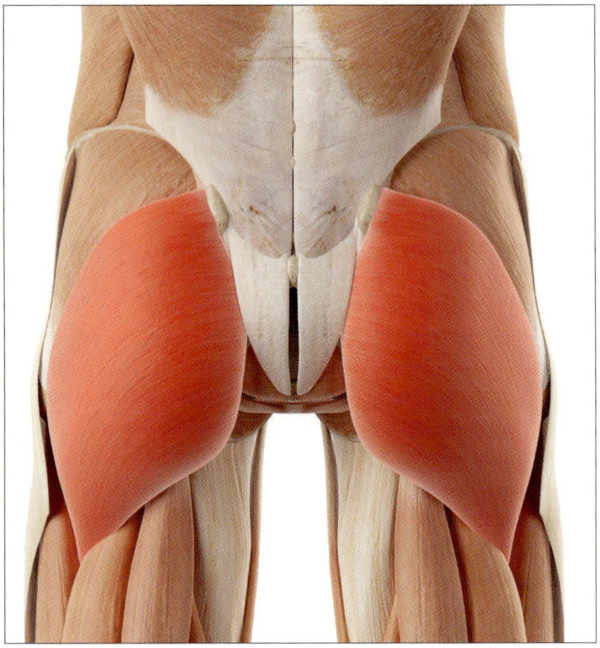

개괄

대둔근은 천골의 바깥쪽과 장골능 일부에서 시작해 대퇴골로 가는 큰 근육으로, 엉덩이 뒤쪽을 덮고 있습니다. 엉덩이나 천골부착부에 통증이 많이 나타나며, 특히 계단을 올라갈 때 엉덩이 부분이 아프다면 대둔근의 문제를 의심할 수 있습니다. 또한 좌골점액낭이 있는 좌골결절부위에 통증이 많이 나타납니다. 이때, 근육으로 인한 통증은 주로 동작에 의해서 악화되므로 앉아있을 때 좌골결절부위가 아프다면 이것은 근육의 문제보다는 좌골점액낭염을 의심해야 합니다.

대둔근은 고관절의 강한 신전근이기 때문에 계단을 올라간다든지 앉았다가 일어난다든지 점프를 한다든지 할 때 대둔근이 사용된다고 보시면 됩니다. 임상에서 요통이 있을 때 대둔근을 치료하는 경우가 있는데요. 이는 대둔근의 약화로 고관절의 신전력이 감소하게 되면 상대적으로 기립근 등에 과부하가 걸리고 이때문에 요통이 생기는 경우가 있기 때문입니다.

근육촉진과 기능검사

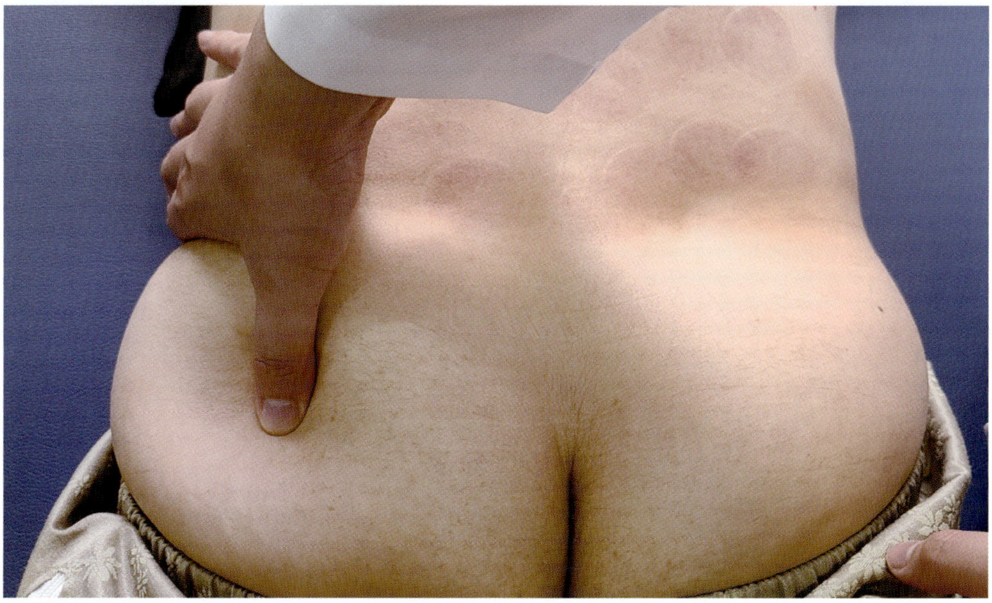

● 그림 1. 대둔근 촉진

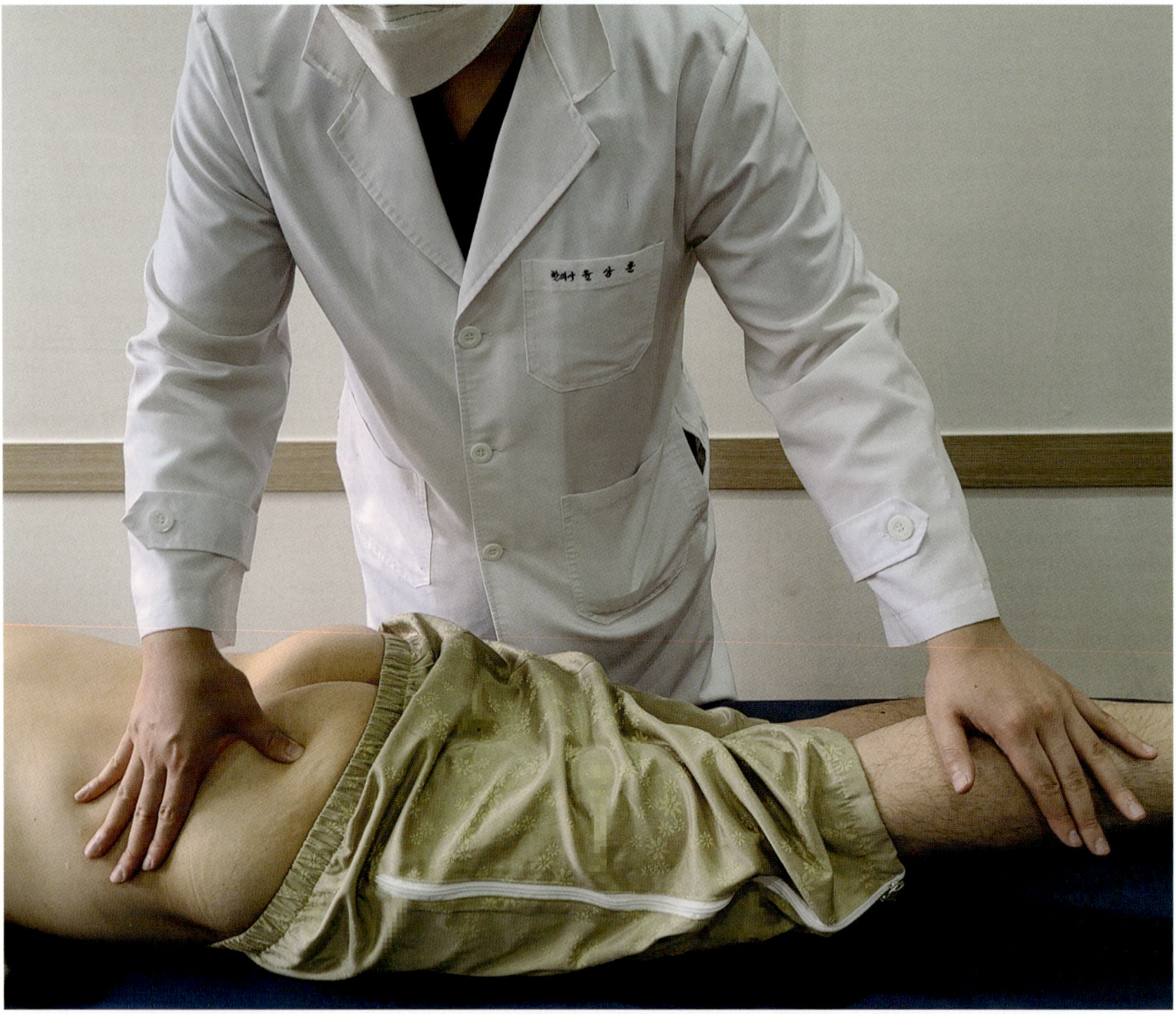

● 그림 2. 대둔근 촉진

대둔근은 엉덩이 뒤쪽을 크게 덮고 있는 근육으로 엎드린 자세에서 무릎을 굽히고 골반을 뒤로 신전시킬 때 근육이 수축되는 것을 느낄 수 있습니다. 이런 자세에서 대둔근 부위에 통증이 느껴지거나 힘이 잘 들어가지 않으면 대둔근의 기능이상을 의심할 수 있습니다. 다만 대둔근은 엉덩이 뒤쪽에서부터 좌골결절까지를 크게 덮고 있으며, 그 아래로 중둔근이 같이 위치하므로 감별이 필요합니다.

대둔근-체간의 단축

족태양경근

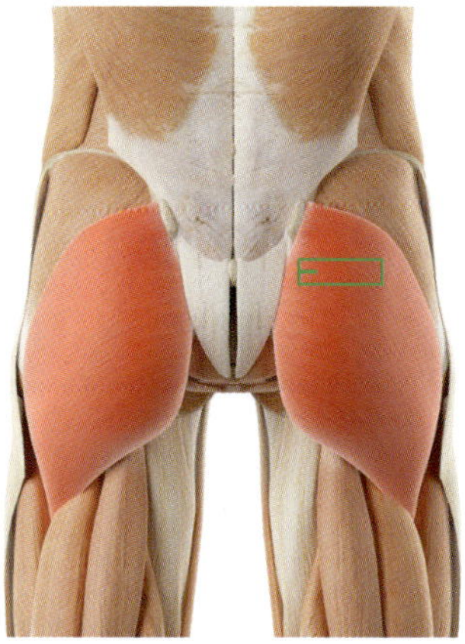

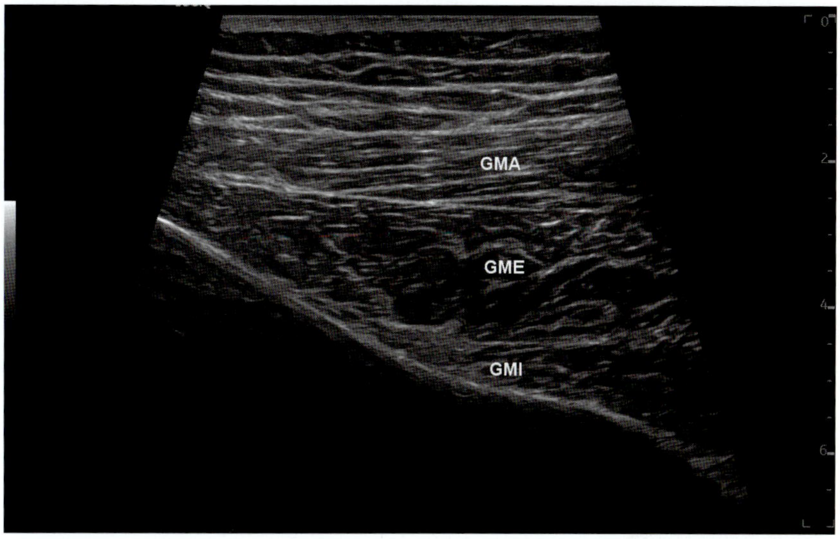

대둔근 영상. 골반 부위 1.5-3 cm 깊이에 대둔근(GMA), 3-5 cm에 중둔근(GME), 5-6 cm에 소둔근(GMI)이 차례로 층을 이룬 구조가 선명히 관찰됩니다.

GMA, Gluteus maximus(대둔근); **GME**, Gluteus medius(중둔근); **GMI**, Gluteus minimus(소둔근).

대둔근-천장관절 레벨

방광수(膀胱兪, BL28),
포황(胞肓, BL53)

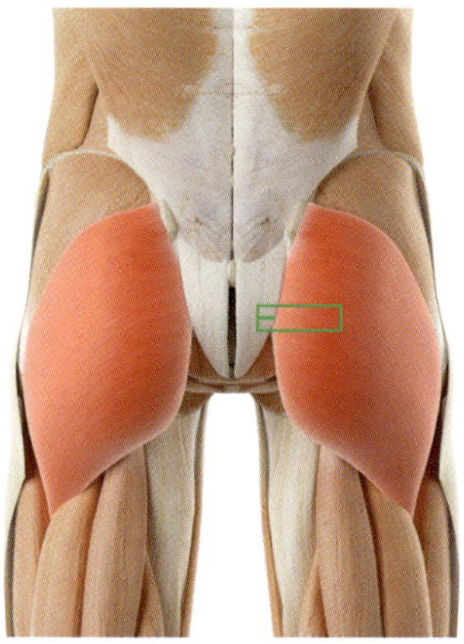

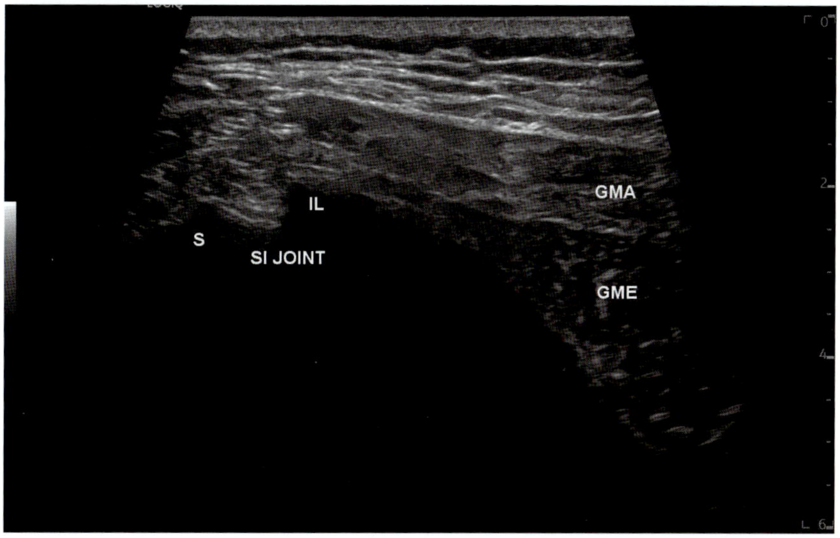

천장관절 단축 영상. 화면 좌측 3 cm 깊이에 천골(S)과 장골(IL)이 이뤄 관절하는 천장관절(SI Joint)의 모습이 보입니다. 그 외측으로 대둔근(GMA)과 중둔근(GME)이 위치합니다.

GMA, Gluteus maximus(대둔근); **GME**, Gluteus medius(중둔근); **S**, Sacrum(천골); **IL**, Ilium(장골); **SI Joint**, Sacroiliac Joint(천장관절).

대둔근-체간의 장축

족태양경근

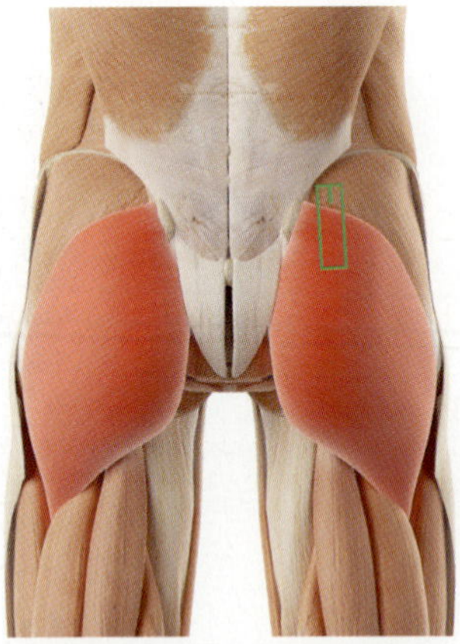

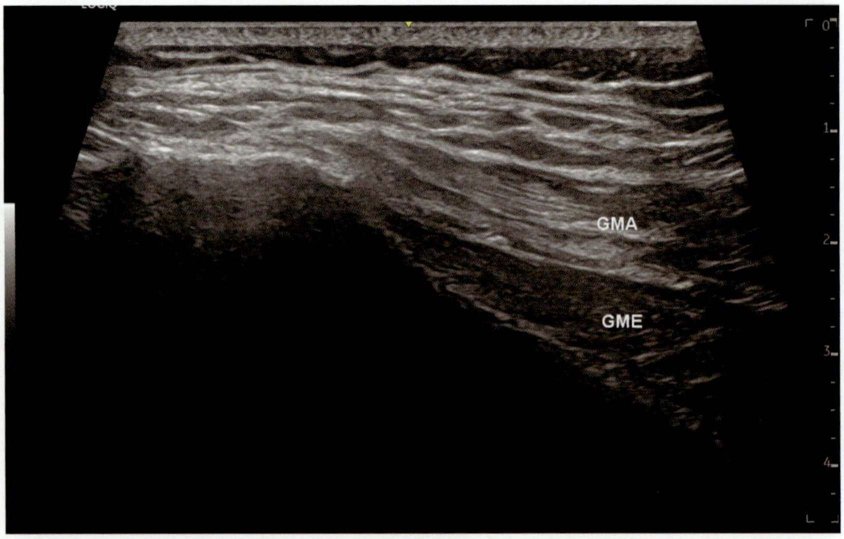

대둔근 영상. 좌측(superior) 장골능 아래로 대둔근(GMA)과 중둔근(GME)의 층구조가 관찰됩니다.

GMA, Gluteus maximus(대둔근); **GME**, Gluteus medius(중둔근).

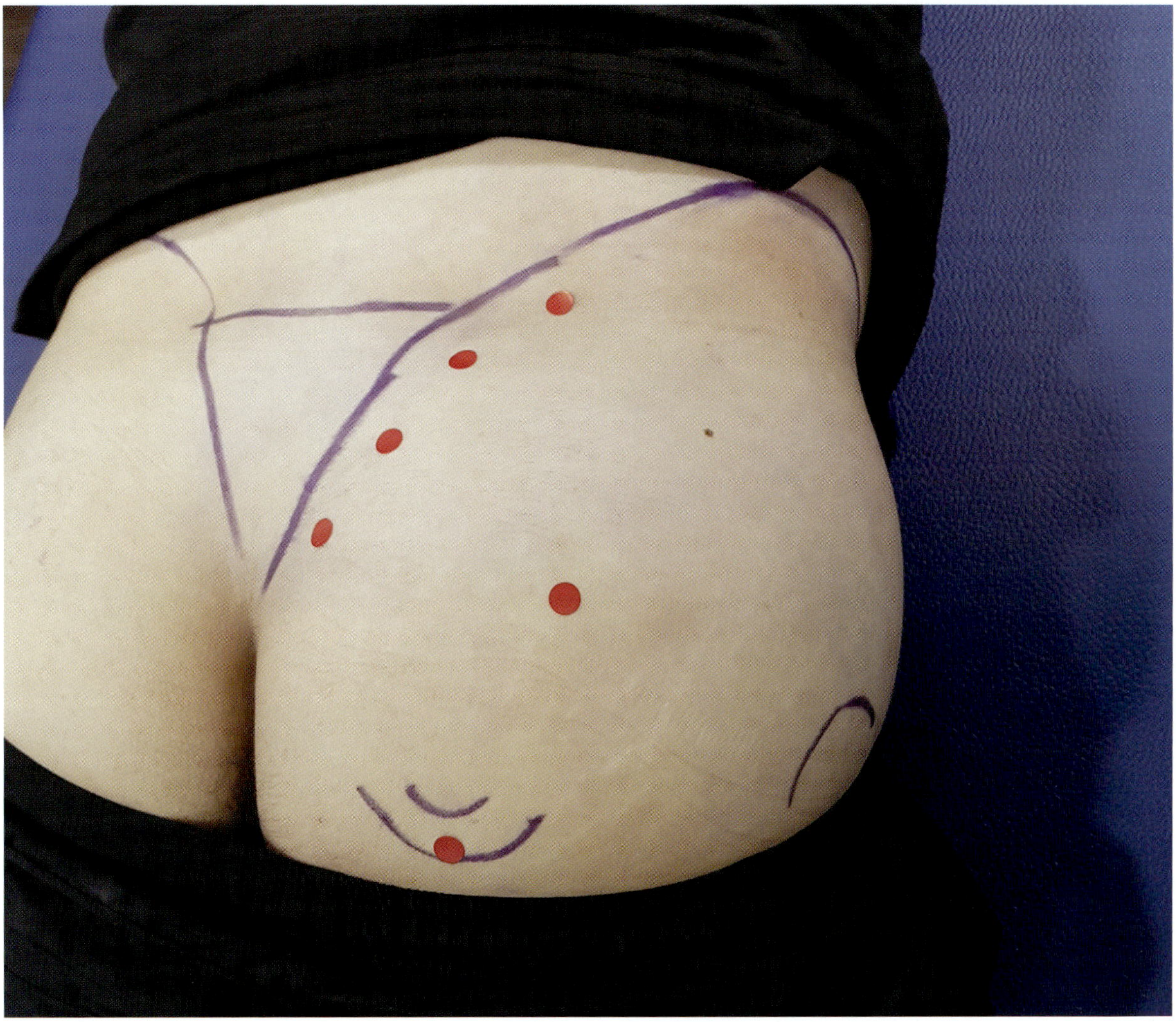

● 그림 3. 대둔근 부위 압통점

압통점 촉진 : 대둔근은 표층의 근육으로 압통점을 찾기가 비교적 쉽습니다. 하지만, 부위가 넓어 촉진에 너무 오랜 시간이 걸리므로 환자에게 가장 아픈 곳을 가리키라고 한 뒤, 그 부위를 집중적으로 촉진하여 찾는 것이 좋습니다. 별도로 대둔근이 덮고 있는 좌골점액낭 부위와 이상근의 압통점도 알아둔다면 감별진단할 때 좋습니다.

침, 부항, 약침 모두 가능하며, 비교적 안전하게 치료할 수 있는 부위입니다. 다만, 니들이나 도침을 깊게 자입할 때는 좌골신경의 손상에 주의해야 합니다. 대둔근은 표층에 위치한 근육으로 2-4 cm면 도달하나 일반적으로 심부 근육까지 함께 치료하기 위해 더 깊게 자입하는 경우가 많습니다.

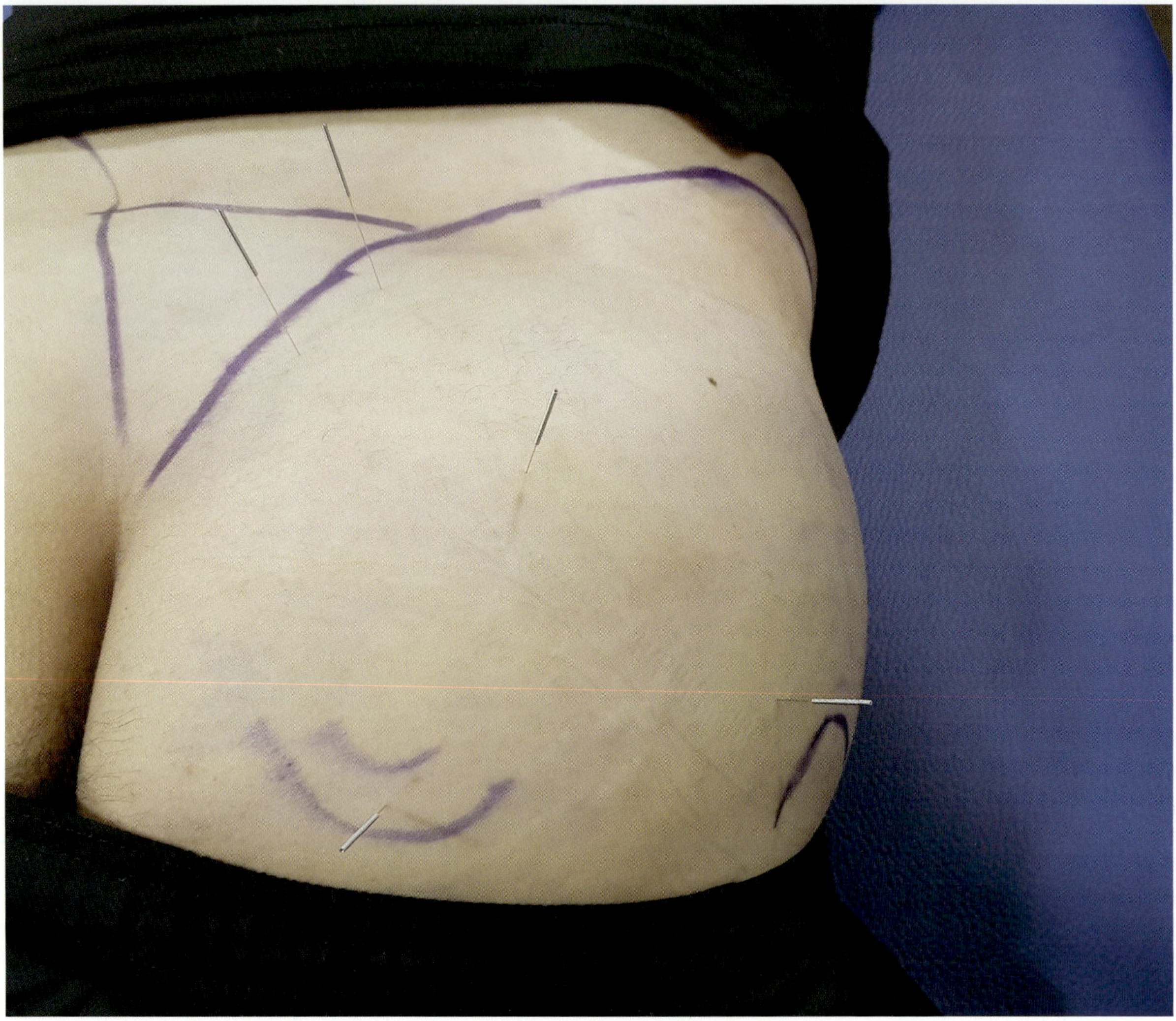

● **그림 4.** 대둔근 침치료

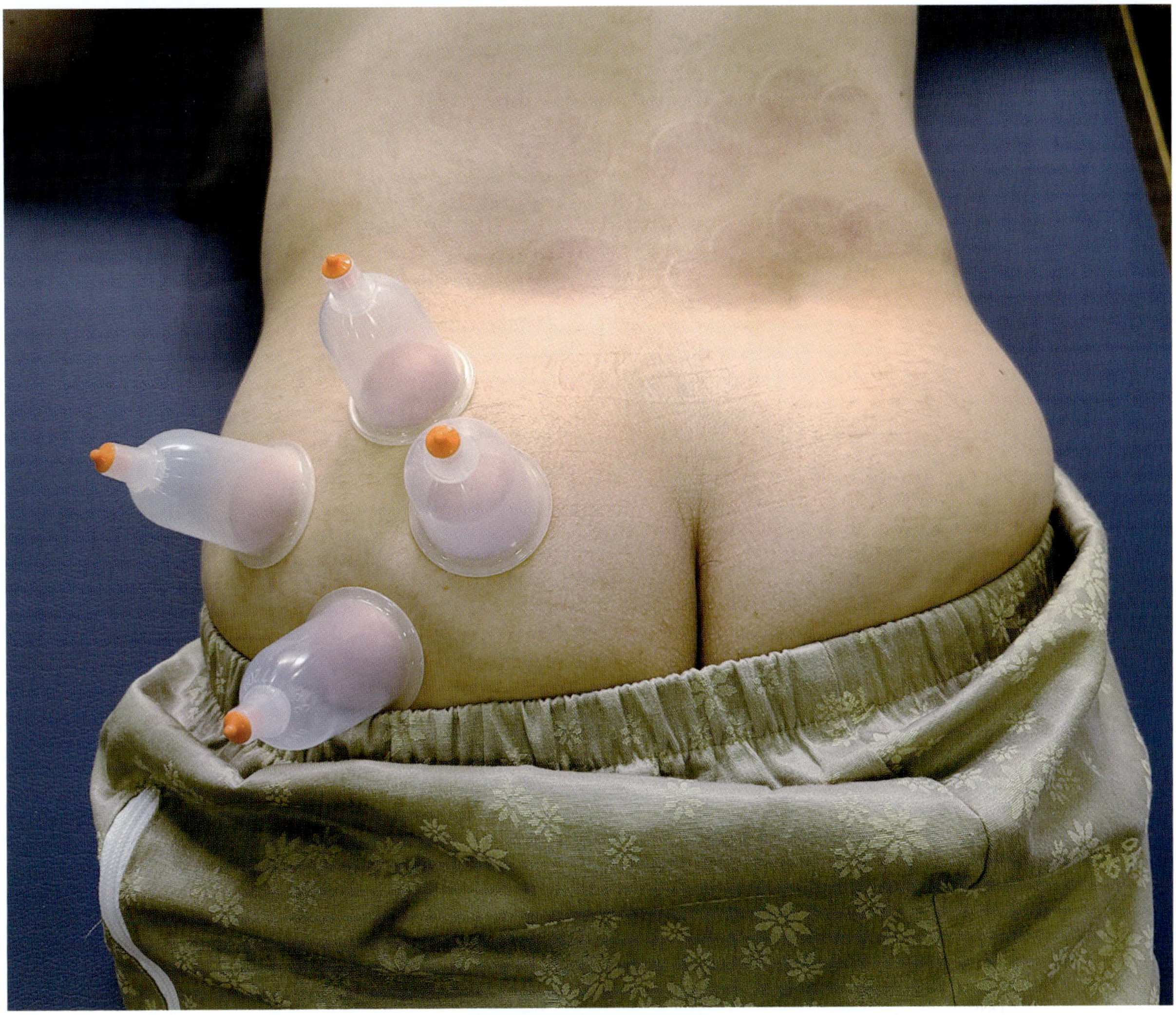

● **그림 5.** 대둔근 부항치료

주의 **중둔근, 대둔근은 혈종에 주의하자!**

중둔근과 대둔근은 침치료 시 비교적 안전한 근육입니다. 다만 피가 밖으로 나오지 않고 안에서 고이는 혈종이 잘 생길 수 있습니다. 혈종을 예방하기 위해선 침치료 시 침을 천천히 자입하여 혈관손상을 최소화하고, 자입 시 환자가 큰 통증을 호소하면 즉시 발침하는 것이 좋습니다. 또한 발침 후 부은 곳이 없는지 꼭 체크하는 것이 좋습니다.

07 중둔근 & 소둔근

(Gluteus medius, 중간볼기근 & Gluteus minimus, 작은볼기근)

핵심포인트

골반 외측에 주로 통증을 일으키며 골반 안정화에 중요한 근육

중둔근	
기시	장골(ilium)의 상부(장골 후면 상부 외측면)
종지	대퇴골 대전자(greater trochanter of the femur)의 상단 후외측면

소둔근	
기시	전둔부선(anterior gluteal line)과 하둔부선(inferior gluteal line) 사이의 장골(ilium)의 외측면
종지	대퇴골 대전자(greater trochanter of the femur)의 상단 전면

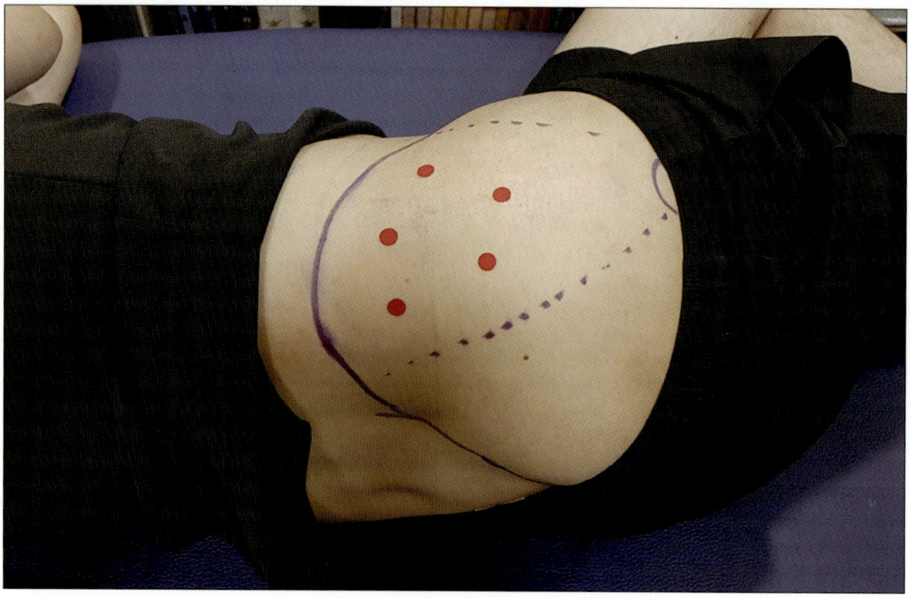

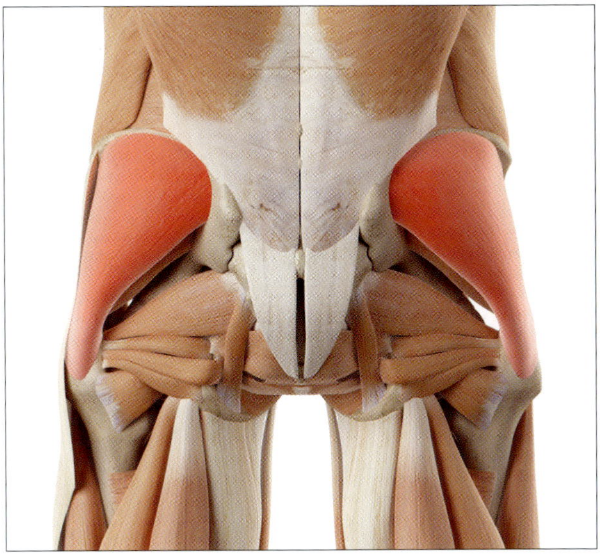

● 그림 1. 중둔근

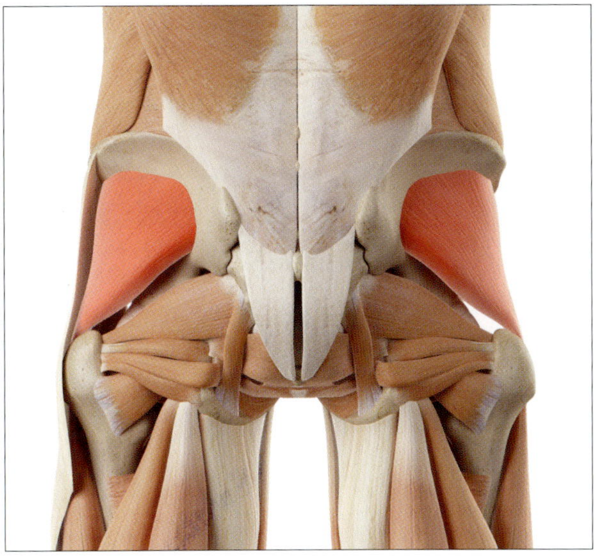

● 그림 2. 소둔근

개괄

중둔근은 장골능에서 시작되어 대퇴골에 부착되는 근육입니다. 중둔근 부위에 통증을 호소하는 환자는 많습니다. 중둔근 자체의 문제와 함께 요통이나 다른 통증에 의해서도 중둔근의 긴장이나 약화가 자주 일어나게 되어 꼭 함께 체크해야 할 근육입니다. 소둔근은 중둔근의 심부 깊숙이 위치한 근육으로 장골능에서 기시해서 대퇴골 대전자에 부착됩니다. 기능이 중둔근과 유사하고 압통점 위치가 겹쳐 압통점을 구분하는 것이 쉽지 않습니다. 다만 3 cm 이내로 얕은 깊이만 자입하여 중둔근을 치료하였는데 치료 효과가 충분치 않았다면, 뼈까지 깊숙이 자입해 소둔근을 함께 치료해줘야 합니다.

중둔근은 대퇴골을 외전시키는 근육으로 한 다리로 체중을 지탱할 때 골반을 안정화시키는 역할을 합니다. 중둔근의 기능이 저하될 경우 보행을 비롯한 모든 동작이 힘들어집니다. 주로 중둔근이 긴장되어 내원하는 경우가 많으며 이때는 골반의 외측부위 내지는 뒤쪽 중둔근 부위에 환자가 압통을 호소하게 됩니다. 또한 요통 환자에게 있어서도 중둔근을 눌러보면 긴장과 함께 통증을 호소하는 경우가 많으므로 함께 체크해봐야 합니다.

윤상훈 원장의 임상꿀팁

다리 쪽의 방사통, 디스크로 인한 것과 아닌 것의 감별 포인트

환자분이 허벅지나 종아리로 방사통을 호소할 때, 디스크로 인한 것인지, 아니면 후관절이나 다른 근육에 의한 것인지 헷갈릴 때가 있습니다. 크게 두 가지 방법으로 구분할 수 있습니다.

1. 하지직거상검사(SLR test)를 해봅니다. SLR test는 민감도가 높기 때문에, 검사상 방사통이 재현되지 않으면 디스크를 배제할 수 있습니다.
2. 종아리까지 내려오지 않는 대퇴부의 통증은 디스크가 아닌 경우가 많습니다.

근육촉진과 기능검사

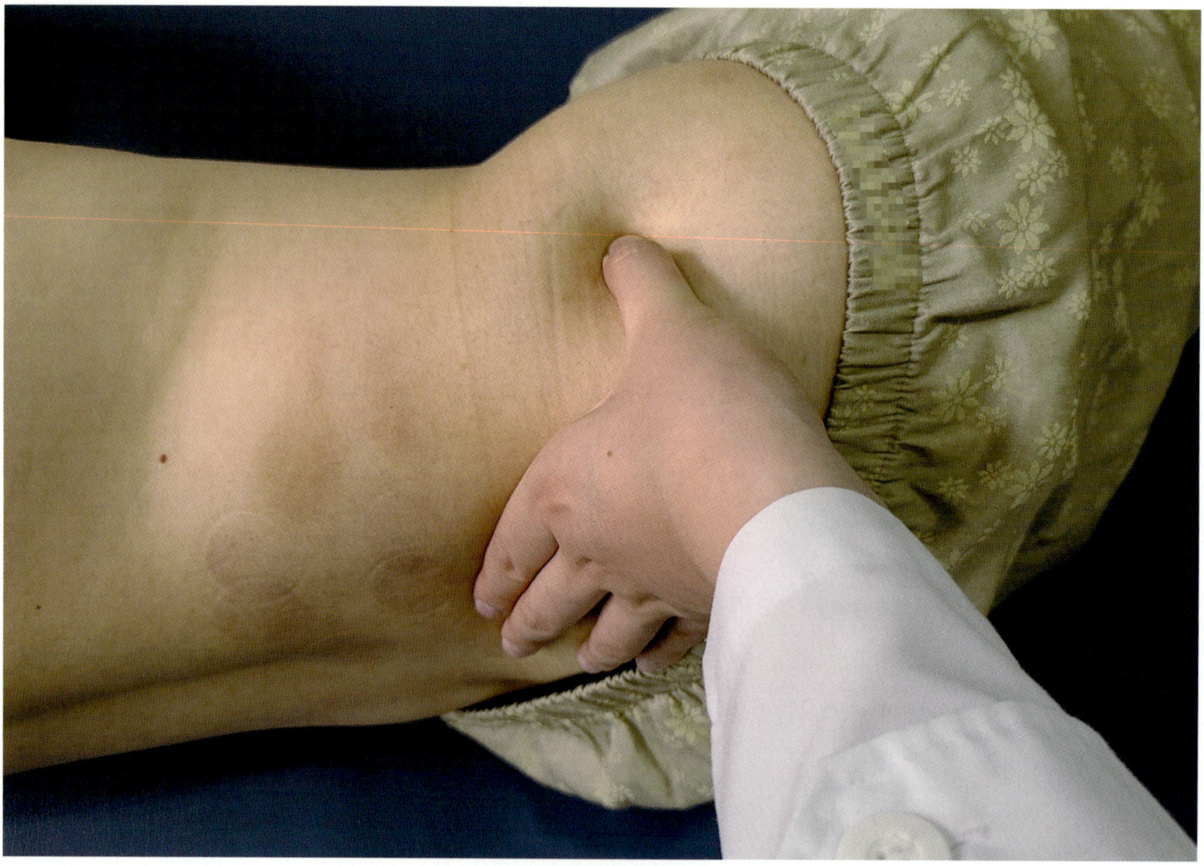

● 그림 3. 중둔근 촉진

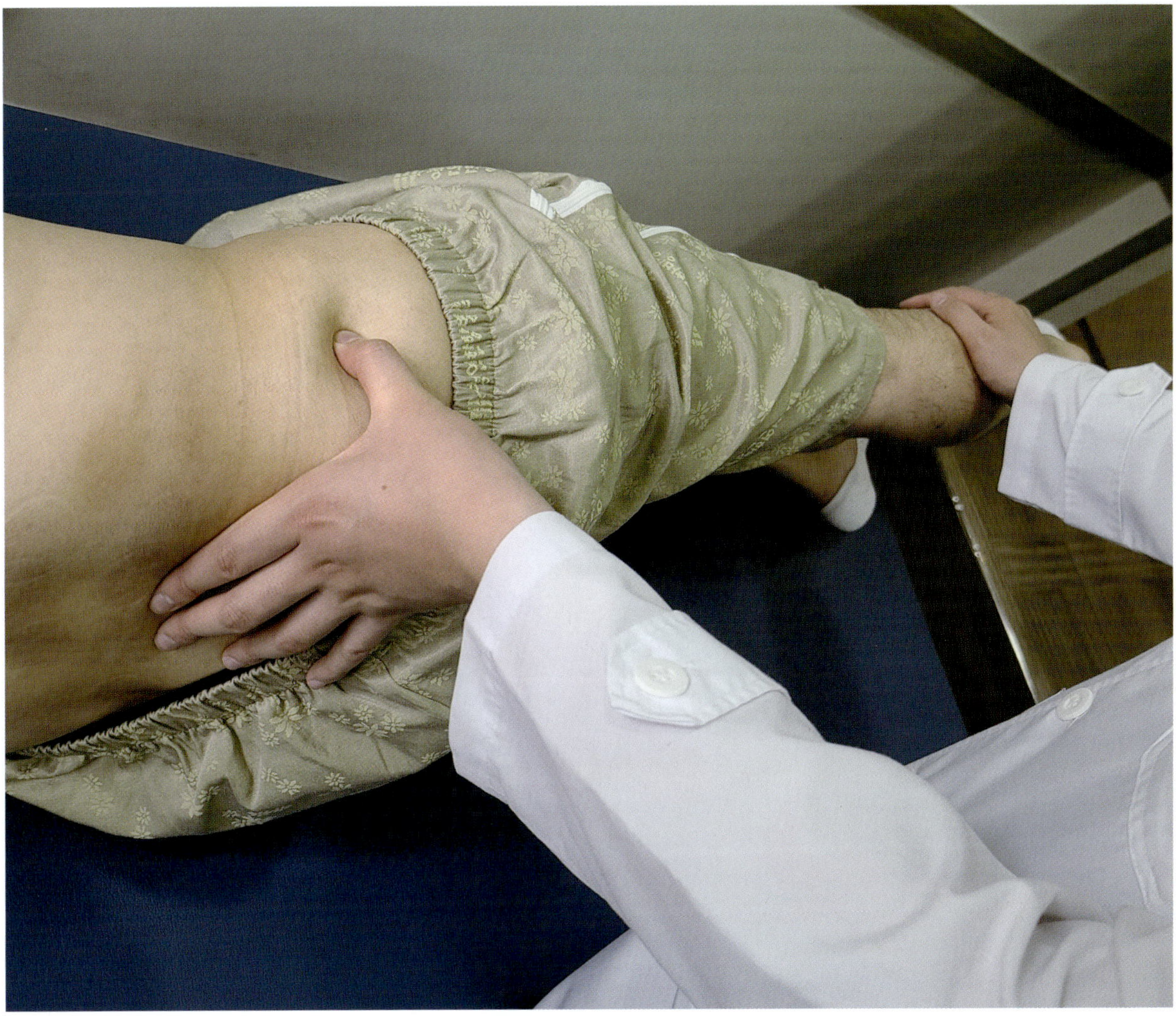

● 그림 4. 중둔근 저항검사

환자는 옆으로 누워서 다리를 외전시킬 때 골반 외측에서 긴장되는 근육이 중둔근입니다. 환자가 골반을 외전시킬 때 시술자는 저항하는 검사를 하는데 이때 힘이 잘 들어가지 않거나 통증을 호소하면 중둔근의 문제를 의심할 수 있습니다. 또한, 트렌델렌버그 검사(Trendelenburg test)를 통해 중둔근의 약화를 알 수 있습니다. 트렌델렌버그 검사는 쉽게 말하면 건측 다리를 들었을 때 골반이 잘 지지되어야 하나, 골반이 처져버리면 환측의 중둔근이 잘 잡아주지 못해 골반이 처지는 것으로 볼 수 있습니다.

중·소둔근-단축

족소양경근

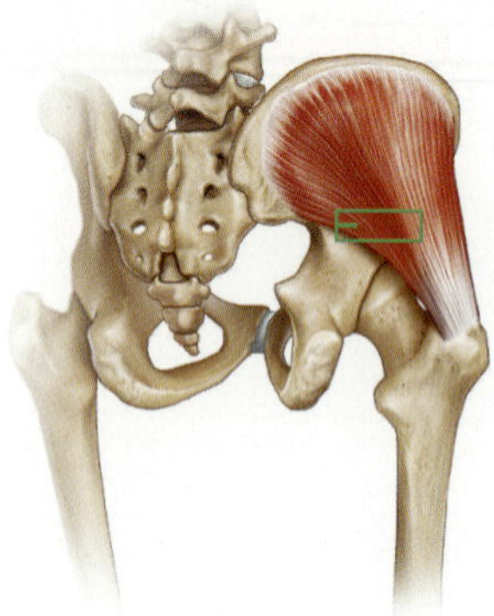

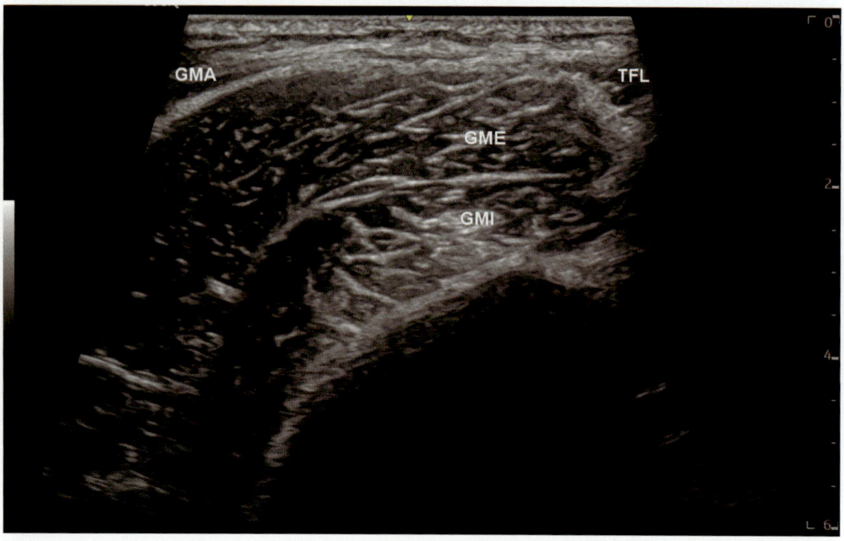

중둔근과 소둔근 단축 영상. 대둔근(GMA) 아래 중둔근(GME)이 0.6–6 cm 깊이에 위치합니다. 그 아래로 소둔근(GMI)이 위치하며, 골반 전방인 우측 모서리에 대퇴근막장근(TFL)이 보입니다.

GMA, Gluteus maximus(대둔근); **GME**, Gluteus medius(중둔근); **GMI**, Gluteus minimus(소둔근); **TFL**, Tensor fascia latae(대퇴근막장근).

중·소둔근-단축 하부

족소양경근

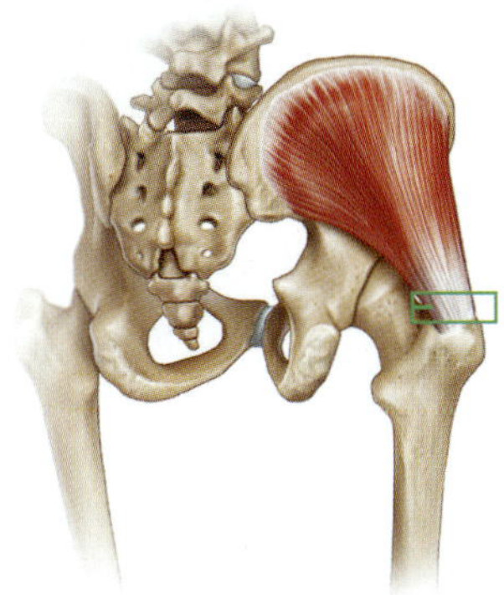

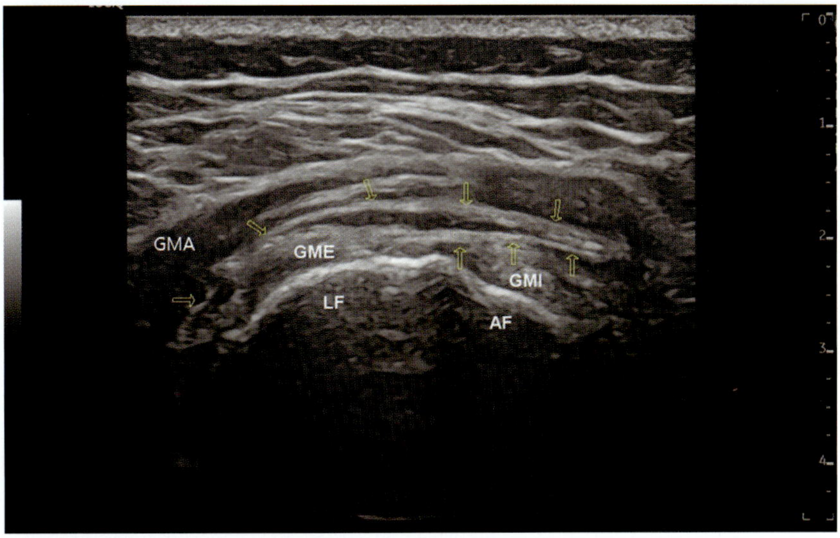

중둔근과 소둔근 하부 단축. 대퇴골 외측면(LF) 위쪽에서 중둔근(GME, 노란색 화살표 안쪽)이 점차 힘줄로 변화하는 모습을 관찰할 수 있습니다. 중둔근 표면에는 대둔근(GMA)이 있고, 대퇴골 대전자 앞쪽면(AF) 위엔 소둔근(GMI)이 보입니다.

GMA, Gluteus maximus(대둔근); **GME**, Gluteus medius(중둔근); **GMI**, Gluteus minimus(소둔근); **LF**, Lateral facet of Greater trochanter(대전자 외측면); **AF**, Anterior facet of Greater trochanter(대전자 앞쪽면).

중·소둔근-단축(부착부)

족소양경근

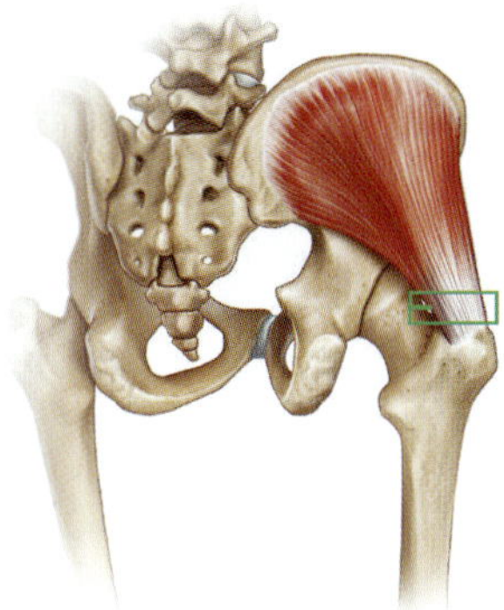

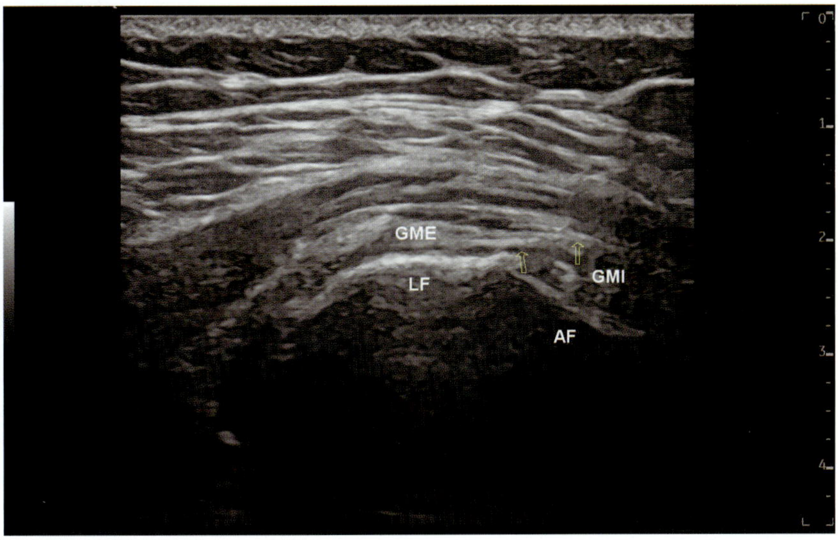

중둔근과 소둔근 부착부 단축. 고관절 굴곡, 내전한 자세에서 대퇴골 대전자 부착부를 스캔한 영상입니다. 중둔근(GME)은 대퇴골 대전자 외측면(LF)에, 소둔근(GMI)은 대전자 전면(AF)에 부착합니다. 노란 화살표는 중둔근과 소둔근의 경계를 나타냅니다.

GME, Gluteus medius(중둔근); **GMI**, Gluteus minimus(소둔근); **LF**, Lateral facet of Greater trochanter(대전자 외측면); **AF**, Anterior facet of Greater trochanter(대전자 앞쪽면).

중둔근-장축(부착부)

족소양경근

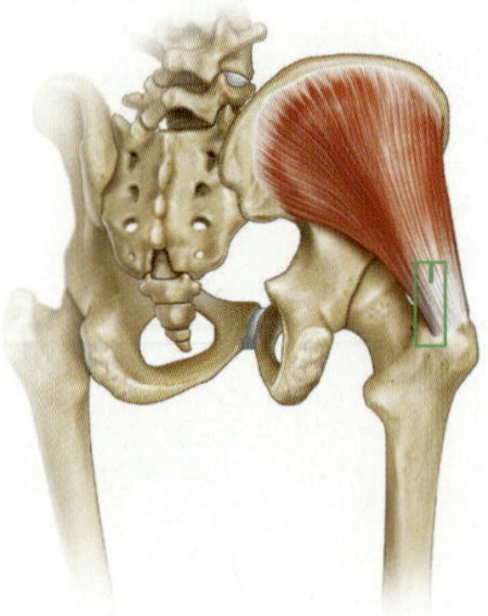

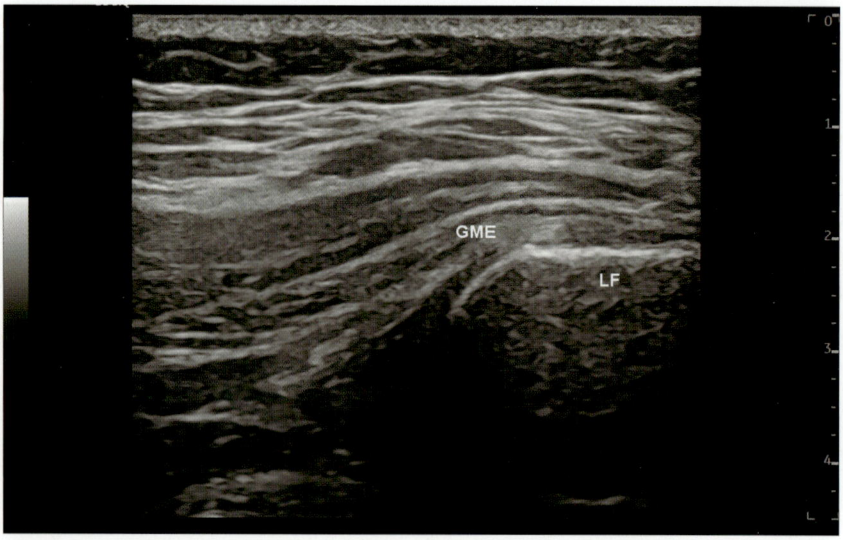

중둔근 부착부 장축 영상. 중둔근(GME)이 대퇴골 대전자 외측면(LF)에 부착하고, 그 위를 대둔근(GMA)이 덮고 있습니다.

GMA, Gluteus maximus(대둔근); **GME**, Gluteus medius(중둔근); **LF**, Lateral facet of Greater trochanter(대전자 외측면).

중둔근-장축(부착부)

족소양경근

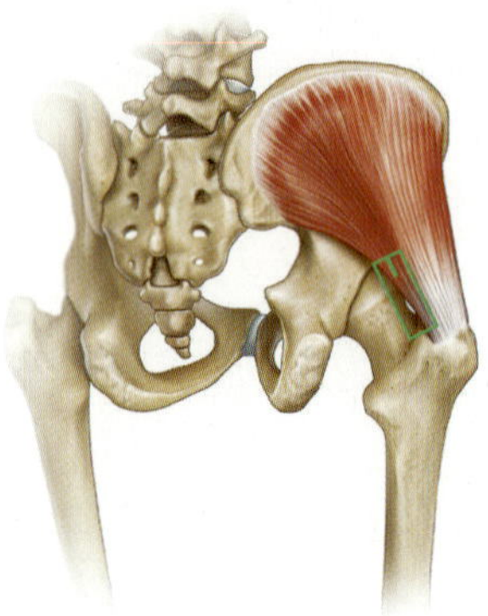

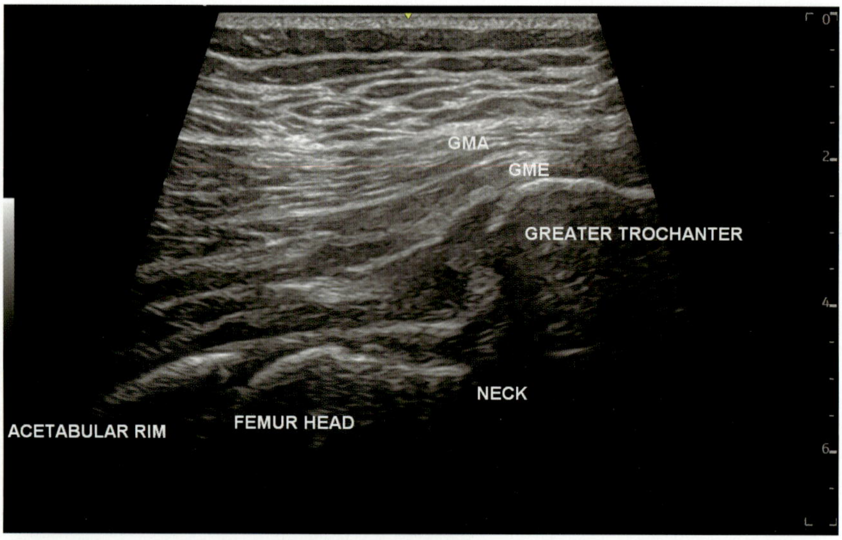

중둔근 부착부 장축 영상. 대둔근(GMA)과 중둔근(GME) 안쪽 5 cm 깊이에 대퇴골의 neck과 head가 장골의 절구(acetabulum rim)에 관절하는 것도 관찰할 수 있습니다.

GMA, Gluteus maximus(대둔근); **GME**, Gluteus medius(중둔근).

소둔근-장축(부착부)

족소양경근

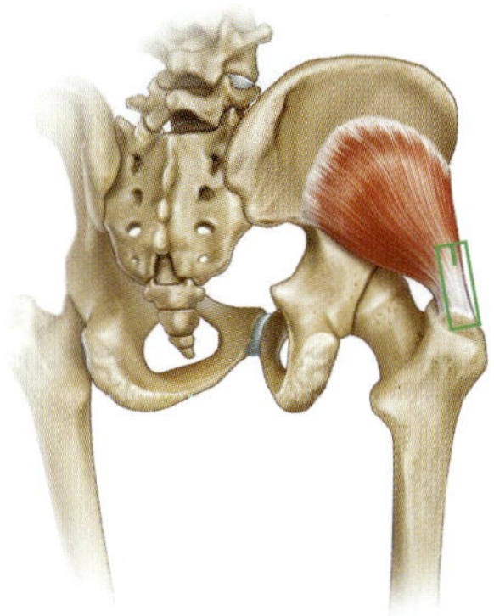

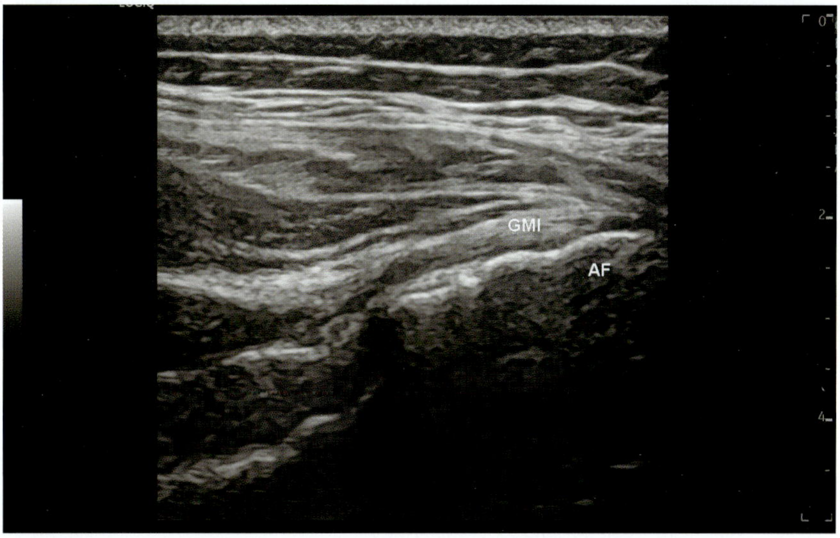

소둔근 부착부 장축. 소둔근(GMI)은 대퇴골 대전자 앞면(AF)에 부착하며, 그 위로는 대퇴근막장근(TFL)이 지나가게 됩니다.

TFL, Tensor fascia latae(대퇴근막장근); **GMI**, Gluteus minimus(소둔근); **AF**, Anterior facet of Greater trochanter(대전자 앞쪽면).

소둔근-장축(부착부)

족소양경근

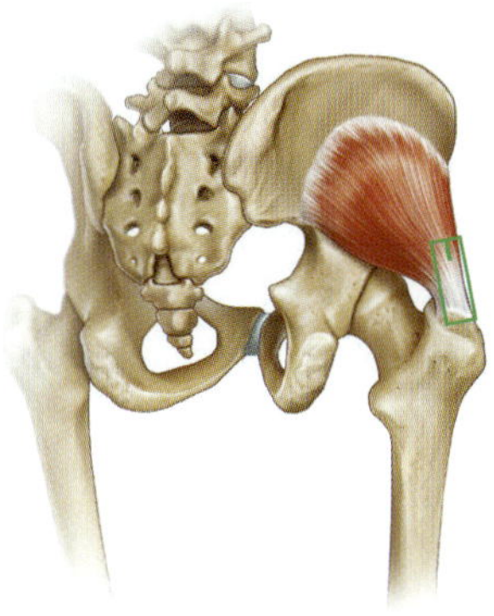

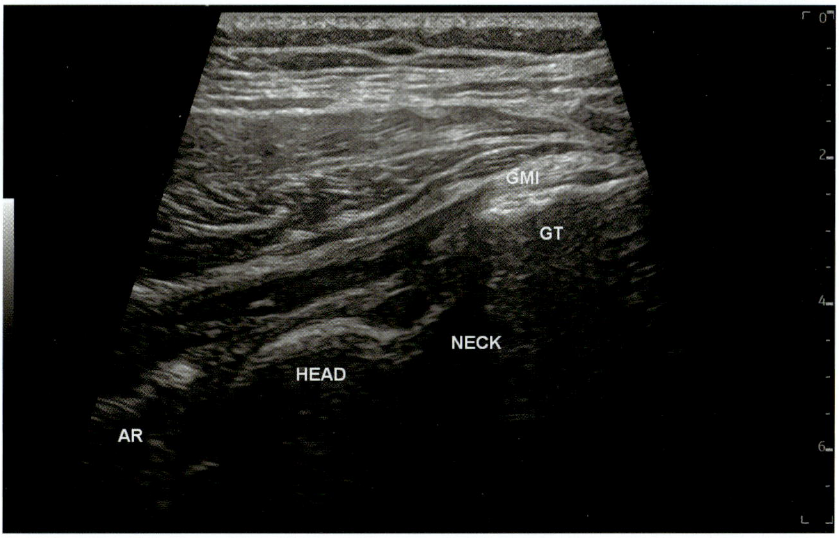

소둔근 부착부 장축 영상. 골반 앞쪽 소둔근(GMI) 부착부를 깊게 관찰한 영상입니다. 소둔근 아래로 대퇴골의 neck과 head가 장골의 절구륜(AR)이 보입니다.

GMI, Gluteus minimus(소둔근); **GT**, Greater trochanter of femur(대퇴골 대전자); **AR**, Acetabular rim of ilium(장골 절구륜).

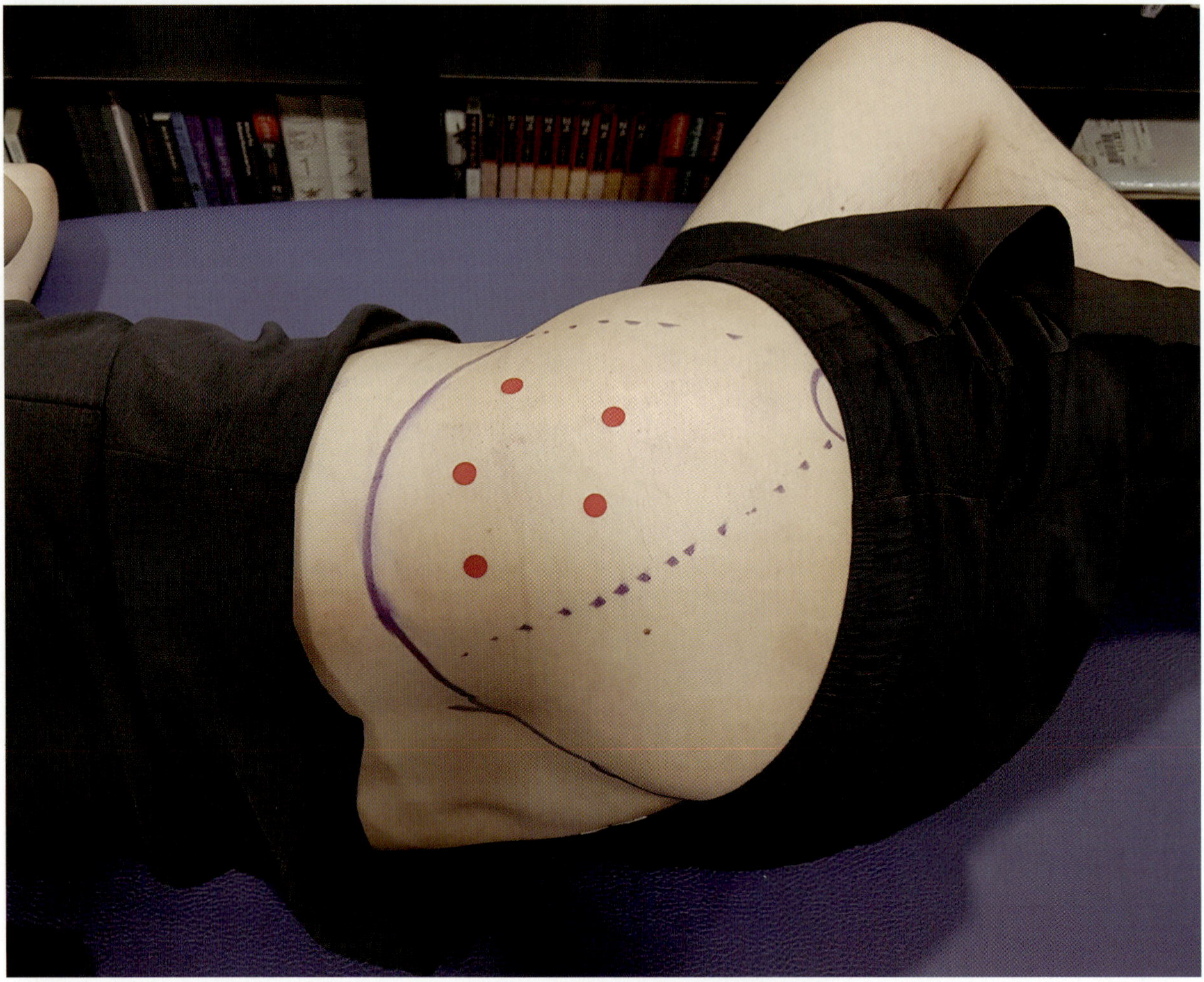

● 그림 5. 중둔근, 소둔근 압통점

압통점 촉진 : 중둔근의 압통점은 장골능 바로 아래쪽에 많이 발생합니다. 하지만 근복부나 고관절의 대결절, 중둔근이 부착되는 부위에 통증이 발생하는 경우도 있으므로 환자의 통증 부위를 꼼꼼하게 눌러 압통점을 찾습니다. 이때, 소둔근의 압통점과 중둔근의 압통점을 구분하기는 사실상 어렵습니다. 그래서 비교적 깊게 자입하여 두 군데의 압통점을 모두 치료하는 것이 효과적입니다. 굳이 구분을 하자면 중둔근은 장골능 바로 아래 움푹 파인 지점을, 소둔근은 전상장골극에서 수평선 상의 지점을 치료포인트로 잡으면 됩니다.

침, 약침, 도침, 추나 모두 가능합니다. 이때, 소둔근과의 압통점을 구분하는 것은 큰 의미가 없으므로 뼈까지 깊이 자입하여 두 근육의 압통점을 모두 풀어줍니다. 잘 낫지 않는 경우 도침이나 약침을 통해 자극량을 늘려주는 것이 좋습니다.

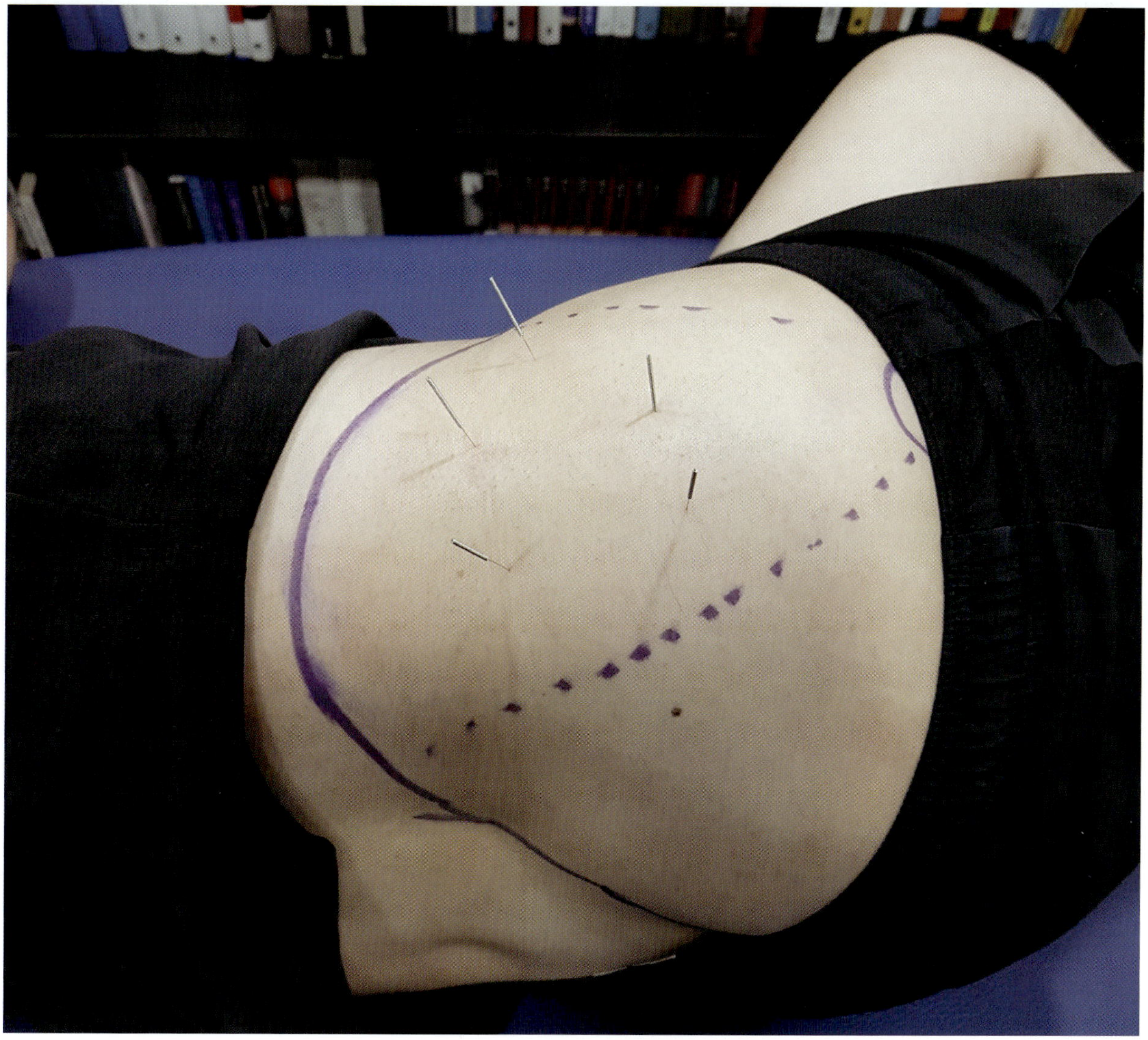

● **그림 6.** 중둔근, 소둔근 침치료

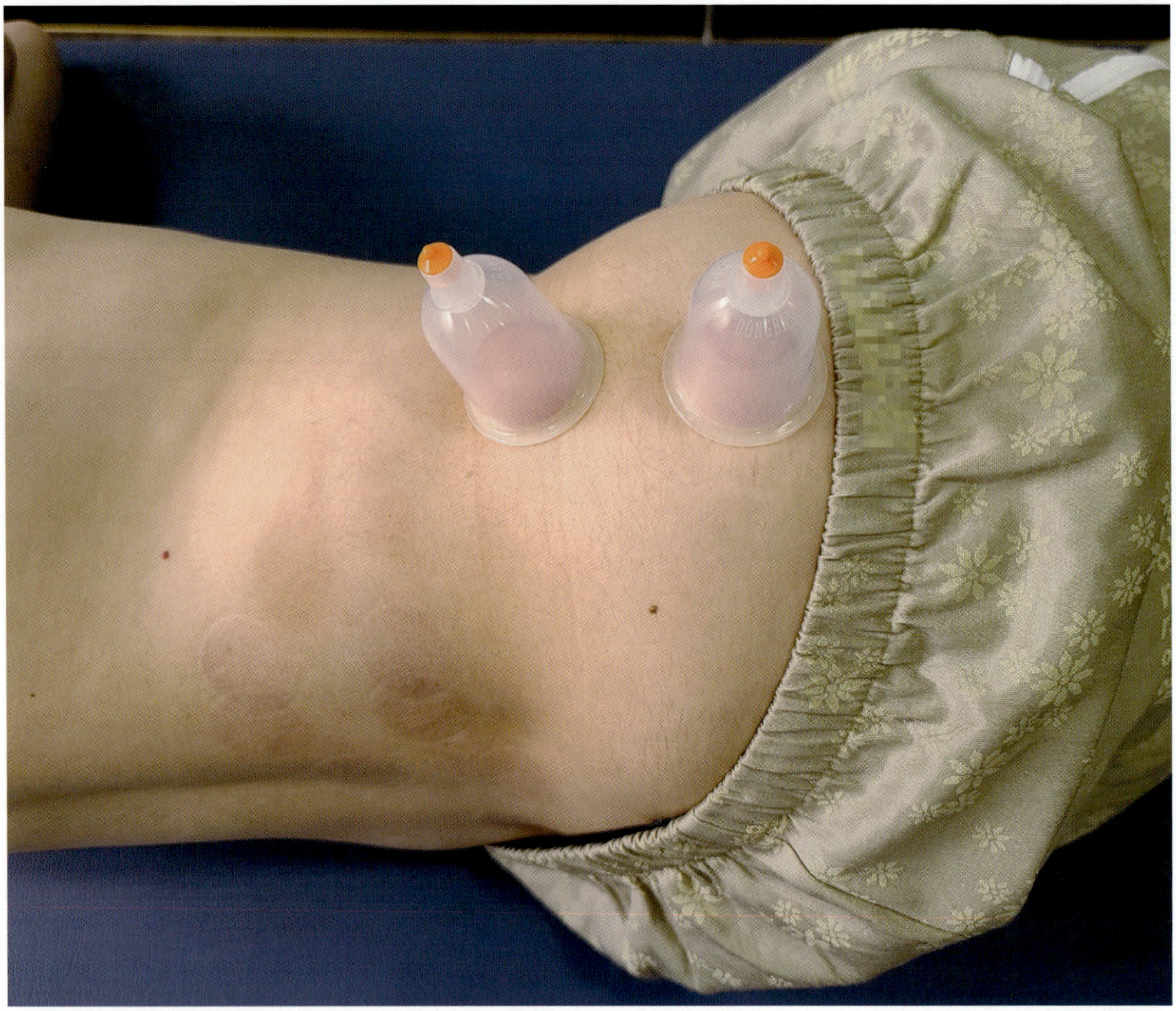

● 그림 7. 중둔근, 소둔근 부항치료

주의 **중 · 소둔근 역시 혈종에 주의하세요!**

중·소둔근은 강하게 뭉치는 경우가 많아, 침치료뿐만 아니라 도침이나 약침을 많이 시행하는 근육입니다. 다만 도침이나 약침치료 시 중둔근은 피가 안에서 고여 혈종이 발생되는 경우가 많으므로 치료포인트를 적게 가져가고 압박지혈을 철저히 하는 것이 좋습니다.

08

이상근
(Piriformis, 궁둥구멍근)

핵심포인트

엉덩이통증뿐만 아니라 좌골신경까지 압박할 수 있는 중요한 근육

기시	천골(sacrum)의 전면, 천골결절인대(sacrotuberous ligament)의 골반면
종지	대퇴골 대전자(greater trochanter of the femur) 상단 후면

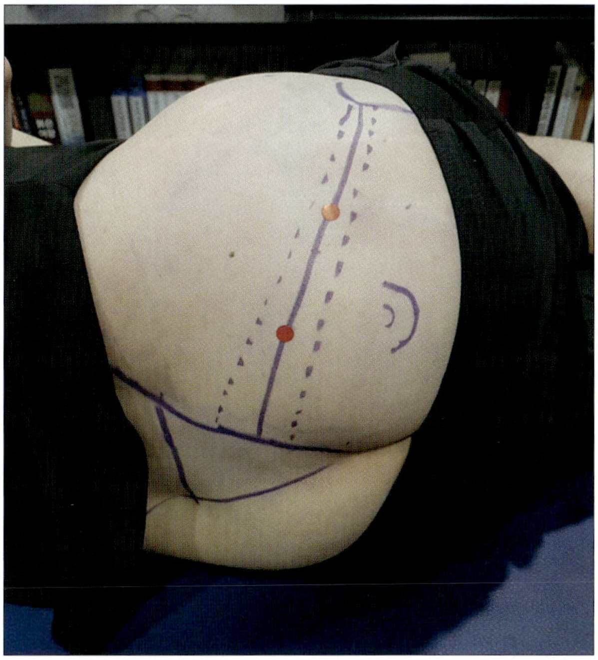

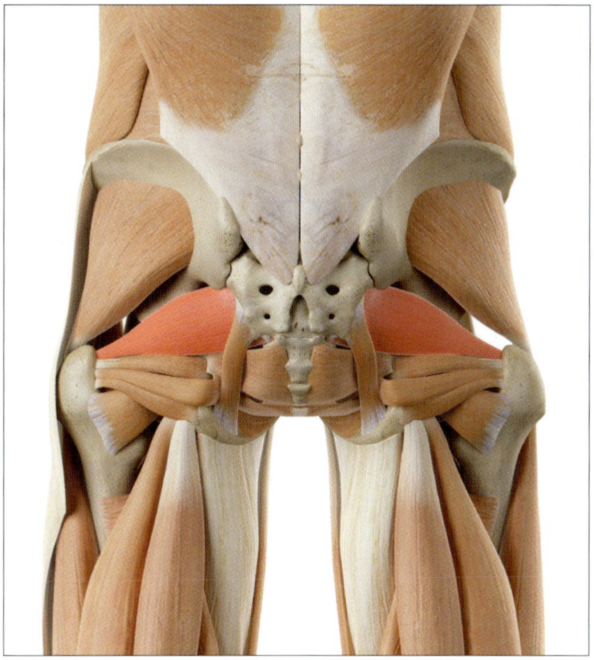

개괄

이상근은 천골의 앞쪽에서 시작해 대퇴골의 대전자에 부착되는 근육입니다. 골반을 외회전시키는 근육이며 주로 좌골신경을 압박하는 경우가 많아 좌골신경증후군의 원인으로 지목되기도 합니다. 좌골신경을 압박하면 허벅지 뒤나 장딴지 쪽으로 저림증상을 나타낼 수 있습니다. 이상근 증후군보다는 요추추간판탈출증으로 인한 저림이 훨씬 더 흔하므로 하지직거상검사를 통해 요추추간판탈출증을 먼저 배제하며, 요추추간판탈출증이 아님에도 불구하고 다리 뒤쪽에 저림이 나타나고 이상근의 확연한 압통이 있을 경우 이상근 증후군을 의심하고 치료합니다.

윤상훈 원장의 임상꿀팁

이상근 증후군은 언제 많이 발생하나요?

이상근 증후군은 그렇게 많이 발생하는 질환은 아닙니다. 방사통의 원인은 허리디스크, 요추추간판탈출증에 의한 경우가 많습니다. 다만 엉덩이 부분에 외상이 있었고, 그 후에 방사통이 생기면 이상근 증후군일 확률이 높습니다. 추가적으로 허리엔 통증이 없으며, 이상근에 확연한 압통이 있을 때 이상근 증후군으로 진단하고 치료하시면 됩니다.

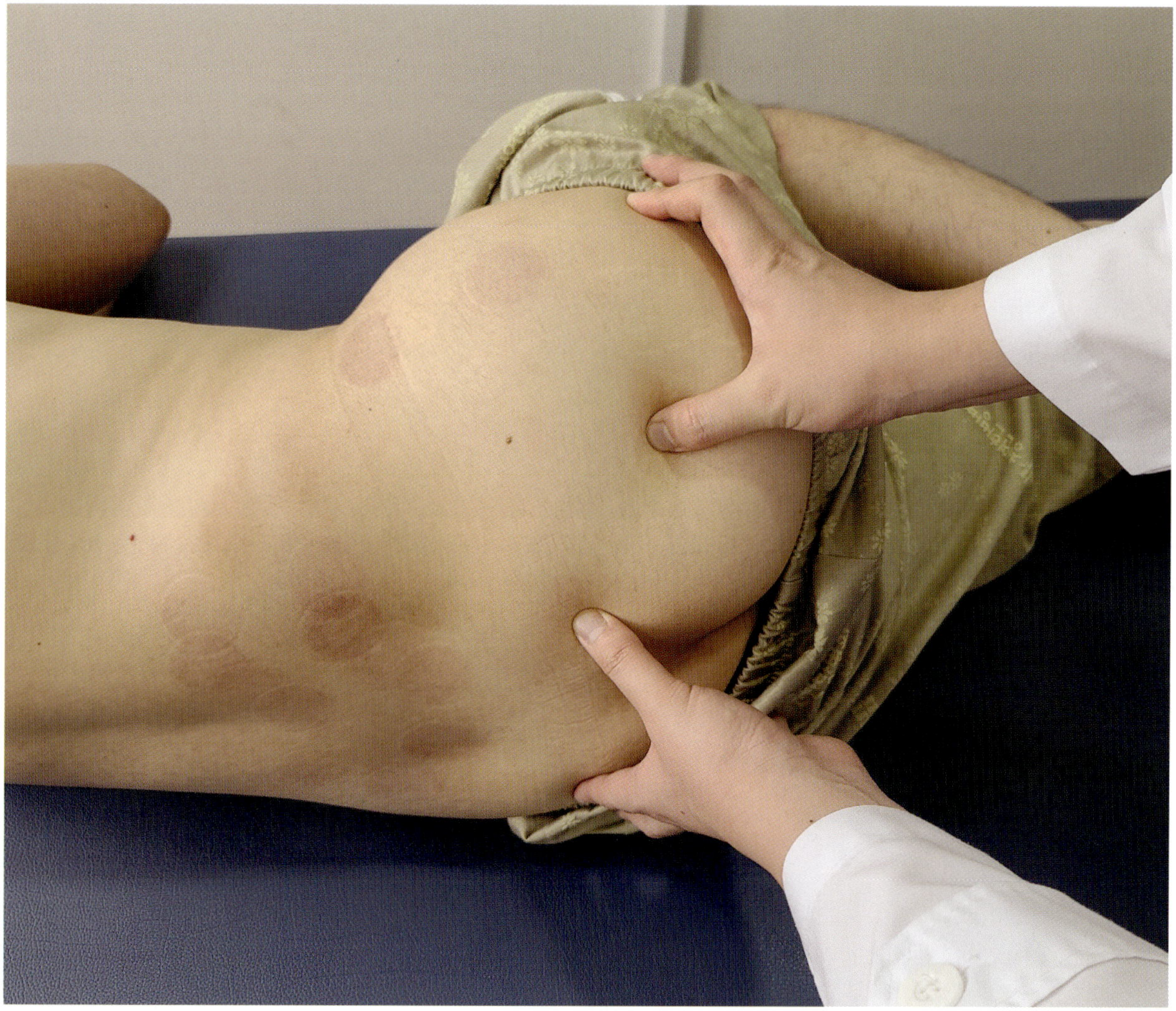

● **그림 1.** 이상근 촉진

그림 1과 같이 환자는 똑바로 누운 상태에서 고관절을 60°, 무릎을 90° 정도 굴곡시킵니다.

시술자가 환자의 무릎을 안쪽으로 밀 때 환자는 바깥쪽으로 저항하는 힘을 줍니다. 이때, 이상근에 통증이 나타나거나 좌골신경이 압박되는 증상이 나타나면 양성으로 판단합니다.

이상근-장축

족태양경근

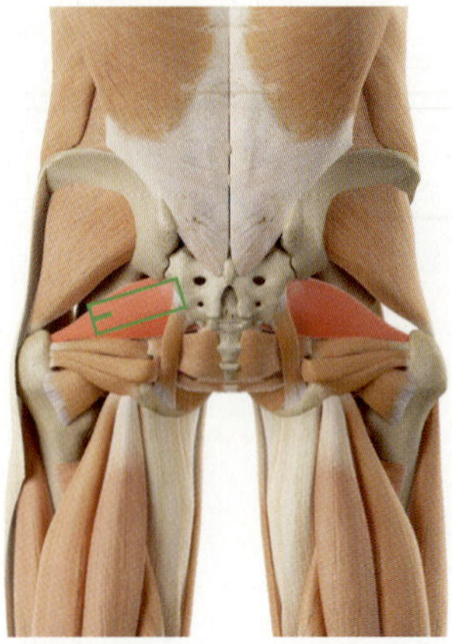

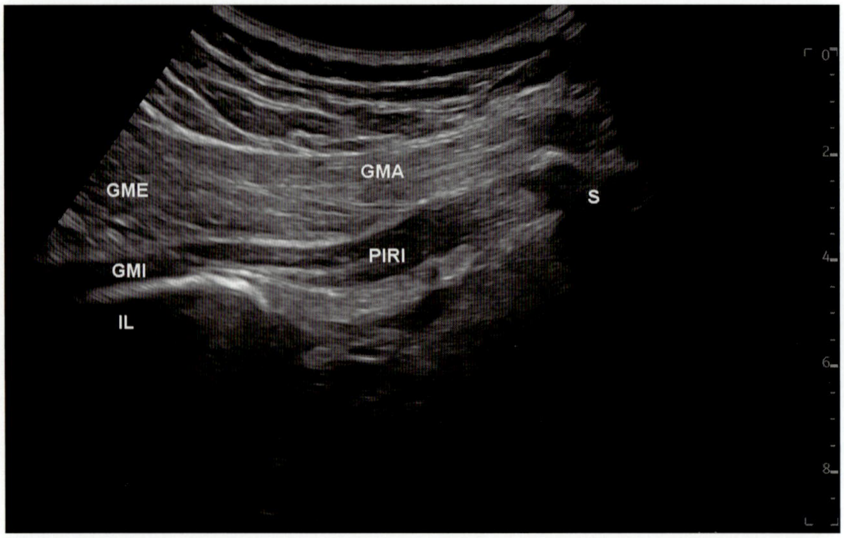

이상근 장축 영상. 화면 중앙 대둔근(GMA) 아래 2-4.5 cm 깊이에 이상근(PIRI)이 천골(S)에서 기시해 장골(IL)쪽으로 주행하는 것이 뚜렷하게 보입니다. 좌측(lateral)에는 중둔근(GME)과 소둔근(GMI)이 위치해 있습니다.

GMA, Gluteus maximus(대둔근); **GME**, Gluteus medius(중둔근); **GMI**, Gluteus minimus(소둔근); **PIRI**, Piriformis(이상근); **IL**, Ilium(장골); **S**, Sacrum(천골).

이상근-장축

족태양경근

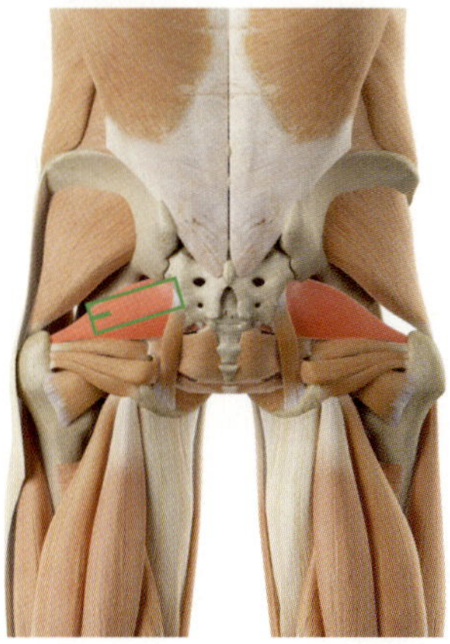

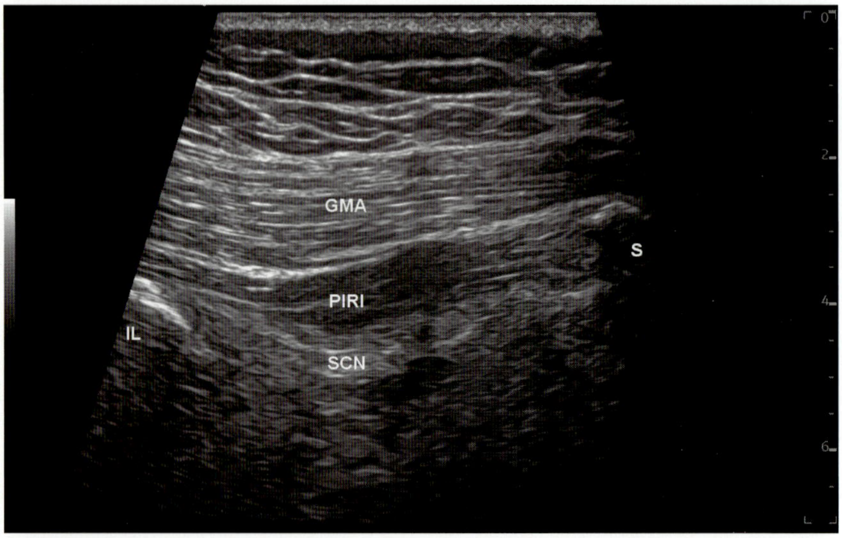

이상근 장축, 좌골신경 단면 영상. 이상근(PIRI) 부위를 리니어 프로브로 이상근 아래 위치한 좌골신경(SCN)의 모습을 촬영한 영상입니다. 좌골신경은 약 4-5 cm 깊이에서 보이는데, 사람마다 신경 주행이 다양합니다. 혈위에서 신경의 위치를 정확히 확인하여 시술하는 것이 좋습니다.

GMA, Gluteus maximus(대둔근); **PIRI**, Piriformis(이상근); **IL**, Ilium(장골); **S**, Sacrum(천골); **SCN**, Sciatic nerve(좌골신경).

이상근-단축

족태양경근

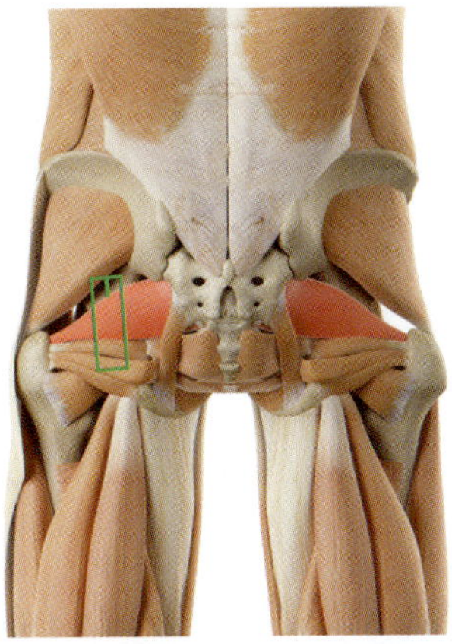

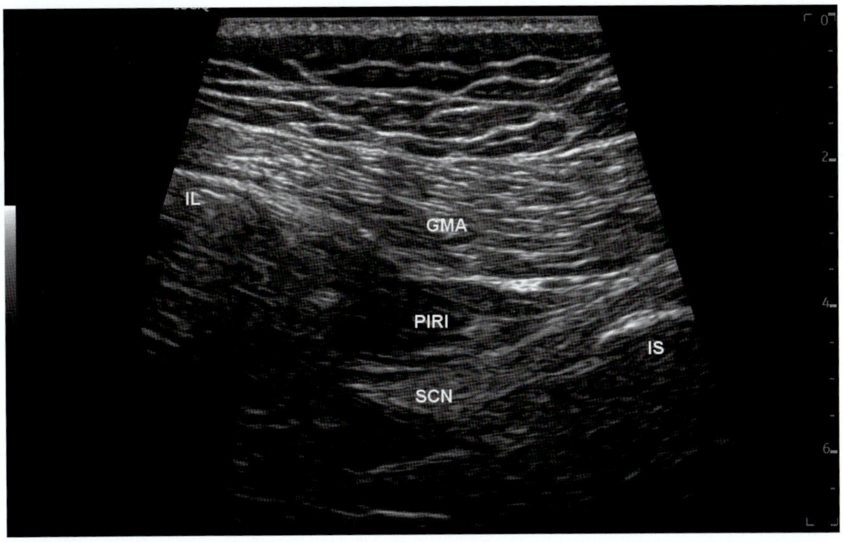

이상근 단축 영상. 장골과 좌골 사이 4 cm 깊이에 이상근(PIRI)이 관찰됩니다. 그 위로 대둔근(GMA)이 덮고 있으며, 아래로는 좌골신경(SCN)이 지나갑니다.

GMA, Gluteus maximus(대둔근); **PIRI**, Piriformis(이상근); **IL**, Ilium(장골); **IS**, Ischium(좌골); **SCN**, Sciatic nerve(좌골신경).

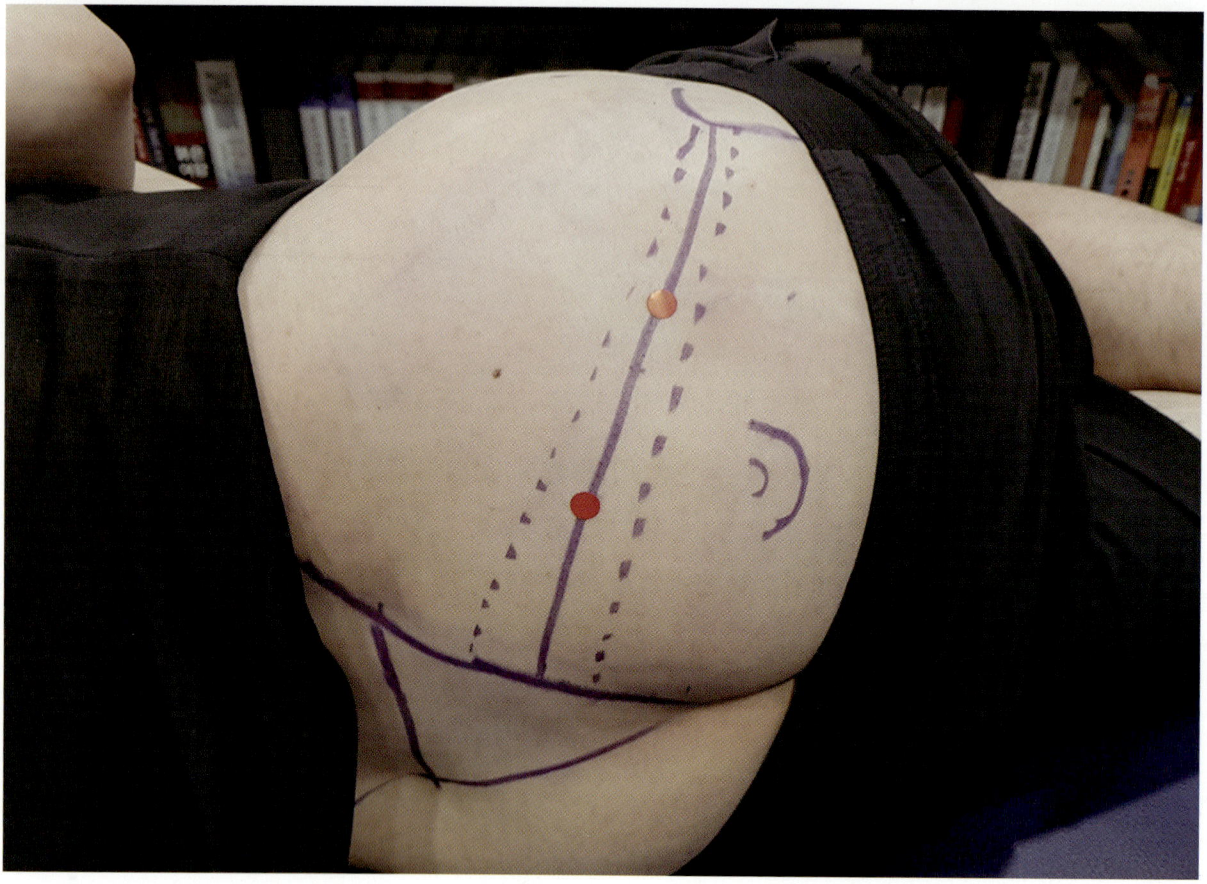

● 그림 2. 이상근 압통점

압통점 촉진 : 주로 환자는 옆으로 누워 고관절과 슬관절을 굴곡시킨 자세를 취합니다. 이때 환도혈을 중심으로 이상근의 주행방향을 따라 촉진하며 반대쪽과 다른 확연한 압통이 나타나는 것을 확인합니다.

이상근은 비교적 심부에 위치한 근육으로 침치료, 약침치료, 도침치료 등을 많이 활용합니다. 장침을 이용해 5-6 cm 정도로 비교적 심자해야 이상근에 닿을 수 있습니다. 이때, 좌골신경을 직접 자극하는 것도 좋은 치료방법입니다. 다만, 천천히 자입하여 신경의 손상을 최소화하고 한 번만 자극한 후 침을 제거하여 신경염이 유발되지 않게 주의합니다.

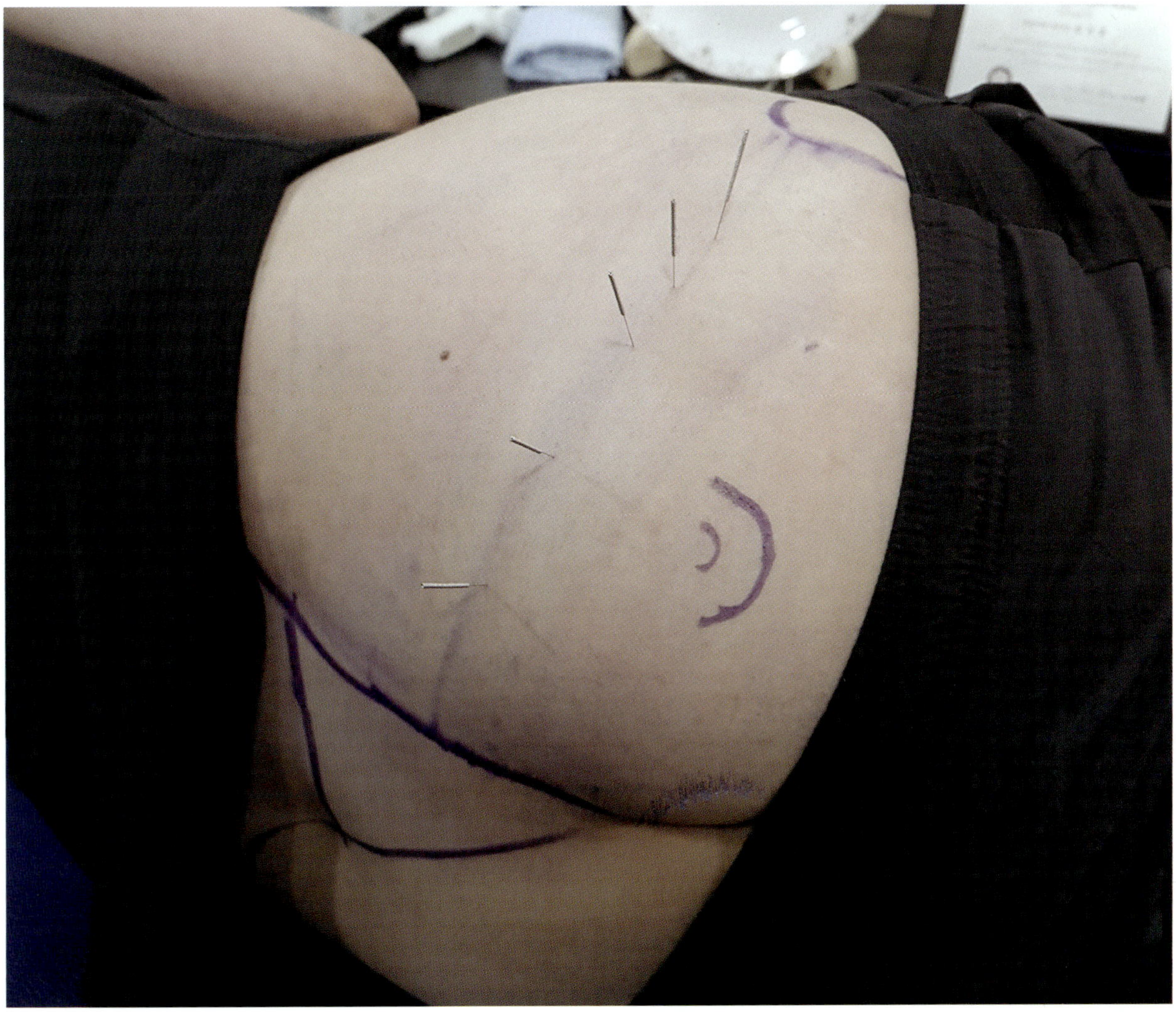

● **그림 3.** 이상근 침치료

주의 **찌릿한 환도혈 자극, 잘못하면 신경염을 일으킨다?**

환도혈에 장침을 넣어 좌골신경을 찌릿하게 자극하는 것은 신경촉격술이라고도 불리우며, 많이 시행하는 치료법입니다. 다만 너무 빠르게 자입하여 신경을 손상시키거나, 찌릿한 상태로 장시간 유침하고 있으면 신경의 염증 내지 손상을 일으킬 수 있습니다. 그렇게 되면 발침 후에도 며칠간 지속적으로 저린 증상이 발생합니다. 그래서 신경염을 피하려면, 천천히 자입해 손상을 최소화하고, 한 번의 찌릿함만 유발한 뒤 침을 뒤로 후퇴시켜 이상근이나 주변 근육만 가볍게 풀어주듯 유침하는 것이 좋습니다.

하지부

01

대퇴근막장근

(Tensor fascia latae, 넙다리근막긴장근)

핵심포인트

골반 앞쪽 및 무릎 바깥 쪽의 통증을 일으킬 수 있는 근육

기시	골반의 전상장골극(Anterior superior iliac spine, ASIS), 장골능(iliac crest) 외측연
종지	경골 가쪽 관절융기(lateral condyle of tibia)에 붙어 있는 장경인대(iliotibial band, ITB)

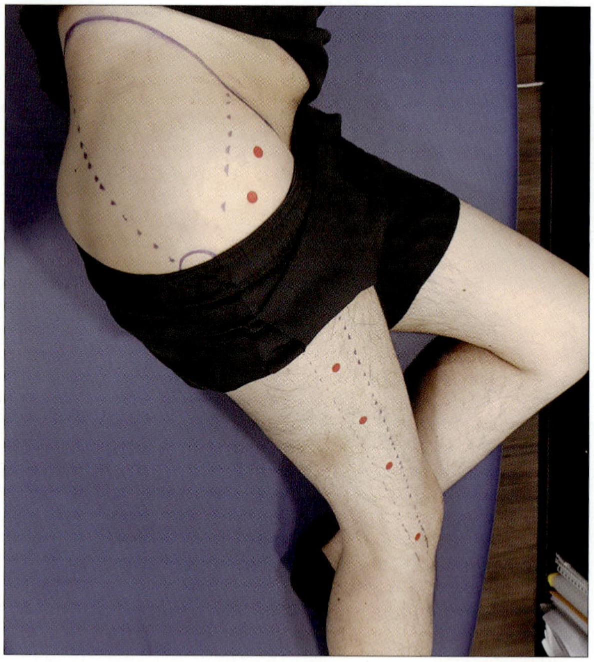

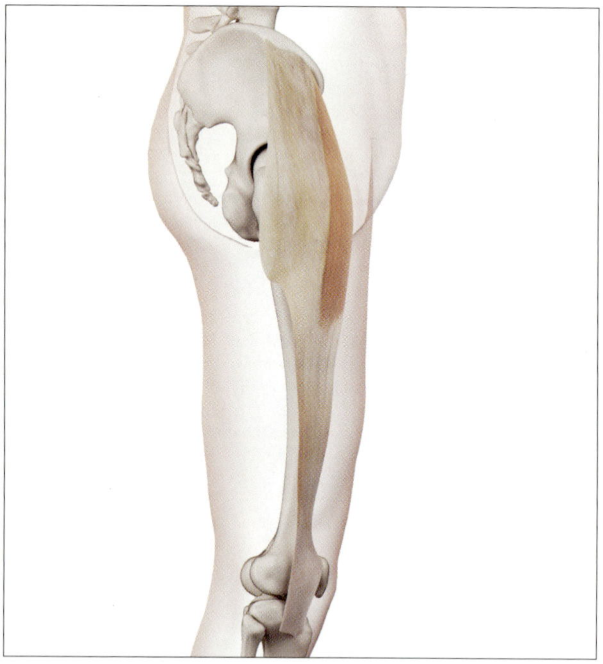

개괄

대퇴근막장근은 골반의 앞쪽 전상장골극 근처에서 시작하여 무릎아래쪽 경골까지 주행하는 허벅지 외측면의 긴 근육입니다. 근복부는 골반 앞쪽에 적게 존재하며 주로 장경인대라는 단단한 조직으로 이루어진 근육입니다. 이로 인해서 근복부인 골반 전외측, 대전자 위쪽의 통증뿐만 아니라 장경인대의 마찰로 인한 무릎 외측의 통증을 일으킬 수 있는 근육입니다. 무릎 외측의 통증이 무릎의 관절면보다 약간 위쪽인 대퇴골 외상과에서 잘 나타나며, 등산이나 러닝, 사이클 후에 통증이 나타난다면 장경인대의 마찰로 인한 통증을 고려해야 합니다.

근육촉진과 기능검사

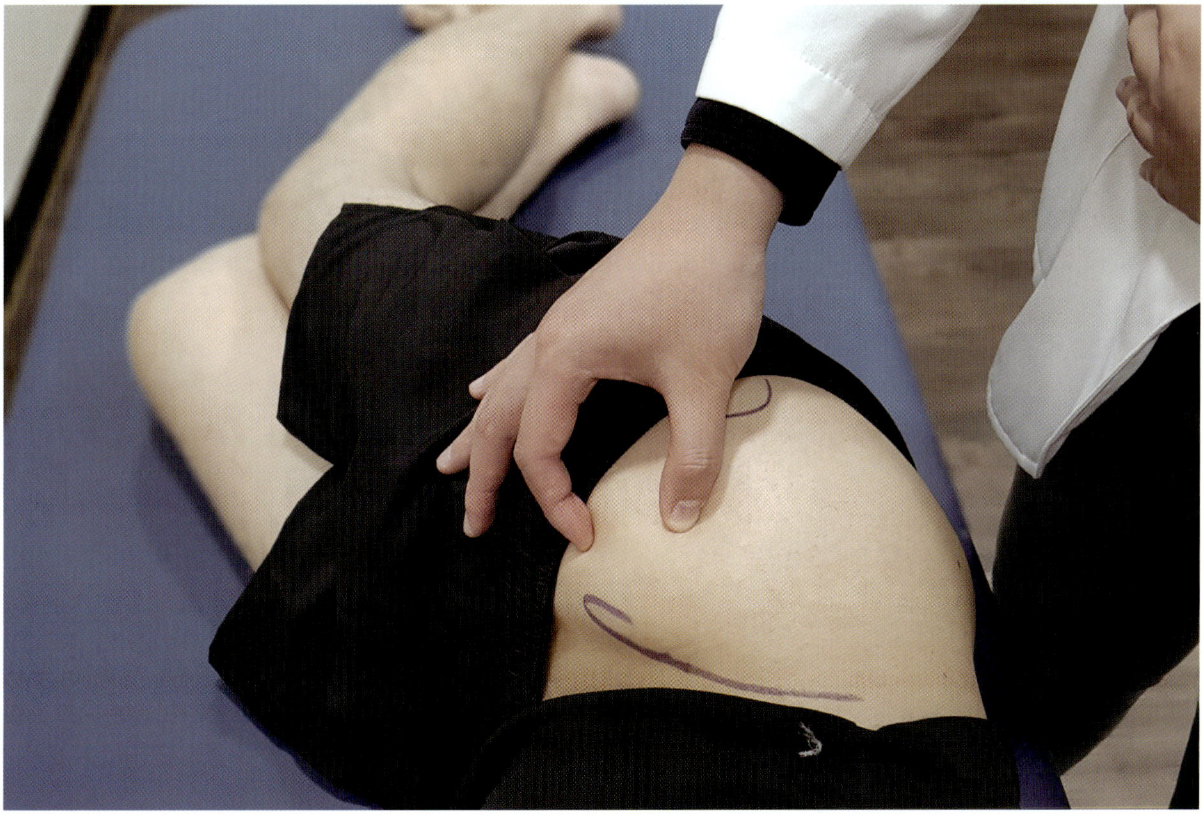

● 그림 1. 대퇴근막장근 촉진

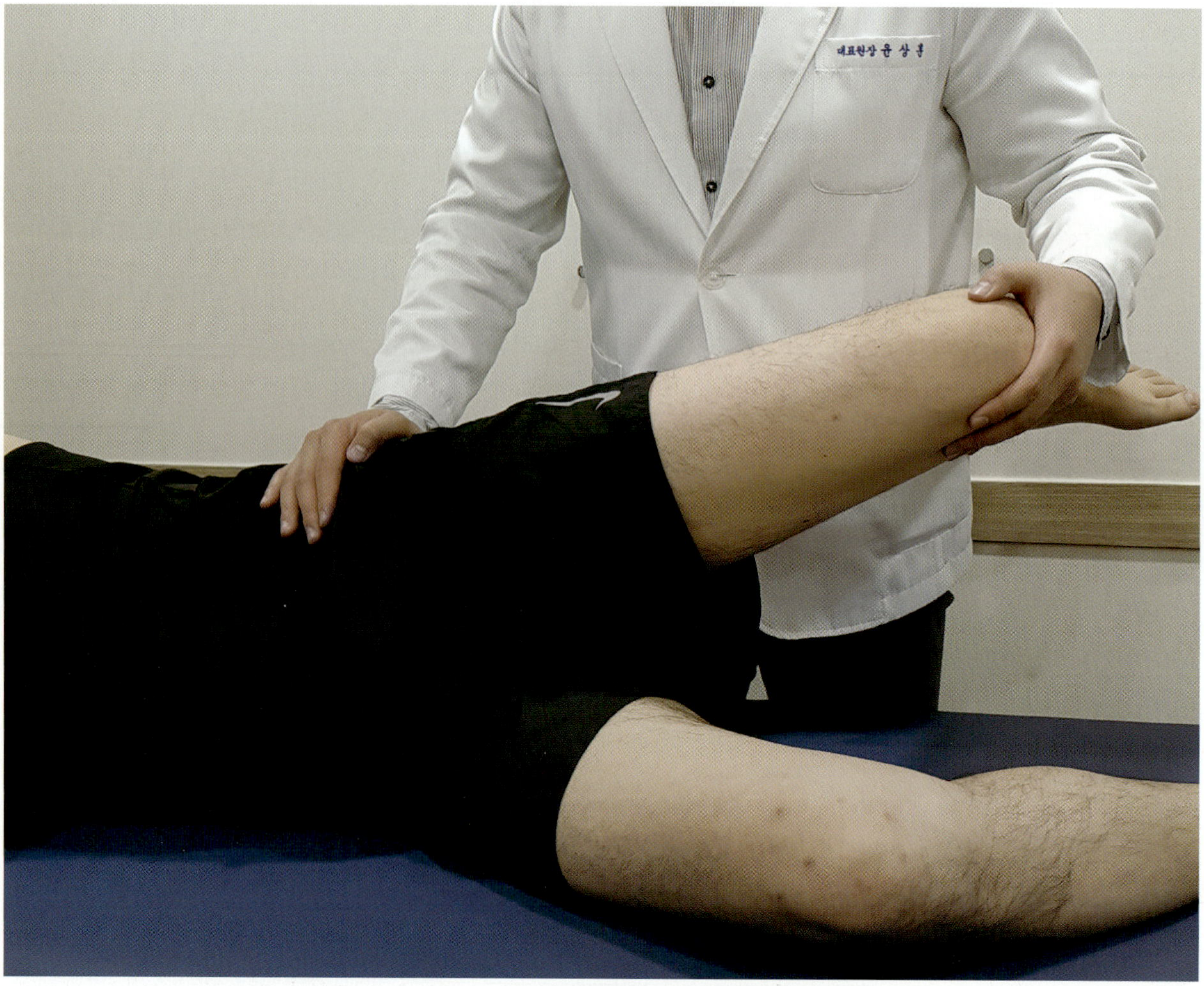

● 그림 2. Ober test

대퇴근막장근의 근복부는 전상장골극과 대전자 사이에서 촉진할 수 있습니다. 환자가 똑바로 누운 상태에서 발을 똑바로 외전시킬 때 술자가 이에 저항할 때 골반 전외측에서 수축되는 근육입니다.

대퇴근막장근의 근막부위는 장경인대로 허벅지 외측면에서 단단하게 만져지는 띠 형태의 조직으로 비교적 쉽게 촉진됩니다.

오버 테스트(Ober test)는 옆으로 누워서 아래쪽 다리는 굴곡시키고 검사하는 쪽 다리의 무릎을 90° 굴곡시킵니다. 이때, 술자는 환자의 무릎을 살짝 들어 고관절을 외전시켰다가 손으로 놔보는데 이때, 다리가 아래로 처지지 않고 그대로 유지되면 대퇴근막장근의 긴장 및 단축을 의심할 수 있습니다.

대퇴근막장근-단축(상부)

거료(居髎, GB29)

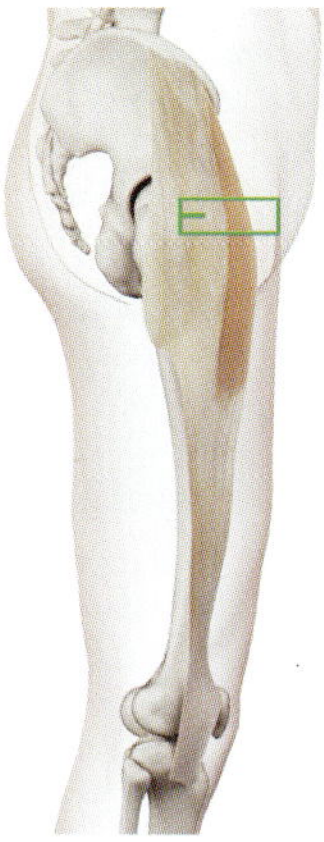

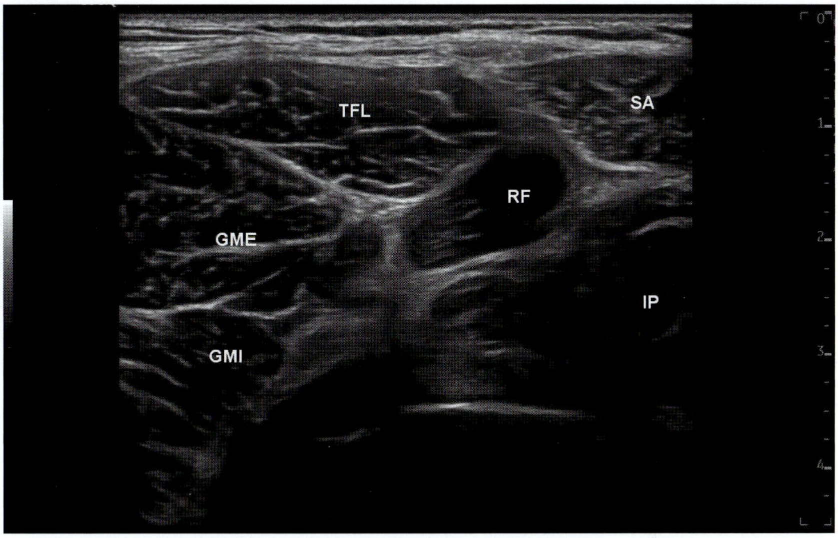

대퇴근막장근 상부 단축. 가장 표면 0.3-1.6 cm 깊이에 대퇴근막장근 근복부(TFL)가 보입니다. 좌측 하단으로는 중둔근(GME)과 소둔근(GMI)이 위치합니다. 우측(medial)에는 봉공근(SA)이 있고, 그 아래로 대퇴직근(RF)과 장요근(IP)까지 볼 수 있습니다.

TFL, Tensor fascia latae(대퇴근막장근); **GME**, Gluteus medius(중둔근); **GMI**, Gluteus minimus(소둔근); **RF**, Rectus femoris(대퇴직근); **SA**, Sartorius(봉공근); **IP**, Iliopsoas(장요근).

대퇴근막장근-단축

족소양경근

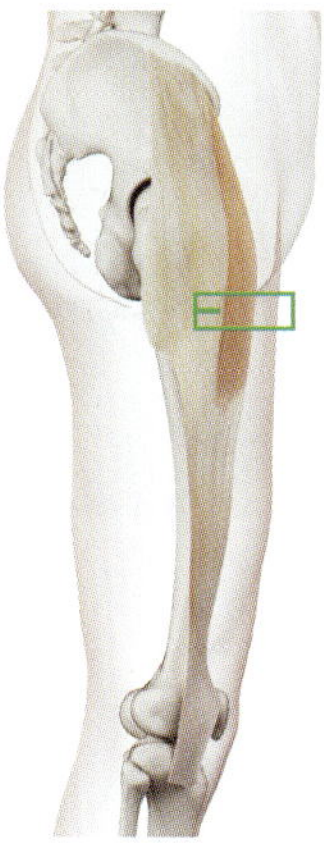

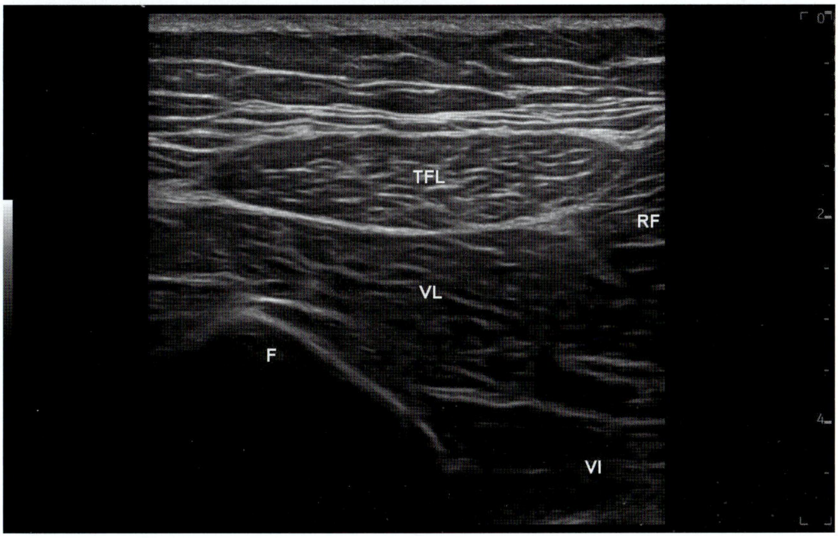

허벅지 전면 상단에서 촬영한 단축 영상. 화면 가운데 1-2 cm 깊이에 대퇴근막장근(TFL)이 보이며 그 우측으로 대퇴직근(RF)이 지나갑니다. 대퇴근막장근 아래로 외측광근(VL)과 중간광근(VI)이 대퇴골을 감싸고 있습니다.

TFL, Tensor fascia latae(대퇴근막장근); **RF**, Rectus femoris(대퇴직근); **VL**, Vastus lateralis(외측광근); **VI**, Vastus intermedius(중간광근); **F**, Femur(대퇴골).

대퇴근막장근-장축(중부)

족소양경근

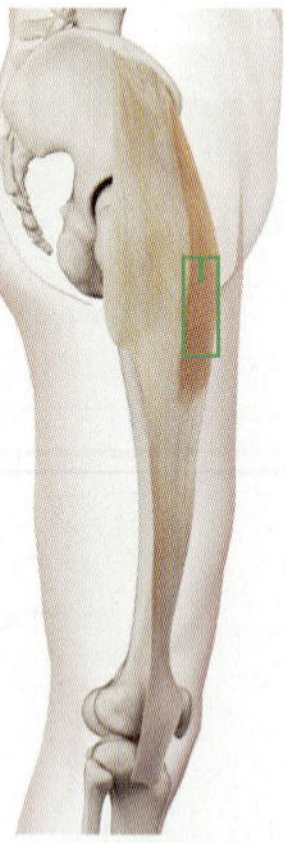

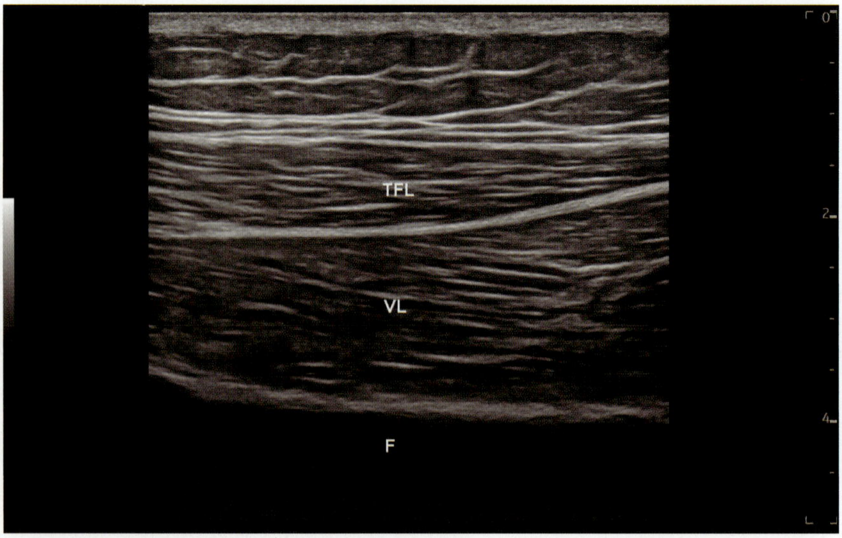

대퇴근막장근 장축 영상. 대퇴근막장근(TFL)이 약 1-2 cm에 위치하고 그 아래 외측광근(VL)이 2-4 cm 깊이로 주행합니다.

TFL, Tensor fascia latae(대퇴근막장근); **VL**, Vastus lateralis(외측광근); **F**, Femur(대퇴골).

대퇴근막장근-단축 (장경인대 이행부 직전)

풍시(風市, GB31)

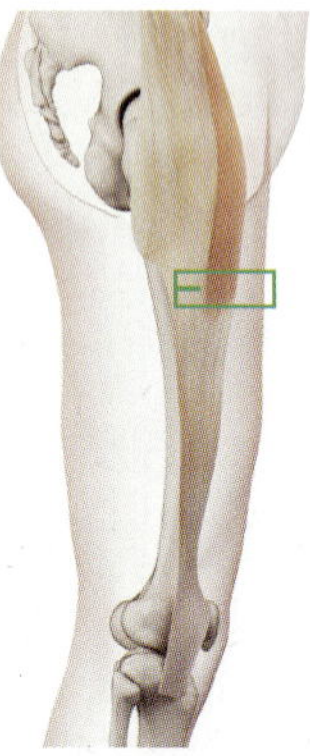

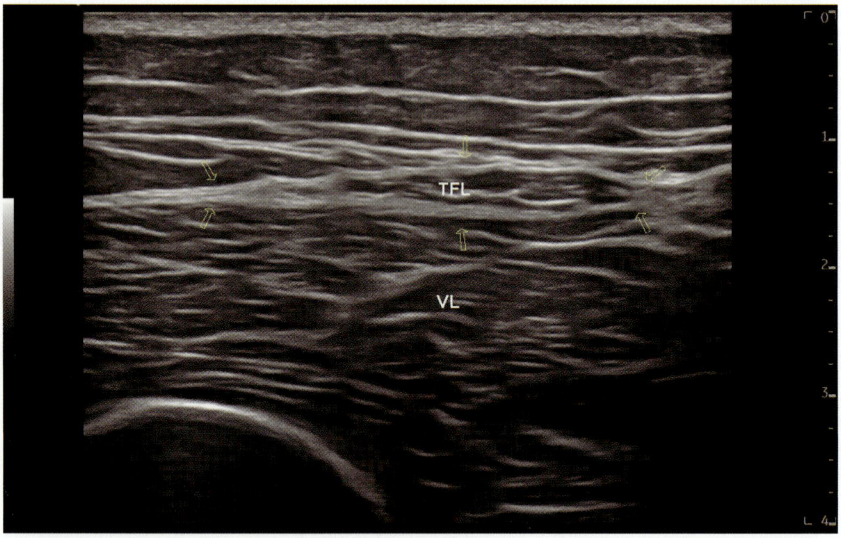

대퇴근막장근 단축. 대퇴근막장근(TFL)이 외측광근(VL) 위에서 위처럼 얇게 변하며 장경인대로 이행되기 직전입니다.

TFL, Tensor fascia latae(대퇴근막장근); **VL**, Vastus lateralis(외측광근).

장경인대-장축 (대퇴골 외상과 경골 부착부)

양릉천(陽陵泉, GB34)

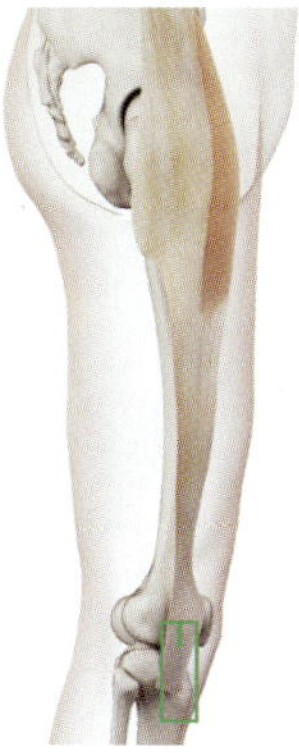

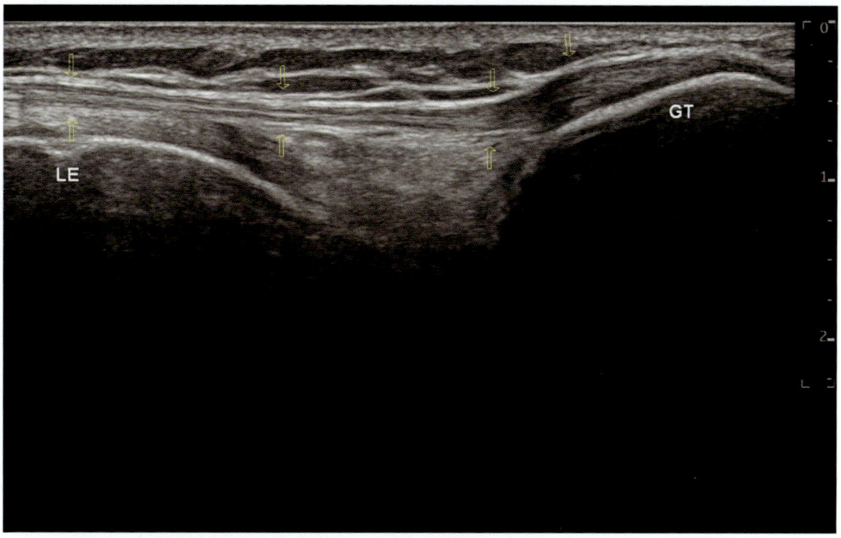

장경인대 부착부 장축. 장경인대(노란 화살표)가 대퇴골 외측상과(LE)를 지나 경골의 거디결절(GT)에 부착하는 모습입니다.

LE, Lateral epicondyle of femur(대퇴골 외측상과); **GT**, Gerdy's tubercle of tibia(경골 거디결절).

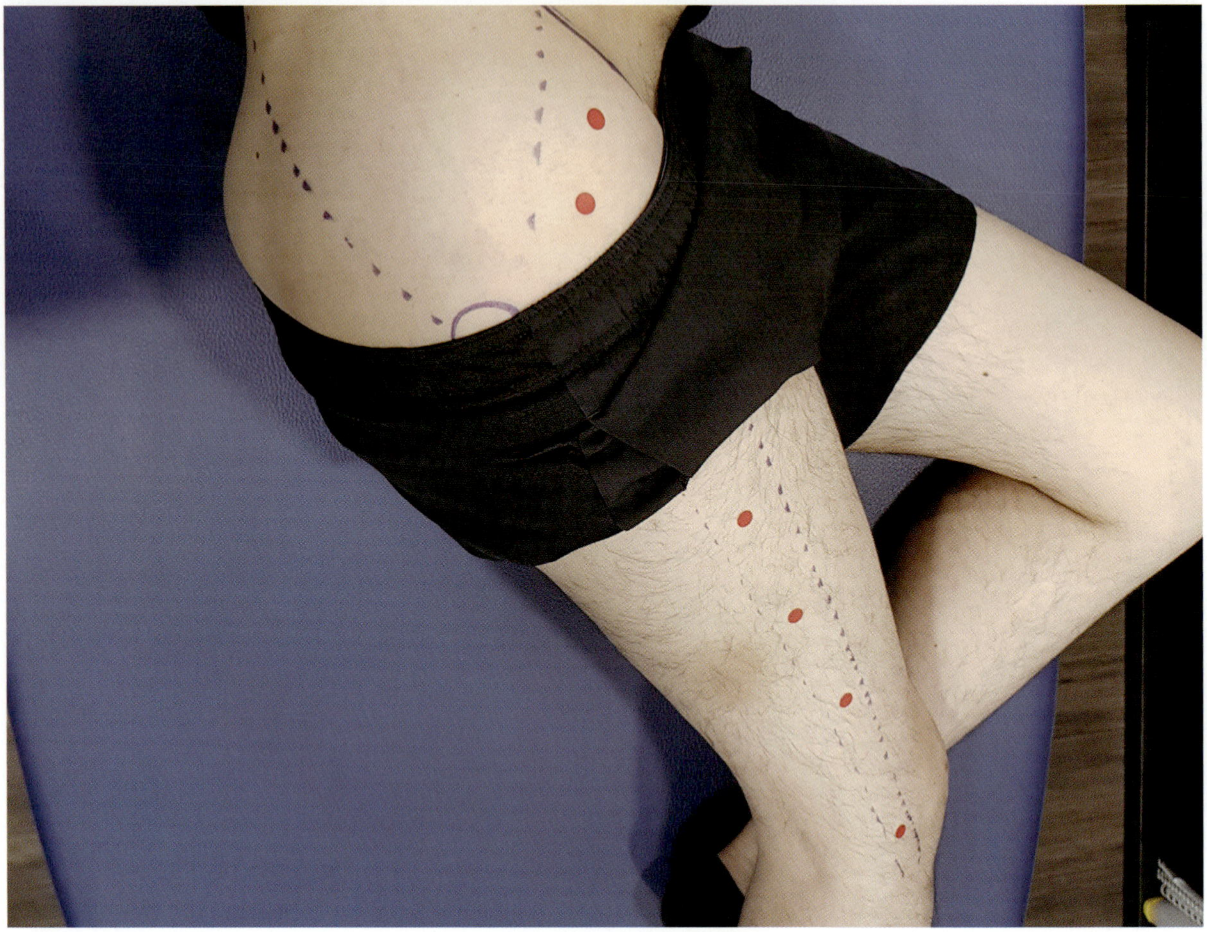

● 그림 3. 대퇴근막장근 압통점

압통점 촉진 : 첫 번째로 대퇴근막장근의 근복부 압통점을 찾습니다. 전상장골극과 대전자 사이를 꼼꼼하게 촉진합니다.

두 번째로 무릎 외측면에 압통점과 허벅지 외측의 장경인대의 압통점을 촉진합니다.

침, 약침, 도침, 부항치료 모두 가능하나, 단축이 심할 경우 약침이나 도침과 같이 비교적 강한 자극이 효율적일 수 있습니다. 비교적 표층에 위치한 근육으로 2-3 cm 정도 자입하면 근육 및 근막층에 닿을 수 있습니다.

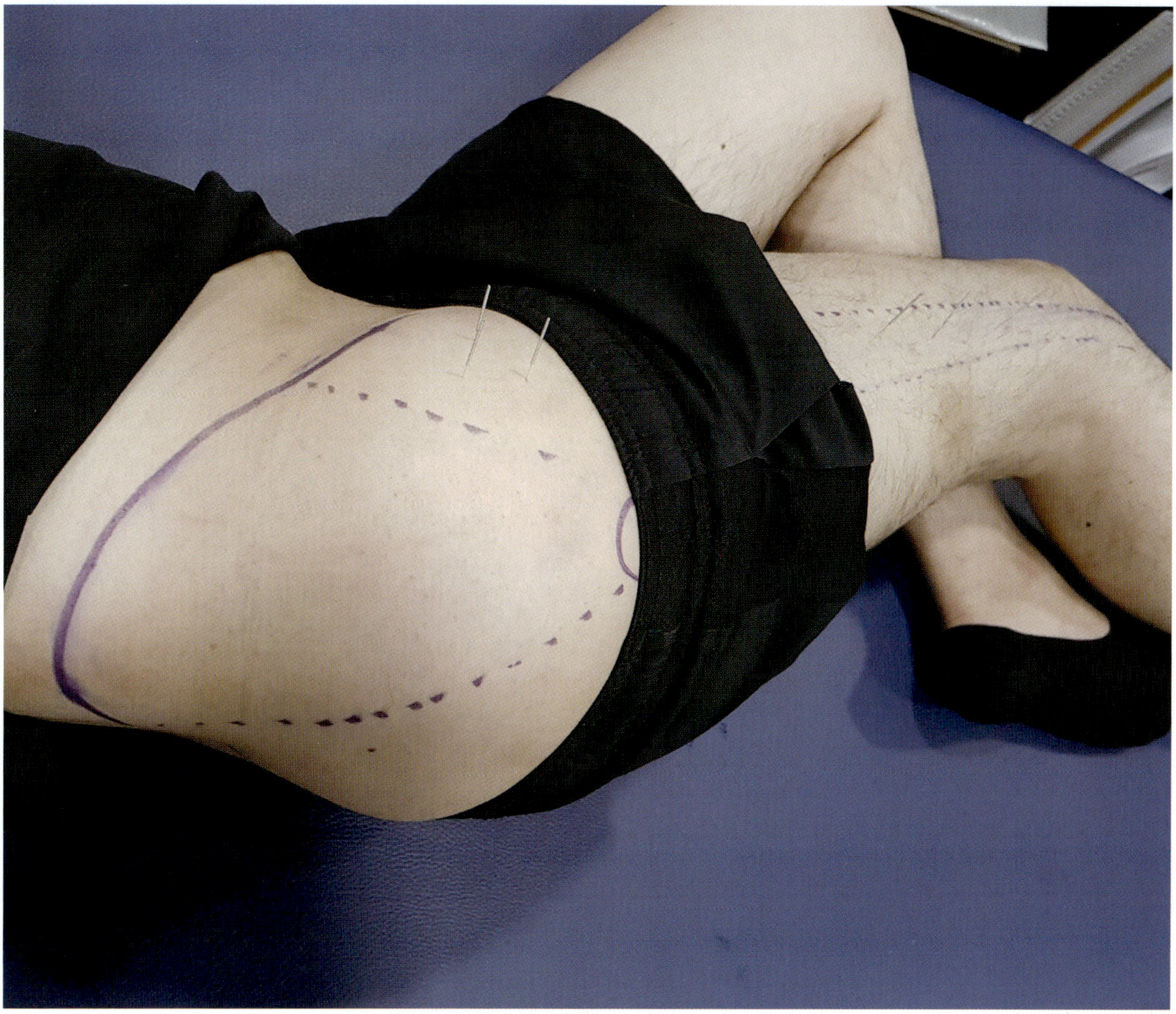

● **그림 4.** 대퇴근막장근 근복부 침치료

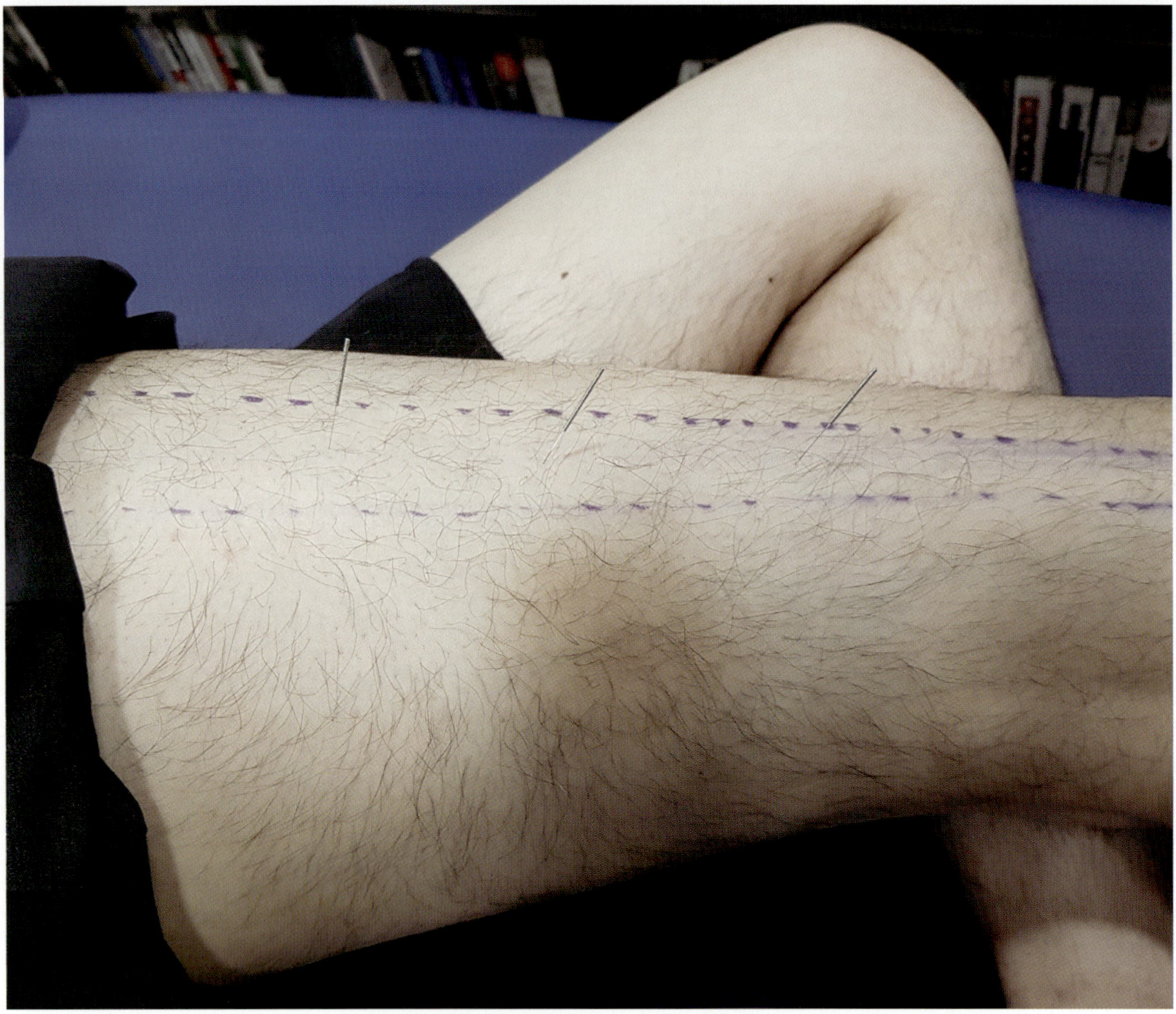

● 그림 5. 대퇴근막장근 근막부 침치료

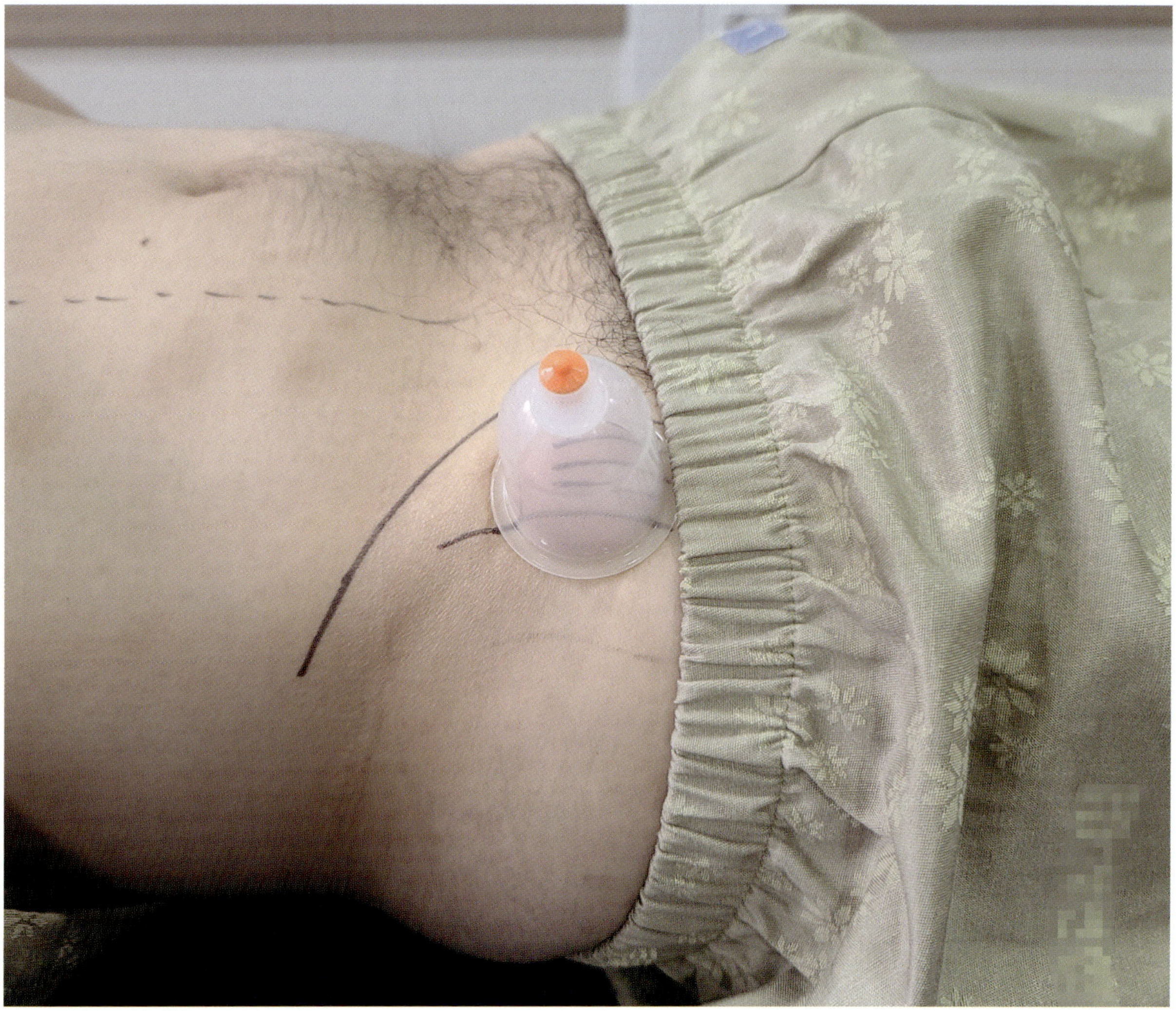

● **그림 6.** 대퇴근막장근 근복부 부항치료

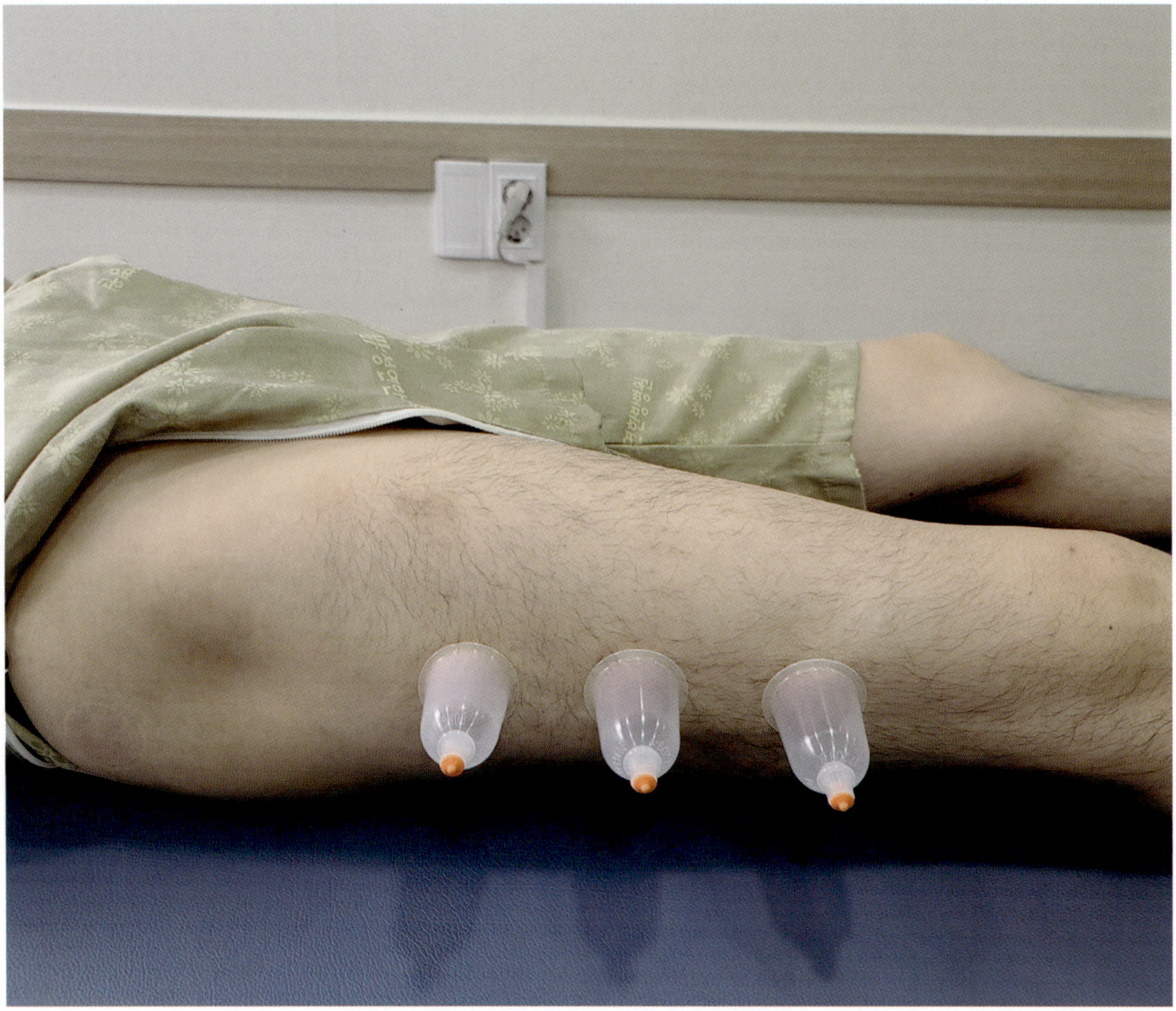

● 그림 7. 대퇴근막장근 근막부 부항치료

02 대퇴사두근

(Quadriceps femoris, 넙다리네갈래근)

핵심포인트

허벅지 전면의 통증과 슬개골 주변에 통증을 일으킬 수 있는 근육

대퇴직근

기시	골반골의 전하장골극(anterior inferior iliac spine, AIIS)과 고관절 관골구(acetabulum)의 외부면
종지	대퇴사두건(quadriceps tendon)을 통해 슬개건(patellar tendon)으로 연결

내측광근

기시	대퇴골(femur) 내측면
종지	슬개골(patella) 내측슬개지대(medial patellar retinacula)

외측광근

기시	대퇴골(femur) 상부 3/4
종지	슬개골(patella) 외측슬개지대(lateral patellar retinacula)

중간광근

기시	대퇴골(femur) 상부 2/3의 전외측
종지	대퇴사두건(quadriceps tendon)을 통해 슬개건(patellar ligament)으로 연결하여 경골근위부 조면(tibial tuberosity)에 부착

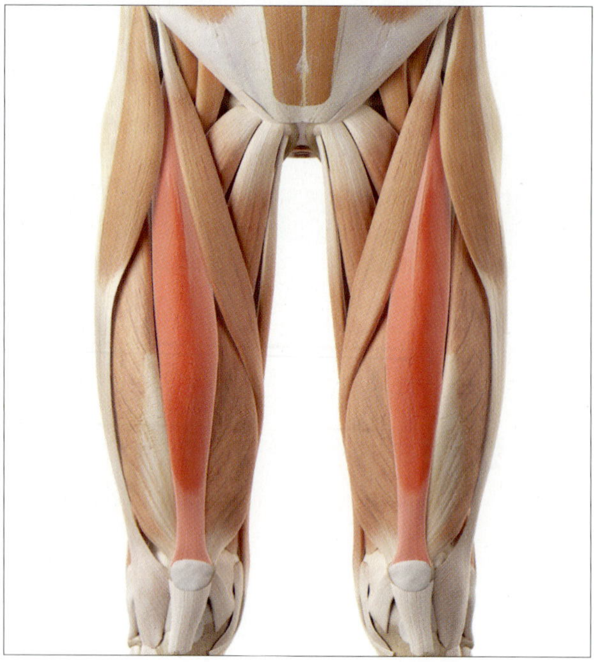

● **그림 1.** 대퇴사두근 中 대퇴직근

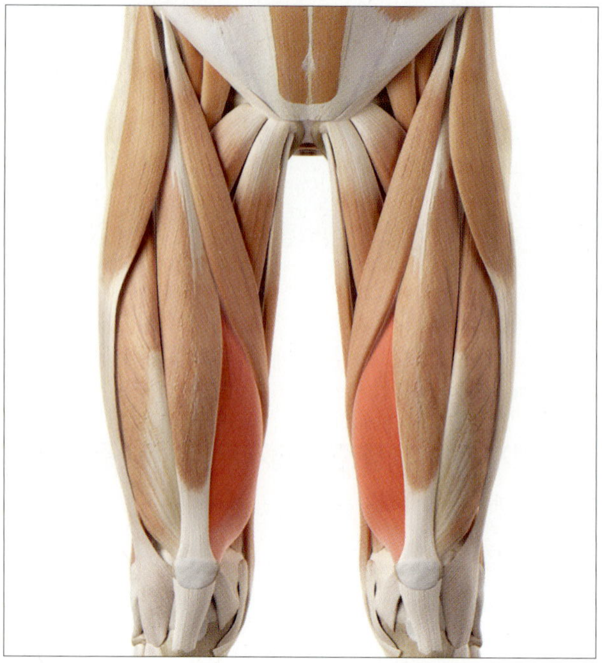

● **그림 2.** 대퇴사두근 中 내측광근

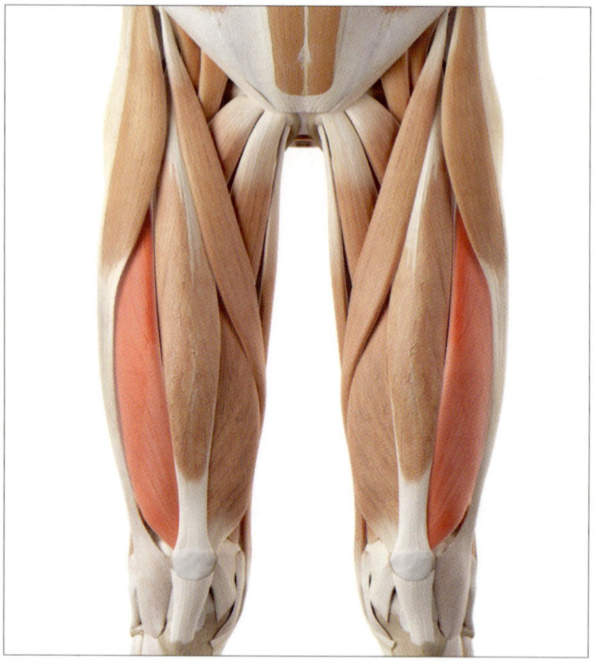

● **그림 3.** 대퇴사두근 中 외측광근

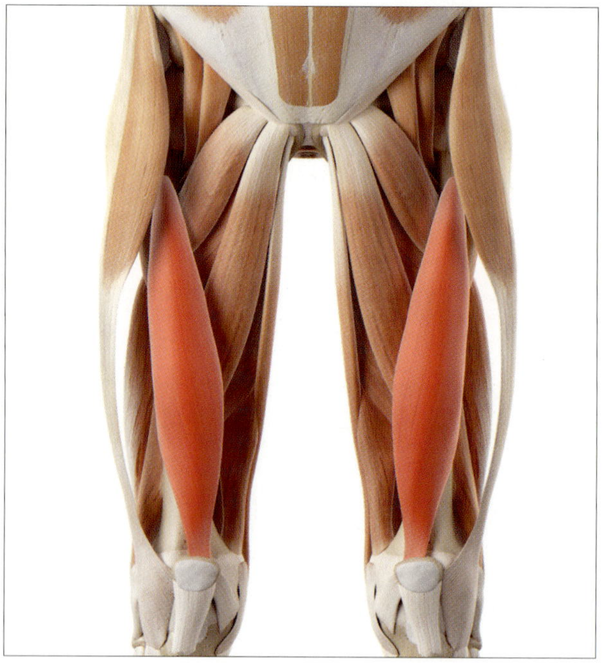

● **그림 4.** 대퇴사두근 中 중간광근

개괄

대퇴사두근은 허벅지 전면을 구성하는 큰 근육으로 대퇴직근과 중간광근을 중심으로 외측에는 외측광근 내측에는 내측광근 등 총 4개의 근육으로 구성됩니다. 대퇴직근은 전하장골극에서 기시하며 나머지 세 근육은 대퇴골에서 기시합니다. 모두 슬개골에 종지하며 슬개골은 슬개인대를 통해 경골조면에 부착됩니다. 광근은 무릎관절만 지나는 단관절근육이고 대퇴직근은 골반과 무릎을 지나기 때문에 다관절근육입니다. 일반적으로 단관절근육은 큰 힘을 쓴다고 생각하시면 되고 다관절근육은 조절해 주는 역할을 한다고 생각하시면 됩니다. 이와 같은 특징으로 허벅지 앞쪽면의 통증뿐만 아니라 무릎, 특히 슬개골 주변에 많은 통증을 일으킬 수 있는 근육입니다. 그래서 환자가 슬개골 주변부에 통증을 호소한다면, 대퇴사두근을 눌렀을 때 압통을 체크하여 꼭 풀어줘야 합니다. 관절이 나쁘지 않은 젊은 층이나 노인분들 중에서도 무리한 일을 한 뒤의 슬관절통 등은 대퇴사두근을 함께 치료하면 좋기 때문에 꼭 압통 체크를 하도록 합니다.

권병조 원장의 정리노트 **대퇴사두근별 무릎 치료법**

- 대퇴직근, 중간광근: 긴장 시 슬개골 전체적인 통증, 앉았다 일어날 때 무릎통증
- 내측광근 : 약화가 많음, 슬내측 통증, 강화운동 티칭
- 외측광근 : 긴장이 많음, 슬개골 외측변위를 일으킬 수 있어 이완치료 시행

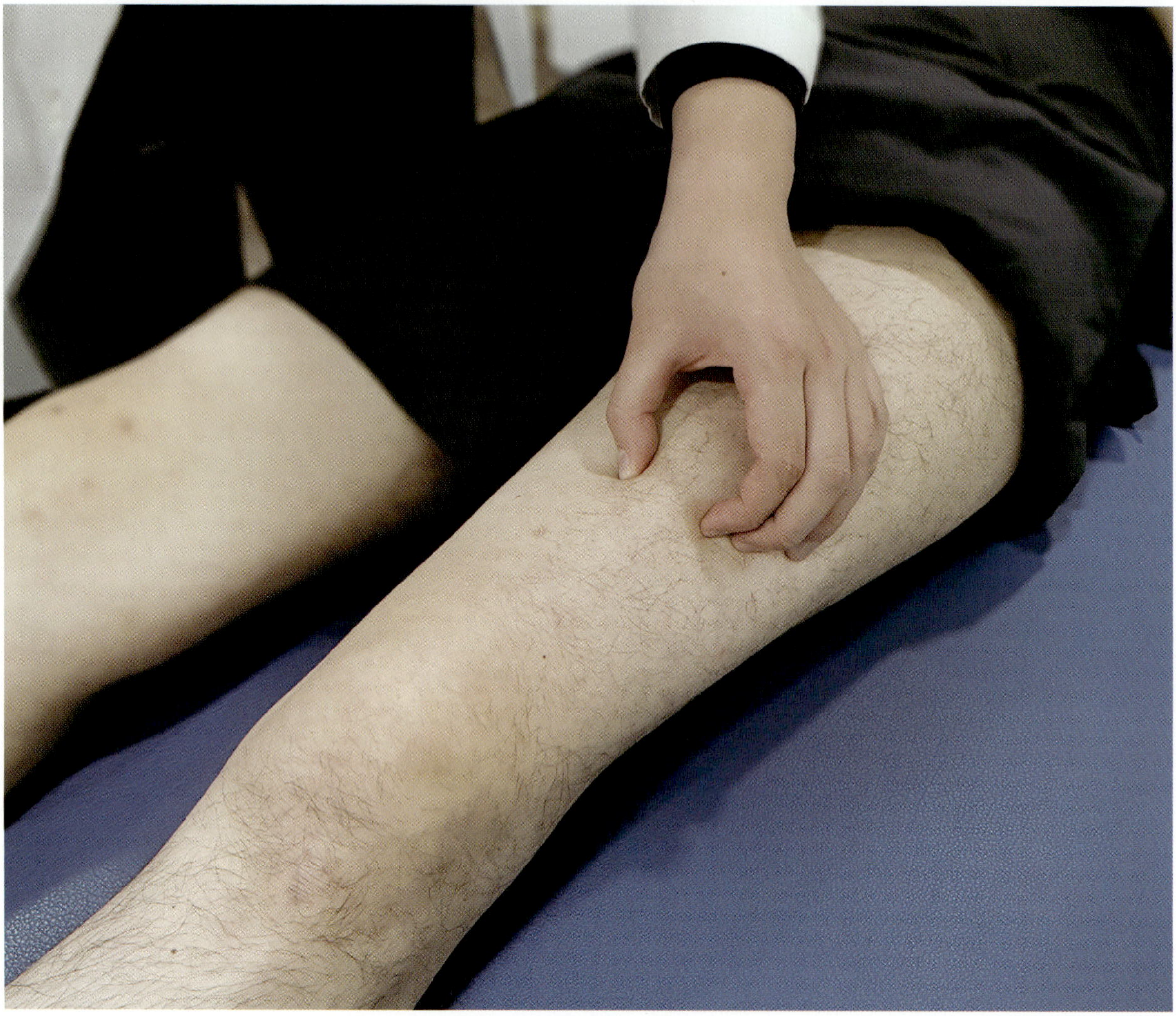

● **그림 5.** 대퇴직근 촉진

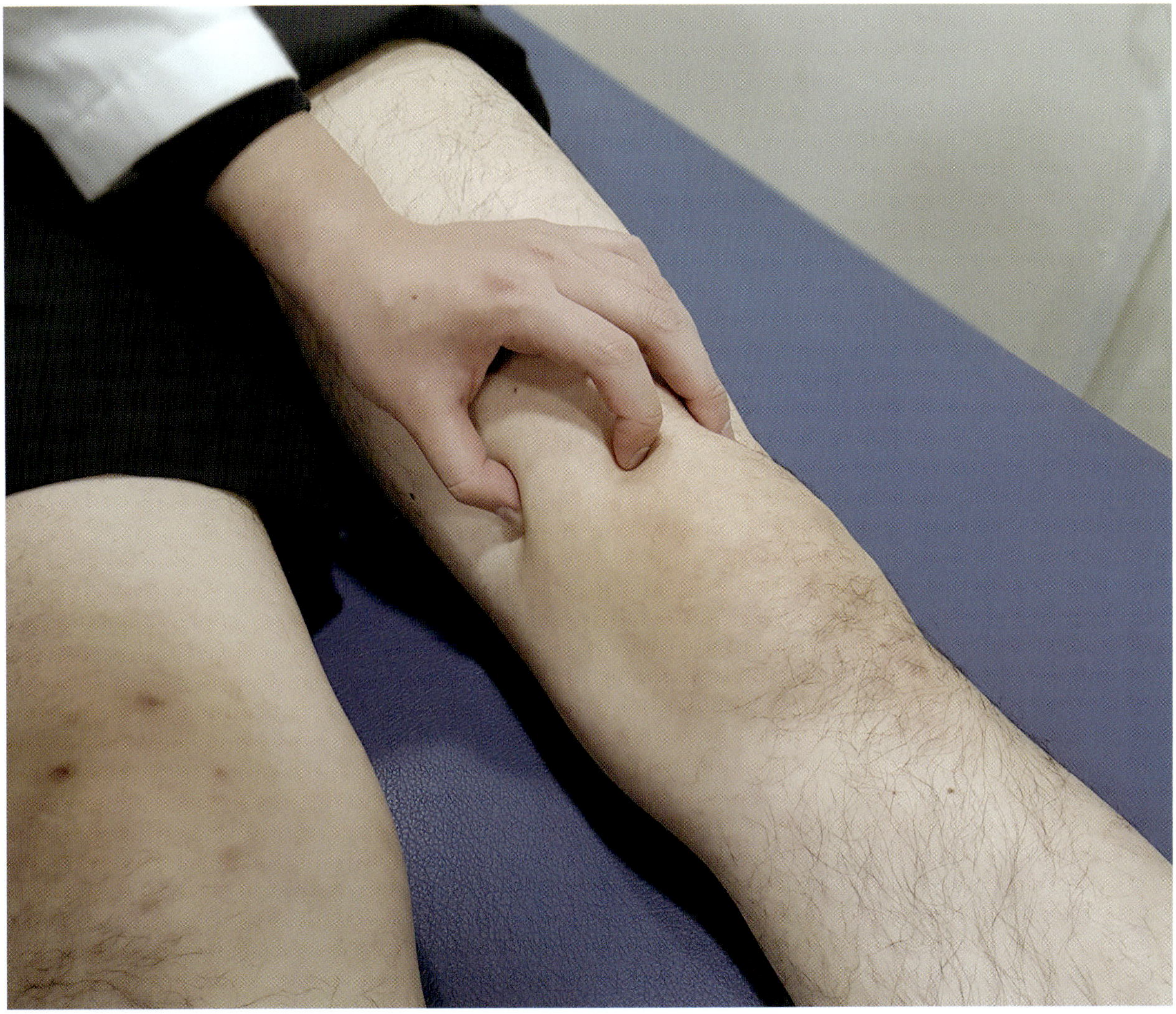

● 그림 6. 내측광근 촉진

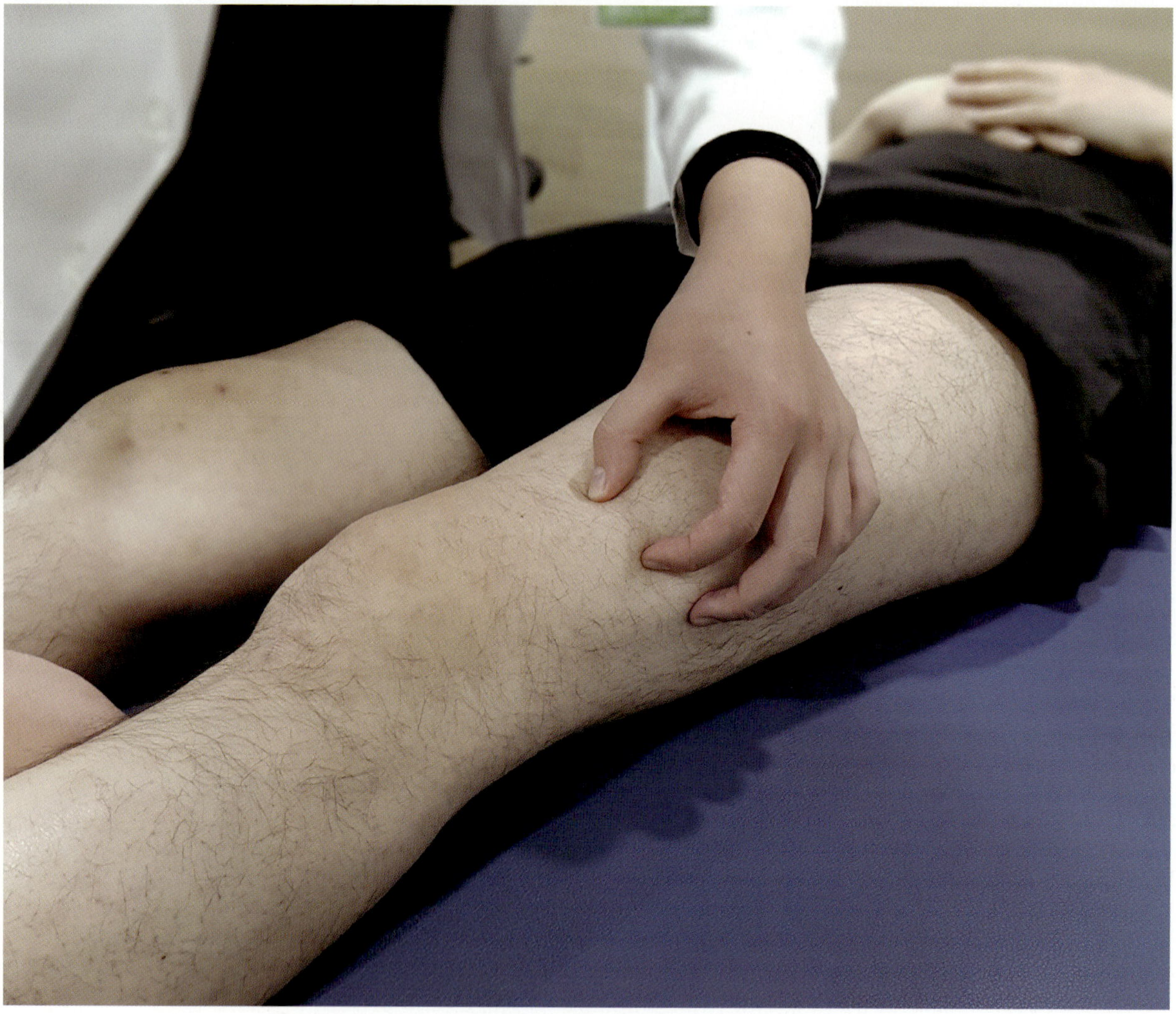

● 그림 7. 외측광근 촉진

대퇴사두근의 긴장 및 약화가 모두 흔하며, 긴장이나 단축이 되었을 때는 이완시켜줘야 하고, 약화된 경우에는 강화운동을 꼭 티칭해줘야 합니다. 대퇴사두근이 단축된 경우 몇 가지 검사를 통해서 알아낼 수 있는데 엎드린 상태나 똑바로 누운 상태에서 슬관절을 굴곡시켰을 때, 뒤꿈치가 엉덩이에 닿으면 정상이나 엉덩이에 닿지 않으면 대퇴사두근이 단축된 것으로 볼 수 있습니다. 이때, 엎드린 상태에서 닿지 않으면 대퇴직근의 단축을 의미하며, 똑바로 누운 상태에서 닿지 않으면 중간광근과 내외측광근의 단축을 의심할 수 있습니다.

대퇴직근-단축

복토(伏兎, ST32)

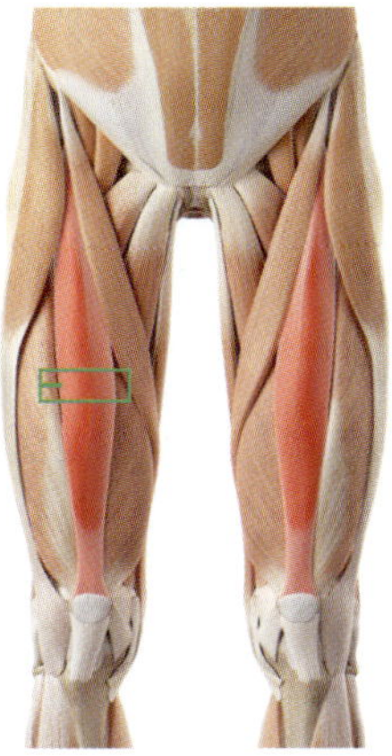

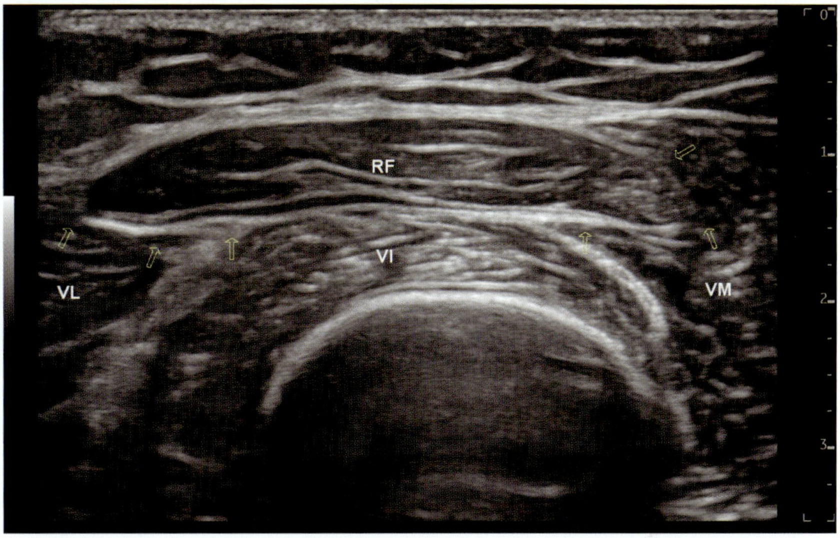

허벅지 가운데 전면에서 촬영한 대퇴직근 영상. 화면 가운데 0.75-1.5 cm 깊이에 위치한 대퇴직근(RF)이 보입니다. 대퇴직근 좌측(lateral)으로는 외측광근(VL), 우측(medial)으로는 내측광근(VM), 아래엔 중간광근(VI)이 선명히 관찰됩니다.

RF, Rectus femoris(대퇴직근); **VL**, Vastus lateralis(외측광근); **VI**, Vastus intermedius(중간광근); **VM**, Vastus medialis(내측광근).

대퇴사두근-장축(부착부)

음시(陰市, ST33), 양구(梁丘, ST34)

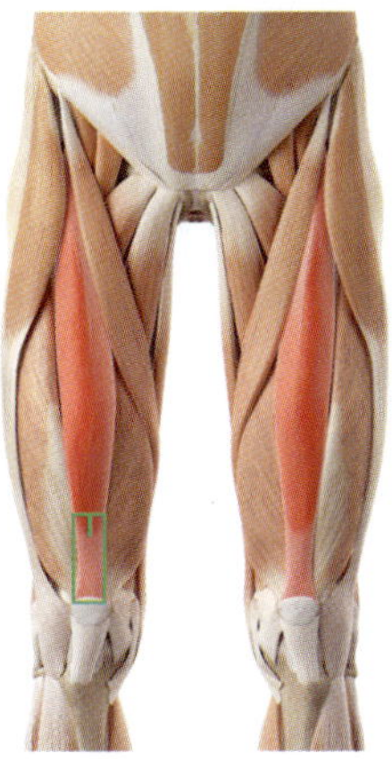

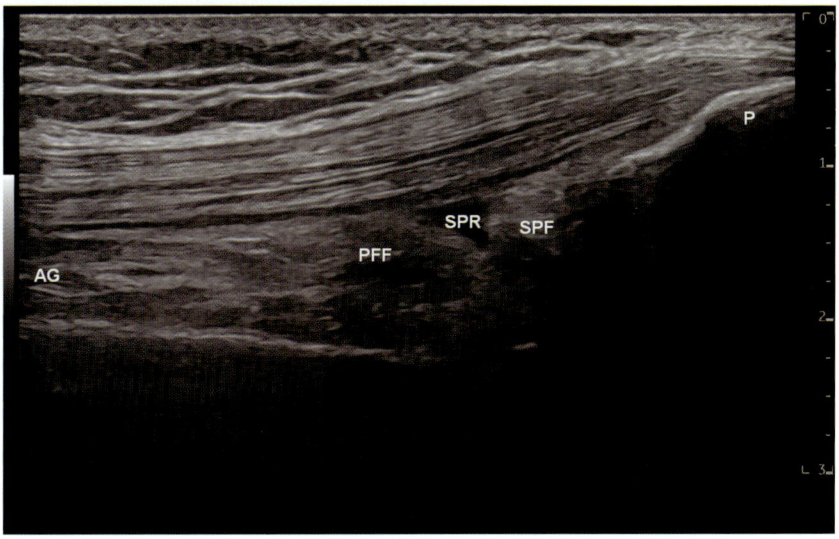

대퇴사두근 슬개골 부착부 장축 영상. 무릎을 30도 굴곡하여 촬영한 영상으로 가장 표면 피하지방 아래에 두꺼운 대퇴사두근의 힘줄이 선을 이루어 슬개골(P)에 부착합니다. 위쪽인 가장 좌측부터 슬관절근(AG)과 전대퇴골 지방패드(PFF), 슬개상 지방패드(SPF)가 보이고, 그 사이로 상슬개골 오목(SPR)이 보입니다. 관절에 물이 찰 경우 이 상슬개골 오목으로 물이 넘쳐 관찰되므로 초음파 관찰 시 유의합니다.

P, Patella(슬개골); **PFF**, Prefemoral fat pad(전대퇴골 지방패드); **SPF**, Suprapatellar fat pad(상슬개골 지방패드); **SPR**, Suprapatellar recess(상슬개골 오목); **AG**, Articularis genu(슬관절근).

대퇴직근-장축

복토(伏兎, ST32), 음시(陰市, ST33)

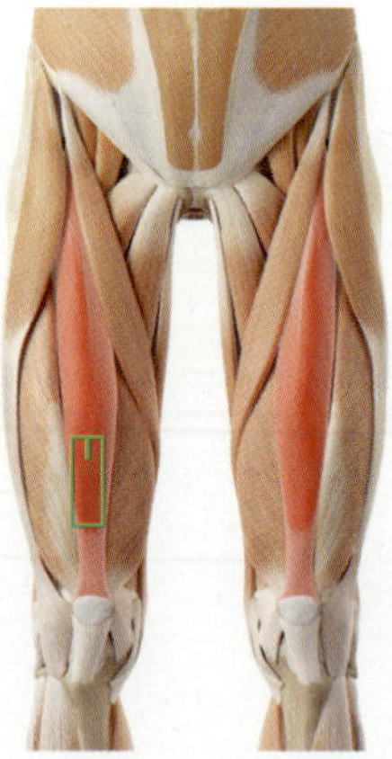

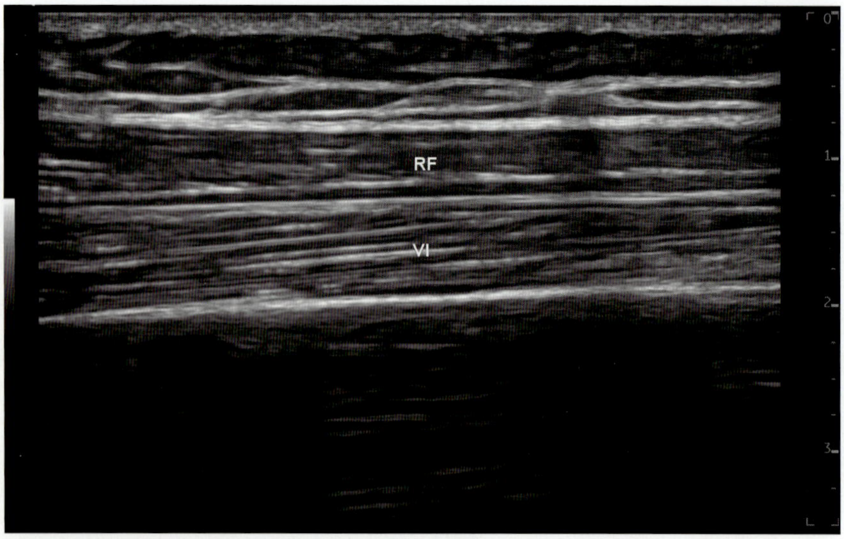

허벅지 전면 대퇴직근 장축 영상. 0.75-1.25 cm 깊이에 대퇴직근(RF)과 그 아래 중간광근(VI)이 평행하게 주행하는 것이 관찰됩니다.

RF, Rectus femoris(대퇴직근); **VI**, Vastus intermedius(중간광근).

중간광근-단축

음시(陰市, ST33)

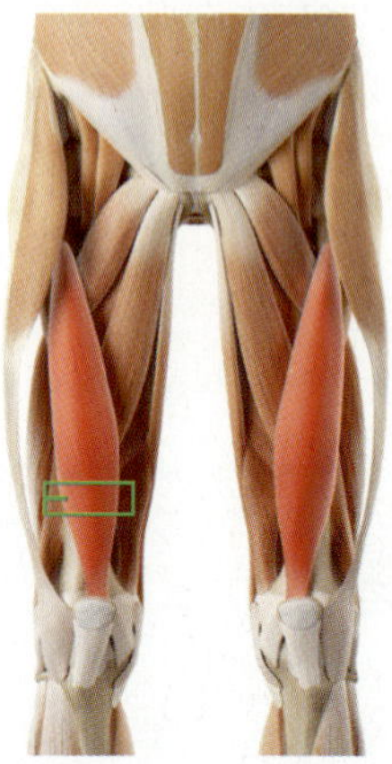

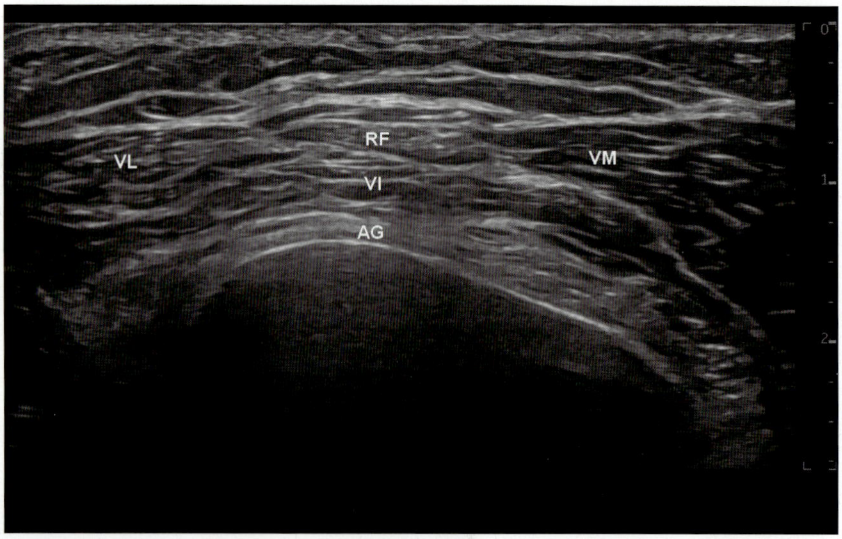

허벅지 가운데 전면 하단에서 촬영한 대퇴사두근 단축 영상. 화면 가운데 0.8 cm 깊이에 위치한 대퇴직근(RF)이 보입니다. 대퇴직근 좌측(lateral)으로는 외측광근(VL), 우측(medial)으로는 내측광근(VM), 아래엔 중간광근(VI)이 위치하며, 가장 아래엔 슬관절근(AG)이 있습니다.

RF, Rectus femoris(대퇴직근); **VL**, Vastus lateralis(외측광근); **VI**, Vastus intermedius(중간광근); **VM**, Vasuts medialis(내측광근); **AG**, Articularis genu(슬관절근).

내측광근-단축

족양명경근

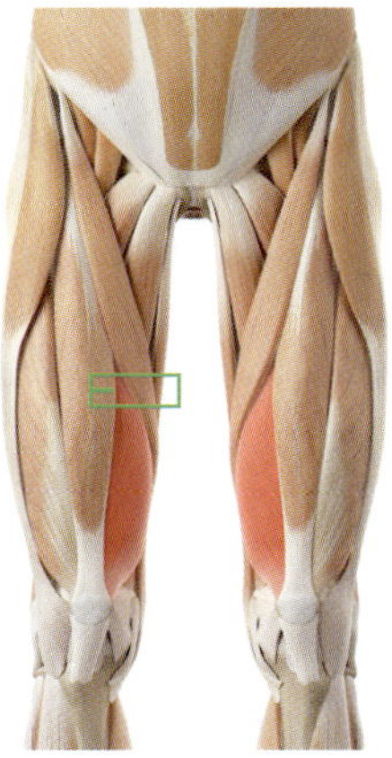

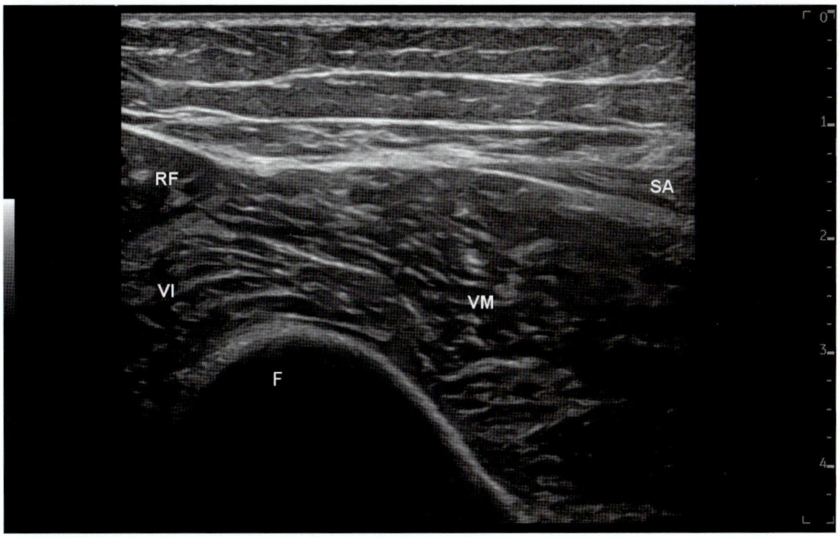

허벅지 중간 내측에서 촬영한 내측광근 단축 영상. 화면 가장 좌측 하단에 검게 대퇴골이 보이며, 좌측엔 대퇴직근(RF)과 중간광근(VI)이, 그 우측엔 내측광근(VM)이 1.5-4.5 cm 깊이에 크게 자리한 것이 보입니다. 내측광근 위로 봉공근(SA)이 얇게 지나가는 것이 관찰됩니다.

RF, Rectus femoris(대퇴직근); **SA**, Sartorius(봉공근); **VI**, Vastus intermedius(중간광근); **VM**, Vasuts medialis(내측광근); **F**, Femur(대퇴골).

내측광근-장축

혈해(血海, SP10)

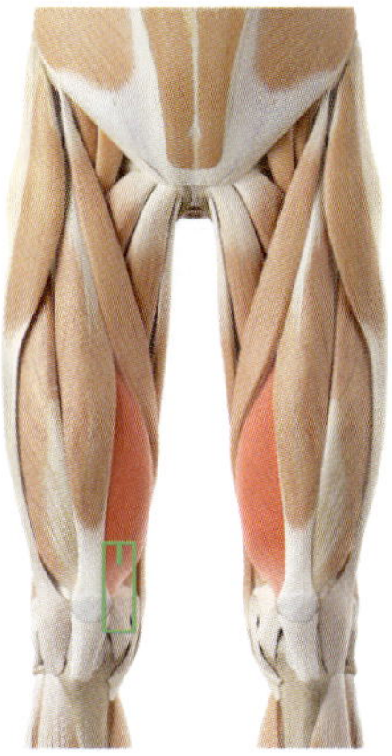

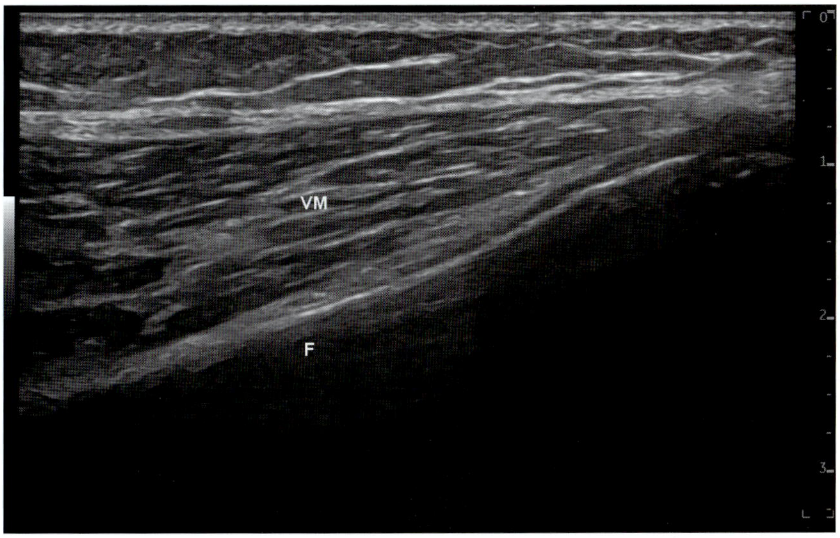

무릎 위, 내측에서 촬영한 내측광근 장축 영상. 대퇴골(F)이 점점 올라와 내측과를 형성하고, 그 위에 내측광근(VM)이 넓게 분포하는 것이 보입니다.

VM, Vastus medialis(내측광근); **F**, Femur(대퇴골).

내측광근-장축

혈해(血海, SP10)

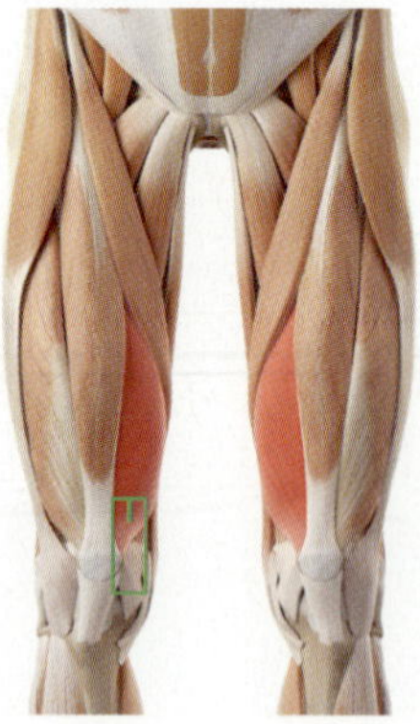

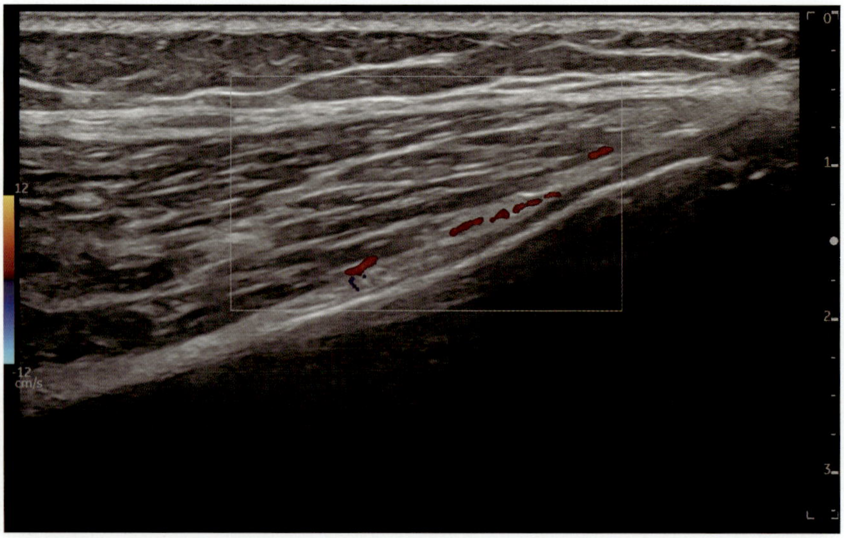

상내측슬동맥 및 신경 장축 영상. 무릎 위쪽, 허벅지 하단 내측에서 촬영한 영상입니다. 내측광근 치료 시 뼈까지 자입하면 상내측슬동맥 및 신경(Superior medial genicular A. & N.)을 손상시킬 수 있으므로 주의해야 합니다.

외측광근-단축

복토(伏兎, ST32)

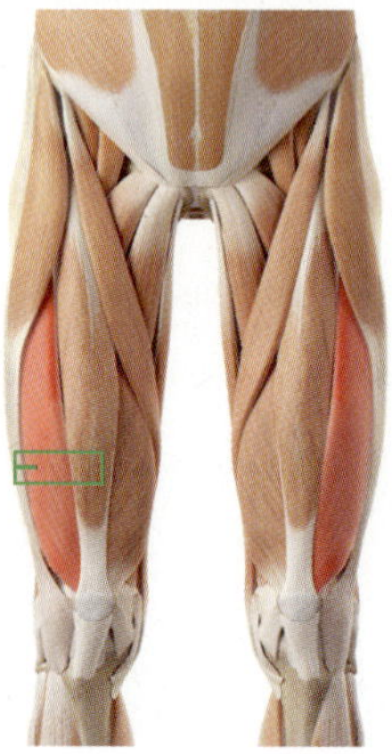

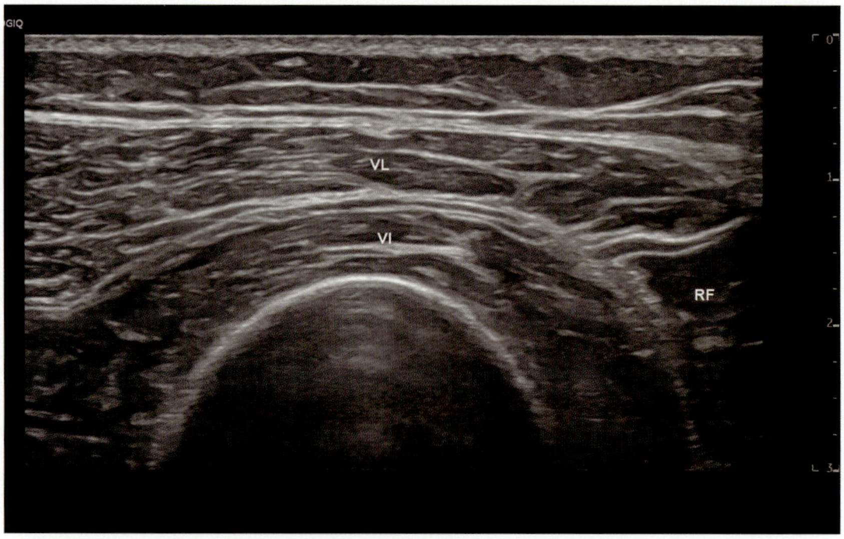

허벅지 외측면에서 촬영한 외측광근 단축. 가장 표면에 외측광근이 0.6–1.25 cm 깊이에 위치합니다. 그 아래 중간광근이 대퇴골을 감싸고 있습니다.

RF, Rectus femoris(대퇴직근); **VL**, Vastus lateralis(외측광근); **VI**, Vastus intermedius(중간광근).

외측광근-장축

복토(伏兎, ST32), 음시(陰市, ST33)

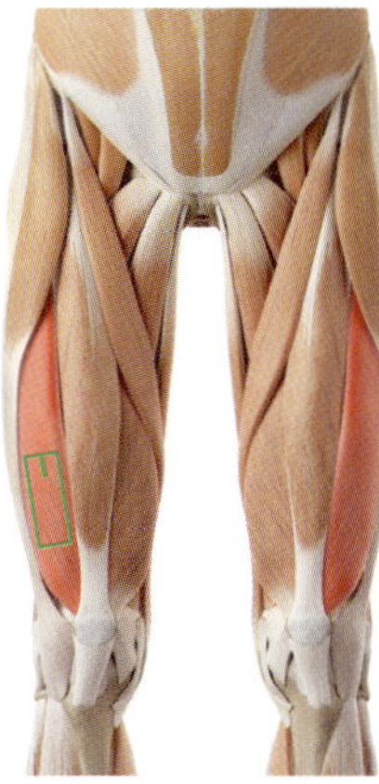

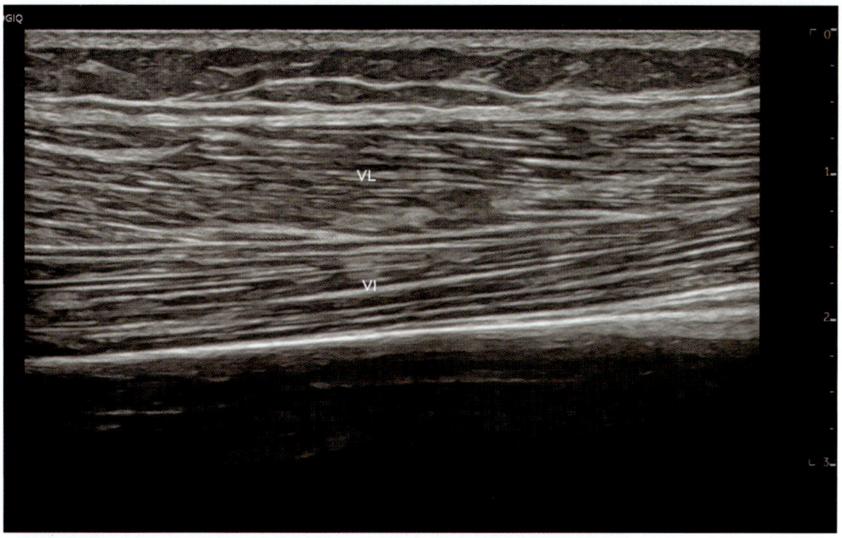

허벅지 외측면에서 촬영한 외측광근 장축. 외측광근이 0.5–1.3 cm 깊이에 있으며, 그 아래 중간광근이 관찰됩니다.
VL, Vastus lateralis(외측광근); **VI**, Vastus intermedius(중간광근).

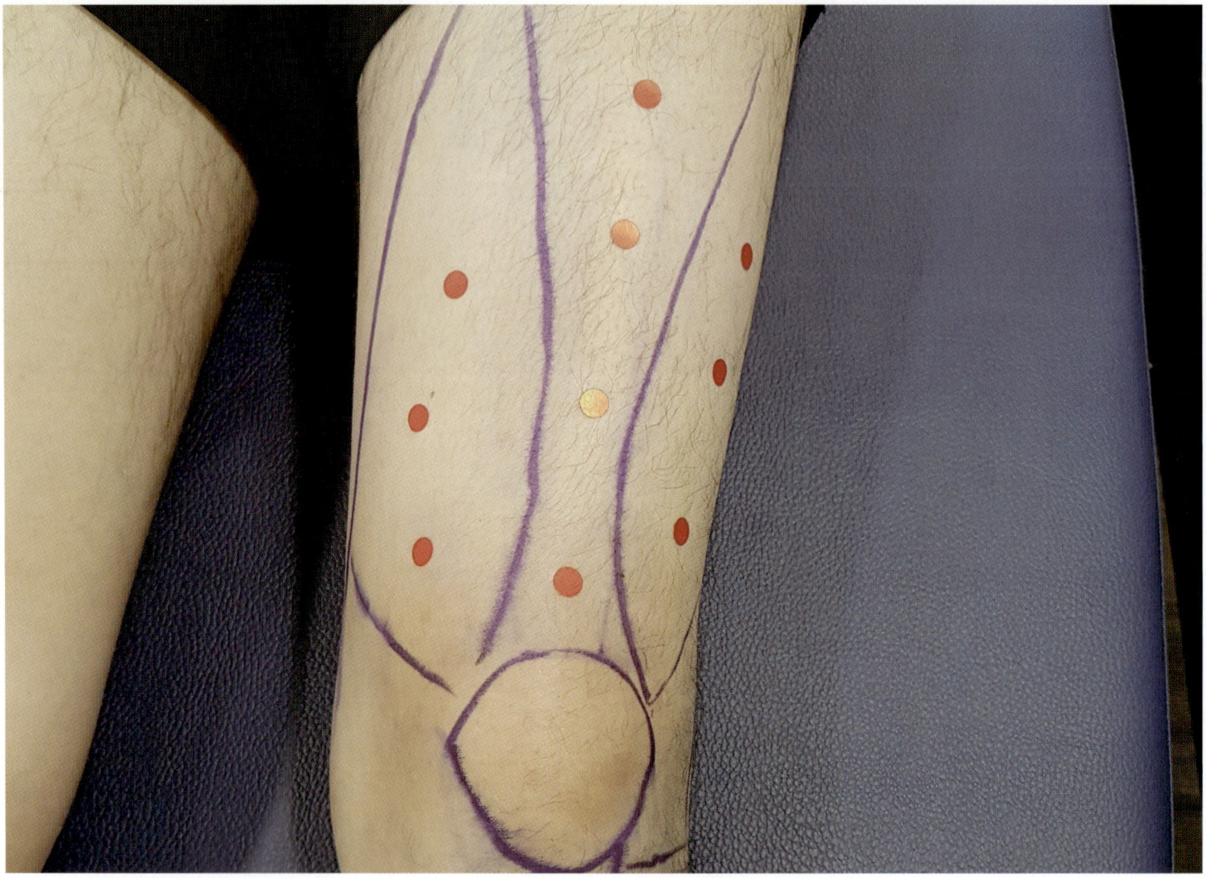

● **그림 8.** 대퇴사두근 압통점

압통점 촉진 : 대퇴사두근은 근육 자체의 통증보다는 슬개골 주변부에 통증을 많이 호소하며 눌러보았을 때에야 비로소 압통을 찾을 때가 많습니다. 그래서 어쩔 수 없이 전부 다 눌러보면서 찾는 수밖에 없습니다.

대퇴직근을 중심으로 외측광근과 내측광근을 꼼꼼히 눌러 압통점을 찾아야 합니다.

침, 약침, 도침치료 모두 가능합니다. 다만, 내측광근을 치료해야 할 경우 내측광근 원위부에 하행슬동맥과 상내측슬신경이 지나가므로 손상되지 않게 주의해야 합니다.

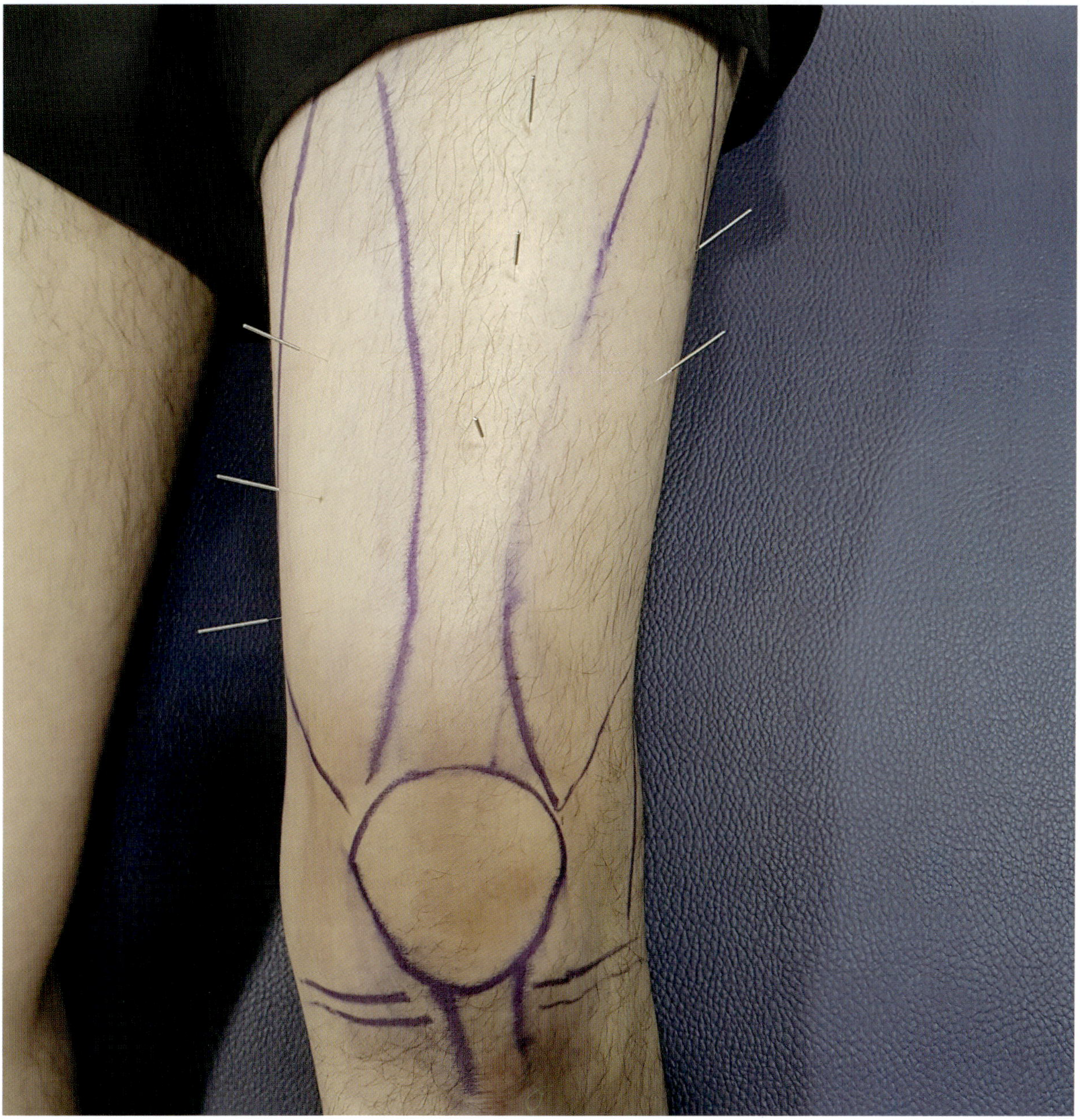

● 그림 9. 대퇴사두근 침치료

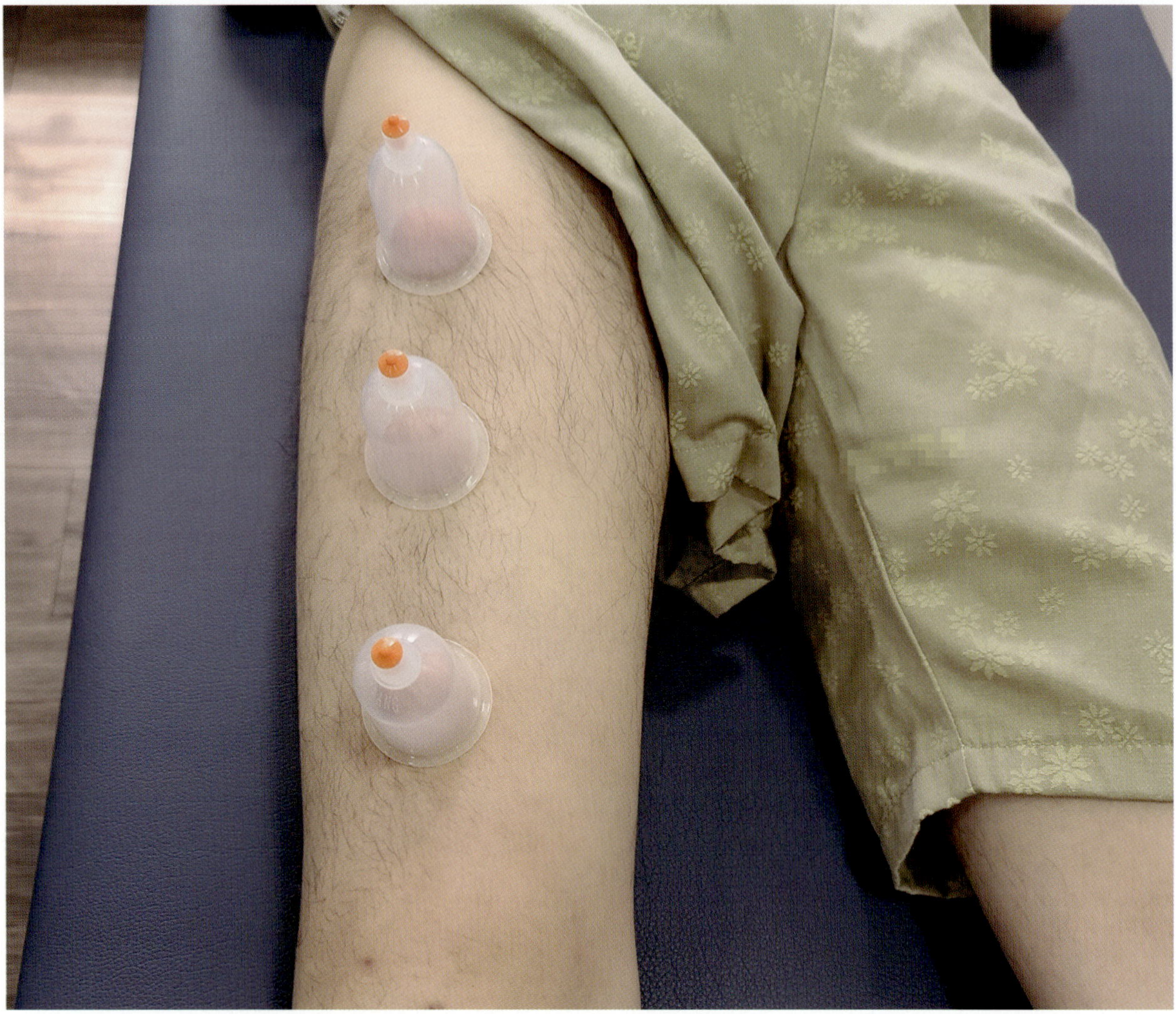

● 그림 10. 대퇴직근 부항치료

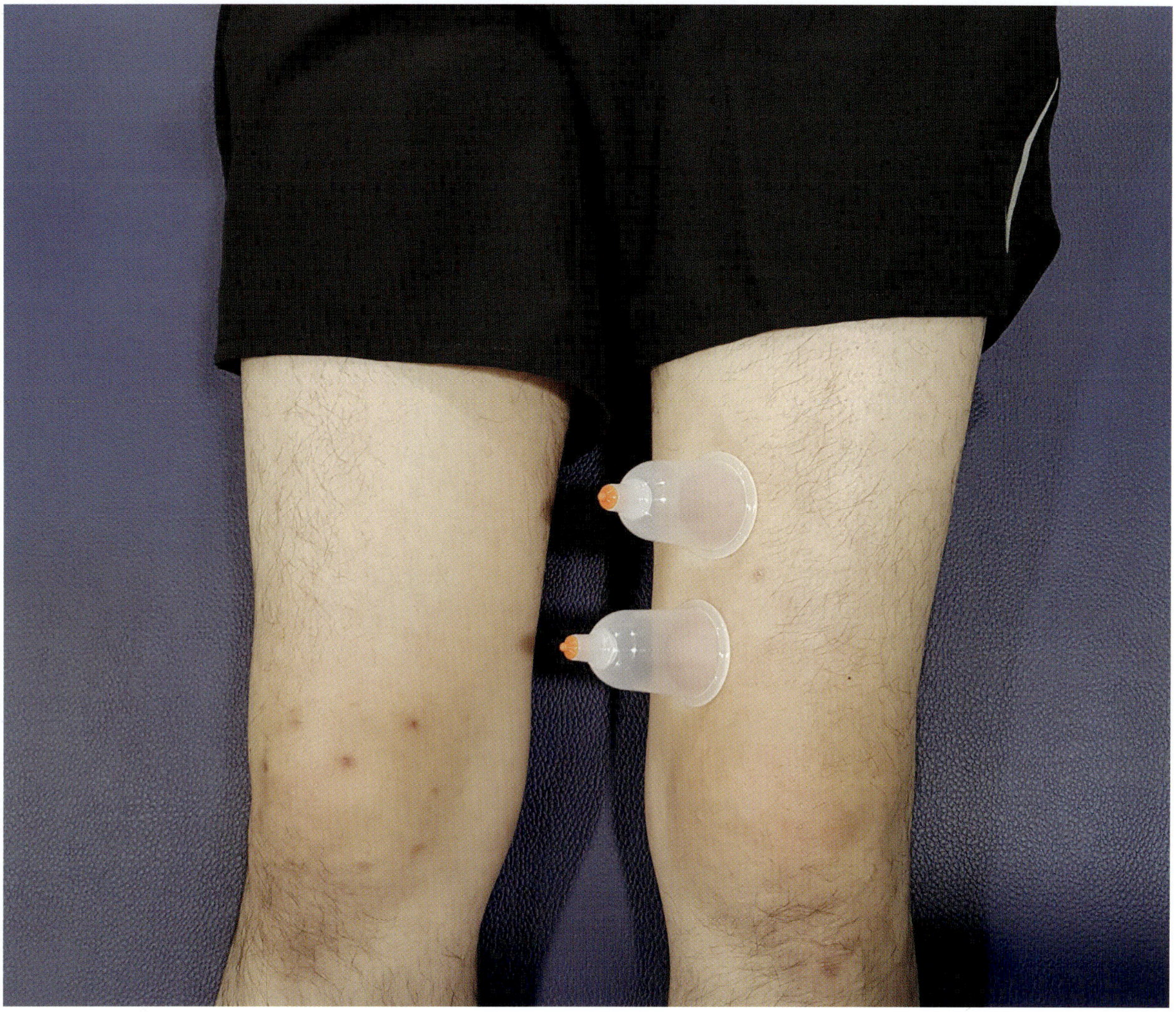

● 그림 11. 내측광근 부항치료

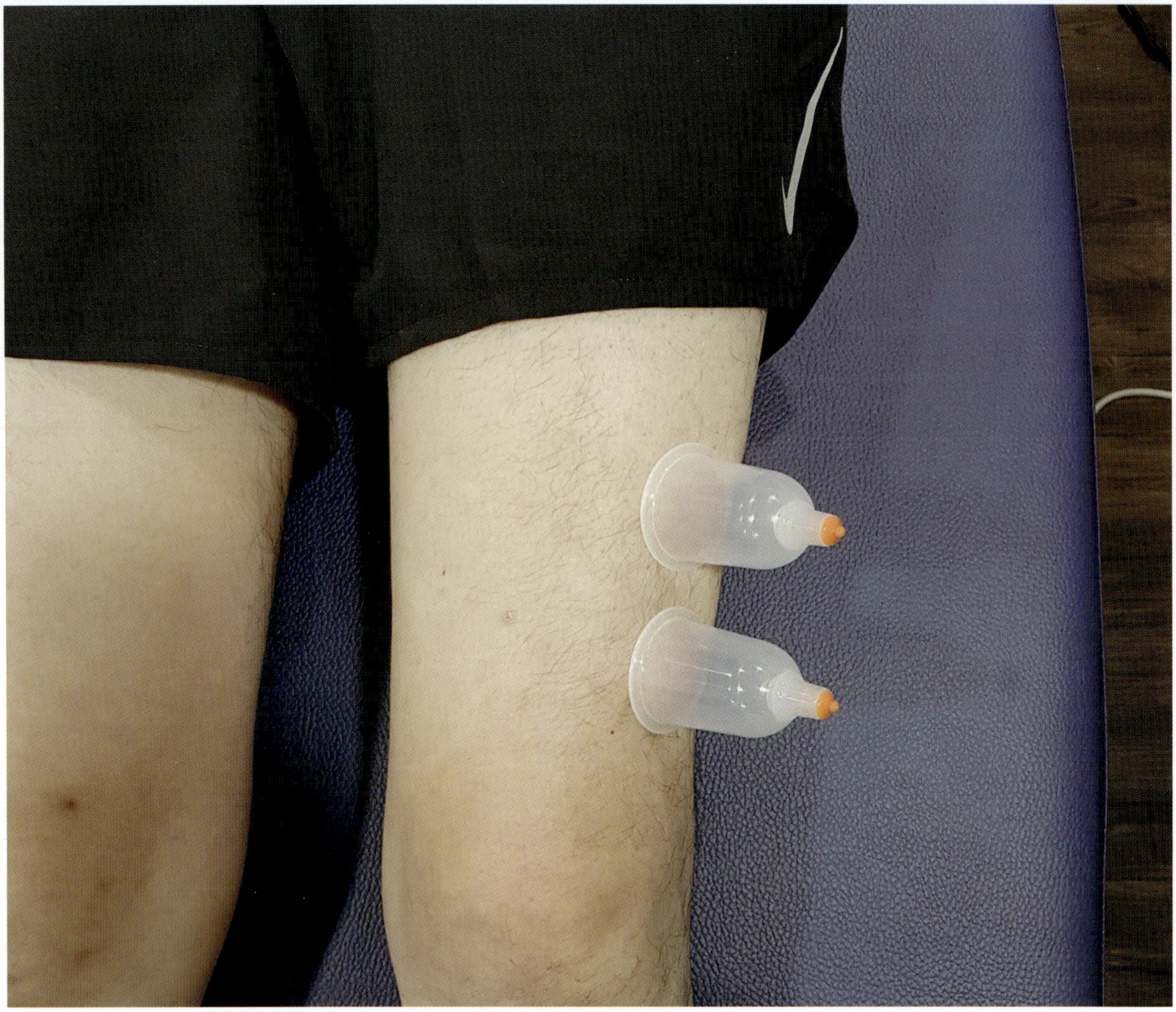

● 그림 12. 외측광근 부항치료

03

봉공근
(Sartorius, 넙다리빗근)

핵심포인트

무릎 내측이 아프거나 종아리 안쪽이 저리다면 확인해 볼 근육

기시	전상장골극(Anterior Superior Iliac Spine, ASIS)
종지	경골(tibia) 근위부 상내측(거위발을 경유)

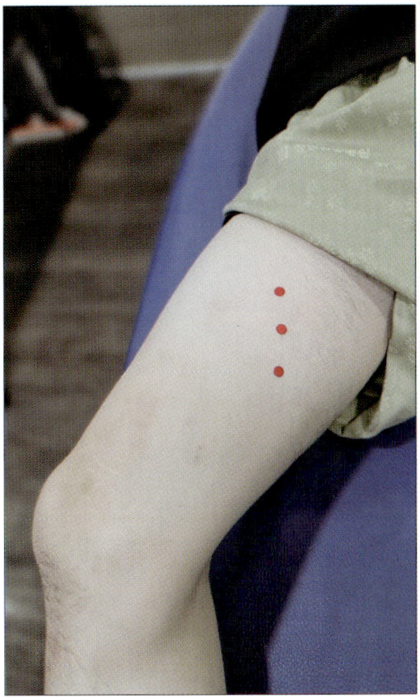

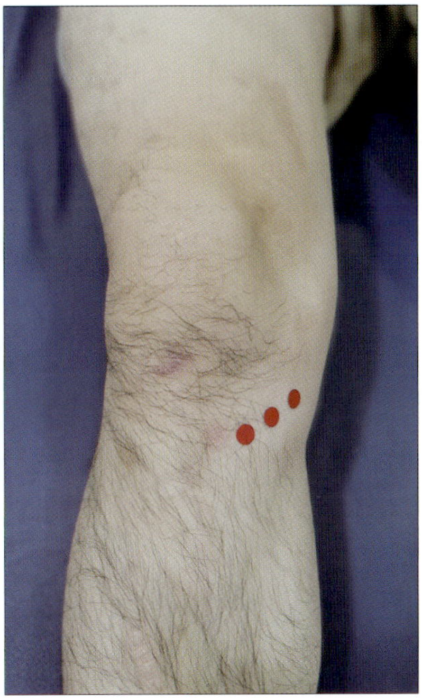

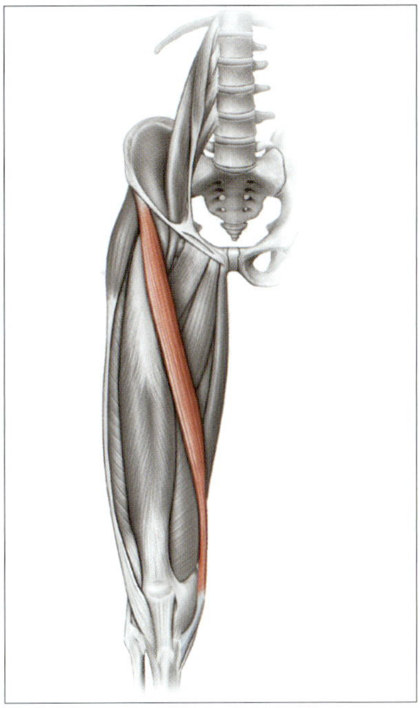

개괄

봉공근은 전상장골극에서 기시하여 무릎 아래 경골 내측으로 붙는 근육입니다. 고관절을 외회전, 외전, 굴곡시키고 슬관절을 굴곡, 내회전시키는 역할을 합니다. 봉공근이 작용하는 모습은 제기를 찰 때 혹은 양반다리를 할 때의 모습을 연상시켜 제기차기 근육 혹은 양반다리 근육이라고 부르기도 합니다.

봉공근(Sartorius)은 박근(Gracilis), 반건양근(Semitendinosus)과 함께 무릎의 경골조면 내측에 붙게 되는데 세 근육 힘줄의 모양이 거위의 발과 같다고 하여 거위발(pes anserinus)이라고 부릅니다. 거위발 부위에는 활액낭이 존재하는데 지속적인 마찰로 인해 거위발활액낭염이 잘 발생하므로, 거위발 부위에 통증을 호소하면 점액낭뿐만 아니라 봉공근의 근복의 압통점도 함께 체크합니다.

봉공근은 외측대퇴피신경(lateral femoral cutaneous nerve)과 복재신경(saphenous nerve), 내측대퇴피신경(medial femoral cutaneous nerve), 폐쇄신경(obturator nerve) 전방분지 등 다양한 신경들의 포착증상을 나타낼 수 있습니다. 외측대퇴피신경이 포착되면 대퇴 외측의 저림이나 이상감각이 나타납니다. 이때는 봉공근 근위부와 장골근을 촉진하여 원인 근육을 찾아 냅니다. 복재신경(saphenous nerve) 포착 증상인 무릎의 내측과 아래다리 안쪽의 통증 혹은 이상감각이 나타나면 역시 봉공근을 촉진하여 압통점을 찾습니다.

윤상훈 원장의 임상꿀팁

허벅지 안쪽 통증이 낫지 않는다면?

오래된 허벅지 안쪽에 예민한 통증이 있는 경우에 봉공근의 압통점을 치료했음에도 호전이 더딘 경우가 있습니다. 이때는 장요근(iliopsoas)을 함께 풀어주면 좋습니다. 봉공근은 대퇴신경(femoral nerve)의 지배를 받는데, 장요근에 의해 대퇴신경이 포착되면 봉공근의 지속적인 긴장이 나타나기 때문입니다.

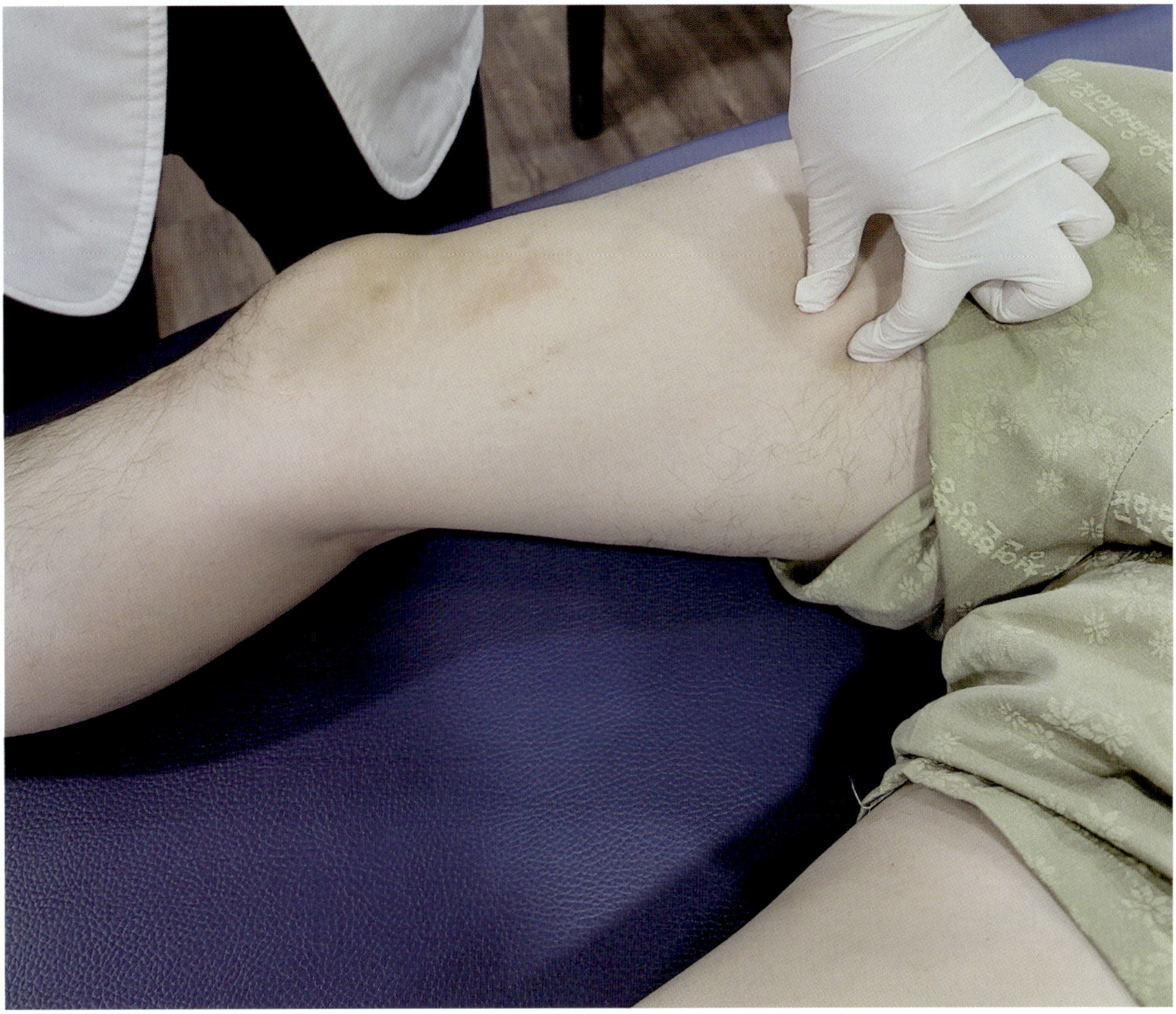

● 그림 1. 봉공근 촉진

봉공근은 대퇴의 가장 표층에 있어서 쉽게 촉진할 수 있을 것 같지만, 근육 자체가 가늘고 얇아서 표면에서 바로 찾기는 쉽지 않습니다. 그렇기 때문에 근육의 주행경로를 이미지화 시켜놓고, 근육의 저항검사를 통해서 근육을 두드러지게 하여 촉진하는 것이 좋습니다. 대퇴의 내측에서 비스듬히 주행하는 것이 봉공근입니다.

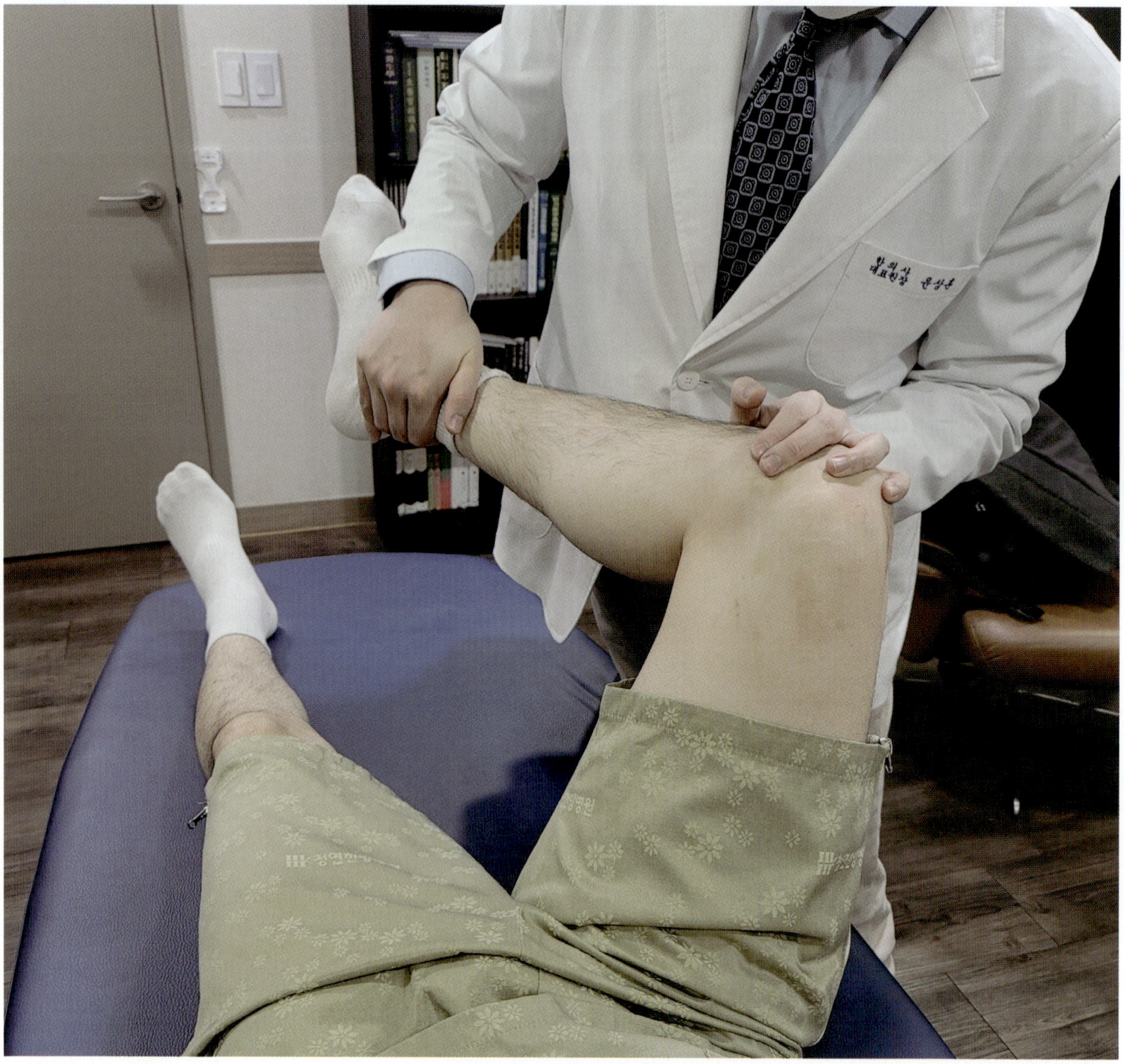

● 그림 2. 봉공근 근력검사

봉공근 근력검사 : 환자에게 앙와위 자세로 편히 눕습니다. 시술자는 환자로 하여금 제기를 차는 자세 즉, 무릎을 굽히도록 하고 고관절을 굴곡, 외회전, 외전하는 동작을 하게 합니다. 이때 시술자는 한 손은 환자의 무릎을 잡고 한 손은 환자의 발목을 잡아 환자의 동작을 제한합니다. 환자에게는 저항하면서 버티도록 합니다.

봉공근-단축

족오리(足五里, LR10)

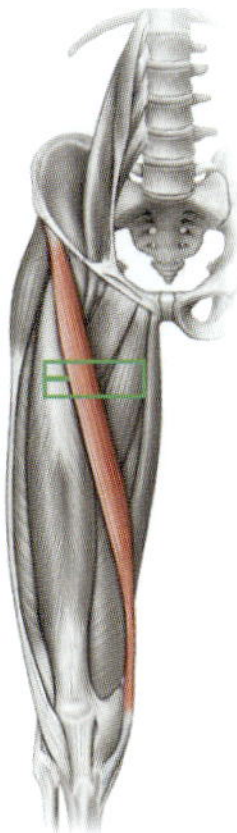

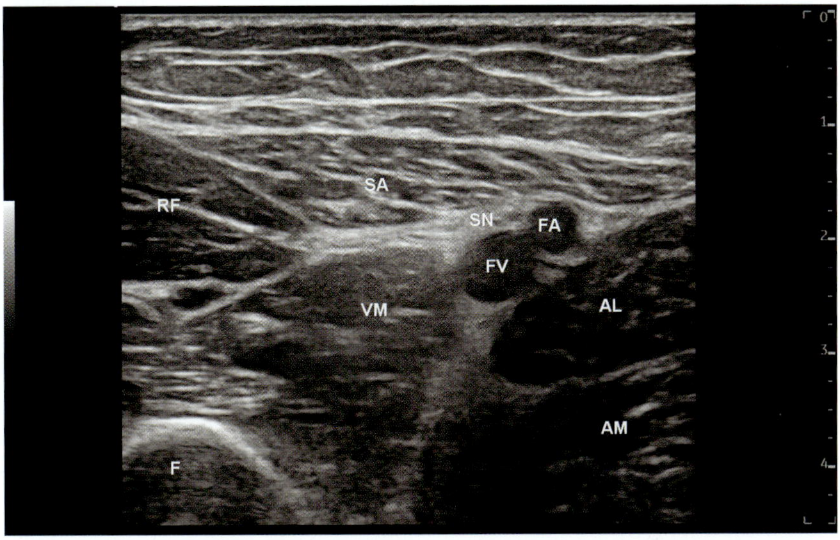

허벅지 전면 상단 봉공근 단축 영상. 화면 가운데 1-2 cm 깊이에 봉공근(SA)이 위치한 것이 보입니다. 봉공근 좌측(lateral)에는 대퇴직근(RF)이 위치합니다. 봉공근의 우측(medial) 하단 2 cm 깊이에 복재신경(SN)과 대퇴동정맥(FA & FV)이 지나가는 만큼, 자입 시 특별히 주의합니다.

RF, Rectus femoris(대퇴직근); **SA**, Sartorius(봉공근); **VM**, Vastus medialis(내측광근); **SN**, Saphenous nerve(복재신경); **FV**, Femoral vein(대퇴정맥); **FA**, Femoral artery(대퇴동맥); **AL**, Adductor loungus(장내전근); **AM**, Adductor magnus(대내전근); **F**, Femur(대퇴골).

봉공근-단축

족오리(足五里, LR10)

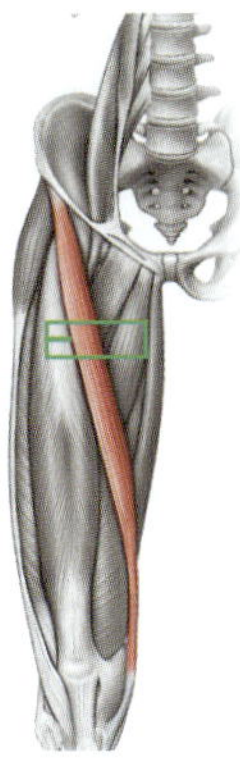

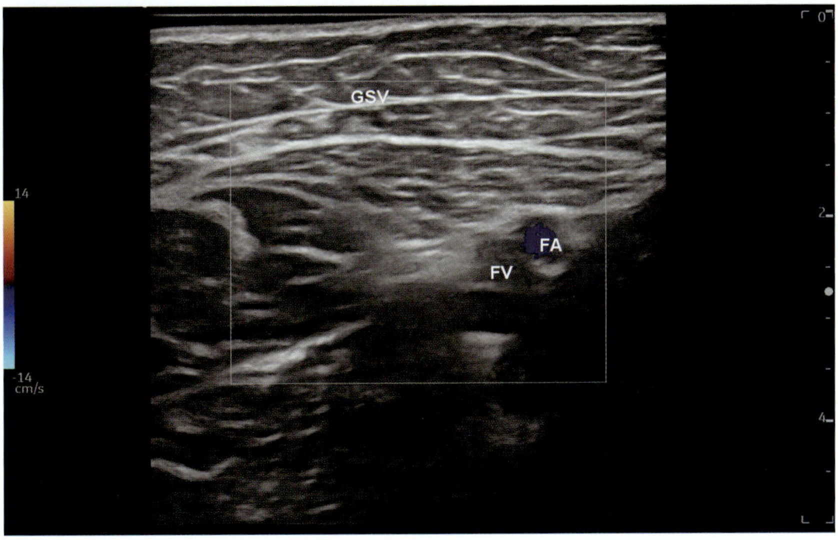

봉공근 주변 혈관 초음파 단축 도플러 영상. 봉공근의 위에는 대복재정맥(GSV)이 있고, 아래엔 대퇴동정맥(FA & FV)이 있으므로 혈관 손상에 주의하여 천천히 자입합니다.

GSV, Greater saphenous vein(대복재정맥); **FV**, Femoral vein(대퇴정맥); **FA**, Femoral artery(대퇴동맥).

봉공근-단축

음포(陰包, LR9)

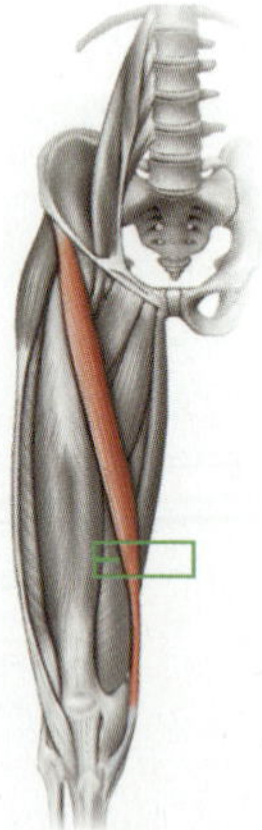

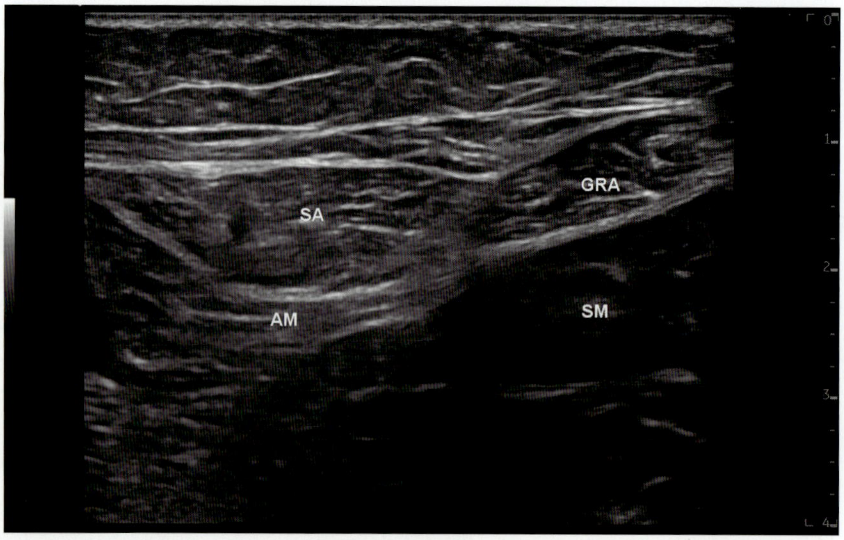

봉공근의 허벅지 하단부 단축. 허벅지 내측 1.1-2.2 cm 깊이에 봉공근(SA)이 보이고, 우측엔 박근(GRA)이 보입니다. 봉공근 아래엔 대내전근(AM), 박근 아래엔 반막양근(SM)이 각각 위치합니다.

SA, Sartorius(봉공근); **AM,** Adductor magnus(대내전근); **SM,** Semimembranosus(반막양근); **GRA,** Gracilis(박근).

봉공근-단축

음포(陰包, LR9)

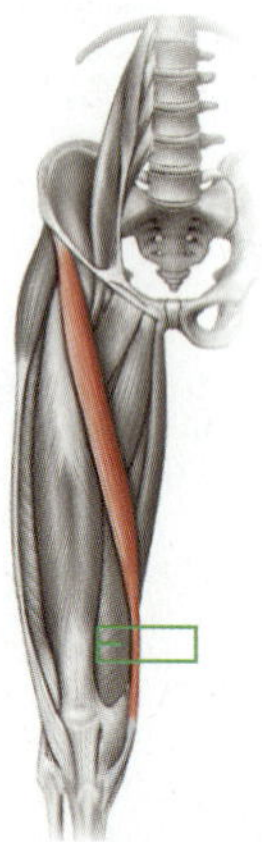

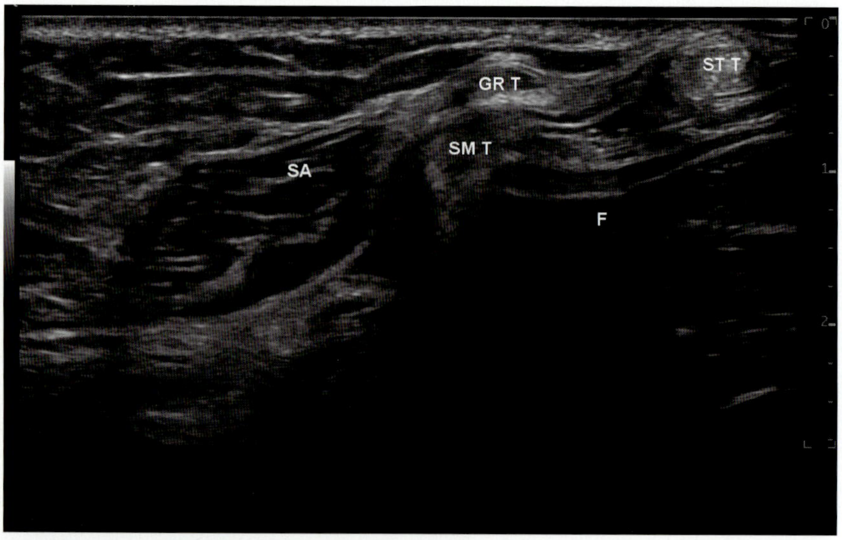

무릎 위쪽, 허벅지 내측에서 찍은 봉공근 단축 영상. 가장 좌측에 봉공근(SA)이 0.6-2 cm 깊이에 위치합니다. 우측으로 대퇴골(F) 위를 주행하는 반막양근 건(SM T), 박근 건(GR T), 반건양근 건(ST T)이 관찰됩니다.

GR T, Gracilis tendon(박근 힘줄); **SA,** Sartorius(봉공근); **SM T,** Semimembranosus tendon(반막양근 힘줄); **ST T,** Semitendinosus tendon(반건양근 힘줄).

봉공근-단축(경골 위쪽)

음릉천(陰陵泉, SP9)

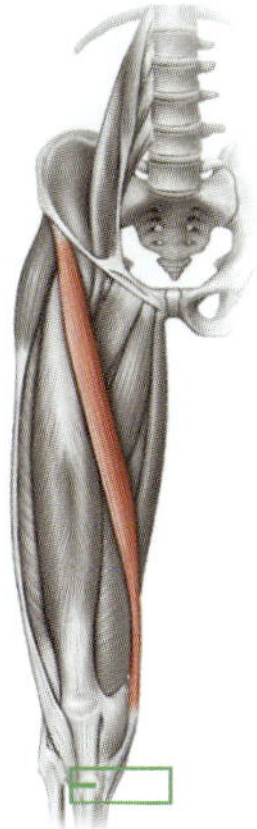

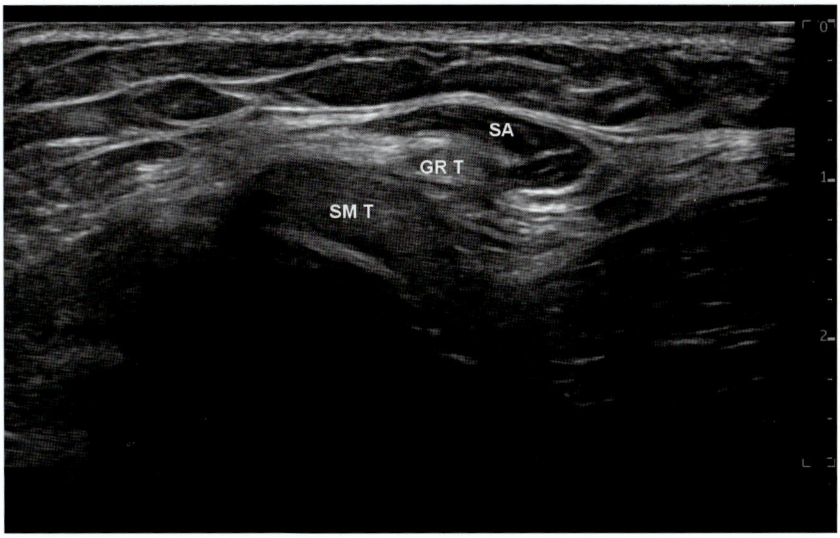

경골 위에서 거위발건을 형성하고 있는 봉공근 단축 영상. 경골 위쪽에서 반막양근 건(SM T), 박근 건(GR T), 봉공근(SA)이 차례로 층을 이루어 거위발건을 이루는 모습입니다.

GR T, Gracilis tendon(박근 힘줄); **SA**, Sartorius(봉공근); **SM T**, Semimembranosus tendon(반막양근 힘줄).

봉공근-장축(부착부)

음릉천(陰陵泉, SP9)

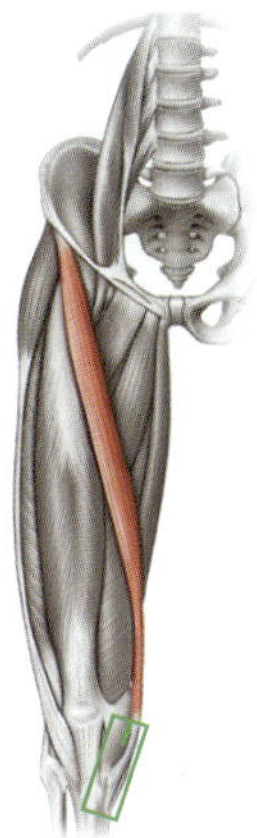

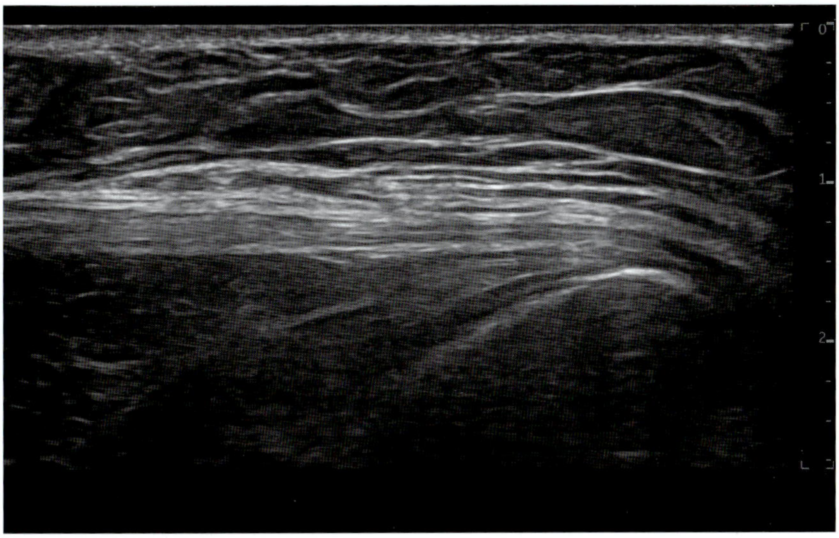

봉공근을 포함한 거위발건이 경골조면에 부착하는 영상.

봉공근-장축(부착부)

음릉천(陰陵泉, SP9)

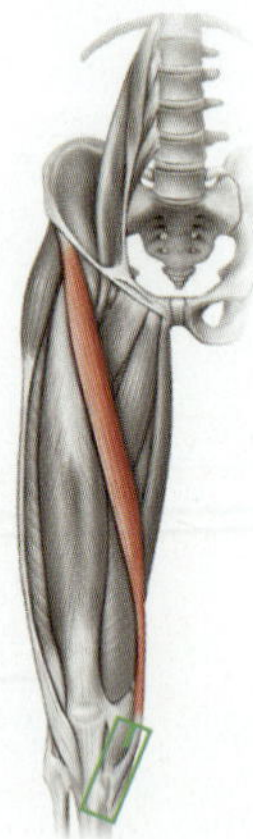

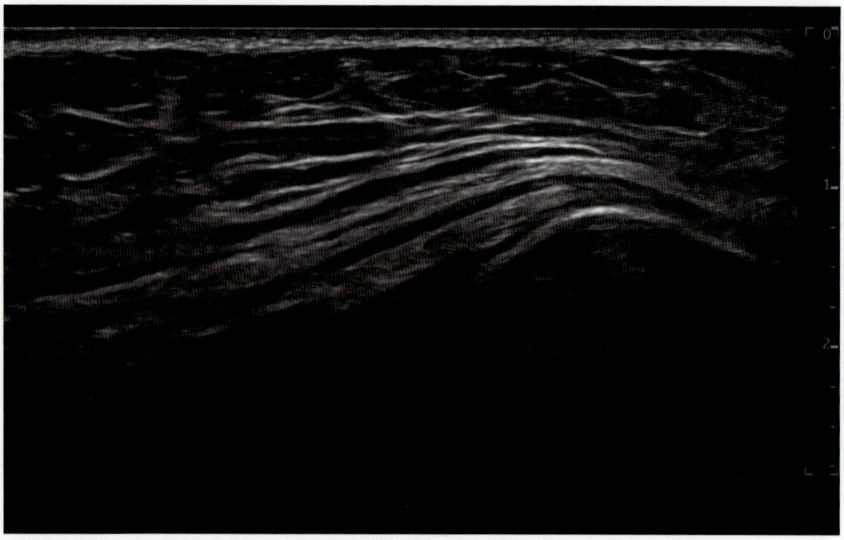

봉공근을 포함한 거위발건이 경골조면에 부착하는 영상. 프로브를 기울여서 거위발건 부착부의 비등방성을 감소시킨 영상입니다.

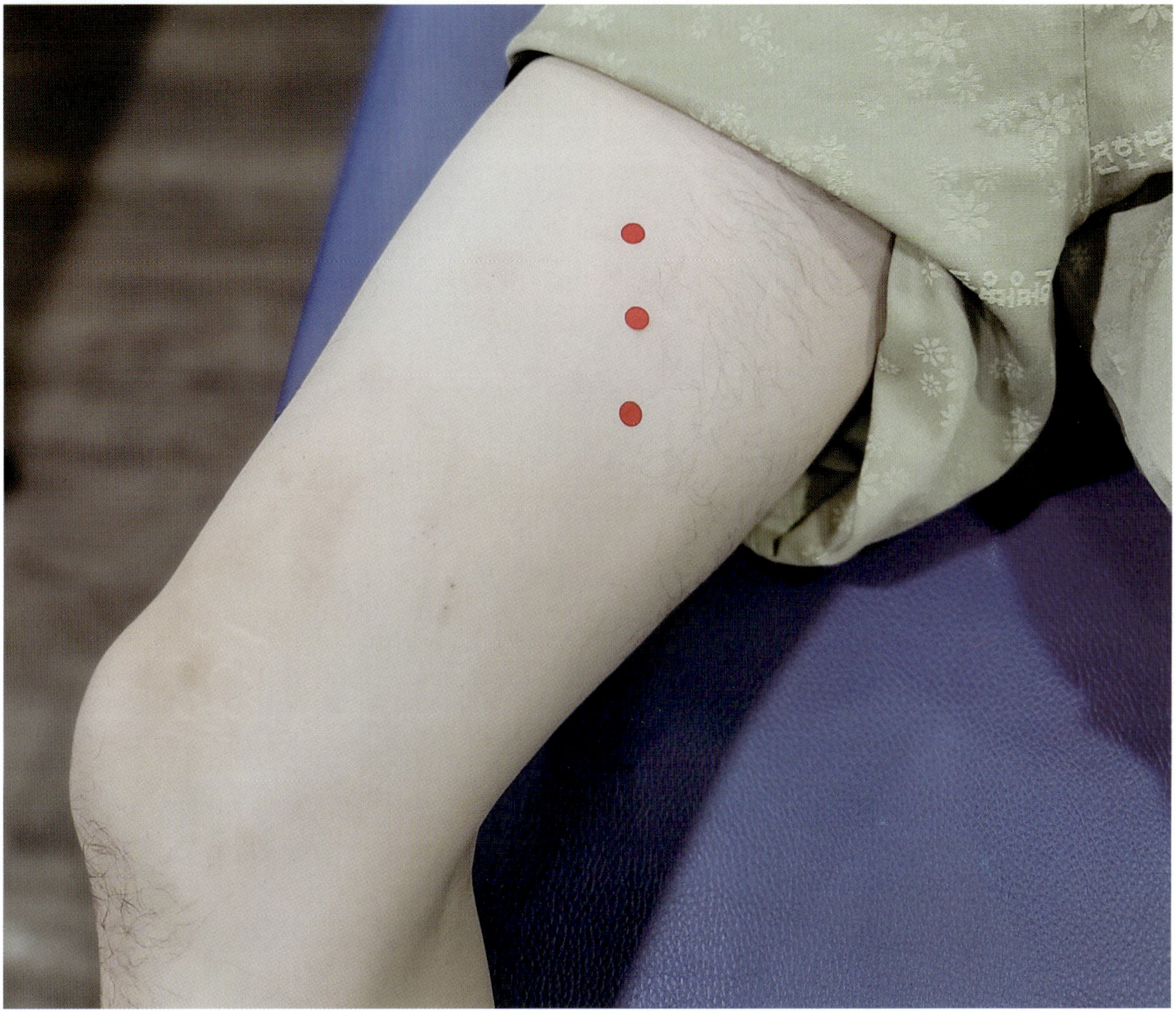

● 그림 3. 근복부 압통점

봉공근은 ASIS에서 경골근위부 상내측에 이르는 굉장히 긴 근육으로 압통점이 어디든 생길 수 있습니다. 근육의 주행경로를 따라 압통점을 꼼꼼하게 찾을 수 있어야 합니다. 애매한 경우에는 건측과 비교를 해보면 좋습니다.

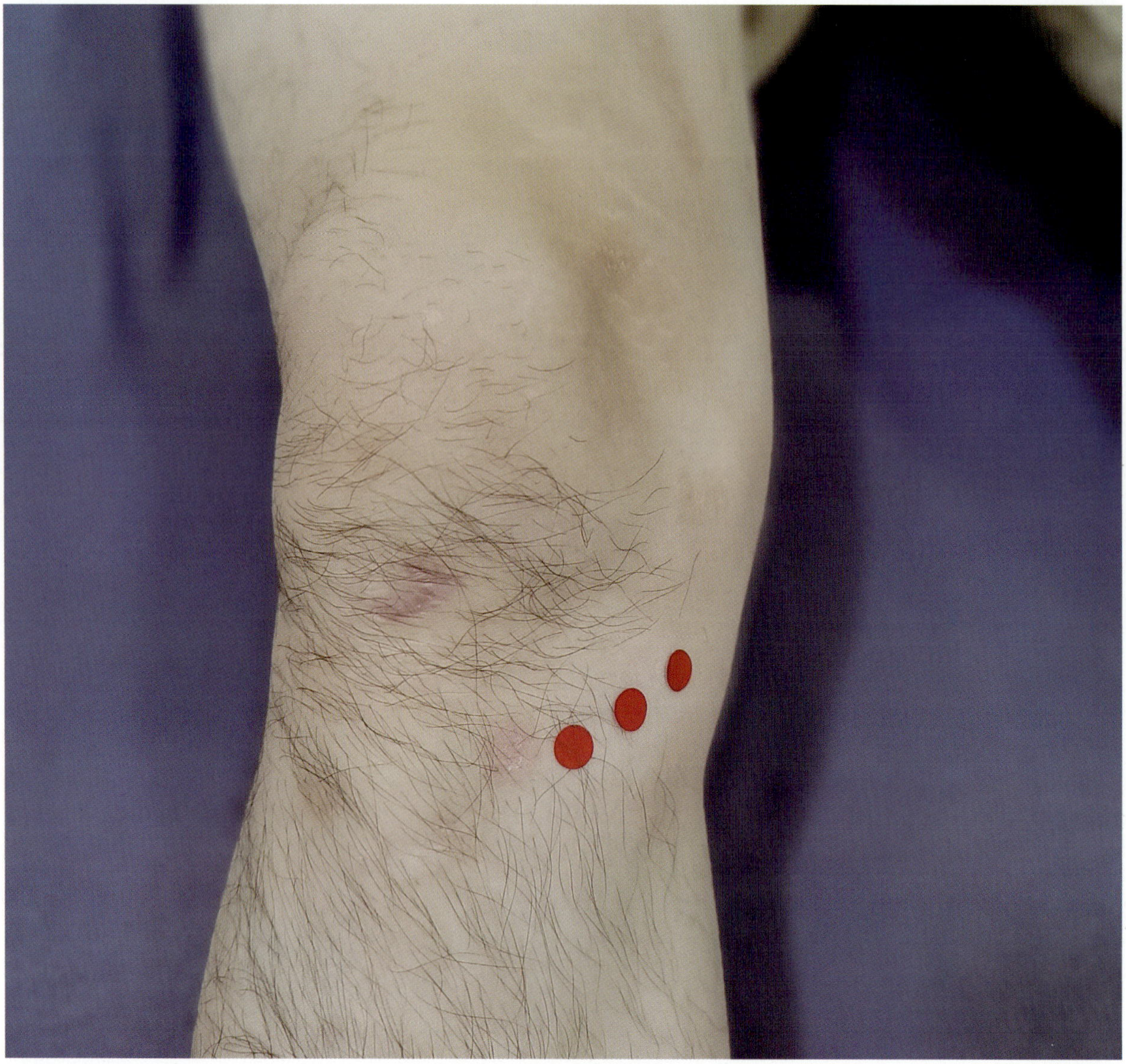

● 그림 4. 건 부착부 압통점

무릎전내측, 경골조면의 내측 부위에 압통점이 많이 나타납니다. 또한 거위발 점액낭 자체가 크기 때문에 압통점을 잘 찾아야 합니다. 비슷한 위치인 내측측부인대의 압통과 반월판 손상의 증후인 joint line tenderness와 감별합니다.

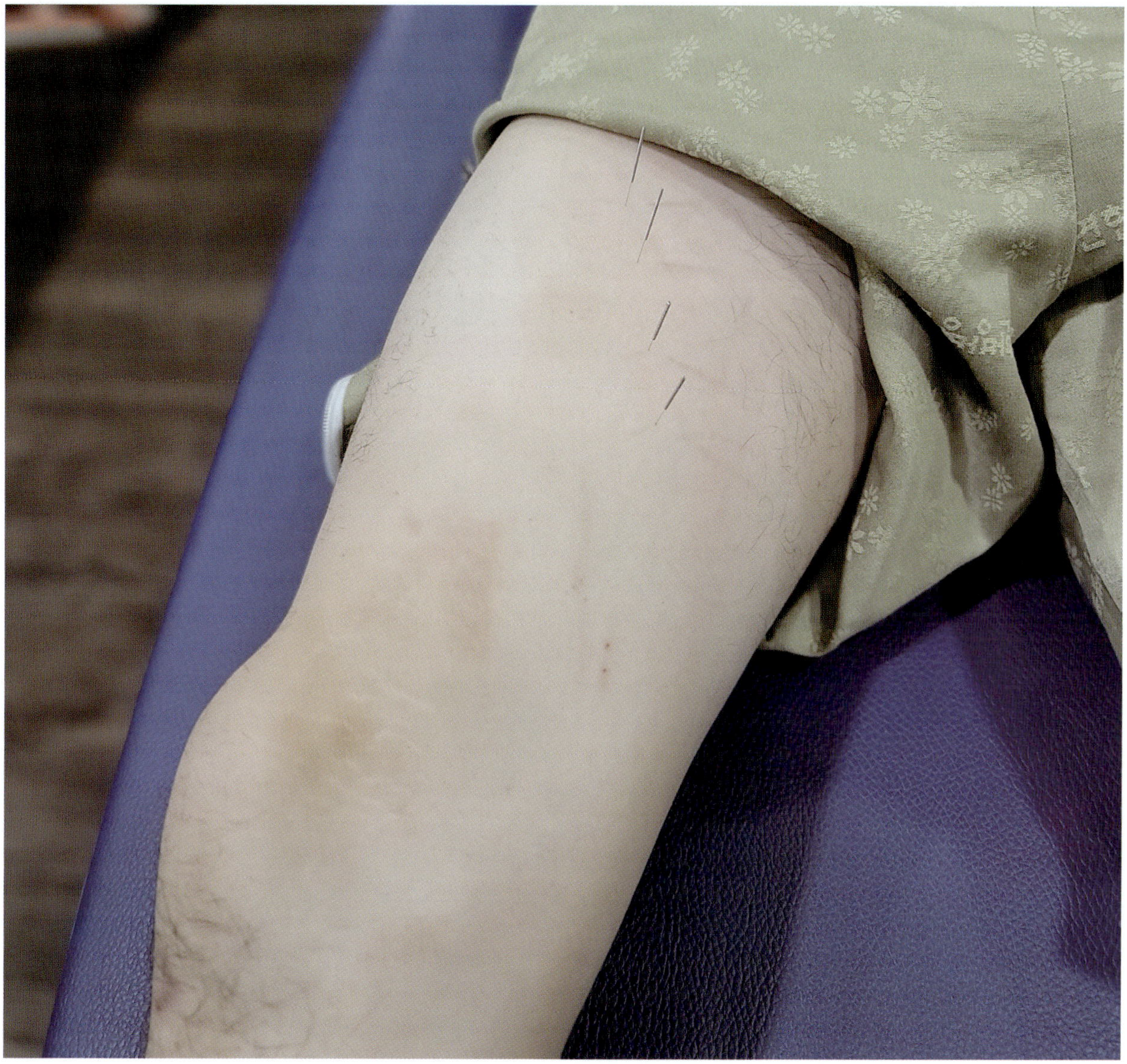

● 그림 5. 근복부 침치료

거위발활액낭염을 포함한 건부착 통증의 경우 뼈까지 충분한 깊이로 자입합니다. 근복부 압통점은 복재신경이 지나가므로 신경손상에 유의하여 천천히 자입합니다.

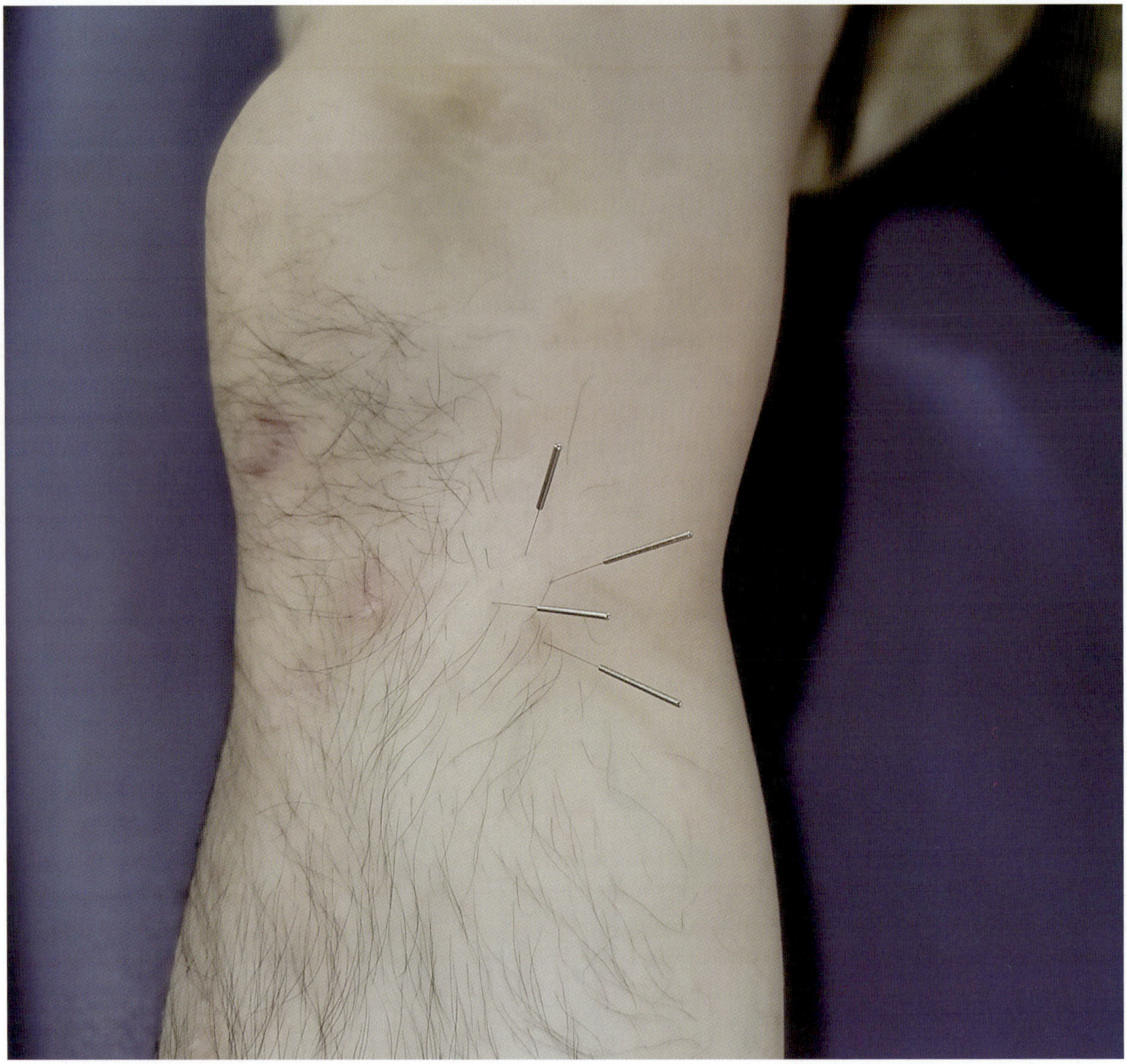

● 그림 6. 건 부착부 침치료

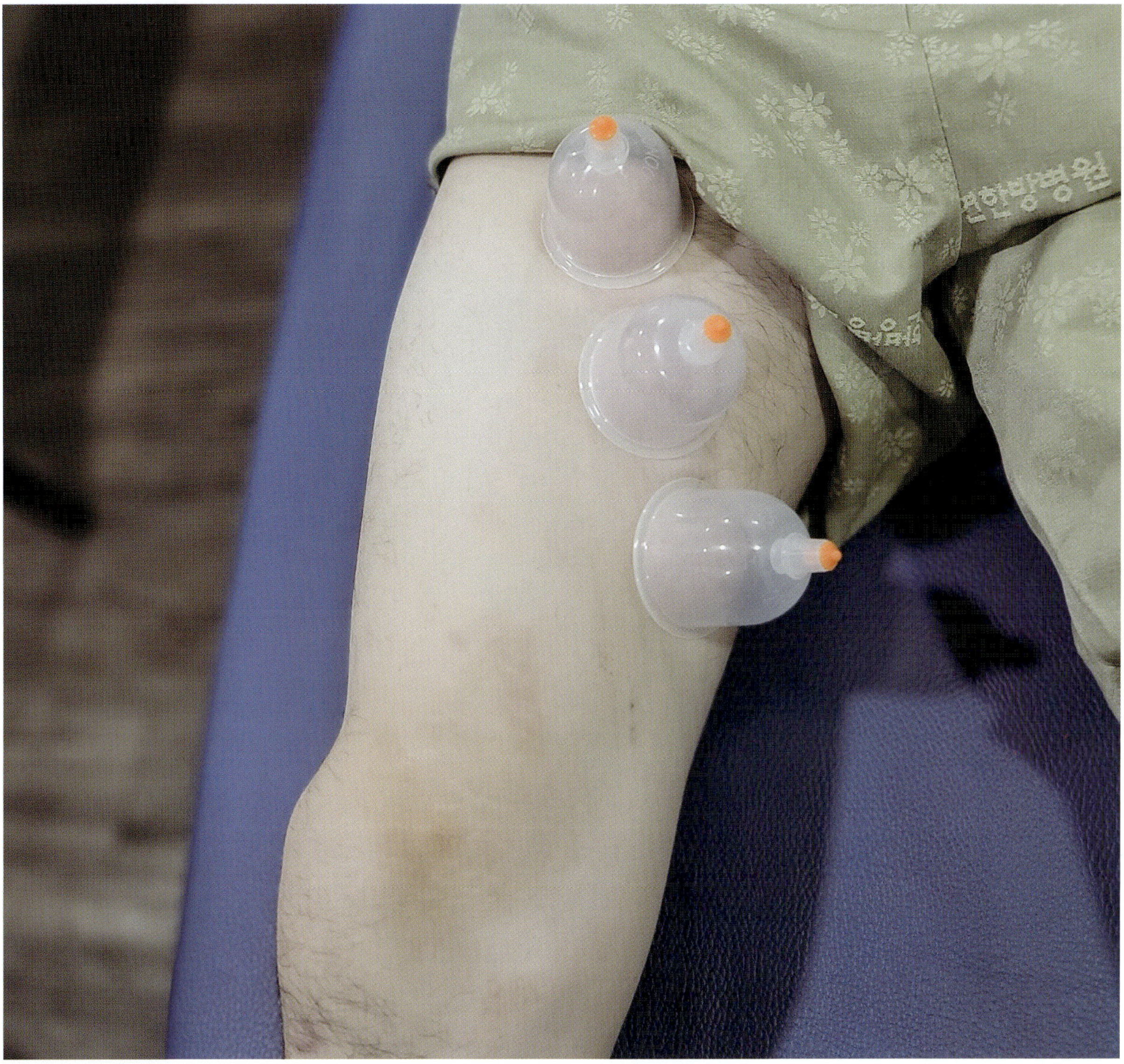

● **그림 7.** 근복부 부항치료

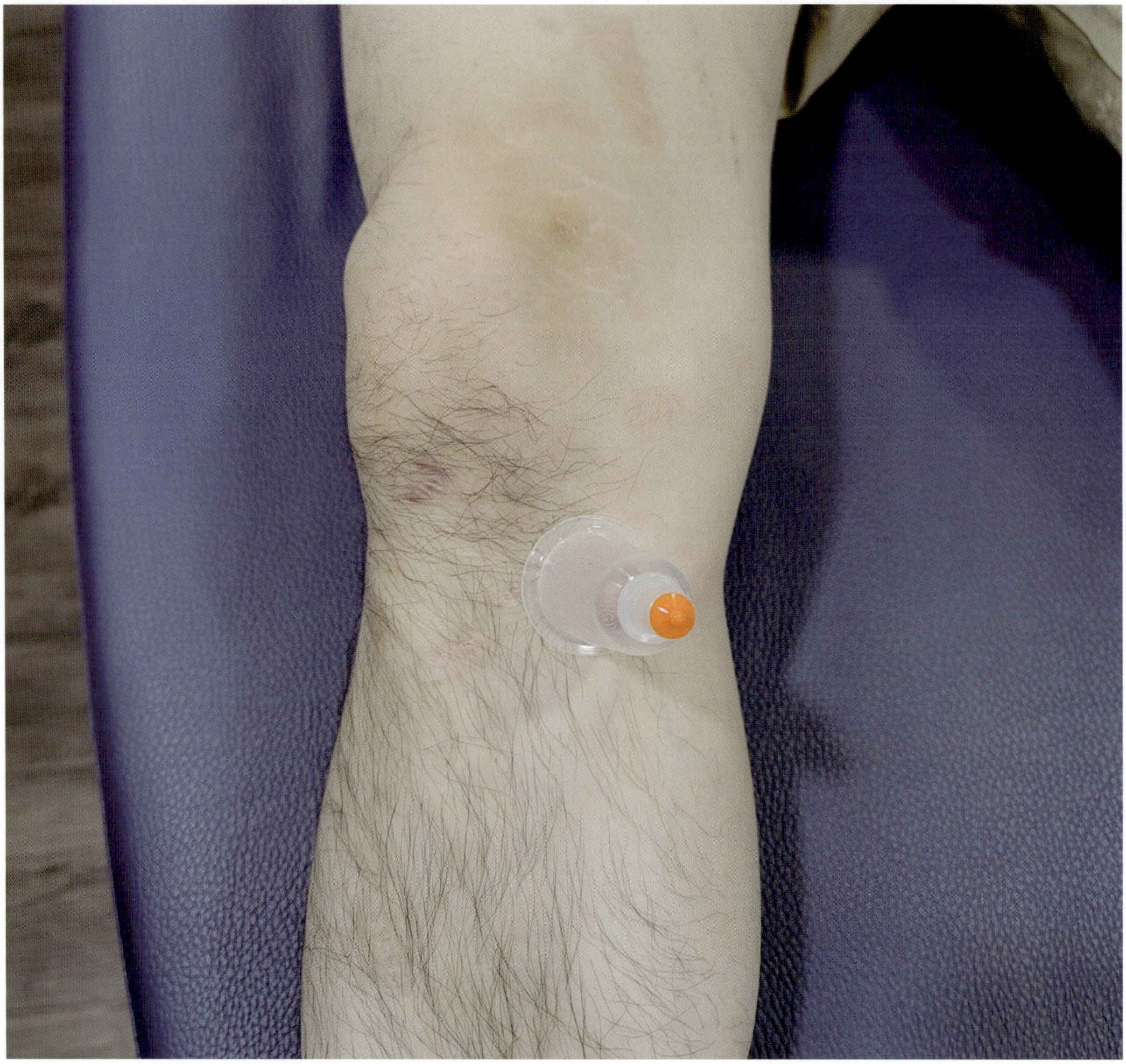

● **그림 8.** 건 부착부 부항치료

04 햄스트링근육

(Hamstrings, 넙다리뒤근육, 슬괵근)

핵심포인트

대퇴경골 관절면의 통증이 나타나면 체크해봐야 하는 근육

반건양근

기시	좌골결절(ischial tuberosity)
종지	거위발(pes anserinus)의 아랫부분

반막양근

기시	좌골결절(ischial tuberosity)
종지	경골(tibia) 근위부 내과(medial condyle)

대퇴이두근

기시	장두 : 좌골결절(ischial tuberosity) 단두 : 대퇴골(femur) 후면 조선(linea aspera)
종지	비골두(the head of the fibula) 후외측부

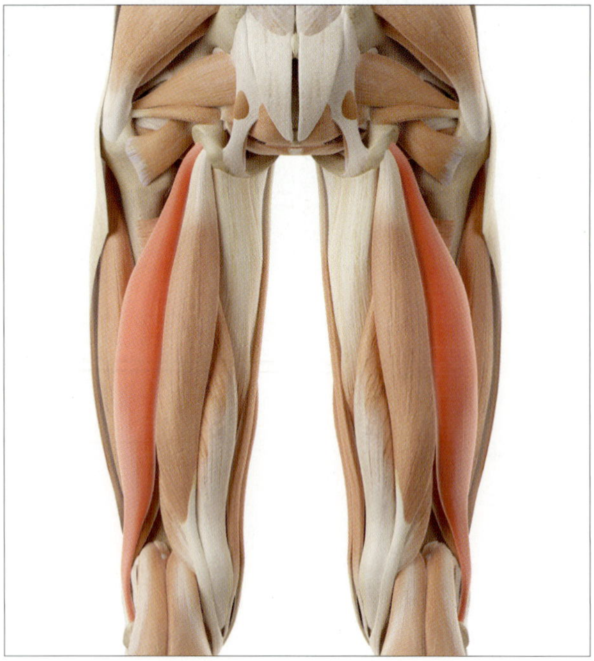

● 그림 1. 햄스트링 中 대퇴이두근 장두

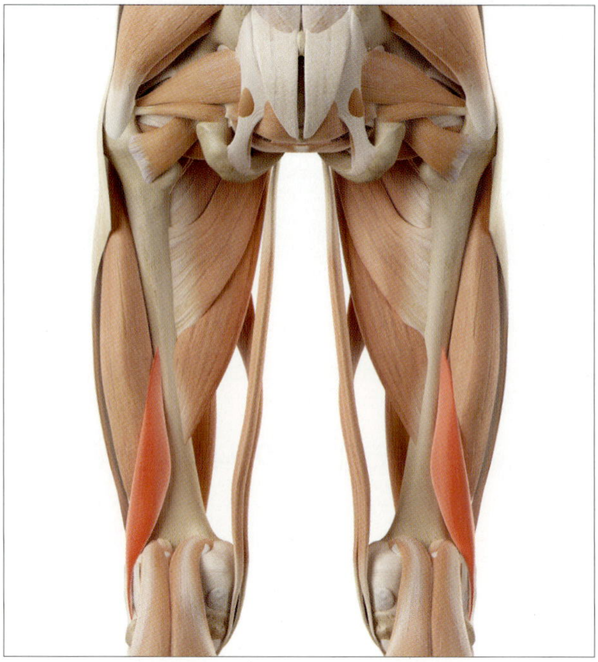

● 그림 2. 햄스트링 中 대퇴이두근 단두

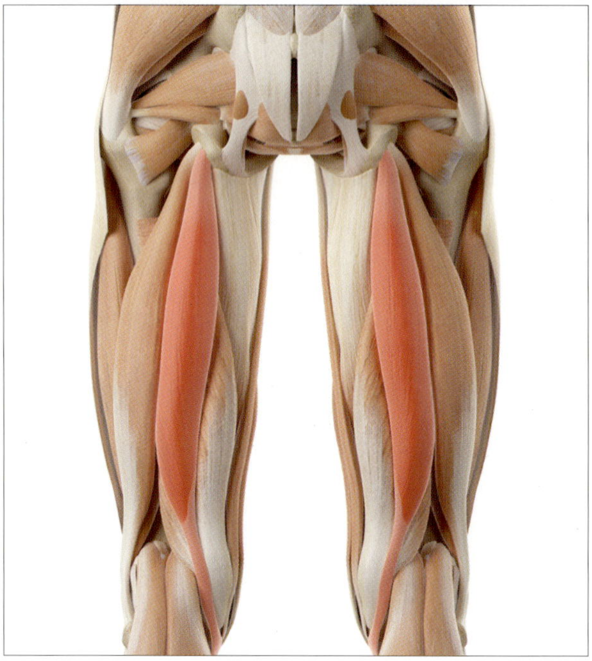

● 그림 3. 햄스트링 中 반건양근

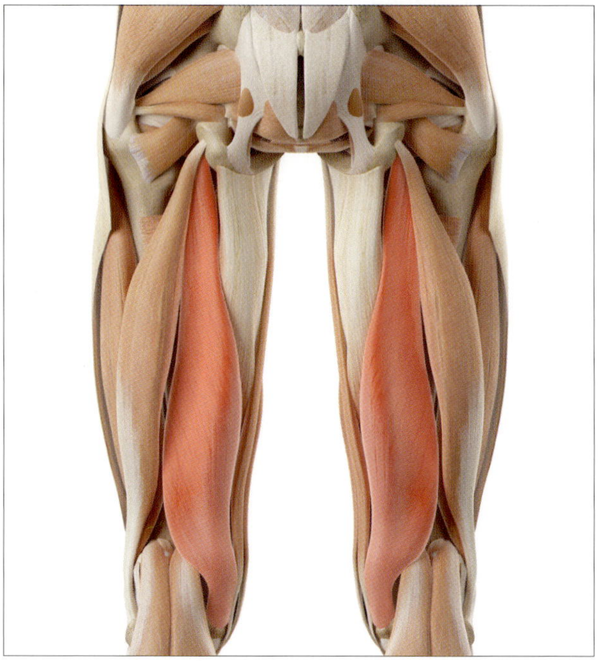

● 그림 4. 햄스트링 中 반막양근

개괄

허벅지 뒤쪽에 큰 근육인 햄스트링근육은 고관절을 신전시키고 무릎은 굴곡시키는 근육으로, 총 4개로 구성됩니다. 이때, 내측은 반건양근과 반막양근으로 구성되며 이 두 근육은 모두 좌골조면에서 시작해 경골 내측에 부착됩니다. 햄스트링 외측은 대퇴이두근으로 불리며 대퇴이두근의 장두는 좌골조면에서 시작되며 단두는 대퇴골에서 시작됩니다. 이 두 근육은 무릎의 외측인 비골두에 부착되게 됩니다. 햄스트링은 허벅지 뒤쪽의 통증뿐만 아니라 좌골 결절의 통증 및 무릎의 통증에 관여하므로 꼭 꼼꼼히 검사하여 치료해야 합니다. 좌골결절에 통증을 주로 호소한다면 햄스트링 안쪽인 반막양근과 반건양근상의 압통점을 잘 촉진합니다. 또한, 무릎 내측의 통증을 호소할 경우에도 반막양근, 반건양근을 꼼꼼하게 촉진하고 무릎 외측에 통증을 호소하는 경우는 대퇴이두근 부위를 촉진하여야 합니다.

권병조 원장의 정리노트 **대퇴이두근에 의한 신경 포착**

대퇴이두근의 장두 아래로는 좌골신경이 지나가고, 단두 아래로는 비골신경의 분지가 지나가므로 신경포착이 가능합니다. 무릎 이하 아래다리의 외측이나 후면에 애매한 저림이나 통증이 나타나면 대퇴이두근 장두에 의한 포착을 의심하여 압통점을 찾아 치료하며, 무릎 외측에 국한된 저림을 호소하면 단두의 압통점을 찾아 치료합니다.

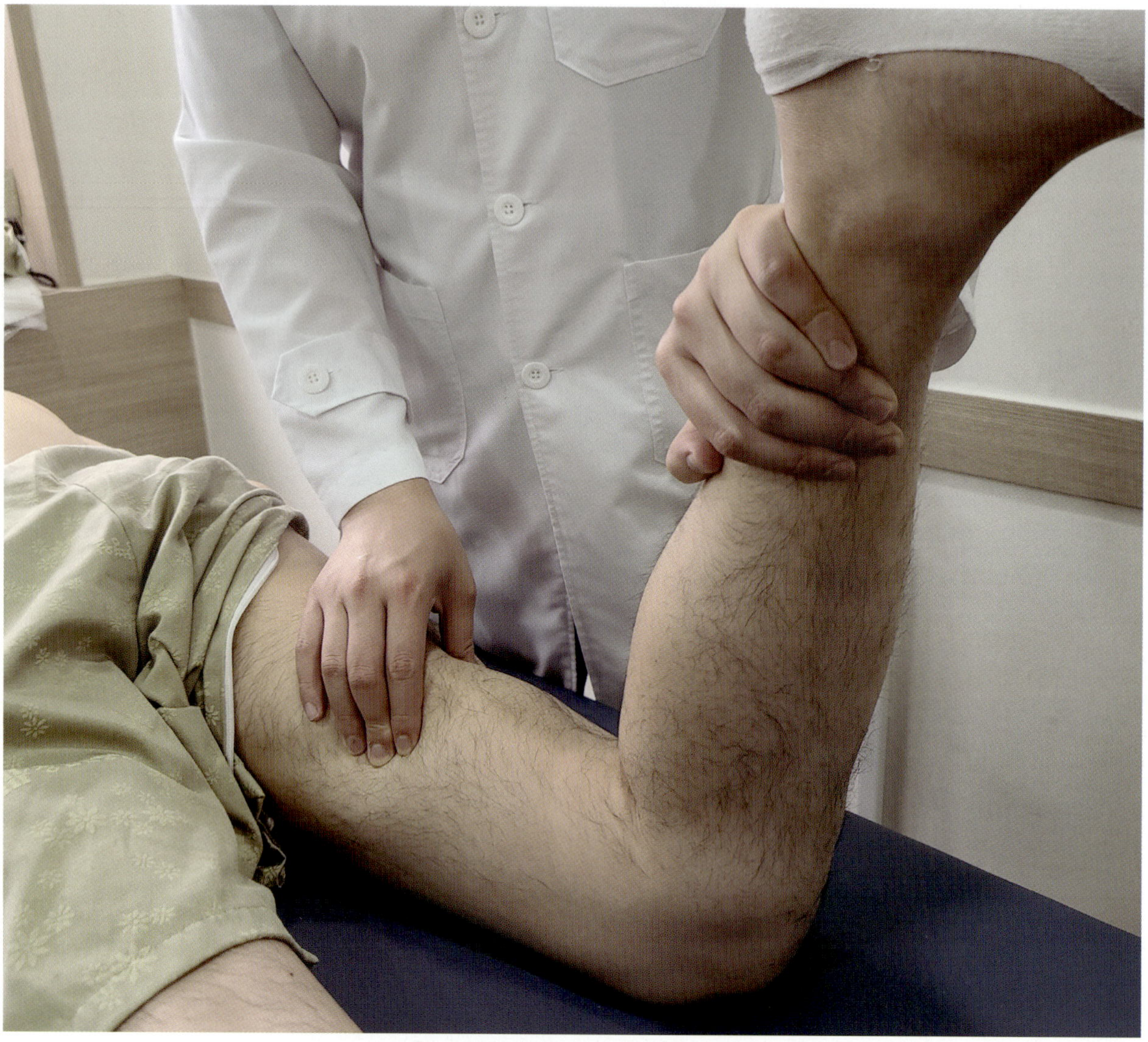

● 그림 5. 햄스트링근육 기능검사

엎드린 상태에서 환자의 슬관절을 굴곡시킬 때 시술자는 이에 저항하는 힘을 줍니다. 이때 활성화되는 근육입니다. 저항검사 시 통증을 호소하거나 힘을 잘 주지 못하면 햄스트링의 문제로 볼 수 있습니다.

대퇴이두근 장두-단축

은문(殷門, BL37)

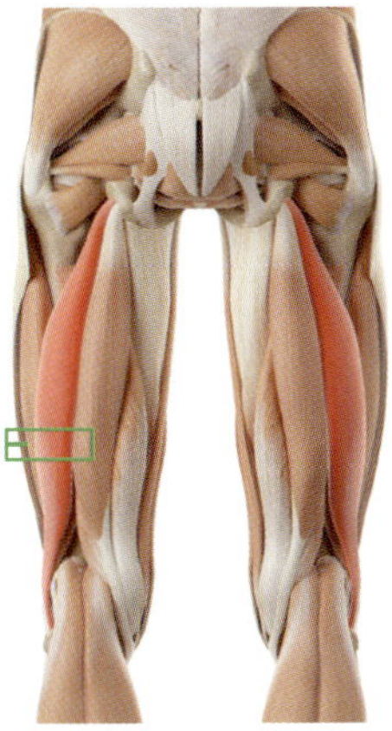

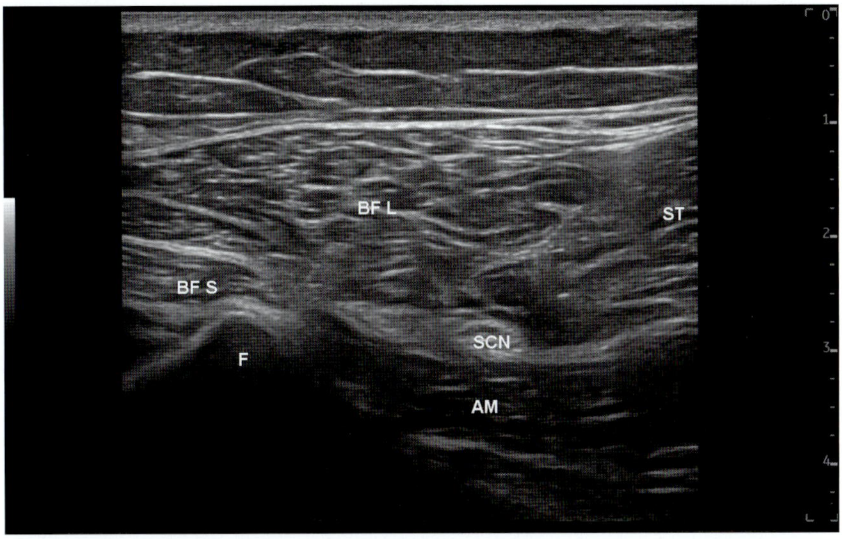

대퇴이두근 장두 단축 영상. 허벅지 후면의 외측을 단축으로 촬영한 영상입니다. 좌측 가장 하단에 대퇴골(F)이 보이며, 그 위로 대퇴이두근 단두(BF S)와 장두(BF L)가 1-3 cm 깊이에서 관찰됩니다. 그 우측으로 반건양근(ST) 위치하고, 반건양근과 대퇴이두근 사이 허벅지 정중앙 3 cm 깊이에 좌골신경(SCN)이 주행하는 것을 볼 수 있습니다. 좌골신경 아래로 대내전근(AM) 또한 관찰 가능합니다.

BF S, Biceps femoris short head(대퇴이두근 단두); **BF L**, Biceps femoris long head(대퇴이두근 장두); **F**, Femur(대퇴골); **SCN**, Sciatic nerve(좌골신경); **AM**, Adductor magnus(대내전근); **ST**, Semitendinosus(반건양근).

대퇴이두근 장두-장축 (좌골신경 장축)

은문(殷門, BL37)

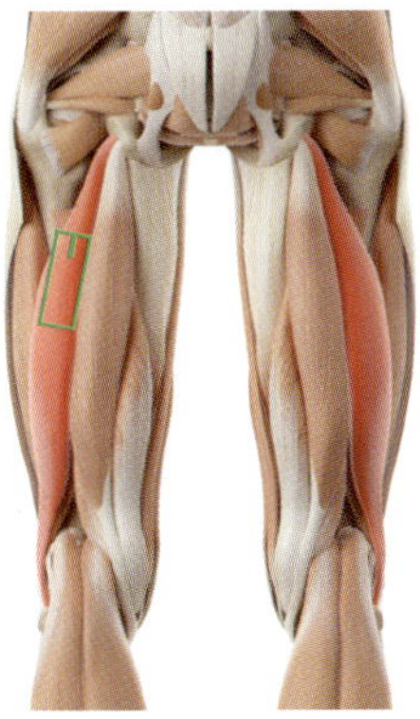

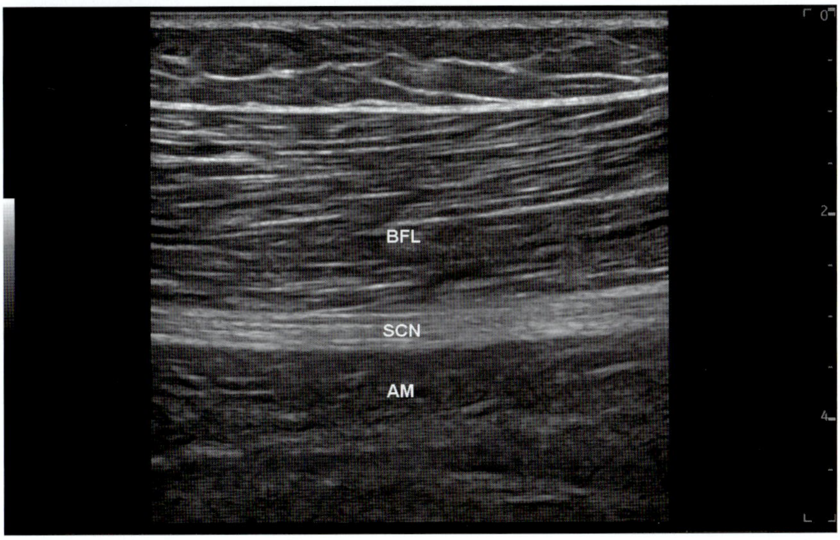

대퇴이두근 장두 장축 영상. 대퇴이두근 아래 좌골신경(SCN)을 장축으로 촬영한 영상입니다. 약 3 cm 깊이에서 좌골신경이 대퇴이두근장두(BFL)와 대내전근(AM) 사이를 주행하고 있습니다. 허벅지 후면 정중앙은 좌골신경을 자극할 수 있으므로 자입 시 주의하도록 합니다.

BFL, Biceps femoris long head(대퇴이두근 장두); **SCN**, Sciatic nerve(좌골신경); **AM**, Adductor magnus(대내전근).

대퇴이두근 단두-단축

부극(浮郄, BL38)

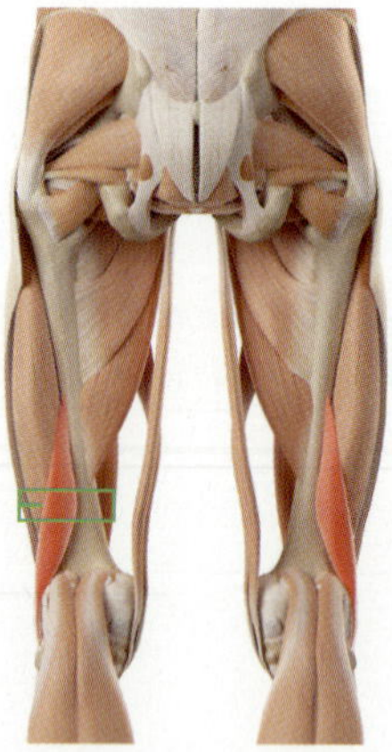

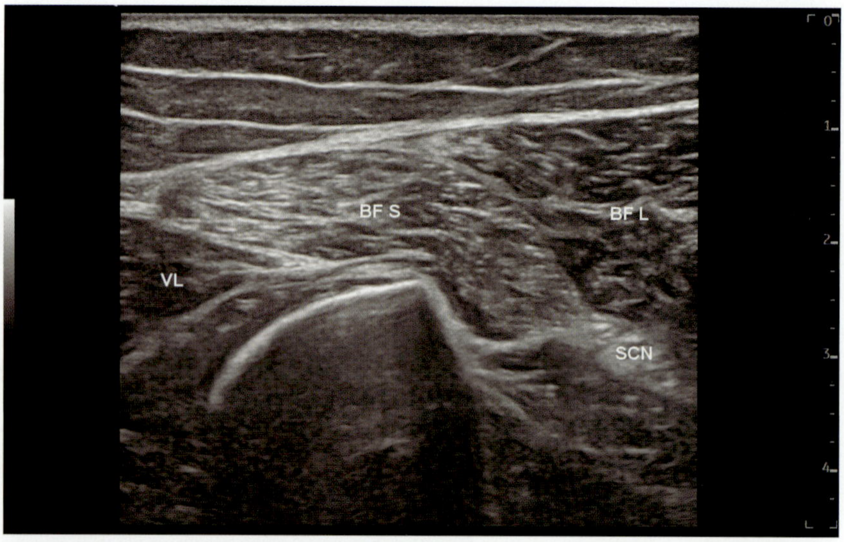

대퇴이두근 단두 단축 영상. 허벅지 약간 아래쪽 후외측면에서 촬영한 영상입니다. 대퇴골을 중심으로 좌측인 바깥쪽에 외측광근(VL)이 위치하고 그 안쪽으로 대퇴이두근 단두(BFS)와 장두(BF L)가 약 1–3 cm 깊이에 위치합니다.

BF S, Biceps femoris short head(대퇴이두근 단두); **BF L**, Biceps femoris long head(대퇴이두근 장두); **VL**, Vastus lateralis(외측광근); **SCN**, Sciatic nerve(좌골신경).

대퇴이두근 단두-장축

부극(浮郄, BL38)

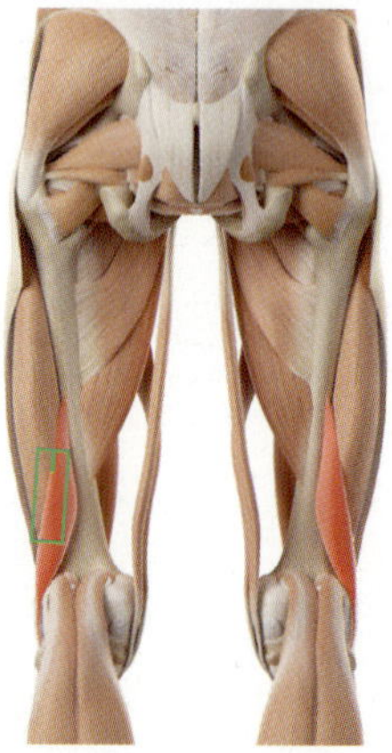

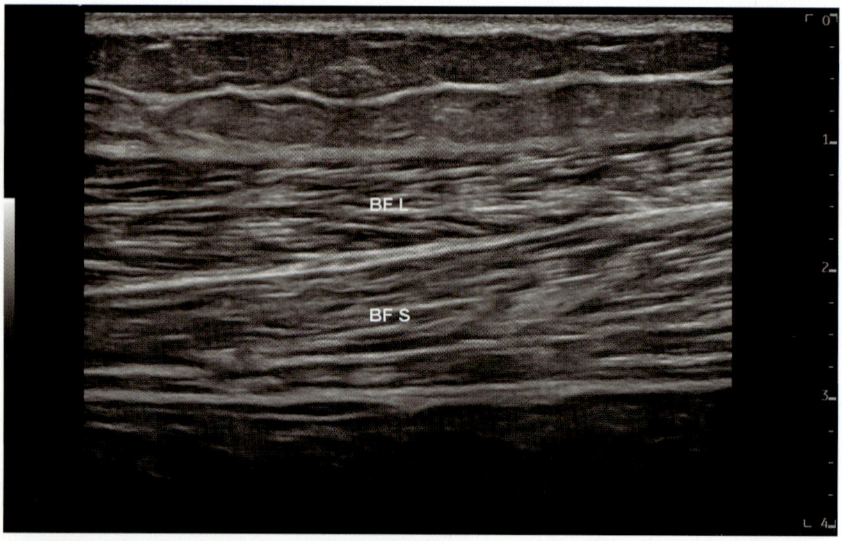

대퇴이두근 단두 장축 영상. 허벅지 아래쪽, 후외측면에서 촬영한 영상입니다. 지방층 아래로 1–2 cm 깊이에 대퇴이두근 장두, 더 깊은 1.5–3 cm 깊이에 대퇴이두근 단두가 위치한 것을 볼 수 있습니다.

BF S, Biceps femoris short head(대퇴이두근 단두); **BF L**, Biceps femoris long head(대퇴이두근 장두).

대퇴이두근 단두-장축 (비골두 부착부)

위양(委陽, BL39)

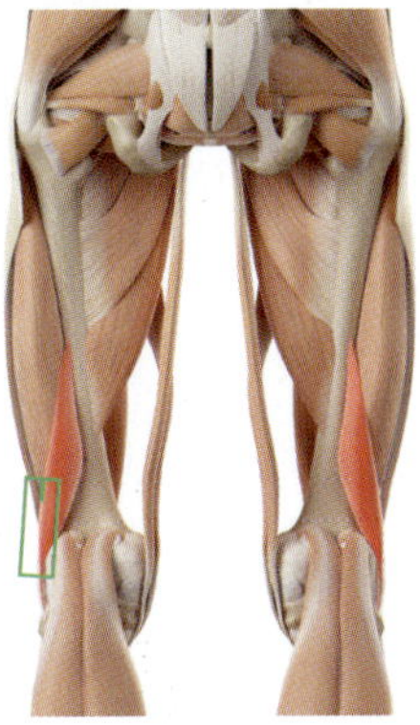

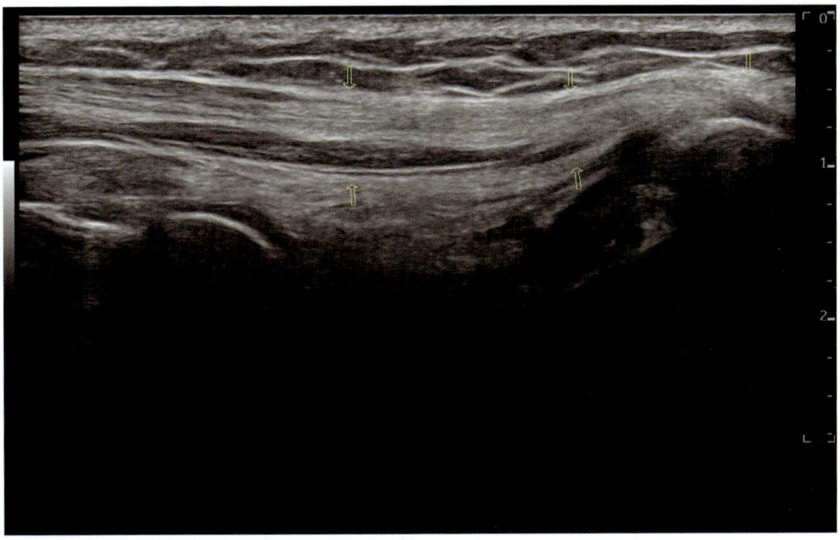

대퇴이두근 단두 장축 영상. 대퇴이두근 단두(노란 화살표)가 비골두에 부착하는 영상입니다.

반건양근-단축

족태양경근

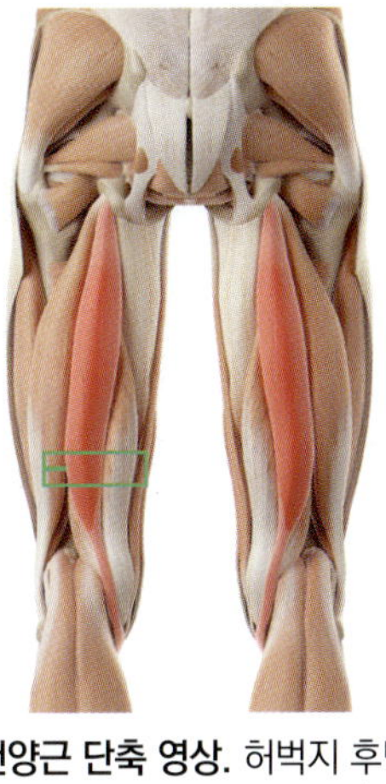

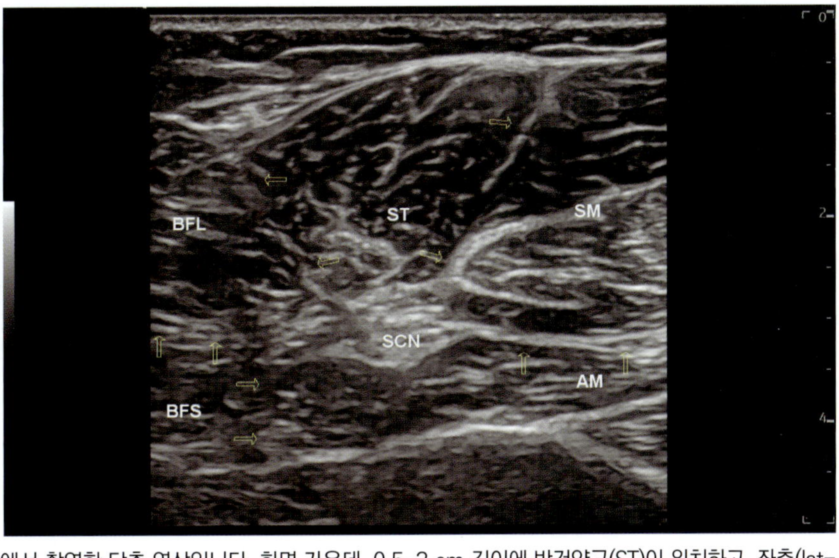

반건양근 단축 영상. 허벅지 후면 중간부위에서 촬영한 단축 영상입니다. 화면 가운데, 0.5-3 cm 깊이에 반건양근(ST)이 위치하고, 좌측(lateral)으로는 대퇴이두근 장두(BFL), 우측(medial)엔 반막양근(SM)이 위치합니다. 반건양근 아래 3 cm 깊이에 좌골신경(SCN)이 위치하므로, 자입 시 주의합니다. 노란 화살표는 근막 간의 경계를 나타냅니다.

BFL, Biceps femoris long head(대퇴이두근 장두); **BFS**, Biceps femoris short head(대퇴이두근 단두); **ST**, Semitendinosus(반건양근); **SM**, Semimembranosus(반막양근); **AM**, Adductor magnus(대내전근); **SCN**, Sciatic nerve(좌골신경).

반건양근-단축

위중(委中, BL40)

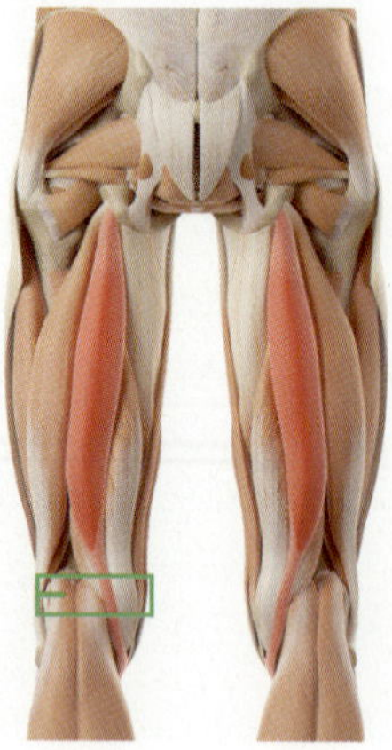

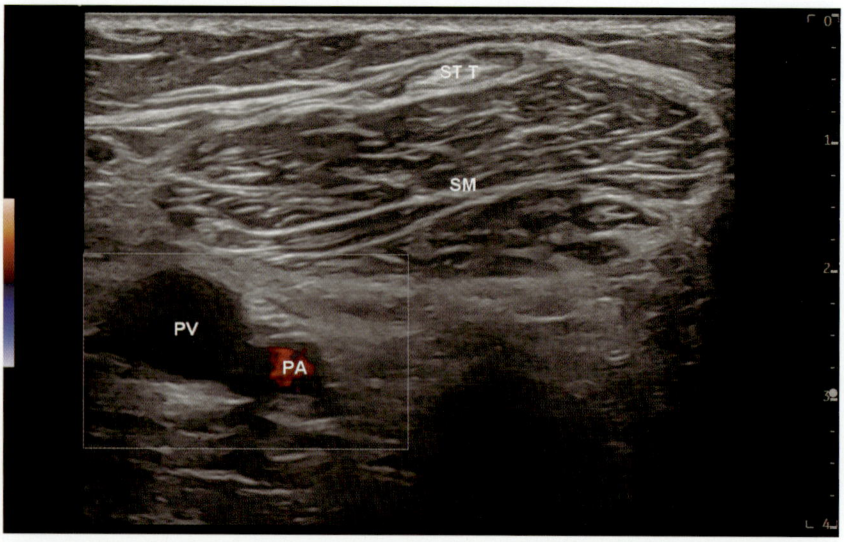

슬와부 반건양근 단축 영상. 슬와부의 내측을 단축으로 촬영한 영상입니다. 화면 좌측 하단, 약 2-3 cm 깊이에 슬와정맥(PV)과 슬와동맥(PA)이 보입니다. 슬와동정맥이 무릎 후면 정중앙에 위치하며, 그 우측(medial) 상단 1-2 cm 깊이에 반막양근(SM) 근복부와 반건양근(ST T) 힘줄이 관찰됩니다.

SM, Semimembranosus(반막양근); **ST T**, Semitendinosus tendon(반건양근 힘줄); **PA**, Popliteal artery(슬와동맥); **PV**, Popliteal vein(슬와정맥).

반건양근-장축

음곡(陰谷, KI10)

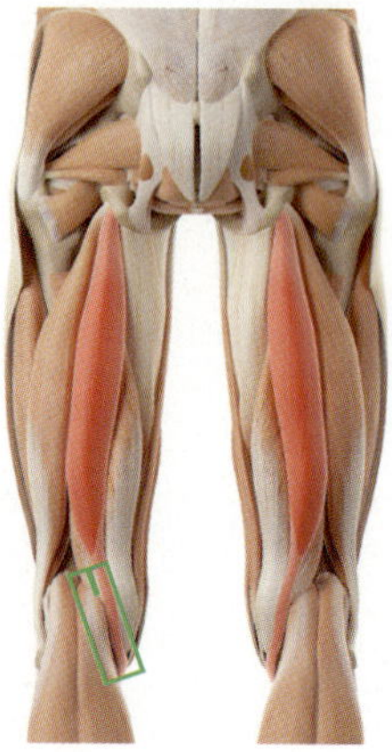

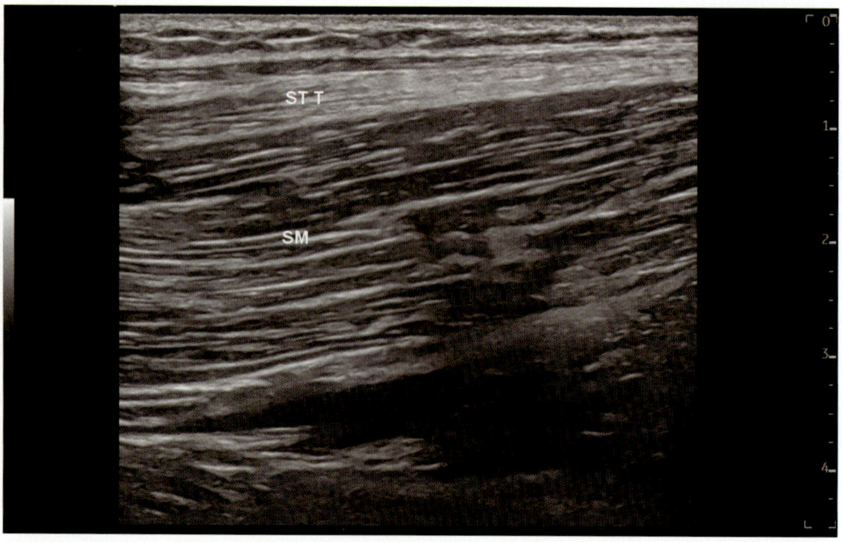

반건양근 장축 영상. 무릎 후면 내측에서 촬영한 영상입니다. 표면에 반건양근 건(ST T)이 위치하고, 아래로 반막양근(SM)이 0.5-3 cm 깊이에 있습니다.

SM, Semimembranosus(반막양근); **ST T**, Semitendinosus tendon(반건양근 힘줄).

반막양근-단축

족태양경근

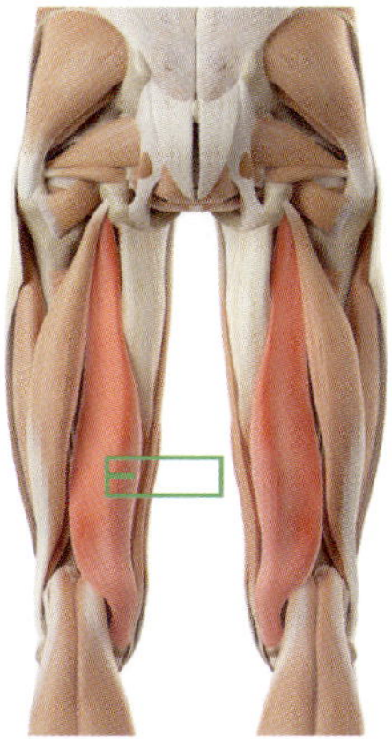

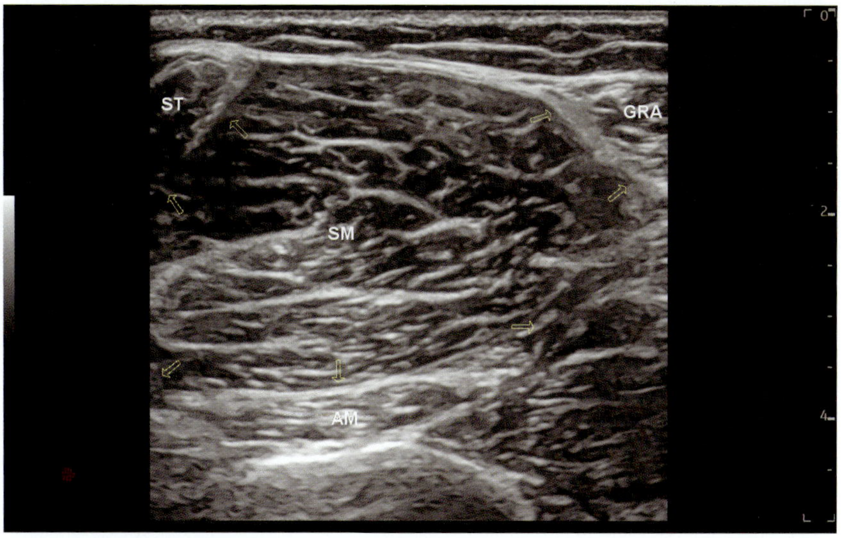

허벅지 내측에서 촬영한 반막양근 단축 영상. 화면 정가운데, 노란색 화살표 안쪽으로 반막양근(SM)이 크게 위치한 것을 볼 수 있습니다. 좌측으로는 반건양근(ST), 우측으로는 박근(GRA)이 위치합니다. 반막양근 아래엔 대내전근(AM)이 위치합니다.

ST, Semitendinosus(반건양근); **SM**, Semimembranosus(반막양근); **GRA**, Gracilis(박근); **AM**, Adductor magnus(대내전근).

반막양근-장축

족태양경근

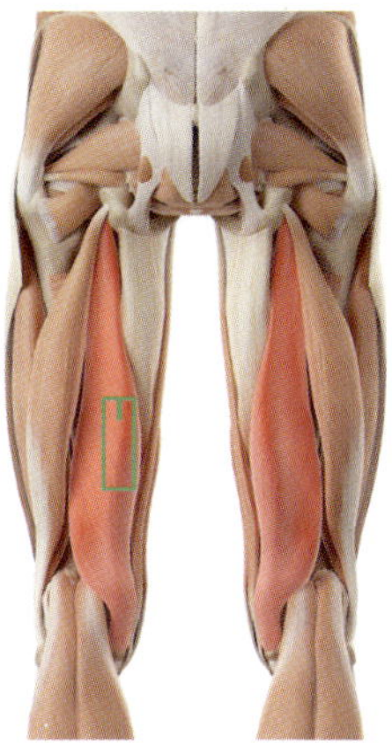

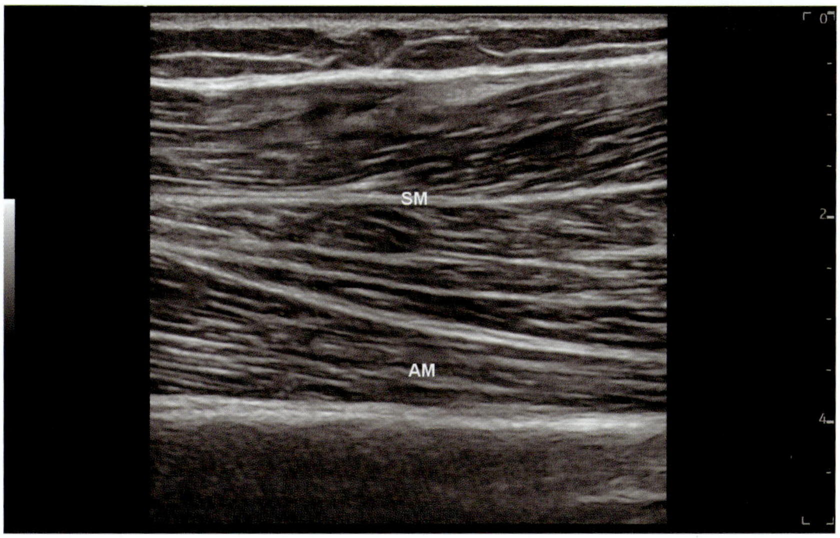

허벅지 내측 반막양근 장축 영상. 가장 표면 0.5–3.5 cm 깊이에 반막양근(SM)이 크게 위치하고, 그 아래로 대내전근(AM)이 보입니다. 가장 아래 4 cm 깊이에 대퇴골의 골표면이 위치합니다.

SM, Semimembranosus(반막양근); **AM**, Adductor magnus(대내전근).

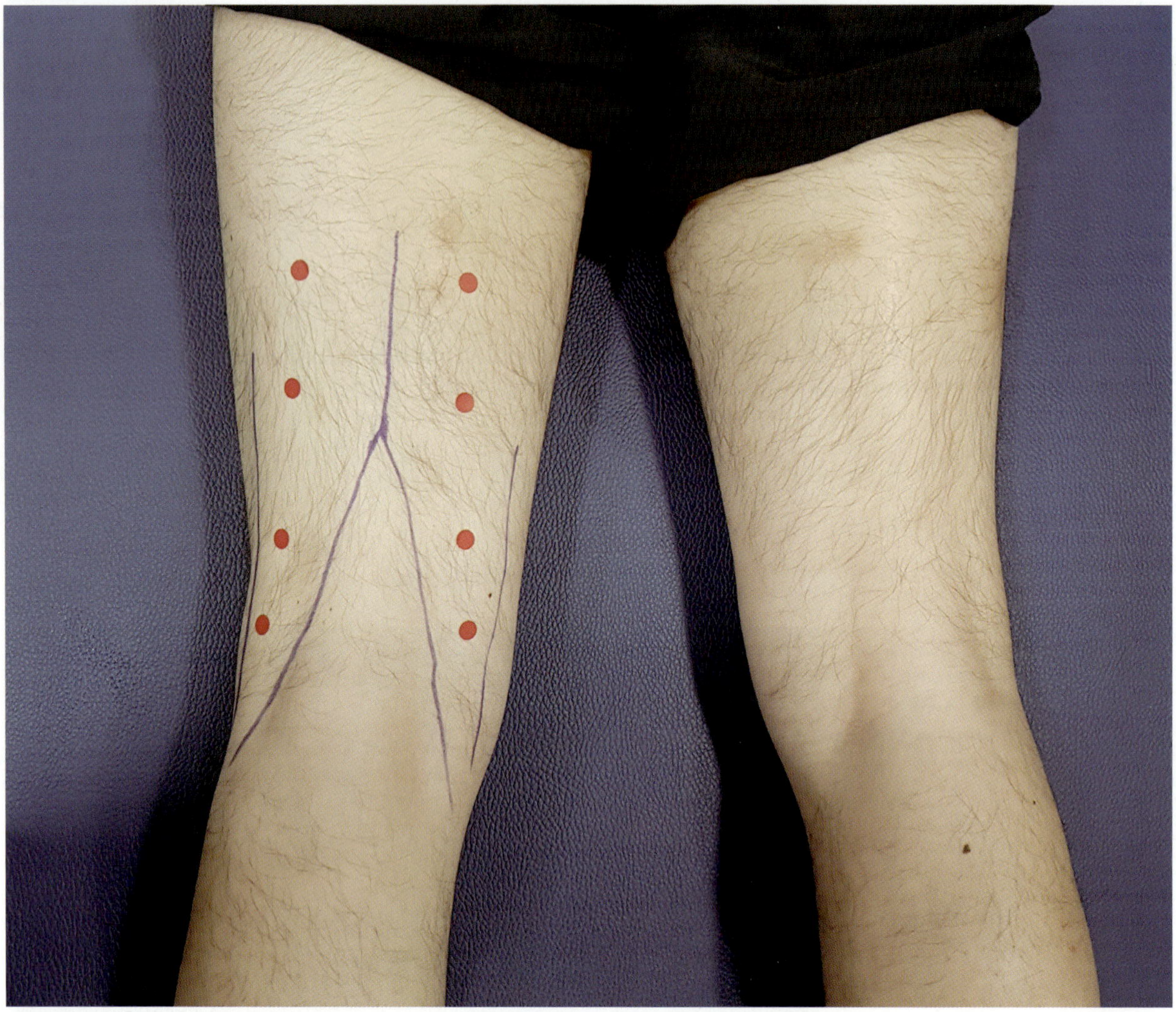

● 그림 6. 햄스트링 압통점

압통점 촉진 : 햄스트링근육은 대퇴사두근과 마찬가지로 환자가 먼저 통증을 호소하기보다는, 무릎 통증이 있다면 술자가 먼저 압통점을 찾아야 하는 근육입니다. 근육이 비교적 크므로 꼼꼼하게 찾아야 하며 압통점은 주로 무릎과 골반 사이 중간 부분에서부터 아래쪽에 위치하는 경우가 많으므로 중간부위부터 아래를 꼼꼼하게 촉진합니다.

침, 약침, 도침, 부항치료 모두 가능하며 비교적 심부까지 천천히 자입하는 것이 좋습니다. 특히, 허벅지 정중앙으로 주요한 신경과 혈관이 많이 지나가므로 주로 내측과 외측에 압통점을 중심으로 자입하며 너무 정중앙으로 깊게 자입하지 않도록 주의합니다.

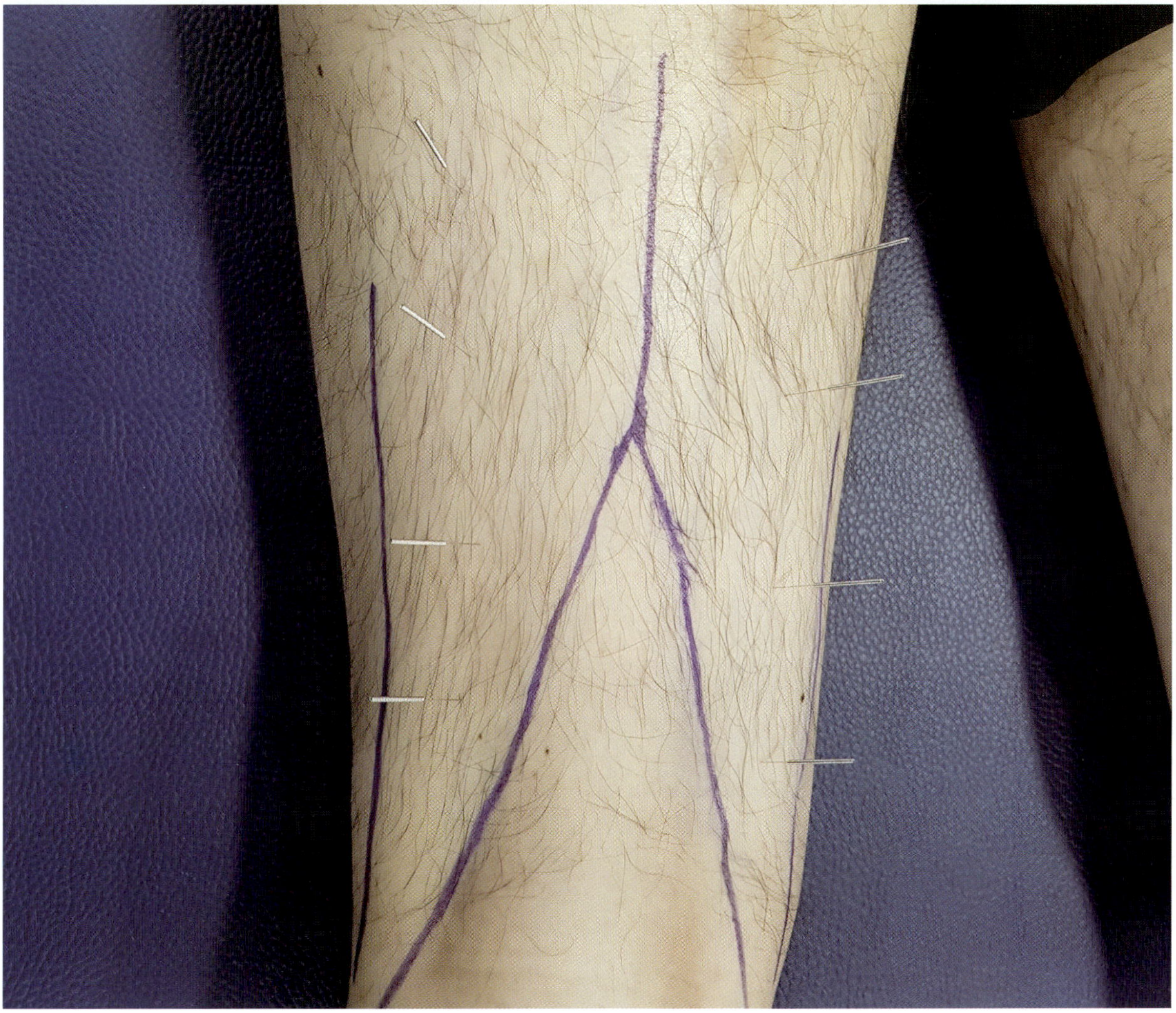

● 그림 7. 햄스트링 침치료

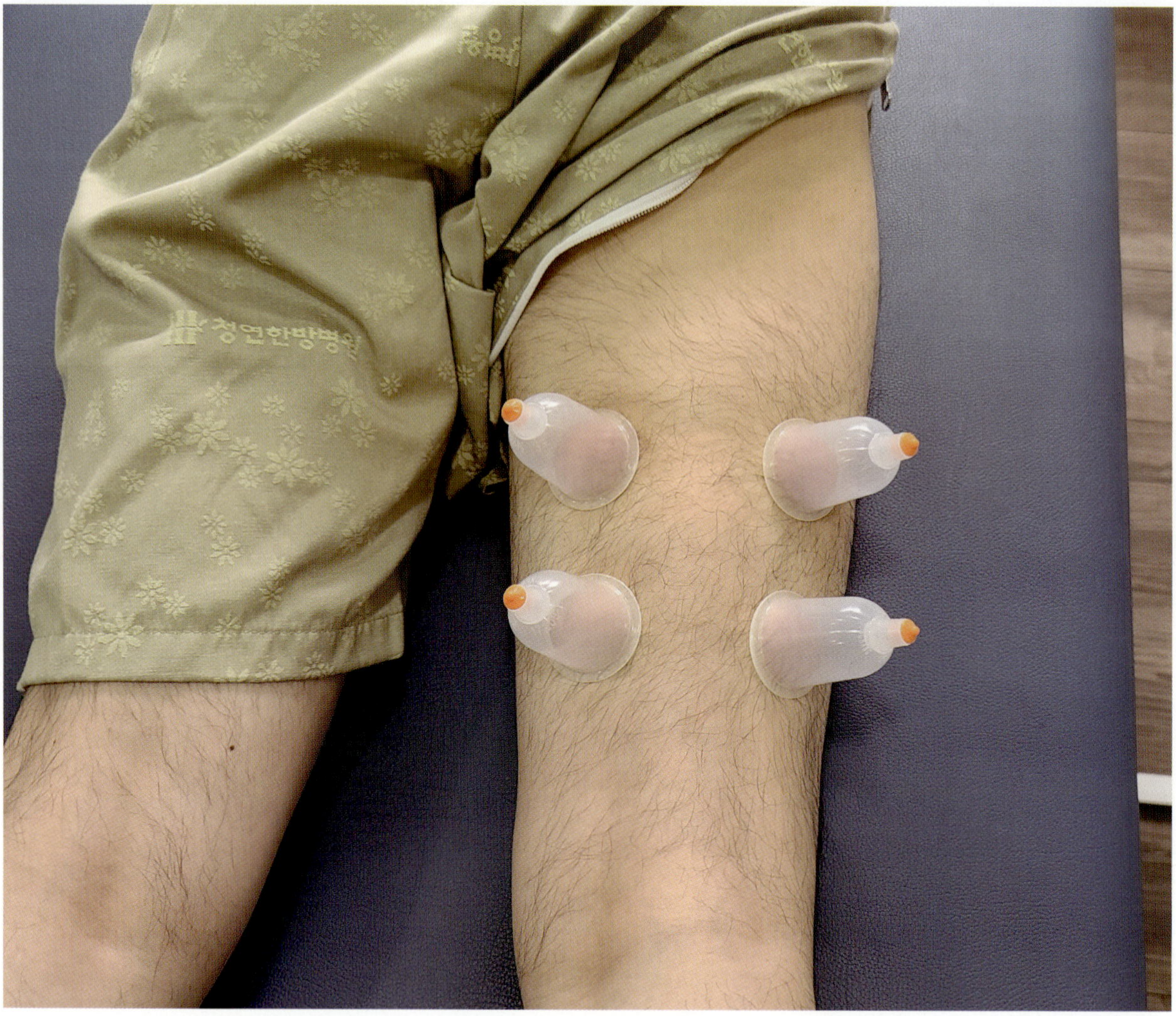

● **그림 8.** 햄스트링 부항치료

05

슬와근
(Popliteus, 오금근)

핵심포인트

무릎통증에서 꼭 체크해봐야 하는 작지만 중요한 근육

기시	대퇴골(femur) 원위부의 외과(lateral epicondyle), 비골두(head of fibula)
종지	경골(tibia)의 후면 상부에 있는 가자미근부착선(soleus line)

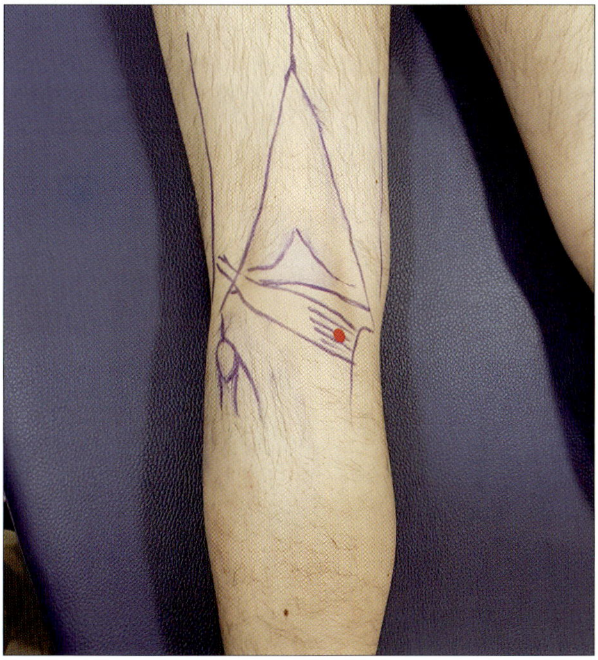

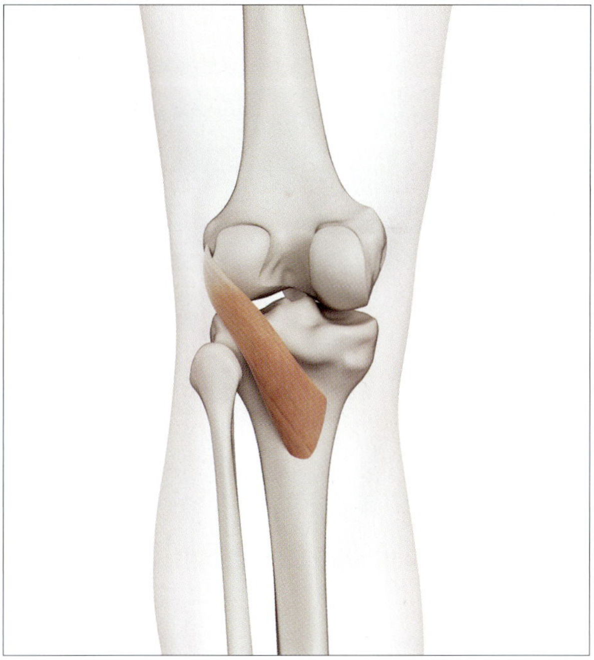

개괄

무릎 뒷면에 위치한 작은 근육으로 대퇴골 외과와 비골두에서 시작해 경골 내측에 삼각형 모양으로 붙는 근육입니다. 비교적 심부에 위치한 근육으로 무릎을 굴곡시킬 때 대퇴골과 경골을 회전시켜 무릎의 잠김을 풀어주는 근육입니다. 또한 무릎이 신전한 상태에서 굴곡의 시동을 거는 역할을 합니다. 이때문에 몸의 정렬(alignment)에 문제가 있는 경우에는 슬와근의 치료를 하는 경우가 많습니다. 무릎을 완전히 펴려고 할 때나 무릎을 살짝 구부릴 때 혹은 경골이 회전이 있을 때 통증을 일으킬 수 있습니다. 또한 쪼그려 앉거나 계단을 내려갈 때 통증을 호소할 수도 있습니다. 슬와근은 무릎 후면에 통증이 대표적으로 나타나나 무릎 후면뿐만 아니라 무릎 관절의 통증을 호소한다면 꼭 한 번 체크해봐야 할 근육입니다.

근육촉진과 기능검사

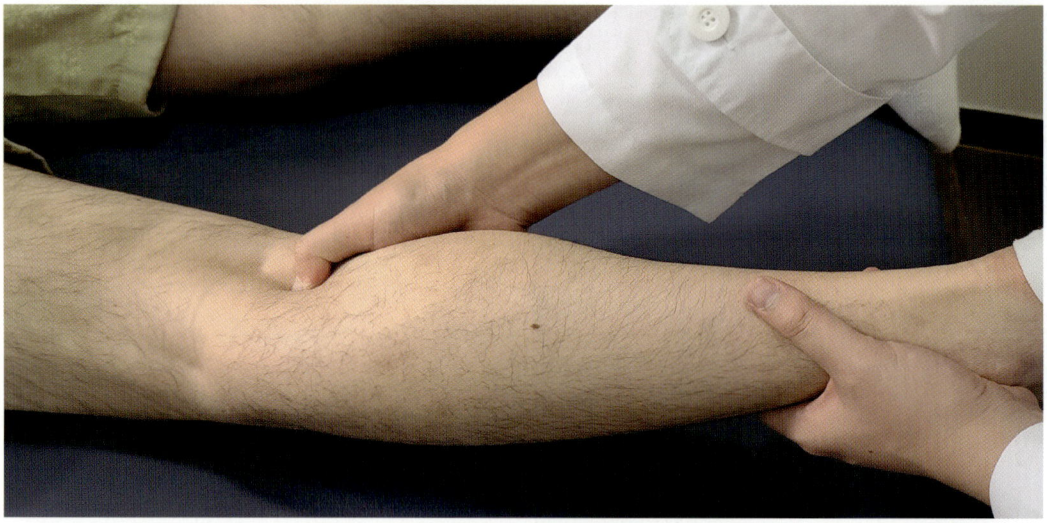

● 그림 1. 슬와근 촉진

엎드린 상태에서 그림 1과 같이 슬와부의 내측에서 경골을 향해 누르면 슬와근의 근복부를 촉진할 수 있습니다.

슬와근-장축

합양(合陽, BL55)

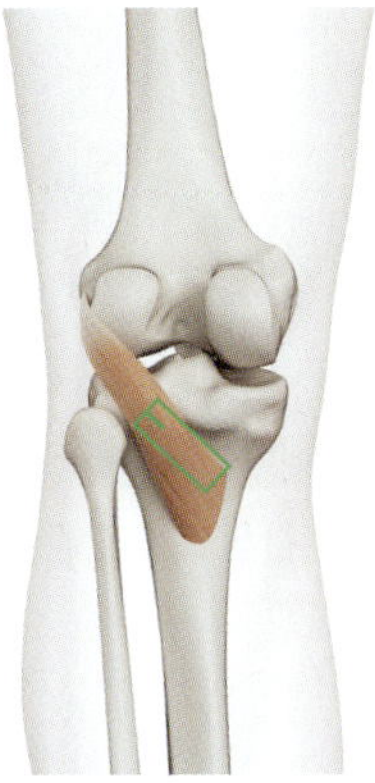

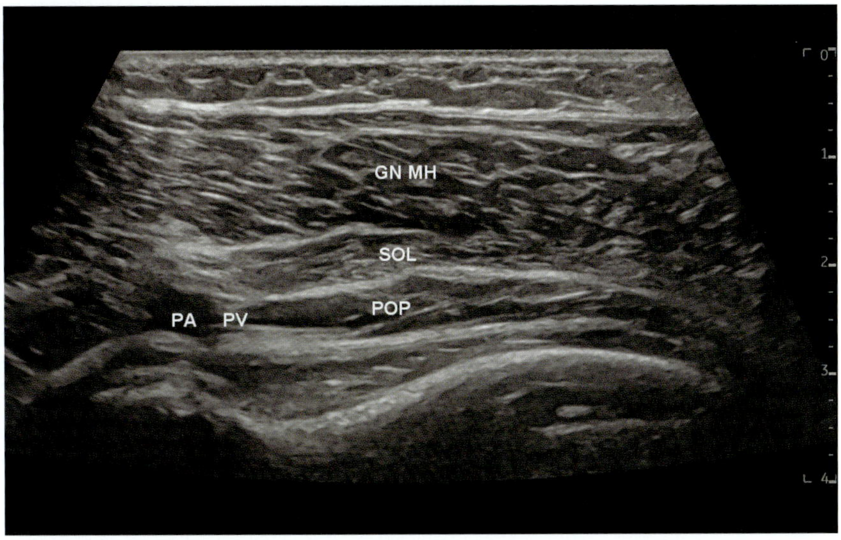

슬와근 장축 영상. 오금 부위에 슬와근을 장축으로 촬영한 영상입니다. 비복근(GN MH)과 가자미근(SOL) 아래 슬와근(POP)이 약 2-3.5 cm 깊이에 위치한 것을 알 수 있습니다. 무엇보다 오금 중앙부에 슬와동맥(PA), 슬와정맥(PV), 경골신경(tibial nerve)이 지나가므로, 슬와부 정중앙은 자입하지 않도록 주의합니다.

GN MH, Gastrocnemius medial head(비복근 내측두); **SOL**, Soleus(가자미근); **POP**, Popliteus(슬와근); **PA**, Popliteal artery(슬와동맥); **PV**, Popliteal vein(슬와정맥).

슬와근-장축

합양(合陽, BL55)

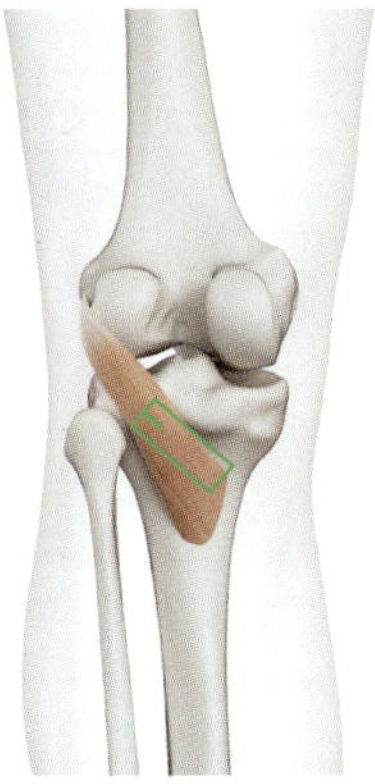

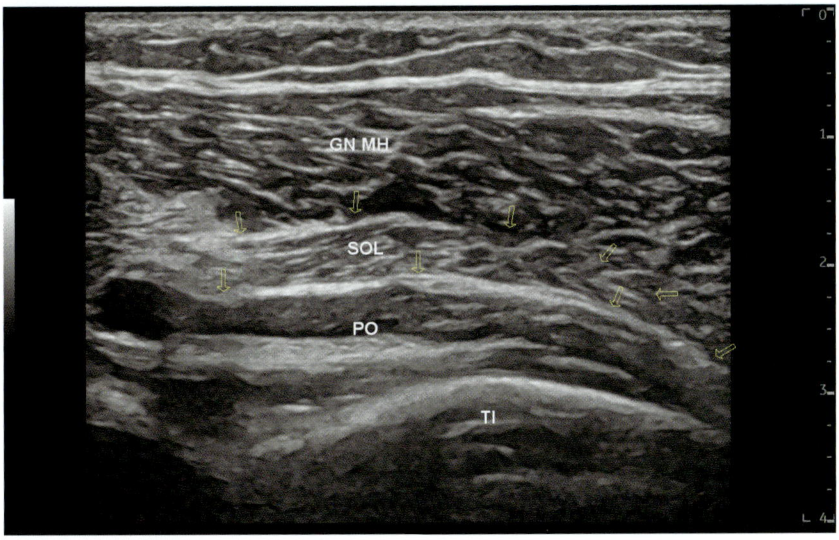

슬와근 장축 영상. 비복근(GN MH)과 가자미근(SOL) 아래에 슬와근(PO)이 2.1-3.5 cm 깊이에 위치한 것을 볼 수 있습니다.

GN MH, Gastrocnemius medial head(비복근 내측두); **SOL**, Soleus(가자미근); **PO**, Popliteus(슬와근); **TI**, Tibia(경골).

슬와근-장축 (슬와동정맥 도플러)

합양(合陽, BL55)

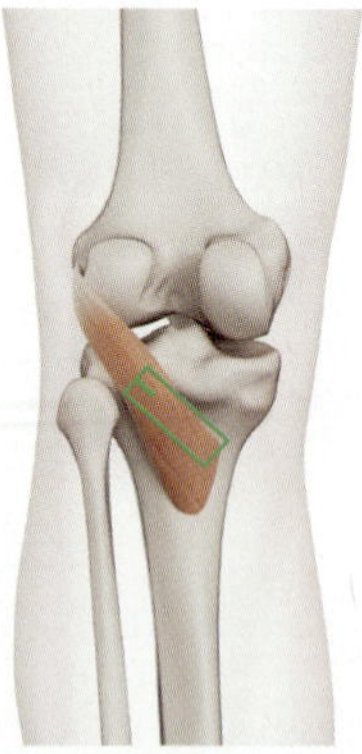

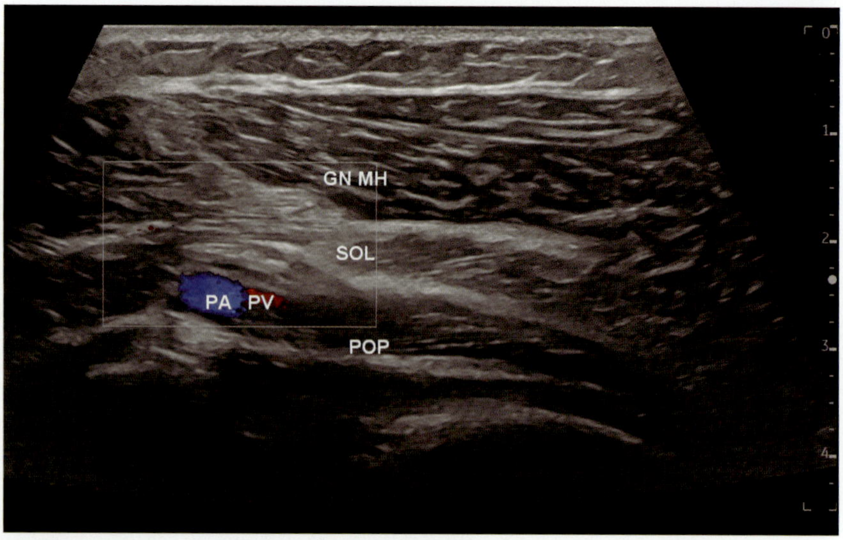

슬와동맥과 슬와정맥 도플러 촬영 영상. 슬와부 중앙 2.5 cm 깊이에 슬와 동맥과 정맥이 지나가는 것이 파란색과 붉은색 도플러 영상으로 표시된 것을 볼 수 있습니다. 자입 시 특히 주의합니다.

GN MH, Gastrocnemius medial head(비복근 내측두); **SOL**, Soleus(가자미근); **POP**, Popliteus(슬와근); **PA**, Popliteal artery(슬와동맥); **PV**, Popliteal vein(슬와정맥).

슬와근-단축(체간의 장축)

합양(合陽, BL55)

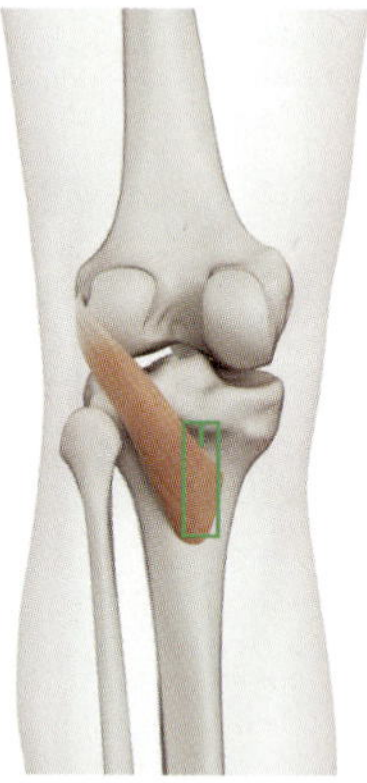

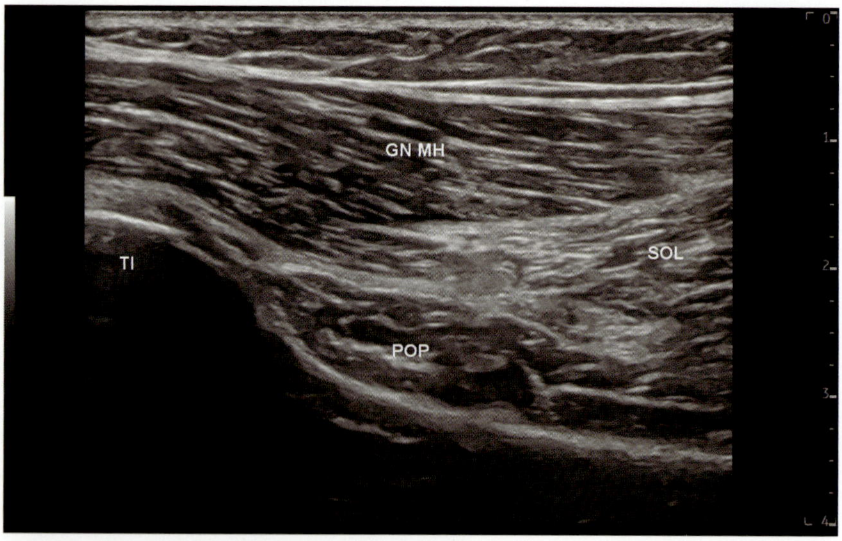

슬와근 단축 영상. 비복근(GN MH)과 가자미근(SOL) 아래에 슬와근(POP)이 지나가는 것을 볼 수 있습니다. 슬와근은 경골 바로 위에 있으므로, 경골을 맞춘다는 느낌으로 자입하면 슬와근을 정확히 자입할 수 있습니다.

GN MH, Gastrocnemius medial head(비복근 내측두); **SOL**, Soleus(가자미근); **POP**, Popliteus(슬와근); **TI**, Tibia(경골).

슬와근-단축(체간의 장축)

합양(合陽, BL55)

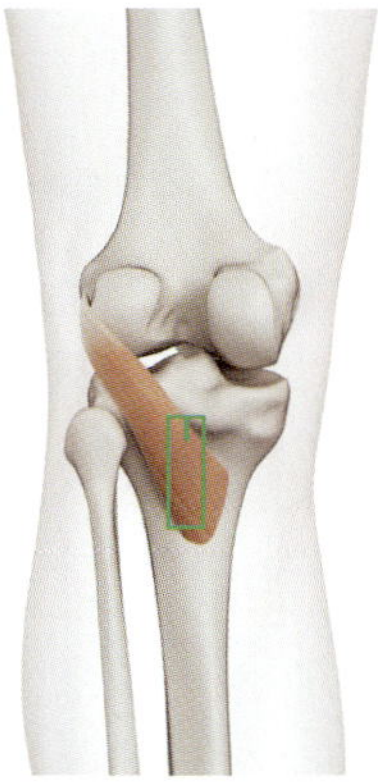

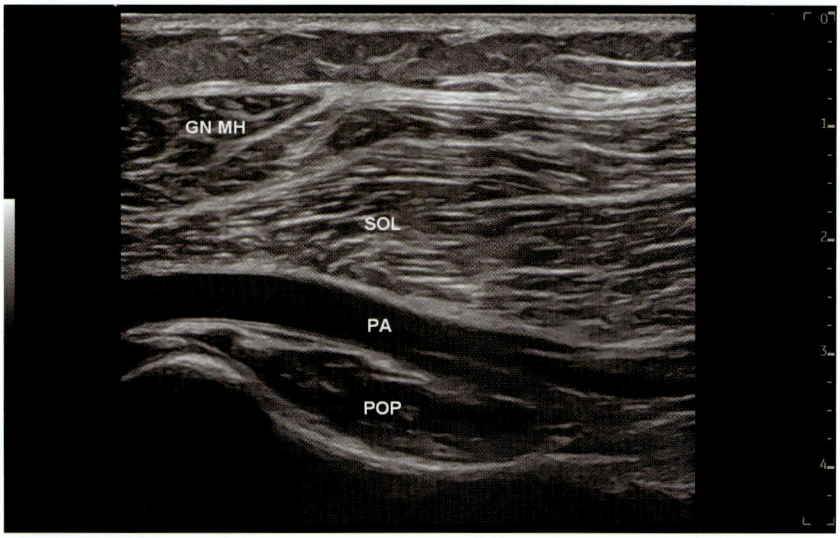

슬와동맥 장축 영상. 가자미근(SOL)과 슬와근(POP) 사이에 슬와동맥(PA)이 주행하는 것이 보입니다. 해당 영상에서는 슬와근이 3-4 cm 깊이에 위치합니다. 같은 근육이라도 프로브 위치, 각도, 압력 그리고 개인 편차에 따라 다르게 깊이가 측정되는 만큼, 깊이 데이터는 참고삼아 활용합니다.

GN MH, Gastrocnemius medial head(비복근 내측두); **SOL**, Soleus(가자미근); **POP**, Popliteus(슬와근); **PA**, Popliteal artery(슬와동맥).

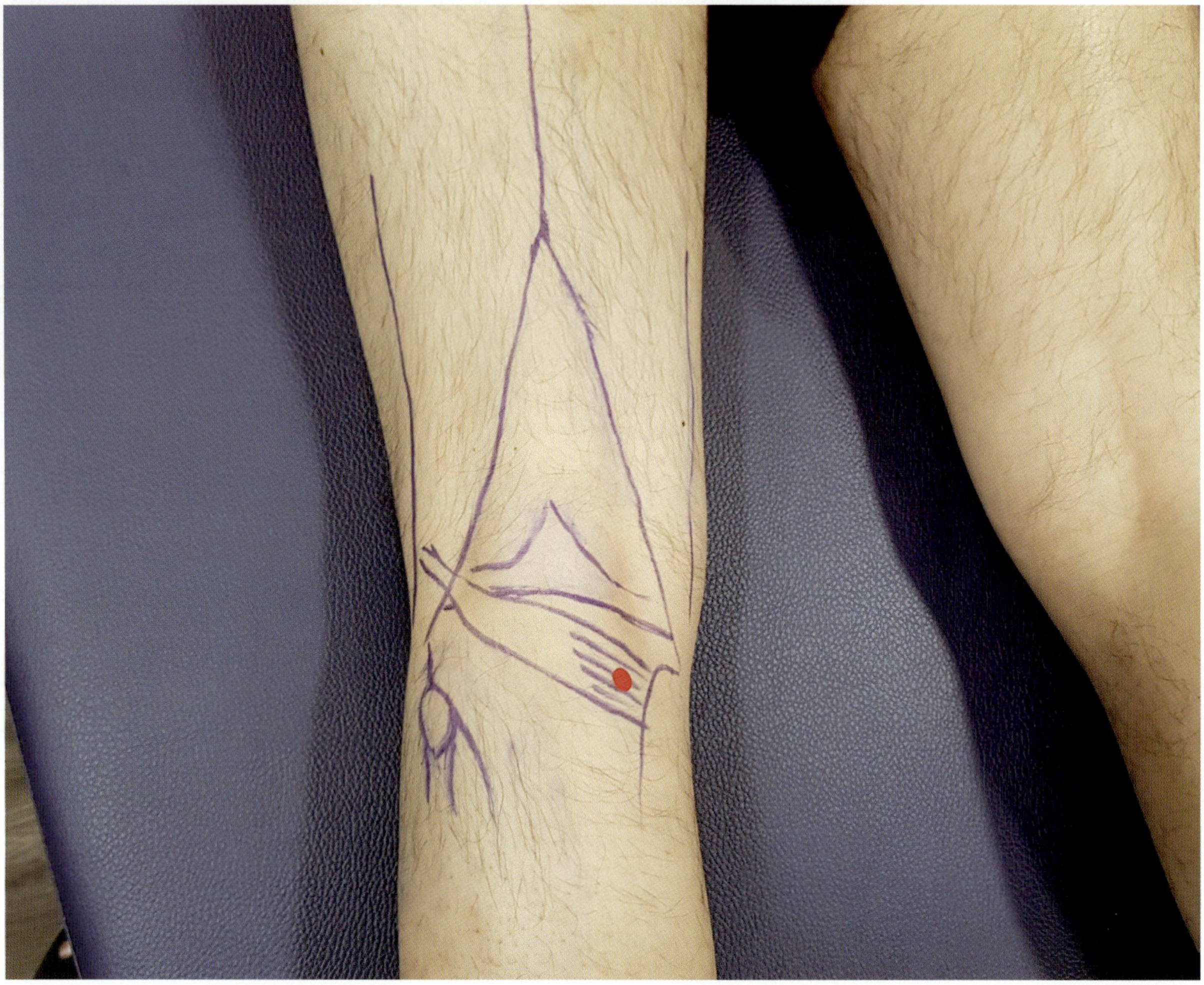

● 그림 2. 슬와근 압통점

압통점 촉진 : 슬와근의 압통점은 주로 경골부착부 쪽에 나타납니다. 오금주름에서 5 cm 정도 아래로 내려가 내측에서 경골 쪽을 눌러 압통점을 확인합니다.

침, 약침, 도침, 부항치료 모두 가능합니다. 비교적 심부의 근육으로 4-5 cm 정도 자입해야 슬와근에 닿을 수 있습니다. 이때, 오금 정중앙 쪽에는 슬와동맥과 정맥, 경골신경이 지나가게 되므로 슬와근의 내측 압통점 위주로 치료하는 것이 좋습니다.

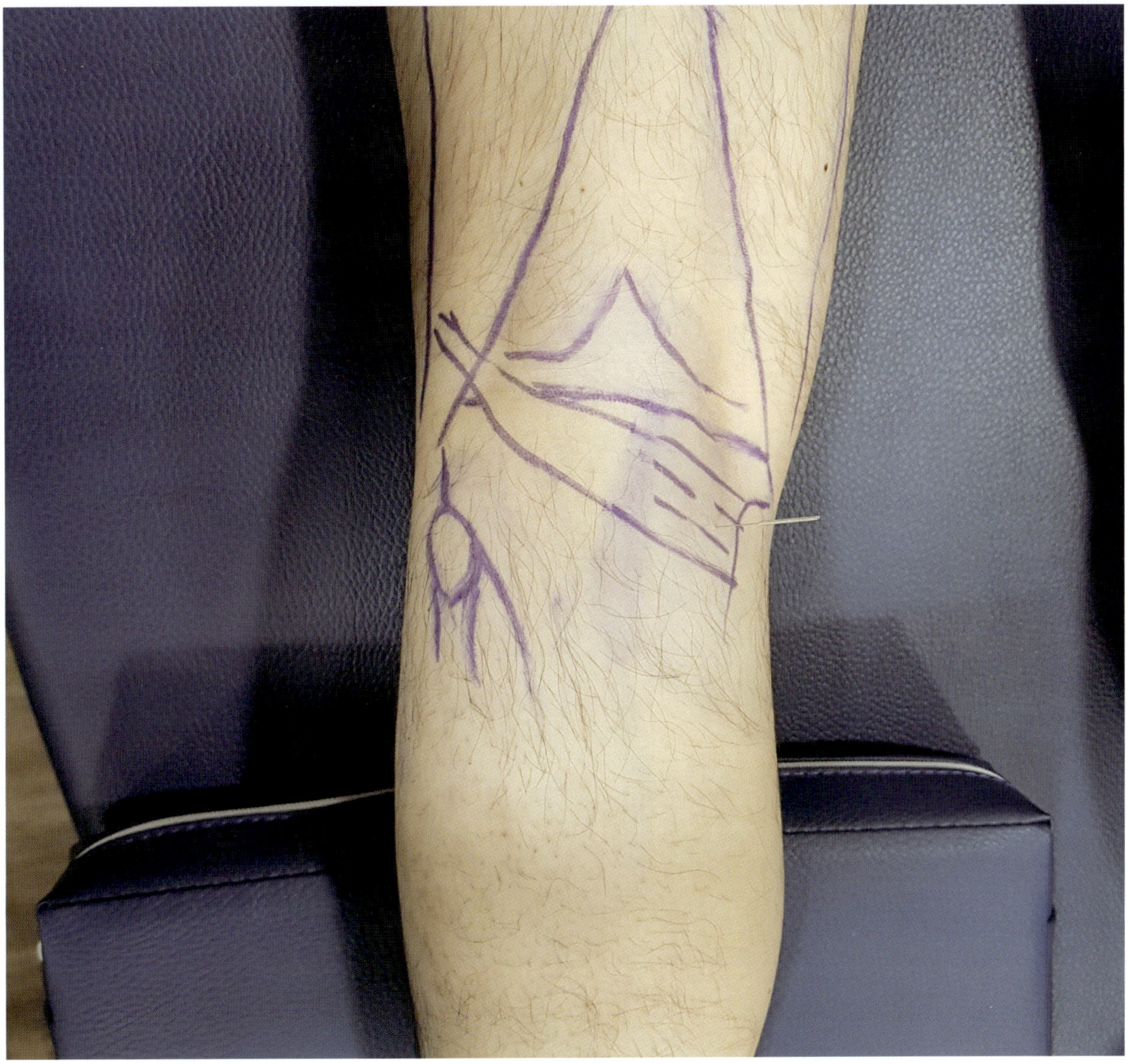

● 그림 3. 슬와근 침치료

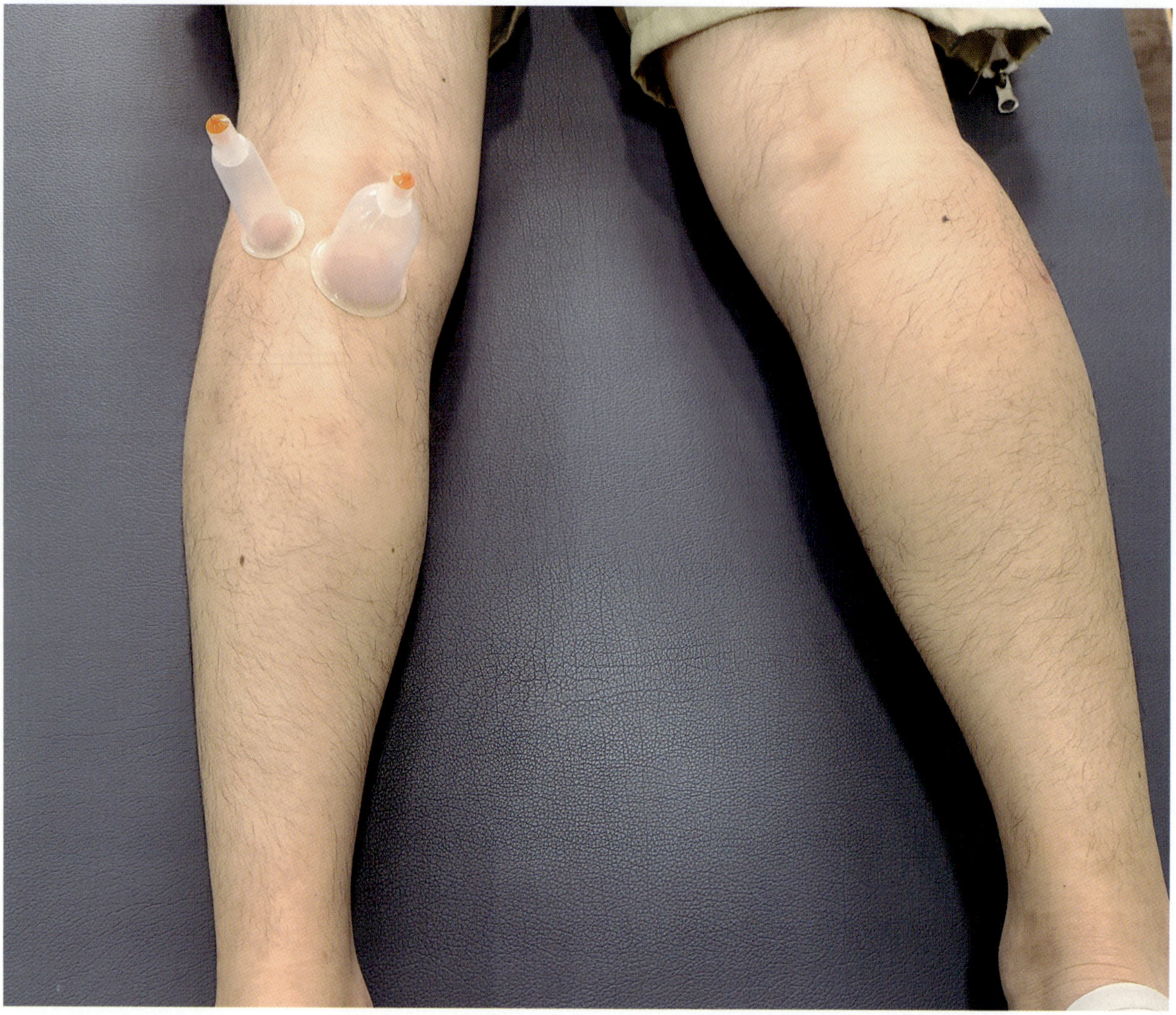

● 그림 4. 슬와근 부항치료

06 비복근 (Gastrocnemius, 장딴지근)

핵심포인트

쥐 나듯이 아픈 통증과 아킬레스건염

기시	내측두: 대퇴골 내과 관절면(articular surfaces of medial condyle of the femur) 외측두: 대퇴골 외과 관절면(articular surfaces of lateral condyle of the femur)
종지	아킬레스건에서 내,외측두가 만나 종골(calcaneus)에 정지

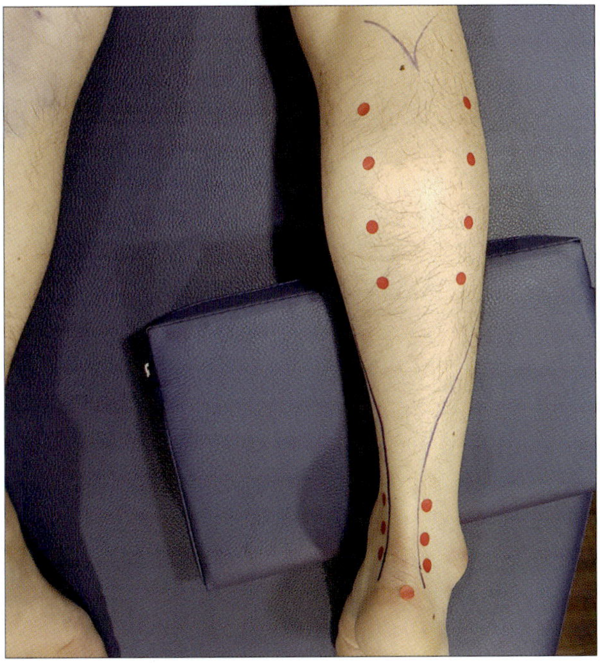

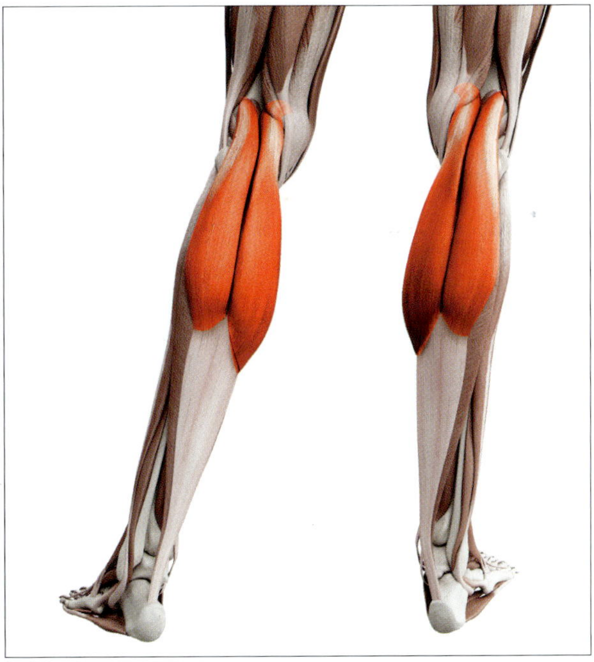

개괄

비복근은 대퇴골의 외과와 내과에서 시작되어 아킬레스건을 이루어 발뒤꿈치(종골)에 부착되는 종아리 후면의 큰 근육입니다. 두 개의 관절을 동시에 지나는 근육으로, 관절의 운동뿐만 아니라 혈액순환에도 많이 관여하는 근육입니다. 밤에 쥐가 나듯이 비복근 부위가 아픈 경우가 많습니다. 이때는 침치료로 쉽게 호전이 가능합니다. 힘줄 부위인 아킬레스건에 통증이 나타나는 경우도 많으며 주로 과사용과 연관되어 있습니다. 이때는 비복근뿐만 아니라 아킬레스건에 대한 적절한 자극 및 운동을 함께하여 보다 장기적으로 치료해야 합니다.

근육촉진과 기능검사

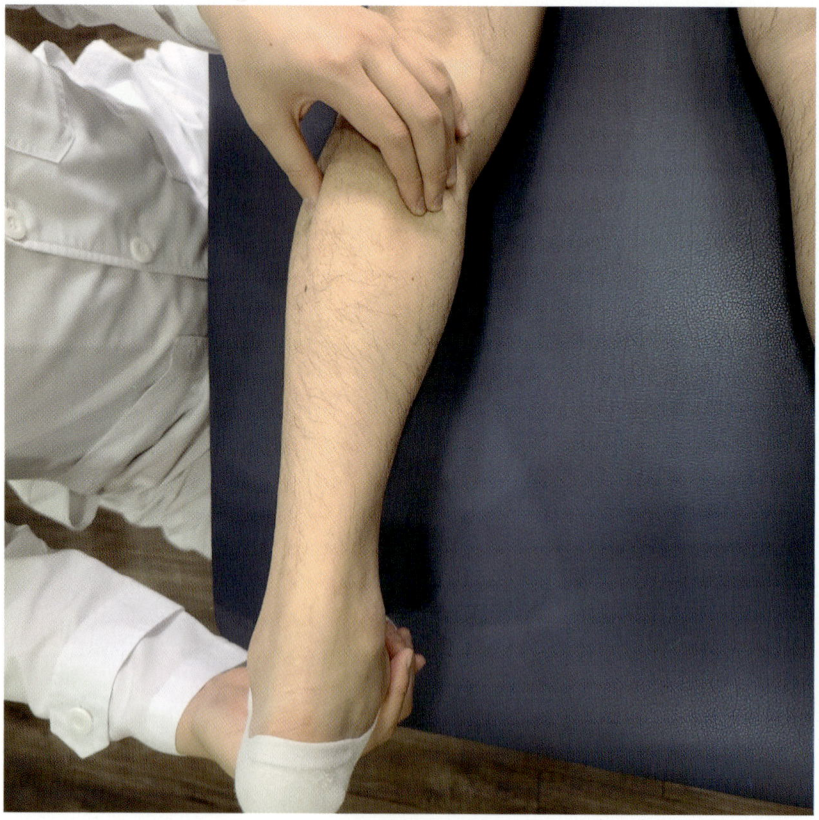

● 그림 1. 비복근 촉진

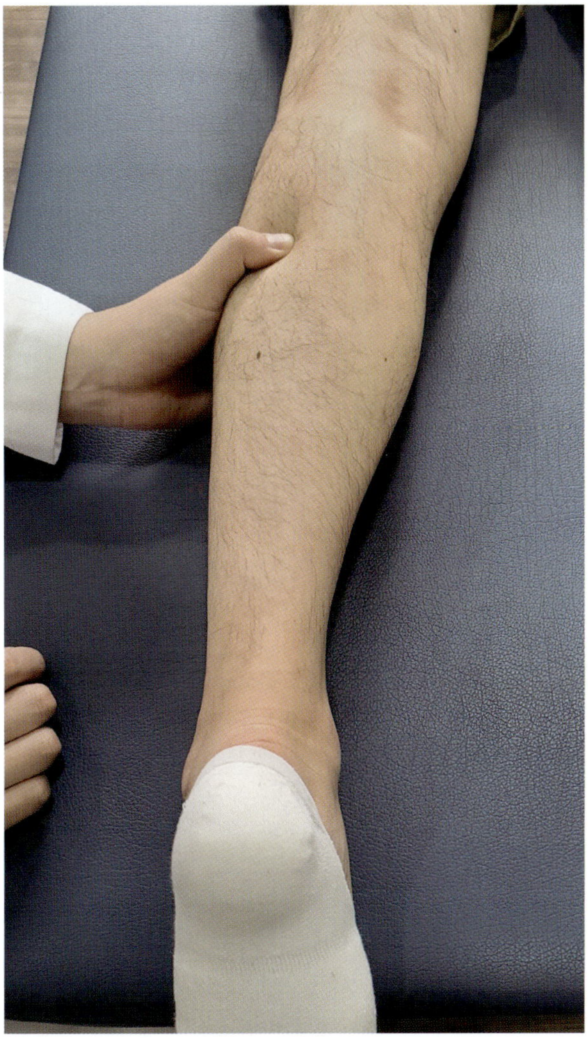

● 그림 2. 비복근 외측두

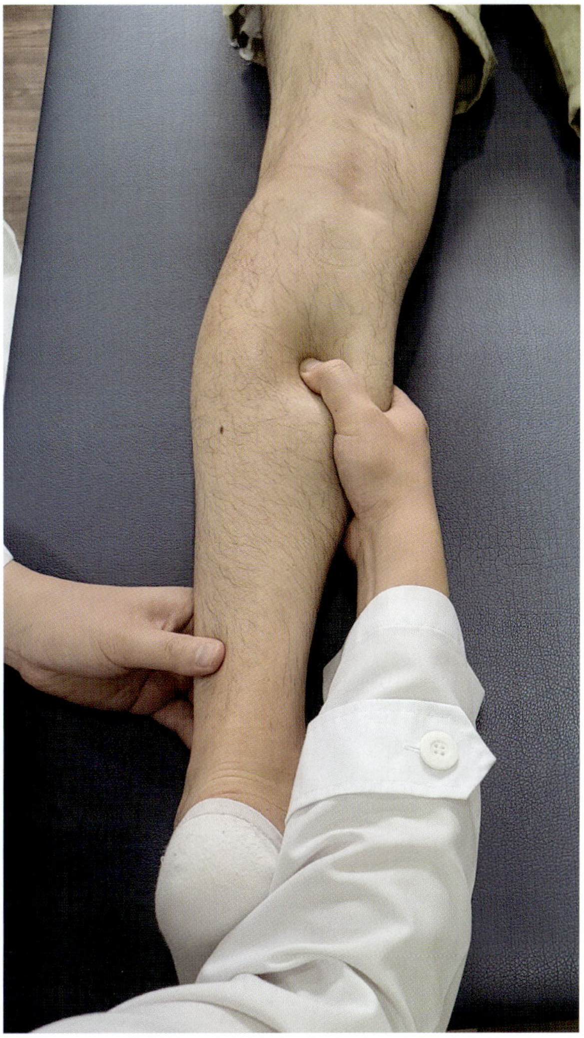

● 그림 3. 비복근 내측두

환자가 엎드린 상태에서 환자는 족저굴을 하려고 하고 시술자는 이에 저항합니다. 이때 통증을 호소하거나 힘이 떨어지면 비복근의 기능이상으로 의심할 수 있습니다. 또한, 발목을 수동적으로 배굴시켰을 때 10° 정도 배굴되어야 하는데 배굴이 잘 되지 않으면 근육이 단축되었다고 평가할 수 있습니다.

비복근-단축

승근(承筋, BL56)

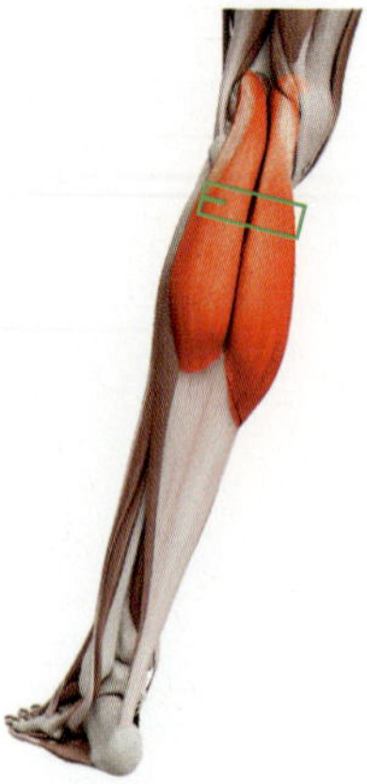

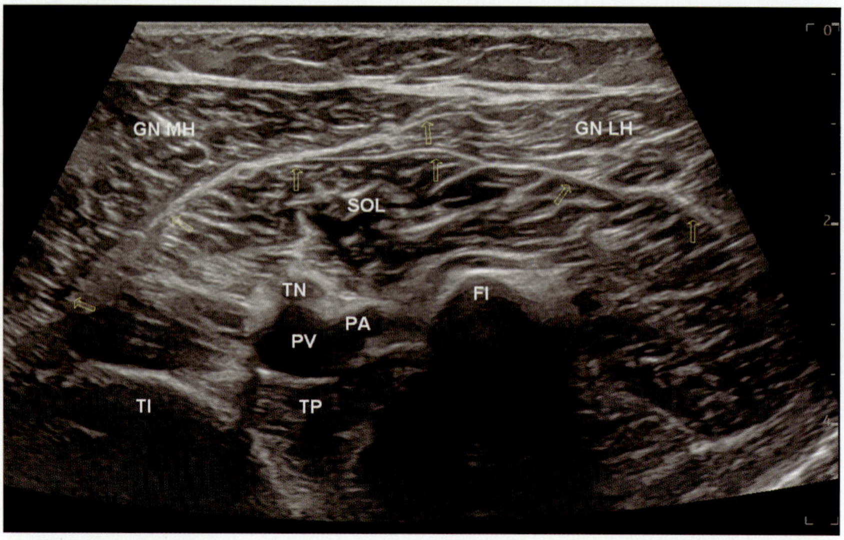

비복근의 단축 영상. 좌측에 비복근 내측두(GN MH)와 우측에 비복근 외측두(GN LH)가 관찰됩니다. 비복근 아래로 아치형으로 가자미근(SOL)이 둥글게 위치하며, 그 아래 아래다리 중앙 부위로 슬와 동정맥(PV&PA)과 경골신경(TN)이 주행하는 것을 볼 수 있습니다. 마지막으로 경골(TI)과 비골(FI) 사이, 가장 심부에 후경골근(TP)이 관찰됩니다.

GN MH, Gastrocnemius medial head(비복근 내측두); **GN LH**, Gastrocnemius lateral head(비복근 외측두); **SOL**, Soleus(가자미근); **TP**, Tibialis posterior(후경골근); **TI**, Tibia(경골); **FI**, Fibula(비골); **TN**, Tibial nerve(경골신경); **PA**, Popliteal artery(슬와동맥); **PV**, Popliteal vein(슬와정맥).

비복근 내측두-장축 (근건접합부)

족태양경근

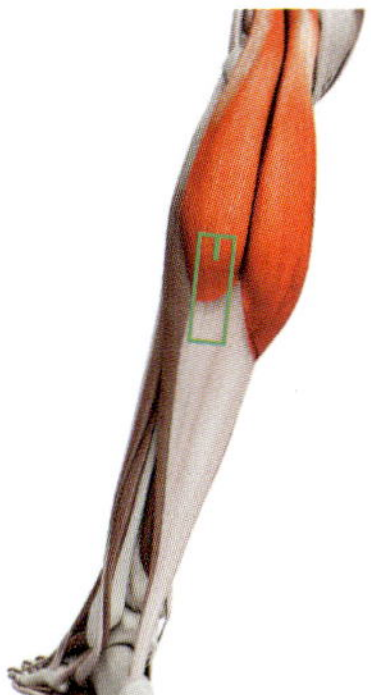

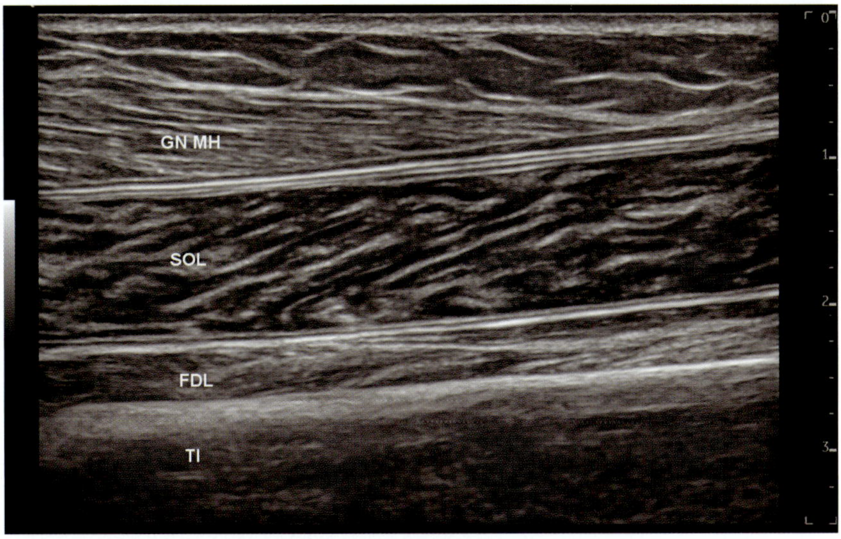

비복근 내측두 근겁접합부 장축 영상. 테니스 레그가 잘 발생하는 비복근(GN MH)의 근건접합부가 가장 표면 0.3-1.1 cm 깊이에 위치합니다. 그 아래로 가자미근(SOL)과 장지굴근(FDL), 경골(TI)이 관찰됩니다.

GN MH, Gastrocnemius medial head(비복근 내측두); **SOL**, Soleus(가자미근); **FDL**, Flexor digitorum longus(장지굴근); **TI**, Tibia(경골).

안태석 원장의 트루노트

비복근이 아킬레스건으로 이행되는 근건접합부의 장축 영상입니다. 근건접합부에서는 내인성 손상이 많이 일어나며, 비복근의 내인성 손상은 tennis leg라고 명명합니다.

비복근-장축 (아킬레스건 종골부착부)

족태양경근

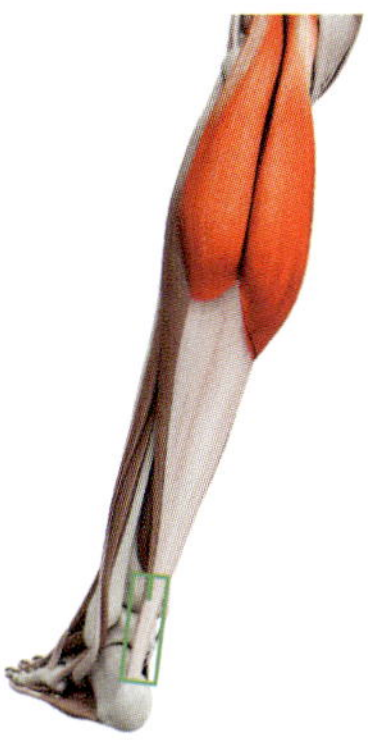

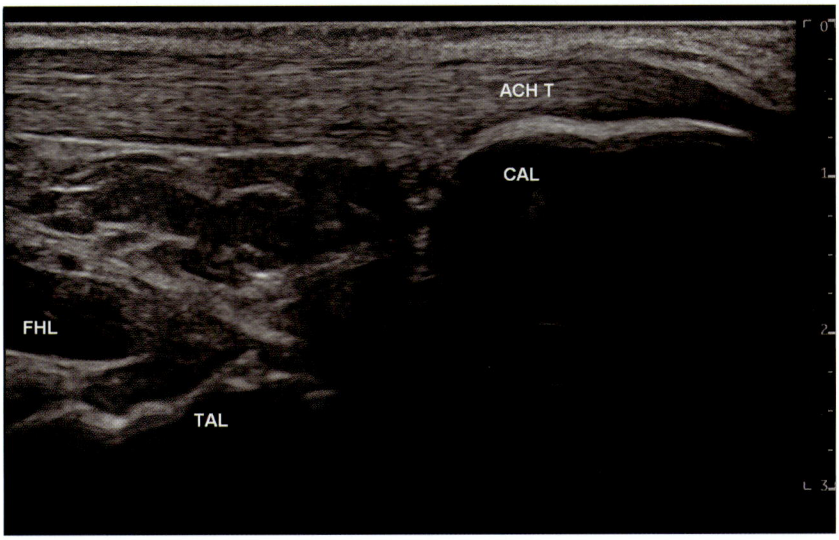

비복근 장축 아킬레스건 부착부 영상. 표면부 0.2-0.9 cm 깊이에서 아킬레스건(ACH T)이 종골(CAL)에 부착되는 것이 관찰됩니다. 심부에는 장무지굴근(FHL)과 거골(TAL)이 보입니다.

ACH T, Achilles tendon(아킬레스건 힘줄); **CAL**, Calcaneus(종골); **FHL**, Flexor hallucis longus(장무지굴근); **TAL**, Talus(거골).

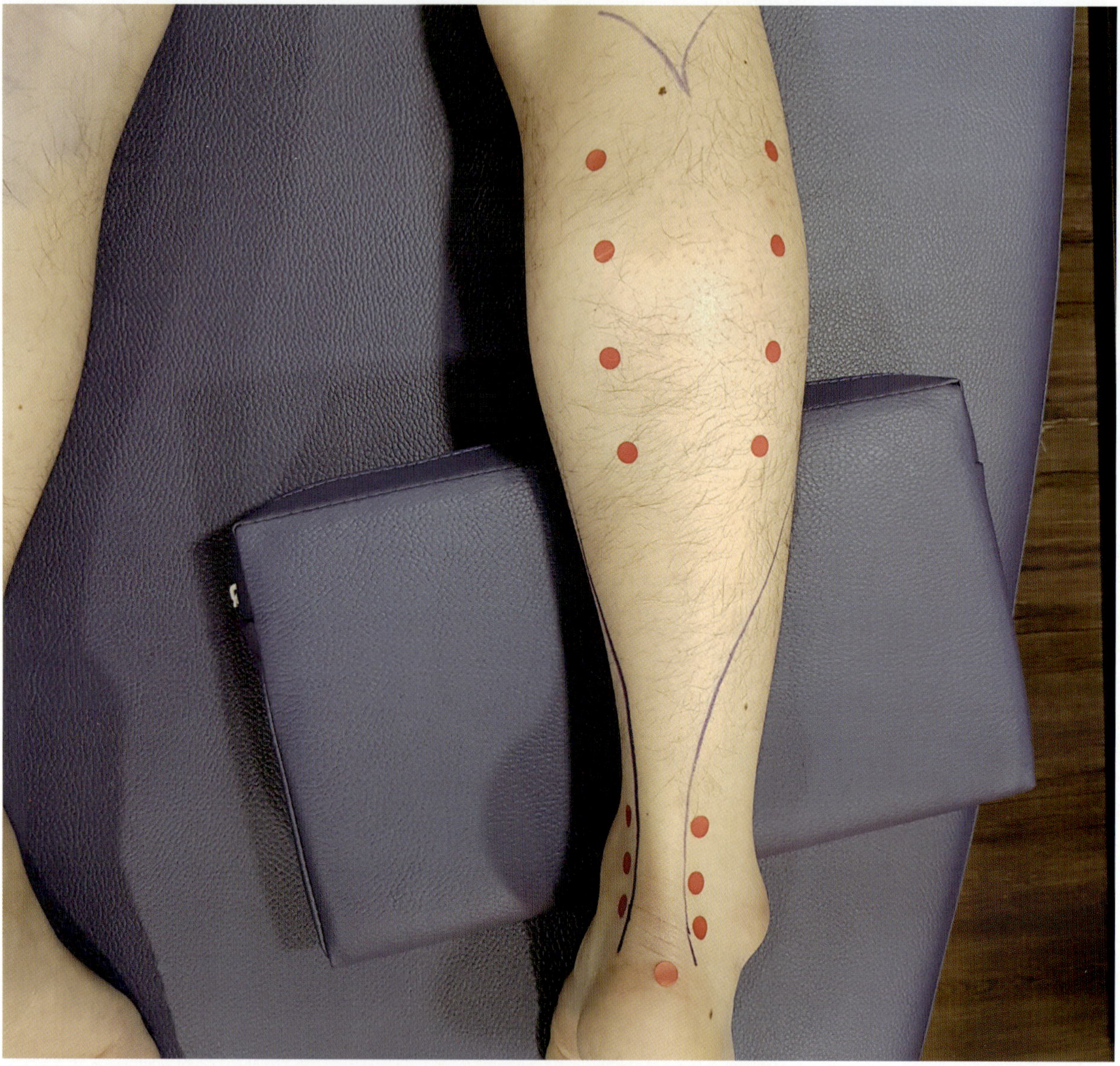

● 그림 4. 비복근 압통점

압통점 촉진 : 환자에 따라 내측두가 아픈 경우가 있고 외측두가 아픈 경우가 있으니 모두 양쪽을 꼼꼼히 비교하여 압통점을 잘 찾은 후 자입해줘야 합니다. 근복부뿐만 아니라, 아킬레스건염을 호소하는 경우 아킬레스건 주위와 부착부의 압통점도 찾아 치료해줍니다.

쥐가 잘 나는 경우는 침치료 및 부항치료를 많이 활용합니다. 특히 침치료가 효과적인데 잘 낫지 않는 경우에는 침치료 개수를 늘려 자극량을 늘려주시면 됩니다. 1-3 cm 정도 깊이로 자입합니다.

아킬레스건은 주로 아킬레스건 부착부나 근건 이행부, 건의 크리티컬 존에서 통증이 잘 나타납니다. 침치료는 모두 가능하나 도침이나 약침치료 시 힘줄을 손상하지 않게 힘줄 주변으로 해주시는 것이 좋습니다. 특히, 힘줄이 많이 부어있는 환자는 자연적으로 파열이 될 수 있기 때문에 웬만하면 건들지 않는 것이 좋습니다.

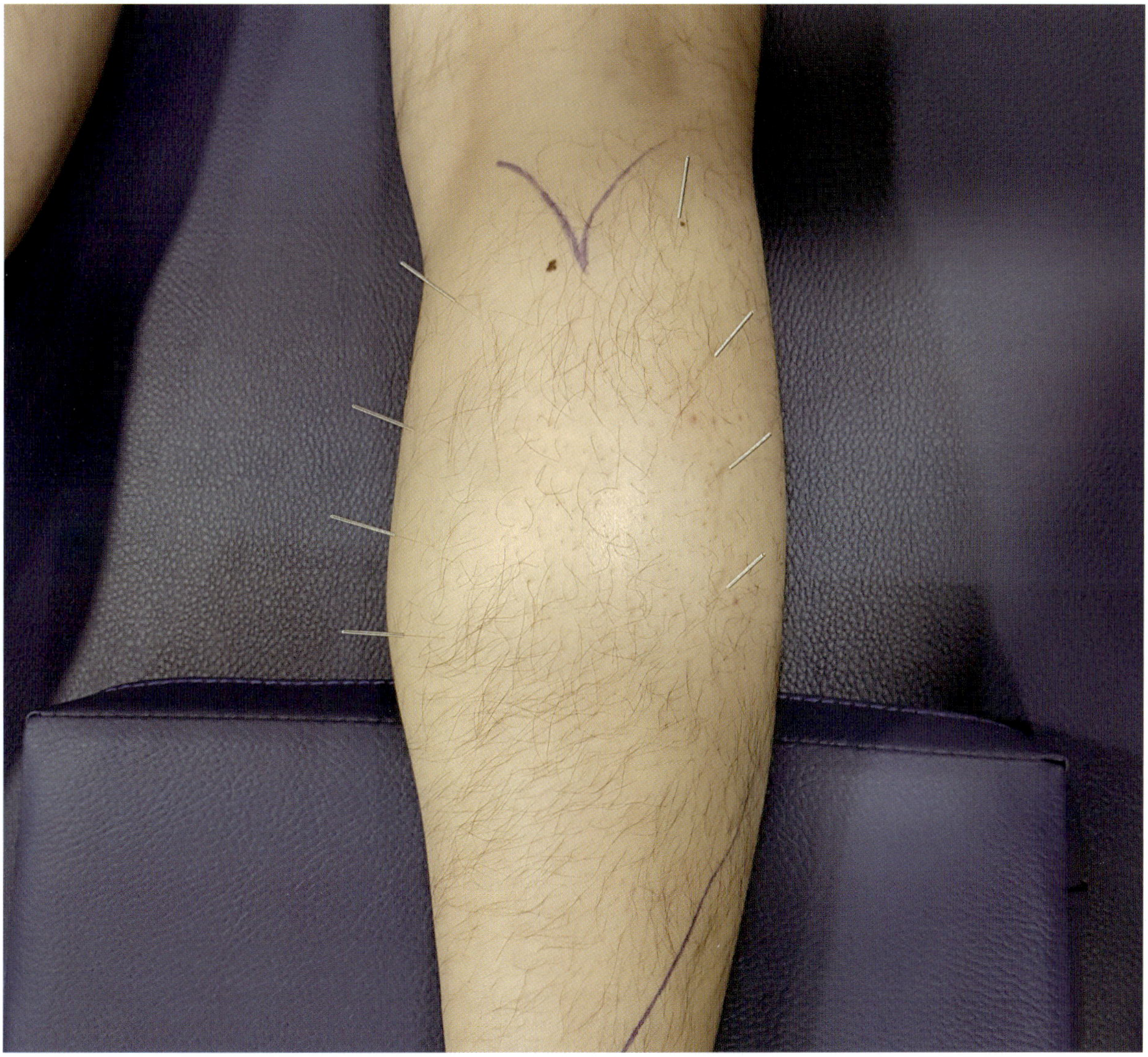

● 그림 5. 비복근 근복부 침치료

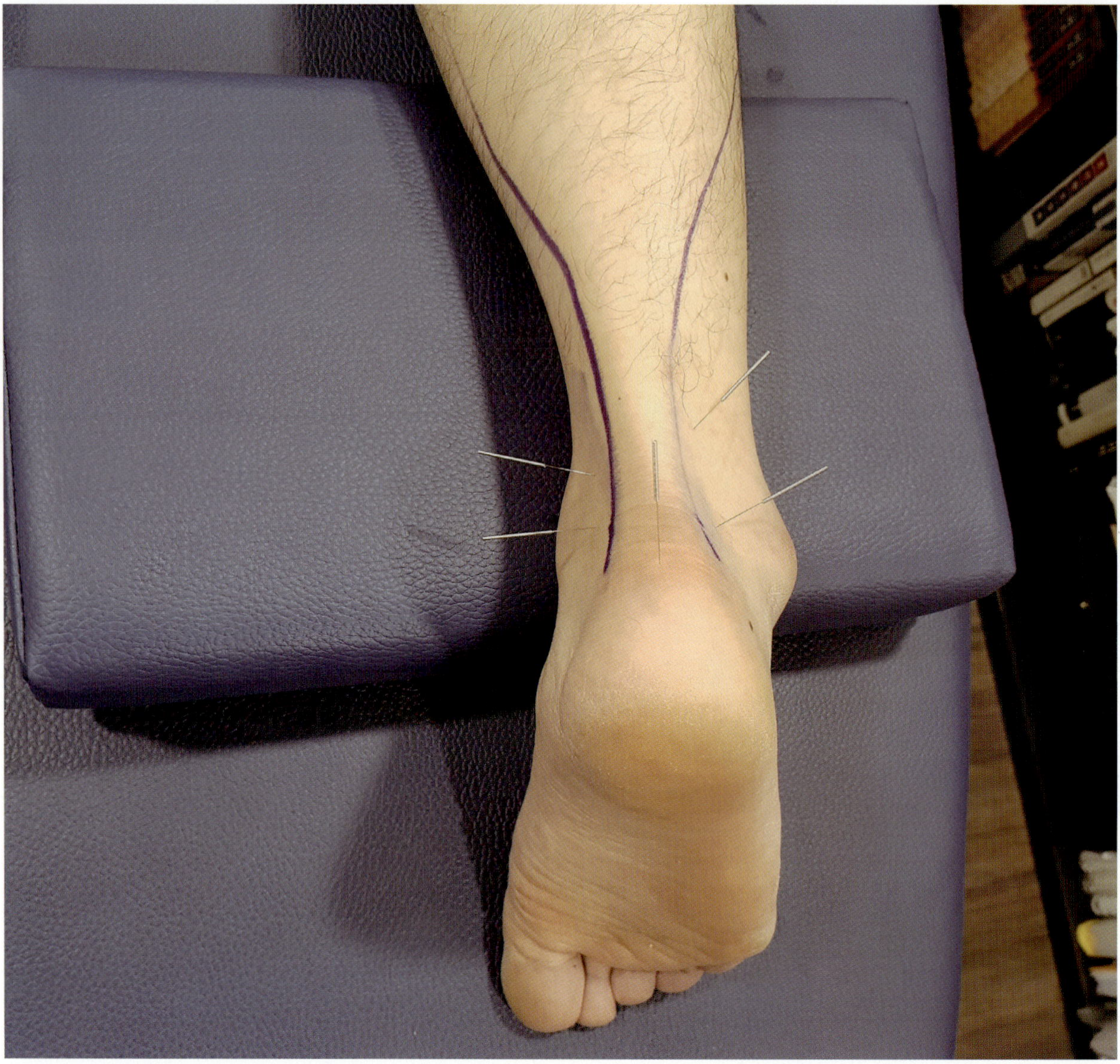

● **그림 6**. 비복근 건주변 침치료

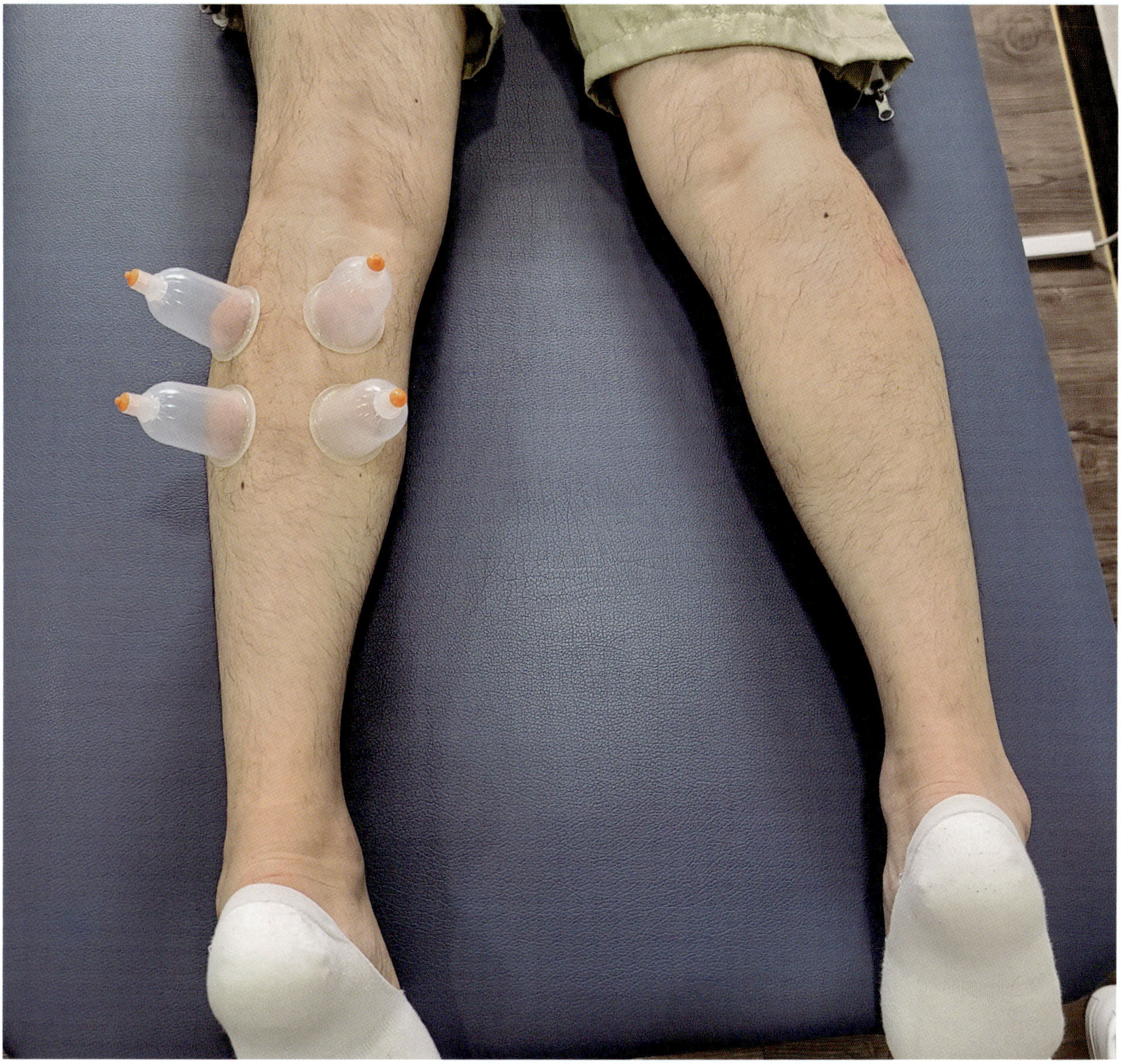

● **그림 7.** 비복근 근복부 부항치료

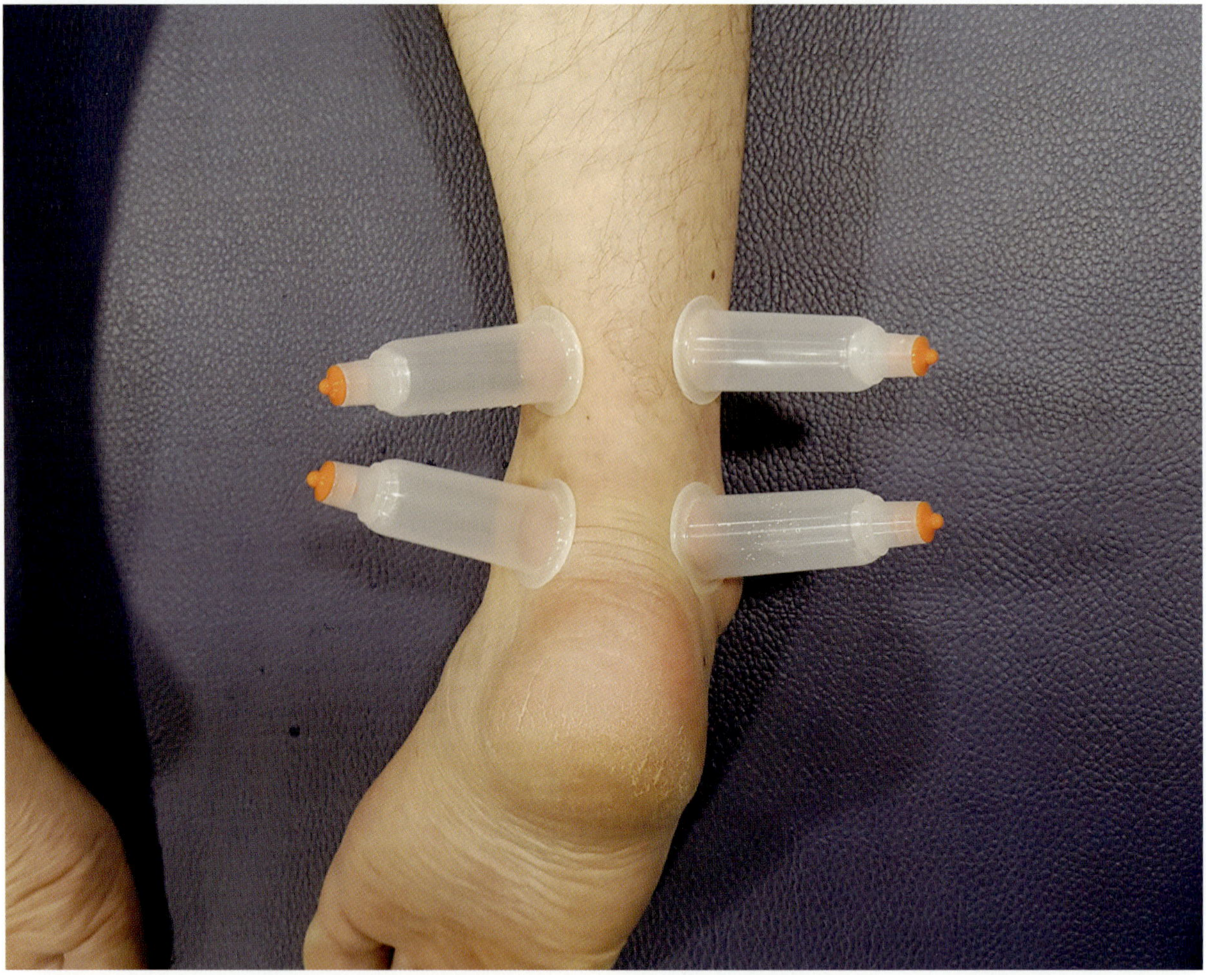

● **그림 8.** 비복근 건주변 부항치료

주의 **아킬레스건염, 뻔히 나빠질 환자 잘못 건들지 말자!**

아킬레스건염을 포함한 여러 건증은 기본적으로 치료가 오래 걸리는 질환입니다. 힘줄은 혈액순환이 잘 되지 않아 회복에 오래 걸리기 때문입니다. 항상 치료하고 예후를 잡을 때 장기적인 관점(적어도 한 달 치료해야 좋아진다)으로 말해주세요. 또한 뻔히 악화될 환자를 잘못 건드렸다가 상태가 더 안 좋게 흘러가고, 욕만 먹는 경우가 발생합니다. 그렇다면 뻔히 안 좋아지는 케이스는 어떤 것일까요? 아킬레스건염, 테니스 엘보우 같은 환자가 내원하였는데, 이미 스테로이드 주사를 맞았고, 반짝 좋아졌으나 다시 악화되고 있으며 주사 주기가 짧아지고 있는 경우입니다. 이미 스테로이드 주사로 인해 힘줄이 약해져, 손쓰기 힘든 경우 많고 점점 악화되다 수술을 받아야 하는 케이스입니다. 이런 분들 대상으로 안 낫는다고 강한 치료하시면 덤터기 씁니다. 조심하세요.

07

전경골근

(Tibialis anterior, 앞정강근)

핵심포인트

오래 서 있거나 걸을 때 정강이 외측의 통증이 있다면?!

기시	경골외과(lateral condyle of tibia)에서 경골 외측면의 상부 2/3와 인접 골간막(interosseus membrane)
종지	족부의 중족골 1번(1st metatarsal bone) 기저부와 내측 설상골(medial cuneiform)

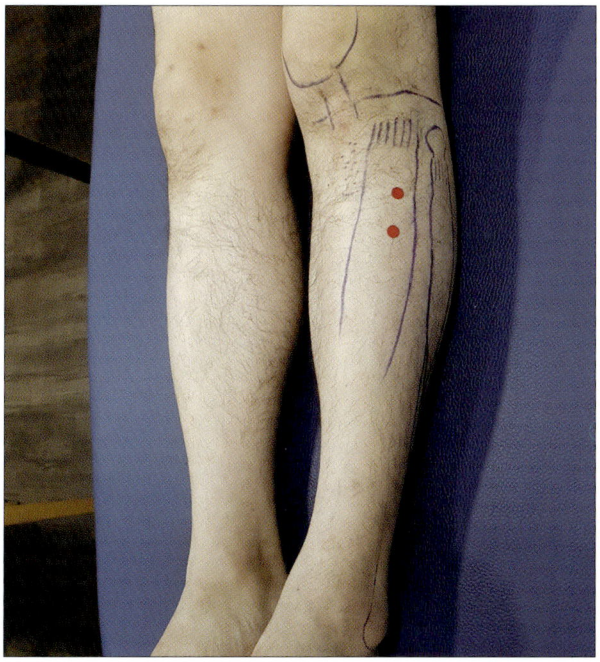

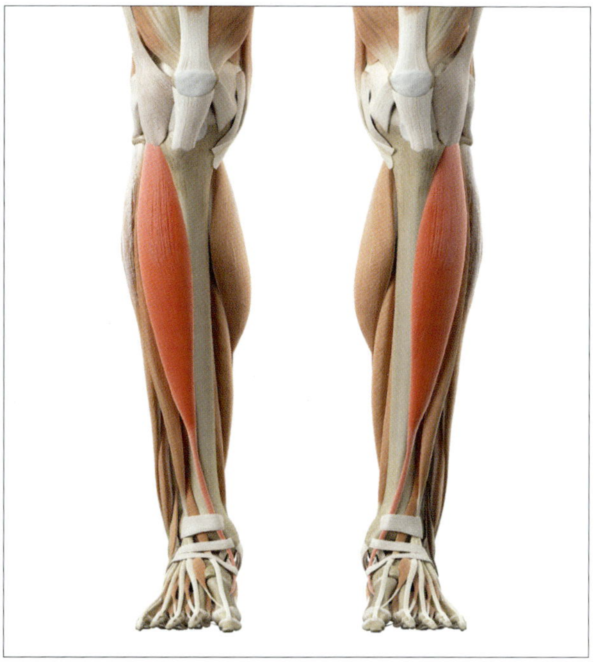

개괄

전경골근은 경골의 바깥쪽인 외과에서 시작해 발 안쪽으로 돌아 들어가 제1중족골의 기저부에 부착되는 근육입니다. 주로 발목을 배굴시킬 때 작용하는 근육으로 정강이 외측의 통증뿐만 아니라 해계혈, 중봉혈 근처인 발목의 전내측 통증을 나타냅니다. 간혹 부착부인 제1종족골의 기저부에 통증을 일으키기도 합니다. 엄지발가락에 통증이 있는 경우 장무지굴근에 의한 통증과 감별이 필요한데요. 이때는 전경골근에 압통점이 있으면서 발을 뒤로 젖힐 때 통증이 있다면 전경골근의 문제로 볼 수 있습니다.

윤상훈 원장의 임상꿀팁

발목염좌 환자의 근육치료

발목염좌 환자가 처음 내원하면, 처음에는 손상당한 발목 내외측의 인대 부위의 통증만을 호소합니다. 하지만 1-2주가 지나고 절뚝거리며 지내다 보면, 전경골근을 비롯한 비복근, 장단비골근, 후경골근 등 아래다리 근육의 긴장이 나타나게 됩니다. 십중팔구 나타나나 환자는 먼저 호소하지 않습니다. 저희가 압통점을 찾아서 치료해야 한다고 알려주고, 함께 치료해 주세요. 발목 관절의 가동성 확보가 수월해지며 환자는 빠르게 기능을 회복합니다.

근육촉진과 기능검사

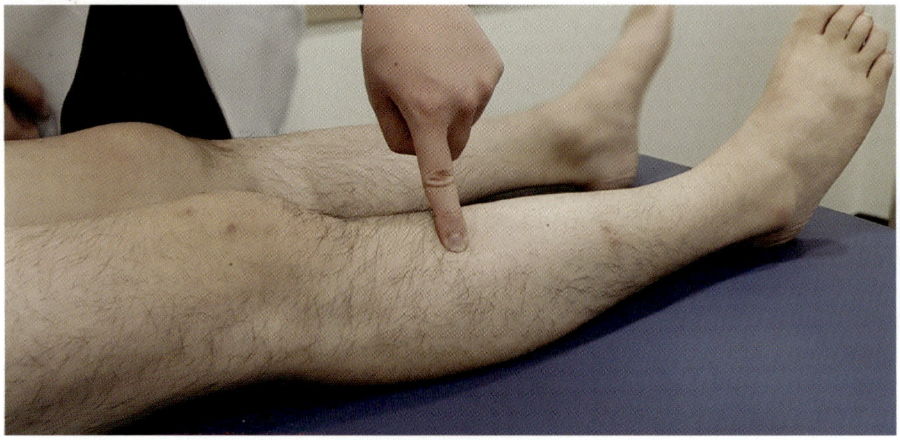

● 그림 1. 전경골근 촉진

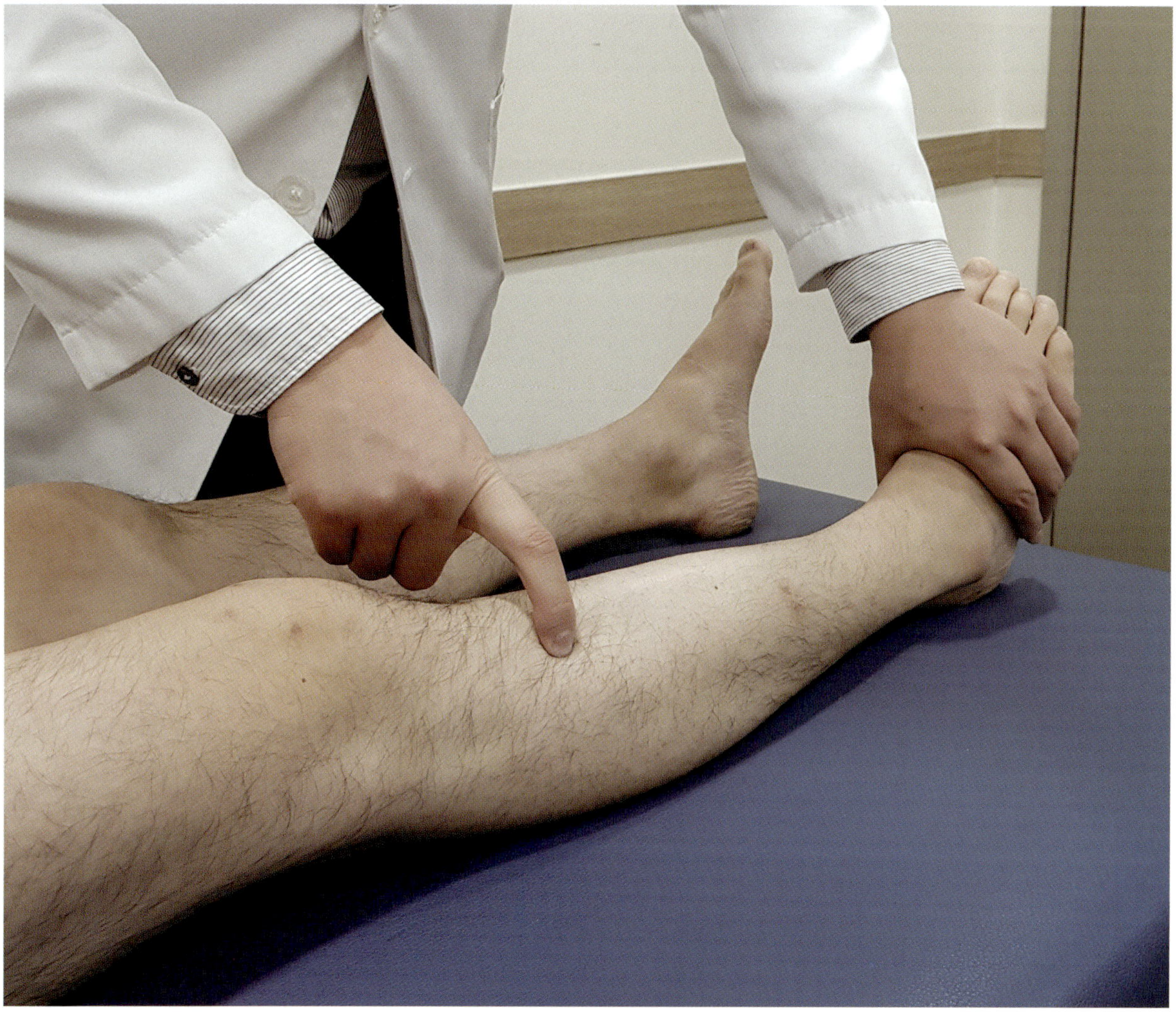

● 그림 2. 전경골근 기능검사

손을 족삼리혈에 위치시킨 후 발목을 배굴시킬 때 수축되는 근육이 전경골근입니다. 환자가 발목을 배굴시킬 때 시술자는 저항하는 힘을 주며, 이때 통증이 나타나거나 배굴시키는 힘이 떨어질 경우 전경골근의 기능이상을 의심할 수 있습니다.

전경골근-단축

상거허(上巨虛, ST37)

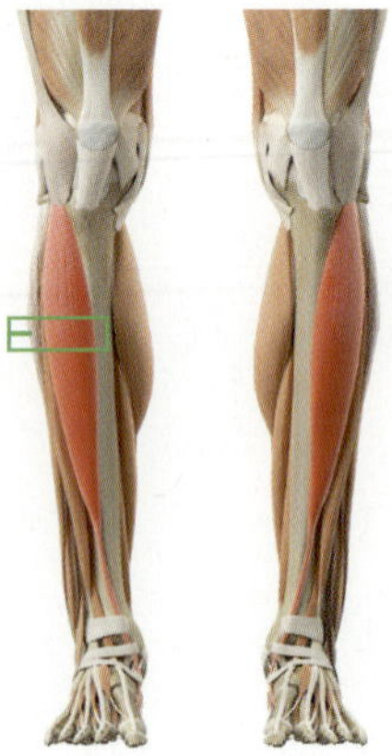

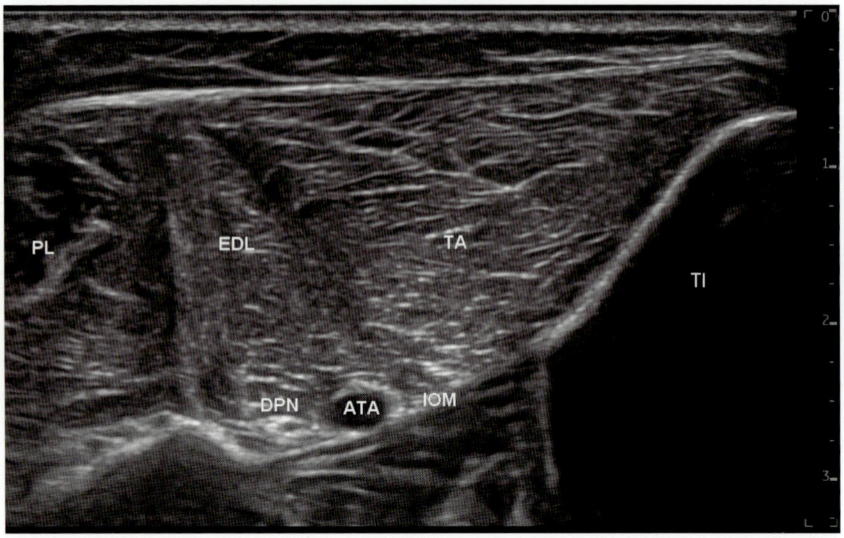

전경골근 단축 영상. 가장 우측 검은 구조물은 경골(TI)입니다. 우측에서부터 좌측으로 경골-전경골근(TA)-장지신근(EDL)-장비골근(PL)이 차례로 위치합니다. 전경골근과 장지신근 아래에 심비골신경(DPN)과 전경골동맥(ATA)이 지나가며, 그 아래로는 경골과 비골 사이를 이어주는 골간막(IOM)이 횡단합니다.

PL, Peroneus longus(장비골근); **EDL**, Extensor digitorum longus(장지신근); **TA**, Tibialis anterior(전경골근); **DPN**, Deep peroneal nerve(심비골신경); **ATA**, Anterior tibial artery(전경골동맥); **IOM**, Interosseous membrane(골간막); **TI**, Tibia(경골)

전경골근-단축

해계(解谿, ST41), 중봉(中封, LR4)

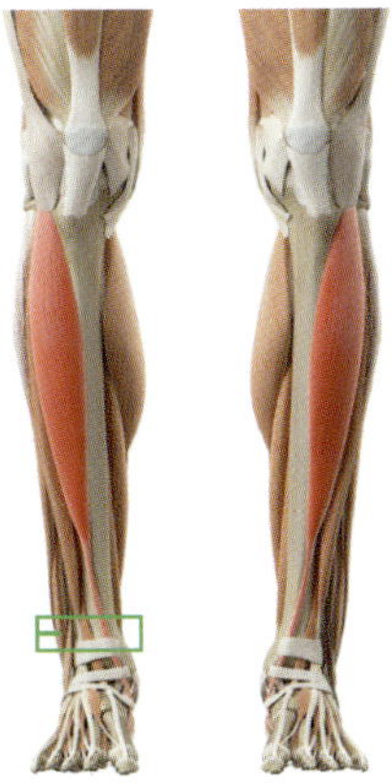

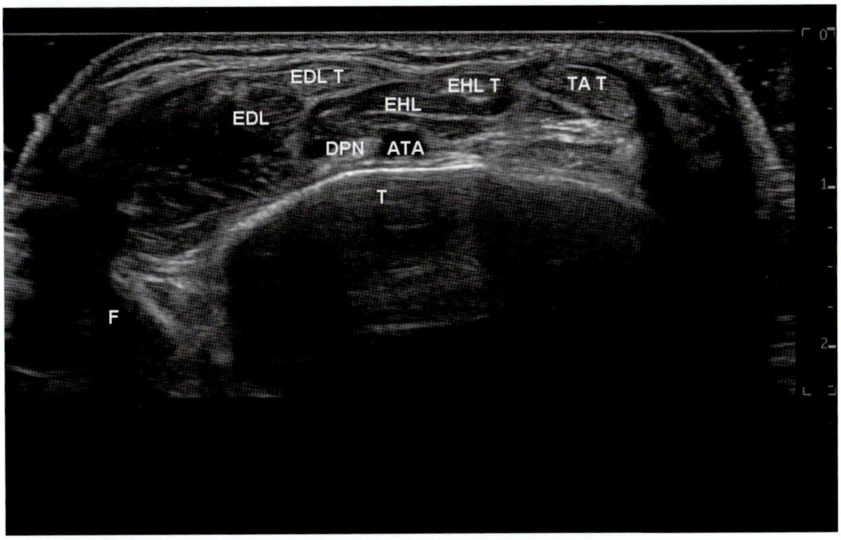

전경골근 하단 힘줄부위 단축 영상. 발목 위쪽에서 찍은 초음파 영상입니다. 화면 가장 아래쪽, 좌측의 비골(F)과 우측의 큰 경골(T)을 우선 확인할 수 있습니다. 우측 상단이 발목의 가장 내측(medial)이며, 내측부터 전경골근 건(TA T), 장무지신근 건과 근육(EHL T, EHL), 장지신근 건과 근육(EDL T, EDL)이 확인 가능합니다. 그리고 발목 전면 가운데 경골 앞쪽으로 심비골신경(DPN)과 전경골동맥(ATA)이 지나가므로, 치료 시 주의해야 합니다.

EDL, Extensor digitorum longus(장지신근); **EDL T**, Extensor digitorum longus tendon(장지신근 힘줄); **EHL**, Extensor hallucis longus(장무지신근); **EHL T**, Extensor hallucis longus tendon(장무지신근 힘줄); **TA T**, Tibialis anterior tendon(전경골근 힘줄); **DPN**, Deep peroneal nerve(심비골신경); **ATA**, Anterior tibial artery(전경골동맥); **F**, Fibula(비골); **T**, Tibia(경골).

전경골근-장축

상거허(上巨虛, ST37),
조구(條口, ST38)

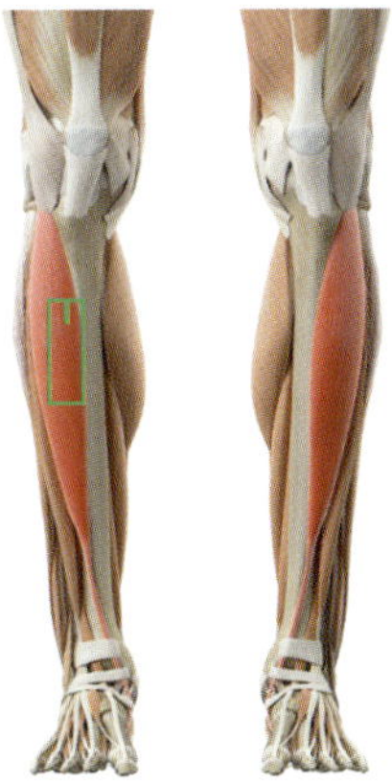

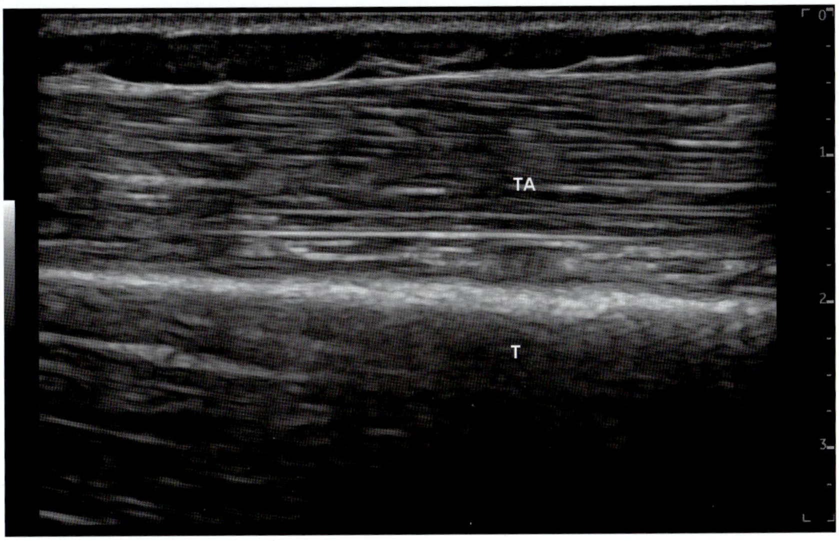

전경골근 장축 영상. 정강이 전면에서 촬영한 영상입니다. 0.4-2 cm 깊이에 위치한 전경골근(TA)과 경골(T)을 선명히 관찰할 수 있습니다.

TA, Tibialis anterior(전경골근); **T**, Tibia(경골).

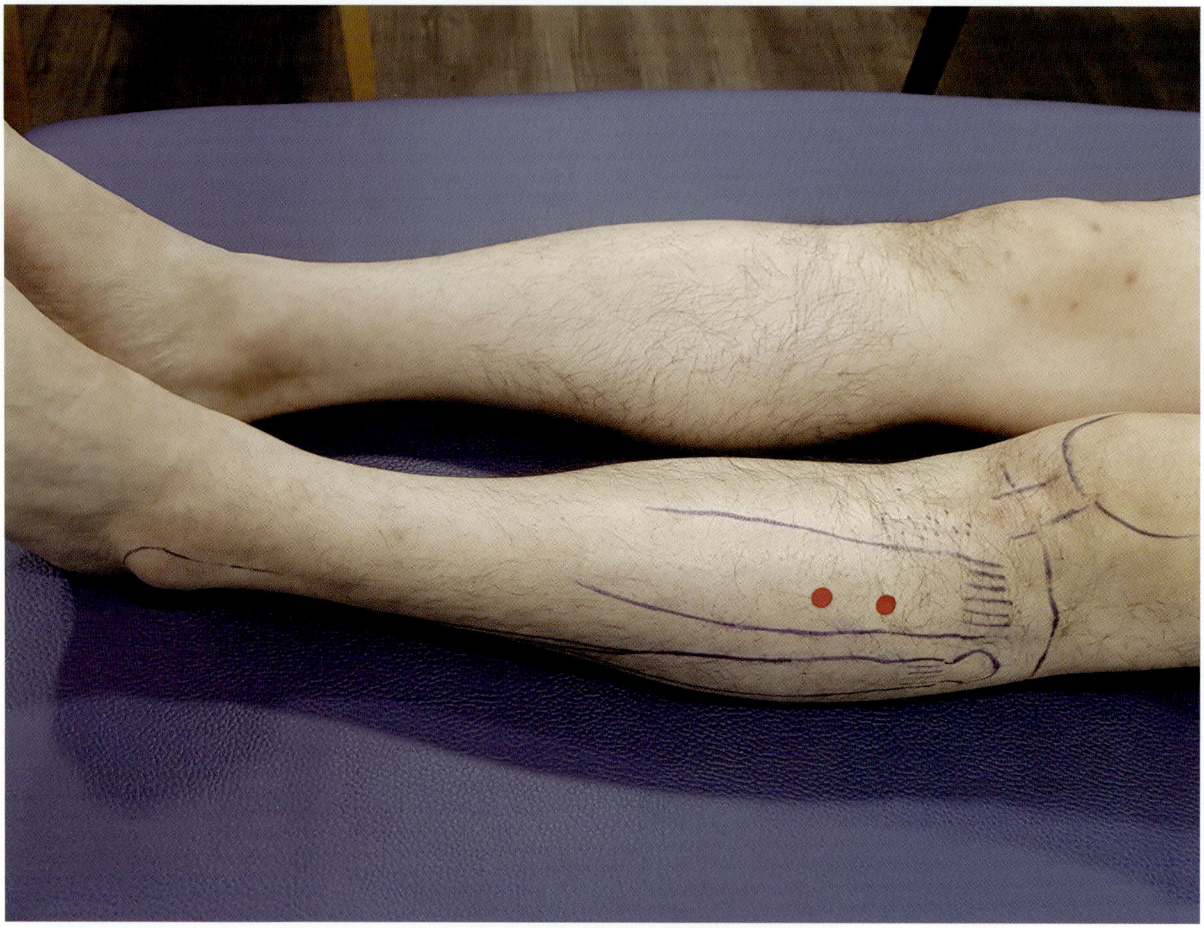

● 그림 3. 전경골근 압통점

압통점 촉진 : 전경골근의 주요한 압통점은 주로 근복부 상부에서 많이 나타납니다. 경골조면의 하단 레벨 근처에서 압통점을 찾아봅니다.

침, 약침, 도침 모두 가능하며, 신경포착의 경우 도침치료를 통해 치료하면 효과적입니다.

압통점을 잘 촉진한 후 1-3 cm 정도 자입하며 비골신경에 닿을 수 있기 때문에 천천히 자입하는 것이 중요합니다.

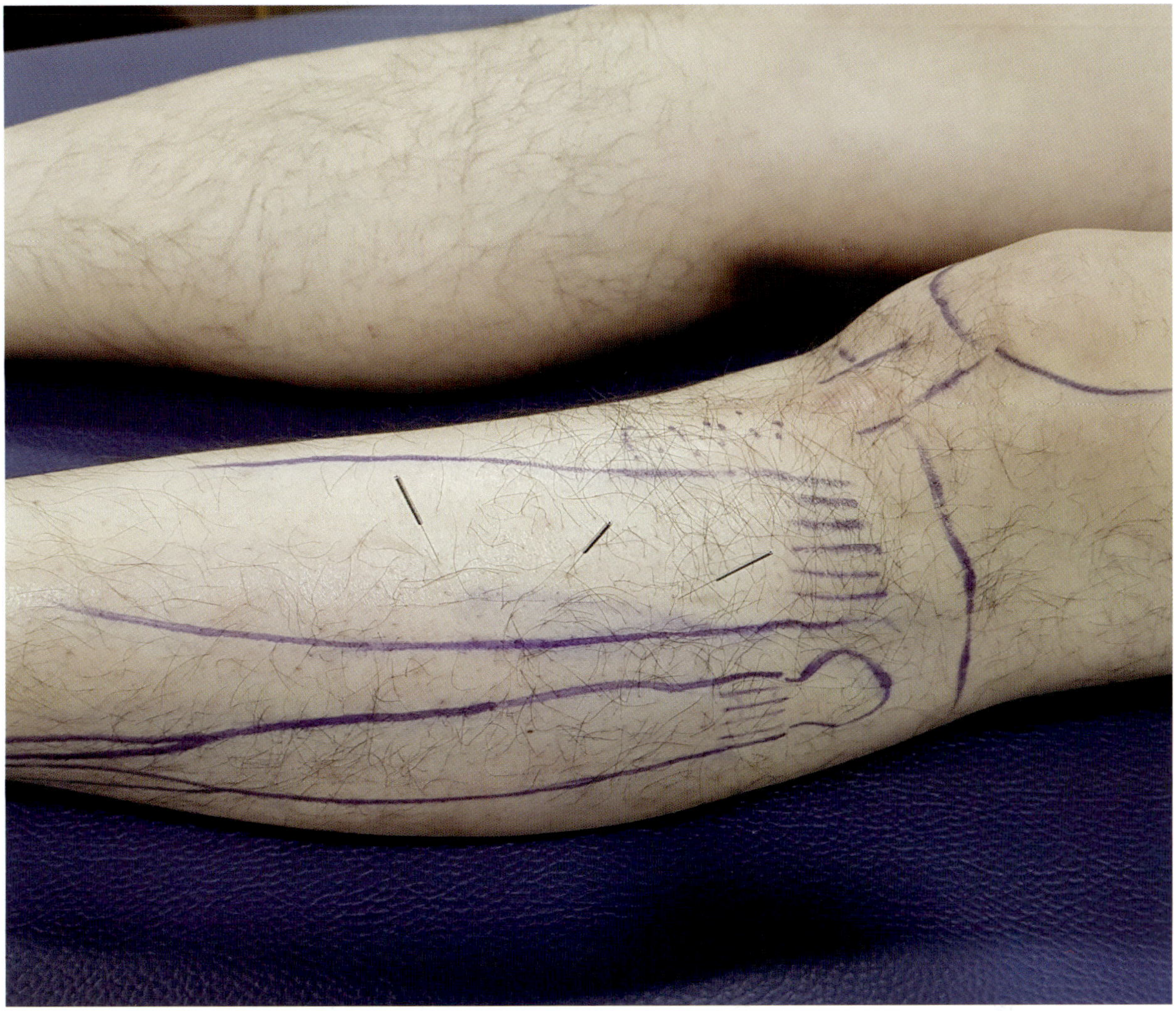

● **그림 4.** 전경골근 침치료

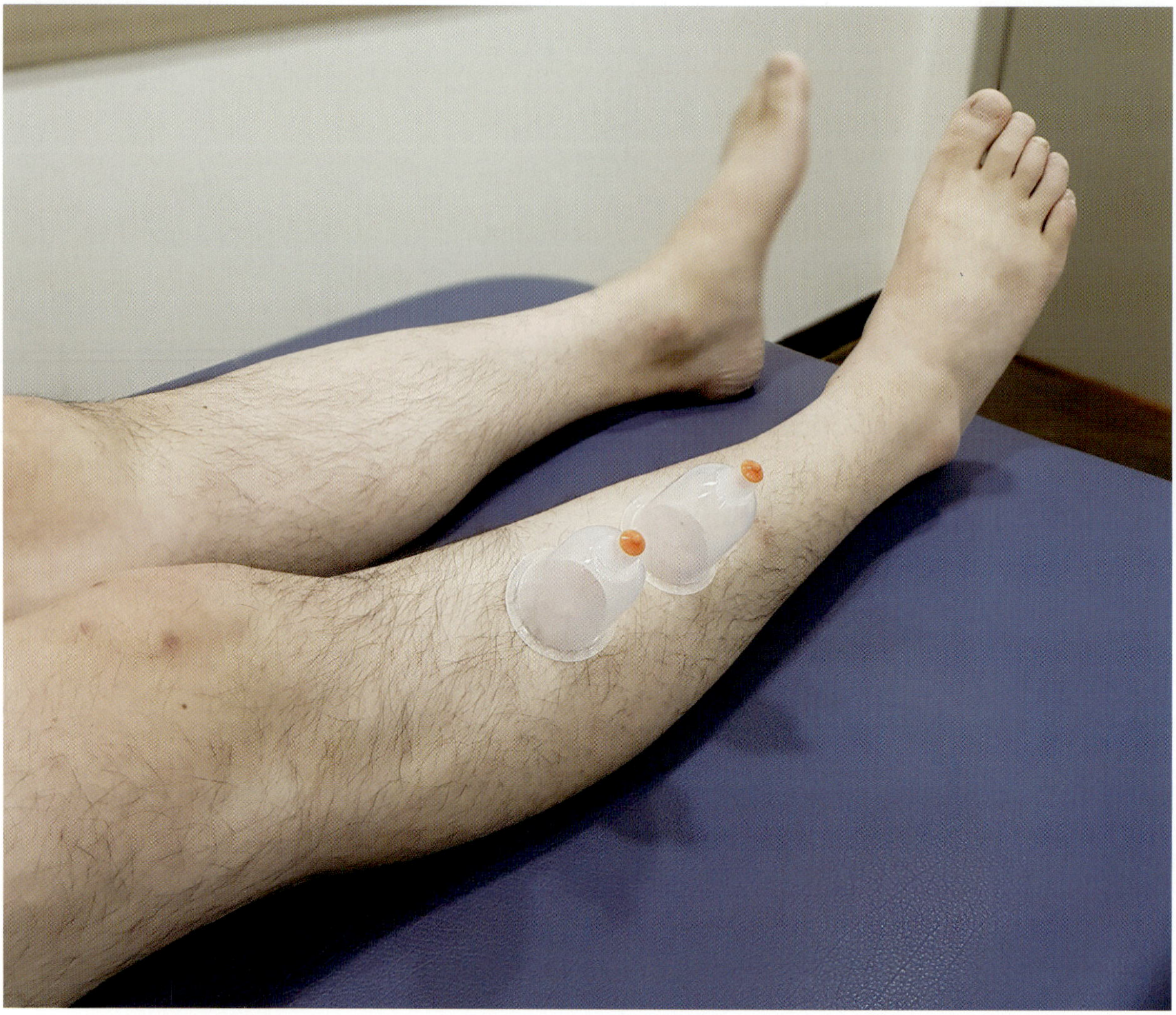

● 그림 5. 전경골근 부항치료

08

장지신근

(Extensor digitorum longus, 긴발가락폄근)

핵심포인트

발등의 통증을 호소한다면?

기시	경골 상부 외과(anterior lateral condyle of tibia), 비골(fibula) 근위부 3/4의 전면, 골간막(interosseous membrane) 상부
종지	모지를 제외한 나머지 족지의 중지골와 원위지골(Dorsal surface; middle and distal phalanges of lateral four digits)

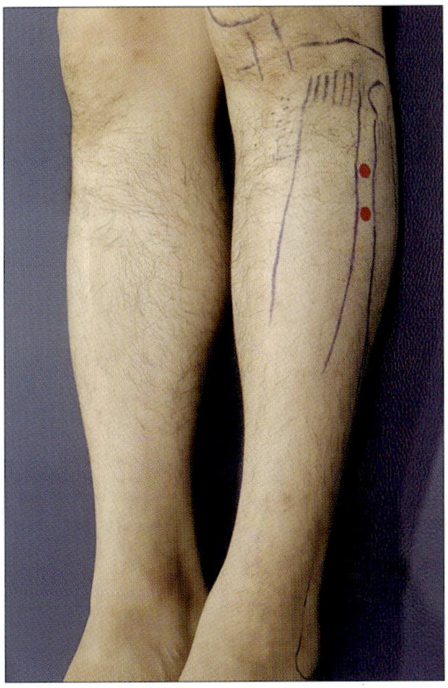

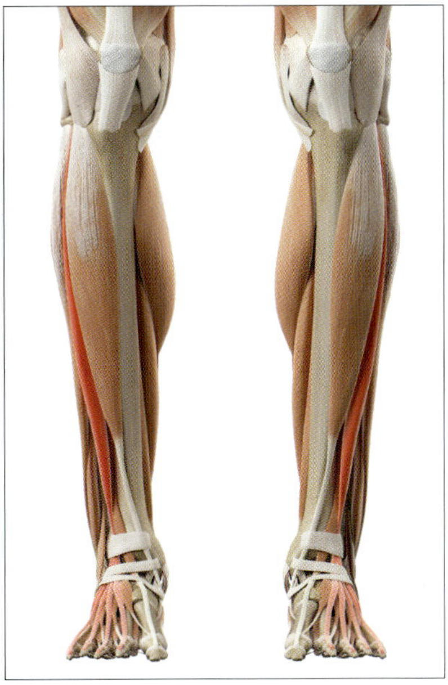

● 그림 1. 장지신근 전면

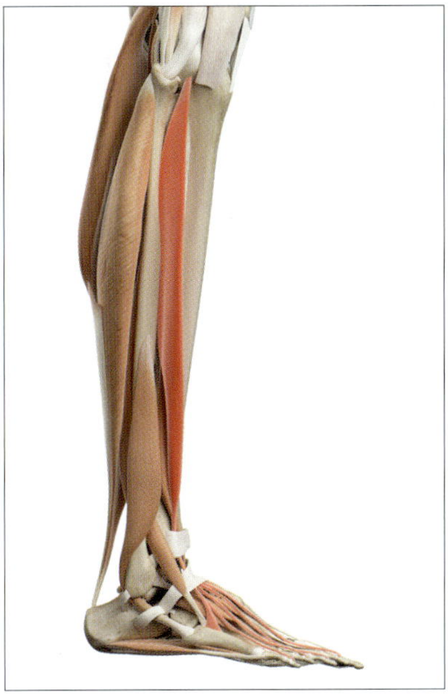

● 그림 2. 장지신근 측면

개괄

장지신근은 말 그대로 발가락을 펴는 긴 근육입니다. 경골 상부 외과에서 시작하여 2-5지 발가락뼈 배측면에 부착됩니다. 과사용이 있는 경우 발목 앞부분 신근지대의 통증이나 발등의 통증, 근육 자체의 통증이 나타납니다. 따라서 많이 걷거나 오래 서있거나 한 뒤에 해계혈 혹은 발등 전반이 아픈 경우에는 장지신근을 먼저 떠올려보는 것이 좋습니다. 또한 무엇보다 비골신경[Deep Fibular (peroneal) nerve]을 압박하여 1, 2지 사이 태충혈 부위의 저림을 나타낼 수도 있습니다.

근육촉진과 기능검사

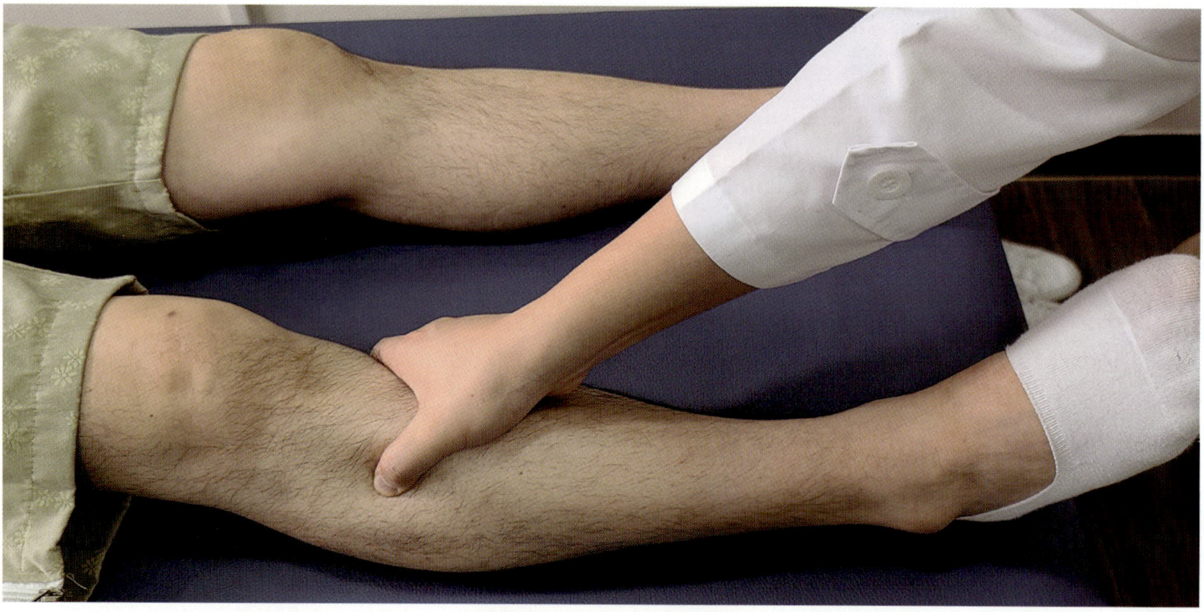

● 그림 3. 장지신근 촉진

경골조면을 촉진한 후, 전경골근을 부드럽게 타고 넘어가면 느껴지는 근육입니다. 두드러지는 근육인 전경골근과 장비골근 사이에 위치하고 있습니다. 발목이 고정된 상태에서 발가락을 신전시키면 움직이는 근육입니다.

장지신근-단축

풍륭(豊隆, ST40), 조구(條口, ST38)

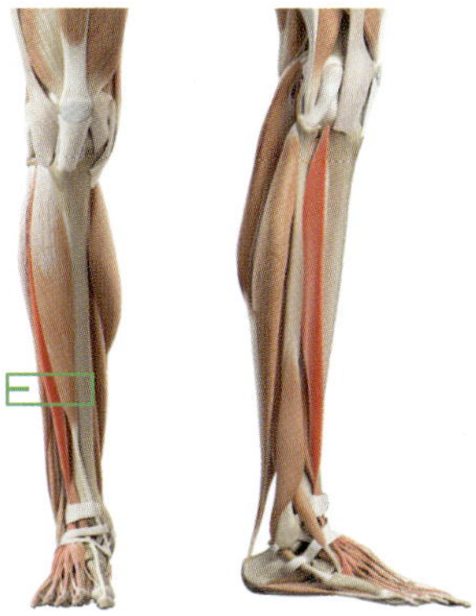

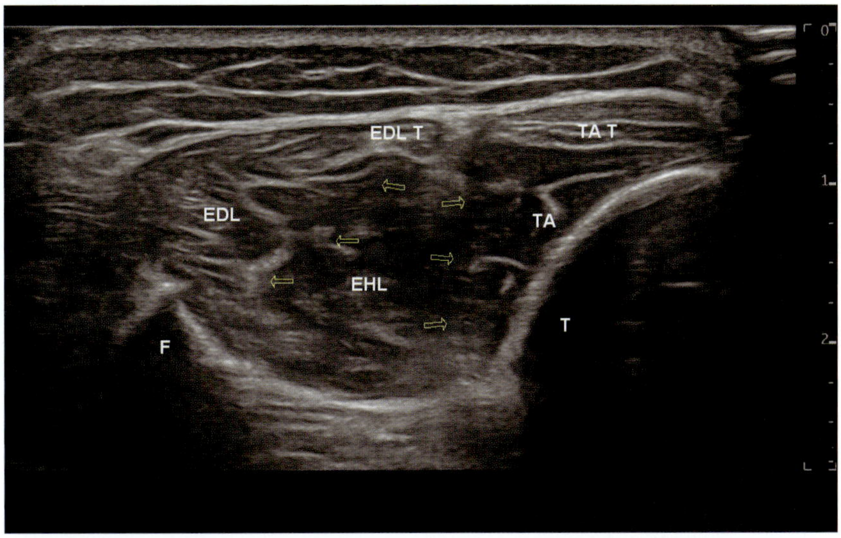

장지신근 근위부 단축 영상. 종아리 전외측 면에서 초음파를 촬영한 영상으로, 지방층 아래 0.5-2.4 cm 깊이에 장지신근 건(EDL T)과 근육(EDL)이 보입니다. 화면 가장 좌측 비골(F)쪽에 장지신근이 위치하며, 가운데에 장무지신근(EHL), 가장 우측 경골(T) 위로 전경골근의 근복(TA)과 힘줄(TA T)이 위치합니다.

EDL, Extensor digitorum longus(장지신근); **EDL T**, Extensor digitorum longus tendon(장지신근 힘줄); **EHL**, Extensor hallucis longus(장무지신근); **TA**, Tibialis anterior(전경골근); **TA T**, Tibialis anterior tendon(전경골근 힘줄); **F**, Fibula(비골); **T**, Tibia(경골).

장무지신근의 경계

풍륭(豊隆, ST40), 조구(條口, ST38)

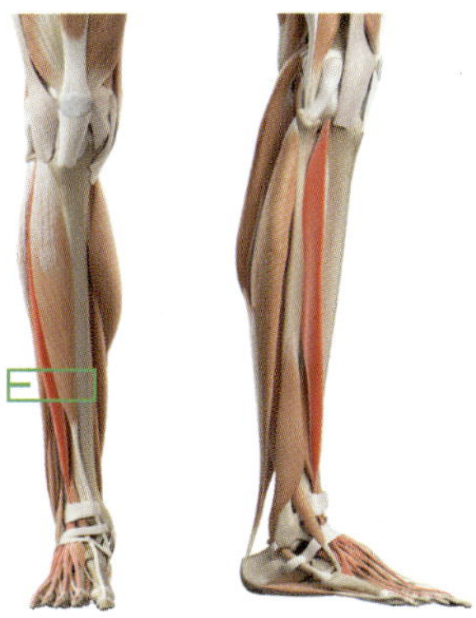

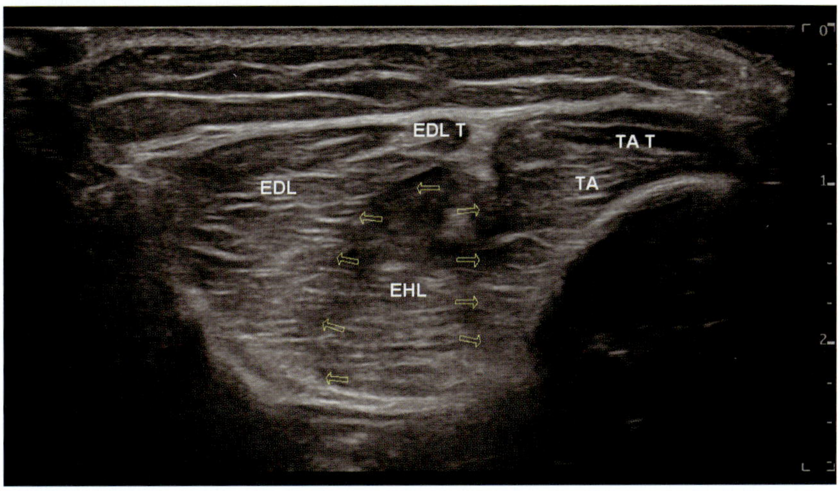

장지신근 근위부 단축 영상. 엄지발가락을 신전할 때 움직이는 부위를 확인하고 프로브를 기울이면서 장지신근(EDL)과 장무지신근(EHL)의 경계(노란 화살표)를 명확히 한 초음파 영상입니다. 화면 가장 우측부터 전경골근(TA)이 위치하고, 심부에 위치한 장무지신근(EHL)을 장지신근(EDL)이 덮고 있는 것을 볼 수 있습니다.

EDL, Extensor digitorum longus(장지신근); **EDL T**, Extensor digitorum longus tendon(장지신근 힘줄); **EHL**, Extensor hallucis longus(장무지신근); **TA**, Tibialis anterior(전경골근); **TA T**, Tibialis anterior tendon(전경골근 힘줄).

장지신근-단축(원위부)

광명(光明, GB37)

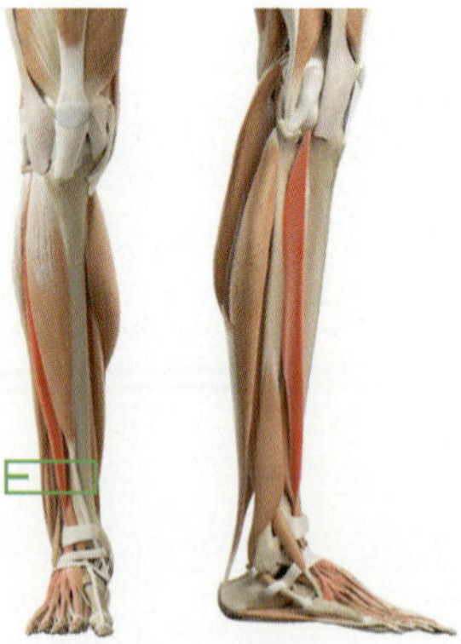

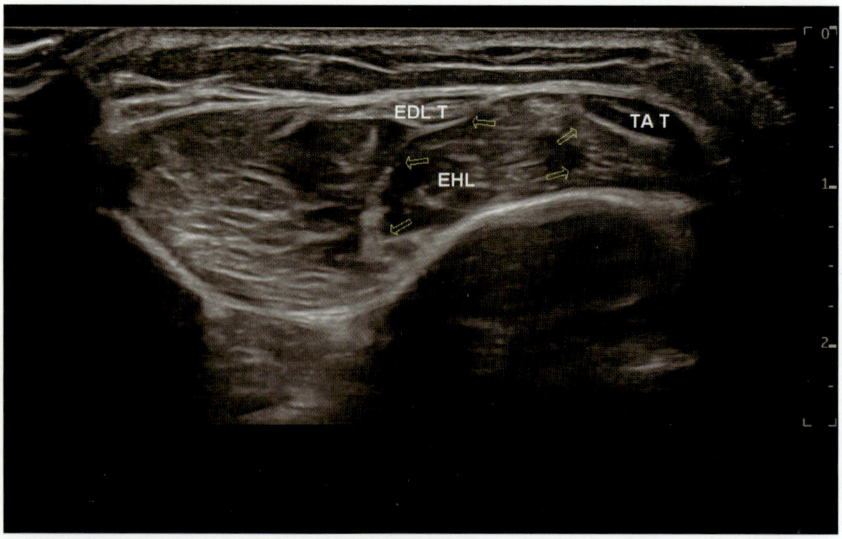

장지신근 원위부 단축 영상. 화면 가운데 0.5 cm 깊이에 장지신근 건(EDL T)이 보입니다. 장지신근 건 아래로 장무지신근(EHL), 가장 우측에는 전경골근 건(TA T)이 관찰됩니다.

EDL T, Extensor digitorum longus tendon(장지신근 힘줄); **EHL**, Extensor hallucis longus(장무지신근); **TA T**, Tibialis anterior tendon(전경골근 힘줄).

장지신근-장축

광명(光明, GB37), 양보(陽輔, GB38), 현종(懸鍾, GB39)

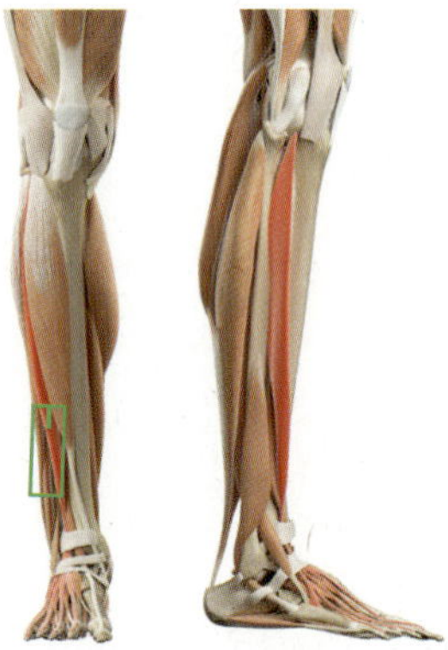

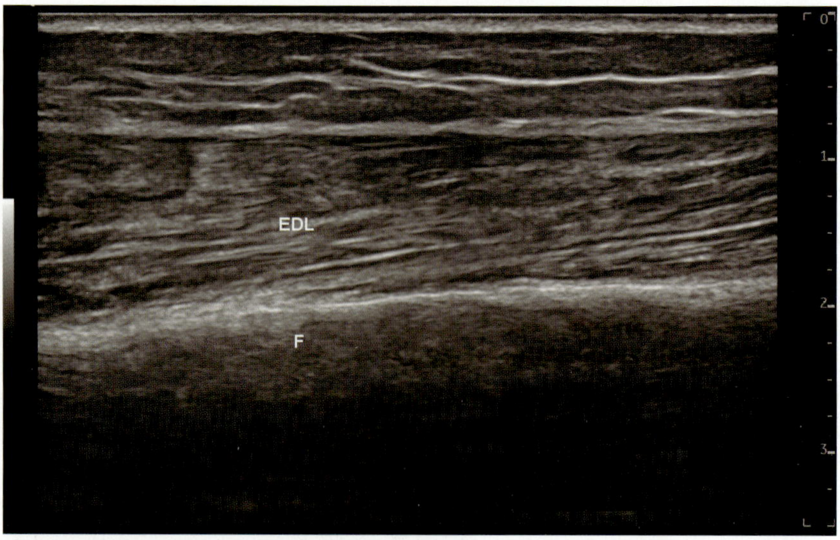

종아리 전외측에서 비골을 향해 촬영한 장지신근 장축 영상. 지방층 아래로 0.7-2 cm 깊이에 장지신근이 위치한 것이 보입니다.

EDL, Extensor digitorum longus(장지신근); **F**, Fibula(비골).

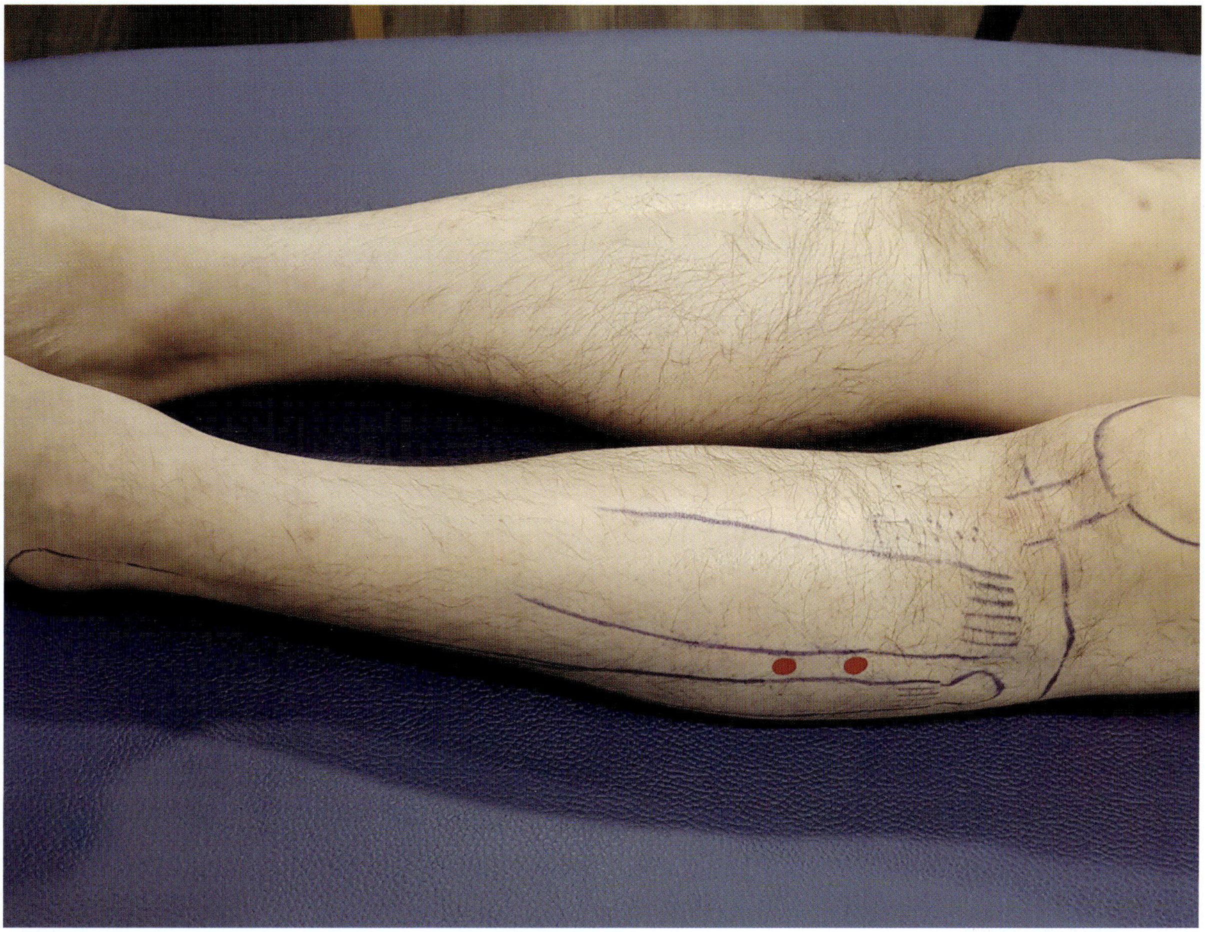

● 그림 4. 장지신근 압통점

압통점 촉진 : 장지신근의 주요한 압통점은 경골조면 하단 레벨에서 많이 발생합니다. 경골조면에서 전경골근을 부드럽게 타고 넘어가면 느껴지는 함몰 부위가 장지신근이며, 이 부위를 아래위로 촉진하여 압통점을 찾습니다.

침, 약침, 도침 모두 가능하며, 신경포착의 경우 도침치료를 통해 치료하면 효과적입니다. 비골신경을 살짝 접촉되어, 환자가 찌릿한 감각을 호소하면, 신경염을 예방하기 위해 침을 뒤로 후퇴시키거나 바로 발침합니다.

압통점을 잘 촉진한 후 2-3 cm 정도 자입하며 비골신경에 닿을 수 있기 때문에 천천히 자입하는 것이 중요합니다.

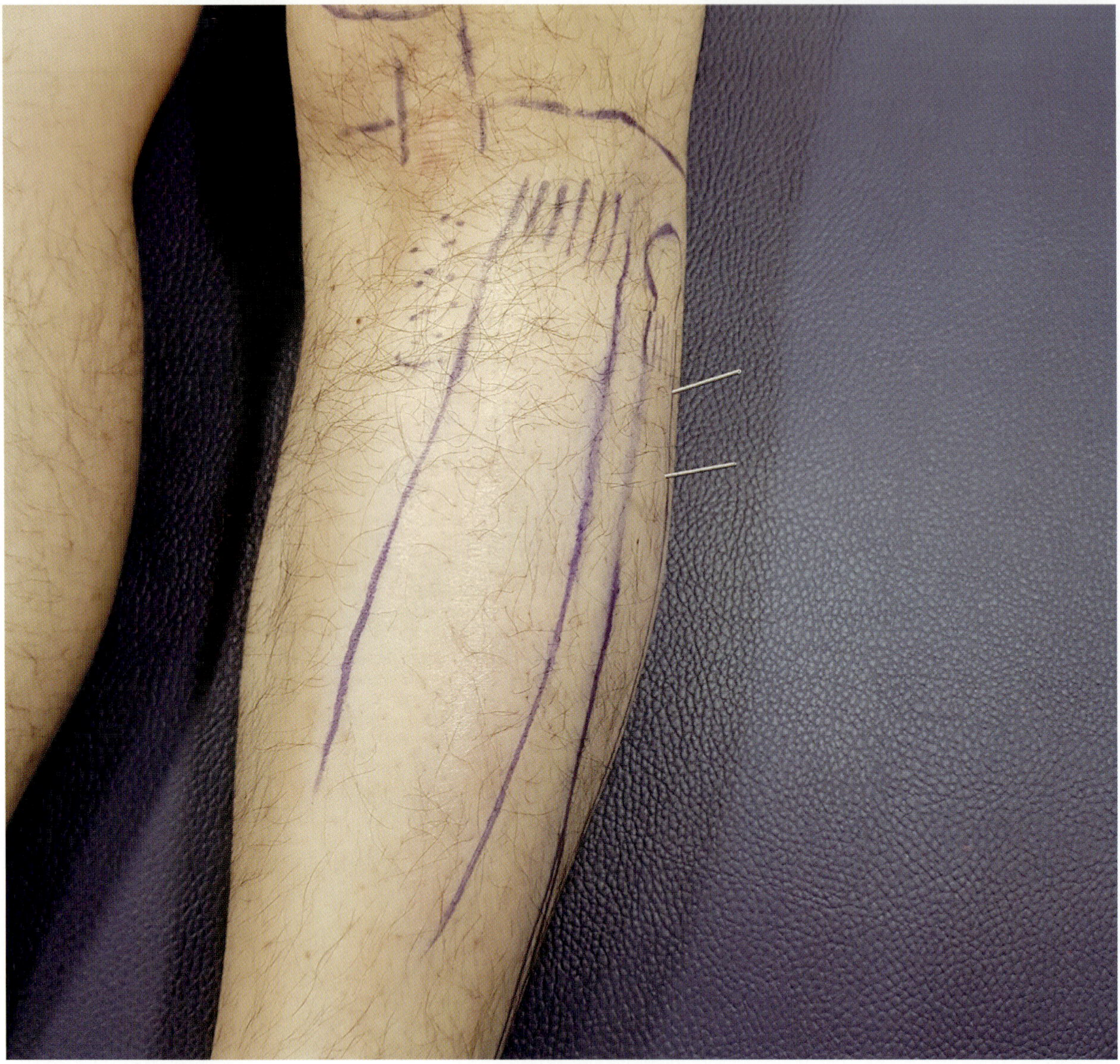

● 그림 5. 장지신근 침치료

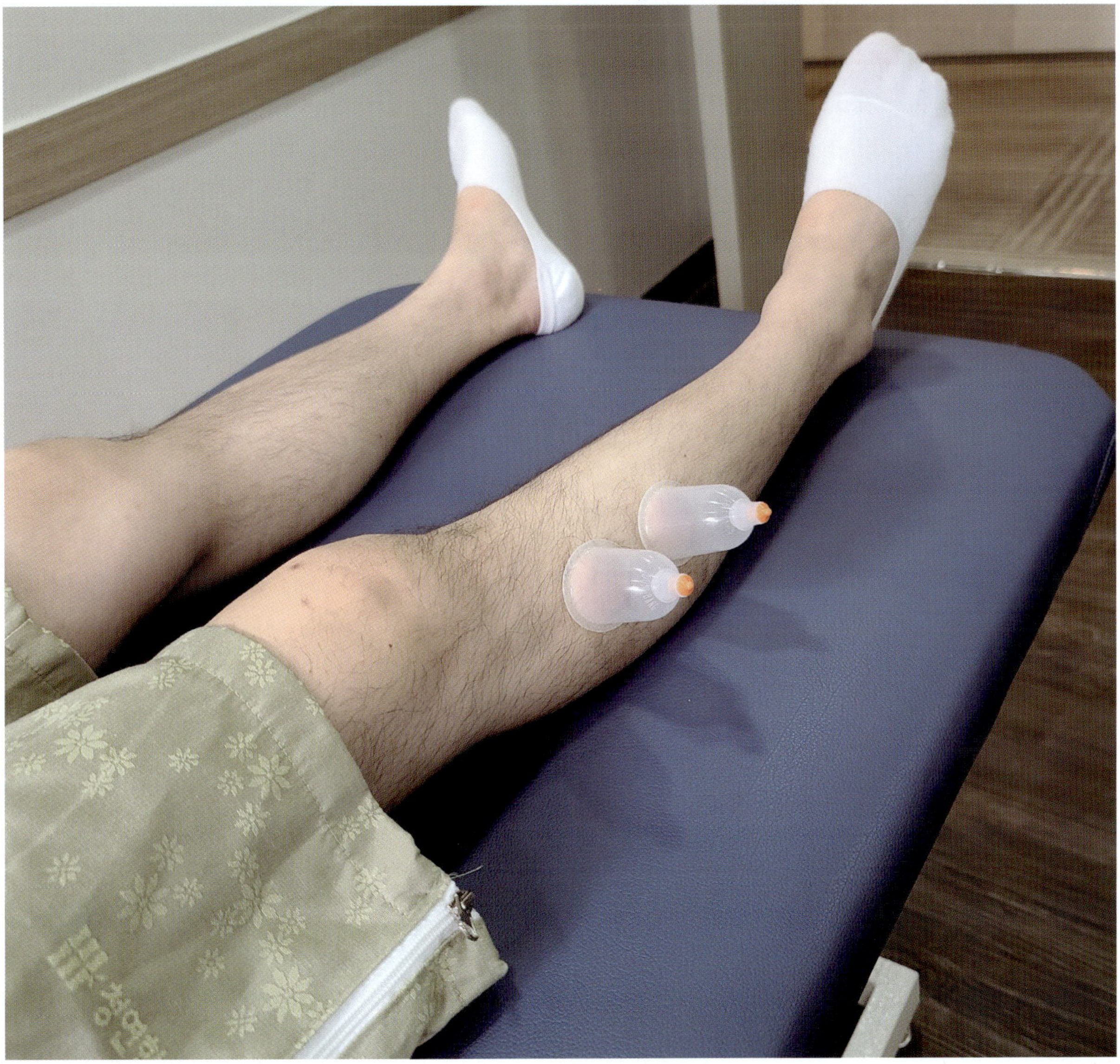

● 그림 6. 장지신근 부항치료

09

후경골근

(Tibialis posterior, 뒤정강근)

핵심포인트

발목 안쪽이나 발 안쪽이 아프다면 치료하는 근육

기시	경골(tibia)의 후면, 비골(fibula)의 후면 및 골간막(interosseous membrane)
종지	주상골의 조면(tuberosity of navicular bone), 모든 설상골(all cuneiform bones), 입방골(cuboid bone), 2,3,4 중족골(metatarsal bones)의 기저부

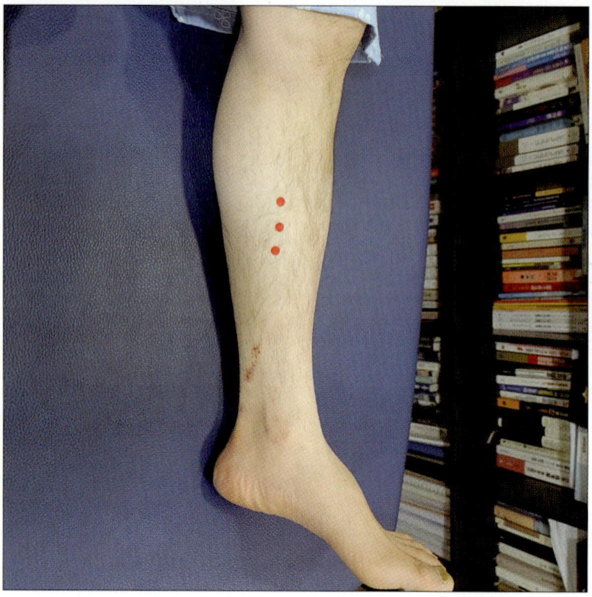

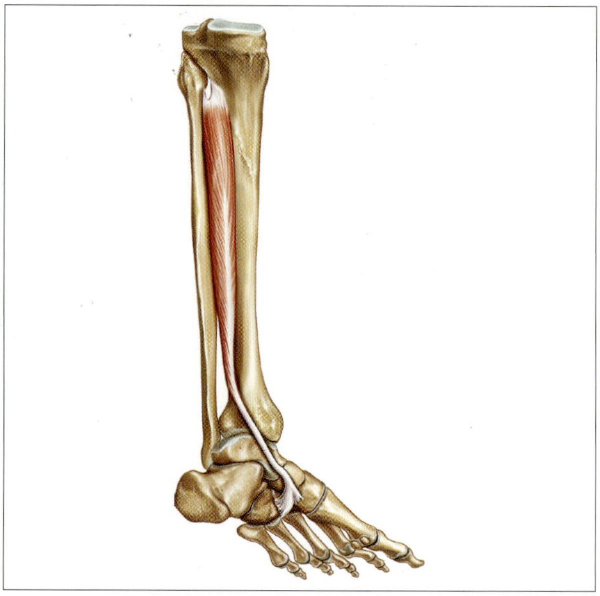

개괄

후경골근은 아래다리 뒤쪽의 제일 심층부에 위치한 근육으로, 경골과 비골의 후면과 골간막에서 기시하여 족저부에 넓게 붙는 근육입니다. 발을 내번(inversion), 족저굴곡(plantar flexion)하는 작용을 하며 족궁(arch)을 형성하는 데 중요한 근육입니다. 평상시에는 문제가 없으나, 반복된 족근골의 염좌 이후 인대가 약해지게 되면, 아치를 유지하기 위해 후경골근이 긴장하게 되고, 이후에 통증과 함께 평발이 진행될 수 있습니다.

보통 달리기나 마라톤을 많이 하는 환자가 종아리 안쪽으로 애매한 부위에 통증을 호소하면 후경골근의 이상을 의심해야 합니다. 통증이 심하지 않을 때는 쉬면 통증이 금세 사라지지만 통증이 심한 경우에는 운동을 하지 않더라도 통증이 지속되는 양상을 나타냅니다. 정강이 앞쪽이 아픈 경우는 전경골근(tibialis anterior)에 의한 통증을, 정강이의 내측이나 후면으로 아픈 경우는 후경골근에 의한 통증을 의심해야 합니다.

반복적인 달리기 시, 후경골근의 건염으로 발전해 발목 안쪽에 통증이 나타날 수 있습니다. 발목 내측 태계혈 주위에 압통점이 발견된다면 꼭 후경골근을 함께 치료해야 합니다.

주의 **발바닥 통증은 다 족저근막염이다?**

발바닥 통증이 족저근막염이 아닌 경우는 종종 있습니다. 발바닥 가운데 내측, 발의 아치가 있는 쪽에 통증이 있는 경우에는 후경골근의 문제일 수 있으니 놓치지 않아야 합니다. 물론 후경골근의 문제와 족저근막의 문제가 함께 있을 수 있습니다.

윤상훈 원장의 임상꿀팁

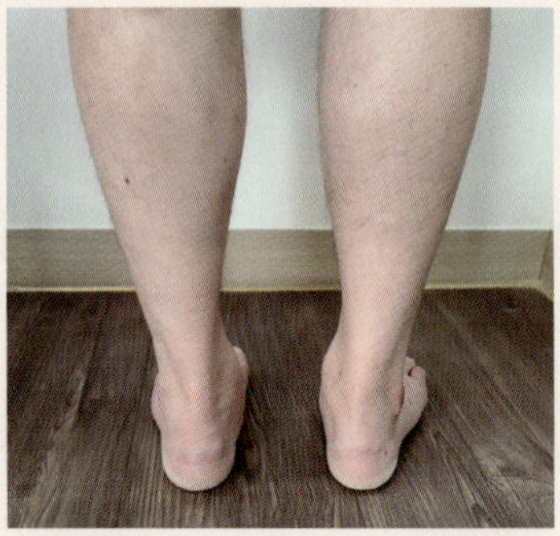

평발을 간단하게 진단하는 방법

환자를 두 다리로 서게 한 다음 환자의 뒤에서 발을 바라봅니다. 이때 발의 외측면으로 환자의 발가락이 많이 보이는 "too many toes sign" 양상을 보인다면 후경골근의 약화로 인한 평발을 의심할 수 있습니다.

근육촉진과 기능검사

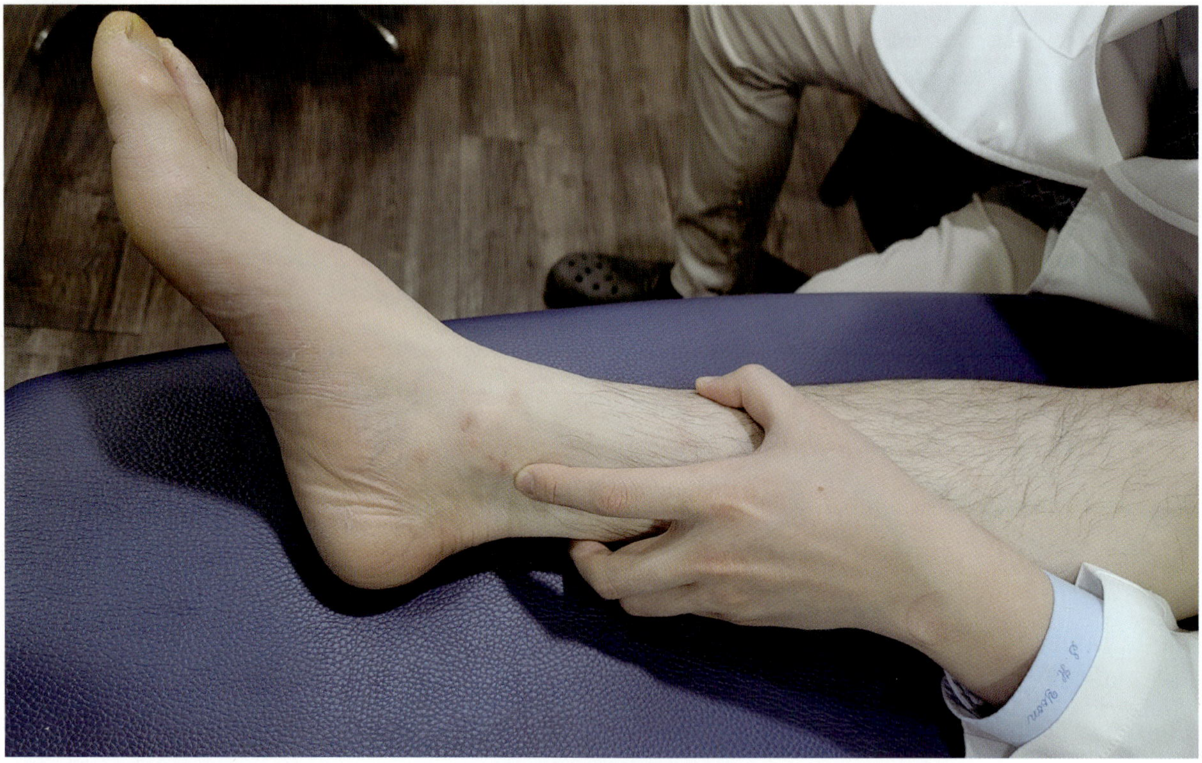

● **그림 1.** 건 주변 압통점 촉진

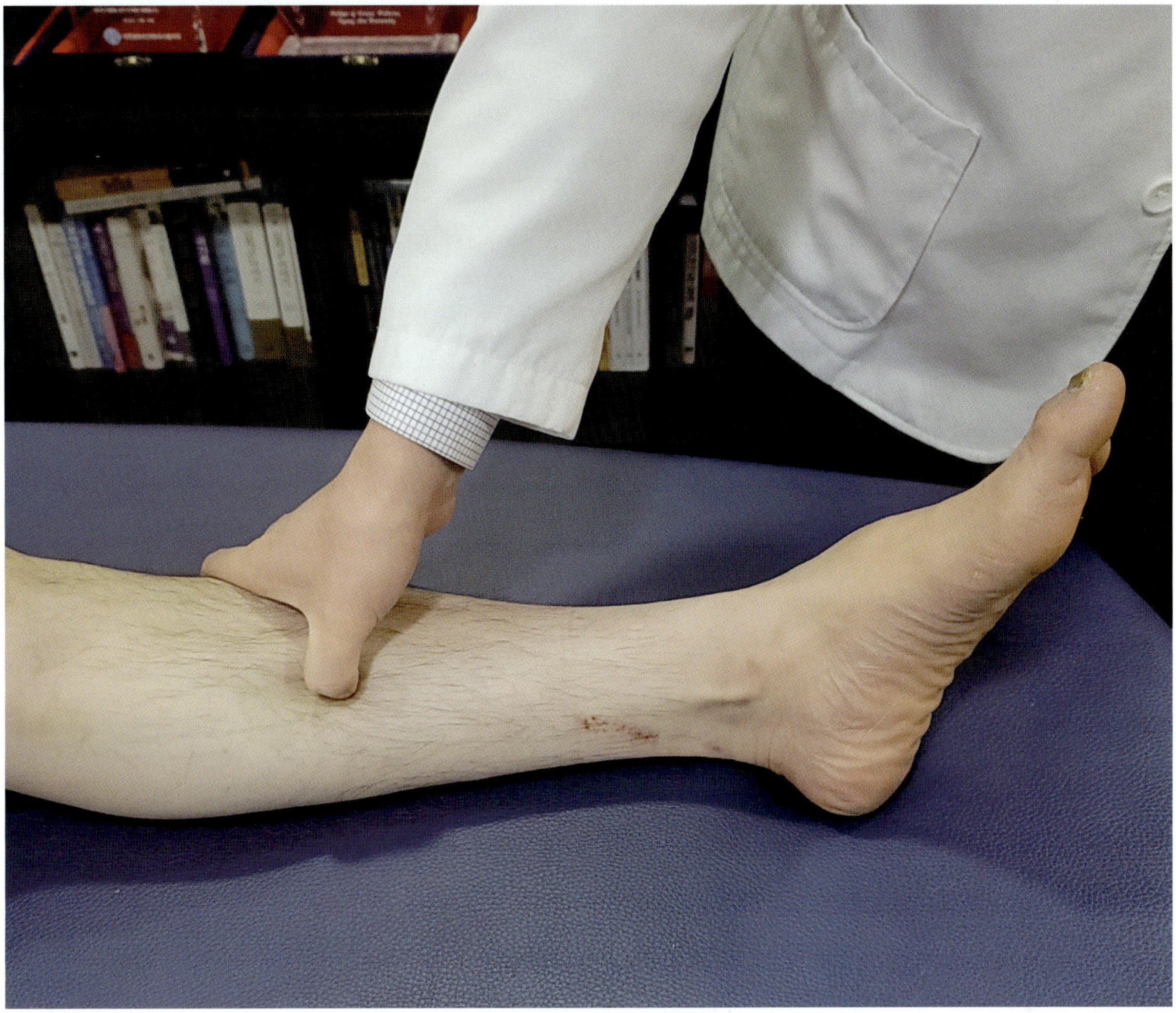

● 그림 2. 근복부 압통점 촉진

후경골근 촉진 : 후경골근의 근복은 심부에 위치한 근육이기 때문에 기본적으로 촉진이 쉽지 않습니다. 해부학적 단면 이미지를 떠올리며 경골의 후면을 파고들듯이 촉진해야 합니다. 반면 후경골근 건은 촉진하기 쉽습니다. 후경골근 건을 두드러지게 하기 위해서 시술자는 환자의 발을 족저굴시킨 상황에서 환자로 하여금 내전하는 방향으로 힘을 주게 합니다. 그때 내측복사뼈 바로 뒤에서 후경골근 건을 촉진할 수 있습니다.

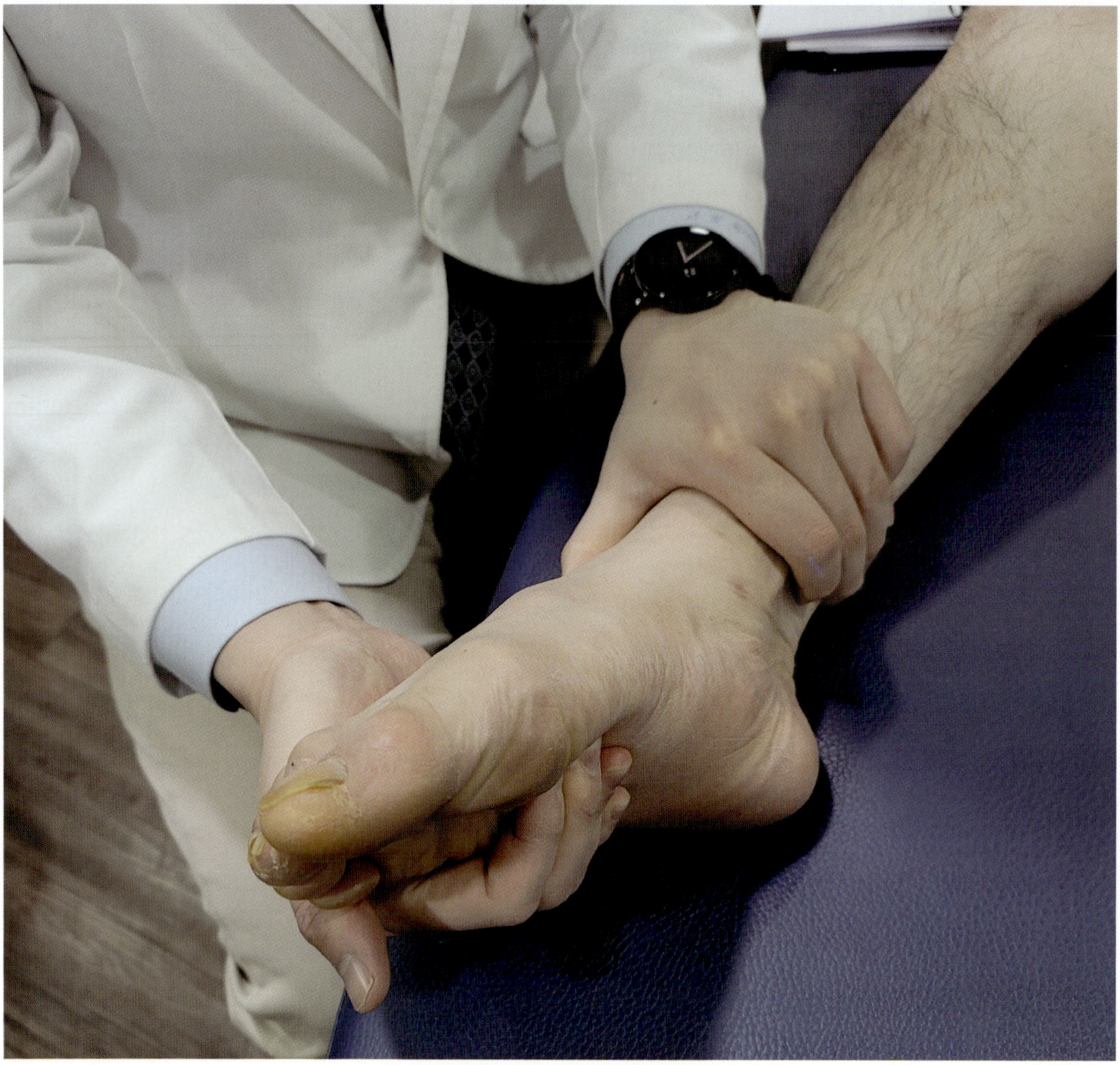

● **그림 3.** 후경골근 저항검사

후경골근 저항검사 : 시술자는 환자로 하여금 발을 족저굴하도록 합니다. 이어서 환자에게 발을 내번 혹은 내전하는 방향으로 힘을 주게 하고 시술자는 이에 저항하는 힘을 주며, 이때 통증이나 약화가 나타나면 양성입니다.

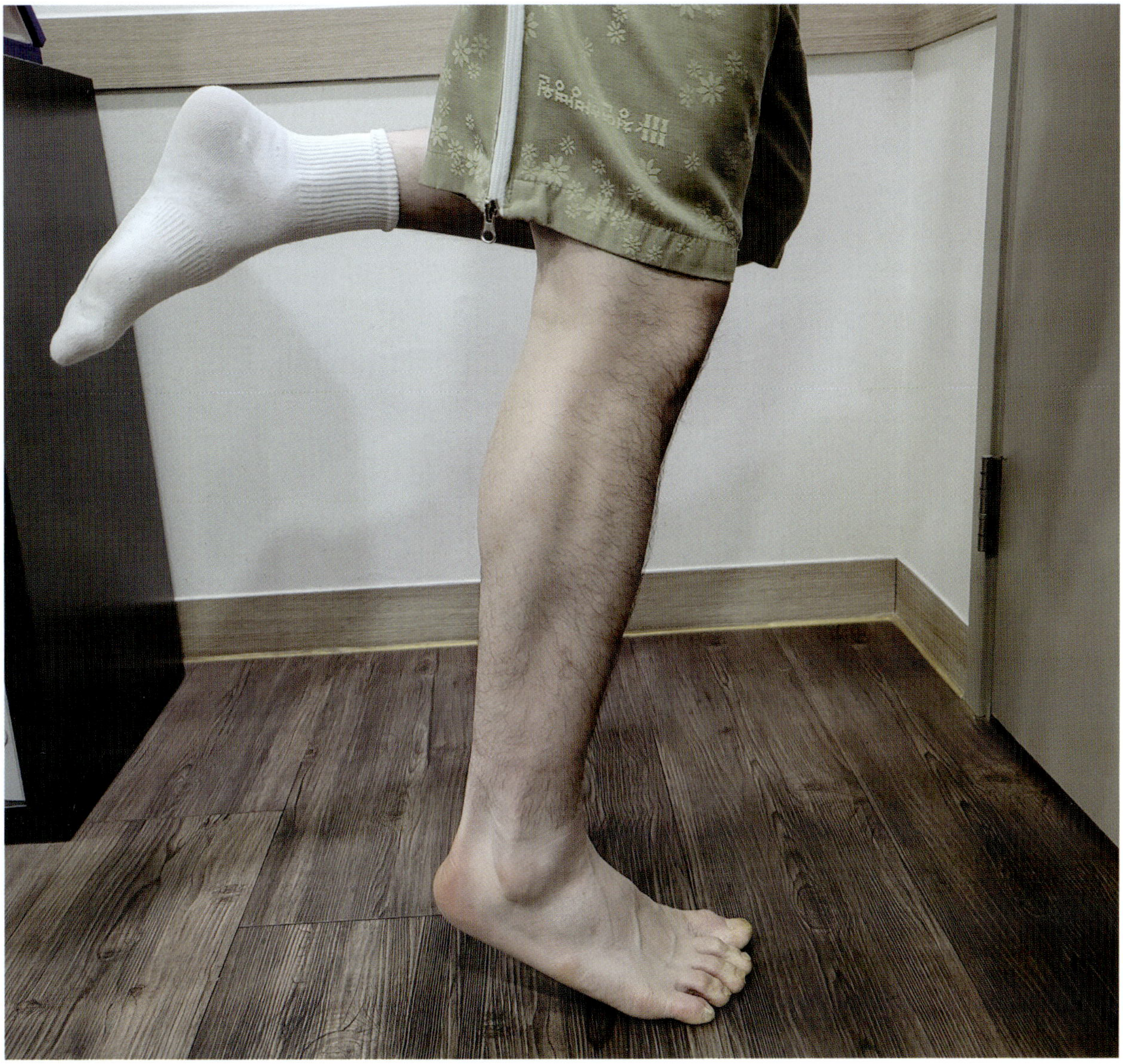

● 그림 4. Single heel rise test

Single heel rise test : 시술자는 환자에게 선 자세에서 환측 다리로 까치발을 들도록 합니다. 환자가 통증을 느끼거나 까치발을 잘 들지 못한다면 후경골근에 이상이 있음을 의심할 수 있습니다.

후경골근-단축

족태양경근

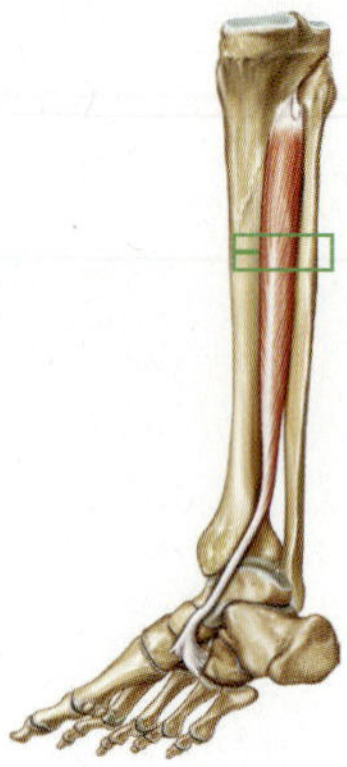

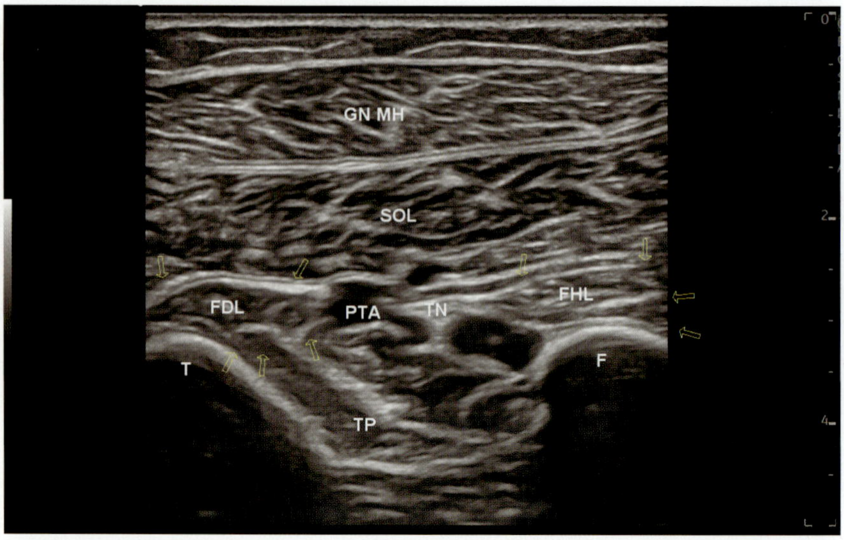

후경골근 근위부 단축 영상. 종아리의 근위부, 내측 후면을 촬영한 영상입니다. 가장 표면에 비복근 내측두(GN MH)와 가자미근(SOL)이 위치합니다. 가장 좌측 하단에 경골(T)이 위치하고 우측 가장 아래쪽에 비골(F)이 보입니다. 경골 위로 장지굴근(FDL), 비골 위로는 장무지굴근(FHL)이 있으며, 그 사이로 후경골동맥(PTA)과 경골신경(TN)이 있습니다. 그 아래 경골과 비골 사이에 후경골근(TP)이 위치합니다. 그래서 후경골근 치료를 위해서는 직자하면 동맥이나 신경이 닿을 수 있어, 직자보다는 경골 뒤로 장지굴근을 지나면서 후경골근을 접근하는 것이 좋습니다.

GN MH, Gastrocnemius medial head(비복근 내측두); **SOL**, Soleus(가자미근); **FDL**, Flexor digitorum longus(장지굴근); **FHL**, Flexor hallucis longus(장무지굴근); **TP**, Tibialis posterior(후경골근); **PTA**, Posterior tibial artery(후경골동맥); **TN**, Tibial nerve(경골신경); **T**, Tibia(경골); **F**, Fibula(비골).

후경골근-단축

승산(承山, BL57)
(후방 접근)

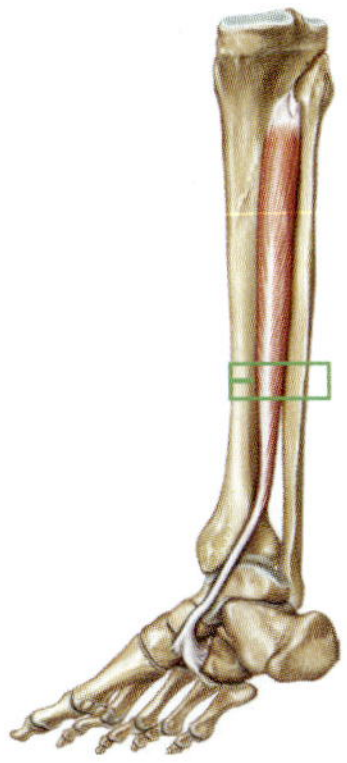

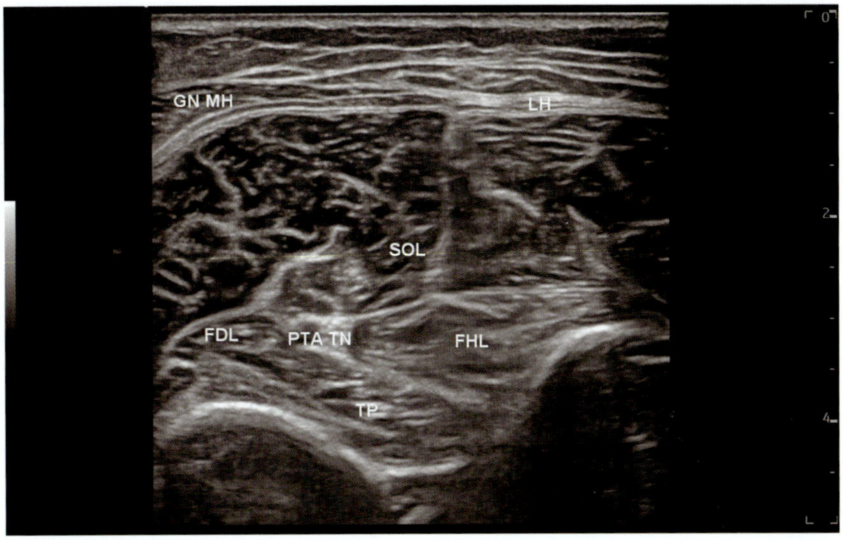

후경골근 근복부 원위부 단축 영상. 종아리 뒤쪽에서 찍은 초음파 영상입니다. 화면의 좌측 가장 표면에는 비복근 내측두(GN MH)가 보이고 우측에는 외측두(LH)가 보입니다. 그 아래로 가자미근(SOL)이 크게 위치합니다. 가자미근 아래쪽으로 좌측부터 장지굴근(FDL), 후경골동맥(PTA) 및 경골신경(TN), 장무지굴근(FHL)이 차례로 위치합니다. 가장 안쪽에 후경골근은 약 4 cm 깊이에 위치하며, 후경골근 좌측으로는 경골이, 우측으로는 비골이 보입니다. 후경골근 위로 신경과 동맥이 지나가므로, 종아리 내측면에서 장지굴근을 뚫고 후경골근을 접근하는 것이 좋습니다.

GN MH, Gastrocnemius medial head(비복근 내측두); **LH**, (Gastrocnemius) lateral head(비복근 외측두); **SOL**, Soleus(가자미근); **FDL**, Flexor digitorum longus(장지굴근); **FHL**, Flexor hallucis longus(장무지굴근); **TP**, Tibialis posterior(후경골근); **PTA**, Posterior tibial artery(후경골동맥); **TN**, Tibial nerve(경골신경).

후경골근-장축

족태양경근
(경골을 향해 사선으로 접근)

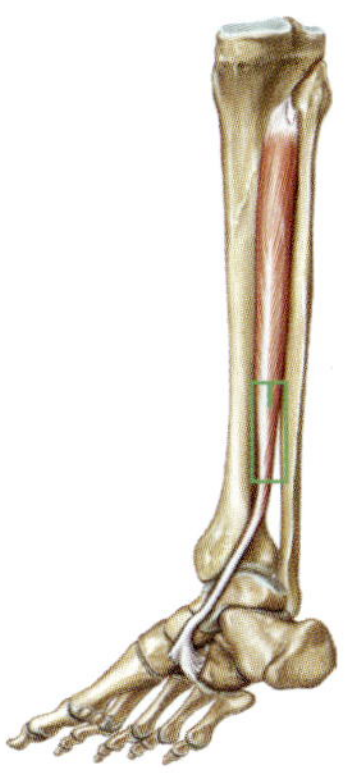

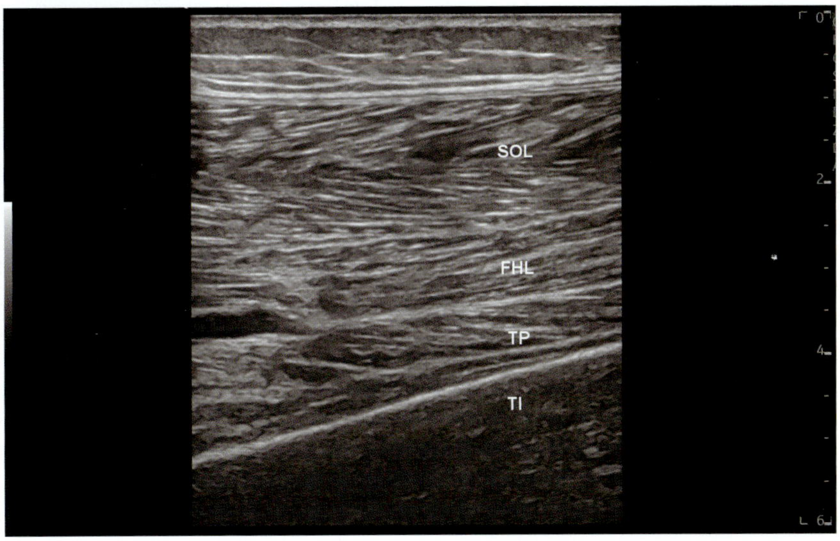

후경골근 장축 영상. 가장 표면에 가자미근(SOL)과 그 아래 장무지굴근(FHL), 가장 심부 3-5 cm 깊이에 위치한 후경골근(TP)의 모습을 보여주는 영상입니다.

SOL, Soleus(가자미근); **FHL**, Flexor hallucis longus(장무지굴근); **TP**, Tibialis posterior(후경골근); **TI**, Tibia(경골).

후경골근 건-단축

태계(太谿, KI3)

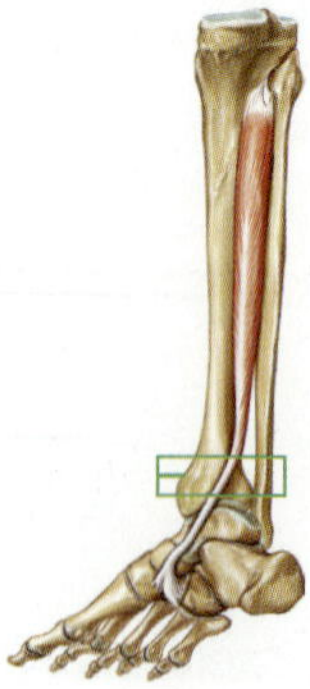

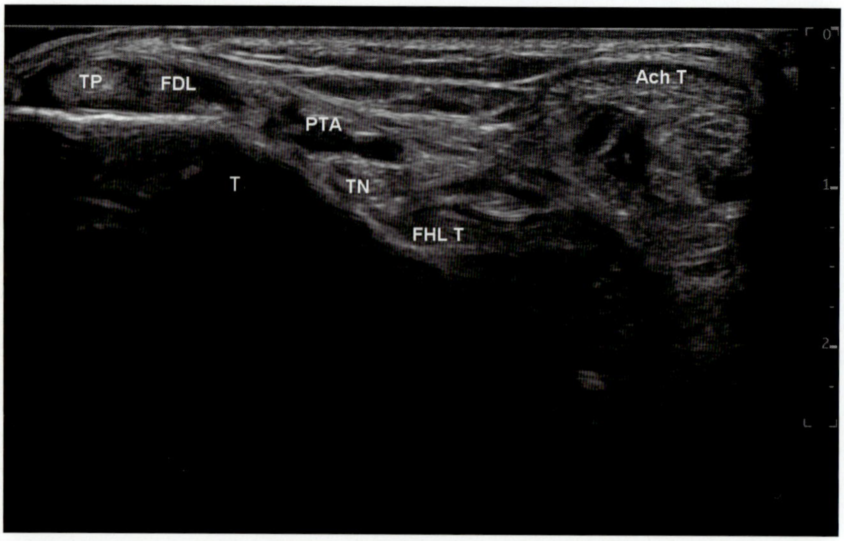

내과의 뒤쪽을 통과하는 후경골근 건에 대한 단축 영상. 화면 가장 좌측, 경골 위로 후경골근(TP) 건과 장지굴근(FDL) 건이 지나가는 것이 보입니다. 그 옆으로 차례로 후경골동맥(PTA) 및 경골신경(TN), 장무지굴근(FHL T) 힘줄이 위치합니다.

TP, Tibialis posterior(후경골근); **FDL**, Flexor digitorum longus(장지굴근); **PTA**, Posterior tibial artery(후경골동맥); **TN**, Tibial nerve(경골신경); **FHL T**, Flexor hallucis longus tendon(장무지굴근 힘줄); **Ach T**, Achilles tendon(아킬레스건 힘줄).

후경골근 건-단축(족근관)

대종(大鍾, KI4), 수천(水泉, KI5)

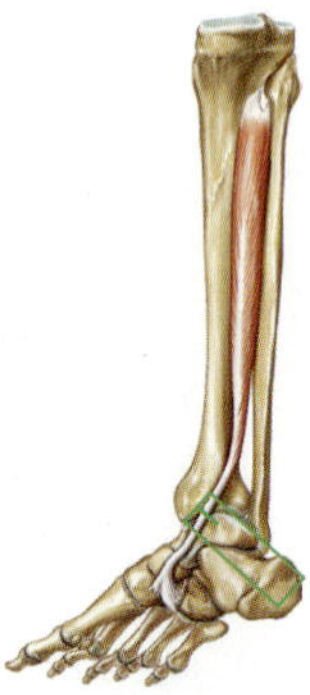

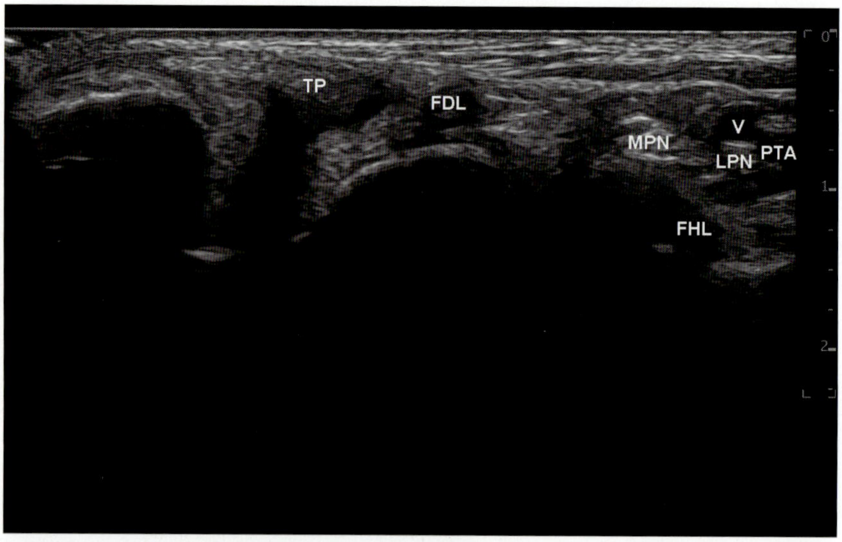

족근관 부위 후경골근 단축 영상. 족근관을 통과하는 구조물들을 촬영한 영상입니다. 가장 좌측에 후경골근(TP) 건과 장지굴근(FDL) 건이 지나가며, 그보다 우측에 내측족저신경(MPN), 외측족저신경(LPN) 및 후경골동맥(PTA) 및 정맥(V)이 함께 지나가는 것을 확인할 수 있습니다. 그 안쪽으로 장무지굴근(FHL) 힘줄이 보입니다.

TP, Tibialis posterior(후경골근); **FDL**, Flexor digitorum longus(장지굴근); **PTA**, Posterior tibial artery(후경골동맥); **V**, Vein(정맥); **MPN**, Medial plantar nerve(내측족저신경); **LPN**, Lateral plantar nerve(외측족저신경); **FHL**, Flexor hallucis longus(장무지굴근).

후경골근 건-단축

대종(大鐘, KI4), 수천(水泉, KI5)

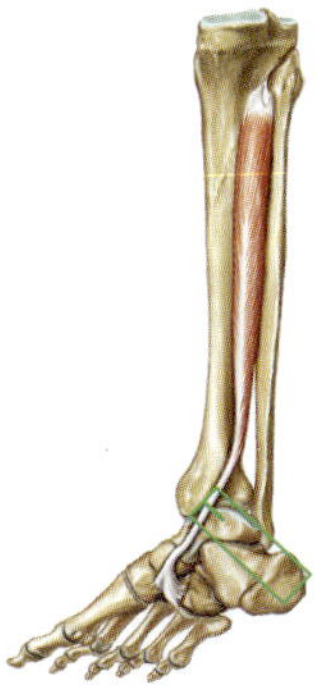

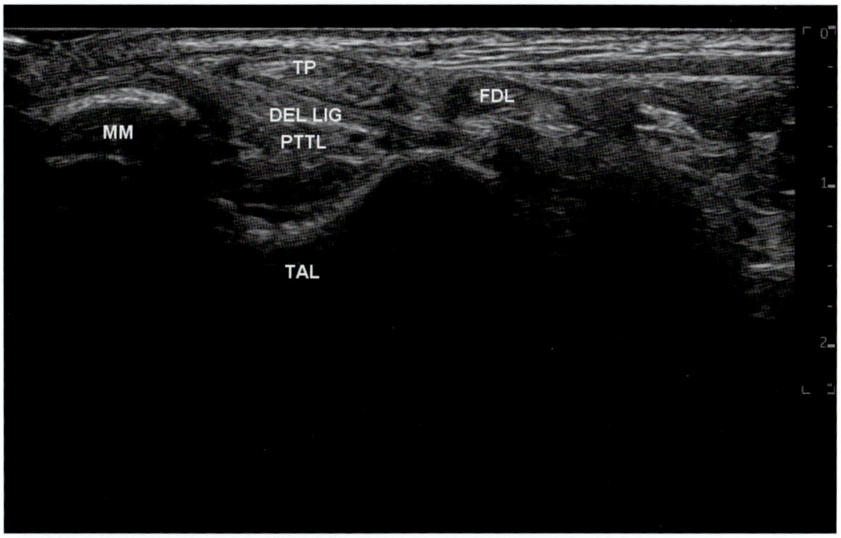

후경골근 건 단축 영상. 인대를 보다 명확하게 관찰하기 위해, 발을 배굴시켜 삼각인대를 팽팽하게 한 뒤 촬영한 영상입니다. 영상 가운데 가장 표면에 후경골근(TP) 건이 보이고, 그 우측으로 장지굴근(FDL) 건이 위치합니다. 후경골근 안쪽으로 내측삼각인대(DEL LIG) 중의 후경거인대(PTTL)가 보입니다.

TP, Tibialis posterior(후경골근); **FDL**, Flexor digitorum longus(장지굴근); **MM**, Medial malleolus of tibia(경골 내측과); **TAL**, Talus(거골); **DEL LIG**, Deltoid ligament(삼각인대); **PTTL**, Posterior tibiotalar ligament(후경거인대).

후경골근 건-단축(내과 하방)

조해(照海, KI6)

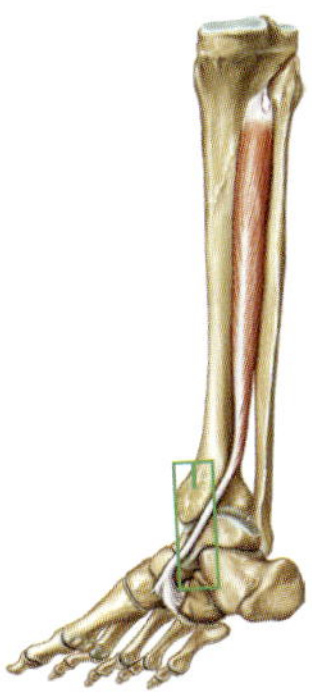

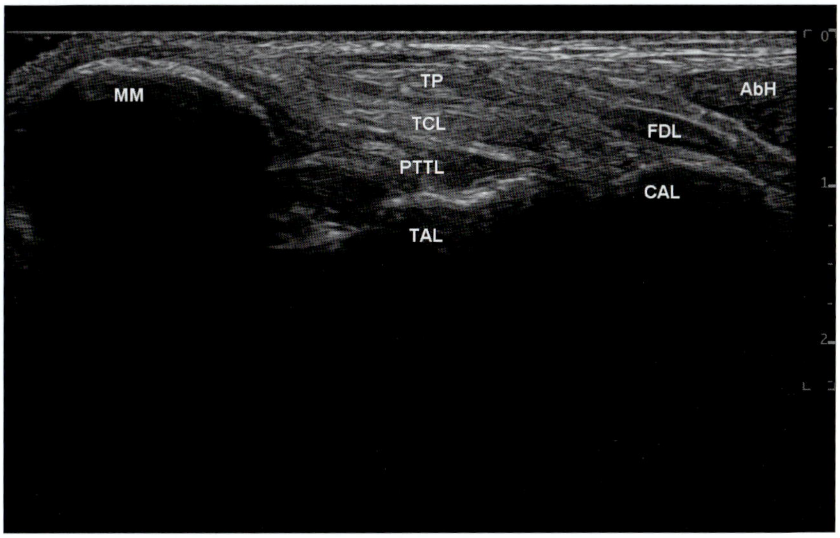

후경골근 건 부위 단축 영상. 내과 하방으로 후경골근 건(TP)과 족근부의 내측을 촬영한 영상입니다. 족내과(MM) 우측으로 후경골근이 보이고, 그 안쪽에 경종인대(TCL)와 후경거인대(PTTL)가 위치합니다. 더 발바닥 쪽인 화면상 우측으로 내려가면 종골(CAL) 위에 있는 장지굴근(FDL)과 무지외전근(AbH)을 볼 수 있습니다.

TP, Tibialis posterior(후경골근); **FDL**, Flexor digitorum longus(장지굴근); **AbH**, Abductor hallucis(무지외전근); **MM**, Medial malleolus of tibia(경골내측과); **TAL**, Talus(거골); **CAL**, Calcaneus(종골); **TCL**, Tibiocalcaneal ligament(경종인대); **PTTL**, Posterior tibiotalar ligament(후경거인대).

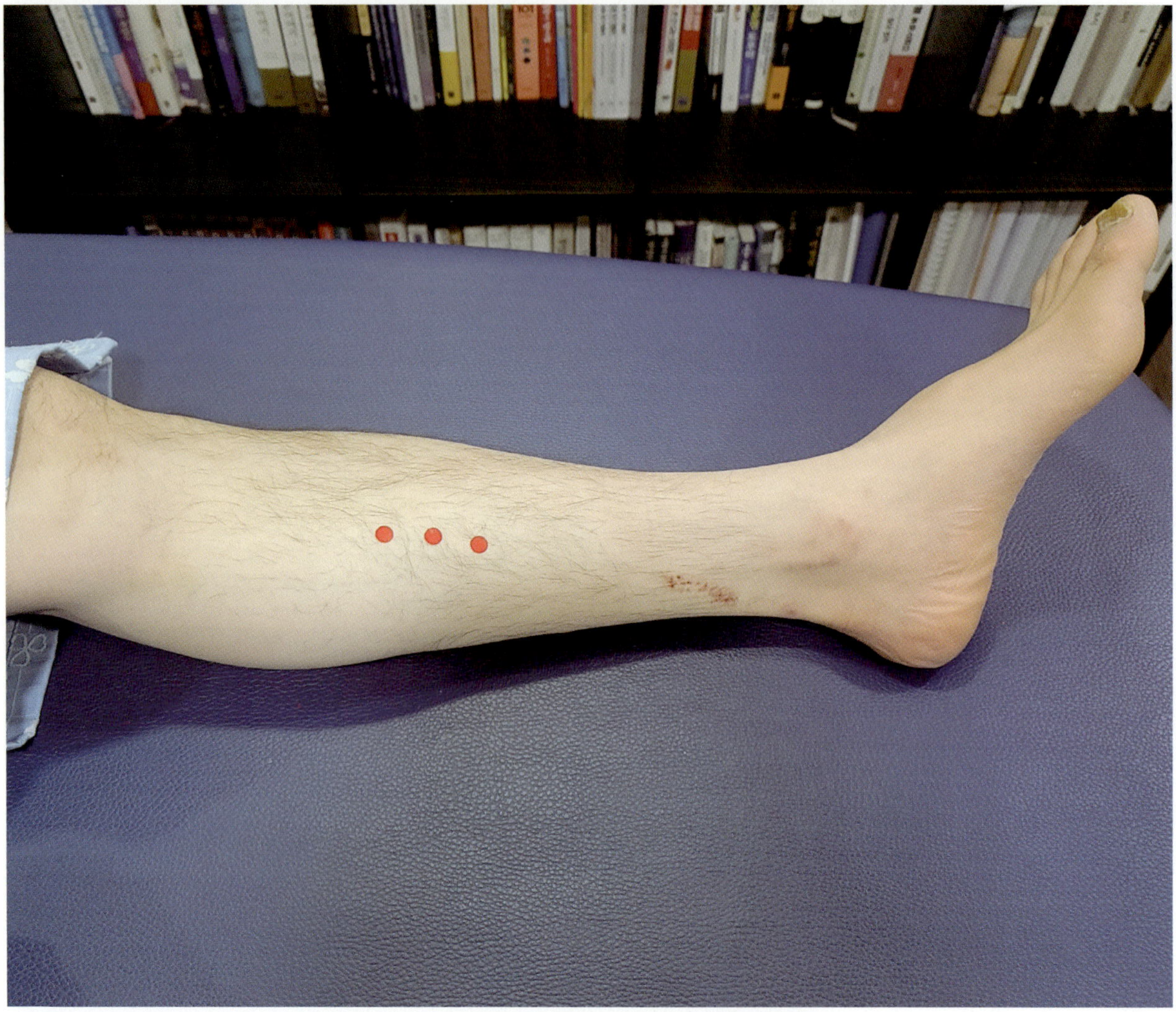

● 그림 5. 후경골근 근복부 압통점

정강이 안쪽에서 경골 안쪽을 파고들어 비골을 누르듯이 압통점을 찾습니다. 대부분 통증을 호소할 수 있으므로 건측 및 위아래 압통점과 비교하여 저명한 압통점을 꼼꼼히 찾습니다.

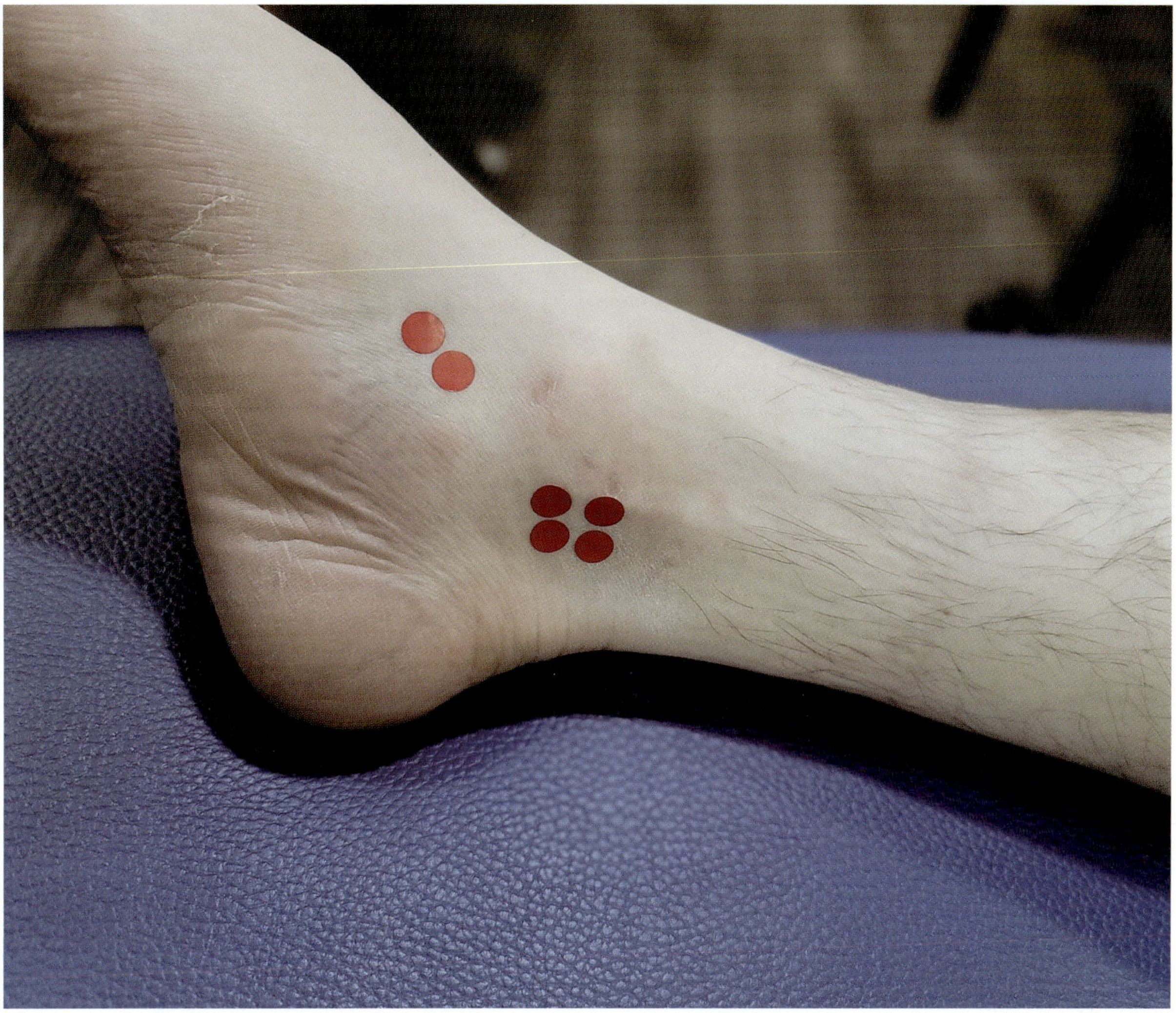

● **그림 6.** 건 부착부 및 주행부위 압통점

족내과 뒤쪽(태계혈 주변)과 아래쪽(연곡혈 주변), 발바닥 중간 등에서 압통점이 많이 발견됩니다. 이와 같이 발목 후면과 족궁 중앙부의 압통이 있을 경우 근복부 또한 필히 치료합니다.

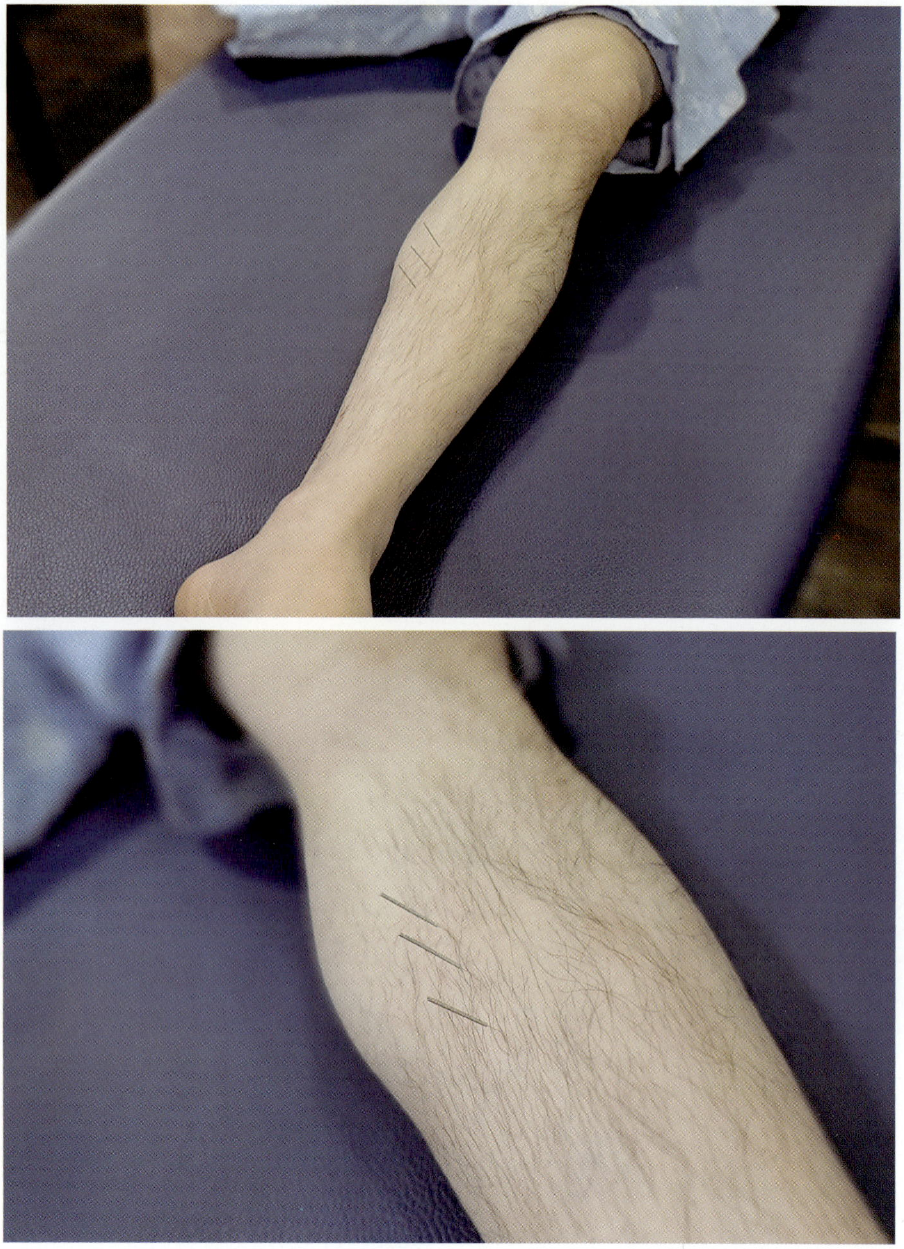

● **그림 7.** 근복 침치료

종아리 안쪽, 경골의 중간 부근에서 압통점을 찾습니다. 그런 다음 경골을 촉지하고 경골의 뒤편에서 반대편 비골을 향해서 자침하는데 심부에 있는 근육이기 때문에 4-5 cm 이상 자입해야 후경골근을 자극할 수 있습니다. 다만 신경혈관이 많이 지나가는 만큼, 천천히 자입합니다.

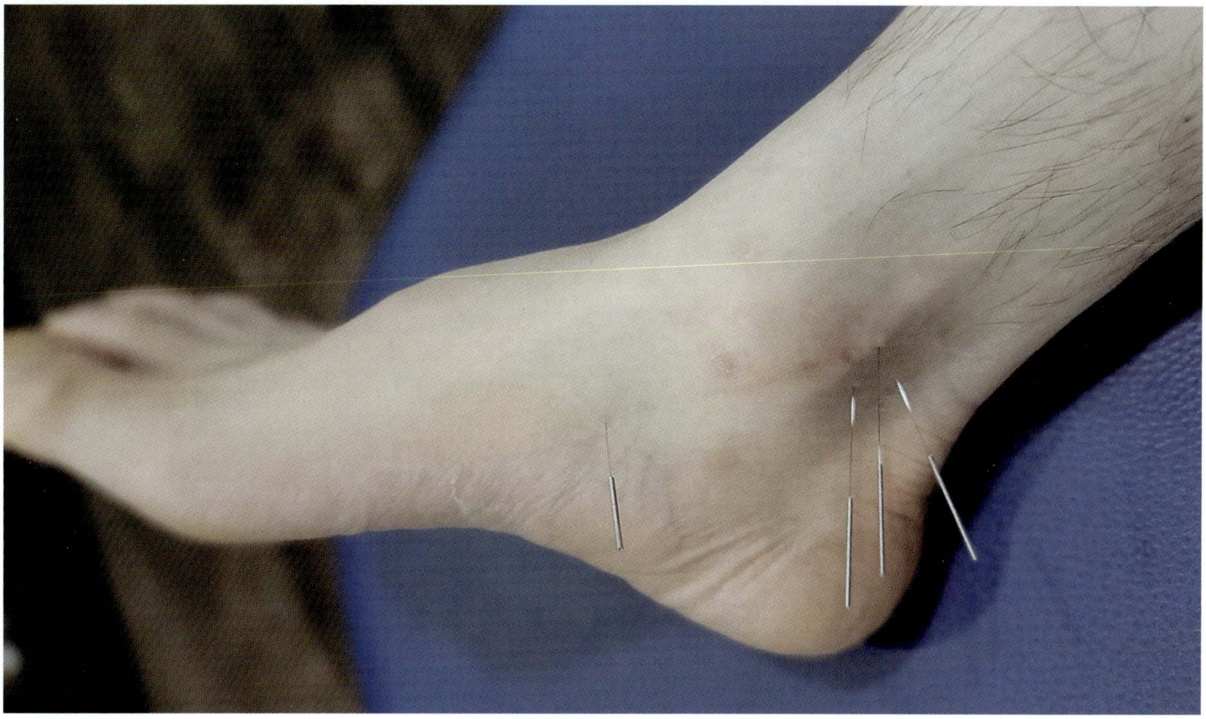

● 그림 8. 건부위 및 건 부착부 침치료

후경골근이 족내과 후면을 지나는 족내과 뒤, 태계혈 주변의 압통을 확인합니다. 또한 힘줄이 부착되는 족궁 중간부분인 연곡혈까지를 꼼꼼하게 눌러보며 압통점을 찾습니다. 압통점을 찾으면 뼈까지 자입하며, 내과 후면 건주변 통증인 경우 건 주변에 약침치료를 하면 효과적입니다.

윤상훈 원장의 임상꿀팁

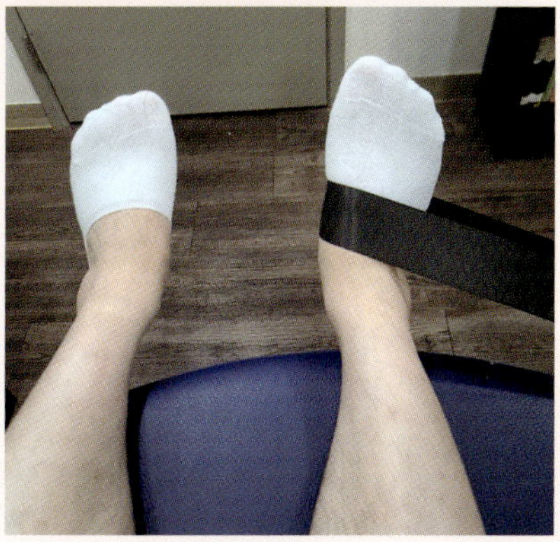

후경골근은 강화가 중요합니다.

후경골근은 약화가 쉽기 때문에 강화가 중요합니다. 근력을 강화하기 위해 스포츠밴드를 이용해서 후경골근의 저항운동을 환자에게 하도록 티칭합니다. 스포츠밴드를 발의 내측에 걸고 발을 내전하는 쪽으로 힘을 주면서 반대로 밴드를 통해 저항하게 합니다.

10 장지굴근

(Flexor digitorum longus, 긴발가락굽힘근)

핵심포인트

발바닥 저림과 달리기 후 종아리 내측 통증

기시	경골(tibia)의 후면(가자미근 선의 하방)
종지	2, 3, 4, 5지 원위지골(distal phalanges)의 기저부

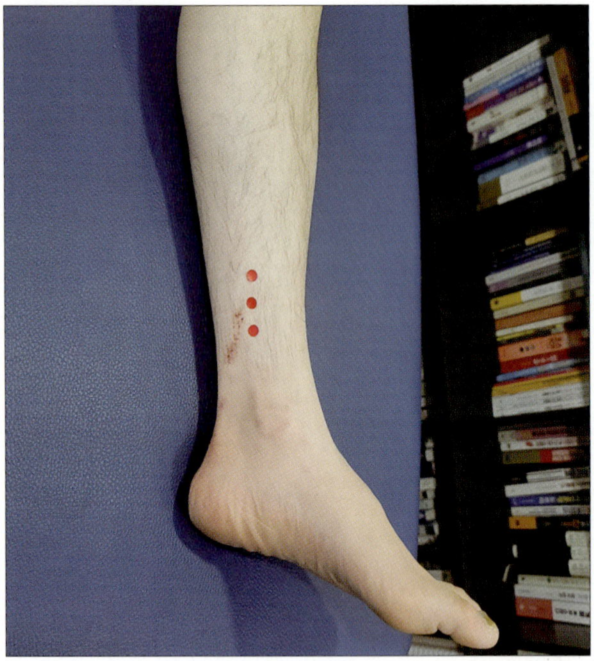

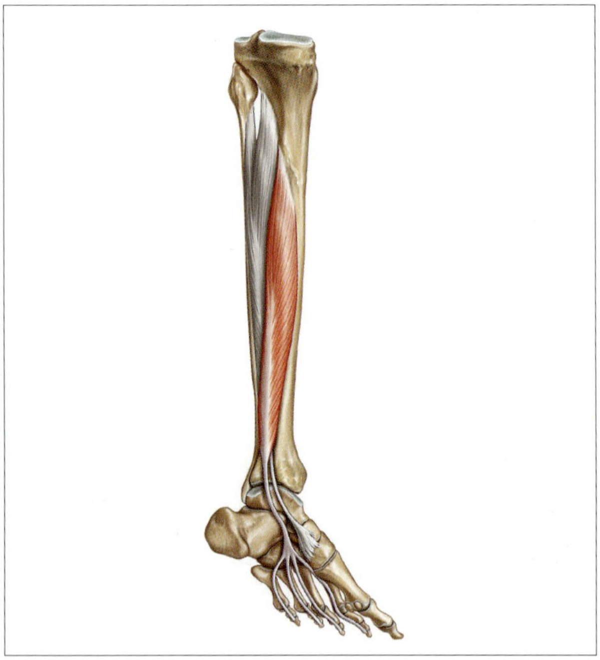

개괄

장지굴근은 경골의 후면에서 기시하여 내과 뒤에서 후경골근 건의 뒤를 지나 발목터널과 발목 안쪽의 삼각인대를 가로질러서 엄지발가락을 제외한 나머지 네 발가락으로 종지하는 근육입니다. 네 발가락을 굴곡, 발을 족저굴곡, 내번하는 작용을 합니다.

장지굴근은 달리기를 반복적으로 했을 때, 특히 경사가 있는 곳에서 조깅을 했을 때 문제가 생기기 쉬운 근육입니다. 장지굴근과 후경골근은 해부학적 위치가 비슷해 통증양상도 비슷합니다. 두 근육 모두 달리기나 보행 이후 종아리 내측 및 발바닥의 통증을 일으킬 수 있습니다. 구분하기보단 두 근육 모두 치료합니다. 결국 발바닥의 중앙의 통증이나 종아리 내측 안쪽 깊은 곳이 아프다고 한다면 후경골근과 함께 떠올리면 좋을 근육입니다.

마지막으로 장지굴근의 건초염은 족근관 내부의 압력을 증가시켜 발바닥 저림을 일으킬 수 있습니다. 장지굴근에 의한 발바닥의 저림이 있을 때는 서 있을 때나 보행 시, 혹은 보행 후 힘줄이 부었을 때 저림이 심해질 수 있습니다.

윤상훈 원장의 임상꿀팁

장지굴근은 달리기와 발레 근육

주로 한 달 이상 전문적으로 달리기를 시행한 분들이 통증이 잘 오고, 평소에는 괜찮으나 달리기할 때만 아프다고 하는 경우가 있습니다. 터벅터벅 걸을 때는 장지굴근을 많이 사용하지 않습니다. 전문적으로 달리기를 하며 발가락으로 지면을 눌러 올릴 때 장지굴근의 통증이 심해질 수 있습니다. 또한 장지굴근과 장무지굴근은 발레와 같은 무용을 하면서 엄지발가락으로 까치발을 많이 드는 경우 통증이 발생할 수 있습니다.

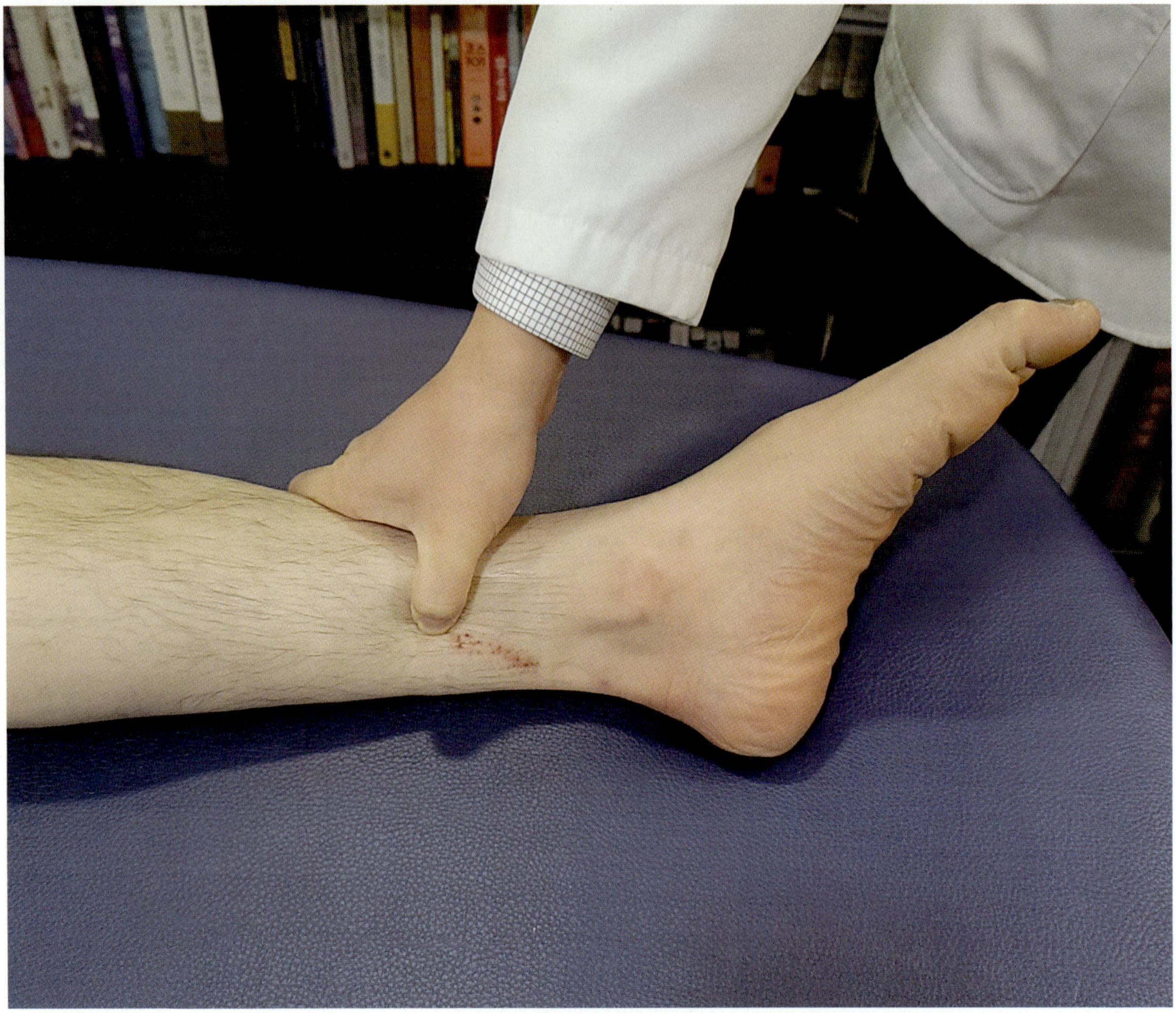

● 그림 1. 장지굴근 촉진

장지굴근은 경골의 바로 뒤에 위치합니다. 종아리 측면에서 경골의 뒤를 깊게 누르듯 촉진하면서 발가락을 반복적으로 굴곡시켜 보면, 수축하는 장지굴근을 확인할 수 있습니다. 경골의 중앙부터 아래쪽까지 꼼꼼히 촉진하며 압통점을 찾습니다.

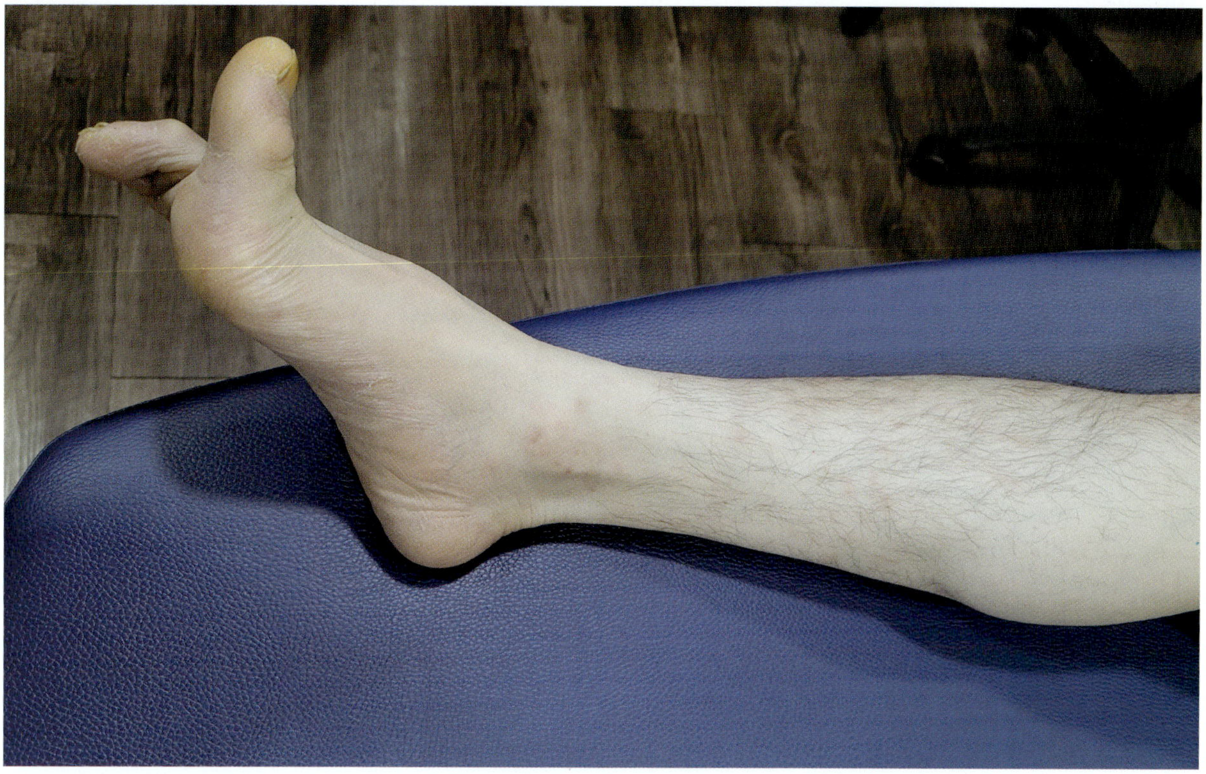

● 그림 2. 장지굴근 건 촉진

발가락을 반복적으로 굴곡시키면서 내과의 후면에서 장지굴근 건을 확인합니다. 내과 바로 뒤에서 지나는 건은 후경골근 건이고, 그 뒤쪽이 바로 장지굴근의 건입니다. 힘줄이 잘 확인되지 않는 경우에는 저항검사를 하거나 발을 족저굴한 상황에서 발가락을 굴곡시키도록 합니다.

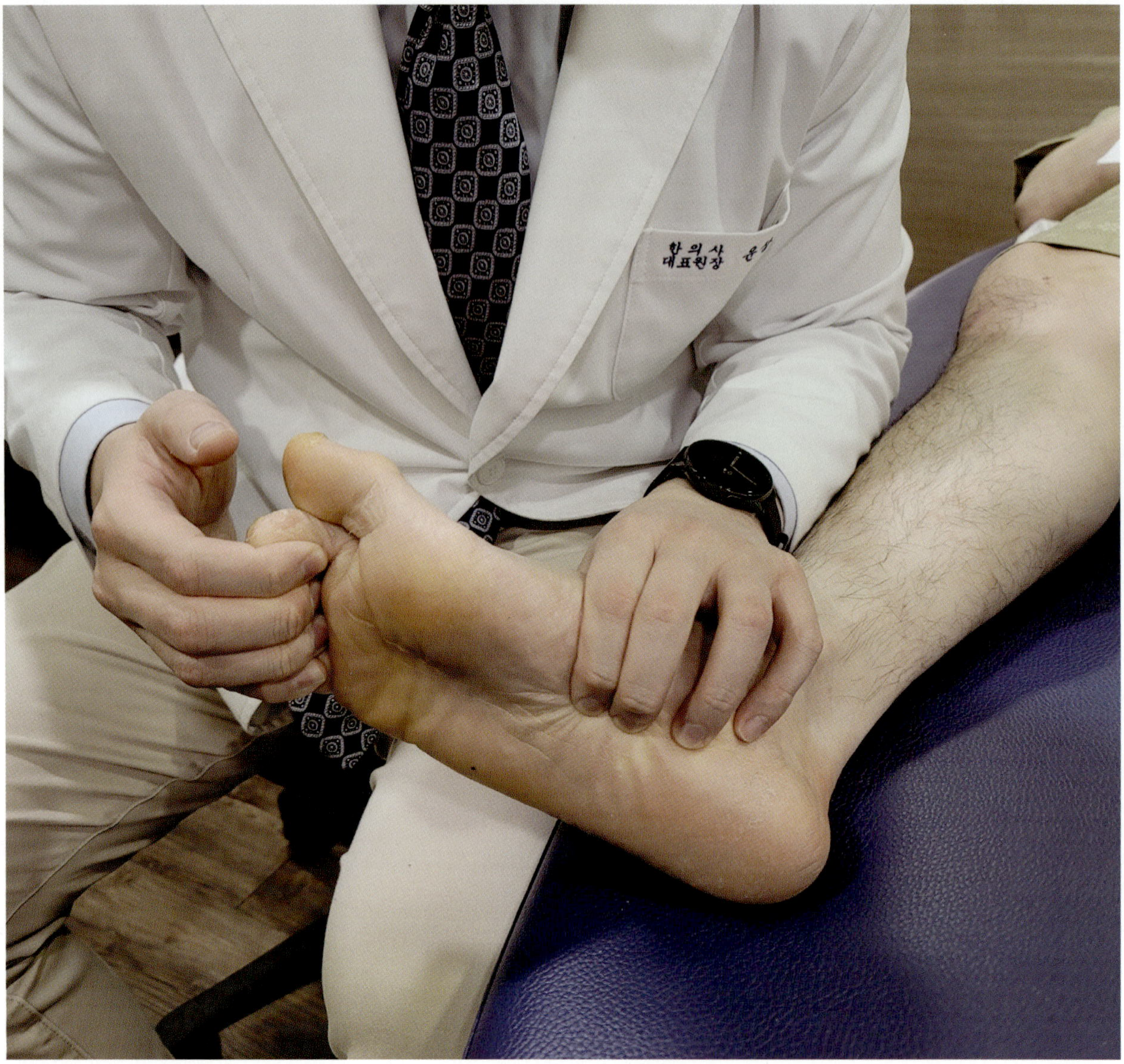

● 그림 3. 장지굴근 저항검사

장지굴근 저항검사 : 시술자는 환자의 발과 발목을 중립 위치에 두고 한 손은 2-5지의 족저면에 두고 한 손으로는 발을 잡아서 지지하거나 발바닥 위에 둡니다. 환자에게는 발가락을 구부리도록 하고 시술자는 이에 저항하여 2-5지의 족저면에 둔 손을 신전하는 방향으로 압력을 가합니다.

초음파

장지굴근-단축

교신(交信, KI8), 부류(復溜, KI7)

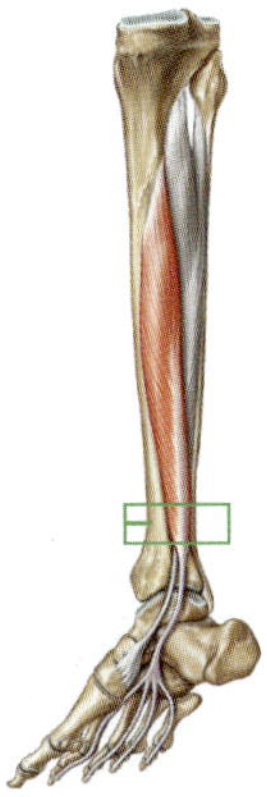

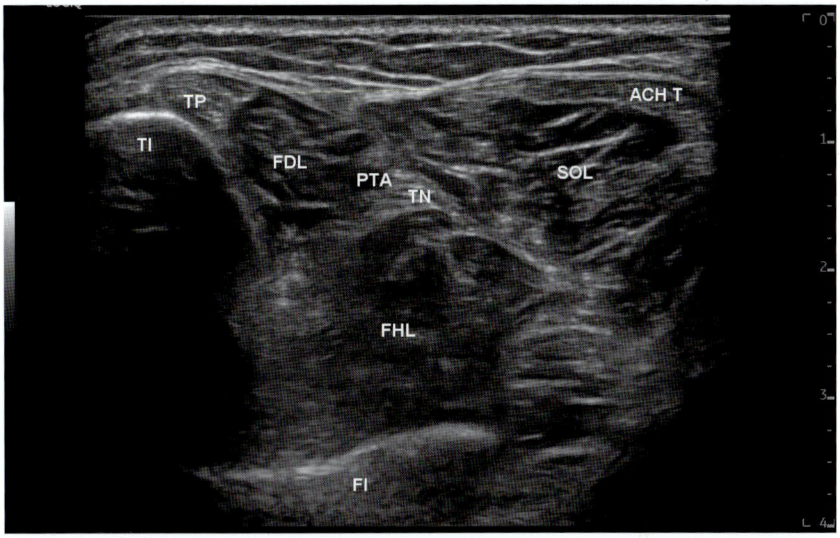

장지굴근 단축 영상. 장지굴근의 단축을 얻기 위해, 발목의 후내측면에서 초음파를 촬영한 영상입니다. 화면상 좌측(anterior)에 경골(TI)과 후경골근(TP)이 보입니다. 그 뒤에 장지굴근(FDL)이 약 0.5-1.5 cm 깊이에 위치한 것이 보입니다. 장지굴근과 가자미근(SOL), 장무지굴근(FHL) 사이에 후경골동맥(PTA)과 경골신경(TN)이 주행하므로 자입 시 주의합니다.

TP, Tibialis posterior(후경골근); **FDL**, Flexor digitorum longus(장지굴근); **FHL**, Flexor hallucis longus(장무지굴근); **SOL**, Soleus(가자미근); **ACH T**, Achilles tendon(아킬레스건); **PTA**, Posterior tibial artery(후경골동맥); **TN**, Tibial nerve(경골신경); **TI**, Tibia(경골); **FI**, Fibula(비골).

장지굴근-장축

축빈(築賓, KI9), 교신(交信, KI8)

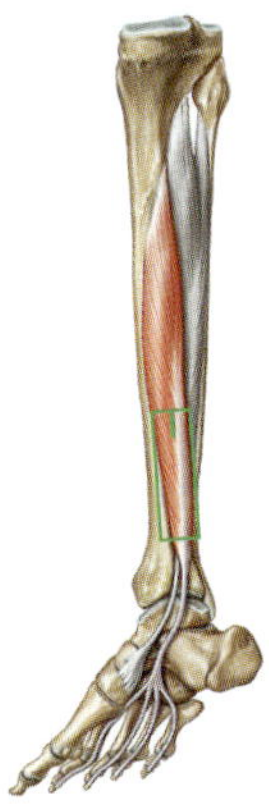

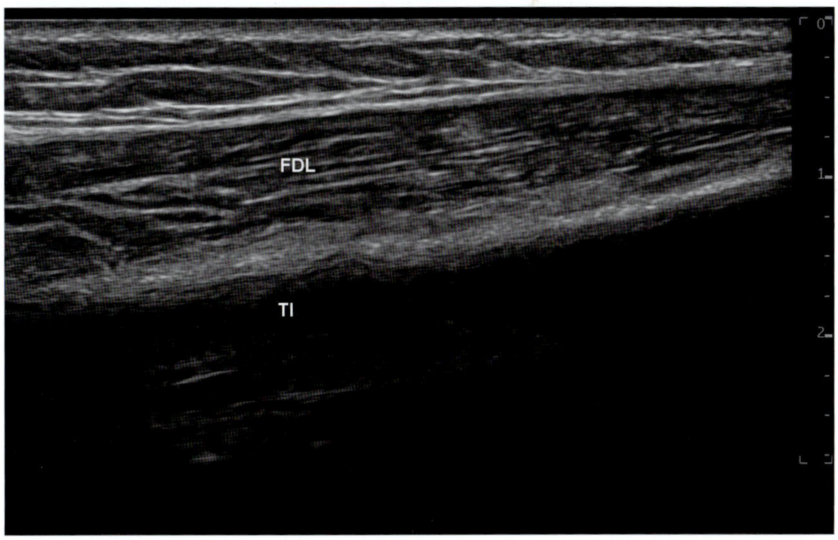

장지굴근 장축 영상. 경골(TI) 위쪽으로, 약 0.2-1.5 cm 깊이에 장지굴근(FDL)이 위치한 것이 보입니다.

FDL, Flexor digitorum longus(장지굴근); **TI**, Tibia(경골).

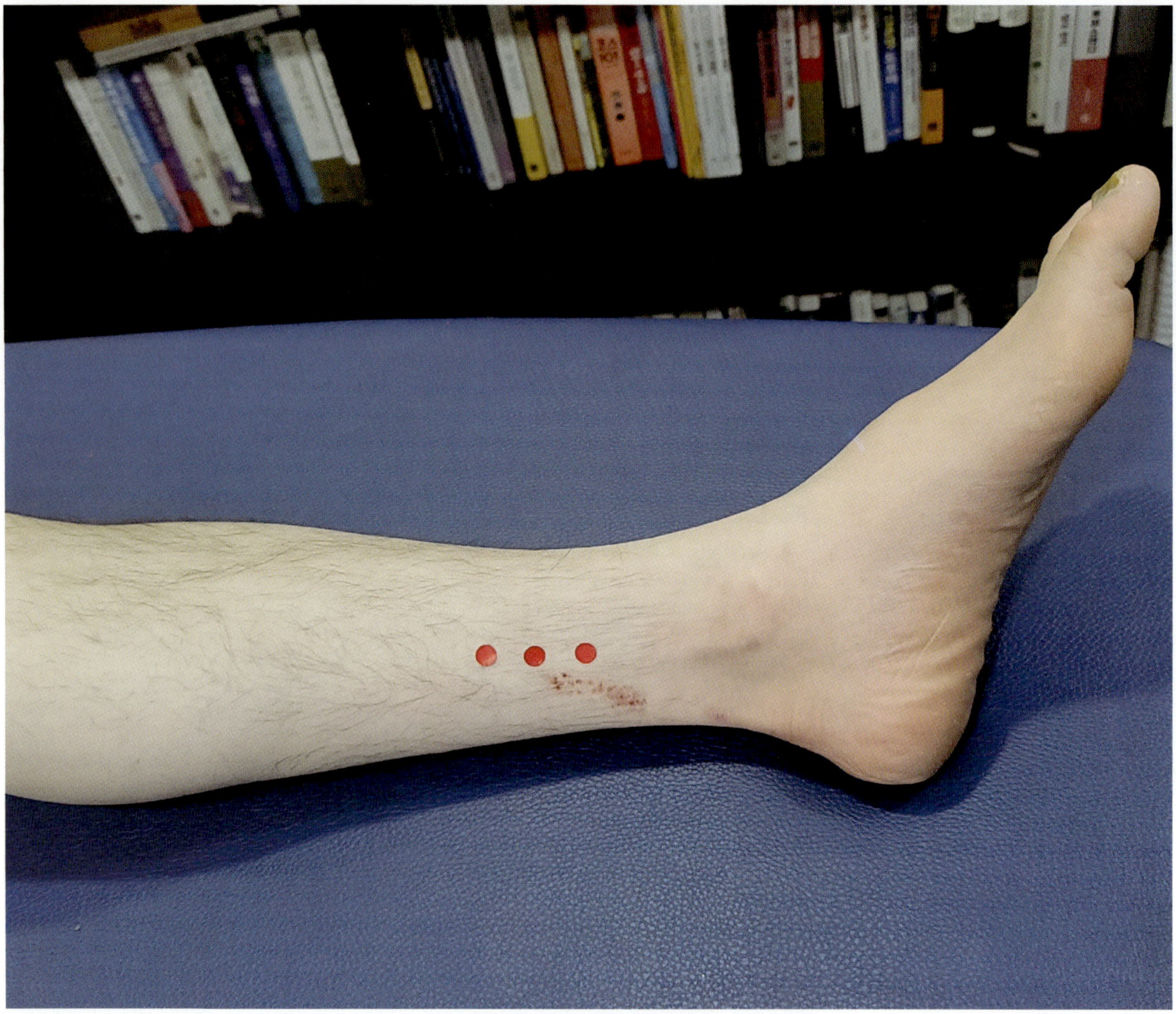

● 그림 4. 근복부 압통점

경골의 뒤를 눌러서 압통점을 찾는데 표층에는 가자미근이 있기 때문에 힘을 주어 눌러야 촉진할 수 있습니다. 애매한 경우에는 압통점을 찾으면서 발을 반복적으로 족저굴곡하게 하거나 발가락을 굴곡하게 하면서 찾으면 쉽게 찾을 수 있습니다.

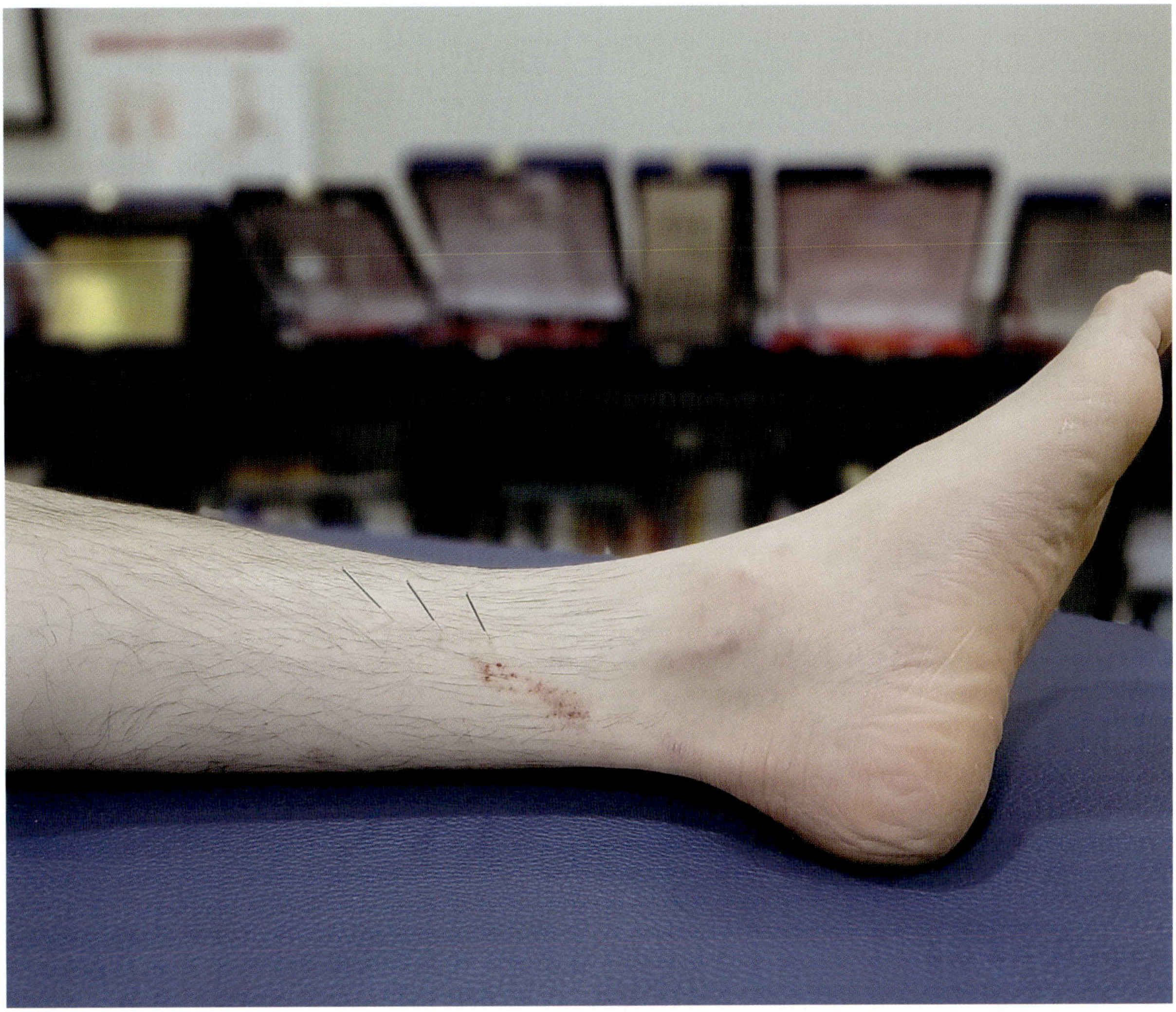

● 그림 5. 장지굴근 침치료

근복부 침치료 : 장지굴근 역시 심부에 위치하는 근육으로, 침이 경골후면을 지나 비골 내측을 맞춘다는 느낌으로 자입해야 합니다. 후경골근과 위치가 비슷하며, 역시 신경과 혈관이 많이 지나므로 천천히 자입하고 환자가 저릿함이나 심한 뻐근함을 호소하면 발침합니다.

건 부착부 침치료 : 내과 후면이나 발바닥 쪽의 압통점의 경우 뼈까지 자입합니다. 다만 발바닥은 통증이 심하기 때문에 가장 심한 압통점 1-2개만 자입하도록 합니다.

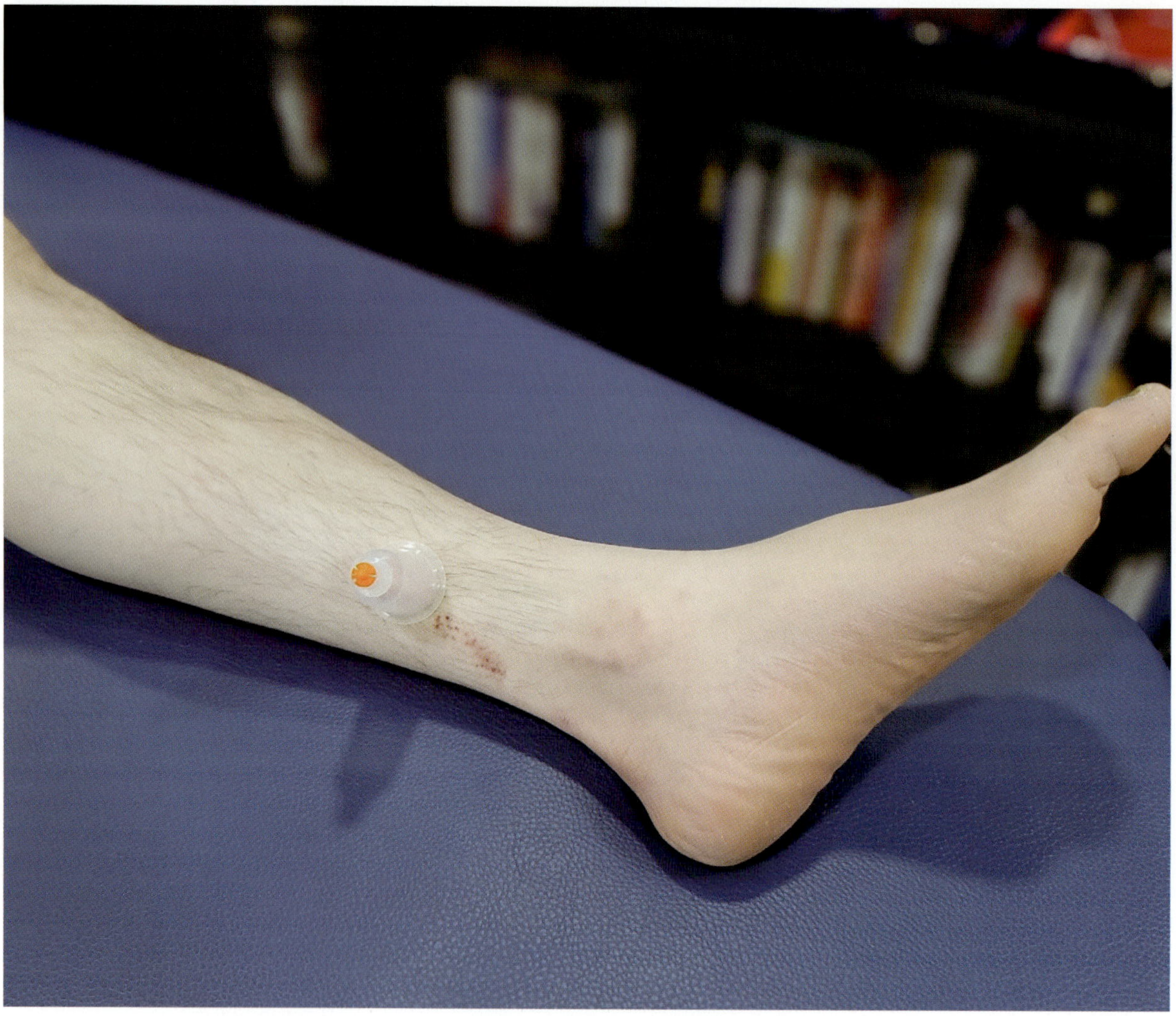

● 그림 6. 장지굴근 부항치료

윤상훈 원장의 임상꿀팁

발바닥 앞쪽이 아프다면?

족근부의 통증은 족저근막염이 원인인 경우가 많지만, 발바닥 앞쪽의 통증은 막막할 수 있습니다. 이때 발바닥의 앞쪽에서 중앙 쪽으로 당기는 듯한 통증이 있다고 한다면 장지굴근의 과긴장으로 인한 문제도 의심해야 합니다.

11 장비골근 & 단비골근

(Peroneus longus, Fibularis longus 긴종아리근 & Peroneus brevis, Fibularis brevis 짧은종아리근)

핵심포인트

정강이 외측 저림과 발목염좌(내번염좌)에서 꼭 봐줘야 할 근육

장비골근

기시	비골두(the head of the fibula), 비골(fibula) 외측면 상부 2/3
종지	족부의 중족골 1번 기저부(1st metatarsal base)와 내측 설상골(medial cuneiform)

단비골근

기시	비골(fibula)의 외측 원위 2/3
종지	중족골 5번 기저부(5th metatarsal base) 바깥쪽

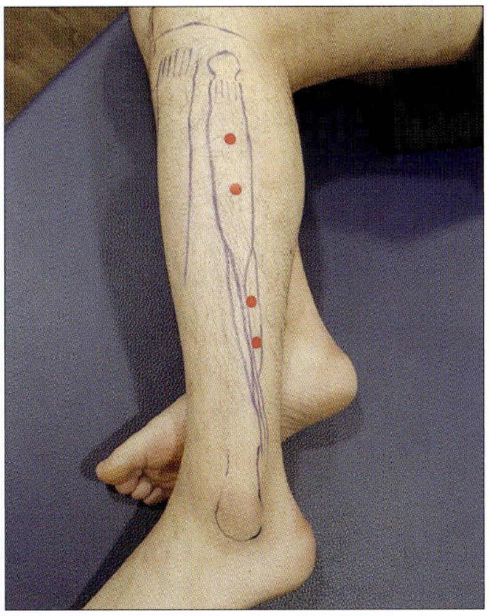

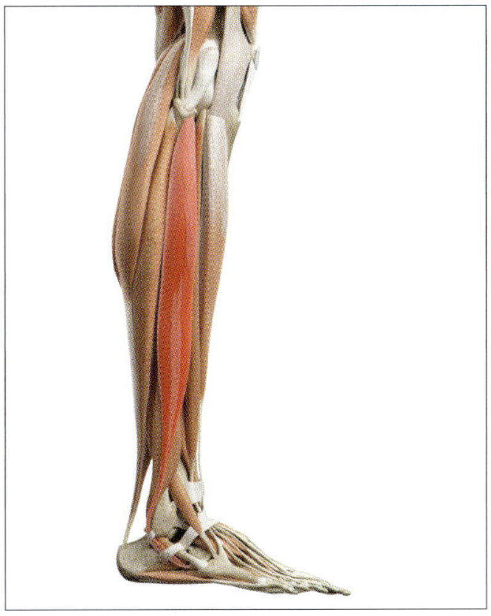

● **그림 1.** 장비골근

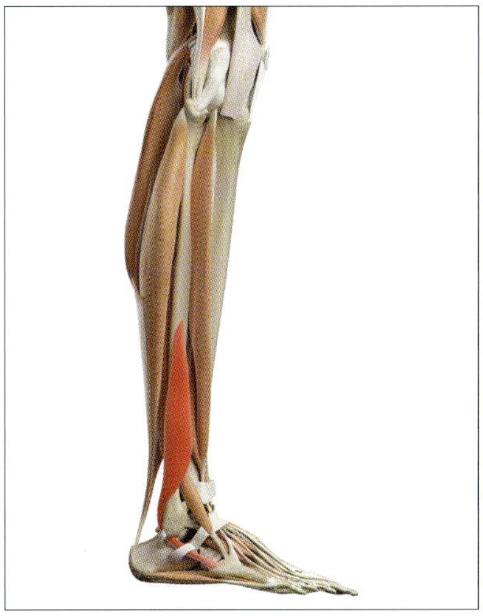

● **그림 2.** 단비골근

개괄

장·단비골근은 비골의 외측면에서 시작되어 제1중족골의 기저부와 제5중족골의 외측면에 부착되는 근육입니다. 보통 발목 뒤쪽 곤륜혈 부위의 통증 혹은 비골두 근처의 외측 상부 쪽 통증을 호소하는 경우가 많습니다.

장,단비골근은 근육의 건이 바깥복사뼈 뒤를 지나기 때문에 발을 족저굴시킵니다. 또한 발의 외전을 시키는 작용을 하는데요. 장·단비골근이 약화되는 경우 발은 자꾸 내번이 되려고 하는 경우가 있습니다.

장·단비골근은 발목염좌를 치료할 때 꼭 함께 체크하고 치료해줘야 할 근육입니다. 염좌로 인해 1-2주 절뚝거리고 다니다 보면 장·단비골근의 긴장이 심화되어 정강이 외측 비골 쪽에 통증을 호소하는 환자들이 많이 있습니다. 이때 적절히 침치료, 추나, 부항을 통해 풀어주시면 효과가 좋습니다.

또한 장비골근은 비골두 근처에서 총비골신경(common peroneal nerve)을 포착하여 무릎 아래 전외측면으로 이상감각, 운동장애 등을 일으킬 수 있습니다.

발 내측의 발바닥 아치 가운데 부분에 통증이 있는 경우 장비골근과 후경골근을 치료하기도 합니다.

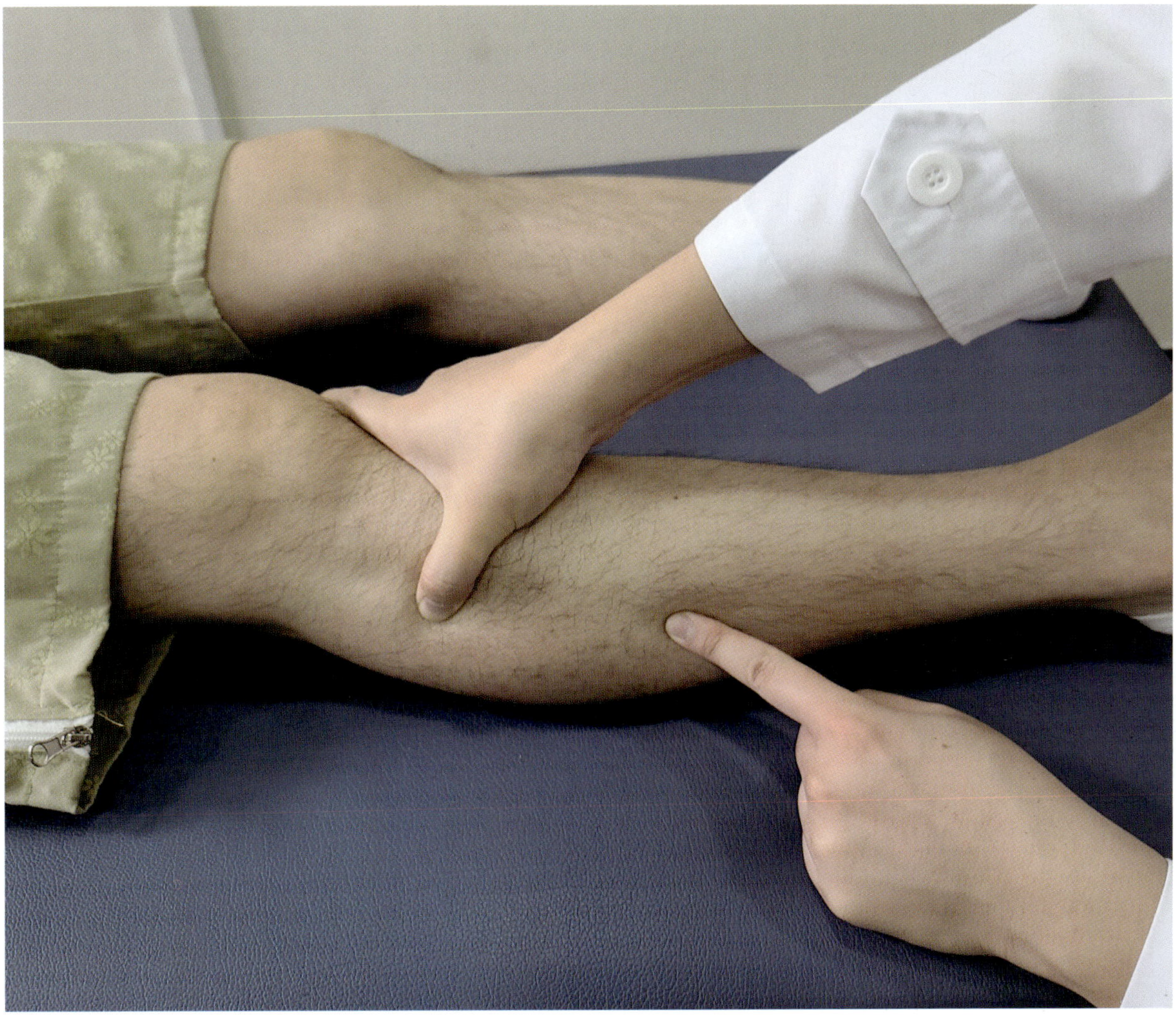

● 그림 3. 장비골근 촉진

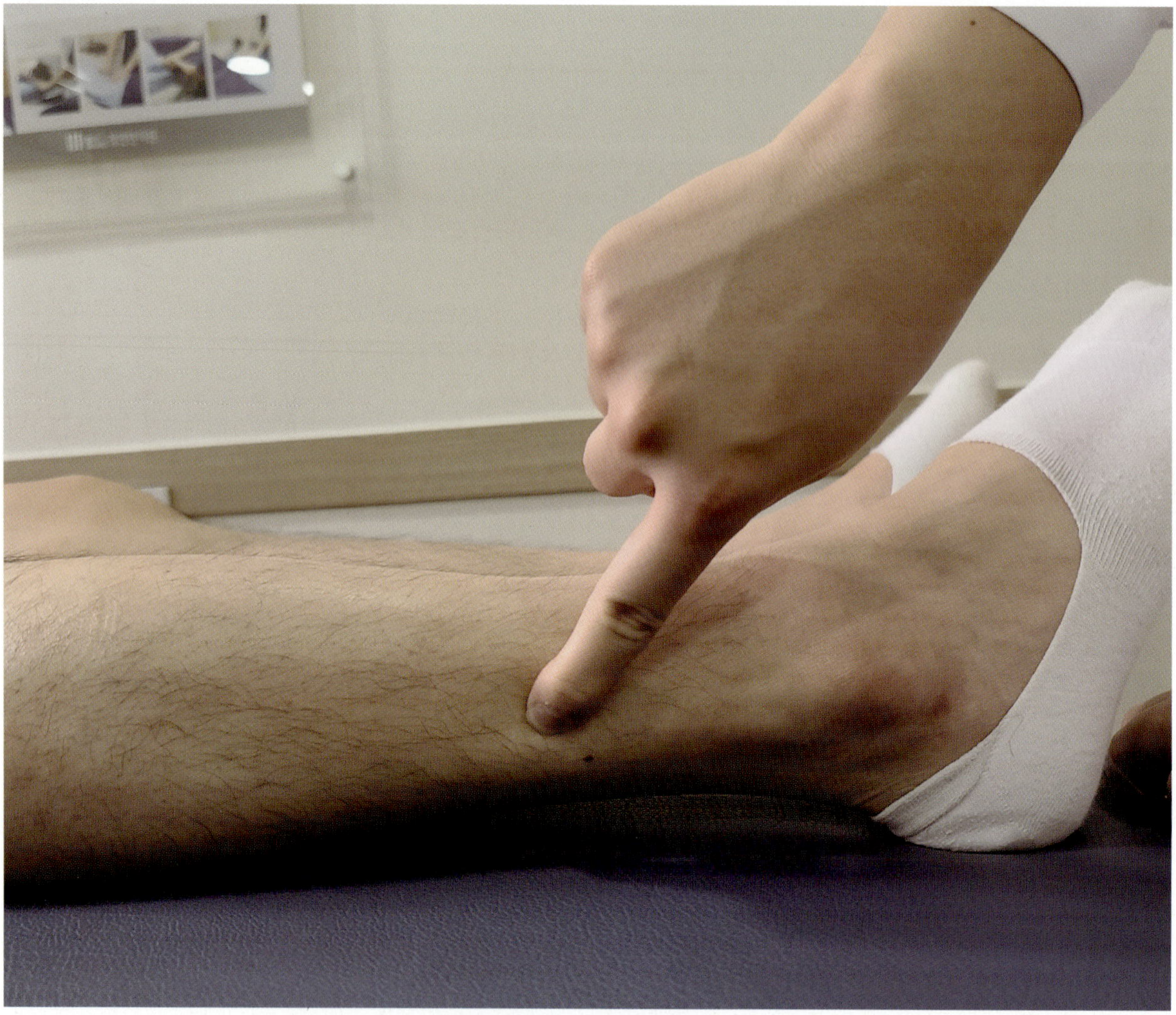

● 그림 4. 단비골근 촉진

정강이 외측면의 비골두를 촉진한 후 비골두 아래쪽으로 손가락을 댑니다. 비골두 수직 아래, 옆에서 비골을 쭉 따라서 촉진하면 만져지는 근육입니다. 이때 발목을 배굴시키면서 회내(pronation)시킬 때 긴장되는 근육입니다. 똑바로 누운 상태에서 환자는 발을 족저굴하는 힘을 주고 시술자는 저항하여 배굴시키려고 합니다. 이때, 근력이 저하되어 있거나 통증이 나타나면 장단비골근의 기능이상을 의심할 수 있습니다.

장비골근-단축

족소양경근

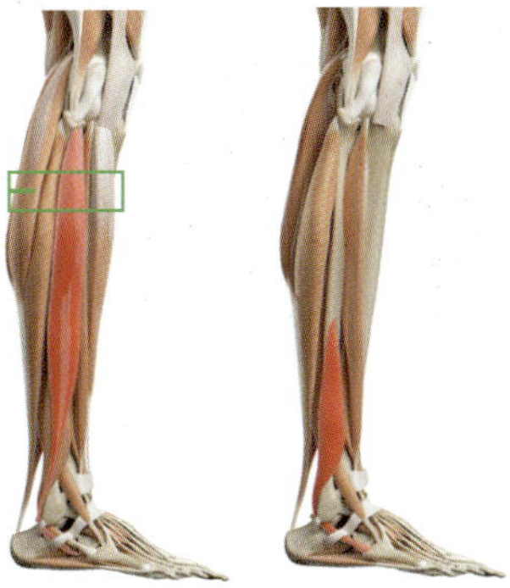

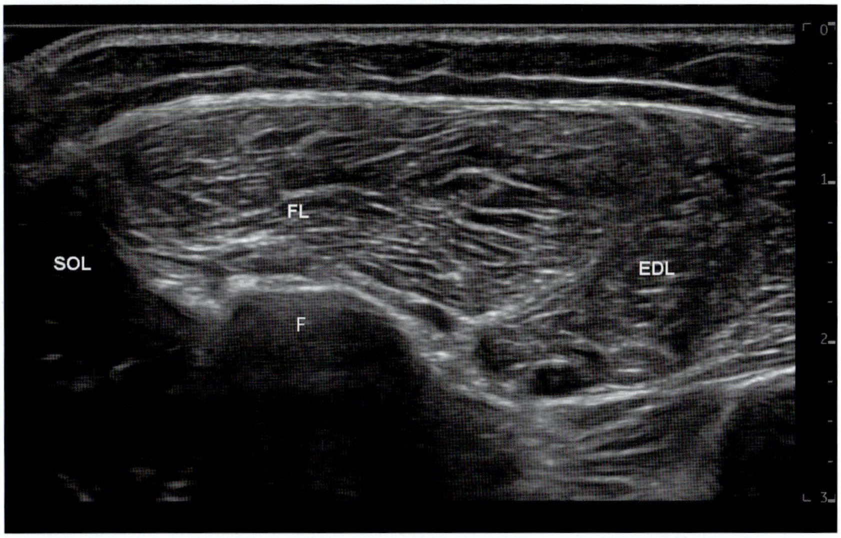

장비골근 근위부 단축 영상. 화면 중앙 장비골근(FL)이 0.5-2 cm 깊이에서 비골 위에 위치한 것이 보입니다. 장비골근 뒤(posterior, 화면상 좌측)에는 가자미근(SOL)이 보이고, 전면에는 장지신근(EDL)이 위치합니다.

SOL, Soleus(가자미근); **FL**, Fibularis longus(장비골근); **EDL**, Extensor digitorum longus(장지신근); **F**, Fibula(비골).

장비골근-장축

양릉천(陽陵泉, GB34)

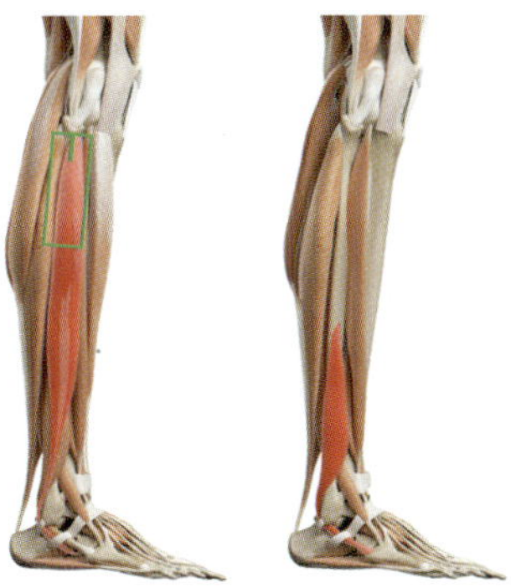

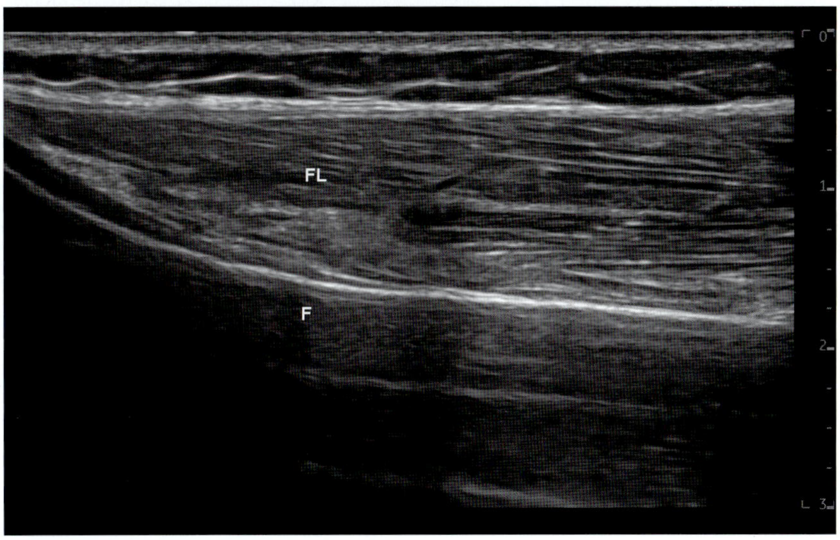

장비골근 근위부 장축. 장비골근(FL)이 비골두(F)에 부착하는 부위부터 촬영한 장축 영상. 장비골근이 0.5-2 cm 깊이에 위치하며, 가장 아래 밝은 선이 비골을 나타냅니다. 골막(밝은 선) 아래쪽 영상은 초음파 빔이 뼈 안으로 투과되는 것이 아니고 반사되어 나타나는 허상입니다.

FL, Fibularis longus(장비골근); **F**, Fibula(비골).

장·단비골근-단축

양보(陽輔, GB38)

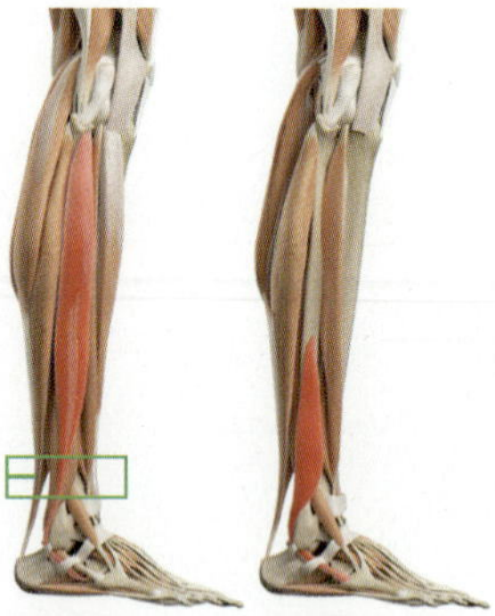

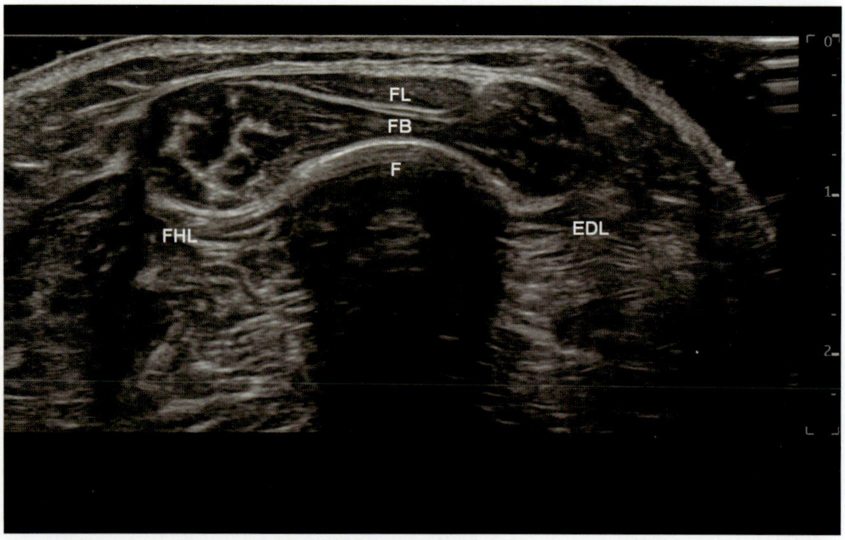

장·단비골근의 근복부 단축 영상. 비골(F)을 중심으로 가장 표면(lateral)에 장비골근(FL)이 위치하며, 장비골근 주위로 단비골근(FB)이 감싸는 형태로 존재합니다. 본 영상에서는 좌측이 인체 후면(posterior)이므로, 비골 후면에 장무지굴근(FHL)이 보이며, 비골 우측(anterior)에 장지신근(EDL)이 위치한 것이 보입니다.

FL, Fibularis longus(장비골근); **FB**, Fibularis brevis(단비골근); **FHL**, Flexor hallucis longus(장무지굴근); **EDL**, Extensor digitorum longus(장지신근).

장·단비골근-단축

현종(懸鍾, GB39)

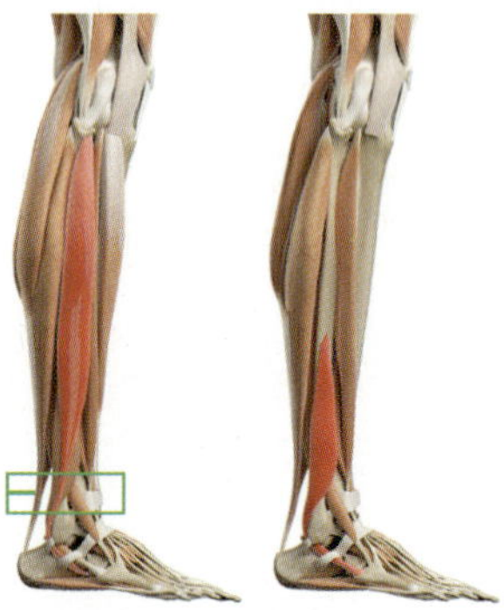

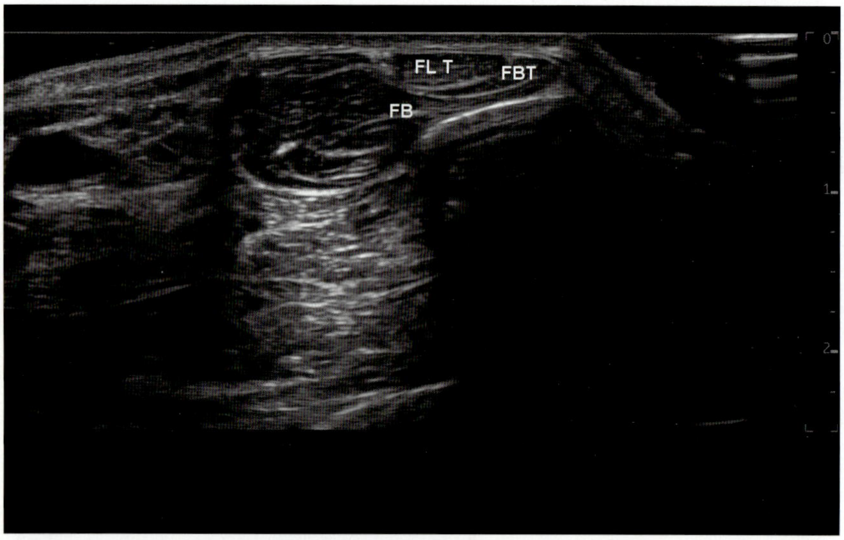

장·단비골근의 단축 영상. 발목 쪽에서 비골 위에 있는 장비골근(FL T)은 힘줄 형태로 변해 있으며, 단비골근(FB & FB T)은 근육과 힘줄이 함께 존재합니다.

FL T, Fibularis longus tendon(장비골근 힘줄); **FB T**, Fibularis brevis tendon(단비골근 힘줄); **FB**, Fibularis brevis(단비골근).

장·단비골근-장축

양보(陽輔, GB38), 현종(懸鍾, GB39)

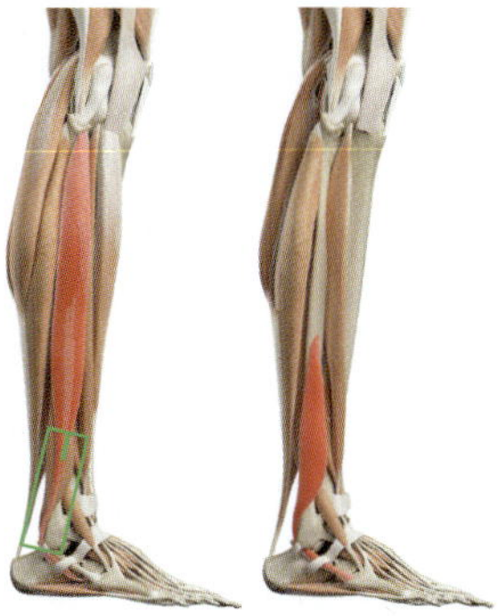

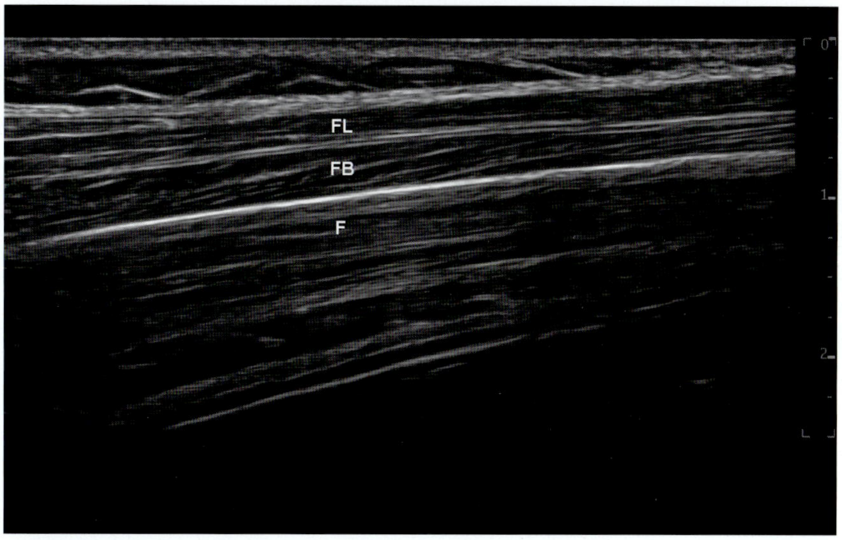

장·단비골근의 발목 쪽 장축 영상. 비골(F) 위로 단비골근(FB)과 장비골근(FL)이 층 구조로 위치합니다. 비골 아래 선형으로 보이는 것은 실제 구조물이 아니라 초음파가 반사되어 보이는 허상이므로 주의해야 합니다.

FL, Fibularis longus(장비골근); **FB**, Fibularis brevis(단비골근); **F**, Fibula(비골).

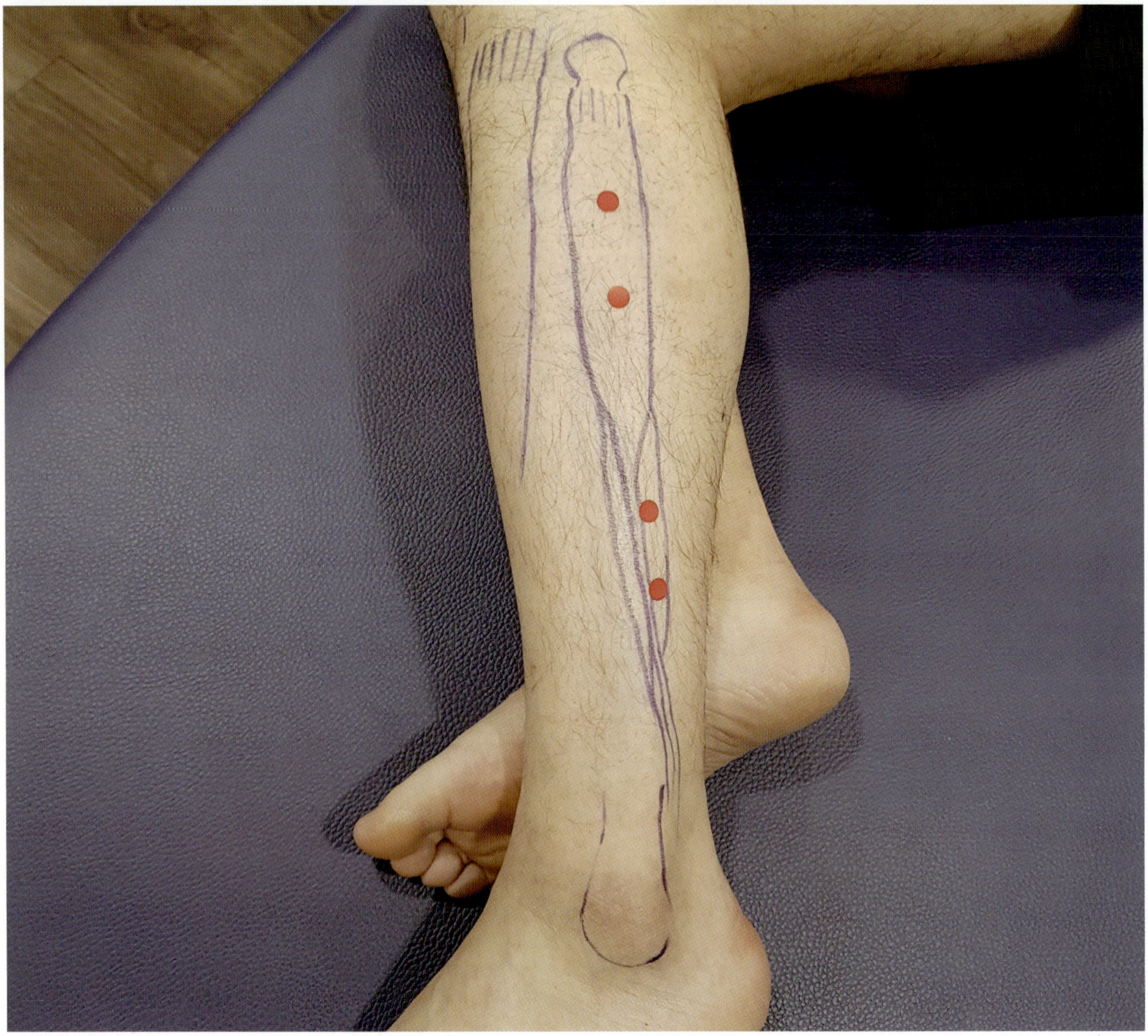

● 그림 5. 장·단비골근 압통점

압통점 촉진 : 비골두 아래쪽에 장비골근부터 외과 위쪽에 단비골근의 압통점까지 꼼꼼히 촉진합니다. 장비골근의 압통점은 근복부인 정강이 상부에 많이 나타나고 단비골근의 압통점은 외과에서 손가락 서너 마디 정도 위에 많이 나타나게 됩니다. 정해진 위치에 집착하지 말고 환자의 압통점을 꼼꼼히 찾습니다.

침, 도침, 약침 모두 가능합니다. 보통은 현종혈, 양릉천혈 부위 근처에 압통점이 많이 생기는데 이 부근 근처에 침치료를 많이 활용합니다. 주로 침치료를 많이 활용하며 긴장이 오래된 경우에는 선택적으로 도침치료를 활용하기도 합니다. 표층에 위치하는 근육으로 1.5-2.5 cm 정도 자입하면 충분히 닿을 수 있습니다.

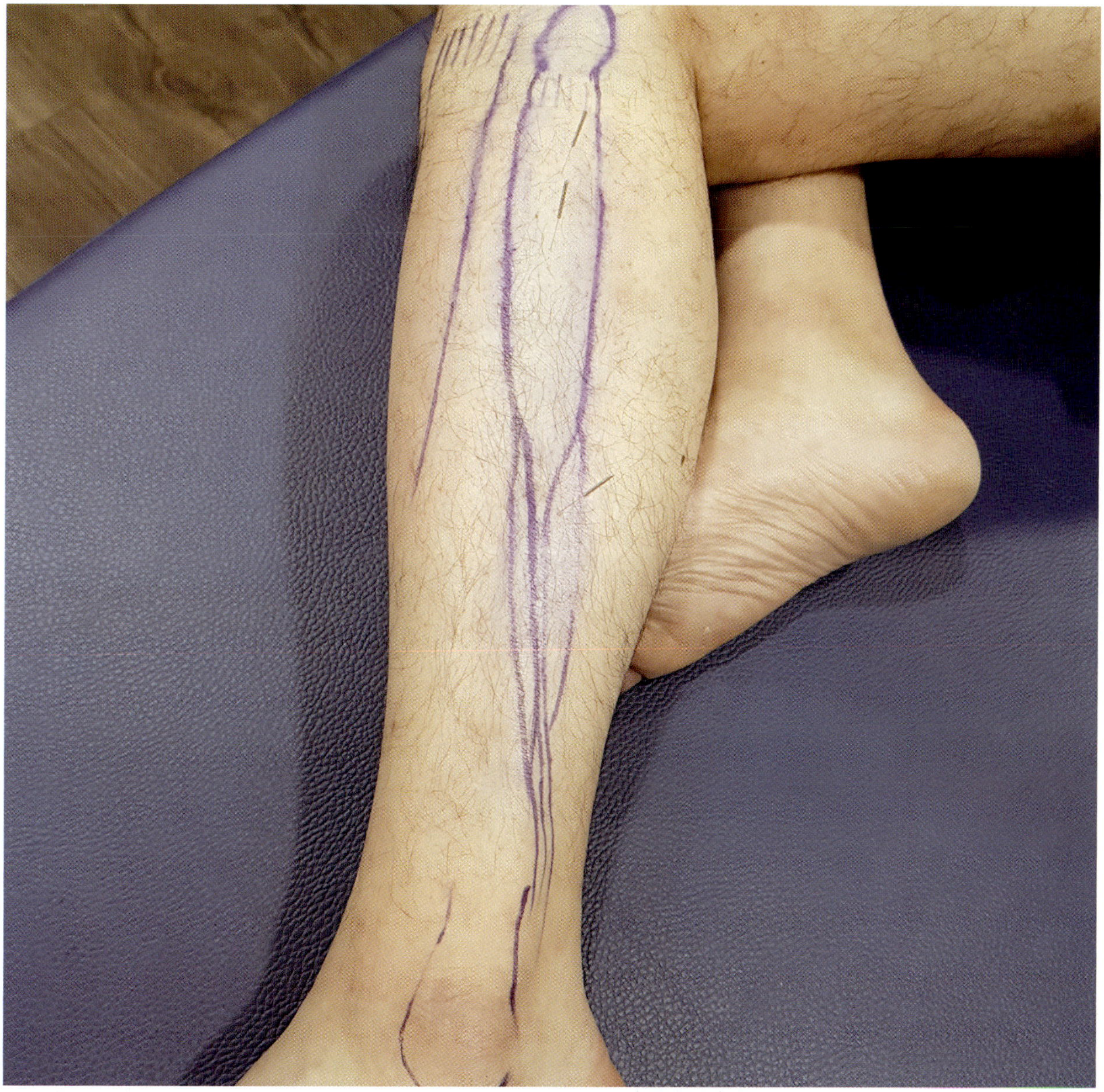

● 그림 6. 장·단비골근 침치료

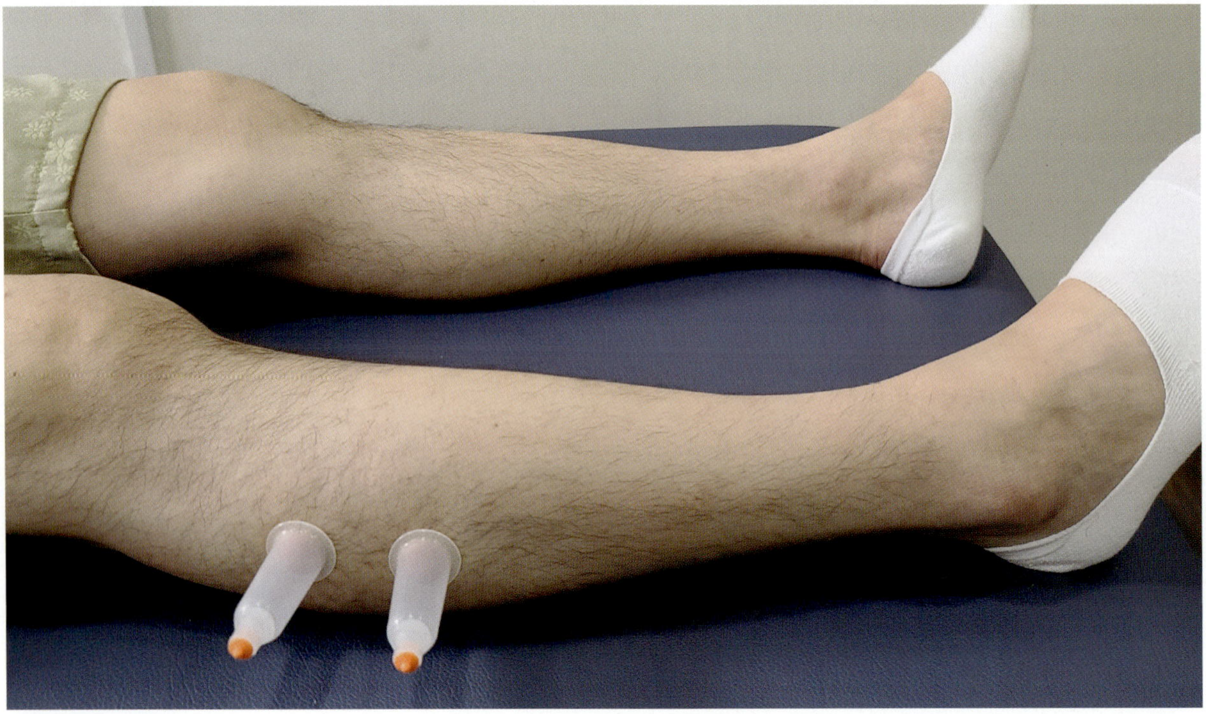

● 그림 7. 장비골근 부항치료

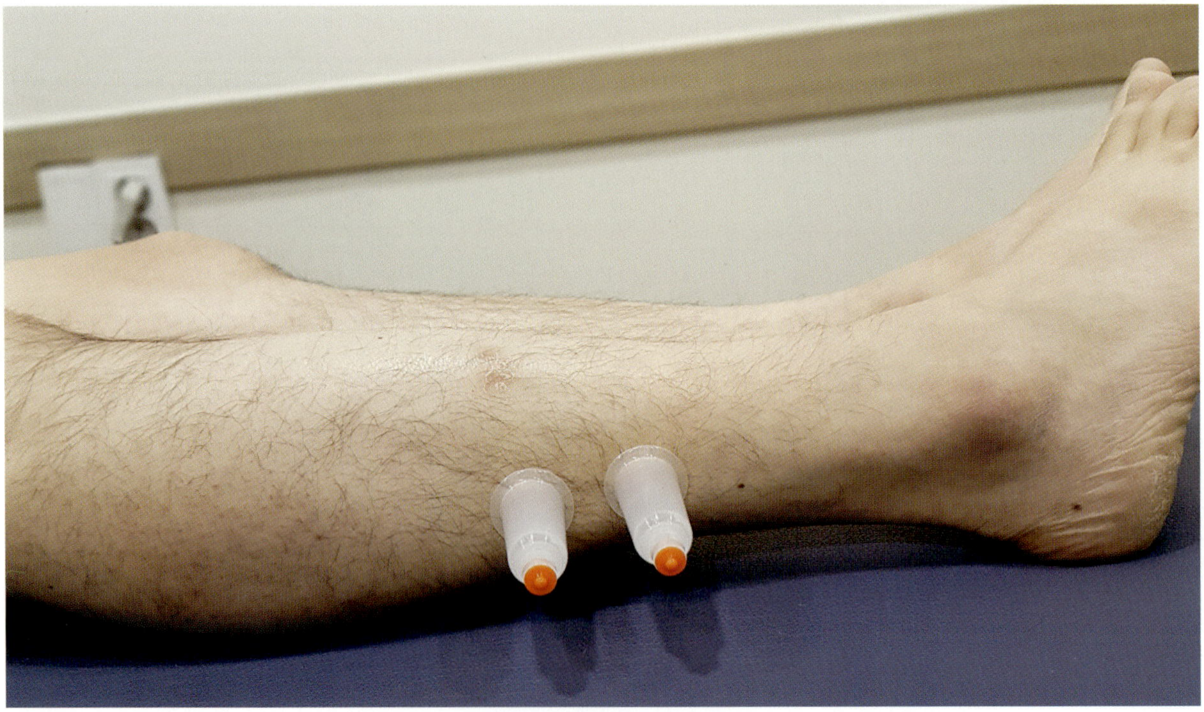

● 그림 8. 단비골근 부항치료

12

단지굴근

(Flexor digitorum brevis, 짧은발가락굽힘근)

핵심포인트

발바닥 앞쪽 및 발가락이 저리다면 의심할 근육

기시	종골 조면(calcaneal tuberosity)의 내측돌기(medial process), 족저근막(plantar aponeurosis)과 근육사이막(intermuscular septum)
종지	2, 3, 4, 5지 중위지골(middle phalanges)

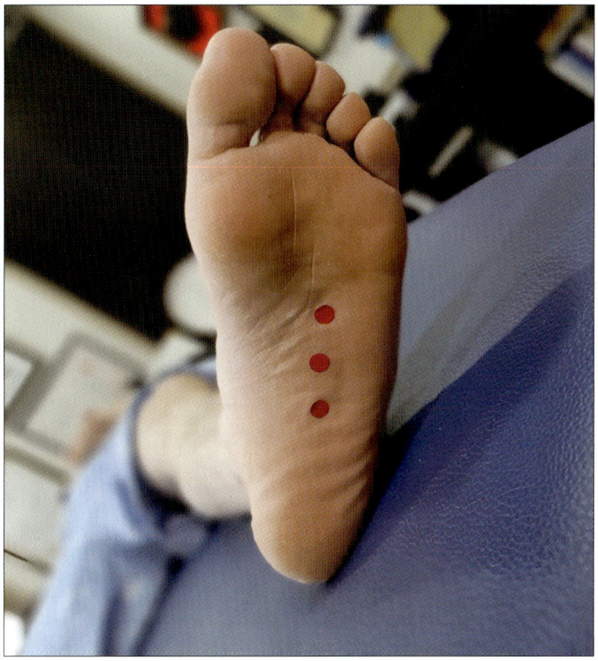

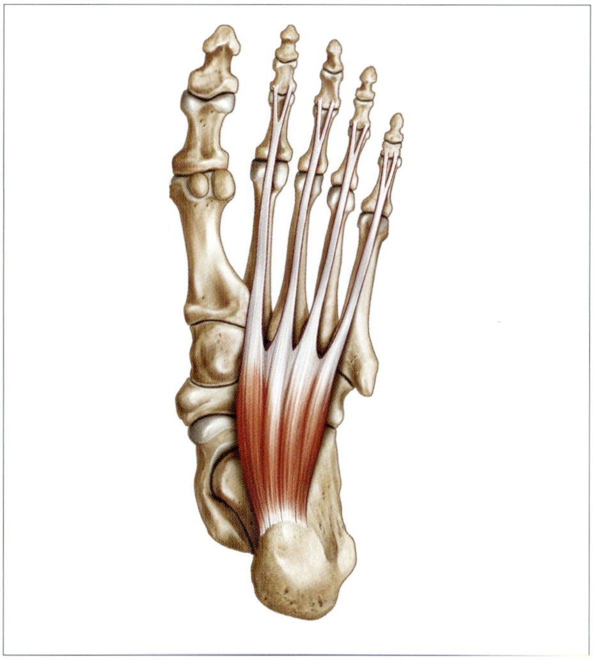

개괄

단지굴근은 발 뒤꿈치 뼈인 종골의 내측과 족저근막에서 기시하여 2, 3, 4, 5지 중위지골에 붙는 근육입니다. 단지굴근이라는 이름 그대로 장지굴근과 함께 발가락을 굴곡하는 작용을 하고 장지굴근보다 표면에 위치합니다.

단지굴근은 내측족저신경(medal plantar nerve)과 외측족저신경(lateral plantar nerve)을 포착하여 발가락과 발바닥 앞부분의 저림이나 시림, 통증을 유발할 수 있습니다. 보통은 많이 걷거나 등산을 하거나 한 뒤에 발바닥 가운데와 앞쪽으로 통증을 느끼게 됩니다. 발바닥 저림은 여러 질환에 의해 나타날 수 있습니다. 아래 표로 정리할 수 있습니다.

권병조 원장의 정리노트 발바닥 및 발가락 저림을 유발할 수 있는 질환이나 근육

- 요추추간판 탈출증-더마톰을 따라가는 저림 양상, SLRT 양성
- 요추협착증-간헐적 파행
- 이상근-이상근 압통, 허벅지와 종아리 저림 동반
- 대퇴이두근-대퇴이두근 압통, 종아리 저림 동반
- 족근관증후군-족근관 부위 삼중압박검사 양성, 발바닥 전체적인 저림
- 단지굴근-발바닥 앞쪽에 국한된 저림
- 장지굴근-족근관을 유발할 수 있음
- 무지외전근-발바닥 앞쪽 저림 유발할 수 있음
- 지간신경종-특정 발가락만 저림, 스퀴즈 테스트
- 기타 당뇨병, 척수증, 혈관성 파행 등 다양한 질환 가능-신경분포를 따르지 않는 발바닥과 발등 부위의 저림의 경우 내과 질환 및 혈관 문제 의심

즉 발바닥 앞쪽만 주로 저리다면 단지굴근을 의심해야 합니다. 지간신경종이 있는 환자도 단지굴근의 긴장이 함께 있는 경우가 임상적으로 종종 있어 빼놓지 않고 체크해 줍니다.

권병조 원장의 정리노트 족근관증후군은?

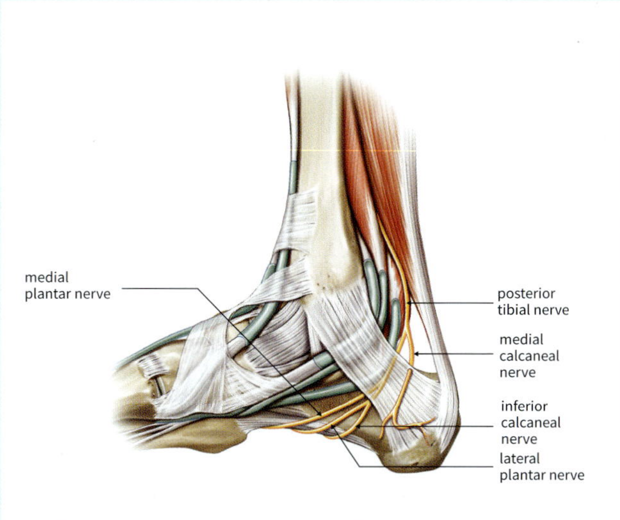

족근관증후군은 안쪽 복사뼈 뒤쪽을 지나는 후경골신경(posterior tibial nerve)이 tarsal tunnel에서 눌리면서 발바닥의 저림을 유발하는 것을 의미합니다. 후경골신경(PTN)이 내측족저신경(MPN)과 외측족저신경(LPN)으로 나누어지고 외측족저신경에서 Baxter's nerve라 불리는 하종골신경(inferior calcaneal nerve)이 분지됩니다. 내측족저신경과 외측족저신경에 의해 발뒤꿈치를 제외한 발바닥의 저림이 유발되고 하종골신경에 의해 발뒤꿈치의 저림이 유발됩니다. 따라서 발바닥이 전반적으로 찌릿하거나 저린 경우에는 족근관증후군을 먼저 생각해보아야 합니다.

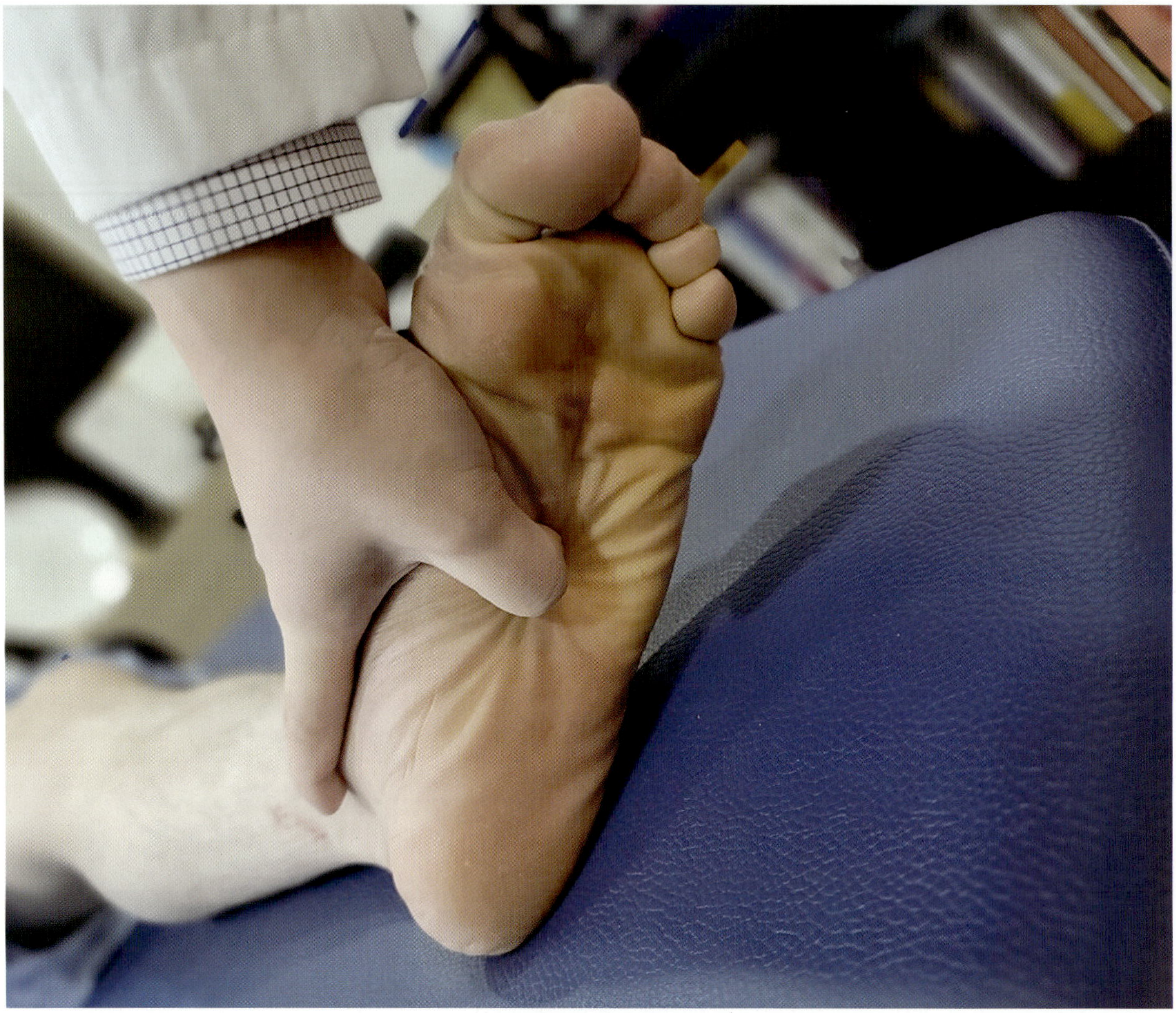

● 그림 1. 단지굴근 촉진

단지굴근은 표층에 있는 근육이기 때문에 시술자는 손가락으로 발바닥의 중앙을 중심으로 쉽게 촉진이 가능합니다. 근육의 움직임을 느끼려면 발바닥에서 근육을 지그시 눌러 자극한 다음 환자로 하여금 발가락을 반복적으로 굴곡시키는 방향으로 움직이게 하면 수축하는 근육을 촉진할 수 있습니다.

단지굴근-단축

족소음경근

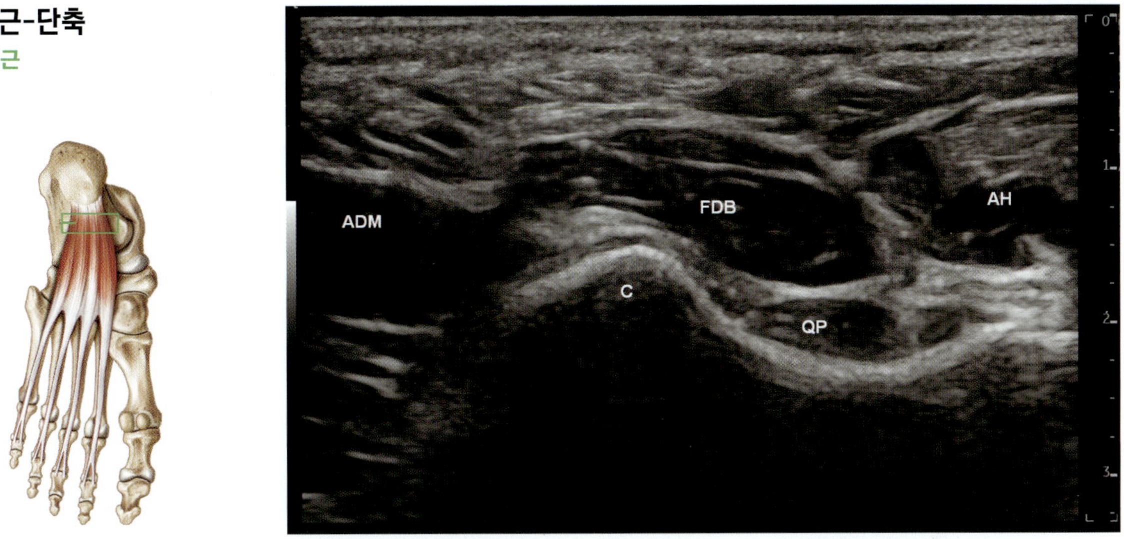

단지굴근 단축 영상. 정가운데 0.75-1.75 cm 깊이에 단지굴근(FDB)이 위치한 것이 보입니다. 단지굴근 아래로 족저방향근(QP)이 보이며, 외측으로는 소지외전근(ADM), 내측으로는 무지외전근(AH)이 위치합니다.

ADM, Abductor digiti minimi(소지외전근); **FDB**, Flexor digitorum brevis(단지굴근); **AH**, Abductor hallucis(무지외전근); **C**, Calcaneus(종골); **QP**, Quadratus plantae(족저방형근).

단지굴근-장축

족소음경근

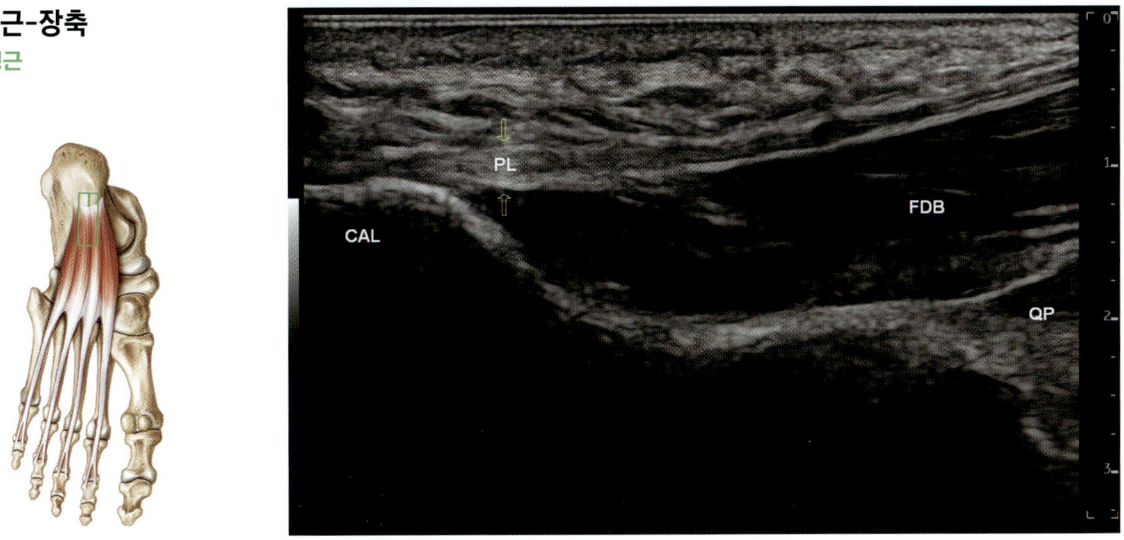

단지굴근 장축 영상. 가장 표면에 지방층이 보이고, 그 아래 족저근막(PL)과 단지굴근(FDB)이 보입니다. 단지굴근은 종골(CAL)부착부에서는 1-2 cm 깊이에 있으며, 발바닥 가운데 쪽으로 갈수록 표면에 가깝게 위치합니다.

CAL, Calcaneus(종골); **QP**, Quadratus plantae(족저방형근); **FDB**, Flexor digitorum brevis(단지굴근); **PL**, Plantar fascia(족저근막).

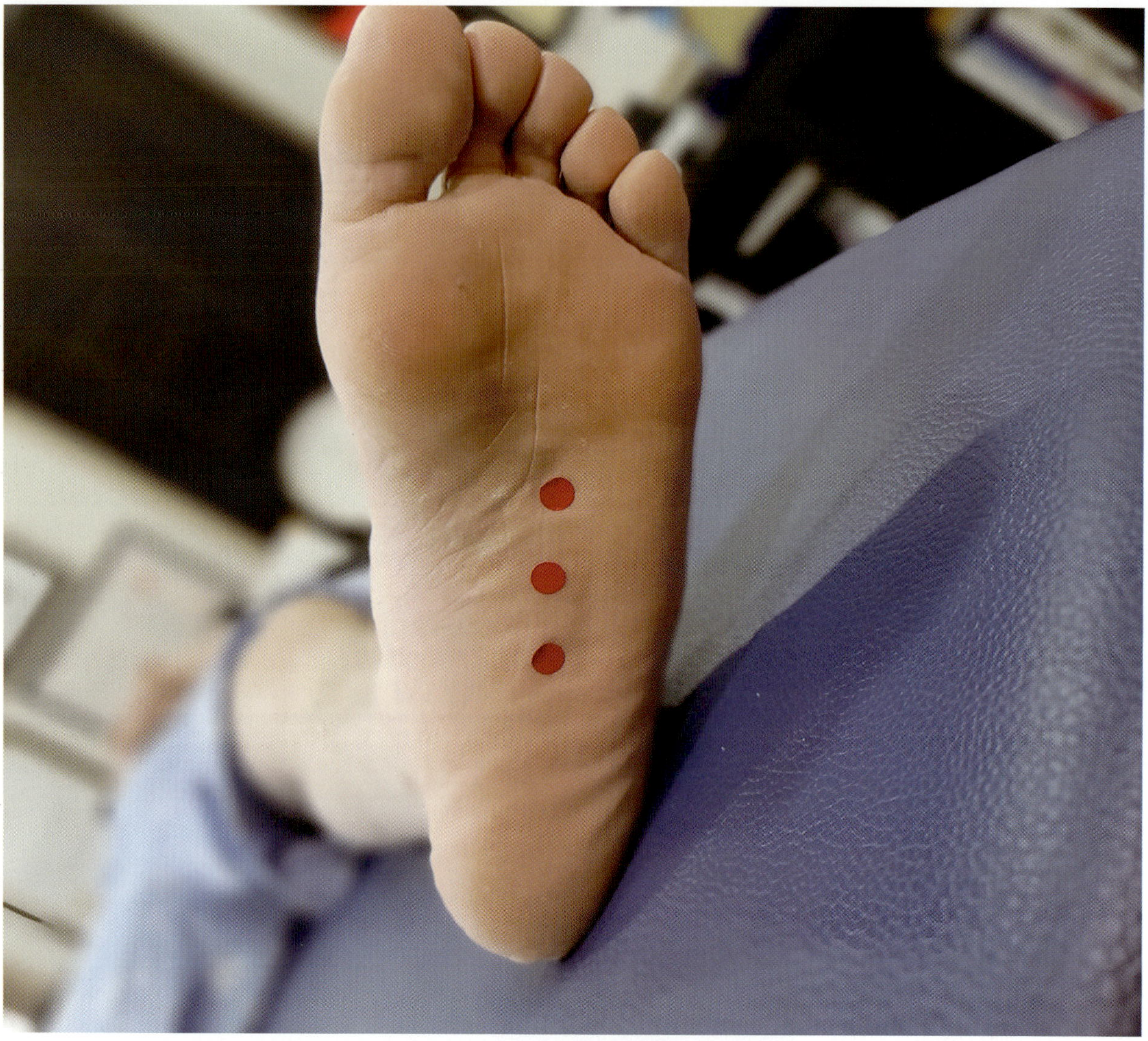

● 그림 2. 근복부 압통점

근복부 압통점 : 대개 발바닥의 중앙(용천혈 부근) 부위에서 압통점이 많습니다. 하지만 다른 곳도 얼마든지 압통이 생길 수 있으므로 단지굴근을 전체적으로 꼼꼼하게 눌러 압통점을 찾는 것이 중요합니다.

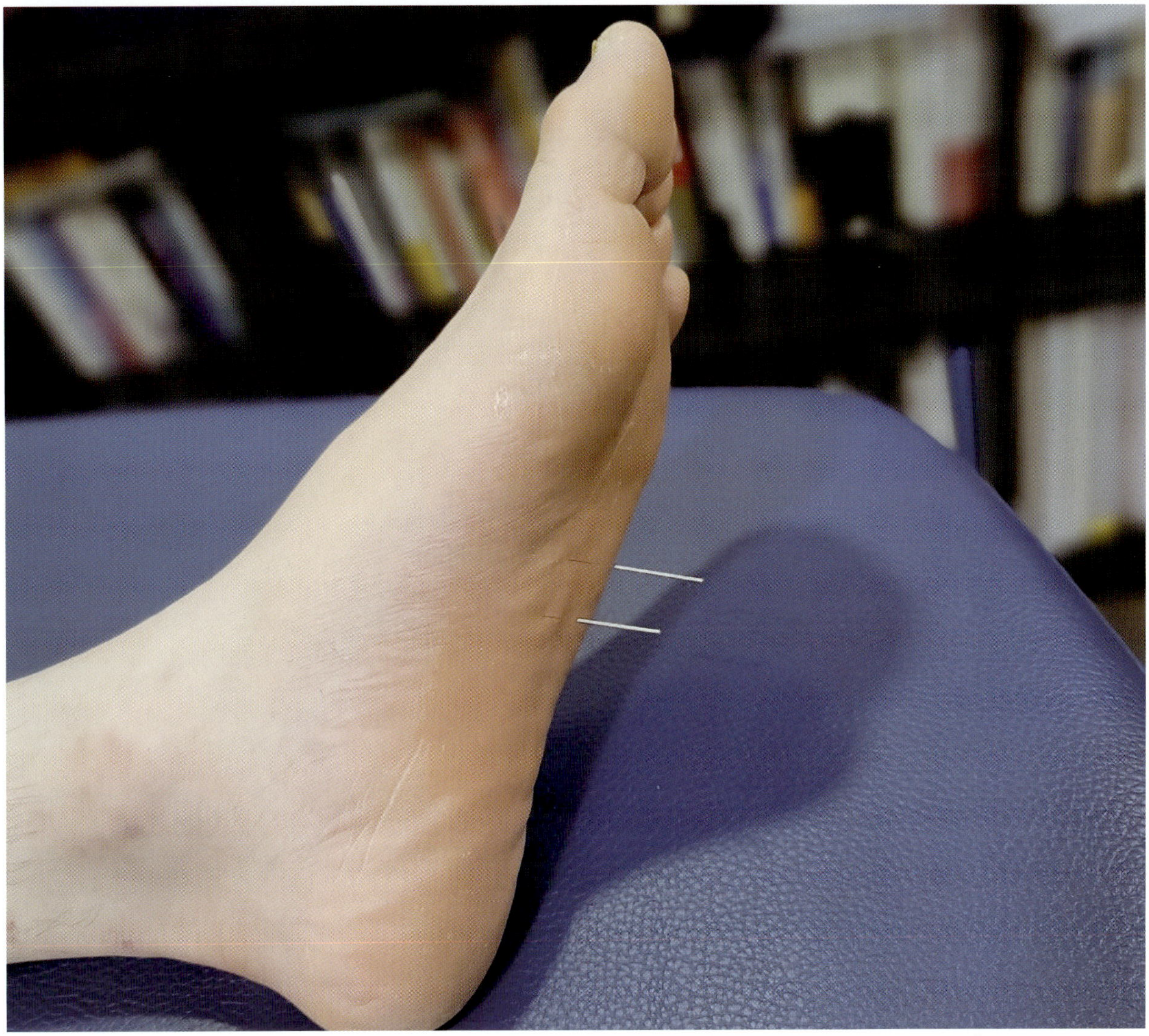

● 그림 3. 단지굴근 침치료

단지굴근은 족저근막 아래, 표층에 존재하는 근육이므로 침을 깊이 놓을 필요는 없습니다. 통증이 심할 수 있음을 미리 고지하는 것이 좋습니다.

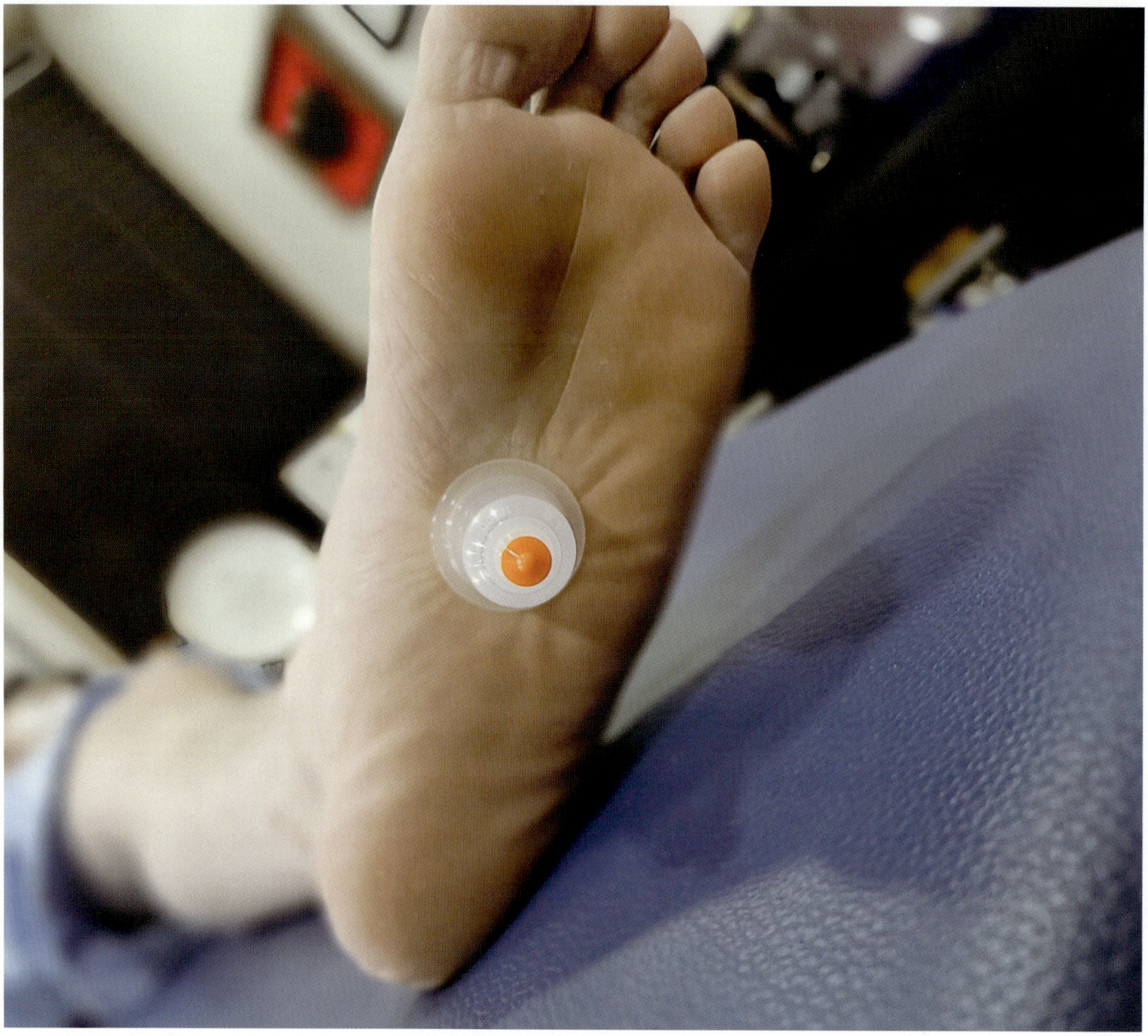

● **그림 4.** 단지굴근 부항치료

INDEX

INDEX

A

B

C

D

INDEX

J

K

L

M

N

O

P

Q

R

S

INDEX

T

U

V

W

Y

ㄱ

INDEX

ㄴ

ㄷ

ㄹ

ㅁ

ㅂ

INDEX

ㅅ

ㅇ

INDEX

ㅈ

ㅊ

INDEX